全国中医药行业高等教育"十四五"规划教材
全国高等中医药院校规划教材（第十一版）配套用书

中医妇科学习题集

（新世纪第二版）

（供中医学、针灸推拿学、中西医临床医学等专业用）

主　编　冯晓玲（黑龙江中医药大学）
　　　　张婷婷（上海中医药大学）

中国中医药出版社
·北　京·

图书在版编目（CIP）数据

中医妇科学习题集 / 冯晓玲，张婷婷主编 . —2 版 . —
北京：中国中医药出版社，2022.9
全国中医药行业高等教育"十四五"规划教材配套用书
ISBN 978-7-5132-7660-3

Ⅰ . ①中… Ⅱ . ①冯… ②张… Ⅲ . ①中医妇科学—中医
学院—习题集 Ⅳ . ① R271.1-44

中国版本图书馆 CIP 数据核字（2022）第 100762 号

中国中医药出版社出版

北京经济技术开发区科创十三街 31 号院二区 8 号楼
邮政编码　100176
传真　010-64405721
三河市同力彩印有限公司印刷
各地新华书店经销

开本 787×1092　1/16　印张 47.25　字数 1058 千字
2022 年 9 月第 2 版　2022 年 9 月第 1 次印刷
书号　ISBN 978-7-5132-7660-3

定价　188.00 元
网址　www.cptcm.com

服 务 热 线　010-64405510　　微信服务号　zgzyycbs
购 书 热 线　010-89535836　　微商城网址　https://kdt.im/LIdUGr
维 权 打 假　010-64405753　　天猫旗舰店网址　https://zgzyycbs.tmall.com

如有印装质量问题请与本社出版部联系（010-64405510）
版权专有　侵权必究

全国中医药行业高等教育"十四五"规划教材
全国高等中医药院校规划教材（第十一版）配套用书

《中医妇科学习题集》编委会

姜丽娟（云南中医药大学）

秦佳佳（暨南大学）

夏　天（天津中医药大学）

高　慧（承德医学院）

韩　璐（新疆医科大学）

谭　丽（上海中医药大学）

滕秀香（首都医科大学）

编写说明

　　《中医妇科学习题集》是全国中医药行业高等教育"十四五"规划教材《中医妇科学》配套用书，可供全国高等中医药院校中医学、针灸推拿学、中西医临床医学等专业用。本习题集充分结合中医药院校专业分类特点，在编写过程中以教材为基础，结合教学实际、教师讲授的重点难点及学生掌握知识的规律，习题内容与教材内容及教学大纲一致，覆盖教材全部知识点，并对本课程需掌握的知识点、重点、难点通过多种题型，从不同角度进行知识强化，使学生充分掌握中医妇科学的理论体系及临床常见病、多发病的诊断、治疗等知识，培养学生的理论与临床实践能力。同时，通过编委会讨论，增加知识点贯穿题，在保证学生掌握中医妇科学基础理论知识的前提下，提高学生中医妇科学临床逻辑诊疗思维能力，使学生掌握知识点并将知识点融会贯通，可满足中医妇科学专业硕士研究生入学考试知识点的覆盖。

　　《中医妇科学习题集》除知识点贯穿题外，参考执业医师考试题型，有7种题型，各章节根据内容的重要性适当匹配相应习题，并附有答案及详细解析，帮助学习者充分掌握知识点，培养学生分析、归纳、总结和解决问题的能力，提高学习成效。

　　《中医妇科学习题集》在编写过程中，各位编委老师通力合作，认真负责，对习题内容反复推敲，主编、副主编多级、多次校稿，中国中医药出版社及责编给予大力支持，在此致以诚挚的谢意。编写中若有不足之处，望广大师生提出宝贵意见，以便再版时修订提高。

《中医妇科学习题集》编委会
2022 年 7 月

目　录

第一章 绪论 ▷▷▷▷

第一节 中医妇科学的定义与范围

一、单项选择题

（一）A1 型题：每道试题下面有 A、B、C、D、E 五个备选答案。请从中选择一个最佳答案。

1. 中医妇科学研究疾病的辨证治疗及常规的防治方法，下列选项中哪项不属于此范围（　　）

    A. 月经病　　　　　　　B. 带下病　　　　　　　C. 皮肤及性传播疾病

    D. 妊娠病　　　　　　　E. 产后病

2. 中医妇科学认识和研究女性特有疾病以何为依据（　　）

    A. 妇产科学　　　　　　B. 中医妇科理论　　　　C. 中医学基础理论和方法

    D. 中医临床医学　　　　E. 解剖学

3. 以下哪项不是中医妇科学运用的基本理论（　　）

    A. 阴阳五行学说　　　　B. 天人合一　　　　　　C. 脏腑经络学说

    D. 气血津液学说　　　　E. 四诊八纲

4. 中医妇科学是认识和研究女性的（　　）

    A. 疾病预后转归　　　　B. 体质　　　　　　　　C. 解剖

    D. 情感生活　　　　　　E. 经、带、胎、产、杂

5. 中医妇科学属于何学科（　　）

    A. 临床学科　　　　　　B. 中医学科　　　　　　C. 基础理论学科

    D. 综合学科　　　　　　E. 中西医结合学科

6. 中医妇科学的研究范围主要包括（　　）

    A. 中医妇科理论　　　　B. 体质　　　　　　　　C. 致病因素

    D. 情感生活　　　　　　E. 特殊生理

7. 以下哪项不是中医妇科学的研究范围（　　）

    A. 月经病的辨证治疗　　B. 带下病的辨证治疗　　C. 妊娠病的辨证治疗

    D. 妇科杂病的辨证治疗　E. 情感生活

（二）B 型题：以下每组试题共用 A、B、C、D、E 五个备选答案，备选答案在上，题干在下。请从中选择一个最佳答案，每个备选答案可能被选择一次、多次或不被选择。

　　A. 疾病的预后转归　　B. 疾病的诊治规律　　C. 生长发育
　　D. 妇科疾病的辨证治疗及常规防治方法　　E. 经、带、胎、产、杂

1. 中医妇科学认识和研究女性（　　）
2. 中医妇科学的研究范围包括（　　）

二、多项选择题

每题由一个题干与 5 个备选答案组成，可从备选答案中选择多项与问题有关的答案，须全部选准方可计分。

1. 中医妇科学的研究范围主要包括哪些疾病的辨证治疗及常规的防治方法（　　）
　　A. 月经病　　　　　　B. 产后病　　　　　　C. 带下病
　　D. 妇科杂病　　　　　E. 妊娠病

2. 中医妇科学运用的中医学理论包括（　　）
　　A. 脏腑经络学说　　　B. 阴阳学说　　　　　C. 五行学说
　　D. 整体观念　　　　　E. 气血津液学说

3. 中医妇科学通过认识和研究女性的哪些方面以防治妇女特有疾病（　　）
　　A. 解剖　　　　　　　B. 病因病机　　　　　C. 体质
　　D. 生理　　　　　　　E. 诊治规律

4. 中医妇科学是运用中医学基础理论和方法防治妇女哪些特有疾病（　　）
　　A. 月经病　　　　　　B. 带下病　　　　　　C. 产后病
　　D. 临产病　　　　　　E. 妇科杂病

三、填空题

1. 中医妇科学是运用＿＿＿＿认识和研究女性特有疾病。
2. 中医妇科学认识和研究女性＿＿＿、＿＿＿、＿＿＿、＿＿＿以防治妇女特有疾病。
3. 中医妇科学是一门＿＿＿＿学科。
4. 中医妇科学的研究范围主要包括中医妇科理论，＿＿＿、＿＿＿、＿＿＿、产后病和妇科杂病等的辨证治疗及常规的防治方法。

四、名词解释

1. 中医妇科学
2. 中医妇科学的研究范围

五、简答题

1. 什么是中医妇科学?
2. 中医妇科学的研究范围包括哪些?

六、论述题

当今的中医妇科学研究范围是怎样形成的?

参考答案

一、单项选择题

（一）A1 型题

1. C　中医妇科学的研究范围主要包括中医妇科理论，月经病、带下病、妊娠病、产后病和妇科杂病等的辨证治疗及常规的防治方法。

2. C　中医妇科学是运用中医学基础理论和方法，认识和研究女性的解剖、生理、病因病机、诊治规律，以防治妇女特有疾病的一门临床学科。

3. B　中医妇科学就是要运用阴阳五行学说、脏腑经络学说、气血津液学说、病因病机、四诊八纲、辨证施治等基本理论，以整体观念为主导思想，系统地研究妇女生理、病理特点和特有疾病的病因、病机、症状、诊断、治疗和预防。

4. C　中医妇科学是运用中医学基础理论和方法，认识和研究女性的解剖、生理、病因病机、诊治规律，以防治妇女特有疾病的一门临床学科。

5. A　中医妇科学是运用中医学基础理论和方法，认识和研究女性的解剖、生理、病因病机、诊治规律，以防治妇女特有疾病的一门临床学科。

6. A　中医妇科学的研究范围主要包括中医妇科理论，月经病、带下病、妊娠病、产后病和妇科杂病等的辨证治疗及常规的防治方法。

7. E　中医妇科学的研究范围主要包括中医妇科理论，月经病、带下病、妊娠病、产后病和妇科杂病等的辨证治疗及常规的防治方法。

（二）B 型题

1. B　中医妇科学是运用中医学基础理论和方法，认识和研究女性的解剖、生理、病因病机、诊治规律，以防治妇女特有疾病的一门临床学科。

2. D　中医妇科学的研究范围主要包括中医妇科理论，月经病、带下病、妊娠病、产后病和妇科杂病等的辨证治疗及常规的防治方法。

二、多项选择题

1. ABCDE　中医妇科学的研究范围主要包括中医妇科理论，月经病、带下病、妊娠病、产后病和妇科杂病等的辨证治疗及常规的防治方法。

2. ABCDE　中医妇科学就是要运用阴阳五行学说、脏腑经络学说、气血津液学说、病因病机、四诊八纲、辨证施治等基本理论，以整体观念为主导思想，系统地研究妇女生理、病理特点和特有疾病的病因、病机、症状、诊断、治疗和预防。

3. ABDE　中医妇科学是运用中医学基础理论和方法，认识和研究女性的解剖、生理、病因病机、诊治规律，以防治妇女特有疾病的一门临床学科。

4. ABCDE　中医妇科学运用中医学基础理论和方法防治妇女月经病、带下病、妊娠病、临产病、产后病、妇科杂病、前阴病。

三、填空题

1. 中医学基础理论和方法
2. 解剖；生理；病因病机；诊治规律
3. 临床
4. 月经病；带下病；妊娠病

四、名词解释

1. 中医妇科学是运用中医学基础理论和方法，认识和研究女性的解剖、生理、病因病机、诊治规律，以防治妇女特有疾病的一门临床学科。

2. 中医妇科学的研究范围主要包括中医妇科理论，月经病、带下病、妊娠病、产后病和妇科杂病等的辨证治疗及常规的防治方法。

五、简答题

1. 中医妇科学是运用中医学基础理论和方法，认识和研究女性的解剖、生理、病因病机、诊治规律，以防治妇女特有疾病的一门临床学科。

2. 中医妇科学的研究范围主要包括中医妇科理论，月经病、带下病、妊娠病、产后病和妇科杂病等的辨证治疗及常规的防治方法。

六、论述题

中医妇科学的研究范围主要包括中医妇科理论，月经病、带下病、妊娠病、产后病和妇科杂病等的辨证治疗及常规的防治方法。随着现代疾病谱的变化，妇产科疾病与以往中医古籍中记载的相比出现了一些变化，围绕女性生长发育、生殖、产育而产生的疾病始终困扰着广大妇女。中医药治疗妇科疾病历史悠久，具有特色，长期以来的医疗实践已经得到了证明。我们不仅要将古今有效的方法传承下来，还要不断解决现代常见、多发及疑难的妇科疾病，形成当今中医妇科学的研究范围。

第二节 中医妇科学的发展简史

一、单项选择题

(一) A1 型题： 每道试题下面有 A、B、C、D、E 五个备选答案。请从中选择一个最佳答案。

1. 我国现存最早的产科专著是（　　）
　　A.《妇人大全良方》　　　　B.《景岳全书》　　　C.《胎产书》
　　D.《女科要旨》　　　　　　E.《脉经》

2. 《妇人大全良方》的作者是（　　）
　　A. 薛己　　　　　　　　　B. 陈自明　　　　　C. 赵献可
　　D. 陈修园　　　　　　　　E. 张介宾

3. 《傅青主女科》治疗妇科病的侧重点是（　　）
　　A. 培补气血，调理脾胃　　B. 强调阴阳相互作用　　C. 补脾升阳除湿
　　D. 重视脾肾，倡命门学说　E. 调经重脾胃

4. 持"阳常有余，阴常不足"学术观点的医家是（　　）
　　A. 薛己　　　　　　　　　B. 陈自明　　　　　C. 赵献可
　　D. 陈修园　　　　　　　　E. 张介宾

5. 关于胎教的认识始载于（　　）
　　A.《山海经》　　　　　　　B.《列女传》　　　　C.《黄帝内经》
　　D.《左传》　　　　　　　　E.《胎产书》

6. 明确提出近亲结婚有害于后代繁殖的论著是（　　）
　　A.《文子·九守篇》　　　　B.《列女传》　　　　C.《左传》
　　D.《褚氏遗书》　　　　　　E.《黄帝内经》

7. 医事制度上设有"女医"的时代是（　　）
　　A. 春秋战国时代　　　　　B. 汉代　　　　　　C. 魏晋南北朝
　　D. 隋代　　　　　　　　　E. 西周时代

8. 主张脉学和病源证候学的时代是（　　）
　　A. 春秋战国时代　　　　　B. 汉代　　　　　　C. 魏晋南北朝
　　D. 隋代　　　　　　　　　E. 西周时代

9. 从摄生角度主张晚婚和节育的专著是（　　）
　　A.《黄帝内经》　　　　　　B.《脉经》　　　　　C.《诸病源候论》
　　D.《备急千金要方》　　　　E.《褚氏遗书》

10. 设立"太医署"专门培养医药人才的时代是（　　）
　　A. 唐代　　　　　　　　　B. 隋代　　　　　　C. 宋代

D. 金元时代　　　　　　　　　E. 明代

11. 我国现存理论较完备的产科专著是（　　）

　　A.《备急千金要方》　　　　　B.《外台秘要》　　　　C.《经效产宝》

　　D.《十产论》　　　　　　　　E.《胎产书》

12. 妇产科发展成独立专科，在政府医学教育规定设置的九科之中有产科的时代是（　　）

　　A. 唐代　　　　　　　　　　　B. 隋代　　　　　　　C. 宋代

　　D. 金元时代　　　　　　　　　E. 明代

13. "六气皆从火化"治法主用寒凉的医家是（　　）

　　A. 李杲　　　　　　　　　　　B. 朱震亨　　　　　　C. 张子和

　　D. 刘完素　　　　　　　　　　E. 张介宾

14. 下列除哪项外均是明代妇产科专著（　　）

　　A.《广嗣纪要》　　　　　　　B.《证治准绳·女科》　　C.《女科经纶》

　　D.《景岳全书·妇人规》　　　E.《邯郸遗稿》

15. 寿胎丸出自（　　）

　　A.《金匮要略》　　　　　　　B.《经效产宝》　　　　C.《景岳全书》

　　D.《傅青主女科》　　　　　　E.《医学衷中参西录》

（二）**B 型题**：以下每组试题共用 A、B、C、D、E 五个备选答案，备选答案在上，题干在下。请从中选择一个最佳答案，每个备选答案可能被选择一次、多次或不被选择。

　　A.《金匮要略》　　　　　　　B.《列女传》　　　　　C.《黄帝内经》

　　D.《胎产书》　　　　　　　　E.《史记》

1. 现存中医古籍中最早设妇科专篇的医著是（　　）

2. 最早记载"胎教""母胎医学观"的医著是（　　）

　　A.《黄帝内经》　　　　　　　B.《史记》　　　　　　C.《文子·九守篇》

　　D.《列女传》　　　　　　　　E.《左传》

3. 记载优生的医著是（　　）

4. 记载胚胎发育的医著是（　　）

　　A.《经效产宝》　　　　　　　B.《胎产书》　　　　　C.《女科经纶》

　　D.《广嗣纪要》　　　　　　　E.《列女传》

5. 我国现存最早的产科专著是（　　）

6. 我国现存理论较完备的产科专著是（　　）

二、多项选择题

每题由一个题干与 5 个备选答案组成，可从备选答案中选择多项与问题有关的答案，须全部选准方可计分。

1. 以下为《逐月养胎法》对胚胎发育的描述是（　　）
   A. 妊娠一月始胚　　　　B. 三月始胞　　　　C. 四月形体成
   D. 五月始动　　　　　　E. 八月脏腑具

2. 朱端章所著《卫生家宝产科备要》记载了产后"三冲"包括（　　）
   A. 冲心　　　　　　　　B. 冲肝　　　　　　C. 冲肺
   D. 冲胃　　　　　　　　E. 冲肾

3. 《广嗣纪要·择配篇》对妇女生理缺陷的"五不女"进行论述，"五不女"包括（　　）
   A. 螺　　　　　　　　　B. 纹　　　　　　　C. 鼓
   D. 角　　　　　　　　　E. 脉

4. 明代妇产科代表性著作有（　　）
   A. 《广嗣纪要》　　　　　B. 《证治准绳·女科》　　C. 《济阴纲目》
   D. 《本草纲目》　　　　　E. 《邯郸遗稿》

5. 《傅青主女科》书中辨证以何脏立论（　　）
   A. 心　　　　　　　　　B. 肝　　　　　　　C. 肾
   D. 脾　　　　　　　　　E. 女子胞

6. 《达生篇》提出临产六字真言是（　　）
   A. 睡　　　　　　　　　B. 忍　　　　　　　C. 休息
   D. 忍痛　　　　　　　　E. 慢临盆

三、填空题

1. 《素问病机气宜保命集》中的"妇人胎产论"说："妇人童幼天癸未行之间，皆属_____；天癸既行，皆从_____论之；天癸已绝，乃属_____经也。"

2. 《广嗣纪要·择配篇》对妇女生理缺陷的_____、_____、_____、_____、脉的五种不宜，即"五不女"进行了论述。

3. 《素问·腹中论》中所记载的妇科第一个治疗血枯经闭的药方是_____，方药组成有_____、_____。

4. 朱震亨所著《格致余论》第一次明确描写了子宫的形态："_____，_____，所藏之处，名曰子宫，_____、_____、_____、_____"。

5. 张子和《儒门事亲》善用_____、_____、_____三法以驱病。

6. 张仲景所著《金匮要略》中的妇人三篇，论述了妊娠呕吐、妊娠腹痛……癥瘕等病的证治，并提出了_____和_____的外治法。

四、名词解释

1. 五不女
2. 离经脉
3. 诊籍

五、简答题

1. 朱震亨的《格致余论》中如何描述子宫形态？
2. 张仲景所著《金匮要略》对妇产科的贡献有哪些？
3. 金元四大家的学术思想是什么？

六、论述题

1. 如何理解"妇人童幼天癸未行之间，皆属少阴；天癸既行，皆从厥阴论之；天癸已绝，乃属太阴经也。"
2. 试述清代以前中医妇科学各个时代的发展成就。

参考答案

一、单项选择题

（一）A1 型题

1. C　《胎产书》是我国现存最早的产科专著。

2. B　陈自明所著《妇人大全良方》系统地论述了妇产科常见疾病，还特别谈到了对难产的处理，是我国著名的妇产科专著。

3. A　《傅青主女科》重视培补气血，调理脾胃以治疗妇科病。

4. E　张介宾主张"阳常有余，阴常不足"的学术观点。

5. B　关于胎教的认识，《列女传》有"太任者，文王之母，惟德之行……及其有娠，目不视恶色，耳不听淫声，口不出傲言，能以胎教"的记载。

6. C　关于优生的记载，《左传·僖公二十三年》说："男女同姓，其生不蕃。"蕃，繁殖之意，明确提出近亲结婚有害于后代的繁殖。

7. B　到了汉代，妇产科有了进一步的发展，在医事制度上设有"女医"，药物堕胎、联体胎儿、手术摘除死胎等首见记载，并出现了一批妇产科专著、专论。

8. C　魏晋南北朝时代主要是脉学和病源证候学的成就推动了妇产科学的发展。

9. E　南齐褚澄著《褚氏遗书》，从摄生角度提出了晚婚与节育的主张。

10. A　唐代继隋制建立了比较完备的医事制度，设立了"太医署"，这是唐代最高的医学教育机构和医疗机构，专门培养医药人才。

11．C　我国现存理论较完备的产科专著，即昝殷的《经效产宝》。

12．C　宋代妇产科已发展成为独立专科，在政府医学教育规定设置的九科之中有产科。

13．D　刘完素认为"六气皆从火化"，治法主用寒凉，这种方法也常用于妇科。

14．C　明代妇产科代表性著作有《万氏妇人科》《广嗣纪要》《证治准绳·女科》《本草纲目》《济阴纲目》《景岳全书·妇人规》《邯郸遗稿》等。

15．E　理冲汤、安冲汤、固冲汤、温冲汤、寿胎丸等方出自张锡纯所著《医学衷中参西录》。

（二）B 型题

1．A　现存中医古籍中最早设妇科专篇的医著是《金匮要略》。

2．B　最早记载"胎教""母胎医学观"的医著是《列女传》。

3．E　关于优生的记载，《左传·僖公二十三年》说："男女同姓，其生不蕃。"蕃，繁殖之意，明确提出近亲结婚有害于后代的繁殖。

4．C　关于胚胎发育的记载，《文子·九守篇》曰："一月而膏，二月而血脉，三月而胚，四月而胎，五月而筋，六月而骨，七月而成形，八月而动，九月而躁，十月而生。"此乃怀胎十月而生的初始记载。

5．B　《胎产书》是我国现存最早的产科专著。

6．A　我国现存理论较完备的产科专著，即昝殷的《经效产宝》。

二、多项选择题

1．ABCDE　胚胎发育记载与逐月养胎理论在北齐徐之才《逐月养胎法》中有较详细论述，如对胚胎发育有了比较准确的描述："妊娠一月始胚，二月始膏，三月始胞，四月形体成，五月始动，六月筋骨立，七月毛发生，八月脏腑具，九月谷气入胃，十月诸神备，日满即产矣。"

2．ACD　朱端章著《卫生家宝产科备要》，书中写了产后"冲心""冲胃""冲肺"的证候和治疗，指出了"三冲"的严重性。

3．ABDE　《广嗣纪要·择配篇》对妇女生理缺陷的螺、纹、鼓、角、脉的 5 种不宜，即"五不女"进行了论述。

4．ABCDE　明代妇产科代表性著作有《万氏妇人科》《广嗣纪要》《证治准绳·女科》《本草纲目》《济阴纲目》《景岳全书·妇人规》《邯郸遗稿》等。

5．BCD　傅山著《傅青主女科》，书中辨证以肝、脾、肾三脏立论。

6．ADE　《达生篇》提出临产六字真言是"睡、忍痛、慢临盆"。

三、填空题

1．少阴；厥阴；太阴

2．螺；纹；鼓；角

3. 四乌贼骨一芦茹丸；乌贼骨；茜草

4. 阴阳交媾；胎孕乃凝；一系在下；上有两歧；一达于左；一达于右

5. 汗；吐；下

6. 阴道冲洗；纳药

四、名词解释

1.《广嗣纪要·择配篇》对妇女生理缺陷的螺、纹、鼓、角、脉的五种不宜进行了论述，即"五不女"。

2. 离经脉又称临产脉，是六脉浮大而滑，即产时出现尺脉转急，如切绳之脉；或切孕妇双手中指本节，中节甚至末端指侧动脉搏动应手之脉。

3. 诊籍即医案，现在叫病历。

五、简答题

1. 朱震亨著《格致余论》"灵胎论"说："阴阳交媾，胎孕乃凝，所藏之处，名曰子宫，一系在下，上有两歧，一达于左，一达于右。"其第一次明确描写了子宫的形态。

2. 张仲景《金匮要略》中的妇人三篇，论述了妊娠呕吐、妊娠腹痛、产后发热、热入血室、带下、经闭、癥瘕等病的证治，并提出阴道冲洗和纳药的外治法。其中许多经验和方药至今有效，有些重要理论一直指导着妇产科的临床工作。

3. ①刘完素著《素问病机气宜保命集》，认为"六气皆从火化"，治法主用寒凉，这种方法也常用于妇科。②张子和著《儒门事亲》，认为"养生当论食补，治病当论药攻"，善用汗、吐、下三法以驱病。③李杲著《兰室秘藏》，认为"内伤脾胃，百病始生"，治病着重应用补脾升阳除湿之法。④朱震亨著《格致余论》认为"阳常有余，阴常不足"，治疗上重视保存阴精，但在具体应用上不是拘泥不变的。

六、论述题

1. 此语出自刘完素的《素问病机气宜保命集》。①"妇人童幼天癸未行之间，皆属少阴"是指妇女在青春期或青春期前，肾气初盛，机体尚未发育成熟，此间如患月经异常，应责至于肾，治当着重补肾。②"天癸既行，皆从厥阴论之"是指妇女发育已渐成熟，月经按时而下且可孕育，育龄期妇女由于月经、胎产、哺乳等数伤于血，则肝失所养，肝失条达，易致月经失调、痛经、带下等病。因此，育龄期妇女应以养肝调肝为主。③"天癸已绝，乃属太阴经也"是指妇女经断前后，肾气渐衰，天癸已竭，气血皆虚，全赖后天水谷以滋养，脾为后天之本，气血生化之源，故经断之后应以健脾为主。

2. ①夏商西周时代：中医妇产科学处于萌芽阶段，主要有关于难产、妇科药物、种子和胎教理论的记载。②春秋战国时代：在这一时期出现了许多医家，如医和、医缓、扁鹊等。这一时期妇产科理论进展主要体现在优生学、胚胎学等方面。③秦汉时代：秦代已有妇产科病案的记载。到了汉代，在医事制度上设有"女医"，药物堕胎、联体胎儿、手术摘除死胎等首见记载，并出现了一批妇产科专著、专论。④魏晋南北朝及隋代：主要是脉学和病源证候学的成就推动了妇产科学的发展，提出了晚婚与节育的主张，记载了针刺引产成功的案例，以及逐月养胎的理论。⑤唐代：设立了"太医署"，这是唐代最高的医学教育机构和医疗机构，专门培养医药人才。其发展特点是逐渐趋向专科化。此期相继出现了综合性医书，丰富了各科临床医学，为妇产科发展成为独立专科创造了条件。⑥宋代：妇产科已发展成为独立专科，在政府医学教育规定设置的九科之中有产科。⑦金元时代：医学流派开始兴起，刘、张、李、朱四大家的学术发展，开拓了人们对妇产科疾病的诊断和治疗的思路。⑧明代：中医妇科学在理论和实践上都取得了较大进展，肾及命门学说的研究和阐发，使妇科治疗有规律可循，且更切合实际。

第二章　女性生殖脏器解剖与生理 ▷▷▷▷

第一节　女性生殖脏器解剖

一、单项选择题

（一）A1 型题：每道试题下面有 A、B、C、D、E 五个备选答案。请从中选择一个最佳答案。

1. 解剖一词，首见于（　　）

　A.《灵枢·经水》　　　　　B.《灵枢·五色》　　　　　C.《素问·骨空论》

　D.《灵枢·经脉》　　　　　E.《素问·上古天真论》

2. 阴户的功能是（　　）

　A. 排出月经的通道　　　　　　　　　　　B. 分泌带下的通道

　C. 防御外邪入侵的第一道门户　　　　　　D. 阴阳交合的器官

　E. 娩出胎儿的路径

3. 下列各项，不属于胞宫的别称的是（　　）

　A. 子处　　　　　　　　　B. 女子胞　　　　　　　　C. 血室

　D. 子宫　　　　　　　　　E. 血处

4. 阴道之名，最早见于（　　）

　A.《经效产宝》　　　　　　B.《诸病源候论》　　　　　C.《妇人大全良方》

　D.《难经》　　　　　　　　E.《素问·上古天真论》

5. 下列各项，不属于阴道功能的是（　　）

　A. 排出月经的通道　　　　B. 排恶露之出口　　　　　C. 防御外邪入侵

　D. 阴阳交合的入口　　　　E. 产生月经

6. 胞宫属于（　　）

　A. 脏　　　　　　　　　　B. 腑　　　　　　　　　　C. 奇经八脉

　D. 奇恒之腑　　　　　　　E. 以上皆不是

7. 子宫之名，最早见于（　　）

　A.《难经》　　　　　　　　B.《神农本草经》　　　　　C.《黄帝内经》

　D.《经效产宝》　　　　　　E.《金匮要略》

8. 子门是指（　　　）

A. 外阴　　　　　　　　B. 阴道口　　　　　　　C. 阴道

D. 宫颈口　　　　　　　E. 子宫

9. 对子宫形态的描述，首见于（　　　）

A.《兰室秘藏》　　　　　B.《神农本草经》　　　　C.《格致余论》

D.《景岳全书·妇人规》　E.《丹溪心法》

10. 胞脉者，属（　　　）而络于胞中

A. 心　　　　　　　　　B. 肺　　　　　　　　　C. 肝

D. 肾　　　　　　　　　E. 脾

11. 子宫"居直肠之前，膀胱之后"，出自（　　　）

A.《素问·骨空论》　　　B.《灵枢·经水》　　　　C.《类经附翼》

D.《金匮要略》　　　　　E.《素问·厥论》

12. 胞络者系于（　　　）

A. 心　　　　　　　　　B. 肺　　　　　　　　　C. 肝

D. 肾　　　　　　　　　E. 脾

13. "女子之胞，子宫是也，亦以出纳精气而成胎孕者为奇"，出自（　　　）

A.《类经》　　　　　　　B.《难经》　　　　　　　C.《景岳全书》

D.《诸病源候论》　　　　E.《素问·阴阳别论》

14. "女阴图"是现存最早的女性外生殖器图，载于马王堆汉墓出土古籍（　　　）

A.《难经》　　　　　　　B.《汉书》　　　　　　　C.《养生方》

D.《华佗传》　　　　　　E.《金匮要略》

15. 阴户的别称是（　　　）

A. 子处　　　　　　　　B. 玉门　　　　　　　　C. 子门

D. 四边　　　　　　　　E. 血处

（二）B1 型题：以下每组试题共用 A、B、C、D、E 五个备选答案，备选答案在上，题干在下。请从中选择一个最佳答案，每个备选答案可能被选择一次、多次或不被选择。

A. 子处　　　　　　　　B. 子门　　　　　　　　C. 玉门

D. 四边　　　　　　　　E. 胞门

1. 子宫颈口的别称是（　　　）

2. 胞宫的别称是（　　　）

A. 阴户　　　　　　　　B. 阴道　　　　　　　　C. 子门

D. 玉门　　　　　　　　E. 胞宫

3. 包括解剖学上所指的子宫、输卵管和卵巢的是（　　　）

4. 包括解剖学上所指的阴蒂、大小阴唇、阴唇系带及阴道前庭的部位的是（　　　）

A. 子门　　　　　　　B. 玉门　　　　　　　C. 龙门

D. 胞门　　　　　　　E. 胞宫

5. 已婚未产妇女的阴道口及处女膜部位的中医学解剖术语是（　　）

6. 已婚已产妇女的阴道口及处女膜部位的中医学解剖术语是（　　）

二、多项选择题

每题由一个题干与5个备选答案组成，可从备选答案中选择多项与问题有关的答案，须全部选准方可计分。

1. 胞宫的特点是（　　）

A. 亦泻亦藏　　　　　B. 藏泻有时　　　　　C. 藏而不泻

D. 泻而不藏　　　　　E. 以上都不是

2. 下列关于子宫位置的描述，正确的是（　　）

A. 位于带脉以下　　　B. 位于耻骨上方　　　C. 位于小腹正中

D. 位于膀胱之后　　　E. 位于直肠之前

3. 下列各项，属于子宫功能的是（　　）

A. 产生月经　　　　　B. 排出月经　　　　　C. 孕育胎儿

D. 分娩胎儿　　　　　E. 抵御外邪

4.《黄帝内经》中记载女性内生殖器官的解剖名称包括（　　）

A. 子宫　　　　　　　B. 胞宫　　　　　　　C. 女子胞

D. 子门　　　　　　　E. 子处

5. 阴户、玉门的功能是（　　）

A. 孕育胎儿　　　　　B. 排出月经、带下、恶露的关口

C. "合阴阳"的出入口　D. 分娩胎儿　　　　　E. 防止外邪入侵的关口

6. 胞宫，包括解剖学中所指的（　　）

A. 阴道　　　　　　　B. 子宫　　　　　　　C. 输卵管

D. 卵巢　　　　　　　E. 子宫韧带

三、填空题

1. 胞宫的主要功能有_____，_____。

2. _____是防御外邪入侵的第二道关口。

3. 胞宫位于_____以下，小腹正中，前邻_____，后有_____，下口连接_____。

4.《诸病源候论》云："已产属_____，未产属_____，未嫁女属_____。"

5. 解剖学的阴道部位中医称_____。

6. 阴阳交媾，胎孕乃凝，所藏之处，名曰_____。

四、名词解释

1. 阴户
2. 玉门
3. 胞宫

五、简答题

1. 阴道和子门的功能是什么？
2. 胞宫的位置和形态是什么？
3. 胞宫的功能是什么？

六、论述题

1. 简述何为玉门及其位置。
2. 简述阴户、玉门的功能。

参考答案

一、单项选择题

（一）A1 型题

1. A　中医古籍中早有对人体解剖的记载，如《灵枢·经水》就记载了"若夫八尺之士，皮肉在此，外可度量切循而得之，其死可解剖而视之"的内容。天地难于度量，人身死后可剖视，出现了"解剖"一词。

2. C　阴户、玉门是生育胎儿，排出月经、带下、恶露的关口，也是"合阴阳"的出入口，又是防止外邪入侵的关口。

3. E　胞宫，又名女子胞、子处、子宫、子脏、血室、胞室等，是女性的重要内生殖脏器。

4. B　阴道，是女性内生殖器之一，最早见于《诸病源候论》，又名子肠。

5. E　阴道是娩出胎儿，排出月经、带下、恶露的通道，是合阴阳，禁闭子精，防御外邪的处所。

6. D　《黄帝内经》（以下简称《内经》）称女子胞为"奇恒之腑"。

7. B　《神农本草经》称胞宫为"子宫"，如《神农本草经》记载有紫石英主治"女子风寒在子宫"等内容。

8. D　子门，又名子户。《灵枢·水胀》云："石瘕生于胞中，寒气客于子门，子门闭塞。"由此可知子门是指子宫颈口部位。

9. C　胞宫的形态最早记载见于《格致余论》。

10. A　《素问·评热病论》说："胞脉者，属心而络于胞中。"

11. C　《类经附翼》说：子宫"居直肠之前，膀胱之后"。

12. D　《素问·奇病论》说"胞络者系于肾"，说明胞宫还有胞脉、胞络直接与脏腑相连。

13. A　《类经》说："女子之胞，子宫是也，亦以出纳精气而成胎孕者为奇。"可见胞宫有排出月经和孕育胎儿的功能。

14. C　汉代《养生方》载有"女阴图"，是现存最早的女性外生殖图，对女性生殖脏器的名称、位置、形态及功能记载在册，表明前人对女性生殖生理有一定的认识。

15. D　阴户是中医学女性外生殖器的解剖术语，最早见于《校注妇人良方》，又名"四边"。

（二）B1 型题

1. B　子门，是女性内生殖器之一，最早见于《内经》，又名子户。《灵枢·水胀》云："石瘕生于胞中，寒气客于子门，子门闭塞。"由此可知子门是指子宫颈口部位。

2. A　胞宫，又名女子胞、子处、子宫、子脏、血室、胞室等，是女性的重要内生殖脏器。《灵枢·五色》称之为"子处"。

3. E　胞宫除了包括子宫的实体之外，还包括两侧的附件（输卵管、卵巢）。

4. A　阴户系指女性外阴，包括阴蒂、大小阴唇、阴唇系带及阴道前庭的部位。

5. C　《脉经》《诸病源候论》均云：已产属胞门，未产属龙门，未嫁女属玉门。

6. D　玉门、龙门、胞门的部位相当于外生殖器的阴道口及处女膜的部位。现认为根据此部位可判断已婚未婚、已产未产。"已产属胞门"。

二、多项选择题

1. AB　脏是藏而不泻，腑是泻而不藏，而胞宫是亦泻亦藏，藏泻有时。

2. ACDE　子宫位于带脉以下，小腹正中，前邻膀胱，后有直肠，下口连接阴道。

3. ABCD　子宫的功能为行经、蓄经，育胎、分娩，藏泻分明，各依其时。

4. CDE　子门，是女性内生殖器之一，最早见于《内经》，又名子户。胞宫，又名女子胞、子处、子宫、子脏、血室、胞室等，是女性的重要内生殖脏器。关于女子胞的记载最早见于《内经》。《素问·五脏别论》称胞宫为"女子胞"，《灵枢·五色》称之为"子处"。

5. BCDE　阴户、玉门是生育胎儿，排出月经、带下、恶露的关口，也是"合阴阳"的出入口，又是防止外邪入侵的关口。

6. BCD　《景岳全书》描述说："阴阳交媾，胎孕乃凝，所藏之处，名曰子宫，一系在下，上有两歧，中分为二，形如合钵，一达于左，一达于右。"可见中医学的子宫（胞宫）形态除了包括子宫的实体之外，还包括两侧的附件（输卵管、卵巢）。

三、填空题

1. 排出月经；孕育胎儿
2. 子门
3. 带脉；膀胱；直肠；阴道
4. 胞门；龙门；玉门
5. 子肠
6. 子宫

四、名词解释

1. 阴户，是中医学女性外生殖器的解剖术语，系指女性外阴，包括阴蒂、大小阴唇、阴唇系带及阴道前庭的部位。

2. 玉门，是中医学女性外生殖器的解剖术语，位于尿道口后面，是阴道的入口，相当于外生殖器的阴道口及处女膜的部位。

3. 胞宫，又名女子胞、子处、子宫、子脏、血室、胞室等，是女性的重要内生殖脏器，除了包括子宫的实体之外，还包括两侧的附件（输卵管、卵巢）。

五、简答题

1. 阴道功能：娩出胎儿，排出月经、带下、恶露的通道；合阴阳，禁闭子精，防御外邪的处所。子门功能："主定月水，生子之道"，即主持排出月经和娩出胎儿的关口，同时也是防御外邪入侵的第二道关口。

2. 胞宫位置：胞宫位于带脉以下，小腹正中，前邻膀胱，后有直肠，下口连接阴道。胞宫形态：胞宫的形如合钵，上有两歧。中医学的子宫形态除了包括子宫的实体之外，还包括两侧的附件（输卵管、卵巢）。

3. 胞宫功能：有排出月经和孕育胎儿的功能。功能特点：是亦泻亦藏，藏泻有时。特殊性：行经、蓄经，育胎、分娩，藏泻分明，各依其时。

六、论述题

1. 玉门：是中医学女性外生殖器的解剖术语，最早见于《脉经》，又名"龙门""胞门"。《脉经》《诸病源候论》均云："已产属胞门，未产属龙门，未嫁女属玉门。"玉门位置《备急千金要方》说："在玉泉下，女人入阴内外之际"，即位于尿道口后面，是阴道的入口。以上说明玉门、龙门、胞门的部位相当于外生殖器的阴道口及处女膜的部位。

2. 阴户、玉门的功能：《妇人大全良方》曰："玉门、四边，主持关元，禁闭子精"，说明阴户、玉门是生育胎儿，排出月经、带下、恶露的关口，也是"合阴阳"的出入口。同时，《诸病源候论》云："四边中于湿，风气从下上入阴里。"又云："玉门、四边皆解散，子户未安……若居湿席，令人苦寒，洒洒入腹。"又《校注妇人良方》云："登厕风入阴户。"以上说明阴户、玉门又是防止外邪入侵的关口。

第二节　女性的生理基础

一、单项选择题

（一）**A1 型题**：每道试题下面有 A、B、C、D、E 五个备选答案。请从中选择一个最佳答案。

1. 下列各项，其中哪项不是冲任督带四脉的共同特点（　　）
   A. 四脉有湖泽海洋一样的功能
   B. 四脉共同主宰人体的精气血液
   C. 四脉是相互连通的
   D. 从形态上看四脉属经络范畴，而且有经络形象
   E. 流蓄于四脉的气血不再逆流于十二经

2. 冲、任、督三脉起于（　　）
   A. 胞宫　　　　　　　B. 胞脉　　　　　　　C. 带脉
   D. 阴户　　　　　　　E. 胞络

3. "十二经之海"是（　　）
   A. 任脉　　　　　　　B. 冲脉　　　　　　　C. 督脉
   D. 带脉　　　　　　　E. 胞脉

4. "阴脉之海"是（　　）
   A. 任脉　　　　　　　B. 冲脉　　　　　　　C. 督脉
   D. 带脉　　　　　　　E. 胞脉

5. "阳脉之海"是（　　）
   A. 任脉　　　　　　　B. 冲脉　　　　　　　C. 督脉
   D. 带脉　　　　　　　E. 胞脉

6. 横行于腰部，总束诸经的是（　　）
   A. 任脉　　　　　　　B. 冲脉　　　　　　　C. 督脉
   D. 带脉　　　　　　　E. 胞脉

7. 冲脉的生理功能中无（　　）
   A. 冲脉附于肝　　　　B. 全身气血的要冲　　　C. 冲为血海
   D. 冲脉为十二经脉之海　　E. 冲脉与胞宫行经、胎孕的生理功能关系密切

8. 《素问·奇病论》说：胞络者，系于何脏腑（　　）
   A. 肝　　　　　　　　B. 心　　　　　　　　C. 脾
   D. 肾　　　　　　　　E. 胞宫

9. 胞宫的生理功能主要与以下哪项关系最为密切（　　）

   A. 胞脉与胞络　　　　　　B. 带脉　　　　　　　　C. 肾与脾

   D. 肾与天癸　　　　　　　E. 肾与心

10. 下列哪项决定月经来潮与绝经（　　）

   A. 肝　　　　　　　　　　B. 脾　　　　　　　　　C. 天癸

   D. 冲任二脉　　　　　　　E. 胞脉

11. 肝经与冲脉交会于（　　）

   A. 中极　　　　　　　　　B. 曲骨　　　　　　　　C. 百会

   D. 气冲　　　　　　　　　E. 三阴交

12. 脾经与任脉交会于（　　）

   A. 中极　　　　　　　　　B. 曲骨　　　　　　　　C. 百会

   D. 气冲　　　　　　　　　E. 三阴交

13. 胃经与冲脉交会于（　　）

   A. 中极　　　　　　　　　B. 曲骨　　　　　　　　C. 百会

   D. 气冲　　　　　　　　　E. 三阴交

14. 《素问·评热病论》说：胞脉者属何脏腑而络于胞中（　　）

   A. 肝　　　　　　　　　　B. 心　　　　　　　　　C. 脾

   D. 肾　　　　　　　　　　E. 胞宫

15. 《素问·上古天真论》说：女子七岁，肾气盛，（　　）

   A. 故真牙生而长极　　　　B. 身体盛壮　　　　　　C. 月事以时下

   D. 筋骨坚　　　　　　　　E. 齿更发长

16. 《素问·上古天真论》说：三七肾气平均，（　　）

   A. 故真牙生而长极　　　　B. 身体盛壮　　　　　　C. 月事以时下

   D. 筋骨坚　　　　　　　　E. 齿更发长

17. 《素问·上古天真论》说：五七阳明脉衰，（　　）

   A. 面皆焦，发始白　　　　B. 天癸竭，地道不通，故形坏而无子也

   C. 肾气衰，发堕齿槁　　　D. 面始焦，发始堕　　　E. 面焦，发鬓颁白

18. 天癸的主要作用是促进（　　）

   A. 女子月经来潮　　　　　B. 机体生长发育　　　　C. 男子产生精子

   D. 元气发挥作用　　　　　E. 性功能的成熟

19. 中医学认为对女性生殖功能的调节起主要作用的是（　　）

   A. 脑-肾-天癸-胞宫

   B. 天癸-冲任-气血-胞宫

   C. 肾-天癸-气血-胞宫

   D. 肾-天癸-冲任-胞宫

   E. 天癸-肾-冲任-胞宫

20. 气血对胞宫的生理作用不包括（　　）

  A. 行经   B. 胎孕   C. 产育

  D. 哺乳   E. 带下

（二）B 型题：以下每组试题共用 A、B、C、D、E 五个备选答案，备选答案在上，题干在下。请从中选择一个最佳答案，每个备选答案可能被选择一次、多次或不被选择。

  A. 冲脉   B. 任脉   C. 督脉

  D. 带脉   E. 胞脉

1. "血海"之称的是（　　）

2. "阴脉之海"之称的是（　　）

  A. 冲脉   B. 任脉   C. 督脉

  D. 带脉   E. 胞脉

3. "阳脉之海"之称的是（　　）

4. "脉横行于腰部，总束诸经"的是（　　）

  A. 冲、任、督三脉   B. 胞脉、胞络   C. 任脉、督脉

  D. 任脉、冲脉   E. 冲脉、胞脉

5. "一源三歧"是指（　　）

6. 维持阴阳脉气相对平衡，调节月经正常来潮的经络是（　　）

  A. 经、带、胎、产、杂   B. 经、孕、产、乳   C. 胞宫、产道

  D. 冲任、天癸   E. 脏腑、气血、经络

7. 女性的生理特点是（　　）

8. 女性的病理特点是（　　）

  A. 三七   B. 四七   C. 五七

  D. 六七   E. 七七

9. 《素问·上古天真论》中说，女子"筋骨坚，发长极，身体盛壮"的年龄是（　　）

10. 《素问·上古天真论》中说，女子"三阳脉衰于上，面皆焦，发始白"的年龄是（　　）

二、多项选择题

每题由一个题干与 5 个备选答案组成，可从备选答案中选择多项与问题有关的答案，须全部选准方可计分。

1. 以下对冲任督三脉描述正确的是（　　）

  A. 下起于胞宫   B. 上与带脉交会   C. 上联十二经脉

D. 属于奇经　　　　　　　　E. 与五脏六腑直接联通

2. 冲任督带四脉的共同特点是（　　　）

A. 从形态上看，冲、任、督、带四脉属经络范畴，而且有经络形象

B. 从功能上看，冲、任、督、带四脉有湖泽、海洋一样的功能

C. 冲、任、督、带四脉是相互联通

D. 流蓄于冲、任、督、带四脉的气血不再逆流于十二正经

E. 与五脏六腑直接联通

3. 以下对冲脉描述正确的是（　　　）

A. 冲脉起于胞中

B. 冲脉上行支与诸阳经相通

C. 冲脉下行支与肾脉相并而行

D. 冲脉隶于阳明

E. 冲脉"渗诸阳""渗三阴"与十二经相通，为十二经气血汇聚之所

4. 以下对任脉描述正确的是（　　　）

A. 任脉循行，下出会阴，向前沿腹正中线上行，至咽喉，上行环唇，分行至目眶下

B. 任脉与胃脉交会于"承浆"得胃气濡养

C. 脾足太阴之脉，与任脉交会于"中极"

D. 肾足少阴之脉，与任脉交会于"关元"

E. 任脉行身之背而主一身之阳

5. 以下对督脉描述正确的是（　　　）

A. 督脉循行，下出会阴，沿脊柱上行

B. 督脉"合少阴上股内后廉，贯脊属肾"，与肾相通，而得肾中命火温养

C. 督脉"上贯心入喉"，与心相通，而得君火之助

D. 督脉"起于目内眦"，与足太阳相通，行身之背而主一身之阳

E. 任督二脉互相贯通，同出"会阴"，交会于"龈交"

6. 以下对带脉描述正确的是（　　　）

A. 带脉横行于腰部　　　B. 产生带下　　　　C. 起于胞宫

D. 带脉约束冲、任、督三脉维持胞宫生理活动

E. 带脉与足三阴、足三阳诸经相通

7.《素问·上古天真论》中，天癸的主要含义是（　　　）

A. 受后天水谷精微的滋养　B. 是促成月经产生和孕育胎儿的重要物质

C. 由肾气所产生　　　　　D. 是与促使人体生长、发育、生殖功能有关的物质

E. 始终对冲任、胞宫起作用

8. 肾与女性生理的关系是（　　　）

A. 系胞宫　　　　　　B. 主生殖　　　　　C. 化生天癸

D. 主生长、发育　　　E. 月经的产生以其为主导

三、填空题

1. 胞宫所表现出来的功能，是人体生命活动的一部分，是_____、_____、_____、_____作用的结果。

2. 从形态上看，冲、任、督、带四脉属_____范畴，从功能上看，冲、任、督、带四脉有_____一样的功能。

3. 冲、任、督、带四脉是互相_____。同时流蓄于这四条经脉的气血，不再逆流于_____。

4. 《素问·奇病论》说："胞络者，系于_____。"

5. 《素问·上古天真论》说："女子七岁，肾气盛，齿更发长；二七而_____，_____，_____，月事以时下，故有子……七七_____，太冲脉_____，_____，_____，故形坏而无子也。"

6. 天癸源于_____，为先天之精，藏之于_____，受_____的滋养，是促进人体_____、_____和_____的物质。

7. 天癸始终存在，并对_____、_____起作用，是维持_____、_____正常的物质。

8. 气血是人体生命活动的物质基础，胞宫的_____、_____、_____、_____无不以血为本，以气为用。

四、名词解释

1. 天癸
2. 奇经
3. 经络
4. 元阴
5. 元气

五、简答题

1. 冲、任、督、带四脉共同特点有哪些？
2. 任脉与胞宫的功能联系。
3. 肾与胞宫的功能联系。
4. 脾与胞宫的功能联系。
5. 天癸的生理作用。

六、论述题

1. 冲任督带四脉与胞宫的功能联系。
2. 肾与胞宫的联系。

3. 气血对胞宫的生理作用。

参考答案

一、单项选择题

（一）A1 型题

1. B 冲任督带四脉的共同特点：第一，从形态上看，冲、任、督、带四脉属经络范畴，而且有经络形象；第二，从功能上看，冲、任、督、带四脉有湖泽、海洋一样的功能；第三，冲、任、督、带四脉是相互联通的；第四，流蓄于冲、任、督、带四脉的气血不再逆流于十二正经。

2. A 冲、任、督三脉下起胞宫，上与带脉交会。

3. B 冲脉"渗诸阳""渗三阴"与十二经相通，为十二经气血汇聚之所，是全身气血运行的要冲，而有"十二经之海""血海"之称。

4. A 任脉主一身之阴，凡精、血、津、液等都由任脉总司，故称"阴脉之海"。

5. C 督脉主一身之阳，又得相火、命火、君火之助，故称"阳脉之海"。

6. D 《难经》说："带脉者，起于季胁，回身一周。"其说明带脉横行于腰部，总束诸经。

7. A 冲脉与阳明经会于"气街"，并且关系密切，故有"冲脉隶于阳明"之说。

8. D 《素问·奇病论》说的"胞络者，系于肾"。

9. D 胞宫的生理功能主要与肾和天癸关系最为密切。

10. C 天癸是促成月经产生的重要物质，即在天癸"至"与"竭"的生命过程中，天癸始终存在。

11. E 肝经与冲脉交会于"三阴交"。

12. A 脾经与任脉交会于"中极"。

13. D 胃经与冲脉交会于"气冲"。

14. B 《素问·评热病论》说："胞脉者属心而络于胞中。"

15. E 《素问·上古天真论》说：女子七岁，肾气盛，齿更发长，二七而天癸至，任脉通，太冲脉盛，月事以时下，故有子；三七肾气平均，故真牙生而长极……七七任脉虚，太冲脉衰少，天癸竭，地道不通，故形坏而无子也。

16. A 《素问·上古天真论》说：女子七岁，肾气盛……三七肾气平均，故真牙生而长极……七七任脉虚，太冲脉衰少，天癸竭，地道不通，故形坏而无子也。

17. D 《素问·上古天真论》说：女子七岁，肾气盛，齿更发长……五七阳明脉衰，面始焦，发始堕……七七任脉虚，太冲脉衰少，天癸竭，地道不通，故形坏而无子也。

18. E 天癸的主要作用是促进性功能的成熟。

19．D　中医学认为肾–天癸–冲任–胞宫对女性生殖功能的调节起主要作用。

20．E　气血由脏腑化生，通过冲、任、督、带、胞络、胞脉运达胞宫，在天癸的作用下，为胞宫的行经、胎孕、产育及上化乳汁提供基本物质，完成胞宫的特殊生理功能。

（二）B 型题

1．A　冲脉"渗诸阳""渗三阴"与十二经相通，为十二经气血汇聚之所，是全身气血运行的要冲，而有"十二经之海""血海"之称。

2．B　任脉主一身之阴，凡精、血、津、液等都由任脉总司，故称"阴脉之海"。

3．C　督脉主一身之阳，又得相火、命火、君火之助，故称"阳脉之海"。

4．D　《难经》说："带脉者，起于季胁，回身一周。"其说明带脉横行于腰部，总束诸经。

5．A　唐代王冰在《内经》注解中说："督脉，亦奇经也。然任脉、冲脉、督脉者，一源而三歧也……亦犹任脉、冲脉起于胞中也。"

6．C　任督二脉互相贯通，即二脉同出于"会阴"，任行身前而主阴，督行身后而主阳，二脉于"龈交"穴交会，循环往复，维持着人体阴阳脉气的平衡，从而使胞宫的功能正常。

7．B　女性的生理特点是经、孕、产、乳。

8．A　女性的病理特点是经、带、胎、产、杂。

9．B　《素问·上古天真论》女子"四七，筋骨坚，发长极，身体盛壮"。

10．D　《素问·上古天真论》女子"六七，三阳脉衰于上，面皆焦，发始白"。

二、多项选择题

1．ABCD　冲、任、督属"奇经"，三脉下起胞宫，上与带脉交会，冲、任、督、带又上联十二经脉，而与脏腑相通，从而把胞宫与整体经脉联系在一起。

2．ABCD　冲任督带四脉的共同特点：第一，从形态上看，冲、任、督、带四脉属经络范畴，而且有经络形象；第二，从功能上看，冲、任、督、带四脉有湖泽、海洋一样的功能；第三，冲、任、督、带四脉是相互联通的；第四，流蓄于冲、任、督、带四脉的气血不再逆流于十二正经。

3．ABCDE　冲脉起于胞中，冲脉上行支与诸阳经相通，使冲脉之血得以温化；其下行支与肾脉相并而行，使肾中真阴滋于其中；冲脉与阳明经会于"气街"，并且关系密切，故有"冲脉隶于阳明"之说；冲脉"渗诸阳""渗三阴"与十二经相通，为十二经气血汇聚之所，是全身气血运行的要冲，而有"十二经之海""血海"之称。

4．ABCD　任脉循行，下出会阴，向前沿腹正中线上行，至咽喉，上行环唇，分行至目眶下；任脉与胃脉交会于"承浆"得胃气濡养；脾足太阴之脉，与任脉交会于"中极"；肾足少阴之脉，与任脉交会于"关元"。

5．ABCDE　督脉循行，下出会阴，沿脊柱上行；督脉"合少阴上股内后廉，贯脊属肾"，与肾相通，而得肾中命火温养；督脉"上贯心入喉"，与心相通，而得君火之助；督脉"起于目内眦"，与足太阳相通，行身之背而主一身之阳；任督二脉互相贯通，同出"会阴"，交会于"龈交"。

6. ABDE 带脉横行于腰部；产生带下；带脉约束冲、任、督三脉维持胞宫生理活动；带脉与足三阴、足三阳诸经相通。

7. ABCDE 天癸由肾气所产生，受后天水谷精微的滋养，是促成月经产生和孕育胎儿的重要物质，是与促使人体生长、发育、生殖功能有关的物质，始终对冲任、胞宫起作用。

8. ABCDE 肾为人体生长、发育和生殖的根本，直接为胞宫的行经、胎孕提供物质基础。肾主生殖，而胞宫的全部功能体现就是生殖功能，肾与胞宫两者之间有密切的经络联系和功能上的一致性。女子发育到一定时期后，肾气旺盛，肾中真阴——天癸逐渐化生、充实，才促成胞宫有经、孕、产、育的生理功能。

三、填空题

1. 脏腑；经络；气血；天癸
2. 经络；湖泽海洋
3. 联通；十二正经
4. 肾
5. 天癸至；任脉通；太冲脉盛；任脉虚；衰少；天癸竭；地道不通
6. 先天；肾；后天水谷精微；生长；发育；生殖
7. 冲任；胞宫；胞宫行经；胎孕
8. 经；孕；产；乳

四、名词解释

1. 天癸源于先天，藏之于肾，受后天水谷精微的滋养。人体发育到一定时期，肾气旺盛，肾中真阴不断得到充实，天癸逐渐成熟。天癸是肾中产生的一种促进人体生长、发育和生殖的物质。

2. 奇经，不同于十二正经，别道奇行，无表里配属，不与五脏六腑直接联通。

3. 经络是联络脏腑、运行气血的通路。经有路径之意，是纵横的干线；络有网络之意，是经的分支，如罗网维络，无处不至。

4. 元阴是天癸属阴精的物质。

5. 元气是天癸功能上的动力作用。

五、简答题

1. 冲任督带四脉的共同特点：第一，从形态上看，冲、任、督、带四脉属经络范畴，而且有经络形象；第二，从功能上看，冲、任、督、带四脉有湖泽、海洋一样的功能；第三，冲、任、督、带四脉是相互联通的；第四，流蓄于冲、任、督、带四脉的气血不再逆流于十二正经。

2. 任脉主一身之阴，凡精、血、津、液等都由任脉总司，故称"阴脉之海"。王冰说："谓之任脉者，女子得之以妊养也。"故任脉又为人体妊养之本而主胞胎。任脉之气通，才能使胞宫有行经、带下、胎孕等生理功能。

3. 肾为先天之本、元气之根，主藏精气，是人体生长、发育和生殖的根本；而且精又为化血之源，直接为胞宫的行经、胎孕提供物质基础。肾主生殖，而胞宫的全部功能体现就是生殖功能，由此可见肾与胞宫功能是一致的。因此，肾与胞宫两者之间由于有密切的经络联系和功能上的一致性，所以关系最为密切。女子发育到一定时期后，肾气旺盛，肾中真阴——天癸承由先天之微少，而逐渐化生、充实，才促成胞宫有经、孕、产、育的生理功能。

4. 脾为气血生化之源，内养五脏，外濡肌肤，是维护人体后天生命的根本。同时脾司中气，其气主升，对血液有收摄、控制的作用，就是后世医家所说的"统血""摄血"。脾司中气的主要功能在于"生血"和"统血"，而胞宫的经、孕、产、育都是以血为用的。因此，脾所生所统之血，直接为胞宫的行经、胎孕提供物质基础。

5. 天癸源于先天，为先天之精，藏之于肾，受后天水谷精微的滋养，是促进人体生长、发育和生殖的物质。人体发育到一定时期，肾气旺盛，肾中真阴不断得到充实，天癸逐渐成熟。在妇女生理活动中，始终对冲任、胞宫起作用。

六、论述题

1. ①冲脉与胞宫的功能联系：冲脉"渗诸阳""渗三阴"与十二经相通，为十二经气血汇聚之所，是全身气血运行的要冲，而有"十二经之海""血海"之称。因此，冲脉之精血充盛，才能使胞宫有行经、胎孕的生理功能。②任脉与胞宫的功能联系：任脉主一身之阴，凡精、血、津、液等都由任脉总司，故称"阴脉之海"。王冰说："谓之任脉者，女子得之以妊养也。"故任脉又为人体妊养之本而主胞胎。任脉之气通，才能使胞宫有行经、带下、胎孕等生理功能。③督脉与胞宫的功能联系：任督二脉互相贯通，即二脉同出于"会阴"，任行身前而主阴，督行身后而主阳，二脉于"龈交"穴交会，循环往复，维持着人体阴阳脉气的平衡，从而使胞宫的功能正常。同时《素问·骨空论》称督脉患病"其女子不孕"，可见督脉与任脉共同主司女子的孕育功能。④带脉与胞宫的功能联系：带脉取足三阴、足三阳等诸经之气血以为用，从而约束冲、任、督三脉维持胞宫生理活动。

2. ①经络上的联系：肾与胞宫有一条直通的经络联系，即《素问·奇病论》说的"胞络者系于肾"，又肾脉与任脉交会于"关元"，与冲脉下行支相并而行，与督脉同是"贯脊属肾"。所以肾脉又通过冲、任、督三脉与胞宫相联系。②功能上的联系：肾为先天之本、元气之根，主藏精气，是人体生长、发育和生殖的根本；而且精又为化血之源，直接为胞宫的行经、胎孕提供物质基础。肾主生殖，而胞宫的全部功能体现就是生殖功能，由此可见肾与胞宫的功能是一致的。因此，肾与胞宫之间由于有密切的经络联系和功能上的一致性，所以关系最为密切。女子发育到一定时期后，肾气旺盛，肾中真阴——天癸承由先天之微少，而逐渐化生、充实，才促成胞宫有经、孕、产、育的生理功能。

3. 气血是人体一切生命活动的物质基础，胞宫的经、孕、产、乳无不以血为本，以气为用。气血二者之间也是互相依存、互相协调、互相为用的。月经为气血所化，妊娠需气血养胎，分娩靠血濡气推，产后则气血随冲、胃之脉上化为乳汁以营养婴儿。气血由脏腑化生，通过冲、任、督、带、胞络、胞脉运达胞宫，在天癸的作用下，为胞宫的行经、胎孕、产育及上化乳汁提供基本物质，完成胞宫的特殊生理功能。

第三节　女性的特殊基础

一、单项选择题

（一）A1 型题：每道试题下面有 A、B、C、D、E 五个备选答案。请从中选择一个最佳答案。

1. 下列关于月经初潮年龄的描述，错误的是（　　）
   A. 平均 14 岁　　　　　B. 一般为 13～15 岁　　　　C. 迟至 15～16 岁
   D. 最迟不超过 18 岁　　E. 可早至 11～12 岁

2. "居经""避年"首载于（　　）
   A.《诸病源候论》　　　B.《金匮要略》　　　　　　C.《脉经》
   D.《后汉书·华佗传》　E.《妇人婴儿方》

3. 在月经产生的过程中，起主导作用的脏腑是（　　）
   A. 肝　　　　　　　　　B. 脾　　　　　　　　　　C. 肾
   D. 心　　　　　　　　　E. 肺

4. 女性青春期开始的重要标志是（　　）
   A. 月经来潮　　　　　　B. 第二性征发育
   C. 内生殖器官发育渐趋成熟
   D. 外生殖器官发育渐趋成熟
   E. 体形已渐发育为女性特有的体形

5. 妇女终生不行经而能受孕者，称为（　　）
   A. 激经　　　　　　　　B. 暗经　　　　　　　　　C. 季经
   D. 避年　　　　　　　　E. 居经

6. 正常妊娠脉象是（　　）
   A. 滑利按之不绝而尺脉尤甚　　　　　　　　　B. 手少阴脉动甚
   C. 阳搏阴别　　　　D. 滑疾流利　　　　　　　　E. 以上都是

7. 与月经关系最密切的脏腑是（　　）

    A. 心、肝、脾　　　　　　B. 肾、肝、心　　　　　　C. 肾、肺、脾

    D. 心、肝、肺　　　　　　E. 肾、肝、脾

8. 下列关于带下生理现象和作用的论述，错误的是（　　）

    A. 带下属津液

    B. 带下有周期性改变

    C. 带下量随妊娠期增多

    D. 带下充养和濡润前阴孔窍

    E. 带下于经断后断绝

9. 天癸的来源是（　　）

    A. 水谷精气　　　　　　　B. 先天肾气　　　　　　　C. 肾阴

    D. 肾阳　　　　　　　　　E. 肝血

10. 下列各项，不属于妊娠临床表现的是（　　）

    A. 月经停闭　　　　　　　B. 乳头乳晕着色　　　　　C. 腹胀便秘

    D. 脉滑，尺脉按之不绝　　　　　　　　　　　　　　　E. 晨起恶心欲呕

11. 产后恶露完全断绝的时间是（　　）

    A. 3～4 天　　　　　　　　B. 7～8 天　　　　　　　C. 9～10 天

    D. 11～12 天　　　　　　　E. 2～3 周

12. 身体无病，月经三个月一潮者，称为（　　）

    A. 居经　　　　　　　　　B. 并月　　　　　　　　　C. 暗经

    D. 激经　　　　　　　　　E. 避年

13. 新产后机体的生理特点是（　　）

    A. 阴血不足，气易偏盛　　　　　　　　B. 阴血骤虚，阳气易浮

    C. 肾阴不足，肝阳偏亢　　　　　　　　D. 肝失调达，气机逆乱

    E. 肾阴不足，心火上炎

14. 产褥期是指在新产后多少时间内（　　）

    A. 5 周内　　　　　　　　B. 6 周内　　　　　　　　C. 7 周内

    D. 8 周内　　　　　　　　E. 9 周内

15. 与受孕关系最为密切的脏腑和经络是（　　）

    A. 胃和冲任二脉　　　　　B. 肾和任督二脉　　　　　C. 肝和冲带二脉

    D. 肾和冲任二脉　　　　　E. 脾和任督二脉

16. 预产期的计算是从（　　）

    A. 末次月经结束那天算起

    B. 末次月经来潮第 1 日算起

    C. 受孕前月排卵期算起

    D. 末次月经第 14 天算起

　　E. 末次性生活算起

17. 下列各项，不属于分娩先兆的是（　　）

　　A. 胎位下移　　　　　B. 小腹坠胀　　　　　C. 恶心呕吐

　　D. 有便意感　　　　　E. 见红

18. 妊娠八九个月时，或腹中痛，痛定仍然如常者，此为（　　）

　　A. 弄胎　　　　　　　B. 暗经　　　　　　　C. 胎动不安

　　D. 试胎　　　　　　　E. 小产

19. 月数已足，腹痛或作或止，腰不痛者，此为（　　）

　　A. 弄胎　　　　　　　B. 暗经　　　　　　　C. 胎动不安

　　D. 试胎　　　　　　　E. 胎漏

20.《达生篇》临产调护六字要诀（　　）

　　A. 忍、休息、慢临盆　　B. 休息、忍痛、临盆　　C. 睡觉、勿慌、临盆

　　D. 睡觉、忍耐、临盆　　E. 睡、忍痛、慢临盆

　　（二）B 型题：以下每组试题共用 A、B、C、D、E 五个备选答案，备选答案在上，题干在下。请从中选择一个最佳答案，每个备选答案可能被选择一次、多次或不被选择。

　　A. 月经一年一行　　　　B. 月经二月一行　　　　C. 月经终身不行而能受孕

　　D. 怀孕初期，按月有少量月经，而无损于胎儿　　E. 月经三月一行

1. 并月是指（　　）

2. 避年是指（　　）

　　A. 月经一年一行　　　　B. 月经二月一行　　　　C. 月经终身不行而能受孕

　　D. 怀孕初期，按月有少量月经，而无损于胎儿　　E. 月经三月一行

3. 激经是指（　　）

4. 暗经是指（　　）

　　A. 阴血骤虚，阳气易浮　　　　　　　　　　B. 阴血不足，气易偏盛

　　C. 肾阴不足，肝阳偏亢　　　　　　　　　　D. 肝失调达，气机逆乱

　　E. 血感不足，气易偏盛

5. 妊娠期间整个机体的生理特点是（　　）

6. 新产后机体的生理特点是（　　）

　　A.《傅青主女科》　　　　B.《广嗣纪要》　　　　C.《达生篇》

　　D.《妇人大全良方》　　　E.《胎产新法》

7. 临产六字真言出自（　　）

8. 女性先天生理缺陷"五不女"出自（　　）

A. 1～2 日内　　　　　B. 2 周内　　　　　　C. 2～3 周内

D. 4 周内　　　　　　E. 6 周内

9. 产褥期是指新产后（　　）

10. 产后恶露完全断绝的时间（　　）

二、多项选择题

每题由一个题干与 5 个备选答案组成，可从备选答案中选择多项与问题有关的答案，须全部选准方可计分。

1. 下列哪几项是月经产生的主要环节（　　）

A. 肾气　　　　　　　B. 天癸　　　　　　　C. 胞脉

D. 冲任　　　　　　　E. 胞宫

2. 妊娠初期，妇女仍然会在以往月经周期时出现少量阴道流血，不伴有腹痛和腰酸，亦无损于胎儿者称为（　　）

A. 激经　　　　　　　B. 居经　　　　　　　C. 盛胎

D. 暗经　　　　　　　E. 垢胎

3. 同一个人的月经周期、经期、经量有时会改变，与下列哪些因素有关（　　）

A. 年龄　　　　　　　B. 体质　　　　　　　C. 气候变迁

D. 生活环境　　　　　E. 营养

4. 下列哪几项是分娩前的征兆（　　）

A. 胎位下移　　　　　B. 小腹坠胀　　　　　C. 恶心

D. 有便意感　　　　　E. 见红

5. 生理性带下在何期可增多（　　）

A. 经前期　　　　　　B. 经后期　　　　　　C. 经间期

D. 妊娠期　　　　　　E. 哺乳期

6. 妊娠初期的临床表现（　　）

A. 饮食偏嗜　　　　　B. 恶心作呕　　　　　C. 晨起头晕

D. 乳房胀大　　　　　E. 小腹坠胀

7. 妊娠 2～3 个月后脉象特点是（　　）

A. 六脉平和滑利　　　B. 按之不绝　　　　　C. 尺脉尤甚

D. 滑数　　　　　　　E. 脉浮

8. 预产期计算方法（　　）

A. 末次月经结束起，月份数加 9，日数加 7

B. 受孕前月排卵期算起，月份数减 3，日数加 7

C. 末次月经第 1 日算起，月份数加 9，日数减 7

D. 末次月经第 1 日算起，月份数减 3，日数加 7

E. 末次月经第 1 日算起，月份数加 9，日数加 7

三、填空题

1. 月经有明显的节律，出血的＿＿＿＿为月经周期的开始，两次月经＿＿＿＿的间隔时间为＿＿＿＿，一般为＿＿＿＿天，平均＿＿＿＿天。

2. 月经两月一至者称为"＿＿＿＿"；＿＿＿＿者，称为"居经"；一年一至者，称为"＿＿＿＿"；＿＿＿＿者，称为"暗经"。

3. 根据《素问·上古天真论》记载月经产生机理的主要过程及其环节，即"＿＿＿＿"的月经机理。

4. 生理性带下产生的机制是＿＿＿＿旺盛，所藏＿＿＿＿之精，通过＿＿＿＿到达胞中则生成生理性带下。

5. 预产期的算法：从＿＿＿＿算起，月份数＿＿＿＿，日数＿＿＿＿。

6. 女性的经、孕、产、乳等特殊的功能主要是＿＿＿＿、＿＿＿＿气血乃至＿＿＿＿的运化功能作用于胞宫的结果。

7. 若月数已足，＿＿＿＿，＿＿＿＿，此名弄胎。

8. 妊娠 2～3 个月后脉象特点为＿＿＿＿，＿＿＿＿，＿＿＿＿。

四、名词解释

1. 初潮
2. 绝经
3. 盛胎
4. 暗经
5. 试胎

五、简答题

1. 生理性带下的产生机制是什么？
2. 月经的调控机制是什么？
3. 妊娠的临床表现是什么？
4. 妊娠的机制是什么？
5. 母乳喂养的好处是什么？

六、论述题

1. 试述月经产生机理。
2. 试述妊娠的生理现象。
3. 试述中西医月经理论的对应关系。

参考答案

一、单项选择题

(一) A1 型题

1. D　一般初经年龄在 13～15 岁，可因地域、气候、营养等因素的影响而有差异，可以早至 11～12 岁，或迟至 15～16 岁，近年有提前趋势。

2. C　根据避年、居经、并月的最早记载，即晋代王叔和著《脉经》所述。

3. C　月经产生的机制中，肾气盛是起主导作用和决定作用的。

4. A　月经来潮是女子发育趋于成熟，青春期开始并具备生育能力的标志。

5. B　终身不行经而能受孕者，称为"暗经"。

6. A　妊娠 2～3 个月后，六脉平和滑利，按之不绝，尺脉尤甚。

7. E　与月经关系最密切的脏腑是肾、肝、脾。

8. E　带下属津液，有周期性改变，带下量随妊娠期增多，带下具有充养和濡润前阴孔窍的作用。

9. B　天癸源于先天肾气，藏之于肾，受后天水谷精微的滋养。

10. C　妊娠初期可见饮食偏嗜、恶心作呕、晨起头晕等现象，一般不严重，经过 20～40 日，症状多能自然消失。孕妇可自觉乳房胀大。妊娠 3 个月后，白带稍增多，乳头、乳晕的颜色加深。妊娠 4～5 个月后，孕妇可以自觉胎动，胎体逐渐增大，小腹部逐渐膨隆。妊娠 6 个月后，常可出现轻度肿胀。妊娠末期，由于胎儿先露部压迫膀胱与直肠，可见小便频数、大便秘结等现象。

11. E　恶露先是暗红的血液，以后血液逐渐由深变浅，其量也由多变少，一般在 2 周内淡红色血性恶露消失，3 周内黏液性恶露断绝。

12. A　三月一至者，称为"居经"或"季经"。

13. B　新产后 6 周内称产褥期。分娩时的用力汗出和产创出血，损伤了阴液，整个机体的生理特点是"阴血骤虚，阳气易浮"。

14. B　新产后 6 周内称产褥期。

15. D　与受孕关系最为密切的脏腑和经络是肾和冲任二脉。

16. B　预产期的计算方法：按末次月经第 1 日算起，月份数加 9（或减 3），日数加 7。

17. C　分娩前多有征兆，如胎位下移，小腹坠胀，有便意感，或"见红"等。

18. D　《医宗金鉴》说："妊娠八九个月时，或腹中痛，痛定仍然如常者，此名试胎。"

19. A　《医宗金鉴》说："若月数已足，腹痛或作或止，腰不痛者，此名弄胎。"

20. E　《达生篇》临产调护六字要诀："睡、忍痛、慢临盆"。

（二）B 型题

1．B　月经两月一至者，称为"并月"。

2．A　月经一年一至者，称为"避年"。

3．D　妊娠初期，妇女仍然会在以往月经周期时出现少量阴道流血，不伴有腹痛和腰酸，亦无损于胎儿者，称为"激经"。

4．C　终身不行经而能受孕者，称为"暗经"。

5．E　妊娠期间整个机体的生理特点是"血感不足，气易偏盛"。

6．A　新产后机体的生理特点是"阴血骤虚，阳气易浮"。

7．C　临产六字真言出自《达生篇》。

8．B　女性先天生理缺陷"五不女"出自《广嗣纪要》。

9．E　产褥期是指新产后 6 周内。

10．C　恶露先是暗红的血液，以后血液逐渐由深变浅，其量也由多变少，一般在 2 周内淡红色血性恶露消失，3 周内黏液性恶露断绝。

二、多项选择题

1．ABDE　月经产生机理的主要过程及其环节，即"肾气–天癸–冲任–胞宫"的月经机理。

2．ACE　妊娠初期，妇女仍然会在以往月经周期时出现少量阴道流血，不伴有腹痛和腰酸，亦无损于胎儿者，称为"激经""盛胎""垢胎"。

3．ABCDE　年龄、体质、气候变迁、生活环境和营养等因素都是导致女性月经周期、经期、经量的改变的原因。

4．ABDE　孕妇分娩又称临产，分娩前多有征兆，如胎位下移、小腹坠胀、有便意感或见红等。

5．ACD　生理性带下量不多，润滑如膏，不致外渗。至于经间期、氤氲之时，阳生阴长，冲任气血正盛，带下量也可稍有增加，像月经一样有周期性改变。另外，妊娠期血聚冲任以养胎元之间，如雾露之溉，润泽丰厚，带下量可有增多。

6．ABCD　妊娠初期可见饮食偏嗜、恶心作呕、晨起头晕等现象，一般不严重，经过 20～40 日，症状多能自然消失。孕妇可自觉乳房胀大。

7．ABC　妊娠 2～3 个月后，六脉平和滑利，按之不绝，尺脉尤甚。

8．DE　预产期的计算方法：按末次月经第 1 日算起，月份数加 9（或减 3），日数加 7。

三、填空题

1．第 1 天；第 1 天；一个月经周期；21～35；28

2．并月；三月一至；避年；终身不行经而能受孕

3．肾气–天癸–冲任–胞宫

4. 肾气；五脏六腑；任脉

5. 末次月经第 1 日；加 9（或减 3）；加 7

6. 脏腑；经络；天癸

7. 腹痛或作或止；腰不痛者

8. 六脉平和滑利；按之不绝；尺脉尤甚

四、名词解释

1. 初潮是指第一次月经的来潮。

2. 妇女到 49 岁左右月经自然停止 12 个月称为绝经。

3. 妊娠初期，妇女仍然会在以往月经周期时出现少量阴道流血，不伴有腹痛和腰酸，亦无损于胎儿者，称为"盛胎"，也称"激经""垢胎"。

4. 终身不行经而能受孕者，称为"暗经"。

5. 妊娠八九个月时，或腹中痛，痛定仍然如常者，此名试胎。

五、简答题

1. 生理性带下的产生机制：肾气旺盛，并化生天癸，在天癸作用下，任脉广聚脏腑所化水谷之精津，则任脉所司的阴精、津液旺盛充沛，下注于胞中，流于阴股，生成生理性带下，此过程又得到督脉的温化和带脉的约束。

2. 肾脉通过冲、任、督、带四脉与胞宫相联系，同时冲、任、督、带四脉是相通的。肾所化生的天癸能够作用于冲任，同样可以作用于督带，即在天癸的作用下，督脉调节任、督二脉阴阳的盛衰与平衡；带脉约束冲、任、督三脉（三海）气血的多少和流量。可见，督带二脉调节和约束冲任及胞宫的功能，使月经按时来潮。因此，督脉的调节和带脉的约束应该是月经周期、经期、经量的调控机制。

3. 妊娠初期可见饮食偏嗜、恶心作呕、晨起头晕等现象，一般不严重，经过 20～40 日，症状多能自然消失。孕妇可自觉乳房胀大。妊娠 3 个月后，白带稍增多，乳头、乳晕的颜色加深。妊娠 4～5 个月后，孕妇可以自觉胎动，胎体逐渐增大，小腹部逐渐膨隆。妊娠 6 个月后，常可出现轻度肿胀。妊娠末期，由于胎儿先露部压迫膀胱与直肠，可见小便频数、大便秘结等现象。

4. 女子发育成熟后，月经按期来潮，就有了孕育的功能。受孕的机制在于肾气充盛，天癸成熟，冲任二脉功能正常，男女两精相合，就可以构成胎孕。《灵枢·决气》说："两神相搏，合而成形。"《女科正宗》说："男精壮而女经调，有子之道也。"其正说明了构成胎孕的生理过程和必要条件。另外，受孕需有一定时机，《证治准绳》引袁了凡语云："凡妇人一月经行一度，必有一日絪缊之候，于一时辰间……此的候也……顺而施之，则成胎矣。"这里所说的"絪缊之时""的候"相当于西医学所称之排卵期，正是受孕的良机。

5. 鼓励母乳喂养，母乳营养丰富，易消化，并有抗病能力，能促进胎粪排出，促进母亲子宫收缩以减少出血，尽早建立母子感情联系。

六、论述题

1. 月经的产生机理，是女性生理方面的重要理论。在了解女性生殖脏器（胞宫）、冲任督带与胞宫、脏腑与胞宫、天癸等理论基础上，根据《素问·上古天真论》"女子七岁，肾气盛，齿更发长；二七而天癸至，任脉通，太冲脉盛，月事以时下"的记载，可以明确月经产生机理的主要过程及其环节，即"肾气-天癸-冲任-胞宫"的月经机理。①肾气盛：肾藏精，主生殖。女子到了 14 岁左右，肾气盛，则先天之精化生的天癸在后天水谷之精的充养下最后成熟，同时通过天癸的作用，促成月经的出现。所以在月经产生的机制理中，肾气盛是起主导作用和决定作用的。②天癸至："天癸至"则"月事以时下"，"天癸竭"则"地道不通"，说明天癸是促成月经产生的重要物质。"天癸至"是天癸自肾下达于冲任（自上向下行，曰至），并对冲任二脉发挥重要生理作用。③任通冲盛："任脉通，太冲脉盛"，是月经产生机理的又一重要环节，也是中心环节。"任脉通"是天癸达于任脉，则任脉在天癸的作用下，所司精、血、津、液旺盛充沛。冲脉盛是冲脉承受诸经之经血，血多而旺盛。"太冲脉盛"即天癸通并于冲脉，冲脉在天癸的作用下，广聚脏腑之血，使血海盛满。至此，由于天癸的作用，任脉所司精、血、津、液充沛，冲脉广聚脏腑之血而血盛。冲任二脉相资，血海按时满盈，则月事以时下。血海虽专指冲脉，然冲任二脉同起于胞中又会于咽喉，这里的血海应理解为泛指冲任二脉而言。④血溢胞宫，月经来潮：月经的产生是"血海满盈，满而自溢"的理论，因此血溢胞宫，月经来潮。

2. 妊娠后母体的变化，明显的表现是月经停止来潮，脏腑、经络之血下注冲任，以养胎元。因此妊娠期间整个机体出现"血感不足，气易偏盛"的生理特点。①妊娠的临床表现：妊娠初期，由于血聚于下，冲脉气盛，肝气上逆，胃气不降，则出现饮食偏嗜、恶心作呕、晨起头晕等现象，一般不严重，经过 20～40 日，症状多能自然消失。另外，妊娠早期，孕妇可自觉乳房胀大。妊娠 3 个月后，白带稍增多，乳头、乳晕的颜色加深。妊娠 4～5 个月后，孕妇可以自觉胎动，胎体逐渐增大，小腹部逐渐膨隆。妊娠 6 个月后，胎儿渐大，阻滞气机，水道不利，常可出现轻度肿胀。妊娠末期，由于胎儿先露部压迫膀胱与直肠，可见小便频数、大便秘结等现象。②妊娠脉象：妊娠 2～3 个月后，六脉平和滑利，按之不绝，尺脉尤甚。目前不能单凭脉象诊断早期妊娠，必须行妊娠试验或 B 超协助诊断。③胎儿发育情况：胎儿发育情况最早记载于《内经》。《灵枢·经脉》说："人始生，先成精，精成而脑髓生，骨为干，脉为营，筋为刚，肉为墙，皮肤坚而毛发长。"此后多有论述胎儿发育者，而徐之才《逐月养胎法》所论较切合实际，即《备急千金要方》所载之："妊娠一月始胚，二月始膏，三月始胞，四月形体成，五月能动，六月筋骨立，七月毛发生，八月脏腑具，九月谷气入胃，十月诸神备，日满即产矣。"这说明前人对胎儿的发育、成熟进行过详细观察。

3. 西医学认为月经是女性性周期的标志。月经是子宫内膜在卵巢性腺激素作用下发生的周期性子宫出血。月经周期主要是通过下丘脑–垂体–卵巢轴调节的。此轴受中枢神经系统的调控，同时受卵巢性激素的反馈作用。中医学认为在肾气–天癸–冲任–胞宫的月经机理中肾是起主导作用的。肾藏精，是人体生长、发育和生殖的根本。《素问·阴阳应象大论》说："肾生骨髓"，《灵枢·海论》说："脑为髓之海"。根据肾藏志、藏精、主骨生髓，以及髓聚为脑的理论，说明肾与中枢神经系统的调节活动有密切的对应关系，在月经产生的机理中肾具有下丘脑一级的调节功能。肾中产生的天癸，是促进人体生长、发育和生殖的物质，是促成月经产生的重要物质，在月经产生的生理活动中，是始终对冲任、胞宫起作用的。从功能的吻合上看，天癸在月经产生过程中，有相当于脑垂体前叶产生促性腺激素的作用（垂体前叶同时还分泌生长素、泌乳素等促进人体生长发育）。因此可以认为天癸具有垂体一级的调节功能。"任脉通，太冲脉盛，月事以时下"，可见冲任是直接作用于胞宫的环节，并使经血来潮。西医学认为卵巢分泌的性激素直接作用于子宫内膜发生周期性变化，并使内膜剥脱出血，月经来潮。因此，冲任对胞宫、卵巢对子宫，在月经产生机理中，两者有明确的对应关系，可以认为冲任类似于卵巢的功能。督脉的调节，带脉的约束，可能与月经周期性有关，也可能与西医学的反馈机制相对应，值得进一步研究讨论。可见，在阐述月经产生机理的理论中，中医学的"肾气–天癸–冲任–胞宫"的月经机理，与西医学的"下丘脑–垂体–卵巢–子宫"的作用环路相对应。中西医月经理论的对应，为中西医结合治疗月经病提供了理论根据。

第三章 妇科疾病的病因病机 ▷▷▷▷

第一节 妇科疾病常见病因

一、单项选择题

（一）A1 型题：每道试题下面有 A、B、C、D、E 五个备选答案。请从中选择一个最佳答案。

1. 妇科疾病的常见病因是（ ）
　　A. 寒、热、湿邪　　　　B. 风、热、暑邪　　　　C. 寒、暑、湿邪
　　D. 寒、热、风邪　　　　E. 风、热、湿邪

2. 妇科疾病中常见的情志因素是（ ）
　　A. 忧、怒、喜　　　　　B. 忧、恐、惊　　　　　C. 悲、恐、惊
　　D. 怒、思、悲　　　　　E. 怒、思、恐

3. 下列各项，不属于妇科病因生活因素的是（ ）
　　A. 房劳多产　　　　　　B. 饮食不节　　　　　　C. 劳逸失常
　　D. 跌仆损伤　　　　　　E. 忧思过度

4. 寒、热、湿三邪导致妇科疾病，主要引起的病变部位是（ ）
　　A. 肝　　　　　　　　　B. 肾　　　　　　　　　C. 脾
　　D. 血分　　　　　　　　E. 气分

5. 产后过劳可导致的妇科疾病是（ ）
　　A. 产后血晕　　　　　　B. 产后发热　　　　　　C. 恶露不绝
　　D. 产后腹痛　　　　　　E. 产后抑郁

6. 下列哪项与热邪有关（ ）
　　A. 月经后期　　　　　　B. 月经过多　　　　　　C. 月经过少
　　D. 经行乳房胀痛　　　　E. 月经先后无定期

7. 惊恐伤肾，恐则气下可导致的妇科疾病是（ ）
　　A. 月经后期　　　　　　B. 经间期出血　　　　　C. 月经过少
　　D. 月经先期　　　　　　E. 月经过多

8. 下列哪项与寒邪有关（ ）

A. 痛经   B. 崩漏   C. 经间期出血

D. 月经先期   E. 月经过多

9. 抑郁忿怒可导致的妇科疾病是（　　）

A. 月经后期   B. 月经先期   C. 经期延长

D. 经间期出血   E. 月经过多

10. 情志因素易导致的妇科疾病是（　　）

A. 脾胃   B. 冲任   C. 血分

D. 气分   E. 气血

11. 忧思不解，积念在心可导致的妇科疾病是（　　）

A. 月经过多   B. 月经先期   C. 月经过少

D. 经间期出血   E. 崩漏

12. 下列各项，不属于生活失于常度导致妇科疾病的是（　　）

A. 房劳多产   B. 七情内伤   C. 跌仆损伤

D. 劳逸失常   E. 饮食不节

13. 外湿导致的妇科疾病是（　　）

A. 子肿   B. 闭经   C. 子满

D. 阴痒   E. 经行泄泻

14. 与妇科疾病产生关系最为密切的脏腑是（　　）

A. 心、肝、脾   B. 肝、脾、肾   C. 肝、脾、胃

D. 肺、脾、肾   E. 心、肾、脾

15. 内热导致的妇科疾病是（　　）

A. 闭经   B. 阴痒   C. 经行吐衄

D. 月经后期   E. 月经过少

16. 下列哪项与寒邪无关（　　）

A. 月经先期   B. 月经后期   C. 不孕症

D. 痛经   E. 胎萎不长

17. 妊娠早期劳倦过度或负重劳累可导致的妇科疾病是（　　）

A. 异位妊娠   B. 鬼胎   C. 胎动不安

D. 胎死不下   E. 胎气上逆

18. 下列哪项与热邪无关（　　）

A. 月经先期   B. 月经过多   C. 带下过多

D. 崩漏   E. 子肿

19. 饮食不足或偏食、厌食可导致的妇科疾病是（　　）

A. 不孕症   B. 闭经   C. 月经后期

D. 崩漏   E. 胎动不安

20. 妇科病证常由气血功能盛衰来决定，其依据是（　　）

A. 百病皆生于气　　　　　B. 气为血帅，血为气母　　　C. 血病必及气

D. 妇人之生，有余于气，不足于血，以其数脱血也　　　E. 气病必及血

（二）B1 型题：以下每组试题共用 A、B、C、D、E 五个备选答案，备选答案在上，题干在下。请从中选择一个最佳答案，每个备选答案可能被选择一次、多次或不被选择。

A. 产后身痛　　　　　B. 带下病　　　　　C. 经行感冒

D. 经行头痛　　　　　E. 经期延长

1. 内寒常导致的妇科疾病是（　　　）

2. 外寒常导致的妇科疾病是（　　　）

A. 经行风疹块　　　　　B. 经行情志异常　　　　　C. 产后乳汁异常

D. 阴痒　　　　　E. 胎动不安

3. 孕期不节房事可导致的妇科疾病是（　　　）

4. 湿邪下客阴户易导致的妇科疾病是（　　　）

A. 经行发热　　　　　B. 月经过少　　　　　C. 经期延长

D. 经行吐衄　　　　　E. 痛经

5. 外热可导致的疾病是（　　　）

6. 内热可导致的疾病是（　　　）

A. 崩漏　　　　　B. 癥瘕　　　　　C. 阴挺

D. 经期延长　　　　　E. 经间期出血

7. 房劳多产可导致的疾病是（　　　）

8. 饮食不节可导致的疾病是（　　　）

A. 经行吐衄　　　　　B. 月经过少　　　　　C. 经期延长

D. 月经过多　　　　　E. 经间期出血

9. 精神抑郁，忿怒过度可导致的疾病是（　　　）

10. 忧思不解，积念在心可导致的疾病是（　　　）

二、多项选择题

每题由一个题干与 5 个备选答案组成，可从备选答案中选择多项与问题有关的答案，须全部选准方可计分。

1. 导致妇科疾病的常见因素是（　　　）

A. 淫邪因素　　　　　B. 情志因素　　　　　C. 生活因素

D. 社会因素　　　　　E. 体质因素

2. 现代社会新出现的病因有（　　　）

    A. 瘀血　　　　　　　　　B. 痰饮　　　　　　　　　C. 免疫因素

    D. 生物因素　　　　　　　E. 环境因素

3. 导致妇科疾病的淫邪因素多为（　　　）

    A. 风　　　　　　　　　　B. 寒　　　　　　　　　　C. 燥

    D. 湿　　　　　　　　　　E. 热

4. 导致妇科疾病的情志因素多为（　　　）

    A. 怒　　　　　　　　　　B. 忧　　　　　　　　　　C. 思

    D. 悲　　　　　　　　　　E. 恐

5. 导致妇科疾病的生活因素多为（　　　）

    A. 饮食不节　　　　　　　B. 劳逸过度　　　　　　　C. 房劳多产

    D. 环境影响　　　　　　　E. 跌仆损伤

6. 下列选项，属于饮食不节而导致妇科疾病的是（　　　）

    A. 跌仆损伤　　　　　　　B. 饥饱失常　　　　　　　C. 劳倦过度

    D. 房劳多产　　　　　　　E. 饮食偏嗜

7. 下列各项，与寒邪致病有关的病证是（　　　）

    A. 月经先期　　　　　　　B. 月经过少　　　　　　　C. 带下病

    D. 闭经　　　　　　　　　E. 痛经

8. "思" 所致的妇科疾病有（　　　）

    A. 月经后期　　　　　　　B. 月经过少　　　　　　　C. 胎动不安

    D. 胎漏　　　　　　　　　E. 恶阻

三、填空题

1. 惊恐过度，常使＿＿＿＿＿＿、＿＿＿＿＿＿，失去对血的统摄和调控，可致月经过多、崩漏、胎动不安、堕胎、小产等，甚或闭经。

2. 精神抑郁，忿怒过度，常使＿＿＿＿＿＿，＿＿＿＿＿＿，进而引起＿＿＿＿＿＿病变，可致月经后期、痛经、闭经、崩漏、经行吐衄、妊娠呕吐、缺乳、癥瘕等。

3. 在经期、孕期或产后，正气偏虚，热邪易乘虚而入，直中＿＿＿＿＿＿，损伤＿＿＿＿＿＿，发生月经先期、月经过多、崩漏、经行发热、妊娠小便淋痛、产后发热。

4. 妇科病证常由＿＿＿＿＿＿、＿＿＿＿＿＿、＿＿＿＿＿＿和＿＿＿＿＿＿的功能盛衰来决定的。

5. 导致妇科疾病的生活因素包括房劳多产、＿＿＿＿＿＿、＿＿＿＿＿＿、＿＿＿＿＿＿、＿＿＿＿＿＿。

6. 导致妇科疾病的情志因素包括＿＿＿＿＿＿、＿＿＿＿＿＿、＿＿＿＿＿＿。

7. 跌仆及手术创伤可＿＿＿＿＿＿，引起妇科疾病。

8. 内寒的产生，与＿＿＿＿＿＿相关，可导致月经后期、带下病、经行泄泻、经行浮肿等。

四、名词解释

1. 体质
2. 环境内分泌干扰物
3. 不得隐曲
4. 七情
5. 六气

五、简答题

1. 热邪所导致的妇科疾病是什么？
2. 寒、热、湿邪导致妇科疾病的机制是什么？
3. "恐"如何影响妇科疾病的发生？
4. 饥饱失常如何影响妇科疾病的发生？
5. 湿邪所导致的妇科疾病是什么？

六、论述题

1. 劳逸失常所导致的妇科疾病有哪些？其机制是什么？
2. 寒邪导致的妇科疾病有哪些？其机制是什么？
3. 简述体质因素与妇科疾病的关系。

参考答案

一、单项选择题

（一）A1 型题

1. A　妇科疾病的常见病因是寒、热、湿邪。

2. E　情志致病主要影响脏腑之气机，使气机升降失常，气血紊乱。《灵枢·寿夭刚柔》认为："忧恐忿怒伤气。气伤脏，乃病脏。"《素问·举痛论》说："百病生于气也。"情志因素之中，以怒、思、恐对冲任之影响较明显。

3. E　妇科病生活因素包括房劳多产、饮食不节、劳逸失常、跌仆损伤、环境因素。

4. D　各种淫邪因素皆可导致妇科疾病的发生。但由于妇女的经、孕、胎、产均以血为用，而寒、热、湿邪尤易与血相搏而致病，故妇科疾病中以寒、热、湿邪较为常见。

5. C　产后过劳可导致恶露不绝。

6. B　热为阳邪，其性炎上，善行数变，易动血、伤阴、生风。在经期、孕期或产后，正气偏虚，热邪易乘虚而入，直中胞宫，损伤冲任，发生月经先期、月经过多等。

7. E　惊恐过度失去对血的统摄和调控，可导致月经过多、崩漏、胎动不安、堕胎、小产等，甚或闭经。

8. A　寒为阴邪，易伤阳气；其性收引、凝滞，易使气血运行不畅。感受寒邪，或适值经期、产后，血室正开，寒邪由阴户上客，与血相搏结，使胞脉阻滞，而发生闭经、痛经、产后身痛等。

9. A　抑郁、忿怒引起血分病变，包括月经后期、痛经、闭经、崩漏、经行吐衄、妊娠呕吐、缺乳、癥瘕等。

10. D　情志致病主要影响脏腑之气机，使气机升降失常，气血紊乱。

11. C　忧思不解，积念在心，每使气结，气机不畅，气结血滞，可致月经后期、月经过少、闭经、胎动不安、堕胎小产、缺乳、癥瘕等。

12. B　生活失于常度，或生活环境突然改变，在一定条件下也可使脏腑、气血、冲任的功能失调而导致妇科疾病。常见的有房劳多产、饮食不节、劳逸失常、跌仆损伤等。

13. D　湿邪易下客阴户，直中胞宫，下注冲任，引起带下病、阴痒或盆腔炎等。

14. B　肝、脾、肾三脏的功能失常与妇科疾病的发生密切相关。

15. C　内热以致火热炽盛，热伤冲任，迫血妄行，导致月经先期、月经过多、经行吐衄、经行头痛、经行情志异常、胎漏、子痫、产后发热、阴疮等。

16. A　月经先期的病因病机主要是气虚和血热，与寒邪无关。

17. C　妊娠期劳倦过度或负重劳累，气虚系胞无力，可致胎漏、胎动不安、堕胎、小产。

18. E　子肿的病因病机主要是脾虚、肾虚和气滞，与热邪无关。

19. B　若饮食不足，或偏食、厌食，气血生化之源匮乏，后天不能充养先天，肾精不足，天癸、冲任失养，导致月经过少、闭经、胎萎不长等。

20. D　女性月经、带下、胎孕、产育的生理活动是以血为用，且易耗血，机体常处于血感不足、气偏有余的状态。

（二）B1 型题

1. B　内寒导致月经后期、闭经、崩漏、痛经、带下病、经行泄泻、经行浮肿、不孕症等。

2. A　外寒导致月经后期、月经过少、闭经、痛经、产后身痛、产后发热等。

3. E　孕期不节房事，易伤动胎气，发生胎漏、胎动不安，甚或堕胎、小产。

4. D　湿邪易下客阴户，直中胞宫，下注冲任，引起带下病、阴痒或盆腔炎等。

5. A　外热可导致月经先期、月经过多、崩漏、经行发热、妊娠小便淋痛、产后发热等。

6. D　内热可导致月经先期、月经过多、经行吐衄、经行头痛、经行情志异常、胎漏、子痫、产后发热、阴疮等。

　　7．C　生育过多或堕胎、小产过频，均可影响脏腑气血，导致月经不调、阴挺等。

　　8．A　若过食辛辣燥热之品，则热从内生，迫血妄行，引起月经先期、月经过多、崩漏、经行吐衄、胎漏、产后恶露不绝等。

　　9．A　精神抑郁，忿怒过度，常使气滞不畅，气逆冲上，进而引起血分病变，可致月经后期、痛经、闭经、崩漏、经行吐衄、妊娠呕吐、缺乳、癥瘕等。

　　10．B　忧思不解，积念在心，每使气结，气机不畅，气结血滞，可致月经后期、月经过少、闭经、胎动不安、堕胎小产、缺乳、癥瘕等。

二、多项选择题

　　1．ABCE　导致妇女疾病的因素有淫邪因素、情志因素、生活因素和体质因素。

　　2．CDE　瘀血、痰饮为病理产物转变为病因，所以不选。

　　3．BDE　由于妇女的经、孕、胎、产均以血为用，而寒、热、湿邪尤易与血相搏而致病，故妇科疾病中以寒、热、湿邪较为常见。

　　4．ACE　情志致病主要影响脏腑之气机，使气机升降失常，气血紊乱。《灵枢·寿夭刚柔》认为："忧恐忿怒伤气。气伤脏，乃病脏。"《素问·举痛论》说："百病生于气也。"情志因素之中，以怒、思、恐对冲任之影响较明显。

　　5．ABCDE　生活失于常度，或生活环境突然改变，在一定条件下也可使脏腑、气血、冲任的功能失调而导致妇科疾病。常见的有房劳多产、饮食不节、劳逸失常、跌仆损伤、环境影响等。

　　6．BE　饥饱失常、饮食偏嗜均属于饮食不节。

　　7．BCDE　感受寒邪，或适值经期、产后，血室正开，衣着不足，或冒雨涉水，以致寒邪由阴户上客，与血相搏结，使胞脉阻滞，而发生月经后期、月经过少、闭经、痛经等。由于命门火衰，脾阳失于温煦，运化失职，开合失司，则阳不化阴，水湿、痰饮、瘀血内停，导致月经后期、闭经、崩漏、痛经、带下病、经行泄泻、经行浮肿、不孕症等。

　　8．ABCD　忧思不解，积念在心，每使气结，气机不畅，气结血滞，可致月经后期、月经过少、闭经、胎漏、胎动不安、堕胎小产、缺乳、癥瘕等。

三、填空题

　　1．气下；气乱

　　2．气滞不畅；气逆冲上；血分

　　3．胞宫；冲任

　　4．脏腑；气血；冲任督带；胞宫

　　5．饮食不节；劳逸失常；跌仆损伤；环境影响

　　6．怒；思；恐

7. 直接损伤冲任

8. 脾肾阳虚

四、名词解释

1. 体质，中医称为"禀赋"。清代《通俗伤寒论》始有"体质"之词。体质禀受于父母，并受到后天环境、生活条件等因素的影响而逐渐形成。在疾病的发生、发展、转归及辨证论治过程中，体质因素均不可忽视。

2. 环境中的某些化学物质，如农药、染料、洗涤剂、塑料制品、食品添加剂及包装材料等，这类物质可以通过食物或生物链进入动物和人体内，干扰内分泌系统功能，对生殖产生影响，被称为"环境内分泌干扰物"，可引起月经不调、堕胎、小产和不孕症等。

3. 不得隐曲指所思不遂，谋虑怫逆而言，则心脾之营阴暗耗，而不月之病成矣。

4. 喜、怒、忧、思、悲、恐、惊统称"七情"，是人类对外界刺激的情绪反应，也是脏腑功能活动的表现形式之一。若受到突然、强烈或持久的精神刺激，可导致七情太过，脏腑功能紊乱、气血失常，影响冲任，则发生妇科疾病。

5. 风、寒、暑、湿、燥、火是自然界的气候变化，正常情况下为"六气"。

五、简答题

1. ①外热可导致月经先期、月经过多、崩漏、经行发热、妊娠小便淋痛、产后发热、盆腔炎或阴疮等。②内热可导致月经先期、月经过多、经行吐衄、经行头痛、经行情志异常、胎漏、子痫、产后发热、阴疮等。

2. 妇女的经、孕、胎、产均以血为用，而寒、热、湿邪尤易与血相搏而致病，故妇科疾病中以寒、热、湿邪较为常见。血遇寒则凝，冲任失畅；热与血相搏结，迫血妄行，损伤冲任；湿伤于血，冲任损伤。

3. 情志致病主要影响脏腑之气机，使气机升降失常，气血紊乱。惊恐过度，常使气下、气乱，气失去对血的统摄和调控，可致月经过多、崩漏、胎动不安、堕胎、小产等，甚或闭经。

4. 饮食均衡是人生命活动的基本保证。若饮食不足，或偏食、厌食，气血生化之源匮乏，后天不能充养先天，肾精不足，天癸、冲任失养，导致月经过少、闭经、胎萎不长等。若饮食过度，暴饮暴食，膏脂厚味损伤脾胃，脾失运化，中焦积滞乃生，引起月经后期、闭经、不孕症等。

5. ①外湿：可引起带下病、阴痒或盆腔炎。②内湿可致经行浮肿、经行泄泻、闭经、带下病、子肿、胎水肿满、产后身痛、不孕症等。

六、论述题

1. 经期过度劳累或剧烈运动，如参赛角逐、负重行走等，易导致气虚冲任不固，引起月经过多、经期延长、崩漏。妊娠期劳倦过度或负重劳累，气虚系胞无力，可致胎漏、胎动不安、堕胎、小产。产后过早过劳，可导致恶露不绝、阴挺等。生活过于安逸，也可导致气血运行不畅，可致难产。

2. ①外寒：寒邪由外及里，伤于肌表、经络、血脉，或由阴户而入，直中胞中，影响冲任。寒为阴邪，易伤阳气；其性收引、凝滞，易使气血运行不畅。若素体虚弱，腠理疏松，天气寒冷，当风受凉，以致感受寒邪，或适值经期、产后，血室正开，衣着不足，或冒雨涉水，以致寒邪由阴户上客，与血相搏结，使胞脉阻滞，而发生月经后期、月经过少、闭经、痛经、产后身痛、产后发热等。②内寒：多因脏腑阳气虚衰，寒从内生，或过服寒凉泻火之品，抑遏阳气，使阴寒内盛，血脉凝涩，冲任虚寒。内寒的产生与脾肾阳虚相关。由于命门火衰，脾阳失于温煦，运化失职，开合失司，则阳不化阴，水湿、痰饮、瘀血内停，导致月经后期、闭经、崩漏、痛经、带下病、经行泄泻、经行浮肿、不孕症等。

3. 体质禀受于父母，并受到后天环境、生活条件等因素的影响而逐渐形成。在疾病的发生、发展、转归及辨证论治过程中，体质因素均不可忽视。

人体由于先天禀赋的不同，后天营养状态和生活习惯的影响，可以形成不同类型的体质。不同类型的体质，同一因素致病可有不同临床表现。此外，体质强健者，病轻而易治；体质虚弱者，病重而难愈。

然而，体质并不等同于中医证候。某些平素阴虚阳亢体质者，如遇妊娠气血下聚以养胎则阳亢更加严重，故容易发生子晕、子痫；某些体质类型容易发生痛经、月经前后诸证，但在非行经期可如常人，只是在月经期或月经前后阴阳气血变化较剧烈之时，又受到情志因素、生活因素等致病因素的影响，体质因素就会成为发病条件之一而引发疾病。

第二节　妇科疾病的主要病机

一、单项选择题

(一) A1 型题：每道试题下面有 A、B、C、D、E 五个备选答案。请从中选择一个最佳答案。

1. 脏腑功能失常是发生妇科疾病的重要机制，主要涉及的脏腑是（　　）

    A. 心肝肾　　　　　　　B. 肺脾肾　　　　　　　C. 心肺肾

    D. 肾肝脾　　　　　　　E. 肺脾心

2. 下列各项，与气寒无关的是（　　）

    A. 不孕　　　　　　　　B. 经行口糜　　　　　　C. 闭经

    D. 妇人腹痛　　　　　　E. 月经后期

3. 下列各项，与肾阳虚有关的是（　　）

    A. 妊娠肿胀   B. 妊娠眩晕   C. 月经过多

    D. 痛经   E. 产后发热

4. 气血虚弱，冲任不足，气血上不能荣头目，可致（　　　）

    A. 经行眩晕   B. 妊娠恶阻   C. 带下过多

    D. 经行泄泻   E. 产后小便淋痛

5. 下列各项，与肝郁化热无关的是（　　　）

    A. 崩漏   B. 月经过多   C. 月经先期

    D. 乳汁自出   E. 缺乳

6. 五脏之伤，穷必及（　　　）

    A. 心   B. 肾   C. 肺

    D. 肝   E. 脾

7. 下列各项，与气虚血失统摄有关的是（　　　）

    A. 经间期出血   B. 经行吐衄   C. 月经过多

    D. 滑胎   E. 月经过少

8. 气滞血瘀，瘀滞冲任，血行不畅，可致（　　　）

    A. 阴痒   B. 阴挺   C. 痛经

    D. 胎气上逆   E. 产后小便淋痛

9. 下列各项，与肾阴虚无关的是（　　　）

    A. 经断前后诸证   B. 闭经   C. 妊娠恶阻

    D. 月经后期   E. 月经过少

10. 先天不足、早婚多产、房事不节、惊恐过度均可损伤（　　　）

    A. 肝   B. 脾   C. 心

    D. 肾   E. 肺

11. 肾阴亏损，精亏血少，冲任血虚，可致（　　　）

    A. 经行泄泻，宫寒不孕   B. 月经后期，月经过少   C. 月经先后无定期

    D. 月经先期，崩漏   E. 妊娠肿胀，带下病

12. 血气下注冲任，冲脉气盛，则气逆冲上，可致（　　　）

    A. 经行风疹块   B. 经期延长   C. 阴疮

    D. 经断复来   E. 妊娠恶阻

13. 妇科病的发病机制，可概括为（　　　）

    A. 脏腑功能失常、气血失调、直接损伤胞宫影响冲任为病

    B. 抑郁愤怒，肝郁气滞，气滞血瘀，冲任失畅

    C. 忧愁思虑，心阴暗耗，营血不足，冲任虚损

    D. 忧思劳倦，饮食不节，损伤脾气，脾失统摄，气随血陷，冲任不固

    E. 先天肾气不足，后天房劳多产损伤肾精，肾为冲任之本，肾虚冲任不固

14. 下列各项，与脾虚血少无关的是（　　　）

　　A. 胎动不安　　　　　　　B. 闭经　　　　　　　　C. 妊娠咳嗽

　　D. 月经后期　　　　　　　E. 月经过少

15. 脾失统摄，冲任不固可导致的妇科疾病是（　　　）

　　A. 经期延长　　　　　　　B. 经行吐衄　　　　　　C. 经间期出血

　　D. 滑胎　　　　　　　　　E. 带下过多

16. 脾阳衰微，运化失司可导致的妇科疾病是（　　　）

　　A. 闭经　　　　　　　　　B. 月经后期　　　　　　C. 带下病

　　D. 子肿　　　　　　　　　E. 以上都是

17. 肾阳虚，命门火衰，胞宫虚寒可导致的妇科疾病是（　　　）

　　A. 闭经　　　　　　　　　B. 月经过少　　　　　　C. 带下过多

　　D. 妊娠腹痛　　　　　　　E. 月经后期

18. 月经先期、月经过多共同的发病机制是（　　　）

　　A. 肝郁气滞，郁久化热　　B. 脾肾阳虚，统摄失司　C. 瘀血内阻，血不循经

　　D. 热伏冲任，迫血妄行　　E. 肝肾不足，冲任失固

19. 肝经湿热，下注冲任，带脉失约可导致（　　　）

　　A. 月经过少　　　　　　　B. 闭经　　　　　　　　C. 痛经

　　D. 月经后期　　　　　　　E. 阴痒

20. 下列各项，与肾气虚有关的是（　　　）

　　A. 妊娠腹痛　　　　　　　B. 月经先期　　　　　　C. 带下过多

　　D. 癥瘕　　　　　　　　　E. 经行吐衄

　　（二）**B1 型题**：以下每组试题共用 A、B、C、D、E 五个备选答案，备选答案在上，题干在下。请从中选择一个最佳答案，每个备选答案可能被选择一次、多次或不被选择。

　　A. 盆腔炎　　　　　　　　B. 子满　　　　　　　　C. 经行头痛

　　D. 阴痒　　　　　　　　　E. 带下病

1. 肾阳虚，气化失常，水湿下注任、带，可致（　　　）

2. 肾阳虚，命门火衰，火不能暖土，水湿下注，可致（　　　）

　　A. 滑胎　　　　　　　　　B. 崩漏　　　　　　　　C. 产后身痛

　　D. 经间期出血　　　　　　E. 带下病

3. 气陷所导致的妇科疾病是（　　　）

4. 气虚，统摄无权，冲任不固可致（　　　）

　　A. 痛经　　　　　　　　　B. 阴肿　　　　　　　　C. 带下病

　　D. 月经先后无定期　　　　E. 经行口糜

5. 肝气郁结，血为气滞，冲任失畅，血海蓄溢失常，可引起（　　　）

6. 肝气郁结，血为气滞，冲任失畅，胞脉阻滞，可引起（　　　）

    A. 经间期出血　　　　　　　B. 胎气上逆　　　　　　　C. 月经过少

    D. 胎动不安　　　　　　　　E. 产后情志异常

7. 血虚，冲任血少，血海不按时满溢，导致（　　　）

8. 血虚，冲任血少，胎失所养，导致（　　　）

    A. 阴挺　　　　　　　　　　B. 阴肿　　　　　　　　　C. 崩漏

    D. 妇人腹痛　　　　　　　　E. 带下过多

9. 脾气不足，冲任不固，血失统摄，可致（　　　）

10. 脾气不足，冲任不固，系胞无力，可致（　　　）

二、多项选择题

每题由一个题干与 5 个备选答案组成，可从备选答案中选择多项与问题有关的答案，须全部选准方可计分。

1. 妇科采用的辨证方法主要是（　　　）

    A. 脏腑辨证　　　　　　　　B. 阴阳辨证　　　　　　　C. 气血辨证

    D. 寒热辨证　　　　　　　　E. 虚实辨证

2. 气虚、血热均可导致的月经病有（　　　）

    A. 月经先期　　　　　　　　B. 月经过多　　　　　　　C. 崩漏

    D. 经行吐衄　　　　　　　　E. 产后恶露不绝

3. 妇科疾病的主要病机是（　　　）

    A. 胞宫、胞脉、胞络受损　B. 带脉失约　　　　　　　C. 脏腑功能失常

    D. 气血失调　　　　　　　　E. 冲任督带损伤

4. 肾气虚可导致哪些妇科病证（　　　）

    A. 不孕症　　　　　　　　　B. 崩漏　　　　　　　　　C. 月经先后无定期

    D. 胎动不安　　　　　　　　E. 阴挺

5. 下列哪些属于血瘀所致疾病（　　　）

    A. 月经先期　　　　　　　　B. 痛经　　　　　　　　　C. 闭经

    D. 崩漏　　　　　　　　　　E. 不孕症

6. 肾功能失常导致妇科疾病，分为（　　　）

    A. 气血失调　　　　　　　　B. 肾气虚　　　　　　　　C. 肾阴虚

    D. 肾阳虚　　　　　　　　　E. 肾阳偏亢

7. 脾阳不振可导致哪些妇科病证（　　　）

    A. 带下病　　　　　　　　　B. 月经后期　　　　　　　C. 妊娠呕吐

    D. 产后小便不通　　　　　　E. 经断前后诸证

8. 冲任督带损伤的病机是（　　）

  A. 冲任不固　　　　　B. 冲任血热　　　　　C. 带脉失约

  D. 冲任损伤　　　　　E. 督脉虚损

三、填空题

1. 妇科病机与内科、外科等其他各科的不同点，就在于妇科病机必须是_____。

2. 肾气不足，_____，血海失司，蓄溢失常，可致_____。

3. 脏腑功能失常可以导致_____，影响_____和_____的功能，导致妇科经、带、胎、产诸病的发生，其中与_____、_____、_____的功能失常关系密切。

4. 肾阴亏损，则精亏血少，_____，血海不按时满溢，可致_____、_____、_____。

5. 气滞血滞，_____，_____，可致月经先后无定期。

6. 妇科疾病中肝的病机主要有_____、_____、_____、_____、_____。

7. 脾阳不振，_____，下注冲任，带脉失约，任脉不固，可致_____。

8. 经、孕、产、乳都是以血为用，而且皆易耗血，所以机体常处于_____、_____的状态。

四、名词解释

1. 气

2. 血

3. 气血失调

4. 气血同病

5. 病机

五、简答题

1. 妇科疾病的病理机制是什么？

2. 妇科疾病病机与内科、外科等其他各科疾病病机的不同点是什么？

3. 肾阴虚可导致哪些妇科病证？其机制是什么？

4. 肝气郁结可导致哪些妇科病证？其机制是什么？

5. 脾虚血少可导致哪些妇科病证？其机制是什么？

六、论述题

1. 直接损伤胞宫可导致哪些妇科病证？简述其机制。

2. 简述气血失调与妇科疾病的关系。

3. 简述对"冲任损伤是引起妇科疾病的核心机制"的理解。

参考答案

一、单项选择题

（一）A1 型题

1. D　脏腑功能失常可以导致气血失调，影响冲任督带和胞宫的功能，导致妇科经、带、胎、产诸病的发生，其中与肾、肝、脾胃的功能失常关系密切。

2. B　经行口糜的病机多为由心、胃之火上炎。其热有阴虚火旺，热乘于心者，有胃热炽盛而致者，每遇经行阴血下注，其热益盛，随冲气上逆而发。

3. A　孕后阴血聚于下，阻碍肾阳敷布，不能化气行水；且肾为胃之关，肾阳不布，则关门不利，聚水而从其类，以致水湿泛溢肌肤而为肿胀。

4. A　经行眩晕的发病机制是精血衰少或痰浊上扰。精血衰少，经行之后精血更虚，头脑清窍失养；或痰浊之邪，上扰清窍。常见病因有气血虚弱、阴虚阳亢、痰浊上扰。

5. E　缺乳的主要病机为气血虚弱，乳汁化源不足，无乳可下；或肝郁气滞，乳汁运行受阻，乳不得下。

6. B　肾藏精，主生殖，胞络系于肾。五脏之真，唯肾为根，故五脏之伤，穷必及肾。

7. C　素体虚弱，或饮食失节，或过劳久思，或大病久病，使中气不足，气虚则冲任不固，血失统摄，以致经行量多。

8. C　素性抑郁，忧思郁怒，肝郁气滞，气滞血瘀，滞于冲任、胞宫而作痛；若血不循经，滞于胞宫，日久成瘀，阻碍气机流畅。气滞与血瘀相互为病，最终导致"经水不利"而腹痛发作。

9. C　妊娠恶阻主要发病机制是冲气上逆，胃失和降，包括胃虚、肝热和痰滞。

10. D　肾在妇科疾病病机中占有特殊重要的位置，若先天不足、早婚多产、房事不节、劳繁过力或惊恐过度均可损伤肾气，影响冲任、胞宫的功能而发生妇科疾病。

11. B　若肾阴亏损，则精亏血少，冲任血虚，血海不按时满溢，可致月经后期、月经过少。

12. E　妊娠恶阻的主要发病机制是冲气上逆，胃失和降。

13. A　脏腑功能失常可以导致气血失调，影响冲任督带和胞宫的功能，导致妇科经、带、胎、产诸病的发生。

14. C　妊娠咳嗽病位在肺，关系到脾，主要病机是肺失濡润，清肃失职，常由阴虚、痰饮、痰火、外感所致。

15. A　脾失统摄，冲任不固，不能制约经血，以致经期延长。

16．E　脾阳不振，湿浊内停，下注冲任，痰浊阻滞胞脉，可致月经后期、闭经、甚至不能摄精成孕而致不孕；湿浊内停，下注冲任，带脉失约，任脉不固，可致带下病；湿浊内停，孕期冲任养胎，胎阻气机，湿浊泛溢于肌肤，可致子肿。

17．D　若肾阳不足，冲任失于温煦，胞脉虚寒，可致痛经、妊娠腹痛、胎动不安、不孕等。

18．D　血热，热伤冲任，迫血妄行，可致月经先期、月经过多、崩漏、产后恶露不绝等。

19．E　若肝气犯脾，肝郁化热，脾虚生湿，湿热蕴结，下注冲任，带脉失约，可引起带下病、阴痒、阴肿、阴痛。

20．B　肾气乃肾精所化之气，概括肾的功能活动。肾气的盛衰，天癸的至与竭，直接关系到月经、带下与胎产。若肾气不足，则冲任不固，可致月经过多、月经先期、崩漏等。

（二）B1 型题

1．E　肾阳虚，气化失常，湿浊下注冲任，带脉失约，可致带下病。

2．B　肾阳虚，命门火衰，火不能暖土，水湿下注，可致子满（胎水肿满）。

3．B　气虚证进一步发展可引起气陷证，导致崩漏、阴挺等。

4．B　气虚则冲任不固，血失统摄，可致经行先期、月经过多、崩漏、产后恶露不绝。

5．D　若情志不畅，肝气郁结，则血为气滞，冲任失畅，血海蓄溢失常，可引起月经先后无定期、经量多少不定。

6．A　若情志不畅，肝气郁结，则血为气滞，冲任失畅，胞脉阻滞，可引起经行不畅、痛经、闭经等。

7．C　血虚成因一是由于化源不足，二是由于经、孕、产、乳失血、耗血过多。血虚，冲任血少，血海不按时满溢，导致月经后期、月经过少、闭经。

8．D　血虚，冲任血少，胎失所养，导致胎动不安、滑胎、胎萎不长。

9．C　脾气不足，则冲任不固，血失统摄，可致月经先期、月经过多、崩漏等。

10．A　脾气不足，冲任不固，系胞无力，可致阴挺。

二、多项选择题

1．AC　脏腑功能失常可以导致气血失调，影响冲任督带和胞宫的功能，导致妇科经、带、胎、产诸病的发生。

2．ABCE　经行吐衄主要病机为血热而冲气上逆，迫血妄行所致。常由肝经郁火和肺肾阴虚所致。

3．ACDE　妇科疾病的病理机制，可以概括为脏腑功能失常影响冲任为病；气血失调影响冲任为病；直接损伤胞宫影响冲任为病。

4．ABCDE　若肾气不足，则冲任不固，系胞无力，可致阴挺；冲任不固，胎失所系，可致胎动不安；冲任不固，封藏失职，可致崩漏；冲任不固，血海失司，蓄溢失常，可致月经先后无定期；冲任不固，不能摄精成孕，可致不孕症等。

5. BCDE 血瘀，冲任阻滞，胞脉不畅，导致痛经；冲任阻滞，瘀停胞脉，导致闭经；瘀停胞脉，血不归经，可致崩漏；瘀停胞脉，不能摄精成孕，可致不孕症。

6. BCD 由于机体阴阳盛衰的不同及损伤肾气、肾阴、肾阳的不同，因此在临床上有肾气虚、肾阴虚、肾阳虚等不同证型。

7. ABC 若脾阳不振，湿浊内停，下注冲任，痰浊阻滞胞脉，可致月经后期、闭经；湿浊内停，下注冲任，带脉失约，任脉不固，可致带下病；湿浊内停，孕期冲脉气盛，夹痰饮上逆，可致妊娠呕吐。

8. ABCDE 冲任血热、冲任不固均包含在冲任损伤中。

三、填空题

1. 损伤冲任（督带）
2. 冲任不固；月经先后无定期
3. 气血失调；冲任督带；胞宫；肾；肝；脾胃
4. 冲任血虚；月经后期；月经过少；闭经
5. 冲任失畅；血海失司
6. 肝气郁结；肝郁化热；肝经湿热；肝气犯胃；肝阳偏亢
7. 湿浊内停；带下病
8. 血分不足；气偏有余

四、名词解释

1. 气是指在人体内流动着的精微物质，也是脏腑经络活动能力的表现，它涵盖了元气、宗气、卫气、营气的全部功能。

2. 血乃中焦脾胃所纳水谷化生之精微物质，上输于肺心变化为赤色的血，亦可由肾精化生而来。血循行于脉道之中，内养五脏六腑，外濡形体肌肤，是人体精神活动的物质基础。

3. 气血失调指气与血失去互相协调作用，是妇科疾病中一种常见的发病机制。

4. 气和血具有相互依存，相互资生，相互为用的密切关系，因而在发生病变时，气血常可相互影响，既见气病，又见血病，即为气血同病。

5. 病机是指疾病发生、发展、变化及其结局的机理，是以阴阳五行、气血津液、藏象、经络、病因和发病等基础理论，探讨和阐述疾病发生、发展、变化和结局的机理及其基本规律。

五、简答题

1. 妇科疾病的病理机制可以概括为三个大的方面：脏腑功能失常影响冲任为病；

气血失调影响冲任为病；直接损伤胞宫影响冲任为病。

2. 妇科疾病病机必是损伤冲任（督带）为病。在生理上胞宫是通过冲任（督带）和整体经脉联系在一起的，在病理上脏腑功能失常、气血失调等只有在损伤了冲任（督带）的功能时，才能导致胞宫发生经、带、胎、产、杂等诸病。

3. 肾阴亏损，则精亏血少，冲任血虚，血海不按时满溢，可致月经后期、月经过少、闭经；冲任血虚，胞脉失养，可致经断前后诸证；冲任血虚，胎失所养，可致胎动不安；冲任血虚，不能凝精成孕，可致不孕；肾阴亏损，阴虚内热，热伏冲任，迫血妄行，则致月经先期、崩漏等。

4. 情志不畅，肝气郁结，则血为气滞，冲任失畅，血海蓄溢失常，可引起月经先后无定期、经量多少不定；冲任失畅，胞脉阻滞，可引起经行不畅、痛经、闭经等。

5. 脾虚血少，化源不足，冲任血虚，血海不按时满溢，可致月经后期、月经过少、闭经等；冲任血虚，胎失所养，可致胎动不安、堕胎、小产等。

六、论述题

1. 经期或产时忽视卫生，感染邪毒，搏结胞宫，损伤冲任，可致月经不调、崩漏、带下病、产后发热等。久居湿地、冒雨涉水，或经期游泳，寒湿之邪，侵袭胞宫，客于冲任，血为寒湿凝滞，可致痛经、闭经、癥瘕等。跌仆闪挫、外伤（含宫腔手术创伤）、房事不节，或“合之非道”（不洁性交或经期性交），可直接伤及胞宫，使冲任失调，导致月经不调、崩漏、胎动不安、堕胎小产、不孕、带下病、妇人腹痛等。

2. 由于经、孕、产、乳都是以血为用，而且皆易耗血，所以机体常处于血分不足、气偏有余的状态。由于气血之间是相互依存，相互滋生的。伤于血，必影响到气；伤于气，也会影响到血。因此，气血失调是妇科疾病的重要发病机制之一。

3. 这是由妇女特殊的生理特点所决定的，妇女在脏器上有胞宫，在生理上有月经、胎孕、产育、哺乳等特有功能，胞宫又是通过冲任（督带）和整体经脉联系在一起，并且冲为血海，任主胞胎，与月经、妊娠有密切关系。因此，不论何种致病因素损伤了机体，不论病变起于哪个脏腑，是在气还是在血，其病机反应总是整体的，都是损伤了冲任（督带）生理功能才发生妇科疾病，所以说冲任二脉的损伤是引起妇科疾病的核心机制。

第四章　妇科疾病的诊断概要 ▷▷▷▷

第一节　妇科疾病的诊法

一、单项选择题

（一）**A1 型题：每道试题下面有 A、B、C、D、E 五个备选答案。请从中选择一个最佳答案。**

1. 应着重询问继发性痛经患者有无（　　）
   A. 家族遗传史　　　　　B. 盆腔炎史　　　　　C. 过敏史
   D. 输血史　　　　　　　E. 疫苗接种史

2. 患者带下气味腥臭，多属（　　）
   A. 虚寒证　　　　　　　B. 热毒证　　　　　　C. 湿热证
   D. 血热证　　　　　　　E. 寒湿证

3. 产后大失血患者面色一般为（　　）
   A. 萎黄　　　　　　　　B. 青紫　　　　　　　C. 黧黑
   D. 潮红　　　　　　　　E. 晦暗

4. 妊娠常脉为（　　）
   A. 浮大而数　　　　　　B. 沉细而涩或尺弱　　C. 弦而劲急
   D. 平和而滑利　　　　　E. 弦细而数

5. 患者按诊小腹结块坚硬，推之不移，多属（　　）
   A. 血瘀证　　　　　　　B. 气虚证　　　　　　C. 血热证
   D. 肾虚证　　　　　　　E. 痰湿证

6. 病史采集过程中，对绝经后患者需进一步询问除以下哪项外的内容（　　）
   A. 绝经年龄　　　　　　B. 阴道异常出血　　　C. 阴道分泌物增多
   D. 月经史　　　　　　　E. 有无腹痛及下腹肿块

7. "诊治之要领，临证之首务"出自（　　）
   A.《景岳全书》　　　　　B.《黄帝内经》　　　　C.《伤寒论》
   D.《难经》　　　　　　　E.《神农本草经》

8. 问诊中既往史不包括（　　）

    A. 过敏史   B. 手术外伤史   C. 预防接种史

    D. 输血史   E. 诊疗经过与效果

9. "视其外应，以知其内脏，测知所病矣"出自（　　）

    A.《素问》   B.《难经》   C.《灵枢》

    D.《温病条辨》   E.《景岳全书》

10. 恶露的辨证依据（　　）

    A. 色、质   B. 量、色   C. 量、质

    D. 色、味   E. 质、味

11. 除以下哪项外都是产后病的诊断依据（　　）

    A. 恶露量的增多   B. 恶露量的减少   C. 恶露不下

    D. 恶露过期不止   E. 月经史

12. 妊娠期乳房松弛缩小，可能提示（　　）

    A. 肝肾不足，精亏血少   B. 乳房炎症   C. 胎死不下

    D. 乳房恶性肿瘤   E. 乳房溢液

13. 中年妇女经、孕、产、乳数伤于（　　）

    A. 气   B. 血   C. 营

    D. 卫   E. 精

14. 若妇女神情淡漠，向阳而卧，欲得衣被，面色白或青白，多为（　　）

    A. 妇科寒证   B. 妇科热证   C. 妇科虚证

    D. 妇科血证   E. 妇科痛证

15. 体毛增多、阴毛浓密，甚如男性化分布者，多为（　　）

    A. 气滞血瘀   B. 痰湿壅盛   C. 肾阴亏虚

    D. 肾气不足   E. 肝气郁结

16. 病闻诊时，气味恶臭难闻，多属（　　）

    A. 寒湿   B. 湿热蕴结   C. 血热

    D. 邪毒壅盛   E. 湿热下注

17. 小腹隐痛喜按，多属（　　）

    A. 寒证   B. 热证   C. 实证

    D. 虚证   E. 血瘀

18. 正常情况下，月经将至，或正值经期，脉多（　　）

    A. 细弦   B. 紧实   C. 沉细

    D. 细涩   E. 滑利

19. 面色晦暗或有暗斑，或兼眼眶鳖黑者，多为（　　）

    A. 血瘀   B. 寒凝   C. 痛证

    D. 阴虚   E. 肾气虚

20. 唇色深红兼见口唇干裂，甚或肿胀生疮，多属（　　）

A. 热毒 B. 湿热 C. 血瘀

D. 血寒 E. 瘀热互结

（二）**A2 型题**：每道试题由两个以上相关因素组成或以一个简要病例形式出现，其下面都有 A、B、C、D、E 五个备选答案。请从中选择一个最佳答案。

1. 患者，女，38 岁。带下量多，色黄，小便黄赤，舌红苔黄腻，脉滑数。其证候是（　　）

A. 阴虚火旺 B. 湿毒内蕴 C. 湿热下注

D. 脾虚湿盛 E. 脾肾两虚

2. 患者，女，29 岁。产后 2 周，恶露量多、色淡、质稀者，舌淡，苔薄白，脉细。其证候是（　　）

A. 阴虚火旺 B. 气虚证 C. 湿热下注

D. 血热证 E. 血瘀证

3. 患者，女，49 岁。月经淋漓不尽 2 周，量少，色暗红、有血块，五心烦热，烘热汗出，口干，舌暗红，少苔，脉细数。其证候是（　　）

A. 肾阴亏虚 B. 气血不足 C. 湿热下注

D. 脾肾两虚 E. 心火上炎

4. 患者，女，21 岁。经行腹痛 7 年，加重 2 个月。得热痛减，四肢畏寒，嗜食冷饮，舌紫暗，苔薄白，脉细涩。其证候是（　　）

A. 阴虚火旺 B. 湿毒内蕴 C. 湿热下注

D. 寒凝血瘀 E. 肾阳不足

5. 患者，女，14 岁。初潮 2 个月，乳房平坦，乳头细小，形体瘦小，舌淡暗，苔薄，脉细弦。其证候是（　　）

A. 阴虚火旺 B. 肝肾不足 C. 湿热下注

D. 脾虚湿盛 E. 脾肾两虚

6. 患者，女，32 岁。正值经期，脉细而无力者，其证候是（　　）

A. 阴虚证 B. 气虚证 C. 血虚证

D. 血热证 E. 血瘀证

（三）**A3 型题**：以下提供若干个案例，每个案例下设若干道试题。请根据案例所提供的信息，在每一道试题下面的 A、B、C、D、E 五个备选答案中选择一个最佳答案。

1. 患者女性，25 岁，以"经行腹痛 3 年"就诊，否认慢性疾病史，否认性生活史，平素无不良嗜好，刻下经行第 2 天，腹痛，得热痛减，胃纳欠佳，二便调，夜寐安。

（1）在问诊部分以上没有提及的是（　　）

A. 年龄 B. 主诉 C. 现病史

D. 月经史 E. 既往史

（2）对于月经史，需要询问的内容有（　　）

A. 月经周期及经期 B. 末次月经情况 C. 月经量、色、质及气味

D. 经期前后的症状　　　E. 以上均包括

（3）若患者为已婚育女性，我们询问婚产史时应该询问（　　）

A. 结婚（再婚）年龄、配偶健康及性生活情况　　B. 孕产次数

C. 有无堕胎、小产、难产、死胎、葡萄胎、胎前产后诸病等病史

D. 避孕措施　　　E. 以上均包括

2. 患者女性，39 岁，以"带下量多 3 天，伴外阴瘙痒"就诊。

（1）根据以上主诉，需详细询问哪项（　　）

A. 月经史　　　B. 婚育史　　　C. 家族史

D. 带下情况　　　E. 过敏史

（2）若已知患者刻下：带下量多、色黄、腥臭味、浑浊，问诊还缺（　　）

A. 带下的量　　　B. 带下的色　　　C. 伴随症状

D. 带下的气味　　　E. 带下的质地

（3）带下病的主要伴随症状不包括（　　）

A. 阴痒　　　B. 阴疮　　　C. 阴冷

D. 阴肿　　　E. 阴痛

3. 患者女性，29 岁，以"产后乳房红肿胀痛 1 月余"就诊。

（1）根据主诉，该患者最可能的诊断是（　　）

A. 乳腺炎症　　　B. 乳腺恶性肿瘤　　　C. 乳腺结节

D. 乳腺增生　　　E. 乳腺纤维瘤

（2）若产后恶露色紫黑有块者，多为（　　）

A. 气虚　　　B. 气郁　　　C. 血瘀

D. 血热　　　E. 湿热

（3）若患者产后脉沉细涩，多夹（　　）

A. 瘀证　　　B. 虚证　　　C. 热证

D. 寒证　　　E. 痛证

4. 患者女性，39 岁，以"月经量少半年"就诊。

（1）根据该主诉，应重点问诊的内容为（　　）

A. 月经史　　　B. 婚育史　　　C. 家族史

D. 带下情况　　　E. 过敏史

（2）若患者月经色淡质稀，多属（　　）

A. 热　　　B. 湿　　　C. 瘀

D. 虚　　　E. 实

（3）若患者切诊脉细而无力，多属（　　）

A. 血虚　　　B. 气虚　　　C. 虚寒

D. 寒湿　　　E. 阴虚

（四）B1 型题：以下每组试题共用 A、B、C、D、E 五个备选答案，备选答案在上，

题干在下。请从中选择一个最佳答案，每个备选答案可能被选择一次、多次或不被选择。

A. 血热证   B. 血虚证   C. 血瘀证

D. 气虚证   E. 气滞证

1. 恶露量多、色淡、质稀者，辨证为（　　）

2. 恶露色鲜红或紫红、稠黏者，辨证为（　　）

3. 恶露色紫黑，有块者，辨证为（　　）

A. 营血不足   B. 阴虚火旺   C. 瘀血内停

D. 肾气虚衰   E. 痰湿阻滞

4. 望诊面色潮红颧赤，多为（　　）

5. 望诊面色青紫，多属（　　）

6. 望诊面色萎黄，多属（　　）

A. 中气不足   B. 胃气上逆   C. 肝气郁结

D. 脾胃不和   E. 痰湿阻滞

7. 闻诊寡欢少语，时欲太息，多属（　　）

8. 闻诊嗳气频作，或恶心呕吐，多属（　　）

A. 脾虚湿盛   B. 阴虚火旺   C. 湿热

D. 肝郁化热   E. 肝阴不足

9. 经期脉弦数有力者，多属（　　）

10. 妊娠晚期脉弦劲急，多属（　　）

二、多项选择题

每题由一个题干与 5 个备选答案组成，可从备选答案中选择多项与问题有关的答案，须全部选准方可计分。

1. 妇科切诊包括（　　）

A. 切脉   B. 按胸腹   C. 按肌肤

D. 按四肢   E. 盆腔检查

2. 妊娠常脉的特点是（　　）

A. 沉细而涩   B. 六脉平和而滑利   C. 按之不绝

D. 尺脉尤甚   E. 尺弱

3. 听声音包括（　　）

A. 呼吸   B. 嗳气   C. 叹息

D. 痰喘   E. 咳嗽

4. 以下哪几项是带下病的辨证依据（ 　　）

　　A. 带下颜色改变　　　　　B. 带下质地改变　　　　　C. 带下量改变

　　D. 带下气味改变　　　　　E. 带下分泌时间改变

5. 舌的什么特点对判断正气盛衰、病邪性质和进退有重要价值（ 　　）

　　A. 舌苔的颜色　　　　　　B. 舌质的颜色　　　　　　C. 舌质的形态

　　D. 舌苔的润燥　　　　　　E. 舌质的荣枯

6. 妊娠腹部切诊，包括（ 　　）

　　A. 子宫大小与孕期是否相符　　　　　　　　B. 胎位是否正常

　　C. 压痛　　　　　　　　D. 反跳痛　　　　　　　　E. 腹部包块

7. 妇科痛证常见的临床表现是（ 　　）

　　A. 面色青白　　　　　　B. 弯腰抱腹　　　　　　C. 表情痛苦

　　D. 神情淡漠　　　　　　E. 面色苍白

8. 阴户、阴道的先天解剖异常包括（ 　　）

　　A. 螺　　　　　　　　　B. 纹　　　　　　　　　C. 鼓

　　D. 角　　　　　　　　　E. 阴疮

三、填空题

1. 恶露量多，色淡，质稀者，多为＿＿＿＿＿；色紫黑有块者，多为＿＿＿＿＿。

2. 望形可以了解发育是否正常及＿＿＿＿＿的虚实，望神可以了解＿＿＿＿＿的盛衰。

3. 妊娠＿＿＿＿＿周用听诊器经腹壁、妊娠＿＿＿＿＿周使用多普勒胎心仪可听到胎心音，每分钟＿＿＿＿＿次。

4. 面部＿＿＿＿＿的变化，可以反映＿＿＿＿＿和邪气消长的情况。

5. 口唇的颜色、＿＿＿＿＿等变化主要反映＿＿＿＿＿的情况。

6. 腹部扪之不温或冷者，多为＿＿＿＿＿或＿＿＿＿＿。

7. 孕后腹形明显大于孕月，可能是双胎、多胎、＿＿＿＿＿或＿＿＿＿＿、＿＿＿＿＿。

8. 妇科检查是了解和诊断妇科疾病的主要方法及重要依据，检查范围包括＿＿＿＿＿＿＿、＿＿＿＿＿、＿＿＿＿＿、＿＿＿＿＿及＿＿＿＿＿。

四、名词解释

1. 阴疮

2. 阴肿

3. 阴挺

4. 离经脉

5. 妊娠常脉

五、简答题

1. 病史采集的基本内容。
2. 妇科疾病按腹部的诊法。
3. 妇科望诊主要内容。
4. 妇科胸部按诊的主要内容。
5. 妇科闻诊中听声音的主要内容。

六、论述题

1. 问年龄对妇科疾病的诊断有何意义?
2. 试述妊娠常脉与病脉。
3. 病历资料收集完毕后,应分析出哪些内容?

参考答案

一、单项选择题

(一) A1 型题

1. B　继发性痛经是由盆腔器质性疾病引起的,故应着重询问有无盆腔炎史。
2. E　带下气味腥臭为寒湿表现。
3. A　产后失血过多,营血不足,心脾两虚,故面色萎黄。
4. D　孕后六脉平和而滑利,按之不绝,尺脉尤甚,此属妊娠常脉。
5. A　小腹结块坚硬,推之不移为血瘀证表现。
6. D　患者已绝经,既往月经情况可不详细询问。
7. A　《景岳全书·传忠录》"十问篇"言问诊是"诊治之要领,临证之首务"。
8. E　既往史包括以往健康情况、曾患何种疾病(尤其是与现病史有关的病史)、手术史、外伤史、预防接种史、输血史、药物过敏史等。
9. C　《灵枢·本脏》云:"视其外应,以知其内脏,则知所病矣。"
10. A　恶露色、质的变化是辨证依据。
11. E　恶露量的增多、减少,或恶露不下、过期不止,往往是产后病的诊断依据。
12. C　妊娠期乳房松弛缩小,可能是胎死不下。
13. B　中年妇女经、孕、产、乳数伤于血。
14. A　若妇女神情淡漠,向阳而卧,欲得衣被,面色白或青白,多为妇科寒证。
15. B　体毛增多、阴毛浓密,甚如男性化分布者,多为痰湿壅盛。
16. D　气味恶臭难闻,多属邪毒壅盛,或瘀浊败脓等病变。
17. D　小腹隐痛喜按,多属虚证。

18. E　正常情况下，月经将至，或正值经期，脉多滑利。

19. E　面色晦暗或有暗斑，或兼眼眶黧黑者，多为肾气虚衰。

20. A　唇色深红，多属血热；兼见口唇干裂，甚或肿胀生疮，多属热毒或肝火。

（二）A2 型题

1. C　带下量多，色黄，小便黄赤，舌红苔黄腻，脉滑数，为湿热证表现。

2. B　恶露量多、色淡、质稀，多为气虚。

3. A　辨证为绝经前后诸症，肾阴亏虚证。

4. D　辨证为痛经，寒凝血瘀证。

5. B　初潮后仍乳房平坦，乳头细小，多为肝肾不足，精亏血少。

6. C　正常情况下，月经将至，或正值经期，脉多滑利。脉细而无力者，多属血虚。

（三）A3 型题

1.（1）D　以上内容问诊部分已提及：年龄 25 岁、主诉"经行腹痛 3 年"、现病史"刻下……"、既往史"否认慢性疾病史"，没有提及月经史。

（2）E　详细询问月经情况，包括初潮年龄，月经周期、经期、经量、经色、经质及气味，经期前后的症状，末次月经情况。

（3）E　对已婚妇女，应问结婚（再婚）年龄，配偶健康及性生活情况，孕产次数，有无堕胎、小产、难产、死胎、葡萄胎、胎前产后诸病，以及避孕措施等。

2.（1）D　带下量的改变是带下病的诊断依据，量、色、质变化是辨证依据。

（2）C　问带下包括问带下的量、色、质、气味及伴随症状。

（3）C　带下病的伴随症状主要有阴痒、阴肿、阴疮、阴痛等。

3.（1）A　产后乳房红肿，应警惕乳腺炎症。

（2）C　恶露色紫黑有块者，多为血瘀。

（3）A　产后脉脉沉细涩弱，多夹瘀证。

4.（1）A　详细询问月经情况，包括初潮年龄，月经周期、经期、经量、经色、经质及气味，经期前后的症状，末次月经情况。

（2）D　经色淡多属气虚、血虚；经质稀薄多属虚、寒。

（3）A　脉细而无力者，多属血虚。

（四）B1 型题

1. D　恶露量的增多、减少，或恶露不下、过期不止，往往是产后病的诊断依据，恶露色、质的变化是辨证依据。恶露量多、色淡、质稀者，多为气虚；色鲜红或紫红、稠黏者，多属血热；色紫黑有块者，多为血瘀。

2. A　同上。

3. C　同上。

4. B　面部颜色和光泽的变化，可反映脏腑气血盛衰和邪气消长情况。面色萎黄，为营血不足；面色潮红颧赤，多为阴虚火旺；面色青紫，多为瘀血内停；面色晦暗或有暗斑，或兼眼眶黧黑者，多为肾气虚衰等。

5. C　同上。

6. A　同上。

7. C　听声音包括听语音、呼吸、嗳气、叹息、痰喘、咳嗽等声音。如语音低微者，多属中气不足；寡欢少语，时欲太息，多属肝气郁结；声高气粗，甚或语无伦次者，多属实证、热证；嗳气频作，或恶心呕吐，多属胃气上逆、脾胃不和；喘咳气急者，多属饮停心下，或肺气失宣。

8. B　同上。

9. D　经期脉弦数有力者，多属肝郁化热。

10. E　若妊娠晚期脉弦劲急，或弦细而数，多属肝阴不足，肝阳偏亢。

二、多项选择题

1. ABCDE　切诊包括切脉、按诊（按胸腹、肌肤、四肢）及盆腔检查3个方面。

2. BCD　孕后六脉平和而滑利，按之不绝，尺脉尤甚，此属妊娠常脉。

3. ABCDE　听声音包括听语音、呼吸、嗳气、叹息、痰喘、咳嗽等声音。

4. AB　带下量的改变是带下病的诊断依据，色、质变化是辨证依据。

5. BCE　舌质的颜色、形态、荣枯对判断正气盛衰、病邪性质和进退有重要价值。

6. AB　妊娠腹部切诊，包括子宫大小与孕期是否相符，以及胎位是否正常。

7. ABC　神志清楚，面色青白，表情痛苦，弯腰抱腹，多为妇科痛证。

8. ABCD　阴户、阴道如螺、纹、鼓、角，属先天解剖异常。

三、填空题

1. 气虚；血瘀

2. 脏腑；精气

3. 20；12；110～160

4. 颜色和光泽；脏腑气血盛衰

5. 润燥；脾胃

6. 阳气不足；寒邪内客

7. 巨大胎儿；葡萄胎；胎水肿满

8. 外阴；阴道；子宫颈；子宫体；两侧附件

四、名词解释

1. 阴户生疮，甚则溃疡，脓水淋漓，此属阴疮。

2. 阴户一侧或两侧肿大，痛或不痛者，为阴肿。

3. 阴道有物脱出，多为阴挺。

4. 离经脉又称临产脉，指临产时六脉浮大而滑，即产时则尺脉转急，如切绳转珠，同时可扪及中指本节、中节甚至末节两侧的动脉搏动。

5. 孕后六脉平和而滑利，按之不绝，尺脉尤甚，此属妊娠常脉。

五、简答题

1. 一般项目；主诉；现病史；月经史；婚育史；既往史；个人史；家族史。

2. 按腹部包括了解腹部的软硬、温凉、压痛，有无包块及其大小、部位、性质、活动度，有无疼痛，与周围脏器的关系等。

3. 望形神，望面色，望唇舌，望毛发，望月经，望带下，望恶露，望乳房和乳汁，望阴户、阴道。

4. 按胸部主要了解乳房形态、大小、质地软硬，有无结节、肿块，以及其大小、性质、活动度，有无触痛，表面是否光滑等，并挤压乳房，观察有无溢乳、溢血。

5. 听声音包括听语音、呼吸、嗳气、叹息、痰喘、咳嗽等声音。对于孕妇还要听胎心音，包括频率、节律、音量的大小等。

六、论述题

1. 妇科疾病与年龄密切相关。不同年龄的妇女，由于生理上的差异，表现在病理上各有特点。一般来说，青春期常因肾气未充，易导致月经疾患。中年妇女经、孕、产、乳数伤于血，易致脏腑功能损伤、冲任气血失调，而出现经、带、胎、产诸病。老年妇女脾肾虚衰，易发生绝经前后诸证、癥瘕等。因此，问年龄在妇科诊断上具有较大的参考价值。

2. 孕后六脉平和而滑利，按之不绝，尺脉尤甚，此属妊娠常脉。若妊娠脉现沉细而涩或尺弱，多属肾气虚衰；若妊娠晚期脉弦劲急，或弦细而数，多属肝阴不足，肝阳偏亢。

3. 根据病历资料，结合体格检查、实验室检查与其他检查进行归纳和综合分析，拟出四诊摘要、辨证分析，从而得出诊断或初步诊断。一是疾病诊断，有 2 个或以上疾病者，应按主次列出，如闭经、不孕症，并分别列出其诊断依据。二是证候诊断，即辨证。可以是单一证候，如气虚、血热等；也可以是相兼证候，如肾虚肝郁、脾虚肝旺等。按照疾病诊断与证候诊断，提出具体的处理意见，包括治法、方药、调护等。

第二节　妇科疾病的辨证方法

一、单项选择题

（一）A1 型题：每道试题下面有 A、B、C、D、E 五个备选答案。请从中选择一个最佳答案。

1. 胸胁、乳房、少腹胀痛，烦躁易怒，兼时欲太息，食欲不振是（　　　）

　　A. 脾胃不和　　　　　　B. 肝气郁结　　　　　　C. 中气不足

D. 肺气不宣　　　　　　　E. 胃气上逆

2. 肾阴虚证的表现在肾虚证的基础上多了以下哪项（　　　）

　　A. 腰酸腿软　　　　　　　B. 头晕耳鸣　　　　　　　C. 面色晦暗

　　D. 口苦而干　　　　　　　E. 手足心热

3. 肾阳虚证的表现在肾虚证的基础上多了以下哪项（　　　）

　　A. 头晕耳鸣　　　　　　　B. 小便清长　　　　　　　C. 大便干结

　　D. 口苦而干　　　　　　　E. 腰酸肢软

4. 气滞证腹部包块及疼痛的表现是（　　　）

　　A. 痛处固定　　　　　　　B. 包块固定不移　　　　　C. 疼痛以刺痛为主

　　D. 痛无定处　　　　　　　E. 腹部包块拒按

5. 血瘀证腹部包块及疼痛的表现是（　　　）

　　A. 小腹疼痛，痛无定处　　B. 疼痛喜按　　　　　　　C. 按之痛甚，拒按

　　D. 腹部包块按之可散　　　E. 形寒肢冷

6. 治疗妇科热证的当务之急是（　　　）

　　A. 分析病因　　　　　　　B. 明确诊断　　　　　　　C. 辨证求因

　　D. 尽快查出病原体或进行病原学诊断　　　　　　　　E. 退热

7. 妇科疾病中，有关"肾"的脏腑辨证多属（　　　）

　　A. 实证　　　　　　　　　B. 热证　　　　　　　　　C. 虚中夹实

　　D. 虚证　　　　　　　　　E. 郁证

8. 不属于肝实证表现的是（　　　）

　　A. 胸胁疼痛　　　　　　　B. 乳房胀痛　　　　　　　C. 烦躁易怒

　　D. 唇甲色淡　　　　　　　E. 少腹疼痛

9. 四肢抽搐，角弓反张，甚至昏厥，舌红或绛，无苔或花剥，脉弦细而数是（　　　）

　　A. 肝气郁结　　　　　　　B. 肝阳上亢　　　　　　　C. 肝郁化火

　　D. 肝经湿热　　　　　　　E. 肝风内动

10. 下列属于肝郁气滞表现的是（　　　）

　　A. 舌红苔黄腻　　　　　　B. 时欲太息　　　　　　　C. 口苦咽干

　　D. 带下色黄　　　　　　　E. 便秘溲赤

11. 属于血虚证的表现是（　　　）

　　A. 头晕眼花　　　　　　　B. 面色晦暗　　　　　　　C. 痛有定处

　　D. 脉细数　　　　　　　　E. 口苦咽干

12. 畏寒肢冷，大便溏泄，甚则浮肿，舌淡，苔白腻，脉缓滑无力是（　　　）

　　A. 脾气虚　　　　　　　　B. 肾气虚　　　　　　　　C. 脾阳虚

　　D. 脾虚湿盛　　　　　　　E. 肾阴虚

13. 属于脾气虚证表现的是（　　　）

　　A. 畏寒肢冷　　　　　　　B. 苔黄腻　　　　　　　　C. 大便溏泄

D. 口淡乏味　　　　　　　E. 脉缓滑

14. 下列证候中属于血热表现的是（　　　）

A. 得温痛减　　　　　B. 小便黄赤　　　　　C. 脉沉紧

D. 面色青白　　　　　E. 舌暗苔白

15. 下列证候中，属于气虚证的证候是（　　　）

A. 气短懒言　　　　　B. 舌淡胖，苔白腻　　　C. 脉沉细

D. 不思饮食　　　　　E. 畏寒肢冷

16. 癥瘕诊断的关键在于辨析癥瘕的（　　　）

A. 大小　　　　　　　B. 质地　　　　　　　C. 位置

D. 活动度　　　　　　E. 良恶

17. 女性带下异常，呈灰黄色泡沫状应考虑（　　　）

A. 滴虫阴道炎　　　　B. 假丝酵母菌性阴道病　C. 细菌性阴道病

D. 淋病奈瑟菌　　　　E. 慢性宫颈管炎

18. 妇科疾病脏腑辨证中，心血瘀阻可见于以下哪种妇科病（　　　）

A. 咳嗽喘满　　　　　B. 月经量少　　　　　C. 月经过多

D. 经间期出血　　　　E. 崩漏

19. 有关"肺"的脏腑辨证中，下列表现多见的是（　　　）

A. 气短懒言　　　　　B. 咳嗽喘满　　　　　C. 面色青白

D. 痛有定处　　　　　E. 神疲乏力

20. 气滞证的辨证要点是（　　　）

A. 胸闷不舒，小腹胀痛　B. 气机逆而向上　　　C. 脏器下垂

D. 全身机能活动低下　　E. 胁肋窜痛

（二）A2 型题：每道试题由两个以上相关因素组成或以一个简要病例形式出现，其下面都有 A、B、C、D、E 五个备选答案。请从中选择一个最佳答案。

1. 患者，女，45 岁。头晕耳鸣，腰酸腿软，口燥咽干，手足心热，舌红苔少，脉细数。其证候是（　　　）

A. 肾阴虚　　　　　　B. 心阴虚　　　　　　C. 肾气虚

D. 肝血虚　　　　　　E. 肾阳虚

2. 患者，女，38 岁。胸胁、乳房、少腹胀痛，烦躁易怒，常兼时欲太息，食欲不振，脉弦，其证候是（　　　）

A. 肝气不足　　　　　B. 肝气郁结　　　　　C. 肝郁化火

D. 肝经湿热　　　　　E. 肝阳上亢

3. 患者，女，30 岁。脘腹胀满，不思饮食，四肢无力，口淡乏味，面色淡黄，舌淡，脉缓弱，其证候是（　　　）

A. 脾不统血　　　　　B. 脾阳虚　　　　　　C. 脾虚湿盛

D. 肝血虚　　　　　　E. 脾气虚

4. 患者，女，41岁。气短懒言，神疲乏力，舌淡苔薄，脉缓弱其证候是（　　）

    A. 气逆证　　　　　　　　B. 气陷证　　　　　　　　C. 气滞证

    D. 气虚证　　　　　　　　E. 脾虚证

5. 患者，女，29岁。产后大出血，头晕眼花，心悸少寐，皮肤不润，面色萎黄或苍白，舌淡苔少，脉细无力，其证候是（　　）

    A. 脾不统血　　　　　　　B. 血虚证　　　　　　　　C. 血热证

    D. 血寒证　　　　　　　　E. 血瘀证

6. 患者，女，21岁。经行腹痛，小腹绞痛或冷痛、得温痛减，畏寒肢冷，面色青白，舌暗苔白，脉沉紧，其证候是（　　）

    A. 脾不统血　　　　　　　B. 血虚证　　　　　　　　C. 血热证

    D. 血寒证　　　　　　　　E. 血瘀证

（三）A3型题：以下提供若干个案例，每个案例下设若干道试题。请根据案例所提供的信息，在每一道试题下面的A、B、C、D、E五个备选答案中选择一个最佳答案。

1. 患者女性，22岁。因经行腹痛5年加重2个月就诊。现正值经期，刺痛拒按，痛有定处，舌紫暗或有瘀斑、瘀点，脉弦涩。

（1）根据以上描述，我们可以用哪种辨证方法（　　）

    A. 肾病辨证　　　　　　　B. 肝病辨证　　　　　　　C. 血病辨证

    D. 气病辨证　　　　　　　E. 脾病辨证

（2）该患者辨证为（　　）

    A. 气滞证　　　　　　　　B. 血瘀证　　　　　　　　C. 血寒证

    D. 血热证　　　　　　　　E. 血虚证

（3）若患者畏寒喜暖，得热痛减，进一步考虑为（　　）

    A. 肾虚血瘀证　　　　　　B. 肝郁血瘀证　　　　　　C. 脾虚血瘀证

    D. 气滞血瘀证　　　　　　E. 寒凝血瘀证

2. 患者女性，49岁。因月经紊乱1年，停经3个月，头晕耳鸣，腰酸腿软，伴有潮热汗出，五心烦热，盗汗自汗，情绪急躁，舌暗红，少苔，脉细弦。

（1）根据以上描述，我们可以用哪种辨证方法（　　）

    A. 肾病辨证　　　　　　　B. 肝病辨证　　　　　　　C. 血病辨证

    D. 气病辨证　　　　　　　E. 脾病辨证

（2）该患者最可能的辨证为（　　）

    A. 肾气虚证　　　　　　　B. 肝经湿热证　　　　　　C. 肾阴虚证

    D. 心火上炎证　　　　　　E. 阴虚肺燥证

（3）该患者若时而潮热时而肢冷，手足心热，小便清长可能辨证为（　　）

    A. 肾阴虚证　　　　　　　B. 肾阳虚证　　　　　　　C. 肾气虚证

    D. 肾阴阳两虚证　　　　　E. 肝肾阴虚证

3. 患者女性，35岁。带下量多，色黄质稠，秽臭，外阴瘙痒，胸胁胀痛，腹胀口苦，心烦，小便短黄，大便溏热，舌红，苔黄腻，脉弦数。

（1）根据以上描述，我们可以用哪种辨证方法（　　）

　　A. 肾病辨证　　　　　B. 肝病辨证　　　　C. 心病辨证

　　D. 肺病辨证　　　　　E. 脾病辨证

（2）该患者最可能的辨证为（　　）

　　A. 肝经湿热证　　　　B. 湿热下注证　　　C. 肝郁化热证

　　D. 肝肾阴虚证　　　　E. 肝阳上亢证

（3）该患者若见头痛头晕，目眩心烦，舌红苔少，脉弦而有力可能辨证为（　　）

　　A. 肝气不足　　　　　B. 肝气郁结　　　　C. 肝郁化火

　　D. 肝经湿热　　　　　E. 肝阳上亢

4. 患者女性，30岁，素性多郁，复为情志所伤，致月经紊乱，经量或多或少，胸闷不舒，小腹胀痛不适，嗳气食少，脉弦。

（1）根据以上描述，我们可以用哪种辨证方法（　　）

　　A. 气病辨证　　　　　B. 血病辨证　　　　C. 肾病辨证

　　D. 肺病辨证　　　　　E. 脾病辨证

（2）该患者最可能的辨证为（　　）

　　A. 肝郁气滞证　　　　B. 湿热下注证　　　C. 肝风内动证

　　D. 气滞血瘀证　　　　E. 肝阳上亢证

（3）该患者若兼见咳逆喘息，恶心呕吐，则可能发展为（　　）

　　A. 气虚证　　　　　　B. 气逆证　　　　　C. 气陷证

　　D. 气闭证　　　　　　E. 气滞证

（四）B1 型题：以下每组试题共用 A、B、C、D、E 五个备选答案，备选答案在上，题干在下。请从中选择一个最佳答案，每个备选答案可能被选择一次、多次或不被选择。

　　A. 气虚证　　　　　　B. 气滞证　　　　　C. 气逆证

　　D. 气陷证　　　　　　E. 气脱证

1. 气短懒言，神疲乏力，舌淡苔薄，脉缓弱，辨证为（　　）

2. 胸闷不舒，小腹胀痛，脉弦，辨证为（　　）

3. 在气虚证的基础上，兼有头晕目眩、小腹空坠等症，辨证为（　　）

　　A. 血瘀证　　　　　　B. 血热证　　　　　C. 血寒证

　　D. 血虚证　　　　　　E. 血阻证

4. 头晕眼花，心悸少寐，皮肤不润，面色萎黄或苍白，舌淡苔少，脉细无力，属（　　）

5. 刺痛拒按，痛有定处，腹内积块，舌紫暗或有瘀斑、瘀点，脉沉涩或弦涩，属（　　）

6. 心胸烦闷，渴喜冷饮，小便黄赤，大便秘结，舌红苔黄，脉滑数，属（　　）

　　A. 肝气郁结　　　　　　B. 肝阳上亢　　　　　　C. 肝风内动
　　D. 肝经湿热　　　　　　E. 肝郁化火

7. 头晕胀痛，目赤肿痛，或头晕目眩，口苦咽干，舌红苔薄黄，脉弦数是（　　）

8. 口苦咽干，便秘溲赤，带下色黄、臭秽，舌红苔黄腻，脉弦滑而数是（　　）

9. 头晕头痛，目眩心烦，舌红苔少，脉弦细或弦而有力，为虚中夹实证的是（　　）

10. 四肢抽搐，角弓反张，舌红绛，无苔，脉弦细而数是（　　）

二、多项选择题

每题由一个题干与 5 个备选答案组成，可从备选答案中选择多项与问题有关的答案，须全部选准方可计分。

1. 脏腑辨证包括（　　）

　　A. 肾病辨证　　　　　　B. 肝病辨证　　　　　　C. 三焦辨证
　　D. 心病辨证　　　　　　E. 脾病辨证

2. 下列属于肝经湿热证的是（　　）

　　A. 带下色黄、臭秽　　　B. 胸闷胁痛、心烦易怒　C. 小便黄赤，大便干燥
　　D. 四肢倦怠、心悸气短　E. 口苦咽干、舌红苔腻

3. 气病辨证包括（　　）

　　A. 气虚证　　　　　　　B. 气逆证　　　　　　　C. 气滞证
　　D. 气陷证　　　　　　　E. 气脱证

4. 血病辨证包括（　　）

　　A. 血虚证　　　　　　　B. 血瘀证　　　　　　　C. 血热证
　　D. 血阻证　　　　　　　E. 血寒证

5. 妊娠病血证包括（　　）

　　A. 胎漏　　　　　　　　B. 胎动不安　　　　　　C. 堕胎
　　D. 葡萄胎　　　　　　　E. 异位妊娠

6. 脾虚湿盛证多兼见（　　）

　　A. 头晕头重　　　　　　B. 便秘溲赤　　　　　　C. 渴喜冷饮
　　D. 形体肥胖　　　　　　E. 舌紫暗

7. 少腹肿块可见于（　　）

　　A. 卵巢肿瘤　　　　　　B. 输卵管积水　　　　　C. 子宫内膜异位囊肿
　　D. 子宫肌瘤　　　　　　E. 宫腔积血

8. 以下哪项是血瘀证的表现（　　）

　　A. 刺痛拒按　　　　　　B. 痛有定处　　　　　　C. 腹内积块
　　D. 舌紫暗或有瘀斑、瘀点　　　　　　　　　　　E. 脉沉涩或弦涩

三、填空题

1. 妇科疾病的辨证主要是以_____为纲领，以_____和_____为主要辨证方法。

2. 脏腑辨证是以脏腑的_____、_____为基础进行辨证分析。

3. 气血辨证是以气、血的_____、_____为基础进行辨证分析。

4. 气滞证以全身或局部气机_____与_____为主要特征。

5. 临证思维形式主要有_____、_____、_____与_____。

6. 血虚证以_____，_____为主要特征。

7. 带下异常包括带下_____、_____、_____及_____。

8. 妇科痛证以_____为主，有_____和_____两种类型。

四、名词解释

1. 肝风内动
2. 妇科疾病的辨证方法
3. 带下异常
4. 脏腑辨证
5. 气血辨证

五、简答题

1. 妇科疾病脏腑辨证中，有关肾病辨证包括哪些？可引起哪些妇科疾病？（至少列出5种妇科病）

2. 妇科疾病脏腑辨证中，有关肝病辨证包括哪些？可引起哪些妇科疾病？（至少列出5种妇科病）

3. 妇科疾病脏腑辨证中，有关脾病辨证包括哪些？可引起哪些妇科疾病？（至少列出5种妇科病）

4. 妇科疾病气血辨证中，有关血病辨证包括哪些？可引起哪些妇科疾病？（每种至少列出2种妇科病）

5. 妇科疾病气血辨证中，有关气病辨证包括哪些？可引起哪些妇科疾病？（每种至少列出2种妇科病）

六、论述题

1. 妇科血证的辨证要点是什么？
2. 妇科疾病脏腑辨证中心病辨证的要点是什么？
3. 妇科气血证的辨证要点是什么？

参考答案

一、单项选择题

（一）A1 型题

1. B 肝实证多有"胸胁、乳房、少腹胀痛，烦躁易怒"。肝气郁结者常兼时欲太息，食欲不振，脉弦。

2. E 肾虚证必有"头晕耳鸣，腰酸腿软"。肾阴虚常兼口燥咽干，手足心热，舌红苔少，脉细数。

3. B 肾虚证必有"头晕耳鸣，腰酸腿软"。肾阳虚常兼畏寒肢冷，小便清长，夜尿多，舌淡苔白，脉沉细而迟或沉弱。

4. D 气滞证特点：痛无定处，胀痛为主，若有腹部包块，按之可散，推之可移，喜按。

5. C 血瘀证特点：痛处固定，刺痛为主，若有腹部包块，按之不移，拒按。

6. E 妇科疾病中的热证，多因经期或产后感受风热、暑热、湿热、湿毒、邪毒之邪所致。对热证的诊治，首应明确诊断，辨证求因，尽快查出病原体或进行病原学诊断。"退热"是当务之急。

7. D 肾病主要表现为虚证，包括肾气虚、肾阴虚、肾阳虚、肾阴阳两虚。

8. D 肝实证多有胸胁、乳房、少腹胀痛，烦躁易怒。

9. E 肝风内动是肝阳上亢进一步发展，常兼四肢抽搐，角弓反张，甚至昏厥，舌红或绛，无苔或花剥，脉弦细而数。

10. B 肝气郁结者常兼时欲太息，食欲不振，脉弦；肝经湿热者常兼口苦咽干，便秘溲赤，带下色黄、臭秽，舌红苔黄腻，脉弦滑而数。

11. A 血虚证常见"头晕眼花，心悸少寐，皮肤不润，面色萎黄或苍白，舌淡苔少，脉细无力"。

12. C 脾阳虚常兼畏寒肢冷，大便溏泄，甚则浮肿，舌淡，苔白腻，脉缓滑无力。

13. D 脾气虚常兼口淡乏味，面色淡黄，舌淡，脉缓弱。

14. B 血热证常见"心胸烦闷，渴喜冷饮，小便黄赤，大便秘结，舌红苔黄，脉滑数"。血寒证常见"小腹绞痛或冷痛、得温痛减，畏寒肢冷，面色青白，舌暗苔白，脉沉紧"。

15. A 气虚证常见"气短懒言，神疲乏力，舌淡苔薄，脉缓弱"。脾虚证多有"脘腹胀满，不思饮食，四肢无力"。

16. E 癥瘕诊断的关键在于辨析癥瘕之良恶。

17. A 灰黄色泡沫状带下，常伴有外阴、阴道瘙痒或灼热疼痛，为滴虫阴道炎。

18. B 心血瘀阻可见月经量少、闭经、痛经、产后腹痛、癥瘕等。

19．B 肺病多有"咳嗽喘满"。

20．A 气滞证常见"胸闷不舒，小腹胀痛，脉弦"。

（二）A2 型题

1．A 肾虚证必有"头晕耳鸣，腰酸腿软"。肾阴虚常兼口燥咽干，手足心热，舌红苔少，脉细数。

2．B 肝实证多有"胸胁、乳房、少腹胀痛，烦躁易怒"。肝气郁结者常兼时欲太息，食欲不振，脉弦。

3．E 脾虚证多有"脘腹胀满，不思饮食，四肢无力"。脾气虚常兼口淡乏味，面色淡黄，舌淡，脉缓弱；脾阳虚常兼畏寒肢冷，大便溏泄，甚则浮肿，舌淡，苔白腻，脉缓滑无力。

4．D 气虚证常见"气短懒言，神疲乏力，舌淡苔薄，脉缓弱"。气虚证与脾虚证有一定联系，但在证候上有所区别。

5．B 血虚证常见"头晕眼花，心悸少寐，皮肤不润，面色萎黄或苍白，舌淡苔少，脉细无力"。

6．D 血寒证常见"小腹绞痛或冷痛、得温痛减，畏寒肢冷，面色青白，舌暗苔白，脉沉紧"。

（三）A3 型题

1．（1）C 刺痛拒按，痛有定处，舌紫暗或有瘀斑、瘀点，脉弦涩，为血瘀证，应用血病辨证。

（2）B 刺痛拒按，痛有定处，舌紫暗或有瘀斑、瘀点，脉弦涩，为血瘀证。

（3）E 畏寒喜暖，得热痛减属寒。

2．（1）A 肾虚证必有"头晕耳鸣，腰酸腿软"。

（2）C 肾阴虚常兼口燥咽干，手足心热，舌红苔少，脉细数。

（3）D 肾阴虚常兼口燥咽干，手足心热，舌红苔少，脉细数；肾阳虚常兼畏寒肢冷，小便清长，夜尿多，舌淡苔白，脉沉细而迟或沉弱。两者兼见，可辨为肾阴阳两虚证。

3．（1）B 肝实证多有"胸胁、乳房、少腹胀痛，烦躁易怒"。

（2）A 肝经湿热者常兼口苦咽干，便秘溲赤，带下色黄、臭秽，舌红苔黄腻，脉弦滑而数。

（3）E 肝阳上亢为虚中夹实证，可见头晕头痛，目眩心烦，舌红苔少，脉弦细或弦而有力。

4．（1）A 气滞证常见"胸闷不舒，小腹胀痛，脉弦"，故从气病辨证。

（2）A 素性多郁，复为情志所伤，胸闷不舒，小腹胀痛，脉弦，可辨证为肝郁气滞证。

（3）B 气滞证进一步发展可出现气逆证，引起妊娠恶阻等。在气滞证的基础上，兼见咳逆喘息，或恶心呕吐，或头晕胀痛等症。

（四）B1 型题

1. A　气虚证常见"气短懒言，神疲乏力，舌淡苔薄，脉缓弱"。

2. B　气滞证常见"胸闷不舒，小腹胀痛，脉弦"。气逆证在气滞证的基础上，兼见咳逆喘息，或恶心呕吐，或头晕胀痛等症。

3. D　气陷证在气虚证的基础上，兼有头晕目眩、小腹空坠等症。

4. D　血虚证常见"头晕眼花，心悸少寐，皮肤不润，面色萎黄或苍白，舌淡苔少，脉细无力"。

5. A　血瘀证常见"刺痛拒按，痛有定处，腹内积块，舌紫暗或有瘀斑、瘀点，脉沉涩或弦涩"。

6. B　血热证常见"心胸烦闷，渴喜冷饮，小便黄赤，大便秘结，舌红苔黄，脉滑数"。

7. E　肝郁化火（热）者常兼头晕胀痛，目赤肿痛，或头晕目眩，口苦咽干，舌红苔薄黄，脉弦数。

8. D　肝经湿热者常兼口苦咽干，便秘溲赤，带下色黄、臭秽，舌红苔黄腻，脉弦滑而数。

9. B　肝阳上亢为虚中夹实证，可见头晕头痛，目眩心烦，舌红苔少，脉弦细或弦而有力。

10. C　肝风内动是肝阳上亢进一步发展，常兼四肢抽搐，角弓反张，甚至昏厥，舌红或绛，无苔或花剥，脉弦细而数。

二、多项选择题

1. ABDE　脏腑辨证包括肾病辨证、心病辨证、肝病辨证、脾病辨证、肺病辨证。

2. ABCE　肝经湿热者常兼口苦咽干，便秘溲赤，带下色黄、臭秽，舌红苔黄腻，脉弦滑而数。

3. ABCD　气病辨证包括：气虚证、气逆证、气滞证、气陷证。

4. ABCE　血病辨证包括：血虚证、血瘀证、血热证、血寒证。

5. ABCDE　妊娠病血证的特征是停经后阴道流血。胎漏、胎动不安、堕胎、小产、葡萄胎、异位妊娠等均可出现或多或少的阴道流血。

6. AD　脾虚湿盛者常兼头晕头重，形体肥胖，舌淡胖嫩，苔腻，脉滑。

7. ABC　少腹肿块可见于卵巢肿瘤、输卵管积水或积脓、卵巢或子宫内膜异位囊肿等。小腹肿块见于子宫肌瘤、子宫肉瘤、宫腔积血等。

8. ABCDE　血瘀证常见"刺痛拒按，痛有定处，腹内积块，舌紫暗或有瘀斑、瘀点，脉沉涩或弦涩"。

三、填空题

1. 八纲辨证；脏腑辨证；气血辨证

2. 生理；病理

3. 生理；病理

4. 不畅；阻滞

5. 分析；综合；推理；判断

6. 血虚不荣；全身虚弱

7. 量；色；质；气味异常

8. 小腹痛；急性痛证；慢性痛证

四、名词解释

1. 由肝阳偏亢、热极、阴亏、血虚等而致肝的功能失常，表现眩晕、麻木、抽搐、震颤等"动摇"为特点，称为肝风，或肝风内动。

2. 妇科疾病的辨证方法是以八纲辨证为纲领，以脏腑辨证和气血辨证为主要辨证方法，个别疾病采用卫气营血辨证。

3. 带下异常指带下量、色、质及气味的异常。

4. 脏腑辨证是以脏腑的生理、病理为基础进行辨证分析。

5. 气血辨证是以气、血的生理、病理为基础进行辨证分析。

五、简答题

1. 肾病辨证包括肾气虚、肾阴虚、肾阳虚、肾阴阳两虚，可引起月经先期、月经后期、月经先后无定期、崩漏、闭经、绝经前后诸证、带下病、胎漏、胎动不安、堕胎、小产、滑胎、子肿、阴挺、不孕症等。

2. 肝病辨证包括肝气郁结、肝郁化火、肝经湿热、肝阳上亢、肝风内动等，可引起月经先期、月经先后无定期、痛经、闭经、崩漏、带下病、阴痒、妊娠恶阻、子晕、子痫、缺乳、不孕症等。

3. 脾病辨证包括脾气虚（胃虚）、脾阳虚（痰湿）等，可导致月经先期、月经后期、月经过多、崩漏、闭经、经行泄泻、带下病、妊娠恶阻、胎动不安、子肿、阴挺、不孕症等。

4. 血病辨证包括血虚证、血瘀证、血热证、血寒证。血虚可导致月经后期、月经过少、闭经、胎动不安、胎萎不长、产后腹痛、不孕症等。血瘀可引起崩漏、闭经、痛经、产后腹痛、产后恶露不绝、胞衣不下、癥瘕等。血热可导致月经先期、月经过多、崩漏、胎动不安、产后恶露不绝等。血寒可引起月经后期、月经过少、痛经、闭经、胞衣不下、不孕症、癥瘕等。

5. 气病辨证包括气虚证、气滞证、气逆证、气陷证。气虚可导致月经先期、月经过多、崩漏、胎动不安、产后恶露不绝、阴挺等。气滞可引起月经后期、痛经、经行乳房胀痛、子肿、难产、缺乳、癥瘕等。气滞证进一步发展可出现气逆证，引起妊娠恶阻、经行吐衄、经行头痛等。气虚证进一步发展可引起气陷证，导致崩漏、阴挺等。

六、问答题

1. 妇科血证以阴道流血为主，临证时首先应分辨出血的部位。一般通过阴户、阴道的望诊，结合妇科检查，可明确出血来自子宫腔、子宫颈或阴道。通过问诊，了解发病的经过，分析出血的原因，进行鉴别诊断。尤其需要区分月经与非月经之阴道流血。

2. 心病在现代妇科疾病谱中也多见，如心神不宁，可见烦躁失眠、多梦、月经过少、闭经、胎动不安；心血瘀阻可见月经量少、闭经、痛经、产后腹痛、癥瘕等。心火上炎可见烦躁易怒、口舌生疮、崩漏、经期延长、经间期出血、胎漏等。

3. 气血辨证是以气、血的生理、病理为基础进行辨证分析。气血由脏腑所化生并使之运行，又是脏腑功能活动的物质基础，故脏腑、气血的病变可相互影响。气和血关系密切，两者的病变也互相影响，气病及血或血病及气。

第五章　妇科疾病的治法概要 ▷▷▷

一、单项选择题

（一）A1 型题：每道试题下面有 A、B、C、D、E 五个备选答案。请从中选择一个最佳答案。

1. 以下哪项属于妇科内治法中"调理气血"治法（　　）

    A. 滋肾补肾　　　　　　B. 养心安神　　　　　　C. 疏肝养肝

    D. 健脾和胃　　　　　　E. 活血化瘀

2. 以下哪项没有遵循《内经》中中医妇科学治疗妇科疾病的治疗原则（　　）

    A. 必伏其所主而先其所因　　B. 谨守病机　　　　　C. 阴阳分治

    D. 谨察阴阳所在而调之　　　E. 以平为期

3. 以下哪项是疏肝解郁的常用方（　　）

    A. 丹栀逍遥散　　　　　B. 酸枣仁汤　　　　　　C. 归脾汤

    D. 二齿安神汤　　　　　E. 天王补心丹

4. 以下哪项是健脾和胃的常用治法（　　）

    A. 疏肝解郁　　　　　　B. 补气摄血　　　　　　C. 养血柔肝

    D. 扶脾抑肝　　　　　　E. 疏肝清热利湿

5. 以下哪项不是疏肝养肝的常用治法（　　）

    A. 健脾养血　　　　　　B. 健脾除湿　　　　　　C. 补气摄血

    D. 和胃降逆　　　　　　E. 扶脾抑肝

6. 以下哪项是温补肾阳的常用药（　　）

    A. 熟地黄　　　　　　　B. 枸杞子　　　　　　　C. 山茱萸

    D. 肉苁蓉　　　　　　　E. 女贞子

7. 中医妇科内治法中关于调理气血错误的是（　　）

    A. 妇女若气血和调，则五脏安和，冲任通盛，经、孕、产、乳正常

    B. 若气血失调，影响冲任，则导致妇科疾病

    C. 气血失调是妇科疾病的病因病机

    D. 调理气血首先要分辨虚、实、寒、热

    E. 寒、热、湿邪主要引起血分病，七情内伤多引起气分病

8. 对于妊娠期使用活血化瘀药的认识正确的是（　　）

  A. 有故无殒，亦无殒也；衰其大半而止

  B. 孕期所有活血化瘀药均可致堕胎和致畸

  C. 孕期也可以用药性峻猛的化瘀药

  D. 辨证准确的基础上也不能选用药性平和的活血化瘀药

  E. 可用如三七末、生蒲黄、牛膝、三棱、丹参、茜草等

9. 以下哪项不是妇科温经散寒常用的方剂（ ）

  A. 温经汤   B. 吴茱萸汤   C. 艾附暖宫丸

  D. 当归四逆汤   E. 四逆汤

10. 以下哪项不是妇科常用的外治法（ ）

  A. 针灸   B. 外敷   C. 宫腔注入

  D. 挂线法   E. 阴道冲洗

11. 以下哪个疾病是外阴熏洗的适应证（ ）

  A. 阴道炎   B. 子宫内膜炎   C. 卵巢囊肿

  D. 子宫肌瘤   E. 异位妊娠

12. 以下哪项对宫腔注入的认识是正确的（ ）

  A. 应在月经后 7～10 天内进行

  B. 隔 5～10 天 1 次

  C. 2～3 次为 1 个疗程

  D. 每次药量为 50～100mL

  E. 术后和术前可以正常性生活

13. 以下哪项对肛门导入中药灌肠的认识是正确的（ ）

  A. 一次性灌肠袋或导尿管从肛门插入 10～14cm

  B. 将温度适中药液 20mL 缓慢灌入

  C. 保留 1 小时以上

  D. 于睡前注入半小时后排出疗效更佳

  E. 每天 1 次，3～5 天为 1 个疗程

14. 患者在行盆腔手术或者阴道手术前，通常会运用何种外治法进行术前准备
（ ）

  A. 外阴熏洗   B. 阴道冲洗   C. 阴道纳药

  D. 宫腔注入   E. 肛门导入

15. 以下哪项对热熨的认识正确（ ）

  A. 达到加热的目的 B. 适用于湿热的妇科痛证

  C. 药物的温度维持在 30～40℃

  D. 可直接将药物切碎，或为粗末使用

  E. 可用药物加适当辅料如盐、葱、麦、酒、醋等使用

16. 以下哪项是外敷的适应证（ ）

　　A. 胎漏　　　　　　　　B. 盆腔炎　　　　　　　　C. 月经过多

　　D. 月经先期　　　　　　E. 崩漏

17. 以下哪项是妇科外治法针灸的禁忌证（　　）

　　A. 妊娠　　　　　　　　B. 痛经　　　　　　　　　C. 盆腔炎

　　D. 产后腹痛　　　　　　E. 产后小便不通

18. 以下哪项是妇科常用的活血化瘀类药（　　）

　　A. 白花蛇舌草、蒲公英　B. 紫花地丁、虎杖　　　C. 黄柏、连翘

　　D. 红藤、败酱草　　　　E. 三棱、莪术

19. 以下哪项是外治法禁用或慎用证（　　）

　　A. 痛经　　　　　　　　B. 经期　　　　　　　　　C. 盆腔炎

　　D. 产后腹痛　　　　　　E. 妇科手术后腹痛

20. 以下哪项对药物离子导入的认识正确（　　）

　　A. 用纸湿透药液放于消毒的外阴布垫上，接阴极

　　B. 腰骶部接阳极　　　　C. 电流为 5～10mA

　　D. 每次 40 分钟　　　　E. 7～10 天为 1 个疗程

　　（二）A2 型题：每道试题由两个以上相关因素组成或以一个简要病例形式出现，其下面都有 A、B、C、D、E 五个备选答案。请从中选择一个最佳答案。

　　1. 赵某，女，46 岁。腰膝酸软，失眠多梦，潮热盗汗，咽红，舌红少津，脉细数。下列各项对患者描述错误的是（　　）

　　A. 证属肾阳虚　　　　　B. 治疗应以滋养肾阴

　　C. 常用方为六味地黄丸、左归丸

　　D. 常用药有熟地黄、枸杞子、女贞子等

　　E. 若心火亢盛，可加入莲子、百合

　　2. 患者女，52 岁。时常头晕乏力，失眠健忘，纳差，面色不华，舌质淡，苔薄白，脉细。适合用（　　）治疗

　　A. 四物汤　　　　　　　B. 归脾汤　　　　　　　　C. 甘麦大枣汤

　　D. 天王补心丹　　　　　E. 酸枣仁汤

　　3. 患者，女，30 岁。每逢经前或经期乳房胀满疼痛，痛不可触，经行不畅，精神抑郁，舌红，苔薄白，脉弦，最适合的方子是（　　）

　　A. 丹栀逍遥散　　　　　B. 柴胡疏肝散　　　　　　C. 羚角钩藤汤

　　D. 天王补心丹　　　　　E. 八珍汤

　　4. 患者，女，40 岁。经行量多，色淡红，质清稀，神疲体倦，气短懒言，面色白，舌淡，苔薄，脉缓弱。可选择什么治法（　　）

　　A. 清热凉血　　　　　　B. 温经散寒　　　　　　　C. 活血化瘀

　　D. 理气行滞　　　　　　E. 补益气血

　　5. 患者，女，30 岁。月经中期出血，量少或稍多，色鲜红，头晕耳鸣，腰膝酸软，

五心烦热，舌红，苔少，脉细数。可选择什么治法（　　）

    A. 温补肾阳兼止血　　　　B. 滋养肾阴兼止血　　　C. 补益肾气兼止血

    D. 滋阴清热，交通心肾兼止血　　　　　　E. 平调肾阴阳兼止血

  6. 患者带下量多，色白，质稀薄，无臭味，伴面色萎黄，神疲乏力，少气懒言，倦怠嗜睡，纳少便溏，舌体胖质淡，边有齿痕，苔薄白或白腻，脉细缓。可选择什么治法（　　）

    A. 健脾养血　　　　　　B. 温补肾阳　　　　　　C. 健脾除湿

    D. 和胃降逆　　　　　　E. 补益气血

  7. 患者，女，18 岁。形体肥胖，月经停闭数月不行，白带量多，胸脘满闷，神疲体倦，舌淡胖，苔白腻，脉滑。患者证属（　　）

    A. 痰湿阻滞　　　　　　B. 肝郁脾虚　　　　　　C. 脾虚湿热

    D. 湿热下注　　　　　　E. 气滞血瘀

  8. 患者，女，32 岁。未避孕未孕 3 年，为排除是否有宫腔粘连，其最适应的外治法为（　　）

    A. 阴道纳药　　　　　　B. 外阴熏洗　　　　　　C. 针灸

    D. 外阴熏洗　　　　　　E. 宫腔注入

  9. 患者，女，42 岁。下腹坠胀反复发作，劳累后加重，排除妊娠可能，曾有急性盆腔炎病史，带下色黄，近两日疼痛加重，其最适应的外治法为（　　）

    A. 外阴熏洗　　　　　　B. 阴道冲洗　　　　　　C. 针灸

    D. 肛门导入　　　　　　E. 宫腔注入

  10. 患者，女，26 岁。反复外阴瘙痒、带下偏多，影响正常工作和生活，以下哪项外治法适合（　　）

    A. 阴道熏洗　　　　　　B. 外敷　　　　　　　　C. 针灸

    D. 热熨　　　　　　　　E. 宫腔注入

  （三）**A3 型题：以下提供若干个案例，每个案例下设若干道试题。请根据案例所提供的信息，在每一道试题下面的 A、B、C、D、E 五个备选答案中选择一个最佳答案。**

  1. 患者，女，35 岁。素性抑郁，肝气郁结，易怒，舌红，苔薄，脉弦涩。

  （1）治疗方法为（　　）

    A. 养血疏肝　　　　　　B. 疏肝解郁　　　　　　C. 扶脾抑肝

    D. 疏肝清热利湿　　　　E. 滋养肾阴

  （2）代表方是（　　）

    A. 杞菊地黄丸　　　　　B. 柴胡疏肝散　　　　　C. 痛泻要方

    D. 龙胆泻肝汤　　　　　E. 香砂六君子汤

  2. 患者，女，48 岁。心烦失寐，心悸不安，眩晕，耳鸣，健忘，五心烦热，咽干口燥，腰膝酸软，舌红，脉细数。

  （1）证属（　　）

    A. 肾阳虚证　　　　　B. 肾气虚证　　　　　C. 心肾不交证

    D. 心阴虚证　　　　　E. 心气虚证

（2）治疗方法为（　　）

    A. 滋阴清热，交通心肾　B. 滋养肾阴，填精益髓　C. 温补肾阳，补益冲任

    D. 补益心血，宁心安神　E. 平调肾阴肾阳

  3. 患者，女，42岁。心悸失眠，神疲乏力，手足心热，口舌生疮，舌红少苔，脉细而数。

（1）适用方（　　）

    A. 归脾汤　　　　　　B. 逍遥散　　　　　　C. 酸枣仁汤

    D. 天王补心丹　　　　E. 镇肝熄风汤

（2）不建议使用以下哪味药物（　　）

    A. 钩藤　　　　　　　B. 炒黄连　　　　　　C. 莲子心

    D. 茯神　　　　　　　E. 红花

  4. 患者，女，30岁。因经行淋雨受寒后出现行经时腹痛、畏寒肢冷、经中夹血块、舌暗红、苔薄白、脉细涩。

（1）治宜什么法（　　）

    A. 清热凉血　　　　　B. 温经散寒，活血化瘀　C. 祛湿化痰

    D. 理气行滞　　　　　E. 补益气血

（2）该法常用药不包括以下哪项（　　）

    A. 桂枝　　　　　　　B. 艾叶　　　　　　　C. 附子

    D. 牡丹皮　　　　　　E. 小茴香

  5. 患者分娩后突然头晕眼花，不能起坐，或心胸满闷，恶心呕吐，痰涌气急，心烦不安，辨为产后血晕病。治以补气摄血。

（1）若患者兼阴虚，方用（　　）

    A. 生脉散　　　　　　B. 参附汤　　　　　　C. 四物汤

    D. 当归补血汤　　　　E. 固冲汤

（2）若患者脾阳虚，治宜（　　）

    A. 益气固脱　　　　　B. 活血化瘀　　　　　C. 理气行滞

    D. 温阳益气摄血　　　E. 固冲止崩

  （四）B1型题：以下每组试题共用A、B、C、D、E五个备选答案，备选答案在上，题干在下。请从中选择一个最佳答案，每个备选答案可能被选择一次、多次或不被选择。

    A. 龟甲胶、鹿角胶　　B. 熟地、泽泻　　　　C. 茯苓、白术

    D. 牛膝、香附　　　　E. 菟丝子、续断

  1. 属于六味地黄丸组成药物的是（　　）

  2. 属于左归丸组成药物是（　　）

A. 归脾汤　　　　　　　　B. 天王补心丹　　　　　　C. 逍遥散

D. 三甲复脉汤　　　　　　E. 龙胆泻肝汤

3. 养血安神适用方剂是（　　　）

4. 若心火上炎，内扰神明适用方剂是（　　　）

A. 养血柔肝　　　　　　　B. 补气摄血　　　　　　　C. 温经散寒

D. 补益肾气　　　　　　　E. 祛湿化痰

5. 属于疏肝养肝的治法是（　　　）

6. 属于健脾和胃的治法是（　　　）

A. 四物汤　　　　　　　　B. 四君子汤　　　　　　　C. 补中益气汤

D. 大营煎　　　　　　　　E. 二仙汤

7. 补益气血治法中，偏气虚常用方（　　　）

8. 补益气血治法中，偏血虚常用方（　　　）

A. 少腹逐瘀汤　　　　　　B. 膈下逐瘀汤　　　　　　C. 下瘀血汤

D. 补阳还五汤　　　　　　E. 解毒活血汤

9. 若寒凝血瘀，治宜温经活血，常用方为（　　　）

10. 若气滞血瘀，治宜行气活血化瘀，常用方为（　　　）

二、多项选择题

每题由一个题干与 **5** 个备选答案组成，可从备选答案中选择多项与问题有关的答案，须全部选准方可计分。

1. 调理脏腑主要包括以下哪些（　　　）

A. 滋肾补肾　　　　　　　B. 疏肝养肝　　　　　　　C. 健脾和胃

D. 补益气血　　　　　　　E. 活血化瘀

2. 补肾滋肾法治疗妇科疾病常用的方法有（　　　）

A. 补肾益气　　　　　　　B. 滋肾养阴　　　　　　　C. 温补肾阳

D. 温阳行水　　　　　　　E. 益气养血

3. 滋肾益阴法治疗妇科疾病的常用代表方有（　　　）

A. 左归丸　　　　　　　　B. 六味地黄丸　　　　　　C. 养精种玉汤

D. 右归丸　　　　　　　　E. 真武汤

4. 以下属健脾和胃治法的有（　　　）

A. 健脾养血　　　　　　　B. 健脾除湿　　　　　　　C. 补气摄血

D. 和胃降逆　　　　　　　E. 扶脾抑肝

5. 和胃降逆的常用代表方有（　　）

    A. 陈夏六君汤　　　　　　B. 理中汤　　　　　　C. 小半夏茯苓汤

    D. 橘皮竹茹汤　　　　　　E. 香砂六君子汤

6. 若寒凝血瘀，则脉道收引，血行不畅，以致胞脉阻滞，治宜温经活血，常用方有（　　）

    A. 桂枝茯苓丸　　　　　　B. 少腹逐瘀汤　　　　C. 生化汤

    D. 举元煎　　　　　　　　E. 膈下逐瘀汤

7. 瘀血久积为癥瘕，可形成下列哪些疾病（　　）

    A. 子宫内膜异位症　　　　B. 子宫肌瘤　　　　　C. 盆腔炎性包块

    D. 陈旧性宫外孕包块　　　E. 痛经

8. 以下说法正确的是（　　）

    A. 外阴熏洗常以清热解毒药为主，如蒲公英、紫花地丁等

    B. 阴道冲洗应趁热冲洗阴道

    C. 药物离子导入，用纸湿透药液放于消毒的外阴布垫上，接阴极，腰骶部接阳极

    D. 肛门导入给药前应尽量排空二便，给药后卧床休息 30 分钟，利于药物的保留

    E. 宫腔注入应在月经后 3～7 天内进行，隔 2～3 天 1 次，2～3 次为 1 个疗程

9. 治疗带下病以下外治法适合的有（　　）

    A. 外阴熏洗　　　　　　　B. 阴道冲洗　　　　　C. 外敷

    D. 热熨　　　　　　　　　E. 阴道纳药

10. 妇科外治法有哪些功效（　　）

    A. 清热解毒　　　　　　　B. 杀虫　　　　　　　C. 止痒

    D. 止带　　　　　　　　　E. 祛寒

三、填空题

1. 内治法是中医妇科学治疗妇科疾病的主要方法，是针对经过辨证分析的妇科疾病的病因病机确立的治疗法则。遵循《内经》"必伏其所主而先其所因""谨守病机""谨察阴阳所在而调之，＿＿＿＿＿＿＿"的治疗原则。

2. 滋肾补肾是妇科主要治法，临证时要注意调补肾的阴阳平衡。正如《＿＿＿＿＿＿》指出："善补阳者，必于阴中求阳，则阳得阴助，而生化无穷；善补阴者，必于阳中求阴，则＿＿＿＿＿＿，＿＿＿＿＿＿"。

3. 若郁久不解化火，出现肝郁化火证候，治宜疏肝解郁泻火。常用药有牡丹皮、栀子、黄芩、桑叶、夏枯草、菊花等。常用方如＿＿＿＿＿＿。

4.《难经·七十七难》指出："见肝之病，则知肝当传之于脾，故先实其脾气。"肝强脾弱，治宜＿＿＿＿＿＿。

5. 中医妇科外治法包括外阴熏洗、阴道冲洗、阴道纳药、＿＿＿＿＿＿、＿＿＿＿＿＿、肛门导入、外敷、热熨、针灸、推拿。

6. 针灸使用方法：妊娠期慎用，禁针＿＿＿＿＿＿、＿＿＿＿＿＿、＿＿＿＿＿＿，以及腹部、腰骶部腧穴。大怒、大惊、过劳、过饥、过渴、房事、醉酒时禁针。

四、名词解释

1. 妇科内治法
2. 妇科外治法
3. 外阴熏洗
4. 阴道纳药
5. 外敷
6. 热熨

五、简答题

1. 请简述调理脏腑具体治法包括哪些？
2. 何为宫腔注入？
3. 请简述妇科疾病内治法中养血安神的常用药及常用方。
4. 请简述中医妇科外治法之肛门导入的使用方法。
5. 请简述中医妇科外治法之阴道纳药的使用方法。

六、论述题

1. 活血化瘀药常根据其药物作用程度有和血、活血、破血之分，简述各自常用药物。
2. 说明滋肾补肾是治疗妇科疾病最重要治法的意义。
3. 论述中医妇科外治法之外敷的适应证。
4. 论述中医妇科外治法之针灸的注意事项。

参考答案

一、单项选择题

（一）**A1 型题**

1. E　活血化瘀属于妇科内治法中"调理气血"治法，其他属于妇科内治法中"调理脏腑"治法。
2. C　内治法是中医妇科学治疗妇科疾病的主要治法，遵循《内经》"必伏其所主而先其所因""谨守病机""谨察阴阳所在而调之，以平为期"的治疗原则。
3. A　丹栀逍遥散是疏肝解郁的常用方，其他是养心安神的常用方。
4. B　补气摄血是健脾和胃的常用治法；疏肝解郁、养血柔肝、扶脾抑肝及疏肝清热利湿是疏肝养肝的常用治法。

5．E　扶脾抑肝是疏肝养肝的常用治法；健脾养血、健脾除湿、补气摄血及和胃降逆是健脾和胃的常用治法。

6．D　肉苁蓉是温补肾阳的常用药，其他是滋养肾阴的常用药。

7．D　妇女若气血和调，则五脏安和，冲任通盛，经、孕、产、乳正常。若气血失调，影响冲任，则导致妇科疾病。气血失调既是妇科疾病的病因病机，又常是妇科疾病的结果。因此，调理气血是治疗妇科疾病的重要法则。调理气血首先要分辨病在血还是在气，辨其虚、实、寒、热，然后确定补、消、温、清等具体治法。一般来说，寒、热、湿邪主要引起血分病，七情内伤多引起气分病。

8．A　对于妊娠期使用活血化瘀药，《内经》虽然提出"有故无殒，亦无殒也……衰其大半而止"的妊娠期用药原则，但大多认为凡祛瘀、破血药妊娠期应禁用或慎用。中药药理也证明孕期使用某些活血化瘀药可致堕胎和致畸，故在孕期应慎用或禁用药性峻猛的化瘀药。但当在妊娠期出现血瘀表现时，则要在辨证准确的基础上适当选用药性平和的活血化瘀药，如三七末、生蒲黄、五灵脂、地榆、丹参、茜草等。

9．E　温经散寒常用方如《妇人大全良方》温经汤、《证治准绳》吴茱萸汤、《金匮要略》温经汤、艾附暖宫丸。

10．D　妇科常用外治法包括：外阴熏洗、阴道冲洗、阴道纳药、宫腔注入、肛门导入、外敷、热熨、药物离子导入、针灸、推拿。

11．A　外阴熏洗常用于阴疮、阴痒、带下病等。

12．C　宫腔注入的使用方法：应在月经后3～7天内进行，隔2～3天1次，2～3次为1个疗程。每次药量为20～30mL，注射时观察有无阻力、药液回流、患者有无腹痛等情况，术后和术前禁止性生活。忌用中药煎剂直接宫腔注入。

13．A　中药保留灌肠，可用一次性灌肠袋或导尿管从肛门插入10～14cm，将温度适中药液100mL缓慢灌入，保留30分钟以上；于睡前注入保留至次晨疗效更佳。给药前应尽量排空二便，给药后卧床休息30分钟，以利于药物的保留。每天1次，7～10天为1个疗程。

14．B　阴道冲洗常用于盆腔或阴道手术术前的准备，以及带下病、阴痒等的治疗。

15．E　热熨是将药物加工并加热敷贴患部，借助药理和热力的作用，使局部气血流畅，以达到活血化瘀、消肿止痛或温经通络的目的。适用于寒凝气滞的妇科痛证。使用方法：将药物切碎，或为粗末，或加适当辅料如盐、葱、麦、酒、醋等，经炒、蒸、煮后熨敷，或置热水袋等用热气外熨，或加用红外线治疗仪、频谱治疗仪等现代理疗仪器，药物的温度维持在40～45℃，使药力和热力相结合，以达治病的功效。

16．B　外敷常用于治疗妇科痛证，如痛经、盆腔炎、产后腹痛、产后外阴肿痛、妇产科手术后腹痛等，也用于产后小便不通、癥瘕和不孕症等。

17．A　针灸妊娠期慎用，禁针合谷、三阴交、缺盆及腹部、腰骶部腧穴。大怒、大惊、过劳、过饥、过渴、房事、醉酒时禁针。

18. E 三棱、莪术是活血化瘀类药，其他是清热解毒类药。

19. B 外治法一般在非经期进行，凡阴道出血或患处出血、溃疡者禁用，妊娠期慎用。

20. C 药物离子导入使用方法：用纸湿透药液放于消毒的外阴布垫上，接阳极，腰骶部接阴极，电流为 5～10mA，每次 20 分钟，疗程根据病情拟定。

（二）A2 型题

1. A 四诊合参，患者证属肾阴虚，故 A 错误。

2. B 患者脾虚血亏，心神失养，治宜健脾养心，益气补血，方用归脾汤。

3. B 患者肝气郁结，应治以疏肝理气，通络止痛，方用柴胡疏肝散。

4. E 患者神疲体倦，气短懒言，面色白，舌淡，苔薄，脉缓弱为气血虚证，治以补益气血。

5. B 患者辨为肾阴虚证，治以滋肾养阴，固冲止血。

6. C 患者辨为脾虚湿渗证，治以健脾除湿。

7. A 脾失运化，若湿聚成痰，壅滞冲任，闭塞子宫，可发生月经后期、闭经、不孕症等。患者四诊合参，属于痰湿阻滞证，治宜健脾除湿。

8. E 宫腔注入用于治疗宫腔及（或）输卵管粘连、阻塞造成的月经不调、痛经、不孕等症。

9. D 药物在直肠内吸收，增加盆腔血循环中药物的浓度，有利于慢性盆腔炎、盆腔淤血综合征等病的治疗。故选 D。

10. A 外阴熏洗常用于阴疮、阴痒、带下病等。

（三）A3 型题

1. （1）B 多由素性忧郁或七情内伤使肝气郁结，治宜疏肝解郁。

（2）B 疏肝解郁，代表方如四逆散、柴胡疏肝散、逍遥散等。

2. （1）C 若肾水虚不能上济心火，则心火亢盛，证属心肾不交。

（2）A 心肾不交治宜滋阴清热，交通心肾。

3. （1）D 若心火上炎，内扰神明，可出现心失所养，心神不宁，治拟清心、降火、安神。方用天王补心丹。

（2）E 清心安神常用药有钩藤、莲子心、炒黄连、煅龙齿、茯神、生地黄，红花活血且性温热，不适合。

4. （1）B 寒邪客于冲任、胞宫引起腹痛，因寒凝气血运行，形成瘀血。治宜温经散寒、活血化瘀。

（2）D 温经散寒、活血化瘀常用药物有桂枝、吴茱萸、艾叶、附子、肉桂、干姜、小茴香、花椒。牡丹皮为清热凉血药，不适合。

5. （1）A 脾主中气，其气宜升。若脾虚气弱，统摄无权，则气不摄血，冲任不固，发生月经过多、崩漏、胎漏、产后血晕、产后恶露不绝等。治宜补气摄血。临床上需注意分清阴阳，若阴虚，治宜益气养阴止血，常用方如生脉散、上下相资汤等。

（2）D　若脾阳虚、下焦虚寒，摄纳无权，治宜温阳益气摄血。

（四）B1 型题

1．B　六味地黄丸组成：熟地、山萸肉、山药、茯苓、泽泻、丹皮。

2．A　左归丸组成：熟地黄、山药、枸杞子、山茱萸、川牛膝、鹿胶、龟甲胶、菟丝子。

3．A　素体阴血不足，心神失养不宁者，治宜养血安神。常用方包括四物汤、酸枣仁汤、归脾汤等。

4．B　若心火上炎，内扰神明，可出现心失所养，心神不宁，治拟清心、降火、安神。常用方包括二齿安神汤、天王补心丹等。

5．A　疏肝养肝主要有疏肝解郁、养血柔肝、扶脾抑肝、疏肝清热利湿等。

6．B　健脾和胃主要有健脾养血、健脾除湿、补气摄血、和胃降逆等。

7．B　偏气虚者，治宜健脾补气，或补益肾气，佐以养血。常用方如四君子汤。

8．A　偏血虚者，治宜补血养血为主，佐以补气。常用方如四物汤、胶艾四物汤。

9．A　若寒凝血瘀，则脉道收引，血行不畅，以致胞脉阻滞，治宜温经活血，常用方如桂枝茯苓丸、少腹逐瘀汤、生化汤。

10．B　若气滞血瘀，治宜行气活血化瘀。常用方如膈下逐瘀汤、金铃子散、通瘀煎等。

二、多项选择题

1．ABC　脏腑的功能活动是人体生命的根本。五脏之中，尤其重视肾、肝、脾在妇产科的生理、病理中的重要地位和作用。和调肾、肝、脾是治疗妇产科疾病的重要法则。D、E 属于调理气血。

2．ABC　滋肾补肾是治疗妇产科疾病最重要的治法。具体应用时，又有要辨明肾阴虚、肾阳虚、肾气虚，再选择滋养肾阴、温补肾阳和补益肾气等不同治法。

3．ABC　肾阴不足或肾精亏损者，治宜滋养肾阴、填精益髓、补益冲任。常用药有熟地黄、枸杞子、制首乌、女贞子、旱莲草、龟甲、桑椹子等。常用方如六味地黄丸、左归丸（饮）、养精种玉汤等。

4．ABCD　健脾和胃也是治疗妇产科疾病的重要法则。在具体应用时主要包括健脾养血、健脾除湿、补气摄血、和胃降逆等治法。E 选项属于疏肝养肝治疗法则中的治法。

5．ABCDE　胃主受纳水谷，胃气主降，以和为贵。胃寒、胃热或热邪耗伤胃阴，均可导致胃失和降而呕逆，治宜和胃降逆。代表方如香砂六君子汤、陈夏六君汤、理中汤、小半夏茯苓汤、橘皮竹茹汤等。

6．ABC　举元煎适宜治疗气虚血瘀，膈下逐瘀汤适宜治疗气滞血瘀，故排除 DE。

7．ABCD　《妇人大全良方》说："妇人腹中瘀血者……久则不消，则为积聚癥瘕矣"，指出了瘀血久积为癥瘕之机理。临床上可出现子宫内膜异位症、子宫肌瘤、盆腔炎性包块、陈旧性异位妊娠包块等。

8. ADE 阴道冲洗应待水温度适宜（与体温基本一致）时，置阴道冲洗器内进行冲洗。药物离子导入，用纸湿透药液放于消毒的外阴布垫上，接阳极，腰骶部接阴极，故 BC 错误。

9. ABE 外敷常用于治疗妇产科痛证，如痛经、盆腔炎腹痛、产后腹痛、产后外阴肿痛、妇产科手术后腹痛等，也用于产后尿闭、癥瘕和不孕症等。热熨适用于寒凝气滞的妇科痛证，如痛经、慢性盆腔炎、妇产科术后腹痛，或癥瘕、产后小便癃闭等证，故排除 CD。

10. ABCDE 近代妇科临床又有所发展。如敷贴、热熨、针灸、冲洗、药物离子导入法、中药宫腔内注入、中药保留灌肠、中药穴位注射、激光穴位辐照等治法，为中药治疗妇科病开辟了多方法、多途径给药的新思路，不仅可以达到杀虫、止痒、清热解毒、止血、止带、祛寒、消肿、排脓、生肌等功效，也减少了药物对胃肠和肝肾的副作用。

三、填空题

1. 以平为期
2. 景岳全书·新方八阵；阴得阳升；而泉源不竭
3. 丹栀逍遥散
4. 扶脾抑肝
5. 宫腔注入；药物离子导入
6. 合谷；三阴交；缺盆

四、名词解释

1. 妇科内治法是中医妇科学治疗妇科疾病的主要治法，是针对经过辨证分析的妇科疾病的病因病机确立的治疗法则。

2. 妇科外治法是妇科临床常用的一种治法，主要应用于胞中、阴户、阴道等局部病变，如外敷、热熨、阴道冲洗、药物离子导入法、宫腔注入、肛门导入、针灸、推拿等治法。

3. 外阴熏洗是以煎好的中药蒸汽向阴户进行熏蒸，以及用温度适宜的药液进行淋洗和浸浴的一种外治方法。

4. 阴道纳药是用中药研成细末或制成栓剂、胶囊、膏剂等剂型，纳入阴道以达到治疗目的一种方法。

5. 外敷是将外治药物的水剂或制成的膏剂、散剂等，直接贴敷在患处，达到解毒、消肿、止痛、利尿或托脓生肌等治疗作用的一种方法。

6. 热熨是将药物加工并加热敷贴患部，借助药理和热力的作用，使局部气血流畅，以达到活血化瘀、消肿止痛或温经通络目的的一种方法。

五、简答题

1. 调理脏腑包括：滋肾补肾、养心安神、疏肝养肝、健脾和胃。

2. 宫腔注入是将中药制成注射液，常规消毒后注入宫腔及输卵管内，以了解输卵管的通畅情况，具有改善局部血液循环、抗菌消炎、促进粘连松解和吸收，以及加压推注的钝性分离作用等综合治疗效应。

3. 养血安神：素体阴血不足，心神失养不宁者，治宜养血安神。常用药有当归、丹参、枸杞子、女贞子、桑椹、茯神、酸枣仁、红花等。常用方包括四物汤、酸枣仁汤、归脾汤等。

4. 如采用栓剂，可嘱患者每晚睡前自行放入肛内。若为中药保留灌肠，可用一次性灌肠袋或导尿管从肛门插入 10～14cm，将温度适中药液 100mL 缓慢灌入，保留 30 分钟以上；于睡前注入保留至次晨疗效更佳。给药前应尽量排空二便，给药后卧床休息 30 分钟，以利于药物的保留。每天 1 次，7～10 天为 1 个疗程。

5. 用药若为栓剂、片剂或胶囊等，可嘱患者清洗外阴后，自行放置于阴道后穹隆；膏剂可涂于无菌纱布上，粉剂及药液可蘸在带线棉球上，由医务人员按常规操作置于创面上，棉线尾露出阴道口 2～3cm，以便患者隔日取出。若带下量多，宜先行冲洗阴道，待白带清除后再行纳药为佳。

六、论述题

1. 和血者系指有养血活血作用的药物，如当归、赤芍、三七、鸡血藤等；活血者包括川芎、红花、蒲黄、五灵脂、益母草、泽兰、乳香、没药、王不留行、姜黄等活血、行血、通瘀之品；破血者为有破血消癥攻坚作用之品，如水蛭、虻虫、桃仁、血竭、三棱、莪术、䗪虫之类。

2. 肾为先天之本，为人体生长发育和生殖之根本，肾又通过经络与胞宫相连。肾为水火之宅，肾中阴阳既要充盛，又要相对平衡协调，以维持肾气的旺盛和机体功能的正常。

3. 常用于治疗妇科痛证，如痛经、盆腔炎腹痛、产后腹痛、产后外阴肿痛、妇产科手术后腹痛等，也用于产后小便不通、癥瘕和不孕症等。

4. 妊娠期慎用，禁针合谷、三阴交、缺盆，以及腹部、腰骶部腧穴。大怒、大惊、过劳、过饥、过渴、房事、醉酒时禁针。

第六章 预防与保健 ▷▷▷▷

一、单项选择题

（一）A1 型题：每道试题下面有 A、B、C、D、E 五个备选答案。请从中选择一个最佳答案。

1. 下列哪项是妊娠期保健内容（　　）
   - A. 保持清洁
   - B. 避免寒凉
   - C. 劳逸结合
   - D. 饮食有节
   - E. 用药宜慎

2. 下列哪项是产褥期保健内容（　　）
   - A. 注意胎教
   - B. 调摄生活
   - C. 产前检查
   - D. 慎戒房事
   - E. 劳逸有度

3. 下列哪项是哺乳期保健内容（　　）
   - A. 乳房保健
   - B. 注意卫生
   - C. 调摄生活
   - D. 计划生育指导
   - E. 定期检查

4. 下列哪项是绝经前后期保健内容（　　）
   - A. 健康教育
   - B. 计划生育
   - C. 调摄生活
   - D. 注意卫生
   - E. 谨慎房事

5. 女性保健以什么为主（　　）
   - A. 预防
   - B. 治疗
   - C. 计划
   - D. 谨慎
   - E. 卫生

6. 关于产后调护要点，下列说法错误的是（　　）
   - A. 注意卫生
   - B. 调摄生活
   - C. 无须避孕
   - D. 定期检查
   - E. 产褥期内禁止性生活

7. 产后多久宜采取避孕措施（　　）
   - A. 1 个月起
   - B. 6 周起
   - C. 2 个月起
   - D. 3 个月起
   - E. 半年起

8. 保障母婴健康的重要措施为（　　）
   - A. 胎教
   - B. 谨慎用药
   - C. 调和情志
   - D. 定期产前检查
   - E. 忌房事

（二）A2 型题：每道试题由两个以上相关因素组成或以一个简要病例形式出现，其

下面都有 A、B、C、D、E 五个备选答案。请从中选择一个最佳答案。

1. 患者，女，28 岁。孕 10 周，孕前喜食冷饮，关于妊娠期饮食，下列说法正确的是（　　）

  A. 嗜食辛热、苦寒不影响妊娠

  B. 想吃时可以多吃，不想吃时可以不吃　　C. 应该以素食为主

  D. 妊娠水肿也不需要低盐饮食　　E. 忌食滑利峻泻之品

2. 患者，女，30 岁。产后如何调摄生活，说法正确的是（　　）

  A. 产后不应该太娇气，干体力活也可以　　B. 避风寒，冷暖适宜

  C. 饮食上应该多吃大鱼大肉，不用怕油腻

  D. 产后脾气暴躁和家人争吵不要紧　　E. 产后可以吃冷饮、生鲜

（三）A3 型题：以下提供若干个案例，每个案例下设若干道试题。请根据案例所提供的信息，在每一道试题下面的 A、B、C、D、E 五个备选答案中选择一个最佳答案。

1. 患者女性，26 岁。已诊断为早期妊娠（孕 2 个月），既往喜欢辛辣饮食和冷饮，来中医门诊咨询。

（1）该患者在饮食方面应该注意什么（　　）

  A. 饮食宜清淡　　B. 高糖、高盐饮食补充电解质

  C. 不用三餐固定，想吃时可以多吃，不想吃时可以不吃

  D. 维持原来的饮食喜好，辛辣、冷饮照吃

  E. 因喜食辛辣，自行买苦寒药物降火

（2）关于妊娠期保健内容，下列正确的是（　　）

  A. 应卧床休息，禁止活动　　B. 用药只要是中药都可以

  C. 3 个月内偶尔房事也无碍　　D. 调节情志，心情舒畅

  E. 没有不适就不用常去医院产前检查

2. 患者 30 岁，平素情绪易怒，月经周期不规则。

（1）关于该患者经期可采取的保健措施，错误的是（　　）

  A. 保持清洁　　B. 喜食寒凉　　C. 劳逸结合

  D. 饮食有节　　E. 调和情志

（2）患者情绪易怒，容易伤（　　）

  A. 肝　　B. 心　　C. 脾

  D. 肺　　E. 肾

（四）B1 型题：以下每组试题共用 A、B、C、D、E 五个备选答案，备选答案在上，题干在下。请从中选择一个最佳答案，每个备选答案可能被选择一次、多次或不被选择。

  A. 计划生育指导　　B. 乳房保健　　C. 用药宜慎

  D. 保持清洁　　E. 健康教育

1. 上述属于产褥期保健的是（　　）

2. 上述属于绝经前后保健的是（　　）

    A. 劳逸有度　　　　　　B. 饮食宜忌　　　　　　C. 产前检查

    D. 慎戒房事　　　　　　E. 保持清洁

3. 经期有效防止疾病产生的措施是（　　）

4.《叶氏女科证治》提出保胎的第一要策是（　　）

二、多项选择题

每题由一个题干与5个备选答案组成，可从备选答案中选择多项与问题有关的答案，须全部选准方可计分。

1. 女性保健应包含哪几个时期（　　）

    A. 月经期　　　　　　　B. 妊娠期　　　　　　　C. 产褥期

    D. 哺乳期　　　　　　　E. 绝经前后期

2. 妊娠期保健应注意以下哪些方面（　　）

    A. 劳逸有度　　　　　　B. 饮食宜忌　　　　　　C. 慎戒房事

    D. 调和情志　　　　　　E. 注意胎教

3. 经期保健应注意一下哪些方面（　　）

    A. 保持清洁　　　　　　B. 避免寒凉　　　　　　C. 劳逸结合

    D. 饮食有节　　　　　　E. 调和情志

4. 经期保持清洁的措施包括（　　）

    A. 禁止性交　　　　　　B. 禁止盆浴　　　　　　C. 禁止游泳

    D. 阴道冲洗　　　　　　E. 调和情志

三、填空题

1. 经期感受寒凉或寒湿之邪可致＿＿＿＿＿，＿＿＿＿＿，＿＿＿＿＿。

2. 经期过度劳累可致＿＿＿＿＿，＿＿＿＿＿，甚至＿＿＿＿＿。

3. 孕期忌嗜食＿＿＿＿＿，＿＿＿＿＿，＿＿＿＿＿之品。

4. 经期若嗜食辛辣助阳之品，或过度饮酒，易致血分蕴热，迫血妄行，致＿＿＿＿＿。

四、名词解释

1. 胎教

2. 妊娠期保健

五、简答题

1. 请简述月经期保健应注意哪些方面。

2. 请简述《叶氏女科证治》中有关胎教的内容。

六、论述题

怎样做好绝经前后女性身体的保健？

参考答案

一、单项选择题

（一）A1 型题

1．E　用药宜慎是妊娠期保健内容，其他是月经期保健内容。

2．B　调摄生活是产褥期保健内容，其他是妊娠期保健内容。

3．A　乳房保健是哺乳期保健内容，其他是产褥期保健内容。

4．A　计划生育、调摄生活、注意卫生是产褥期保健内容，谨慎房事是妊娠期内容。

5．A　女性的保健以预防为主。

6．C　产褥期内禁忌性生活。

7．B　产后 6 周起应采取避孕措施，哺乳者以工具避孕为宜，不哺乳者可选用药物避孕。

8．D　定期产前检查是保障母婴健康的重要措施。

（二）A2 型题

1．E　孕期饮食宜清淡、富于营养且易消化，忌嗜食辛热、苦寒、滑利峻泻之品。

2．B　产后要避风寒，冷暖适宜；要充分休息，不宜过早或过度操劳；饮食宜营养丰富而易消化，忌食生冷或过食肥甘；切忌暴怒或忧思。

（三）A3 型题

1．（1）A　孕期饮食宜清淡、富于营养且易消化，应保持脾胃调和，大便通畅。孕期勿令过饥过饱，不宜过食寒凉，以免损伤脾胃。孕期忌嗜食辛热、苦寒、滑利峻泻之品。

（2）D　孕期不适宜剧烈运动和从事负担过重的体力劳动，亦不宜过于安逸；孕期饮食宜清淡、富于营养且易消化，忌嗜食辛热、苦寒、滑利峻泻之品；必须谨慎房事，尤其是孕早期 3 个月和孕晚期 2 个月；调和情志；产前检查；用药宜慎；注意胎教。

2．（1）B　在经期应注意以下几方面的调护：保持清洁、避免寒凉、劳逸结合、饮食有节、调和情志。

（2）A　怒伤肝。

（四）B1 型题

1．A　产褥期保健包括注意卫生、调摄生活、计划生育指导、定期检查。

2．E　绝经前后保健包括健康教育、生活调理、定期体检。

3. E　经期血室正开，邪气易乘虚而入，滋生疾病。因此，必须保持外阴清洁，防止疾病产生。

4. D　《叶氏女科证治》提出："保胎以绝欲为第一要策，若不知慎戒，而触犯房事，三月以前，多犯暗产，三月以后，常致胎动小产。"

二、多项选择题

1. ABCDE　女性的保健以预防为主，开展经期、孕期、产褥期、哺乳期及绝经前后的保健，保障女性生殖健康，是妇科工作者的责任。

2. ABCDE　妊娠期保健内容包括劳逸有度、饮食宜忌、慎戒房事、调和情志、产前检查、用药宜慎、注意胎教。

3. ABCDE　经期保健内容包括保持清洁、避免寒凉、劳逸结合、饮食有节、调和情志。

4. ABC　经期保持清洁措施包括禁止性交、盆浴、阴道冲洗和游泳。

三、填空题

1. 月经后期；月经过少；痛经

2. 月经过多；经期延长；崩漏

3. 辛热；苦寒；滑利峻泻

4. 月经过多

四、名词解释

1. 胎儿是人生之始，孕妇的情绪、心态、言行等对胎儿均有影响，故称"胎教"。

2. 妊娠期保健以普及孕期保健知识和健全产前检查制度为重点，通过对孕妇和胎儿的系统监护和保健，及时发现并治疗母体和胎儿病变，结合孕妇和胎儿的具体情况，确定分娩方式，保障孕妇和胎儿的健康。

五、简答题

1. 月经期保健应注意保持清洁、避免寒凉、劳逸结合、饮食有节、调和情志。

2. 《叶氏女科证治》指出："胎前静养，乃第一妙法。不较是非，则气不伤矣。不争得失，则神不劳矣。心不嫉妒，则血自充矣。情无淫荡，则精自足矣。安闲宁静，即是胎教。"

六、论述题

绝经前后保健应注意以下几方面。

1. 健康教育：广泛宣传绝经前后卫生知识，消除不必要的思想顾虑。此期可出现烦躁不安、失眠心悸、月经失调等生理变化，可通过本人的心理调节和家庭、社会的关怀，帮助其适应此种变化。

2. 生活调理：注意劳逸结合，参加适当的劳动和活动，不可过度安逸少动，但也要避免过重的体力劳动，防止子宫脱垂。饮食起居有规律，多食豆类制品、牛奶、新鲜蔬菜及水果等，少食油腻、肥甘、辛辣等食物。

3. 定期体检：绝经前后是心脑疾病和妇科肿瘤的好发时期，此期女性每半年至一年需进行一次包括妇科检查在内的体格检查。

第七章 月经病 ▷▷▷

概 述

一、单项选择题

（一）**A1 型题**：每道试题下面有 **A、B、C、D、E** 五个备选答案。请从中选择一个最佳答案。

1. 被列为妇科病之首的是（　　）

    A. 月经病　　　　　　　B. 妊娠病　　　　　　　C. 带下病

    D. 临产病　　　　　　　E. 产后病

2. 月经病的病因包括（　　）

    A. 寒热湿邪侵袭　　　　B. 情志因素　　　　　　C. 房劳所伤

    D. 饮食失宜　　　　　　E. 以上均是

3. 前人云"妇人有先病而致经不调者，有月经不调而生诸病者"语出于何书（　　）

    A.《女科经纶·月经门》　　B.《女科撮要》　　　　C.《景岳全书·妇人规》

    D.《妇人大全良方》　　　　E.《傅青主女科》

4. 月经病的治疗原则是（　　）

    A. 重在治本以调经　　　　B. 急则治其标，缓则治其本

    C. 分清偏颇，着重主病　　D. 以上均是　　　　　　E. 以上均不是

5. 治疗月经病需要顺应以下哪些规律（　　）

    A. 月经周期中阴阳转化的规律

    B. 月经周期中气血盈亏的规律

    C. 顺应不同年龄阶段论治的规律

    D. 以上都是　　　　　　E. 以上都不是

6. 常见的月经病，不包括（　　）

    A. 月经先期　　　　　　B. 月经先后无定期　　　C. 经间期出血

    D. 激经　　　　　　　　E. 崩漏

7. 对于先天肾虚的体质因素导致子宫发育不良发生的闭经或崩漏，治当（　　）

    A. 调养胞宫　　　　　　B. 补益肾气　　　　　　C. 健脾益气

　　D. 调理冲任　　　　　　　E. 以上都不是

8. 先因病而后经不调者，当先（　　　）

　　A. 调经，经调则病自除　　B. 治病，病去则经自调　　C. 调理气血

　　D. 调治冲任　　　　　　　E. 调养胞宫

9. 月经病采用"调理气血"的治法，病在气者，当（　　　）

　　A. 治气　　　　　　　　　B. 治血

　　C. 以治气为主，佐以理血　D. 以治血为主，佐以理气

　　E. 治气与治血并重

10. 月经病采用"补肾"的治法时，用药应注意（　　　）

　　A. 阴中求阳，阳中求阴

　　B. 不宜过用温散之品，以免引动心火，上扰心神

　　C. 不宜过用辛香燥烈之品，以免劫精伤阴，耗损肝血

　　D. 不宜过用辛温或滋腻之品，以免耗伤脾阴或困阻脾阳

　　E. 以上都不是

　　（二）B1 型题：以下每组试题共用 A、B、C、D、E 五个备选答案，备选答案在上，题干在下。请从中选择一个最佳答案，每个备选答案可能被选择一次、多次或不被选择。

　　A. 引血下行　　　　　　　B. 促动为主，勿逆其规律

　　C. 阴中求阳，勿滥补　　　D. 阳中求阴，勿滥补　　E. 宜予调补，勿滥攻

1. 经后期治宜（　　　）

2. 经前期治宜（　　　）

　　A. 治肝　　　　　　　　　B. 治肾　　　　　　　　C. 治脾

　　D. 治心　　　　　　　　　E. 治肺

3. 古代医家强调青春期重在（　　　）

4. 古代医家强调老年期重在（　　　）

　　A. 止痛为先　　　　　　　B. 止血为要　　　　　　C. 阴中求阳

　　D. 补肾为主　　　　　　　E. 开郁行气

5. 患者痛经剧烈治宜（　　　）

6. 患者经血暴下治宜（　　　）

二、多项选择题

　　每题由一个题干与 5 个备选答案组成，可从备选答案中选择多项与问题有关的答案，须全部选准方可计分。

1. 月经病的治疗原则（　　　）

A. 治本以调经　　　　　B. 急则治其标，缓则治其本

C. 分清偏颇，着重主病　D. 着重月经期、量、色、质的异常

E. 阴中求阳、阳中求阴

2. 月经病的诊断，包括（　　）

A. 以四诊收集的临床表现为依据

B. 重视月经期、量、色、质的异常

C. 重视伴随月经周期或绝经前后出现明显不适的症状

D. 结合全身症状

E. 运用四诊八纲辨脏腑、气血、经络的寒热虚实

3. 月经期的护理包括（　　）

A. 适寒温　　　　　　　B. 调情志　　　　　　　C. 慎劳逸

D. 禁房事　　　　　　　E. 保清洁

三、填空题

1. 月经病是指以月经的_____，_____，_____异常为主症的疾病。

2. 月经病的常见病因有_____，_____，_____，_____，_____。

3. 月经病的诊断着重_____，_____，_____，_____的异常及_____。

4. 月经后期、闭经等疾病需要与_____相鉴别。

5. 青春期重治_____，生育期、中年重治_____，绝经后或老年期重治_____。

四、名词解释

1. 月经病

2. 经水出诸肾

3. 治本以调经

参考答案

一、单项选择题

（一）A1 型题

1. A　被列为妇科病之首的是月经病。

2. E　月经病多因寒热湿邪侵袭、情志因素、房劳所伤、饮食失宜、劳倦过度等引

起脏腑功能失常，气血失调，间接或直接地损伤冲、任、督、带和胞宫、胞脉、胞络，以及肾-天癸-冲任-胞宫功能失调所致。

3．A "妇人有先病而致经不调者，有月经不调而生诸病者"出自《女科经纶·月经门》。

4．D 月经病的治疗原则包括：①重在治本以调经。②急则治其标，缓则治其本。③分清偏颇，着重主病。

5．D 月经的治疗需要顺应和掌握一些生理性的规律。一是顺应月经周期中阴阳转化和气血盈亏的变化规律；二是顺应不同年龄阶段论治的规律。

6．D 常见的月经病有月经先期、月经后期、月经先后无定期、月经过多、月经过少、经期延长、经间期出血、崩漏、闭经、痛经、经行前后诸病、经断前后诸证等。

7．A 对于先天肾虚的体质因素导致子宫发育不良发生的闭经或崩漏等，治当调养胞宫。

8．B 如先因病而后经不调，当先治病，病去则经自调；若因经不调而后生病，当先调经，经调则病自除。

9．C "调理气血"的治法，当辨气病、血病。病在气者，当以治气为主，佐以理血；病在血者，当以治血为主，佐以理气。

10．A 补肾在于益先天之阴精或补益肾气，以填补精血为主，并佐以助阳益气之品，使阴生阳长，肾气充盛，精血俱旺，则月经自调。用药注意"阴中求阳""阳中求阴"。

（二）B1 型题

1．E 经后血海空虚，阴长为主，宜予调补，毋滥攻。

2．C 经前期以阳长为主，气血充盈，宜阴中求阳，但毋滥补。

3．B 古代医家强调青春期重在治肾，生育期、中年重治肝，绝经后或老年期重在治脾。

4．C 古代医家强调青春期重在治肾，生育期、中年重治肝，绝经后或老年期重在治脾。

5．A 本着"急则治其标，缓则治其本"的原则，如痛经剧烈，应以止痛为先。

6．B 本着"急则治其标，缓则治其本"的原则，如经血暴下，应以止血为要。

二、多项选择题

1．ABC 月经病的治疗原则：①重在治本以调经。②"急则治其标，缓则治其本"。③月经病各种病证往往互相关联，互相兼病，故治疗要分清偏颇，着重主病。

2．ABCDE 月经病的诊断多以四诊收集的临床表现为依据，注重月经期、量、色、质的异常及伴随月经周期或绝经前后出现明显不适的症状，同时结合全身症状，运用四诊八纲辨脏腑、气血、经络的寒热虚实。

3．ABCDE 适寒温、调情志、慎劳逸、禁房事、保清洁的月经期护理对防病于未然颇有意义。

三、填空题

1. 周期；经期；经量
2. 寒热湿邪侵袭；情志因素；房劳所伤；饮食失宜；劳倦过度
3. 经期；经量；经色；经质；伴随月经周期或绝经前后出现明显不适症状
4. 生理性停经（如妊娠）
5. 肾；肝；脾

四、名词解释

1. 月经病是指以月经的周期、经期、经量异常为主症，或伴随月经周期及绝经前后出现明显症状为特征的一种疾病。
2. 经水出诸肾，是指月经的产生以肾为主导，调经以补肾为主。
3. 治本以调经，即运用各种治疗方法消除导致月经病的病因以使月经恢复正常。

第一节　月经先期

一、单项选择题

（一）**A1 型题**：每道试题下面有 A、B、C、D、E 五个备选答案。请从中选择一个最佳答案。

1. 月经先期辨证属于阴虚血热证，其治疗主方是（　　）
   A. 麦味地黄丸　　　　　　B. 杞菊地黄丸　　　　　C. 二至丸
   D. 两地汤　　　　　　　　E. 加减一阴煎

2. 月经先期辨证属于肝郁血热证，其治法是（　　）
   A. 疏肝清热，凉血调经　　B. 疏肝清热，滋肾调经　C. 疏肝解郁，养血调经
   D. 健脾疏肝，养血调经　　E. 平肝抑阳，凉血调经

3. 前人云"故其来必以月，太过不及，皆为不调。过于阳则前期而来，过于阴则后时而至"语出于何书（　　）
   A.《金匮要略》　　　　　　B.《女科撮要》　　　　　C.《景岳全书·妇人规》
   D.《妇人大全良方》　　　　E.《傅青主女科》

4. 丹栀逍遥散主治肝郁血热型月经先期，其方药组成包含（　　）
   A. 牡丹皮、栀子、当归、白芍、柴胡、白术
   B. 牡丹皮、栀子、知母、巴戟天、当归、黄柏
   C. 牡丹皮、栀子、当归、赤芍、柴胡、白术
   D. 牡丹皮、栀子、当归、白芍、柴胡、阿胶

E. 牡丹皮、栀子、当归、白芍、川芎、白术

5. 月经先期的病因病机不包括下列哪项（　　）

    A. 脾气虚　　　　　　　　B. 肾气虚　　　　　　　　C. 阳盛血热

    D. 阴虚血热　　　　　　　E. 肝郁气滞

6. 月经先期的治疗原则是（　　）

    A. 益气固冲，清热调经　　B. 养血固冲，清热调经　　C. 调理冲任，疏通胞脉

    D. 疏肝补肾，调理冲任　　E. 以上都不是

7. 月经先期肾气虚证主治方药固阴煎出自（　　）

    A.《脾胃论》　　　　　　　B.《济生方》　　　　　　　C.《景岳全书》

    D.《傅青主女科》　　　　　E. 以上均不是

8. 月经先期肾气虚证主治方药是（　　）

    A. 补中益气汤　　　　　　B. 左归丸　　　　　　　　C. 右归丸

    D. 清经散　　　　　　　　E. 固阴煎

9. 治疗月经先期阳盛血热证，应首选的方剂是（　　）

    A. 左归丸　　　　　　　　B. 清经散　　　　　　　　C. 两地汤

    D. 固阴煎　　　　　　　　E. 六味地黄丸

10. 丹栀逍遥散治疗月经先期的适应证候是（　　）

    A. 肾阴虚证　　　　　　　B. 肝郁气滞证　　　　　　C. 脾气虚证

    D. 肾气虚证　　　　　　　E. 肝郁血热证

11. 两地汤治疗月经先期的适应证候是（　　）

    A. 肾阴虚证　　　　　　　B. 肝郁气滞证　　　　　　C. 阴虚血热证

    D. 肾气虚证　　　　　　　E. 肝郁血热证

12. 治疗月经先期脾气虚证的方药是（　　）

    A. 补中益气汤　　　　　　B. 四君子汤　　　　　　　C. 归脾汤

    D. 参苓白术散　　　　　　E. 大补元煎

13. 下列哪味药不是清经散的组成（　　）

    A. 生地黄　　　　　　　　B. 熟地黄　　　　　　　　C. 牡丹皮

    D. 地骨皮　　　　　　　　E. 茯苓

14. 清经散出自下列哪本书（　　）

    A.《脾胃论》　　　　　　　B.《剂生方》　　　　　　　C.《景岳全书》

    D.《傅青主女科》　　　　　E. 以上均不是

15. 下列哪项是指月经先期（　　）

    A. 经期超前　　　　　　　B. 经行先期　　　　　　　C. 经早

    D. 经水不及期　　　　　　E. 以上均是

（二）**A2 型题**：每道试题由两个以上相关因素组成或以一个简要病例形式出现，其下面都有 **A、B、C、D、E** 五个备选答案。请从中选择一个最佳答案。

1. 患者年值 32 岁，月经先期而至，经量多，色淡红，质清稀；气短懒言，纳少便溏；舌淡红，苔薄白，脉细弱，最佳的治法是（　　）

    A. 补脾益气，摄血调经　　　B. 补益脾肾，养血调经　　C. 清热凉血，固冲调经

    D. 滋肾益阴，育阴潜阳　　　E. 养阴清热调经

2. 某女士，45 岁，平素急躁易怒，近期出现月经先期而至，量少，色紫红，质稠，有血块，经行乳房、小腹胀痛，口苦咽干；舌红，苔薄黄，脉弦数，其病机是（　　）

    A. 心肾不交　　　　　　　　B. 心肝火旺　　　　　　　　C. 肝郁血热

    D. 阴虚血热　　　　　　　　E. 阳盛血热

3. 患者 25 岁，月经周期 20 天左右，量多，经色深红，质稠，平素心烦，面红口干，小便短黄，大便燥结；舌红，苔黄，脉数。应首先考虑的诊断是（　　）

    A. 月经先期　　　　　　　　B. 经行情志异常　　　　　　C. 经断前后诸证

    D. 月经量少　　　　　　　　E. 崩漏

4. 患者 36 岁，月经先期，量多，色红，质稠；平素手足心热，咽干口燥；舌质红，苔少，脉细数。其证候是（　　）

    A. 脾气虚证　　　　　　　　B. 肾阴虚证　　　　　　　　C. 肾阴阳俱虚证

    D. 肾阳虚证　　　　　　　　E. 阴虚血热证

（三）A3 型题：以下提供若干个案例，每个案例下设若干道试题。请根据案例所提供的信息，在每一道试题下面的 A、B、C、D、E 五个备选答案中选择一个最佳答案。

1. 患者 40 岁，月经先期，量多，色淡暗，质清稀，头晕耳鸣，面部有暗斑，舌淡暗，苔白润，脉沉细。

  （1）其证候是（　　）

    A. 肾阴虚证　　　　　　　　B. 肾阳虚证　　　　　　　　C. 肾阴阳俱虚证

    D. 肾气虚证　　　　　　　　E. 脾气虚证

  （2）其治法是（　　）

    A. 清热凉血调经　　　　　　B. 疏肝清热，凉血调经　　C. 补益肾气，固冲调经

    D. 补脾益气，摄血调经　　　E. 养阴清热调经

  （3）治疗应首选的方剂是（　　）

    A. 左归丸　　　　　　　　　B. 二仙汤合二至丸　　　　C. 右归丸

    D. 固阴煎　　　　　　　　　E. 六味地黄丸

2. 患者 28 岁，月经周期 20 天左右，量多，经色深红；平素心烦，面红口干，小便短黄，大便燥结；舌红，苔黄，脉数。

  （1）其证候是（　　）

    A. 肾气虚　　　　　　　　　B. 脾气虚　　　　　　　　　C. 阳盛血热

    D. 阴虚血热　　　　　　　　E. 肝郁血热

  （2）其治法是（　　）

    A. 补脾益气，摄血调经　　　B. 补肾益气，固冲调经　　C. 清热凉血调经

D. 养阴清热调经　　　　　E. 疏肝清热，凉血调经

（3）治疗应首选的方剂是（　　）

A. 补中益气汤　　　　　B. 两地汤　　　　　C. 清经散

D. 固阴煎　　　　　　　E. 丹栀逍遥散

3. 患者 38 岁，近半年月经周期 19 天左右，月经量少，经色紫红，有血块，经行前乳房、小腹胀痛，平素烦躁易怒，口苦咽干，舌红，苔薄黄，脉弦数。妇科检查外阴：经产型，阴道通畅；宫颈：光滑，子宫前位，正常大小，双附件区未触及包块，无压痛。

（1）该病诊断为（　　）

A. 月经过多　　　　　　B. 经断前后诸证　　　C. 月经先期

D. 经间期出血　　　　　E. 闭经

（2）本病的病因病机是（　　）

A. 脾气虚　　　　　　　B. 肾气虚　　　　　　C. 阳盛血热

D. 阴虚血热　　　　　　E. 肝郁血热

（3）若患者出现口干舌燥的症状，应加入（　　）

A. 知母、生地黄　　　　B. 玄参、麦冬　　　　C. 阿胶、白芍

D. 地骨皮　　　　　　　E. 郁金

4. 患者 30 岁，月经 20 天一行，量中，色淡，质清稀，平素气短懒言，纳少便溏，时有心悸，失眠多梦，舌淡，苔白，脉细弱。妇科检查外阴：经产型，阴道通畅；宫颈：光滑，子宫前位，正常大小，双附件区未触及包块，无压痛。

（1）该病诊断为（　　）

A. 月经过多　　　　　　B. 经断前后诸证　　　C. 崩漏

D. 月经先期　　　　　　E. 闭经

（2）其治法是（　　）

A. 补脾益气，摄血调经　B. 补肾益气，固冲调经　C. 补益心脾，固冲调经

D. 清热凉血调经　　　　E. 疏肝清热，凉血调经

（3）治疗应首选的方剂是（　　）

A. 补中益气汤　　　　　B. 两地汤　　　　　C. 清经散

D. 归脾汤　　　　　　　E. 丹栀逍遥散

（四）B1 型题：以下每组试题共用 A、B、C、D、E 五个备选答案，备选答案在上，题干在下。请从中选择一个最佳答案，每个备选答案可能被选择一次、多次或不被选择。

A. 补中益气汤　　　　　B. 两地汤　　　　　C. 清经散

D. 固阴煎　　　　　　　E. 丹栀逍遥散

1. 月经先期辨证属肾气虚证应首选的方剂是（　　）

2. 月经先期辨证属脾气虚证应首选的方剂是（　　）

A. 肾阴虚证　　　　　　B. 肾阳虚证　　　　　　C. 肾阴阳俱虚证
D. 肾气虚证　　　　　　E. 脾气虚证

3. 患者 40 岁，月经先期，量多，色淡暗，质清稀，头晕耳鸣，面部有暗斑，舌淡暗，苔白润，脉沉细。其证候是（　　　）

4. 患者 30 岁，月经 20 天一行，量中，色淡，质清稀，平素气短懒言，纳少便溏，舌淡红，苔薄白，脉细弱。其证候是（　　　）

A. 清热凉血调经　　　B. 疏肝清热，凉血调经　C. 补益肾气，固冲调经
D. 补脾益气，摄血调经　　E. 养阴清热调经

5. 月经先期，肾气虚证的治疗原则是（　　　）

6. 月经先期，脾气虚证的治疗原则是（　　　）

二、多项选择题

每题由一个题干与 5 个备选答案组成，可从备选答案中选择多项与问题有关的答案，须全部选准方可计分。

1. 月经先期的主要病机是（　　　）
A. 脾气虚　　　　　　B. 肾气虚　　　　　　C. 阳盛血热
D. 阴虚血热　　　　　E. 肝郁血热

2. 与月经先期有关的脏腑是（　　　）
A. 心　　　　　　　　B. 肺　　　　　　　　C. 肝
D. 脾　　　　　　　　E. 肾

3. 月经先期的治疗原则是（　　　）
A. 益气固冲　　　　　B. 清热调经　　　　　C. 疏肝解郁
D. 清热利湿　　　　　E. 补脾益气

4. 肾气虚证月经先期的临床表现有（　　　）
A. 月经先期，量少，色淡暗　　B. 烘热汗出，五心烦热，口燥咽干
C. 腰膝酸软，头晕耳鸣　　　　D. 小便频数或失禁
E. 舌淡暗，苔白润，脉沉细

5. 固阴煎的药物组成有（　　　）
A. 熟地黄、山药、山茱萸　B. 制附子、牛膝、锁阳　C. 五味子、远志
D. 炙甘草、人参　　　　E. 菟丝子

6. 清经散的药物组成有（　　　）
A. 牡丹皮、地骨皮　　B. 白芍、熟地黄　　　C. 青蒿、黄柏
D. 炙甘草、人参　　　E. 茯苓

三、填空题

1. 月经先期常见分型有 _____，_____，_____，_____，_____。

2. 月经先期属肾气虚者，治宜_____。

3. 月经先期属脾气虚者，治宜_____。

4. 阴虚血热型月经先期，方用_____。

5. 阳盛血热型月经先期，方用_____。

6. 月经先期，若周期提前、经量过多、经期延长三者并见，有发展成为____之虞。

四、名词解释

1. 月经先期

2. 经早

3. 经水不及期

五、简答题

1. 肾气虚月经先期的证候、治法和选方是什么？

2. 肝郁血热月经先期的证候、治法和选方是什么？

3. 月经先期的鉴别诊断是什么？

4. 月经先期的辨证要点是什么？

六、论述题

1. 简述月经先期血热证证候及治法方药。

2. 简述月经先期气虚证证候及治法方药。

七、病案分析题

1. 张某，女，45 岁，已婚。患者月经 20 天一行，经量时多时少，色红，质稠，出现头晕耳鸣，两颧潮红，手足心热，口燥咽干，舌红，苔少，脉细数。妇科检查：宫体前位，正常大小，附件未见异常。

请写出本病的诊断、证型、证候分析、治法、方药。

2. 李某，女，32 岁。月经 20 天一行，量多，经色深红，质稠，伴有血块；乳房胀痛，烦躁易怒，口苦咽干；舌红，苔薄黄，脉弦数。妇科检查外阴：经产型，阴道通畅，未见黏膜充血；宫颈：光滑，子宫前位，正常大小，双附件区未触及包块，无压痛。

请写出本病的诊断、证型、证候分析、治法、方药。

参考答案

一、单项选择题

（一）A1 型题

1. D　月经先期辨证属于阴虚血热证，其治疗主方是两地汤，治以养阴清热调经。

2. A　月经先期辨证属于肝郁血热证，其治疗方法是疏肝清热，凉血调经。

3. D　"故其来必以月，太过不及，皆为不调。过于阳则前期而来，过于阴则后时而至"出自《妇人大全良方·调经门》。

4. A　丹栀逍遥散的方药组成是牡丹皮、栀子、当归、白芍、柴胡、白术、茯苓、煨姜、薄荷、炙甘草，主治肝郁血热型月经先期。

5. E　月经先期的病因病机主要是气虚和血热，气虚可分为脾气虚和肾气虚，血热可分为阳盛血热、阴虚血热、肝郁血热。

6. A　月经先期的治疗原则是益气固冲，清热调经。

7. C　月经先期肾气虚证主治方药为固阴煎，出自《景岳全书》。

8. E　月经先期肾气虚证主治方药是固阴煎。

9. B　治疗月经先期阳盛血热证，应首选的方剂是清经散，治以清热凉血调经。

10. E　丹栀逍遥散治疗月经先期的适应证候是肝郁血热证。

11. C　两地汤治疗月经先期的适应证候是阴虚血热证。

12. A　治疗月经先期脾气虚证的方药是补中益气汤。

13. A　清经散的组成是牡丹皮、地骨皮、白芍、熟地黄、青蒿、黄柏、茯苓。

14. D　清经散出自《傅青主女科》。

15. E　月经先期亦称"经期超前""经行先期""经早""经水不及期"。

（二）A2 型题

1. A　根据患者证候分析，属脾气虚证，治宜补脾益气，摄血调经。

2. C　根据患者证候分析，属肝郁血热证。

3. A　根据患者临床表现，应首先考虑月经先期。

4. E　根据患者证候分析，属阴虚血热证。

（三）A3 型题

1.（1）D　根据患者证候分析，属肾气虚证。

（2）C　其治法是补肾益气，固冲调经。

（3）D　治疗应首选的方剂是固阴煎。

2.（1）C　根据患者证候分析，属阳盛血热证。

（2）C　其治法是清热凉血调经。

（3）C　治疗应首选的方剂是清经散。

3.（1）C 根据患者症状及体征，诊断为月经先期。

（2）E 根据患者症状及体征，病因病机是肝郁血热。

（3）A 若肝火犯胃，口干舌燥者，加知母、生地黄以养阴生津。

4.（1）D 根据患者症状及体征，诊断为月经先期。

（2）C 根据患者症状及体征，辨证属心脾两虚，治宜补益心脾，固冲调经。

（3）D 治疗应首选的方剂是归脾汤。

（四）B1 型题

1. D 月经先期辨证属肾气虚证应首选的方剂是固阴煎，治宜补益肾气，固冲调经。

2. A 月经先期辨证属脾气虚证应首选的方剂是补中益气汤，治宜补脾益气，摄血调经。

3. D 患者 40 岁，月经先期，量多，色淡暗，质清稀，头晕耳鸣，面部有暗斑，舌淡暗，苔白润，脉沉细，其证候是肾气虚证。

4. E 患者 30 岁，月经 20 天一行，量中，色淡，质清稀，平素气短懒言，纳少便溏，舌淡红，苔薄白，脉细弱，其证候是脾气虚证。

5. C 月经先期，肾气虚证的治疗原则是补益肾气，固冲调经。

6. D 月经先期，脾气虚证的治疗原则是补脾益气，摄血调经。

二、多项选择题

1. ABCDE 月经先期的主要病机包括肾气虚、脾气虚、阳盛血热、阴虚血热、肝郁血热。

2. ACDE 与月经先期有关的脏腑是心、肝、脾、肾。

3. AB 月经先期的治疗原则是益气固冲，清热调经。

4. ACE 肾气虚证月经先期的临床表现有月经先期，经量或多或少，色淡暗，质清稀；腰膝酸软，头晕耳鸣，面色晦暗或有暗斑；舌淡暗，苔白润，脉沉细。

5. ACDE 固阴煎的药物组成有菟丝子、熟地黄、山茱萸、人参、山药、炙甘草、五味子、远志。

6. ABCE 清经散的药物组成有牡丹皮、地骨皮、白芍、熟地黄、青蒿、黄柏、茯苓。

三、填空题

1. 脾气虚；肾气虚；阳盛血热；阴虚血热；肝郁血热

2. 补益肾气；固冲调经

3. 补脾益气；摄血调经

4. 两地汤

5. 清经散

6. 崩漏

四、名词解释

1. 月经周期提前 7 天以上，甚至 10 余天一行，连续 2 个周期以上者，称为"月经先期"。

2. 月经周期提前 7 天以上，甚至 10 余天一行，连续 2 个周期以上者，称为"经早"。

3. 月经周期提前 7 天以上，甚至 10 余天一行，连续 2 个周期以上者，称为"经水不及期"。

五、简答题

1. 肾气虚月经先期，主要证候是经来先期，经量或多或少，色淡暗，质清稀；腰膝酸软，头晕耳鸣，面色晦暗或有暗斑；舌淡暗，苔白润，脉沉细。治宜补益肾气，固冲调经。方选固阴煎。

2. 肝郁血热月经先期，主要证候是经来先期，量或多或少，经色深红或紫红，质稠，经行不畅，或有块；或少腹胀痛，或胸闷胁胀，或乳房胀痛，或烦躁易怒，口苦咽干；舌红，苔薄黄，脉弦数。治宜疏肝清热，凉血调经。方选丹栀逍遥散。

3. 若月经先期提前至 10 余天一行者，应注意与经间期出血相鉴别。后者发生在两次月经之间，出血量较月经量少，持续数小时至 2～7 天自行停止，或为带下中夹有血丝。基础体温监测和月经来潮 12 小时内诊断性刮宫有助于鉴别。

4. 月经先期的辨证重在观察月经量、色、质的变化，并结合全身证候及舌脉，辨其虚、实、热。一般而言，月经先期，伴见量多、色淡、质稀者属气虚，其中兼有神疲肢倦、气短懒言等为脾气虚，兼有腰膝酸软、头晕耳鸣等为肾气虚；伴见量多或少、色红、质稠者属血热，其中兼有面红口干、尿黄便结等为阳盛血热，兼有两颧潮红、手足心热者为阴虚血热，兼有烦躁易怒、口苦咽干等为肝郁血热。

六、论述题

1. 月经先期血热证包括阳盛血热证、阴虚血热证、肝郁血热证。①阳盛血热证，主要证候：经来先期，量多，色深红或紫红，质黏稠；或伴心烦，面红口干，小便短黄，大便燥结。舌红，苔黄，脉数或滑数。治宜清热凉血调经。方选清经散。②阴虚血热证，主要证候：经来先期，量少或量多，色红，质稠；或伴两颧潮红，手足心热，咽干口燥；舌质红，苔少，脉细数。治宜养阴清热调经，方选两地汤。③肝郁血热证，主要证候：经来先期，量或多或少，经色深红或紫红，质稠，经行不畅，或有块；或少腹胀痛，或胸闷胁胀，或乳房胀痛，或烦躁易怒，口苦咽干；舌红，苔薄黄，脉弦数。治宜疏肝清热，凉血调经。方选丹栀逍遥散。

2. 月经先期气虚证包括脾气虚证和肾气虚证。①脾气虚证，主要证候：月经先期，或经量多，色淡红，质清稀；神疲肢倦，气短懒言，小腹空坠，纳少便溏；舌淡红，苔薄白，脉细弱。治宜补脾益气，摄血调经。方选补中益气汤。②肾气虚证，主要证候：经来先期，经量或多或少，色淡暗，质清稀；腰膝酸软，头晕耳鸣，面色晦暗或有暗斑；舌淡暗，苔白润，脉沉细。治宜补益肾气，固冲调经。方选固阴煎。

七、病案分析题

1. 诊断：月经先期阴虚血热证。

证候分析：阴虚内热，热扰冲任，冲任不固，经血妄行，故月经提前；阴虚血少，冲任不足，故经血量少；若虚热伤络，血受热迫，经量可增多；血为热灼，故经色红而质稠；虚热上浮，则两颧潮红；虚热伤阴，则手足心热，咽干口燥。舌红，苔少，脉细数，均为阴虚内热之征。

治法：养阴清热调经。

方剂：两地汤。

主要药物：生地黄、地骨皮、玄参、麦冬、阿胶、白芍。

2. 诊断：月经先期肝郁血热证。

证候分析：肝郁化热，热扰冲任，经血妄行，固月经提前；肝失疏泄，血海失调，故经量或多或少；热灼于血，故经色深红或紫红，质稠；气滞血瘀，则经行不畅，或有块；肝郁气滞，则烦躁易怒，胸胁、乳房、少腹胀痛；肝郁化火，则口苦咽干。舌红，苔薄黄，脉弦数，均为肝郁化热之征。

治法：疏肝清热，凉血调经。

方剂：丹栀逍遥散。

主要药物：牡丹皮、栀子、当归、白芍、柴胡、白术、茯苓、煨姜、薄荷、炙甘草。

第二节　月经后期

一、单项选择题

(一) A1 型题：每道试题下面有 A、B、C、D、E 五个备选答案。请从中选择一个最佳答案。

1. 月经后期辨证属于痰湿证，其治疗主方是（　　）

　　A. 二陈汤　　　　　　　B. 四君子汤　　　　　　C. 保和丸

　　D. 苍附导痰丸　　　　　E. 小半夏汤

2. 大补元煎治疗月经后期的适应证候是（　　）

　　A. 虚寒证　　　　　　　B. 实寒证　　　　　　　C. 血虚证

　　D. 气滞证　　　　　　　E. 肾虚证

3. 当归地黄饮的药物组成是（　　　）

  A. 当归、熟地黄、山茱萸、山药、杜仲、怀牛膝、甘草

  B. 当归、生地黄、山茱萸、山药、菟丝子、巴戟天、甘草

  C. 当归、熟地黄、山茱萸、山药、鹿角霜、金樱子、甘草

  D. 当归、生地黄、山茱萸、山药、杜仲、怀牛膝、甘草

  E. 当归、熟地黄、山茱萸、山药、菟丝子、巴戟天、怀牛膝

4. 月经后期，肾虚证患者的月经特点（　　　）

  A. 量少，色淡红，质清稀

  B. 量少，色暗淡，质清稀

  C. 量多，色深红，质黏稠

  D. 量少，色鲜红，质黏稠

  E. 量多，经血夹杂黏液

5. 月经后期血虚证，患者腹痛的性质可能为（　　　）

  A. 小腹冷痛拒按，得热痛减　　　　　　B. 小腹隐痛，喜暖喜按

  C. 小腹胀痛　　　　D. 小腹撕裂样痛　　　　E. 小腹绵绵作痛

6. 月经后期，量少，色暗红或有血块，小腹胀痛，经前胸胁、乳房胀痛，治宜（　　　）

  A. 理气行滞，和血调经　　B. 燥湿化痰，理气调经　　C. 温经散寒，活血调经

  D. 益精养血，补肾调经　　E. 补血填精，益气调经

7. 乌药汤主要用于（　　　）

  A. 月经后期，血瘀证　　B. 月经先期，肝郁血热证　　C. 月经后期，痰湿证

  D. 月经先后无定期，肝郁证　　　　　　E. 月经后期，气滞证

8. 下列哪项不是月经后期血虚寒证的临床表现（　　　）

  A. 小腹隐痛，喜暖喜按　　B. 小便清长，大便稀溏　　C. 畏冷肢寒，面色青白

  D. 经行腹痛，腰酸无力　　E. 经量少，色淡红，质清稀

9. 月经后期，血实寒证的病因是（　　　）

  A. 脾气虚弱，化源不足　　B. 久病伤阳，阳虚内寒　　C. 经期产后，外感寒邪

  D. 产育过多，耗伤阴血　　E. 房劳多产，肾气不足

10. 下列对乌药汤的方义分析中错误的是（　　　）

  A. 乌药理气行滞为君　　　　　　　　　　B. 木香行脾胃滞气为臣

  C. 当归养血活血调经为佐　　　　　　　　D. 香附疏肝理气为佐

  E. 甘草调和诸药为使

11. 月经后期，痰湿证患者的月经特点是（　　　）

  A. 量多，色暗，质黏稠　　　　　　　　　B. 量少，经血夹杂黏液

  C. 量多，色淡红，质黏腻如痰　　　　　　D. 量少，色淡，质清稀

  E. 量多，色暗红，有血块

12. 月经后期的治疗原则重在（   ）

A. 调理冲任，疏通胞脉　　B. 急则治其标，缓则治其本

C. 补肾养血，活血调经　　D. 固冲调经　　　　　　E. 疏肝补肾，调和冲任

13. 月经后期，肾虚证的治疗原则为（   ）

A. 温补肾气，固冲调经　　B. 补肾健脾，益气调经　　C. 补肾填精，活血调经

D. 益精养血，补肾调经　　E. 补肾疏肝，和血调经

14. 下列哪项不是月经后期气滞证的临床表现（   ）

A. 月经量少，色淡红，质清稀　　　　　　　B. 小腹胀痛

C. 精神抑郁　　　　　　D. 经前胸胁、乳房胀痛

E. 舌红，苔微黄，脉弦数

15. 月经后期，量少，色淡红，质清稀，头晕眼花，心悸少寐，面色苍白，证属
（   ）

A. 虚寒证　　　　　　B. 实寒证　　　　　　C. 血虚证

D. 肾虚证　　　　　　E. 痰湿证

（二）A2 型题：每道试题由两个以上相关因素组成或以一个简要病例形式出现，其下面都有 A、B、C、D、E 五个备选答案。请从中选择一个最佳答案。

1. 患者 39 岁，近一年月经推迟 7～15 天，经量少，色淡红，质清稀，小腹绵绵作痛，伴头晕眼花，面色萎黄，舌淡红，苔薄白，脉细弱，最佳的治法是（   ）

A. 益精养血，补肾调经　B. 补血填精，益气调经　　C. 温阳散寒，养血调经

D. 温经散寒，活血调经　E. 理气行滞，和血调经

2. 患者 27 岁，身高 165cm，体重 82kg，月经 3～5 个月一行，量少，经血夹杂黏液，带下量多，神倦乏力，舌淡胖，苔白腻，脉滑，其证属（   ）

A. 肾虚证　　　　　　B. 脾虚证　　　　　　C. 脾肾两虚证

D. 痰湿证　　　　　　E. 痰瘀互结证

3. 患者 36 岁，近 2 年余月经 30～60 天一行，经量少，色淡红，质清稀，经行小腹隐痛，喜暖喜按，腰膝无力，小便清长，大便稀溏，舌淡，苔白，脉沉迟。其证属于
（   ）

A. 血实寒证　　　　　　B. 血虚寒证　　　　　　C. 血虚证

D. 气滞证　　　　　　E. 血瘀证

4. 患者 18 岁，13 岁月经初潮，月经周期为 28～55 天，经量少，色暗有血块，经行小腹冷痛，得热痛减，自幼喜食冷饮，舌淡苔白，脉沉紧。其证候是（   ）

A. 血实寒证　　　　　　B. 血虚寒证　　　　　　C. 血虚证

D. 气滞证　　　　　　E. 血瘀证

（三）A3 型题：以下提供若干个案例，每个案例下设若干道试题。请根据案例所提供的信息，在每一道试题下面的 A、B、C、D、E 五个备选答案中选择一个最佳答案。

1. 患者 27 岁，月经 1～3 个月一行，量少，色暗红，有血块，小腹胀痛；精神抑

郁，经前胸胁、乳房胀痛；舌质红，苔微黄，脉弦数。

    （1）该病诊断为（　　）

      A. 月经过少　　　　　B. 月经量少　　　　　C. 月经先后无定期

      D. 经期延长　　　　　E. 月经后期

    （2）其选方是（　　）

      A. 乌药汤　　　　　　B. 柴胡疏肝散　　　　C. 逍遥散

      D. 当归芍药散　　　　E. 龙胆泻肝汤

    （3）治疗选方的出处（　　）

      A.《太平惠民和剂局方》　B.《妇人大全良方》　C.《傅青主女科》

      D.《兰室秘藏》　　　　　E.《景岳全书》

    2. 患者 32 岁，经来后期，量少，经血夹杂黏液；形体肥胖，胃脘部胀满不适，脘闷呕恶，腹满便溏，带下量多，舌淡胖，苔白腻，脉滑。

    （1）其证候是（　　）

      A. 痰瘀互阻证　　　　B. 湿热蕴结证　　　　C. 痰湿证

      D. 脾虚证　　　　　　E. 阳虚证

    （2）其治法是（　　）

      A. 祛瘀化痰，活血调经　B. 燥湿化痰，理气调经　C. 化湿清热，凉血调经

      D. 补肾健脾，养血调经　E. 温阳散寒，活血调经

    （3）治疗应首选的方剂是（　　）

      A. 四君子汤　　　　　B. 清金化痰汤　　　　C. 归脾汤

      D. 苍附导痰丸　　　　E. 瓜蒌薤白半夏汤

    3. 患者 39 岁，月经延后 3 月余，就诊于妇科门诊，末次月经 2022 年 1 月 1 日，现停经 40 天，既往月经量少，色暗淡，质清稀，伴腰膝酸软，头晕耳鸣，面色晦暗，舌淡，苔薄白，脉沉细。尿妊娠试验阴性。妇科超声检查：子宫内膜 10.1mm，内膜均匀。

    （1）该病证属（　　）

      A. 肾虚证　　　　　　B. 血虚证　　　　　　C. 气血证

      D. 阴虚证　　　　　　E. 阳虚证

    （2）该病的治法是（　　）

      A. 滋阴调经　　　　　B. 补气养血调经　　　C. 益精养血，补肾调经

      D. 补血调经　　　　　E. 温阳健脾

    （3）治疗该病首选方为（　　）

      A. 八珍汤　　　　　　B. 固冲汤　　　　　　C. 黄芪建中汤

      D. 四物汤　　　　　　E. 当归地黄饮

    4. 患者 33 岁，月经 2～3 个月一行，月经量少，色淡红，质清稀，或小腹绵绵作痛；或头晕眼花，心悸少寐。面色苍白或萎黄；舌质淡红，苔薄，脉细弱。

(1) 该病证属（　　）

    A. 肾虚证　　　　　　　B. 血虚证　　　　　　C. 气血证

    D. 阴虚证　　　　　　　E. 阳虚证

(2) 该病的治法是（　　）

    A. 滋阴调经　　　　　　B. 补血填精，益气调经　　C. 益精养血，补肾调经

    D. 补血调经　　　　　　E. 补肾健脾，养血调经

(3) 治疗该病首选方为（　　）

    A. 八珍汤　　　　　　　B. 固冲汤　　　　　　C. 黄芪建中汤

    D. 大补元煎　　　　　　E. 当归地黄饮

（四）B1 型题：以下每组试题共用 A、B、C、D、E 五个备选答案，备选答案在上，题干在下。请从中选择一个最佳答案，每个备选答案可能被选择一次、多次或不被选择。

    A. 肾虚证　　　　　　　B. 血虚证　　　　　　C. 痰湿证

    D. 实寒证　　　　　　　E. 气滞证

1. 患者 32 岁，月经 1～3 个月一行，量少，色暗红或有血块，经行小腹胀痛，经前胸胁、乳房胀痛，舌红，苔薄白，脉弦。其证候是（　　）

2. 患者 28 岁，月经常推迟 7 天以上，量少，色暗淡，质清稀，伴腰膝酸软，面色晦暗，舌淡，苔薄白，脉沉细。其证候是（　　）

    A. 腰膝酸软，头晕耳鸣　　B. 头晕眼花，心悸少寐　　C. 小腹隐痛，喜暖喜按

    D. 小腹冷痛拒按，得热痛减　　　　　　　　　　E. 形体肥胖，腹满便溏

3. 月经后期，血虚证的临床表现是（　　）

4. 月经后期，痰湿证的临床表现是（　　）

    A. 小腹绵绵作痛　　　　B. 小腹冷痛拒按，得热痛减

    C. 小腹胀痛　　　　　　D. 小腹隐痛，喜暖喜按　　E. 小腹隐痛

5. 月经后期，血虚寒证的临床表现是（　　）

6. 月经后期，血实寒证的临床表现是（　　）

二、多项选择题

每题由一个题干与 5 个备选答案组成，可从备选答案中选择多项与问题有关的答案，须全部选准方可计分。

1. 月经病的病因病机包括（　　）

    A. 肾虚　　　　　　　　B. 血虚　　　　　　　C. 血寒

    D. 气滞　　　　　　　　E. 痰湿

2. 月经后期血虚证的病因有哪些（　　）

A. 经期产后，感染外邪　　　　　　　　B. 体质素弱，营血不足

C. 久病失血，或产育过多，耗伤阴血

D. 脾气虚弱，化源不足　　　　　　　　E. 肾虚精亏血少

3. 月经后期应与哪些病相鉴别（　　　）

A. 早孕　　　　　　　B. 胎漏　　　　　　　C. 异位妊娠

D. 闭经　　　　　　　E. 月经先后无定期

4. 下列那些症状属于月经后期血虚寒证的临床表现（　　　）

A. 经来后期，量少色淡红，质清稀

B. 小腹隐痛，喜暖喜按　　C. 腰酸无力，小便清长，大便稀溏

D. 畏寒肢冷，面色青白　　E. 小腹冷痛，得热痛减

5. 温经汤（《金匮要略》）的药物组成（　　　）

A. 当归、吴茱萸、桂枝、白芍

B. 巴戟天、淫羊藿、杜仲、小茴香

C. 川芎、生姜、牡丹皮、半夏

D. 麦冬、人参、阿胶、甘草

E. 当归、山茱萸、人参、川牛膝

6. 下列哪些症状属于月经后期痰湿证的临床表现（　　　）

A. 量少，经血夹杂黏液　　B. 形体肥胖　　　　C. 脘闷呕恶，腹满便溏

D. 带下量多　　　　　　　E. 舌淡胖，苔白腻，脉滑

三、填空题

1. 月经后期如伴经量减少，治疗不及时或不当，常可发展为_____。

2. 月经后期的治疗原则重在_____、_____以调经。

3. 月经后期证属气滞证者，治宜_____。

4. 虚寒证月经后期，方用_____。

5. 实寒证月经后期，方用_____。

6. 生育年龄，若月经后期、量少，常可导致_____。

四、名词解释

1. 月经后期

2. 经迟

3. 月经延后

五、简答题

1. 简述月经后期的治疗原则。

2. 月经后期肾虚证的证候、治法和选方是什么？

3. 月经后期血寒证的临床分型有哪些？其治法和选方是什么？

六、论述题

1. 月经后期临床常见证型、各证证候及治法方药。
2. 月经后期主要与哪些疾病相鉴别？如何鉴别？

七、病案分析题

1. 崔某，女，32岁，已婚。患者月经错后3年余，28～45天一行，月经量少，色暗淡，质清稀，头晕耳鸣，腰膝酸软，面色晦暗，舌淡，苔薄白，脉沉细。妇科检查：宫体前位，正常大小，附件未见异常。

请写出本病的诊断、证型、证候分析、治法、方药。

2. 张某，女，35岁，已婚。患者月经3～5个月一行，月经量少，经血夹杂黏液，形体肥胖，脘闷呕恶，带下量多，舌淡胖，苔白腻，脉滑。

请写出本病的诊断、证型、证候分析、治法、方药。

参考答案

一、单项选择题

（一）A1型题

1. D　月经后期辨证属于痰湿证，其治疗主方是苍附导痰丸，治以燥湿化痰，理气调经。
2. C　大补元煎治疗月经后期的适应证候是血虚证。
3. A　当归地黄饮的药物组成是当归、熟地黄、山茱萸、山药、杜仲、怀牛膝、甘草，主治月经后期肾虚证。
4. B　月经后期，肾虚证患者的月经量少，色暗淡，质清稀。
5. E　月经后期，血虚证患者小腹绵绵作痛。
6. A　月经后期，气滞证的主要证候是：经来后期，量少，色暗红或有血块，小腹胀痛；精神抑郁，经前胸胁、乳房胀痛；舌质正常或红，苔薄白或微黄，脉弦或弦数。治宜理气行滞，和血调经。
7. E　月经后期气滞证，治宜理气行滞，和血调经，方选乌药汤。
8. C　月经后期虚寒证的主要证候是经来后期，量少色淡红，质清稀，小腹隐痛，喜暖喜按；腰酸无力，小便清长，大便稀溏；舌淡，苔白，脉沉迟或细弱。
9. C　月经后期，实寒证的病因是：经期产后，外感寒邪，或过食寒凉，寒搏于血，血为寒凝，冲任阻滞，血海不能如期满溢，遂使月经后期而来。
10. D　月经后期气滞证，方选乌药汤，其中乌药理气行滞为君；香附疏肝理气、木香行脾胃滞气为臣；当归养血活血调经为佐；甘草调和诸药为使。

11. B　月经后期痰湿证：痰湿内盛，滞于冲任，气血运行不畅，血海不能如期满溢，故经期错后，量少；痰湿下注胞宫，则经血夹杂黏液。

12. A　月经后期的治疗原则重在调理冲任、疏通胞脉以调经，虚者补之，实者泻之，寒者温之，滞者行之，痰者化之。

13. D　月经后期肾虚证，治宜益精养血，补肾调经。

14. A　月经后期，气滞证的主要证候是：经来后期，量少，色暗红或有血块，小腹胀痛；精神抑郁，经前胸胁、乳房胀痛；舌质正常或红，苔薄白或微黄，脉弦或弦数。

15. C　月经后期血虚证的主要证候是：经来后期，量少，色淡红，质清稀，或小腹绵绵作痛；或头晕眼花，心悸少寐，面色苍白或萎黄；舌质淡红，苔薄，脉细弱。

（二）A2 型题

1. B　根据患者证候分析，属血虚证，治宜补血填精，益气调经。

2. D　根据患者证候分析，属痰湿证。

3. B　根据患者临床表现，属血虚寒证。

4. A　根据患者临床表现，属血实寒证。

（三）A3 型题

1.（1）E　根据患者症状及体征，诊断为月经后期。

（2）A　治疗应首选乌药汤。

（3）D　乌药汤出自《兰室秘藏》。

2.（1）C　根据患者证候分析，属痰湿证。

（2）B　其治法是燥湿化痰，理气调经。

（3）D　治疗首选的方剂是苍附导痰丸。

3.（1）A　根据患者证候分析，属肾虚证。

（2）C　其治法是益精养血，补肾调经。

（3）E　治疗首选的方剂是当归地黄饮。

4.（1）B　根据患者证候分析，属血虚证。

（2）B　其治法是补血填精，益气调经。

（3）D　治疗首选的方剂是大补元煎。

（四）B1 型题

1. E　患者 32 岁，月经 2~3 个月一行，量少，色暗红或有血块，经行小腹胀痛，经前胸胁、乳房胀痛，易怒，舌红苔薄白，脉弦。其证候是气滞证。

2. A　患者 28 岁，月经常推迟 7 天以上，量少，色暗淡，质清稀，伴腰膝酸软，面色晦暗，舌淡苔薄白，脉沉细。其证候是肾虚证。

3. B　月经后期，血虚证的临床表现是头晕眼花，心悸少寐。

4. E　月经后期，痰湿证的临床表现是形体肥胖，腹满便溏。

5. D　月经后期，血虚寒证的临床表现是小腹隐痛，喜暖喜按。

6. B　月经后期，血实寒证的临床表现是小腹冷痛拒按，得热痛减。

二、多项选择题

1. ABCDE　月经后期的病因病机包括肾虚、血虚、血寒、气滞、痰湿。

2. BCD　月经后期血虚证的病因：体质素弱，营血不足，或久病失血，或产育过多，耗伤阴血，或脾气虚弱，化源不足，均可致营血亏虚，冲任不充，血海不能按时满溢，遂使月经周期延后。

3. ABC　月经后期应与早孕、胎漏、异位妊娠等相鉴别。

4. ABC　月经后期血虚寒证的临床表现：经来后期，量少色淡红，质清稀，小腹隐痛，喜暖喜按；腰酸无力，小便清长，大便稀溏；舌淡，苔白，脉沉迟或细弱。

5. ACD　温经汤（《金匮要略》）的药物组成包括当归、吴茱萸、桂枝、白芍、川芎、生姜、牡丹皮、半夏、麦冬、人参、阿胶、甘草。

6. ABCDE　月经后期痰湿证的临床表现：经来后期，量少，经血夹杂黏液，形体肥胖，脘闷呕恶，腹满便溏，带下量多，舌淡胖，苔白腻，脉滑。

三、填空题

1. 闭经
2. 调理冲任；疏通胞脉
3. 理气行滞；和血调经
4. 温经汤（《金匮要略》）
5. 温经汤（《妇人大全良方》）
6. 不孕

四、名词解释

1. 月经周期延长 7 天以上，甚至 3～5 个月一行，连续出现 2 个周期以上，称为"月经后期"。

2. 月经周期延长 7 天以上，甚至 3～5 个月一行，连续出现 2 个周期以上，称为"月经后期"，也称"经迟"。

3. 月经周期延长 7 天以上，甚至 3～5 个月一行，连续出现 2 个周期以上，称为"月经后期"，也称"月经延后"。

五、简答题

1. 月经后期的治疗原则重在调理冲任、疏通胞脉以调经，虚者补之，实者泻之，寒者温之，滞者行之，痰者化之。

2. 月经后期肾虚证的主要证候：经来后期，量少，色暗淡，质清稀；腰膝酸软，头晕耳鸣，面色晦暗，或面部暗斑；舌淡，苔薄白，脉沉细。治宜益精养血，补肾调经。方选当归地黄饮。

3. 月经后期血寒证的临床分型：①虚寒证，治宜温阳散寒，养血调经，方选温经汤（《金匮要略》）。②实寒证，治宜温经散寒，活血调经，方选温经汤（《妇人大全良方》）。

六、论述题

1. 月经后期临床常见证型：①肾虚证。主要证候：经来后期，量少，色暗淡，质清稀；腰膝酸软，头晕耳鸣，面色晦暗，或面部暗斑；舌淡，苔薄白，脉沉细。治宜益精养血，补肾调经。方选当归地黄饮。②血虚证。主要证候：经来后期，量少，色淡红，质清稀，或小腹绵绵作痛，或头晕眼花，心悸少寐。面色苍白或萎黄；舌质淡红，苔薄，脉细弱。治宜补血填精，益气调经。方选大补元煎。③虚寒证。主要证候：经来后期，量少色淡红，质清稀，小腹隐痛，喜暖喜按；腰酸无力，小便清长，大便稀溏；舌淡，苔白，脉沉迟或细弱。治宜温阳散寒，养血调经。方选温经汤（《金匮要略》）。④实寒证。主要证候：经来后期，量少，色暗有块，小腹冷痛拒按，得热痛减；畏寒肢冷，或面色青白；舌质淡暗，苔白，脉沉紧。治宜温经散寒，活血调经。方选温经汤（《妇人大全良方》）。⑤气滞证。主要证候：经来后期，量少，色暗红或有血块，小腹胀痛；精神抑郁，经前胸胁、乳房胀痛；舌质正常或红，苔薄白或微黄，脉弦或弦数。治宜理气行滞，和血调经。方选乌药汤。⑥痰湿证。主要证候：经来后期，量少，经血夹杂黏液；形体肥胖，脘闷呕恶，腹满便溏，带下量多；舌淡胖，苔白腻，脉滑。治宜燥湿化痰，理气调经。方选苍附导痰丸。

2. 月经后期主要与早孕、胎漏、异位妊娠相鉴别。①月经后期既往有月经不调史，月经周期延后 7 天以上，连续 2 个月经周期以上。辅助检查：生殖器无器质性病变；妊娠试验阴性；基础体温低温相超过 21 天；生殖内分泌功能检测提示卵泡发育不良等。②早孕：育龄期妇女月经过期未潮。辅助检查：尿或血检查妊娠试验阳性；超声检查见宫内孕囊；早孕反应；子宫体增大。③胎漏：月经过期后又见阴道少量出血，或伴轻微腹痛。辅助检查：妊娠试验阳性；子宫增大符合妊娠月份；超声检查见宫内孕囊。④异位妊娠：月经逾期后又见阴道少量出血，或突然出现一侧下腹部撕裂样剧痛，甚至出现昏厥或休克。辅助检查：妊娠试验阳性；超声检查宫内未见孕囊，或于一侧附件区见有混合性包块或异常低回声区。

七、病案分析题

1. 诊断：月经后期肾虚证。

证候分析：肾虚精亏血少，冲任亏虚，血海不能按时满溢，故经行后期，量少；肾气虚，火不足，血失温煦，故色暗淡，质清稀；肾主骨生髓，脑为髓海，肾虚则头晕耳鸣；腰为肾之外府，肾虚则腰膝酸软；肾主黑，肾虚则肾色上泛，故面色晦暗，面部暗斑。舌淡、苔薄白，脉沉细，均为肾虚之征。

治法：益精养血，补肾调经。

方剂：当归地黄饮。

主要药物：当归、熟地黄、山茱萸、山药、杜仲、怀牛膝、甘草。

2. 诊断：月经后期痰湿证。

证候分析：痰湿内盛，滞于冲任，气血运行不畅，血海不能如期满溢，故经期错后、量少；痰湿下注胞宫，则经血夹杂黏液；痰湿壅阻，痰湿阻于中焦，气机升降失常，则脘闷呕恶；脾失健运，则形体肥胖；痰湿流注下焦，损伤任带二脉，带脉失约，故带下量多。舌淡胖，苔白腻，脉滑，均为痰湿之征。

治法：燥湿化痰，理气调经。

方剂：苍附导痰丸。

主要药物：茯苓、半夏、陈皮、甘草、苍术、香附、南星、枳壳、生姜、神曲。

第三节　月经先后无定期

一、单项选择题

（一）A1 型题：每道试题下面有 A、B、C、D、E 五个备选答案。请从中选择一个最佳答案。

1. 需与月经先后无定期相鉴别的疾病是（　　）

　　A. 崩漏　　　　　　　　　B. 月经后期　　　　　　C. 经期延长

　　D. 月经过多　　　　　　　E. 月经过少

2. 月经先后无定期的治疗原则是（　　）

　　A. 疏肝解郁，调和冲任　　B. 补肾益气，调补冲任　　C. 疏肝补肾，调和冲任

　　D. 补益气血，调和冲任　　E. 疏肝活血，调和冲任

3. 月经先后无定期的发生与哪些脏腑功能失调密切相关（　　）

　　A. 肝、脾　　　　　　　　B. 肝、肾　　　　　　　C. 脾、肾

　　D. 心、肾　　　　　　　　E. 心、脾

4. 月经先后无定期肝郁证的治法是（　　）

　　A. 疏肝解郁，和血调经　　B. 疏肝养血，活血调经　　C. 疏肝清热，理气调经

　　D. 疏肝健脾，养血调经　　E. 益气养血，活血调经

5. 月经先后无定期肝郁证的首选方是（　　）

　　A. 逍遥散　　　　　　　　B. 柴胡疏肝散　　　　　C. 定经汤

　　D. 固阴煎　　　　　　　　E. 丹栀逍遥散

6. 下列哪项不属于月经先后无定期肾虚证的主证（　　）

　　A. 月经量少、色淡暗、质稀　　　　　　　　B. 经行乳胀

C. 小便频数   D. 头晕耳鸣   E. 脉沉细

7. 月经先后无定期肾虚证的首选方是（   ）

  A. 左归丸   B. 固阴煎   C. 定经汤

  D. 保阴煎   E. 补肾地黄丸

8. 月经先后无定期常见的转归为（   ）

  A. 经期延长   B. 月经过少   C. 崩漏

  D. 月经先期   E. 月经过多

9. 月经先后无定期是以（   ）异常为特征的疾病

  A. 经量   B. 经期   C. 月经周期

  D. 初潮时间先后   E. 经期伴随症状

10. 以下哪项不属于月经先后无定期（   ）

  A. 经水先后无定期   B. 经漏   C. 月经愆期

  D. 经乱   E. 经水不定

11. 以下哪项属于月经先后无定期的症状（   ）

  A. 月经周期提前或延后 7 天以上   B. 绌缉期出血

  C. 经期正常   D. 月经过多   E. 月经量少

12. 古医籍中月经先后无定期首见于（   ）

  A.《备急千金要方》   B.《傅青主女科》   C.《景岳全书》

  D.《金匮要略》   E.《万氏妇人科》

13. 月经先后无定期如治不及时，可发生（   ）

  A. 闭经   B. 月经过多   C. 月经过少

  D. 经期延长   E. 经间期出血

14. 月经先后无定期肝郁肾虚证的治法是（   ）

  A. 补肾益气   B. 疏肝解郁   C. 补肾疏肝

  D. 疏肝活血   E. 补益肝肾

15. 月经先后无定期肝郁肾虚证的首选方是（   ）

  A. 定经汤   B. 逍遥散   C. 左归丸

  D. 保阴煎   E. 丹栀逍遥散

（二）A2 型题：每道试题由两个以上相关因素组成或以一个简要病例形式出现，其下面都有 A、B、C、D、E 五个备选答案。请从中选择一个最佳答案。

1. 患者 18 岁，近 1 年经行或先或后 7～10 天，量少，色淡暗，质稀，头晕耳鸣，腰酸腿软，舌淡，苔薄，脉沉细。该患者诊断是（   ）

  A. 月经先期   B. 月经后期   C. 月经先后无定期

  D. 月经过少   E. 月经过多

2. 患者 35 岁，近半年经行或先或后，量少，色淡暗，质稀，头晕耳鸣，腰酸腿软，舌淡，苔薄，脉沉细。该患者的证型为（   ）

A. 肝郁证　　　　　B. 肾虚证　　　　　　C. 肝郁肾虚证

D. 脾虚证　　　　　E. 气血两虚证

3. 患者 25 岁，近 2 年经行或先或后，量或多或少，平时腰膝酸软，经前乳房胀痛，心烦易怒，舌暗红，苔白，脉弦细。该患者的治法是（　　　）

A. 疏肝解郁，和血调经　　B. 补肾健脾，养血调经　　　C. 补肾益气，养血调经

D. 疏肝健脾，养血和血　　E. 疏肝补肾，和血调经

4. 患者 30 岁，平素工作压力大，近 1 年经行或先或后，经量或多或少，色暗红，夹有血块，经前胸胁、乳房、少腹胀痛，时欲太息，嗳气食少，苔薄白，脉弦。最佳选方是（　　　）

A. 丹栀逍遥散　　　B. 一贯煎　　　　　　C. 逍遥散

D. 定经汤　　　　　E. 归脾汤

（三）A3 型题：以下提供若干个案例，每个案例下设若干道试题。请根据案例所提供的信息，在每一道试题下面的 A、B、C、D、E 五个备选答案中选择一个最佳答案。

1. 患者 25 岁，人流术后月经周期紊乱半年余，经行或先或后，量少，色淡暗，质稀，伴腰酸腿软，头晕耳鸣，舌淡、苔薄，脉沉细。

（1）其诊断是（　　　）

A. 月经过少　　　　B. 月经先后无定期　　　C. 崩漏

D. 经间期出血　　　E. 月经后期

（2）其证型是（　　　）

A. 气虚证　　　　　B. 血虚证　　　　　　C. 虚寒证

D. 肾虚证　　　　　E. 肝郁证

（3）其治法是（　　　）

A. 补血益气调经　　B. 补益肾气，养血调经　　C. 温经散寒调经

D. 补肾养血调经　　E. 理气行滞调经

（4）治疗应首选方药是（　　　）

A. 大补元煎　　　　B. 固阴煎　　　　　　C. 温经汤

D. 乌药汤　　　　　E. 逍遥散

2. 患者 35 岁，近 2 年经行或先或后，经量偏多，色暗红，夹有血块，经前乳房胀痛，嗳气食少，苔薄白，脉弦。

（1）其证型是（　　　）

A. 气虚证　　　　　B. 血虚证　　　　　　C. 虚寒证

D. 肾虚证　　　　　E. 肝郁证

（2）其治法是（　　　）

A. 疏肝解郁，和血调经　　B. 补益肾气，养血调经　　　C. 清肝泻火，和血调经

D. 疏肝清热，养血调经　　E. 补益肝肾，养血调经

（3）治疗应首选方药是（　　　）

A. 丹栀逍遥散 B. 柴胡疏肝散 C. 固阴煎

D. 逍遥散 E. 定经汤

3. 患者 42 岁，近半年经行或先或后，量少，色淡暗，腰膝酸软，经前乳房胀痛，心烦易怒，舌暗，苔白，脉弦细。

(1) 其证型是（　　）

A. 肾阴阳两虚证 B. 肾阴虚证 C. 肝郁化火证

D. 肝郁肾虚证 E. 肝郁湿热证

(2) 其治法是（　　）

A. 补肾疏肝 B. 补益肾气 C. 清肝泻火

D. 疏肝理气 E. 补益肝肾

(3) 治疗应首选方药是（　　）

A 丹栀逍遥散 B 柴胡疏肝散 C 固阴煎

D 逍遥散 E 定经汤

4. 患者 38 岁，近 1 半年经行或先或后，量多，色淡暗，腰膝酸软，经前乳房胀痛，心烦易怒，舌暗红，苔白，脉弦细。

(1) 其诊断是（　　）

A. 月经过少 B. 月经先后无定期 C. 崩漏

D. 经间期出血 E. 月经后期

(2)《圣济总录》称本病为（　　）

A. 月水过多 B. 经迟 C. 经行后期

D. 月水不断 E. 经水不定

(3) 本病应与哪种疾病相鉴别（　　）

A. 月经过多 B. 月经后期 C. 月经先期

D. 崩漏 E. 经期延长

（四）**B1 型题**：以下每组试题共用 A、B、C、D、E 五个备选答案，备选答案在上，题干在下。请从中选择一个最佳答案，每个备选答案可能被选择一次、多次或不被选择。

A. 逍遥散 B. 丹栀逍遥散 C. 当归地黄饮

D. 定经汤 E. 固阴煎

1. 治疗月经先后无定期肝郁证，应首选的方剂是（　　）

2. 治疗月经先后无定期肾虚证，应首选的方剂是（　　）

3. 治疗月经先后无定期肝郁肾虚证者，应首选的方剂是（　　）

A. 疏肝解郁，和血调经 B. 清肝泻火，和血调经 C. 补肾益气，养血调经

D. 补肾疏肝 E. 滋肾养血，理气调经

4. 月经先后无定期，肝郁证的治法是（　　）

5. 月经先后无定期，肾虚证的治法是（   ）

6. 月经先后无定期，肝郁肾虚证的治法是（   ）

二、多项选择题

每题由一个题干与 5 个备选答案组成，可从备选答案中选择多项与问题有关的答案，须全部选准方可计分。

1. 月经先后无定期的主要证型包括（   ）
   A. 肝郁证   B. 气血两虚证   C. 肾虚证
   D. 肝郁脾虚证   E. 肝郁肾虚

2. 月经先后无定期肾虚证的主要证候是（   ）
   A. 量少，色淡暗，质稀   B. 腰酸腿软   C. 心烦易怒
   D. 乳房胀痛   E. 舌淡，苔薄，脉沉细

3. 月经先后无定期肝郁证的主要证候是（   ）
   A. 色暗红，有血块   B. 时欲太息   C. 头晕耳鸣
   D. 乳房胀痛   E. 舌苔薄白或薄黄，脉弦

4. 月经先后无定期的治疗原则主要是（   ）
   A. 疏肝补肾   B. 调和冲任   C. 活血化瘀
   D. 温经散寒   E. 补益脾气

5. 属于月经先后无定期的是（   ）
   A. 经水先后无定期   B. 月经愆期   C. 经乱
   D. 经水不定   E. 经迟

6. 用于月经先后无定期的治疗方剂有（   ）
   A. 逍遥散   B. 丹栀逍遥散   C. 定经汤
   D. 固阴煎   E. 归肾丸

三、填空题

1. 月经先后无定期又称"＿＿＿＿""月经愆期""经乱"等。

2. 月经先后无定期的病机是＿＿＿、＿＿＿、＿＿＿。

3. 月经先后无定期的辨证要点需着重观察月经＿＿＿、＿＿＿、＿＿＿的变化。

4. 月经先后无定期的证型主要有＿＿＿、＿＿＿。

5. 月经先后无定期若治不及时，可转化为＿＿＿、＿＿＿。

6. 月经先后无定期临证时需与月经周期、经期、经量皆异常的＿＿＿相鉴别。

四、名词解释

1. 月经先后无定期

2. 崩漏

　　3. 月经

五、简答题

　　1. 月经先后无定期与崩漏如何鉴别？
　　2. 月经先后无定期的辨证要点是什么？
　　3. 月经先后无定期的临证要点是什么？

六、论述题

　　1. 简述月经先后无定期的病因病机是什么？
　　2. 简述月经先后无定期常见证型的主证、治法、代表方剂是什么？

七、病案分析题

　　1. 患者30岁，近5个月来月经周期紊乱，经行或先或后，经量少，色暗红，夹有血块，经前胸胁、乳房、少腹胀痛，时欲太息，嗳气食少，苔薄白，脉弦。妇科彩超检查未见明显异常。
　　请写出本病的诊断、证型、证候分析、治法、方药。
　　2. 患者15岁，13岁初潮，初潮后月经不规律，经行或先或后，量少，色淡暗，质稀，头晕耳鸣，乏力，腰酸腿软，小便频数，眠差多梦，舌淡，苔白，脉沉细。
　　请写出本病的诊断、证型、证候分析、治法、方药。

参考答案

一、单项选择题

（一）A1 型题

　　1. A　月经先后无定期应与崩漏相鉴别。
　　2. C　月经先后无定期的治疗原则重在疏肝补肾，调和冲任。
　　3. B　月经先后无定期的发生与肝、肾功能失常密切相关。
　　4. A　月经先后无定期肝郁证的治法是疏肝解郁，和血调经。
　　5. A　月经先后无定期肝郁证的首选方是逍遥散。
　　6. B　月经先后无定期肾虚证的主要证候是经行或先或后，量少，色淡暗，质稀；头晕耳鸣，腰酸腿软，小便频数；舌淡，苔薄，脉沉细。而经行乳胀为肝郁证的证候。
　　7. B　月经先后无定期肾虚证的首选方是固阴煎。
　　8. C　月经先后无定期若治不及时，可转化为崩漏或闭经。
　　9. C　月经先后无定期以月经周期异常为临床特点。
　　10. B　经漏属于崩漏范畴。

11. A 月经周期提前或延后 7 天以上属于月经先后无定期的症状。

12. A 月经先后无定期首见于《备急千金要方》。

13. A 月经先后无定期如治不及时，可转化为崩漏或闭经。

14. C 月经先后无定期肝郁肾虚证的治法是补肾疏肝。

15. A 月经先后无定期肝郁肾虚证的首选方是定经汤。

（二）A2 型题

1. C 根据患者临床表现，可诊断为月经先后无定期。

2. B 根据患者证候分析，属月经先后无定期肾虚证。

3. E 根据患者证候分析，属月经先后无定期肝郁肾虚证，治宜疏肝补肾，和血调经。

4. C 治疗应选逍遥散。

（三）A3 型题

1.（1）B 根据患者证候分析，辨病为月经先后无定期。

（2）D 根据患者证候分析，属肾虚证。

（3）B 其治法是补益肾气，养血调经。

（4）B 治疗应首选的方剂是固阴煎。

2.（1）E 根据患者证候分析，属肝郁证。

（2）A 其治法是疏肝解郁，和血调经。

（3）D 治疗应首选的方剂是逍遥散。

3.（1）D 根据患者证候分析，属肝郁肾虚证。

（2）A 其治法是补肾疏肝。

（3）E 治疗应首选的方剂是定经汤。

4.（1）B 根据患者症状，诊断为月经先后无定期。

（2）E 《圣济总录》称月经先后无定期为经水不定。

（3）D 经水先后无定期应与崩漏相鉴别。

（四）B1 型题

1. A 治疗月经先后无定期肝郁证应首选的方剂是逍遥散。

2. E 治疗月经先后无定期肾虚证应首选的方剂是固阴煎。

3. D 治疗月经先后无定期肝郁肾虚证应首选的方剂是定经汤。

4. A 月经先后无定期肝郁证的治法是疏肝解郁，和血调经。

5. C 月经先后无定期肾虚证的治法是补肾益气，养血调经。

6. D 月经先后无定期肝郁肾虚证的治法是补肾疏肝。

二、多项选择题

1. AC 月经先后无定期的主要证型包括肝郁证、肾虚证。

2. ABE 肾虚证的主要证候是经行或先或后，量少，色淡暗，质稀；头晕耳鸣，腰酸腿软,小便频数;舌淡,苔薄,脉沉细。

3. ABDE　月经先后无定期肝郁证主要证候:经行或先或后,经量或多或少,色暗红,有血块;或经行不畅,胸胁、乳房、少腹胀痛,精神郁闷,时欲太息,嗳气食少;舌苔薄白或薄黄,脉弦。

4. AB　本病的治疗原则重在疏肝补肾,调和冲任。

5. ABCD　月经周期时或提前、时或延后7天以上,交替不定且连续3个周期以上者,称为"月经先后无定期",又称"经水先后无定期""月经愆期""经乱""经水不定"等。

6. ACD　用于月经先后无定期的方剂有逍遥散、固阴煎、定经汤。

三、填空题

1. 经水先后无定期

2. 肝肾功能失常;冲任失调;血海蓄溢无常

3. 量;色;质

4. 肝郁证;肾虚证

5. 崩漏;闭经

6. 崩漏

四、名词解释

1. 月经周期时或提前、时或延后7天以上,交替不定且连续3个周期以上者,称为"月经先后无定期",又称"经水先后无定期""月经愆期""经乱"等。

2. 崩漏是指经血非时暴下不止或淋漓不尽,前者称为崩中,后者称为漏下。由于崩与漏二者常相互转化,故概称为崩漏,是月经周期、经期、经量严重紊乱的月经病。

3. 月经是胞宫定期排泄的血性物质,是性成熟女性的生理现象。一般以一个农历月为一个周期,经常不变,如同月相之盈亏,潮汐之涨落,故有"月事""月汛""月水"之称。

五、简答题

1. 月经先后无定期应与崩漏相鉴别。①月经先后无定期是指月经周期时或提前、时或延后7天以上,交替不定,且连续3个周期以上者;而崩漏表现为阴道出血完全没有周期性,并同时出现经期和经量的异常。②月经先后无定期基础体温(BBT)可单相或双相,而崩漏BBT多为单相。③子宫内膜诊刮可帮助诊断。④月经先后无定期若伴有经量增多及经期延长,常可因经乱之甚发展为崩漏。

2. 月经先后无定期的辨证需着重观察月经量、色、质的变化,并结合全身证候及舌脉,辨其虚、实及脏腑。一般而言,月经先后无定期,伴见经量或多或少、色暗红、有血块,或经行不畅,或兼有胸胁、乳房、少腹胀痛及精神郁闷等属肝郁;伴见量少、色淡暗、质稀，或兼有头晕耳鸣、腰酸腿软等属肾虚。

3. ①诊断时需与月经周期、经期、经量皆出现异常之崩漏相鉴别。②月经先后无定期病机与肝肾功能失常、冲任失调、血海蓄溢无常有关。③本病如伴有月经过少，则可能形成闭经，如伴有月经过多、经期延长，则可能发展为崩漏，应及时治疗。

六、论述题

1. 本病的发病机理主要是肝肾功能失常，冲任失调，血海蓄溢无常。

（1）肝郁：肝藏血，司血海，主疏泄。肝气条达，疏泄正常，血海按时满盈，则月经周期正常。若情志抑郁，或忿怒伤肝，则致肝气逆乱，疏泄失司，冲任失调，血海蓄溢失常；若疏泄太过，则月经先期而至，若疏泄不及，则月经后期而来。

（2）肾虚：肾为先天之本，主封藏，若素体肾气不足或多产房劳、大病久病，损伤肾气，肾气不充，开合不利，冲任失调，血海蓄溢失常，遂致月经先后无定期。

2. 月经先后无定期的临床分型：①肝郁证。主要证候：经行或先或后，经量或多或少，色暗红，有血块；或经行不畅，胸胁、乳房、少腹胀痛，精神郁闷，时欲太息，嗳气食少；舌苔薄白或薄黄，脉弦。治宜疏肝解郁，和血调经。方选逍遥散。②肾虚证。主要证候：经行或先或后，量少，色淡暗，质稀；或腰骶酸痛，或头晕耳鸣；舌淡苔薄，脉细细。治宜补肾益气，养血调经。方选固阴煎。

七、病案分析题

1. 诊断：月经先后无定期肝郁证。

证候分析：肝郁气结，气机逆乱，冲任失司，血海蓄溢失常，故月经或先或后，经血少；肝气郁滞，气机不畅，经脉不利，故经行不畅，色暗有块；肝郁气滞，经脉涩滞，故胸胁、乳房、少腹胀痛；气机不利，故精神郁闷，时欲太息；肝强侮脾，脾气不舒，失于健运，故嗳气食少。苔白或薄黄，脉弦，为肝郁之征。

治法：疏肝解郁，和血调经。

方剂：逍遥散加减。

主要药物：当归、白芍、茯苓、柴胡、白术、薄荷、甘草、炮姜。

2. 诊断：月经先后无定期肾虚证。

证候分析：肾气虚弱，封藏失职，开合不利，冲任失调，血海蓄溢失常，故月经先后无定期；肾藏精主髓，肾气虚弱，则髓海不足，精血虚少，故经量少，色淡暗；脑为髓海，肾虚则髓海不足，头晕耳鸣；腰为肾之外府，肾虚失养，则腰酸腿软；肾虚则气化失司，故小便频数。舌淡，苔薄，脉沉细，为肾虚之征。

治法：补肾益气，养血调经。

方剂：固阴煎加减。

主要药物：菟丝子、熟地黄、山茱萸、人参、山药、炙甘草、五味子、远志。

第四节　月经过多

一、单项选择题

（一）**A1 型题：每道试题下面有 A、B、C、D、E 五个备选答案。请从中选择一个最佳答案。**

1. 月经过多辨证属于血热证，其治疗主方是（　　）
    A. 举元煎　　　　　　　B. 保阴煎　　　　　　C. 固阴煎
    D. 两地汤　　　　　　　E. 清经散

2. 月经过多的表现，下列描述正确的是（　　）
    A. 月经周期延长　　　　B. 月经周期缩短　　　C. 经间期出血
    D. 经期正常　　　　　　E. 经量超过 60mL

3. 前人云"经水过多，清稀浅红，乃气虚不能摄血也。若稠黏深红，则为热盛有余，或经之前后兼赤白带，而时下臭秽，乃湿热腐化也。若形清腥秽，乃湿瘀寒虚所化也"语出于何书（　　）
    A.《金匮要略》　　　　　B.《女科撮要》　　　　C.《丹溪心法》
    D.《医宗金鉴·妇科心法要诀》　　　　　　　　E.《傅青主女科·调经》

4. 举元煎主治气虚证月经过多，其方药组成是（　　）
    A. 党参、黄芪、炙甘草、白术、升麻
    B. 人参、茯苓、白术、升麻、炙甘草
    C. 党参、茯苓、白术、升麻、炙甘草
    D. 人参、黄芪、白术、升麻炭、炙甘草
    E. 人参、黄芪、白术、升麻、炙甘草

5. 月经过多是指月经总量超过（　　）
    A. 30mL　　　　　　　　B. 60mL　　　　　　　C. 80mL
    D. 100mL　　　　　　　E. 120mL

6. 古医籍对月经过多最早记载的是（　　）
    A.《金匮要略》　　　　　B.《丹溪心法》　　　　C.《医宗金鉴》
    D.《妇科证治准绳》　　　E. 以上都不是

7. 月经过多血瘀证的治法是（　　）
    A. 补气摄血固冲　　　　B. 清热凉血，固冲止血　C. 活血化瘀止血
    D. 养血止血固冲　　　　E. 健脾温肾固冲

8. 下列各项，不属于月经过多血热证临床表现的是（　　）
    A. 经色鲜红或深红　　　B. 经质黏稠或有小血块　C. 心烦口渴
    D. 小腹空坠　　　　　　E. 尿黄便结

9. 治疗月经过多血瘀证，应首选的方剂是（ ）

  A. 失笑散   B. 少腹逐瘀汤   C. 血府逐瘀汤

  D. 复元活血汤   E. 清营汤

10. 月经过多的主要病机是（ ）

  A. 精亏血少，冲任气血不足

  B. 冲任气血不调，血海蓄溢失常

  C. 冲任不固，经血失于制约

  D. 精血不足

  E. 火热上炎，冲脉气盛上逆

11. 保阴煎主治血热证月经过多，其方药组成是（ ）

  A. 生地黄、熟地黄、黄芩、黄连、茜草

  B. 熟地黄、黄芪、黄芩、白芍、续断

  C. 黄芩、黄柏、白芍、山药、甘草

  D. 黄芩、黄芪、白芍、续断、甘草

  E. 黄柏、黄连、白芍、山药、甘草

12. 下列选项关于月经过多的辨证描述，错误的是（ ）

  A. 经色淡红、质清稀属气虚

  B. 经色鲜红或深红、质黏稠属血热

  C. 兼有神疲体倦、气短懒言属气虚

  D. 经色紫暗、有血块属血瘀

  E. 经行腹痛、舌紫暗或有瘀点属血热

13. 下列关于月经过多预后与转归描述错误的是（ ）

  A. 病久不愈，气随血耗，出现由实转虚

  B. 病久不愈可能发展为再生障碍性贫血

  C. 热随血泄，出现虚实夹杂

  D. 本病常因失血过多引起气血俱虚

  E. 病程过长，可发展为崩漏，反复难愈

14. 月经过多气虚证的治疗主方是（ ）

  A. 举元煎   B. 保阴煎   C. 固阴煎

  D. 两地汤   E. 清经散

15. 月经过多血热证的治法是（ ）

  A. 补气摄血固冲   B. 清热凉血，固冲止血 C. 活血化瘀止血

  D. 养血止血固冲   E. 健脾温肾固冲

（二）A2 型题：每道试题由两个以上相关因素组成或以一个简要病例形式出现，其下面都有 A、B、C、D、E 五个备选答案。请从中选择一个最佳答案。

1. 患者年值 40 岁，月经周期正常，经量多，色淡红，质清稀，神疲乏力，小腹空

坠，气短懒言，舌质淡，苔薄，脉细弱，最佳的治法是（　　）

    A. 补气摄血固冲　　　　　B. 清热凉血，固冲止血　　　C. 活血化瘀止血

    D. 养血止血固冲　　　　　E. 健脾温肾固冲

2. 某女士，38岁，经行量多，色鲜红，偶为深红，质黏稠，或有小血块；口渴心烦，尿黄便结，舌红，苔黄，脉滑数，其辨证是（　　）

    A. 气虚证　　　　　　　　B. 血虚证　　　　　　　　C. 血热证

    D. 血瘀证　　　　　　　　E. 气阴两虚证

3. 患者35岁，月经周期及经期正常，经行量多，经色深红，有血块，口渴便结，尿少色黄；舌红，苔黄，脉滑数。应首先考虑的诊断是（　　）

    A. 月经先期　　　　　　　B. 月经后期　　　　　　　C. 月经过多

    D. 经间期出血　　　　　　E. 崩漏

4. 患者33岁，经行量多，经色紫暗，有较多血块；经行腹痛，或平时小腹胀痛，舌紫暗有瘀点，脉涩。其证候是（　　）

    A. 血热证　　　　　　　　B. 血寒证　　　　　　　　C. 气滞证

    D. 气虚证　　　　　　　　E. 血瘀证

（三）A3型题：以下提供若干个案例，每个案例下设若干道试题。请根据案例所提供的信息，在每一道试题下面的A、B、C、D、E五个备选答案中选择一个最佳答案。

1. 患者35岁，月经量多，色紫暗，有血块；经行腹痛，平时小腹胀痛，舌紫暗，有瘀点，脉涩。

（1）其证候是（　　）

    A. 血热证　　　　　　　　B. 血瘀证　　　　　　　　C. 血虚证

    D. 血寒证　　　　　　　　E. 气虚证

（2）其治法是（　　）

    A. 清热凉血止血　　　　　B. 活血化瘀止血　　　　　C. 养血止血

    D. 温经止血　　　　　　　E. 益气摄血

（3）治疗应首选的方剂是（　　）

    A. 失笑散　　　　　　　　B. 少腹逐瘀汤　　　　　　C. 血府逐瘀汤

    D. 复元活血汤　　　　　　E. 清营汤

2. 患者35岁，经行量多，经色鲜红或深红，质黏稠，心烦口渴，尿黄，大便干结；舌红，苔黄，脉滑数。

（1）其证候是（　　）

    A. 气虚证　　　　　　　　B. 血虚证　　　　　　　　C. 血瘀证

    D. 血热证　　　　　　　　E. 血寒证

（2）其治法是（　　）

    A. 补气摄血固冲　　　　　B. 养血止血固冲　　　　　C. 活血化瘀止血

    D. 温经止血　　　　　　　E. 清热凉血，固冲止血

（3）治疗应首选的方剂是（   ）

    A. 举元煎   B. 保阴煎   C. 固阴煎

    D. 两地汤   E. 清经散

3. 患者 37 岁，月经周期 28～32 天，经期 4～7 天，经量 100～120mL，经期头晕乏力，面色及眼睑苍白。上述症状持续达半年，患者就诊妇科门诊。查血常规提示血红蛋白 78g/L，行盆腔超声提示子宫及附件未见明显异常。

（1）该病诊断为（   ）

    A. 月经过多   B. 经断前后诸证   C. 崩漏

    D. 经期延长   E. 月经先期

（2）古代医籍对本病的描述还可见于（   ）

    A. 郁病   B. 癥瘕   C. 经水过多

    D. 崩漏   E. 月经前后诸证

（3）月经过多最主要的症状为（   ）

    A. 经期延长   B. 月经周期缩短

    C. 月经周期、经期、经量均发生紊乱

    D. 经量明显增多   E. 排卵期出血

4. 患者 27 岁，经行量多，色淡红，质清稀；乏力懒言，面色苍白，下腹空坠；舌淡，苔薄，脉细弱。

（1）其证候是（   ）

    A. 气虚证   B. 血虚证   C. 血瘀证

    D. 血热证   E. 血寒证

（2）其治法是（   ）

    A. 养血止血固冲   B. 补气摄血固冲   C. 活血化瘀止血

    D. 温经止血   E. 清热凉血止血

（3）治疗应首选的方剂是（   ）

    A. 两地汤   B. 保阴煎   C. 固阴煎

    D. 举元煎   E. 清经散

（四）B1 型题：以下每组试题共用 A、B、C、D、E 五个备选答案，备选答案在上，题干在下。请从中选择一个最佳答案，每个备选答案可能被选择一次、多次或不被选择。

    A. 举元煎   B. 固阴煎   C. 保阴煎

    D. 失笑散   E. 血府逐瘀汤

1. 月经过多辨证属气虚证应首选的方剂是（   ）

2. 月经过多辨证属血热证应首选的方剂是（   ）

    A. 血瘀证   B. 血虚证   C. 血热证

D. 血寒证   E. 气虚证

3. 患者 38 岁，经行量多，经色鲜红或深红，质黏稠；心烦口渴，尿黄，大便干结；舌红，苔黄，脉滑数。其证候是（　　）

4. 患者 36 岁，经行量多，色淡红，质清稀；神疲体倦，气短懒言，小腹空坠；舌淡，苔薄，脉细弱。其证候是（　　）

A. 经色淡红，质清稀   B. 小腹空坠，气短懒言   C. 经色深红，质黏稠
D. 经色紫暗，经行腹痛 E. 腰痛如折，腹冷阴坠

5. 月经过多，血瘀证的临床表现是（　　）

6. 月经过多，血热证的临床表现是（　　）

A. 补气摄血固冲   B. 养血止血固冲   C. 活血化瘀止血
D. 温经止血   E. 清热凉血止血

7. 月经过多，气虚证的治疗原则是（　　）

8. 月经过多，血瘀证的治疗原则是（　　）

A. 升麻、黄芪   B. 生地、黄芩   C. 山药、党参
D. 蒲黄、五灵脂   E. 黄柏、茜草

9. 下列哪项是保阴煎的药物组成（　　）

10. 下列哪项是失笑散的药物组成（　　）

二、多项选择题

每题由一个题干与 5 个备选答案组成，可从备选答案中选择多项与问题有关的答案，须全部选准方可计分。

1. 月经过多的主要病机是（　　）

A. 血寒   B. 气虚   C. 阳虚
D. 血热   E. 血瘀

2. 月经过多属血瘀证者其治法是（　　）

A. 摄血   B. 活血   C. 化瘀
D. 止血   E. 凉血

3. 月经过多的临床分型有（　　）

A. 气虚证   B. 血热证   C. 阴虚证
D. 阳虚证   E. 血瘀证

4. 血热证月经过多的临床表现有（　　）

A. 经行量多，色鲜红或深红   B. 经质黏稠，或有小血块
C. 伴口渴心烦，尿黄便结   D. 舌质红，苔黄

E. 脉滑数

5. 保阴煎的药物组成为（　　　）

　　A. 生地黄、山药、熟地黄　　　　　　　　　B. 黄芩、黄柏、白芍

　　C. 生地黄、熟地黄、菟丝子　　　　　　　　D. 山药、当归、黄柏

　　E. 续断、甘草

6. 月经过多属血热证者其治法是（　　　）

　　A. 清热　　　　　　　B. 活血　　　　　　　C. 固冲

　　D. 凉血　　　　　　　E. 止血

三、填空题

1. 月经过多常见分型有_____，_____，_____。

2. 月经过多属气虚者，治宜_____。

3. 月经过多属血瘀者，治宜_____。

4. 血热证月经过多，方用_____。

5. 气虚证月经过多，方用_____。

6. 血瘀证月经过多，方用_____。

四、名词解释

1. 月经过多

2. 经水过多

3. 月水过多

五、简答题

1. 气虚证月经过多的证候、治法和选方是什么？

2. 血热证月经过多的证候、治法和选方是什么？

3. 月经过多的临床分型有哪些？其选方是什么？

4. 简述月经过多的辨证要点。

六、论述题

1. 月经过多临床常见证型、各证证候及治法方药。

2. 月经过多血瘀证临床表现、证候分析及治法方药。

七、病案分析题

1. 朱某，女，39 岁，已婚。患者经行量多 3 个月，经色鲜红，质黏稠，偶有小血块，平素口渴心烦，小便黄，大便干结，舌红，苔黄，脉滑数。妇科检查：宫体前位，正常大小，附件未见异常，行超声检查提示子宫及双侧附件未见明显异常。

请写出本病的诊断、证型、证候分析、治法、方药。

2. 吴某，女，36 岁，已婚。患者经行量多 5 个月，经色淡红，质清稀；神疲体倦，气短懒言，面色苍白，下腹空坠；舌淡，苔薄，脉细弱。妇科检查：宫体前位，正常大小，附件未见异常。

请写出本病的诊断、证型、证候分析、治法、方药。

参考答案

一、单项选择题

（一）A1 型题

1. B　月经过多辨证属于血热证，其治疗主方是保阴煎，治以清热凉血，固冲止血。

2. D　月经过多表现为月经周期与经期正常，经量明显增多，或每次经行总量超过 80mL。

3. D　"经水过多，清稀浅红，乃气虚不能摄血也。若稠黏深红，则为热盛有余，或经之前后兼赤白带，而时下臭秽，乃湿热腐化也。若形清腥秽，乃湿瘀寒虚所化也"出自《医宗金鉴·妇科心法要诀》。

4. E　举元煎的方药组成是人参、黄芪、白术、升麻、炙甘草，主治气虚证的月经过多。

5. C　月经过多是指月经量较正常明显增多，或每次经行总量超过 80mL，而周期、经期基本正常者。

6. A　最早在《金匮要略》妇人杂病篇中温经汤方下即有"月经来过多"的记载。

7. C　月经过多血瘀证的治法是活血化瘀止血。

8. D　月经过多血热证的临床表现包括经色鲜红或深红；经质黏稠或有小血块，伴口渴心烦，尿黄便结；舌红，苔黄，脉滑数。

9. A　治疗月经过多血瘀证，应首选的方剂是失笑散，治以活血化瘀止血。

10. C　月经过多的主要病机是冲任不固，经血失于制约。

11. C　保阴煎的组成包括生地黄、熟地黄、黄芩、黄柏、白芍、山药、续断、甘草。

12. E　月经过多伴色淡红、质清稀，或兼有神疲体倦、气短懒言属气虚；伴色鲜红或深红、质黏稠，或兼有口渴心烦、尿黄便结属血热；伴见色紫暗、有血块，或兼有经行腹痛、舌紫暗或有瘀点属血瘀。

13. B　月经过多如日久不愈，气随血耗，或热随血泄，出现由实转虚，或虚实兼夹之象，如气虚血热、阴虚血热、气阴两虚而夹血瘀等证。本病常因失血过多引起气血俱虚，严重影响身体健康，如病程过长，可发展为崩漏，反复难愈。

14. A　治疗月经过多气虚证，应首选的方剂是举元煎，治以补气摄血固冲。

15．B　月经过多血热证的治法是清热凉血，固冲止血。

（二）A2 型题

1．A　根据患者证候分析，属气虚证，治以补气摄血固冲。

2．C　根据患者证候分析，属血热证。

3．C　根据患者临床表现，应首先考虑月经过多。

4．E　根据患者证候分析，属血瘀证。

（三）A3 型题

1．（1）B　根据患者证候分析，属血瘀证。

（2）B　其治法是活血化瘀止血。

（3）A　治疗应首选的方剂是失笑散。

2．（1）D　根据患者证候分析，属血热证。

（2）E　其治法是清热凉血，固冲止血。

（3）B　治疗应首选的方剂是保阴煎。

3．（1）A　根据患者症状及体征，诊断为月经过多。

（2）C　古代医籍对月经过多症状的描述还可见于经水过多。

（3）D　月经过多表现为月经周期与经期正常，经量明显增多，或每次经行总量超过 80mL。

4．（1）A　根据患者证候分析，属气虚证。

（2）B　其治法是补气摄血固冲。

（3）D　治疗应首选的方剂是举元煎。

（四）B1 型题

1．A　月经过多辨证属气虚证时宜选用的主方是举元煎，治以补气摄血固冲。

2．C　月经过多辨证属血热证时宜选用的主方是保阴煎，治以清热凉血，固冲止血。

3．C　患者 38 岁，经行量多，经色鲜红或深红，质黏稠；心烦口渴，尿黄，大便干结；舌红，苔黄，脉滑数，其证候是血热证。

4．E　患者 36 岁，经行量多，色淡红，质清稀；神疲体倦，气短懒言，小腹空坠；舌淡，苔薄，脉细弱，其证候是气虚证。

5．D　月经过多，血瘀证的临床表现是经色紫暗，经行腹痛。

6．C　月经过多，血热证的临床表现是经色深红，质黏稠。

7．A　月经过多，气虚证的治疗原则是补气摄血固冲。

8．C　月经过多，血瘀证的治疗原则是活血化瘀止血。

9．B　保阴煎的组成包括生地黄、熟地黄、黄芩、黄柏、白芍、山药、续断、甘草。

10．D　失笑散的组成包括蒲黄、五灵脂。

二、多项选择题

1．BDE　月经过多的主要病机包括气虚、血热、血瘀。

2. BCD　月经过多属血瘀证的治法是活血化瘀止血。

3. ABE　月经过多的临床分型有气虚证、血热证、血瘀证。

4. ABCDE　血热证月经过多的临床表现有经行量多，色鲜红或深红，经质黏稠，或有小血块；伴口渴心烦，尿黄便结；舌质红，苔黄，脉滑数。

5. ABE　保阴煎的药物组成为生地黄、熟地黄、黄芩、黄柏、白芍、山药、续断、甘草。

6. ACDE　月经过多属血热证的治法是清热凉血，固冲止血。

三、填空题

1. 气虚证；血热证；血瘀证

2. 补气摄血固冲

3. 活血化瘀止血

4. 保阴煎

5. 举元煎

6. 失笑散

四、名词解释

1. 月经过多是指月经量较正常明显增多，或每次经行总量超过 80mL，而周期、经期基本正常者。

2. 经水过多即月经过多，是指月经量较正常明显增多，或每次经行总量超过 80mL，而周期、经期基本正常者。

3. 月水过多即月经过多，是指月经量较正常明显增多，或每次经行总量超过 80mL，而周期、经期基本正常者。

五、简答题

1. 气虚证月经过多，主要证候：经行量多，色淡红，质清稀；神疲体倦，气短懒言，小腹空坠，面色㿠白；舌淡，苔薄，脉细弱。治宜补气摄血固冲。方选举元煎。

2. 血热证月经过多，主要证候：经行量多，色鲜红或深红，质黏稠，或有小血块；伴心烦口渴，尿黄便结；舌红，苔黄，脉滑数。治宜清热凉血，固冲止血。方选保阴煎。

3. 月经过多的临床分型有：气虚证，方选举元煎加减。血热证，方选保阴煎加地榆、茜草、马齿苋。血瘀证，方选失笑散加益母草、三七、茜草。

4. 月经过多的辨证重在月经色、质的变化，并结合全身证候及舌脉，辨其虚、热、瘀。一般而言，月经过多，伴色淡红、质清稀，或兼有神疲体倦、气短懒言等属气虚；伴见色鲜红或深红、质黏稠，或兼有口渴心烦、尿黄便结等属血热；伴见色紫暗、有血块，或兼有经行腹痛、舌紫暗或有瘀点等属血瘀。

六、论述题

1. 月经过多临床常见证型。①气虚证。主要证候：经行量多，色淡红，质清稀；神疲体倦，气短懒言，小腹空坠，面色㿠白；舌淡，苔薄，脉细弱。治宜补气摄血固冲。方选举元煎。②血热证。主要证候：经行量多，色鲜红或深红，质黏稠，或有小血块；伴心烦口渴，尿黄便结；舌红，苔黄，脉滑数。治宜清热凉血，固冲止血。方选保阴煎加地榆、茜草、马齿苋。③血瘀证。主要证候：经行量多，色紫暗，有血块；经行腹痛，或平时小腹胀痛；舌紫暗或有瘀点，脉涩。治宜活血化瘀止血。方选失笑散加益母草、三七、茜草。

2. 月经过多血瘀证主要临床表现：经行量多，色紫暗，有血块；经行腹痛，或平时小腹胀痛；舌紫暗或有瘀点，脉涩。

证候分析：瘀阻冲任，新血不能归经而妄行，故经量增多；瘀血凝结，故色暗有块；瘀阻冲任，"不通则痛"，故经行腹痛，或平素小腹胀痛。舌紫暗，或有瘀点，脉涩，亦为瘀血阻滞之征。

治法：活血化瘀止血。

方药：失笑散加益母草、三七、茜草。

七、病案分析题

1. 诊断：月经过多血热证。

证候分析：阳热内盛，扰动冲任、血海，乘经行之际，迫血下行，故经行量多；血为热灼，则经色鲜红而质稠；血热瘀滞，经行不畅，故有小血块；热邪扰心，则心烦；热邪伤津，则口渴，尿黄便结。舌红，苔黄，脉滑数，为热盛于里之征。

治法：清热凉血，固冲止血。

方药：保阴煎加地榆、茜草、马齿苋。

保阴煎药物组成：生地黄、熟地黄、黄芩、黄柏、白芍、山药、续断、甘草。

2. 诊断：月经过多气虚证。

证候分析：气虚则冲任不固，经血失于制约，故经行量多；气虚不能温煦血液、化血为赤，故经色淡红，质清稀；气虚中阳不振，故神疲体倦，气短懒言；气虚失于升提，故小腹空坠；气虚则不能运血于面，故面色苍白，舌淡，脉细弱，均为气虚之征。

治法：补气摄血固冲。

方剂：举元煎。

主要药物：人参、黄芪、白术、升麻、炙甘草。

第五节 月经过少

一、单项选择题

（一）A1 型题：每道试题下面有 A、B、C、D、E 五个备选答案。请从中选择一个最佳答案。

1. 月经过少血虚证其治法是（　　　）

    A. 养血益气调经　　　　B. 养阴润燥调经　　　　C. 理气活血通经

    D. 益气养阴调经　　　　E. 健脾温肾调经

2. 月经过少是指经量（　　　）

    A. 少于平时正常经量的 1/2，或少于 20mL，或行经时间不足 1 天。

    B. 少于平时正常经量的 1/2，或少于 30mL，或行经时间不足 2 天。

    C. 少于平时正常经量的 1/2，或少于 20mL，或行经时间不足 2 天。

    D. 少于平时正常经量的 1/3，或少于 20mL，或行经时间不足 2 天。

    E. 少于平时正常经量的 1/3，或少于 10mL，或行经时间不足 2 天。

3. 以下关于月经过少的描述，哪项是错误的（　　　）

    A. 月经少于 20mL　　　　B. 甚或点滴即净者　　　　C. 行经时间不足 2 天

    D. 又称"经水涩少""经水少""经量过少"

    E. 月经经量正常，周期紊乱

4. 治疗月经过少肾虚证，首选方剂为（　　　）

    A. 六味地黄丸　　　　B. 归肾丸　　　　C. 右归丸

    D. 肾气丸　　　　E. 左归丸

5. 根据体质虚实，提出"瘦人经水来少者，责其血虚少也，四物加人参汤主之"，以及"肥人经水来少者，责其痰碍经隧也，用二陈加芎归汤主之"的医学著作是（　　　）

    A.《金匮要略》　　　　B.《傅青主女科》　　　　C.《校注妇人良方》

    D.《万氏妇人科》　　　　E.《景岳全书》

6. 月经量少虚证的发病机制主要是（　　　）

    A. 精亏血少，冲任气血不足，经血乏源

    B. 肾气不足，经血不充，经血化源不足

    C. 脾失健运，湿聚成痰，痰阻经脉，血不畅行

    D. 痰血内停，或痰湿阻滞，冲任壅塞，血行不畅

    E. 脾虚化源不足，冲任血海不充

7. 月经量少实证的发病机制主要是（　　　）

    A. 精亏血少，冲任气血不足，经血乏源

B. 肾气不足，经血不充，经血化源不足

C. 脾失健运，湿聚成痰，痰阻经脉，血不畅行

D. 寒凝痰瘀阻滞，冲任气血不畅

E. 脾虚化源不足，冲任血海不充

8. 月经后期和月经量少共同的病因病机是（　　）

　　A. 血寒　　　　　　　　　B. 气滞　　　　　　　　C. 虚寒

　　D. 血虚　　　　　　　　　E. 血瘀

9. 经行涩少，色紫暗，有血块；小腹胀痛，血块排出后胀痛减轻；舌紫暗，或有瘀斑，脉沉弦或沉涩多属月经过少（　　）

　　A. 实热证　　　　　　　　B. 血瘀证　　　　　　　C. 虚热证

　　D. 痰湿证　　　　　　　　E. 湿热证

10. 苍附导痰丸加减治疗月经过少的适应证候是（　　）

　　A. 肾虚证　　　　　　　　B. 血虚证　　　　　　　C. 虚热证

　　D. 痰湿证　　　　　　　　E. 血瘀证

11. 桃红四物汤治疗月经过少血瘀证，其方药组成是（　　）

　　A. 桃仁、红花、丹参、熟地黄、白芍、陈皮

　　B. 桃仁、红花、当归、山药、赤芍、川芎

　　C. 桃仁、红花、当归、熟地黄、白芍、川芎

　　D. 桃仁、红花、丹参、熟地黄、赤芍、川芎

　　E. 桃仁、红花、当归、山药、白芍、川芎

12. 月经过少血瘀型，若神疲乏力者，宜桃红四物汤选加（　　）

　　A. 枸杞子、菟丝子、山药　　B. 丹参、香附、陈皮

　　C. 路路通、红藤、忍冬藤　　D. 肉桂、小茴香、生姜　　E. 党参、白术、黄芪

13. 下列各项不属于肾虚证月经过少临床表现（　　）

　　A. 月经素少或渐少　　　　B. 月经色淡红，量少质如痰

　　C. 腰膝酸软，头晕耳鸣　　D. 舌淡，脉沉弱或沉迟　　E. 月经色暗淡，质稀

14. 经来血量渐少，或点滴即净，色淡，质稀，或伴小腹隐痛，头晕眼花，乏力，面色萎黄，舌淡、红脉细，应选的方剂为（　　）

　　A. 滋血汤　　　　　　　　B. 桃红四物汤　　　　　C. 五苓散

　　D. 涤痰汤　　　　　　　　E. 一贯煎

15. 下列哪项不属于月经过少肾虚证所选方药归肾丸的药物组成（　　）

　　A. 菟丝子、枸杞子　　　　B. 白术、生地黄　　　　C. 当归、杜仲

　　D. 山药、茯苓　　　　　　E. 山茱萸、熟地黄

16. 月经过少伴见月经后期者常可发展为（　　）

　　A. 闭经、不孕　　　　　　　B. 崩漏、月经先期、月经过多

　　C. 闭经、绝经、异位妊娠　　D. 痛经、崩漏、胎漏

E. 经间期出血、带下异常、绝经

（二）A2 型题：每道试题由两个以上相关因素组成或以一个简要病例形式出现，其下面都有 A、B、C、D、E 五个备选答案。请从中选择一个最佳答案。

1. 患者年值 43 岁，素来形体肥胖，今经行量少，色淡红，质黏腻如痰，带多黏腻，舌淡，苔白腻，脉滑，最佳治法为（　　）

    A. 化痰燥湿调经　　　　B. 活血化瘀调经　　　　C. 养血滋阴调经

    D. 健脾补肾温阳　　　　E. 理气活血通经

2. 患者 38 岁，因不全流产部分妊娠物残留于宫腔内，行刮宫术，术后出现月经紊乱，月经推迟，量少，色淡质稀，伴有小腹隐痛，乏力，头晕眼花，面色萎黄，舌淡红，脉细，其诊断应为（　　）

    A. 气滞血瘀型痛经　　　B. 虚寒型痛经　　　　　C. 血瘀型月经过少

    D. 痰湿型月经过少　　　E. 血虚型月经过少

3. 患者 40 岁，经量素少，色暗淡质稀，腰膝酸软，头晕耳鸣，健忘，畏寒肢冷，腰以下尤甚，夜尿频多舌淡，脉沉弱，适合此患者的最佳方药为（　　）

    A. 桃红四物汤　　　　　B. 归脾丸　　　　　　　C. 归肾丸

    D. 参苓白术散　　　　　E. 四君子汤

4. 患者 35 岁，经行涩少一年余，色紫暗，有血块，小腹胀痛，血块排出则瘀滞稍通，腹胀稍减轻，舌紫暗，伴有瘀斑，脉涩，最佳治法为（　　）

    A. 补气养血活血　　　　B. 祛痰胜湿止痛　　　　C. 健脾疏肝理气

    D. 活血化瘀调经　　　　E. 补肾温阳通经

（三）A3 型题：以下提供若干个案例，每个案例下设若干道试题。请根据案例所提供的信息，在每一道试题下面的 A、B、C、D、E 五个备选答案中选择一个最佳答案。

1. 患者 39 岁，由于长期口服避孕药，月经紊乱两年，经量渐少，今两月余一至，经量少甚至点滴即净，色暗淡，质稀薄，腰膝酸软，偶见头晕耳鸣，浑身乏力，健忘多梦，舌淡，脉沉弱。

（1）其证候是（　　）

    A. 脾虚证　　　　　　　B. 肾虚证　　　　　　　C. 痰湿证

    D. 血虚证　　　　　　　E. 血瘀证

（2）其治法是（　　）

    A. 理气化痰，健脾祛湿　　B. 阴阳双补，健脾益气

    C. 活血化瘀，通经止痛　　D. 补肾益精，养血调经

    E. 补血活血，温阳通滞

（3）治疗应首选的方剂是（　　）

    A. 归脾汤　　　　　　　B. 半夏厚朴汤　　　　　C. 大柴胡汤

    D. 圣愈汤　　　　　　　E. 归肾丸

2. 患者 32 岁，经行量少，色淡红，质黏稠，无血块，无痛经，伴有胸闷呕恶，带

下黏腻量多，舌淡，苔白腻，脉滑。

（1）其证候是（　　）

A. 肾阳虚证　　　　B. 湿热证　　　　C. 痰湿证

D. 血虚证　　　　　E. 肾阴虚证

（2）其治法是

A. 化痰燥湿调经　　B. 清热除湿止痛　　C. 活血化瘀通经

D. 补肾益精调经　　E. 温阳理气通滞

（3）治疗应首选的方剂是（　　）

A. 五苓散　　　　　B. 大承气汤　　　　C. 三仁汤

D. 苍附导痰丸　　　E. 一贯煎

3. 患者40岁，经行涩少，色紫暗，有血块，痛经，疼痛拒按，伴血块排出后痛减，舌紫暗，有瘀斑，脉涩。

（1）其证候是（　　）

A. 气滞证　　　　　B. 肾气虚证　　　　C. 痰湿证

D. 血瘀证　　　　　E. 气血虚两证

（2）其治法是（　　）

A. 活血化瘀调经　　B. 补肾固精填髓　　C. 行气祛风止痛

D. 行气疏肝健脾　　E. 清热滋阴除烦

（3）治疗应首选的方剂是（　　）

A. 金锁固精丸　　　B. 桃红四物汤　　　C. 香苏饮

D. 百合固金汤　　　E. 大补元煎

4. 患者45岁，平素神疲乏力，面色萎黄，少气懒言，不得久站，经来血量渐少；今经量少，色淡质稀，小腹隐痛，无血块，头晕眼花，心悸怔忡，舌淡红，脉细。

（1）其证候是（　　）

A. 月经过少阴虚火旺证　　B. 月经过少脾虚湿停证

C. 月经过少肝郁气滞证　　D. 月经过少血瘀证　　E. 月经过少血虚证

（2）治疗首选方是（　　）

A. 补阳还五汤　　　B. 丹栀逍遥散　　　C. 苏子降气汤

D. 滋血汤　　　　　E. 鳖甲煎丸

（3）若经来点滴即净者，属闭经先兆，宜用滋养肝肾，填精益血，活血调经之（　　）。

A. 香薷、山药、细辛、桂枝

B. 生姜、半夏、五味子、细辛

C. 石膏、黄芩、芒硝、女贞子

D. 生姜、香附、厚朴、附子

E. 枸杞子、山茱萸、丹参、香附

（四）**B1 型题**：以下每组试题共用 A、B、C、D、E 五个备选答案，备选答案在上，题干在下。请从中选择一个最佳答案，每个备选答案可能被选择一次、多次或不被选择。

A. 肾虚证   B. 虚寒证   C. 血虚证
D. 气滞证   E. 血瘀证

1. 患者 38 岁，月经紊乱，量少色暗淡，质稀，腰膝酸软，头晕耳鸣，小腹冷，夜尿频多，舌淡，脉沉弱。其证候是（   ）

2. 患者 42 岁，月经紊乱，量少色淡，质稀，心悸怔忡，头晕眼花，小腹隐痛，面色萎黄，舌淡红，脉细。其证候是（   ）

A. 四物汤   B. 滋血汤   C. 桃红四物汤
D. 桃核承气汤   E. 归肾丸

3. 月经过少辨属血虚证应首选的方剂是（   ）

4. 月经过少辨属血瘀证应首选的方剂是（   ）

A. 头重如裹，带下黄腻   B. 头晕眼花，面色萎黄
C. 口苦口黏，胸闷纳呆   D. 腰膝酸软，头晕耳鸣
E. 经量少，色淡红，质黏腻如痰

5. 月经过少，痰湿证的临床表现是（   ）

6. 月经过少，肾虚证的临床表现是（   ）

二、多项选择题

每题由一个题干与 **5 个**备选答案组成，可从备选答案中选择多项与问题有关的答案，须全部选准方可计分。

1. 月经过少的临床分型是（   ）
A. 痰湿   B. 血虚   C. 肾虚
D. 气滞   E. 血瘀

2. 下列说法不正确的是（   ）
A. 月经过少是指月经周期紊乱，经量少于 30mL，或行经时间不足 2 天
B. 月经过少虚证发病机理为精亏血少，冲任气血不足，经血乏源
C. 月经过少实证发病机理为湿热蕴蒸，冲任气血不畅
D. 月经过少的临床分型有痰湿证、虚热证、肾虚证、血瘀证
E. 月经过少和激经的鉴别要点是激经者妊娠试验阳性

3. 下列哪些疾病可能引起月经过少（   ）
A. 子宫肌瘤   B. 卵巢储备功能低下   C. 子宫发育不良
D. 子宫内膜息肉   E. 子宫腺肌病

4. 属于苍附导痰丸的药物组成有（　　　）

   A. 苍术、香附　　　　　　B. 枳壳、陈皮　　　　　　C. 神曲、鸡内金

   D. 南星、旋覆花　　　　　E. 茯苓、南星

5. 属于月经过少血瘀证的临床表现有（　　　）

   A. 头晕目眩，神昏谵语　　　B. 经行涩少，色紫暗，有血块

   C. 小腹胀痛，血块排出胀痛减轻

   D. 舌紫暗，有瘀点，脉沉涩

   E. 腰膝酸软，身体重着

6. 属于桃红四物汤的药物组成有（　　　）

   A. 牛膝、益母草　　　　　　B. 熟地黄、川芎　　　　　C. 当归、白芍

   D. 当归、路路通　　　　　　E. 桃仁、红花

三、填空题

1. 月经过少常见分型有_____、_____、_____、_____。

2. 月经过少的治疗原则重在_____、_____、_____、_____。

3. 月经过少属痰湿证者，方用_____。

4. 月经过少属肾虚证者，伴见五心烦热，脸颧红，应在基础方_____中加

入_____。

5. 月经过少属血虚证者，治宜_____。

6. 月经过少属血瘀者，临床表现有_____。

四、名词解释

1. 月经过少

2. 激经

3. 异位妊娠

五、简答题

1. 简述月经过少的辨证要点。

2. 简述月经过少的临证要点。

3. 简述月经过少的中医病因病机。

六、论述题

1. 月经过少临床常见证型、各证证候及治法方药。

2. 月经过少的鉴别诊断。

七、病案分析题

1. 李某，女，42岁，已婚。患者月经紊乱3年，2～3个月一行，经量素少，色暗淡，质稀；腰膝酸软，头晕耳鸣，足跟痛，小腹冷，夜尿多；舌淡，脉沉弱或沉迟。妇科检查：宫体前位，偏小，附件未见异常。辅助检查：妊娠试验阴性。

请写出本病的诊断、证型、证候分析、治法、方药。

2. 朱某，女，37岁，已婚。平素月经紊乱，既往有2次不良孕产史，曾行刮宫术1次，术后月经3个月一行，一行2～3天，量少，点滴即净，色淡，质稀，无血块，伴小腹隐痛，头晕眼花，心悸怔忡，面色萎黄，舌淡红，脉细。妇科检查：宫体前位，偏小，附件未见异常。辅助检查：妊娠试验阴性。

请写出本病的诊断、证型、证候分析、治法、方药。

参考答案

一、单项选择题

（一）A1 型题

1. A　月经过少血虚证其治法是养血益气调经。

2. C　月经过少是指经量少于平时正常经量的 1/2，或少于 20mL，或行经时间不足 2 天，甚或点滴即净。

3. E　月经周期正常，经量明显少于平时正常经量的 1/2，或少于 20mL，或行经时间不足 2 天，甚或点滴即净者，称为"月经过少"，又称"经水涩少""经水少""经量过少"。

4. B　治疗月经过少肾虚证，应选的方剂是归肾丸，治以补肾益精，养血调经。

5. D　《万氏妇人科·调经章》根据体质虚实，提出"瘦人经水来少者，责其血虚少也，四物加人参汤主之"，以及"肥人经水来少者，责其痰碍经隧也，用二陈加芎归汤主之"。

6. A　月经量少虚证的发病机制主要是精亏血少，冲任气血不足，经血乏源；实证月经量少的发病机制是寒凝痰瘀阻滞，冲任气血不畅。

7. D　月经量少实证的发病机制主要是精亏血少，冲任气血不足，经血乏源；实证月经量少的发病机制是寒凝痰瘀阻滞，冲任气血不畅。

8. D　月经后期和月经量少共同的病因病机是痰湿、血虚、肾虚。

9. B　经行涩少，色紫暗，有血块；小腹胀痛，血块排出后胀痛减轻，舌紫暗，或有瘀斑，脉沉弦或沉涩，多属血瘀证，治宜活血化瘀调经，方药为桃红四物汤。

10. D　苍附导痰丸加减治疗月经过少的适应证候是痰湿证。

11. C　桃红四物汤治疗血瘀证月经过少，其方药组成是桃仁、红花、当归、熟地黄、白芍、川芎。

12. E 血瘀型月经过少，如神疲乏力者，宜桃红四物汤选加党参、白术、黄芪健脾益气。

13. B 肾虚证月经过少临床表现的是月经素少或渐少，色暗淡，质稀，腰膝酸软，头晕耳鸣，舌淡，脉沉弱或沉迟。

14. A 经来血量渐少，或点滴即净，色淡，质稀，或伴小腹隐痛，头晕眼花，乏力，面色萎黄，舌淡、红脉细，此为月经过少血虚证，应选的方剂为滋血汤。

15. B 月经过少肾虚证所选方药归肾丸的药物组成是：菟丝子、枸杞子、当归、杜仲、山药、茯苓、山茱萸、熟地黄。

16. A 月经过少伴见月经后期者，常可发展为闭经、不孕症，尤其要警惕早发性卵巢功能不全。

（二）A2 型题

1. A 患者素来形体肥胖，今经行量少，色淡红，质黏腻如痰，带多黏腻，舌淡，苔白腻，脉滑，故诊断为月经过少痰湿证，治宜化痰燥湿调经。

2. E 患者因月经推迟，量少，色淡质稀，伴有小腹隐痛，乏力，头晕眼花，面色萎黄，舌淡红，脉细，故诊断为血虚型月经过少。

3. C 患者因经量素少，色暗淡质稀，腰膝酸软，头晕耳鸣，健忘，畏寒肢冷，腰以下尤甚，夜尿频多舌淡，脉沉弱，故诊断为月经过少肾虚证，方选归肾丸。

4. D 患者因经行涩少一年余，色紫暗，有血块，小腹胀痛，血块排出则瘀滞稍通，腹胀稍减轻，舌紫暗，伴有瘀斑，脉涩，故诊断为月经过少血瘀证，最佳治法为活血化瘀调经。

（三）A3 型题

1.（1）B 患者 39 岁，由于长期口服避孕药，月经紊乱两年，经量渐少，今两月余一至，经量少甚至点滴即净，色暗淡，质稀薄，腰膝酸软，偶见头晕耳鸣，浑身乏力，健忘多梦，舌淡，脉沉弱。故诊断为月经过少肾虚证。

（2）D 月经过少肾虚证治疗应补肾益精，补血调经。

（3）E 月经过少肾虚证应选主方为归肾丸。

2.（1）C 患者 32 岁，经行量少，色淡红，质黏稠，无血块，无痛经，伴有胸闷呕恶，带下黏腻量多，舌淡，苔白腻，脉滑。诊断为月经过少痰湿证。

（2）A 月经过少痰湿证治疗应化痰燥湿调经。

（3）D 月经过少痰湿证应选主方为苍附导痰丸。

3.（1）D 患者 40 岁，经行涩少，色紫暗，有血块，痛经，疼痛拒按，伴血块排出后痛减，舌紫暗，有瘀斑，脉涩。诊断为月经过少血瘀证。

（2）A 月经过少血瘀证治疗应活血化瘀调经。

（3）B 月经过少血瘀证应选主方为桃红四物汤。

4.（1）E 患者 45 岁，平素神疲乏力，面色萎黄，少气懒言，不得久站，经来血量渐少，今经量少，色淡质稀，小腹隐痛，无血块，头晕眼花，心悸怔忡，舌淡红，脉细。诊断为月经过少血虚证。

（2）D　月经过少血虚证应选主方为滋血汤

（3）E　月经过少血虚证若经来点滴即净者，属闭经先兆，宜加枸杞子、山茱萸、丹参、香附来滋养肝肾，填精益血，活血调经。

（四）B1 型题

1. A　患者月经紊乱，量少色暗淡，质稀，腰膝酸软，头晕耳鸣，小腹冷，夜尿频多，舌淡，脉沉弱。其证候是月经过少肾虚证。

2. C　患者月经紊乱，量少色淡，质稀，心悸怔忡，头晕眼花，小腹隐痛，面色萎黄，舌淡红，脉细。其证候是月经过少血虚证。

3. B　月经过少辨属血虚证应首选的方剂是滋血汤。

4. C　月经过少辨属血瘀证应首选的方剂是桃红四物汤。

5. E　月经过少痰湿证的临床表现是经量少色淡红，质黏腻如痰。A 和 C 虽有湿证的表现，同时也伴有热证，B 为月经过少血虚证的表现。

6. D　月经过少肾虚证的临床表现是腰膝酸软，头晕耳鸣。

二、多项选择题

1. ABCE　月经过少的临床分型有肾虚证、血虚证、血瘀证、痰湿证，无气滞证。

2. ACD　A. 月经过少是指月经周期正常，经量少于 20mL，或行经时间不足 2 天。C. 月经过少实证发病机理为寒凝痰瘀阻滞，冲任气血不畅。D. 月经过少的临床分型有肾虚证、血虚证、血瘀证、痰湿证。

3. BC　卵巢储备功能低下、子宫发育不良可能引起月经过少。

4. ABE　苍附导痰丸的药物组成为苍术、香附、枳壳、陈皮、茯苓、南星。

5. BCD　属于月经过少血瘀证的临床表现有经行涩少，色紫暗，有血块，小腹胀痛，血块排出胀痛减轻，舌紫暗，有瘀点，脉沉涩。

6. BCE　桃红四物汤的药物组成为桃仁、红花、熟地黄、白芍、当归、川芎。

三、填空题

1. 肾虚证；血虚证；血瘀证；痰湿证

2. 补肾养血；活血调经；虚者补之；实者泻之

3. 苍附导痰丸

4. 归肾丸；女贞子、白芍、龟甲等滋补阴血

5. 养血益气调经

6. 经行涩少、色紫暗、有血块，小腹胀痛，血块排出后胀痛减轻，舌紫暗，或有瘀斑瘀点，脉沉弦或沉涩

四、名词解释

1. 月经周期正常，经量明显少于平时正常经量的 1/2，或少于 20mL，或行经时间不足 2 天，甚或点滴即净者，称为"月经过少"，又称"经水涩少""经水少""经量过少"。

2. 激经指妊娠早期每月仍按时少量行经，量少，妊娠试验阳性。

3. 异位妊娠指月经过期未至，阴道少量出血，或突然出现一侧下腹部撕裂样剧痛，甚至出现昏厥或休克。妊娠试验阳性，超声检查宫内未见孕囊，或于一侧附件区见有混合性包块或异常低回声区。

五、简答题

1. 月经过少的辨证重在月经色、质的变化，并结合全身证候及舌脉，辨其虚、实、瘀、痰。一般而言，月经过少，伴色暗淡、质稀，或兼有腰膝酸软、头晕耳鸣等属肾虚；伴见色淡、质稀，或兼有头晕眼花、心悸怔忡等属血虚；伴见色紫暗、有血块，或兼有经行腹痛、舌紫暗或有瘀点等属血瘀；伴见色淡红、质黏腻如痰，或兼有形体肥胖、胸闷呕恶等属痰湿。

2. 月经过少表现为月经周期正常，经量明显减少，甚或点滴即净。诊断时需与经间期出血、激经、胎漏、异位妊娠等相鉴别，尤其妊娠疾病，需仔细甄别，以防误治或因活血通经药伤胎。月经过少病机虽有虚实之分，但临床以虚证或虚中夹实者为多，应掌握其病机转化，如肾阳不足，不能温煦脾阳，脾失健运，常可发展为肾脾两虚夹痰湿，本病如伴月经后期，往往为闭经的先兆。

3. 月经过少的发病机理有虚有实，虚者精亏血少，冲任气血不足，经血乏源；实者寒凝痰瘀阻滞，冲任气血不畅。①肾虚：禀赋不足，或房劳过度，或产多乳众，肾气受损，精血不充，冲任血海亏虚，经血化源不足，以致经行量少。②血虚：素体血虚，或久病伤血，营血亏虚，或饮食劳倦、思虑过度伤脾，脾虚化源不足，冲任血海不充，遂致月经量少。③血瘀：感受邪气，邪与血结成瘀；或素多忧郁，气滞血瘀，瘀阻冲任，血行不畅，致经行量少。④痰湿：素多痰湿，或脾虚湿聚成痰，冲任受阻，血不畅行而致经行量少。

六、论述题

1. ①肾虚证。主要证候：经量素少或渐少，色暗淡，质稀；腰膝酸软，头晕耳鸣，足跟痛，或小腹冷，或夜尿多；舌淡，脉沉弱或沉迟。治法：补肾益精，养血调经。方剂：归肾丸。②血虚证。主要证候：经来血量渐少，或点滴即净，色淡，质稀；或伴小腹隐痛，头晕眼花，心悸怔忡，面色萎黄；舌淡红，脉细。治法：养血益气调经。方剂：滋血汤。③血瘀证。主要证候：经行涩少，色紫暗，有血块；小腹胀痛，血块排出后胀痛减轻；舌紫暗，或有瘀斑、瘀点，脉沉弦或沉涩。治法：活血化瘀调经。方剂：

桃红四物汤。④痰湿证。主要证候：经行量少，色淡红，质黏腻如痰；形体肥胖，胸闷呕恶，或带多黏腻；舌淡，苔白腻，脉滑。治法：化痰燥湿调经。方剂：苍附导痰丸。

2. 月经过少应与经间期出血、激经、胎漏、异位妊娠等相鉴别。本病月经周期正常，经量明显少于平时正常经量的1/2，或少于20mL，甚或点滴即净。辅助检查：子宫正常或偏小；内分泌检查提示雌激素水平低下、促卵泡激素升高、高雄激素、高泌乳素等内分泌异常；超声或宫腔镜提示子宫内膜薄。①经间期出血：发生在两次月经之间，出血量明显少于一次月经量，出血时间较短，持续数小时至2~7天自行停止，或为带下中夹有血丝。辅助检查：生殖器官无明显器质性病变；基础体温双相，高、低温相转变时出血。②激经：妊娠早期每月仍按时少量行经。辅助检查：妊娠试验阳性；超声检查见宫内孕囊。③胎漏：月经过期未至，阴道少量出血，或伴轻微腹痛。辅助检查：妊娠试验阳性；子宫增大符合妊娠月份；超声检查见宫内孕囊。④异位妊娠：月经过期未至，阴道少量出血，或突然出现一侧下腹部撕裂样剧痛，甚至出现昏厥或休克。辅助检查：妊娠试验阳性；超声检查宫内未见孕囊，或于一侧附件区见有混合性包块或异常低回声区。

七、病案分析题

1. 诊断：月经过少肾虚证。

证候分析：肾气亏虚，精血不足，冲任血海亏虚以致经量少，且经色暗淡，质稀；肾虚腰膝失养，则腰膝酸软，足跟痛；精亏血少脑髓不充，故头晕耳鸣；胞系于肾，肾阳不足，胞失温煦，故小腹冷；肾虚膀胱之气不固，气化失常，故夜尿多。舌淡，脉沉弱或沉迟，亦系肾气不足之征。妊娠试验阴性排除激经、异位妊娠、胎漏。

治法：补肾益精，养血调经。

方剂：归肾丸。

主要药物：菟丝子、杜仲、枸杞子、山茱萸、当归、熟地黄、山药、茯苓。

2. 诊断：月经过少血虚证。

证候分析：因有2次不良孕产史，曾行刮宫术一次，既往气虚血少，冲任血海不盈，故月经量少，甚或点滴即净；血虚赤色不足，精微不充，故色淡，质稀；血虚胞宫失养，则小腹隐痛；血虚不能上荣，头晕眼花，面色萎黄；血虚不能养心，则心悸怔忡。舌淡，脉细，亦属血虚之征。妊娠试验阴性排除激经、异位妊娠、胎漏。

治法：养血益气调经。

方剂：滋血汤。

主要药物：人参、山药、黄芪、茯苓、川芎、当归、白芍、熟地黄。

第六节　经期延长

一、单项选择题

（一）A1 型题：每道试题下面有 A、B、C、D、E 五个备选答案。请从中选择一个最佳答案。

1. 经期延长辨证属于阴虚血热证，其治疗主方是（　　）
   A. 左归丸　　　　　　　　B. 上下相资汤　　　　　　C. 保阴煎合二至丸
   D. 两地汤合二至丸　　　　E. 左归丸去牛膝

2. 经期延长若未能引起足够重视，或治疗不当，乃发生（　　）
   A. 月经过多、月经后期　　　　B. 痛经、崩漏
   C. 不孕、自然流产、崩漏　　　D. 月经先期、月经先后无定期
   E. 月经过少、经间期出血

3. 前人云"妇人月水不断，淋漓腹痛，或因劳损气血而伤冲任，或因经行而合阴阳，以致外邪客于胞内，滞于血海故也"语出于（　　）
   A.《诸病源候论·妇人杂病诸候》　　　　B.《叶氏女科证治》
   C.《景岳全书·妇人规》　　　　　　　　D.《校注妇人良方》
   E.《女科证治约旨》

4. 举元煎治疗气虚型经期延长，其方药组成是（　　）
   A. 人参、黄芪、炙甘草、升麻、白术
   B. 人参、黄芪、炙甘草、升麻、炒白术
   C. 人参、黄芪、甘草、升麻、白术
   D. 人参、炙黄芪、甘草、升麻、炒白术
   E. 人参、黄芪、甘草、升麻、炒白术

5. 经期延长发生过程中，其病因是（　　）
   A. 气虚　　　　　　　　B. 阴虚血热　　　　　　　C. 湿热蕴结
   D. 血瘀　　　　　　　　E. 以上都是

6. 古医籍对"月水不断"有记载的是（　　）
   A.《诸病源候论·妇人杂病诸候》　　　　B.《叶氏女科证治》
   C.《景岳全书·妇人规》　　　　　　　　D.《校注妇人良方》
   E.《女科证治约旨》

7. 经期延长血瘀证其治法是（　　）
   A. 活血化瘀，止血调经　　　　B. 理气活血，祛瘀通经
   C. 活血祛瘀，理冲止血　　　　D. 温经散寒，活血通经

E. 行气活血，祛瘀通经

8. 下列各项，不属于经期延长湿热蕴结证临床表现的是（　　）

A. 带下量多，色赤白或黄　　　　　　　　B. 经色紫暗，质黏稠

C. 心悸失眠，腰背酸楚　　D. 舌红，苔黄腻，脉滑数 E. 下腹热痛

9. 治疗经期延长血瘀证，应首选的方剂是（　　）

A. 四草汤　　　　　　B. 逐瘀止血汤　　　　　C. 温经汤

D. 桃红四物汤合失笑散　　E. 归肾丸加桃仁、蒲黄

10. 固经丸加减治疗经期延长的适应证候是（　　）

A. 阴虚血热证　　　　B. 湿热蕴结证　　　　　C. 痰湿证

D. 气虚证　　　　　　E. 血瘀证

11. 患者30岁，经期时间延长，量少，色鲜红，质稠，口渴咽干，潮热颧红，舌红，苔少，脉细数。其治法是（　　）

A. 补气升阳，止血调经　　B. 滋肾益阴，止血调经　C. 益气养阴，固冲止血

D. 清热凉血，止血调经　　E. 养阴清热，凉血调经

12. 患者25岁，月经期持续8～11天方净，量少，色鲜红，质稠；并伴有咽干口燥，潮热，手足心热；舌质红，苔少，脉细数。该病诊断为（　　）

A. 月经过多　　　　　B. 经期延长　　　　　　C. 崩漏

D. 月经后期　　　　　E. 经间期出血

13. 下列各项，不属于两地汤药物组成的是（　　）

A. 生地黄　　　　　　B. 白芍　　　　　　　　C. 地骨皮

D. 玄参　　　　　　　E. 天冬

14. 下列各项，不属于桃红四物汤药物组成的是（　　）

A. 熟地黄　　　　　　B. 当归　　　　　　　　C. 桃仁

D. 红花　　　　　　　E. 生地黄

15. 下列各项，不属于气虚型经期延长临床表现的是（　　）

A. 倦怠乏力　　　　　B. 面色㿠白　　　　　　C. 气短懒言

D. 小腹疼痛拒按　　　E. 小腹空坠

（二）A2型题：每道试题由两个以上相关因素组成或以一个简要病例形式出现，其下面都有A、B、C、D、E五个备选答案。请从中选择一个最佳答案。

1. 患者32岁，经期时间延长，经量少，色鲜红，咽干口燥，手足心热，舌红少苔，脉细数，最佳的治法是（　　）

A. 益气养阴，凉血调经　B. 养阴清热，凉血调经　C. 清热凉血，止血调经

D. 滋肾益阴，止血调经　E. 滋阴凉血，固冲止血

2. 某女士，35岁，近半年经行时间延长，量不多，色暗，质黏稠，平素带下量多，色黄，大便黏滞不爽，舌质红，苔黄腻，脉滑数，其病机是（　　）

A. 心肾不交　　　　　B. 心肝火旺　　　　　　C. 阴虚血热

　　D. 阳盛血热　　　　　　E. 湿热蕴结

　　3. 患者 28 岁，经血过期不净，量多，经色淡，质稀；平素倦怠乏力，气短，食少，面色苍白；舌淡，苔薄，脉缓弱。应首先考虑的诊断是（　　）

　　　　A. 月经后期　　　　　B. 月经先后无定期　　　C. 经期延长

　　　　D. 月经过多　　　　　E. 崩漏

　　4. 患者 30 岁，经行时间延长，量或多或少，经色紫暗，有块，经行下腹疼痛，拒按；舌质紫暗，苔薄黄，脉弦涩。其证候是（　　）

　　　　A. 湿热蕴结证　　　　B. 阴虚血热证　　　　　C. 血瘀证

　　　　D. 痰湿证　　　　　　E. 气虚证

　　（三）A3 型题：以下提供若干个案例，每个案例下设若干道试题。请根据案例所提供的信息，在每一道试题下面的 A、B、C、D、E 五个备选答案中选择一个最佳答案。

　　1. 患者 35 岁，经血过期不净，量少，色鲜红，质稠，口渴咽干，潮热颧红，舌红，苔少，脉细数。

　　（1）其证候是（　　）

　　　　A. 阴虚血热证　　　　B. 湿热蕴结证　　　　　C. 气阴两虚证

　　　　D. 血瘀证　　　　　　E. 气虚证

　　（2）其治法是（　　）

　　　　A. 补气升阳，止血调经　B. 滋肾益阴，止血调经　C. 益气养阴，固冲止血

　　　　D. 清热凉血，止血调经　E. 养阴清热，凉血调经

　　（3）治疗应首选的方剂是（　　）

　　　　A. 左归丸　　　　　　B. 两地汤合二至丸　　　C. 清热固经汤

　　　　D. 举元煎合安冲汤　　E. 六味地黄丸

　　2. 患者 29 岁，经期持续 10 天未净，经色淡，量多，质稀；食少纳果，倦怠乏力，气短；舌淡，苔薄，脉缓弱。

　　（1）其证候是（　　）

　　　　A. 血瘀证　　　　　　B. 痰湿证　　　　　　　C. 湿热蕴结证

　　　　D. 阴虚血热证　　　　E. 气虚证

　　（2）其治法是（　　）

　　　　A. 补气摄血，固冲调经　B. 阴阳双补，调经止血　C. 温肾固冲，止血调经

　　　　D. 补气升阳，止血调经　E. 滋肾益阴，止血调经

　　（3）治疗应首选的方剂是（　　）

　　　　A. 右归丸加减　　　　B. 左归丸合二至丸　　　C. 右归丸

　　　　D. 举元煎加减　　　　E. 六味地黄丸

　　3. 患者 31 岁，近 3 个月月经期持续 8～11 天方净，量少，色鲜红，质稠；并伴有咽干口燥，潮热，手足心热；舌质红，苔少，脉细数。

　　（1）该病诊断为（　　）

A. 月经过多　　　　　　B. 经期延长　　　　　C. 崩漏

D. 月经后期　　　　　　E. 经间期出血

（2）古代医籍对本病病名的记载还可见于（　　　）

A. 经水过多　　　　　　B. 月水不断　　　　　C. 郁病

D. 崩漏　　　　　　　　E. 月经前后诸证

（3）经期延长治疗原则为（　　　）

A. 调理冲任以调经　　　B. 益气固冲，清热调经　C. 固冲调经，调理气血

D. 调经止血，缩短经期　E. 急则治其标，缓则治其本

4. 患者 28 岁，月经 28～30 天一行，持续 10 天方净，量少，色紫暗，有血块；经行下腹疼痛，拒按；舌紫暗有瘀点，脉弦涩。

（1）治疗本病应首选的方剂是（　　　）

A. 固经丸　　　　　　　B. 两地汤　　　　　　C. 桃红四物汤合失笑散

D. 归肾丸　　　　　　　E. 举元煎

（2）本病若出血日久，且月经量多，持续半月不净，可发展为（　　　）

A. 崩漏　　　　　　　　B. 月经先期　　　　　C. 月经先后无定期

D. 月经后期　　　　　　E. 经间期出血

（3）本证若兼见口渴心烦，大便干结，舌暗红，苔薄黄者，酌加（　　　）

A. 炮姜、小茴香　　　　B. 生地黄、黄芩、益母草

C. 忍冬藤、红藤　　　　D. 麦冬、石斛　　　　E. 败酱草、鱼腥草

（四）B1 型题：以下每组试题共用 A、B、C、D、E 五个备选答案，备选答案在上，题干在下。请从中选择一个最佳答案，每个备选答案可能被选择一次、多次或不被选择。

A. 固经丸　　　　　　　B. 两地汤合二至丸　　C. 举元煎

D. 左归丸　　　　　　　E. 上下相资汤

1. 经期延长辨属气虚证应首选的方剂是（　　　）

2. 经期延长辨属阴虚血热证应首选的方剂是（　　　）

A. 潮热颧红，手足心热　B. 腰膝酸软，头晕耳鸣　C. 倦怠乏力，气短懒言

D. 腰膝酸软，食少腹胀　E. 畏寒肢冷，腰腿酸软

3. 经期延长，气虚证的临床表现是（　　　）

4. 经期延长，阴虚血热证的临床表现是（　　　）

A. 清热凉血，止血调经　B. 行气活血，祛瘀通经　C. 清热祛湿，止血调经

D. 活血祛瘀，理冲止血　E. 活血化瘀，止血调经

5. 经期延长，湿热蕴结证的治法是（　　　）

6. 经期延长，血瘀证的治法是（　　　）

二、多项选择题

每题由一个题干与 **5** 个备选答案组成，可从备选答案中选择多项与问题有关的答案，须全部选准方可计分。

1. 经期延长的主要病机是（ ）
　A. 气虚　　　　　　B. 阴虚内热　　　　C. 血瘀
　D. 脾阳虚　　　　　E. 湿热蕴结

2. 经期延长的治法有（ ）
　A. 清热祛湿，止血调经　B. 活血祛瘀，理冲止血　C. 补气摄血，固冲调经
　D. 养阴清热，凉血调经　E. 滋肾益阴，止血调经

3. 经期延长的临床分型有（ ）
　A. 肾阳虚　　　　　B. 阴虚血热　　　　C. 湿热蕴结
　D. 肾阴虚　　　　　E. 血瘀

4. 阴虚内热经期延长的临床表现有（ ）
　A. 潮热颧红　　　　B. 手足心热　　　　C. 口燥咽干
　D. 经色鲜红，质稠　E. 倦怠乏力

5. 固经丸的药物组成（ ）
　A. 龟甲、白芍　　　B. 黄芩、椿根皮　　C. 鳖甲、赤芍
　D. 黄柏、香附　　　E. 车前子、薏苡仁

6. 举元煎的药物组成（ ）
　A. 人参、黄芪　　　B. 山药、附子　　　C. 炙甘草、升麻、白术
　D. 党参、黄芪　　　E. 柴胡、桂枝

三、填空题

1. 经期延长常见分型有_____、_____、_____、_____。
2. 经期延长属气虚者，治宜_____。
3. 经期延长属湿热蕴结者，治宜_____。
4. 阴虚血热经期延长，方用_____。
5. 血瘀型经期延长，方用_____。
6. 经期延长应与_____，_____相鉴别。

四、名词解释

1. 经期延长
2. 月水不断
3. 经事延长

五、简答题

1. 简述经期延长的辨证要点。
2. 简述经期延长的临证要点。
3. 简述经期延长的鉴别诊断。

六、论述题

1. 经期延长临床常见证型、各证证候及治法方药。
2. 经期延长的中医病因病机。

七、病案分析题

1. 朱某，女，33 岁，已婚。患者近半年出现月经经期延长，持续 10 天方净，量不多，色暗，质黏稠，伴带下量多，色黄，下腹热痛。舌红，苔黄腻，脉滑数。妇科检查：宫体前位，正常大小，附件未见异常。

请写出本病的诊断、证型、证候分析、治法、方药。

2. 袁某，女，31 岁，已婚。近 3 个月月经期持续 8～11 天方净，量少，色鲜红，质稠，并伴有咽干口燥，潮热颧红，手足心热。舌质红，苔少，脉细数。妇科检查：宫体前位，正常大小，附件未见异常。

请写出本病的诊断、证型、证候分析、治法、方药。

参考答案

一、单项选择题

（一）A1 型题

1. D　经期延长辨证属于阴虚血热证，其治疗主方是两地汤合二至丸，治以养阴清热，凉血调经。

2. C　经期延长若未能引起足够重视，或治疗不当，易发生不孕、自然流产、崩漏等疾患。

3. D　"妇人月水不断，淋漓腹痛，或因劳损气血而伤冲任，或因经行而合阴阳，以致外邪客于胞内，滞于血海故也"出自《校注妇人良方》。

4. A　举元煎的方药组成是人参、黄芪、炙甘草、升麻、白术，主治气虚证的经期延长。

5. E　经期延长发生过程中，其病因有气虚、阴虚内热、湿热蕴结、血瘀。

6. A　《诸病源候论·妇人杂病诸候》中即有"月水不断"的记载。

7. C　经期延长血瘀证的治法是活血祛瘀，理冲止血。

8. C 经期延长湿热蕴结证的临床表现包括经色紫暗，质黏稠；带下量多，色赤白或黄，下腹热痛；舌红，苔黄腻，脉滑数。

9. D 治疗经期延长血瘀证，应首选的方剂是四物汤合失笑散，治以活血祛瘀，理冲止血。

10. B 固经丸加减治疗经期延长的适应证候是湿热蕴结证。

11. E 根据患者证候分析，属肾阴虚血热证，治宜养阴清热，凉血调经。

12. B 根据患者临床表现，应首先考虑经期延长。

13. E 两地汤的药物组成包括生地黄、地骨皮、玄参、麦冬、阿胶、白芍。

14. E 桃红四物汤的药物组成包括桃仁、红花、熟地黄、当归、白芍、川芎、

15. D 气虚证经期延长的临床表现包括倦怠乏力、气短懒言、小腹空坠、面色㿠白。

（二）A2 型题

1. B 根据患者证候分析，属阴虚血热证，治宜养阴清热，凉血调经。

2. E 因患者湿热蕴结，故出现带下量多，色黄，大便黏滞不爽，舌质红，苔黄腻，脉滑数之证候。

3. C 根据患者临床表现，应首先考虑经期延长。

4. C 根据患者证候分析，属血瘀证，治宜活血祛瘀，理冲止血。

（三）A3 型题

1.（1）A 根据患者证候分析，属阴虚血热证。

（2）E 其治法是养阴清热，凉血调经。

（3）B 治疗应首选的方剂是两地汤合二至丸。

2.（1）E 根据患者证候分析，属气虚证。

（2）A 其治法是补气摄血，固冲调经。

（3）D 治应首选的方剂是举元煎加减。

3.（1）B 根据患者症状及体征，诊断为经期延长。

（2）B 古代医籍对经期延长病名的记载还可见于"月水不断"。

（3）D 经期延长的治疗原则为调经止血，缩短经期。

4.（1）C 根据患者症状及体征，诊断为经期延长，属血瘀证，治疗应首选的方剂是桃红四物汤合失笑散。

（2）A 经期延长若出血日久，且月经量多，持续半月不净，有发展为崩漏的趋势。

（3）B 血瘀证经期延长若兼见口渴心烦，大便干结，舌暗红，苔薄黄者，为瘀热之征，酌加生地黄、黄芩、益母草以清热化瘀止血。

（四）B1 型题

1. C 经期延长辨属气虚证时宜选用的主方是举元煎，治以补气摄血，固冲调经。

2. B 经期延长辨属阴虚血热证时宜选用的主方是两地汤合二至丸，治以养阴清热，凉血调经。

3. C 经期延长，气虚证的临床表现是倦怠乏力，气短懒言。

4. A 经期延长，阴虚血热证的临床表现是潮热颧红，手足心热。

5. C 经期延长，湿热蕴结证的治法是清热祛湿，止血调经。

6. D 经期延长，血瘀证的治法是活血祛瘀，理冲止血。

二、多项选择题

1. ABCE 经期延长的主要病机包括气虚、阴虚内热、血瘀、湿热蕴结。

2. ABCD 经期延长的治法有补气摄血，固冲调经；养阴清热，凉血调经；清热祛湿，止血调经；活血祛瘀，理冲止血。

3. BCE 经期延长的临床分型有气虚、阴虚血热、湿热蕴结、血瘀。

4. ABCD 阴虚内热经期延长的临床表现有经色鲜红，质稠，口燥咽干，潮热颧红，手足心热。

5. ABD 固经丸的药物组成为龟甲、白芍、黄芩、椿根皮、黄柏、香附。

6. AC 举元煎的药物组成为人参、黄芪、炙甘草、升麻、白术。

三、填空题

1. 气虚证；阴虚血热证；湿热蕴结证；血瘀证

2. 补气摄血，固冲调经

3. 清热祛湿，止血调经

4. 两地汤合二至丸

5. 桃红四物汤合失笑散

6. 崩漏；癥瘕

四、名词解释

1. 月经周期基本正常，经期超过7天以上，甚或淋漓半月方净者，称为经期延长。

2. 月经周期基本正常，经期超过7天以上，甚或淋漓半月方净者，称为经期延长，又称"月水不断"。

3. 月经周期基本正常，经期超过7天以上，甚或淋漓半月方净者，称为经期延长，又称"经事延长"。

五、简答题

1. 经期延长的辨证重在月经期、量、色、质的变化，并结合全身证候及舌脉，辨其虚、热、瘀。一般而言，经期延长，伴量多、色淡、质稀，或兼有倦怠乏力、气短懒言等属气虚；伴见量少、色鲜红、质稠，或兼有潮热颧红、手足心热等属阴虚血热；伴见量不多，或色暗、质黏稠，或兼有带下量多、色赤白或黄等属湿热蕴结；伴见量或多或少，经色紫暗，有块，或兼有经行下腹疼痛、拒按等属血瘀。

2. 经期延长表现为月经周期正常而经期超过7天，甚或半月方净，常可伴月经过多。临床需要与崩漏、癥瘕相鉴别。如诊为宫颈息肉或其他宫颈占位、子宫内膜息肉、黏膜下肌瘤或宫内节育器位置下移等，需结合西医治疗者，则应对上述各病进行针对性治疗。经期延长责之于气虚、阴虚、湿热、瘀血，引起血海不宁，冲任不固，胞宫失于封藏。如出血日久，或血热内盛，或瘀阻冲任日久，月经过多，持续半月不净，有发展为崩漏的趋势，当积极防治。

3. 本病当与崩漏、癥瘕等相鉴别。本病月经周期基本正常而经期超过 7 天以上，甚或半月方净。辅助检查：生殖器官无明显器质性病变；基础体温双相，下降缓慢；经期第 5～6 天取子宫内膜可见增生期和分泌期子宫内膜并存。①崩漏：多有月经不调史或不孕史，多发生于青春期和绝经前后，主要表现为子宫不规则出血，周期、经期、经量皆紊乱。辅助检查：生殖器官无明显器质性病变；基础体温单相。②癥瘕：月经量多，病程长，药物效果不佳。辅助检查：超声、宫腔镜检查有助于发现子宫内膜息肉、黏膜下肌瘤、子宫腺肌病等。

六、论述题

1. 经期延长临床常见证型有：①气虚证。主要证候：经血过期不净，量多，色淡，质稀；倦怠乏力，气短懒言，小腹空坠，面色㿠白；舌淡，苔薄，脉缓弱。治宜补气摄血，固冲调经。方选举元煎加阿胶、艾叶、乌贼骨。②阴虚血热证。主要证候：经期时间延长，量少，色鲜红，质稠，咽干口燥，或见潮热颧红，或手足心热；舌红，苔少，脉细数。治宜养阴清热，凉血调经。方选两地汤合二至丸。③湿热蕴结证。主要证候：经行时间延长，量不多，或色暗，质黏稠，或带下量多，色赤白或黄；或下腹热痛；舌红，苔黄腻，脉滑数。治宜清热祛湿，止血调经。方选固经丸加败酱草、鱼腥草。④血瘀证。主要证候：经行时间延长，量或多或少，经色紫暗，有块；经行下腹疼痛，拒按；舌质紫暗或有瘀点，脉弦涩。治宜活血祛瘀，理冲止血。方选桃红四物汤合失笑散。

2. 本病的发病机理多为气虚冲任不固；或热扰冲任，血海不宁；或湿热蕴结冲任、扰动血海；或瘀阻冲任，血不循经。①气虚：素体虚弱，或饮食劳倦、思虑过度伤脾，中气不足，冲任不固，不能制约经血，以致经期延长。②阴虚内热：素体阴虚，或久病伤阴，或多产房劳致阴血亏耗，阴虚内热，热扰冲任，血海不宁，经血妄行，致经期延长，或因阳盛血热，经量多且持续时间长，热随血泄，阴随血伤而渐致虚热者。③湿热蕴结：经期产后，血室正开，失于调摄，或不禁房事，或湿热之邪乘虚而入，湿热蕴结冲任，扰动血海，致经行时间延长。④素性抑郁，恚怒伤肝，气郁血滞；或外邪客于子宫，邪与血相搏成瘀，瘀阻冲任胞宫，血不循经，致经期延长。

七、病案分析题

1. 诊断：经期延长湿热蕴结证。

证候分析：湿热之邪蕴结冲任，扰动血海，血海不宁，故经行延长；血为热灼，则经色暗，又夹有湿邪，故质黏稠；湿热下注，伤及带脉，则带下量多，色黄；湿热搏结，瘀滞不通，则下腹热痛。舌红，苔黄腻，脉滑数，为湿热蕴结冲任之征。

治法：清热祛湿，止血调经。

方剂：固经丸加败酱草、鱼腥草。

主要药物：龟甲、白芍、黄芩、椿根皮、黄柏、香附、败酱草、鱼腥草。

2. 诊断：经期延长阴虚内热证。

证候分析：阴虚内热，热扰冲任，冲任不固，经血失约，故经行时间延长；阴虚血少，血为热灼，故经量少，经色鲜红，质稠；虚火灼津，津液不能上乘则咽干口燥，潮热颧红、手足心热，舌红，苔少，脉细数均为阴虚内热之征。

治法：养阴清热，凉血调经。

方剂：两地汤合二至丸。

主要药物：两地汤组成为生地黄、玄参、白芍、麦冬、地骨皮、阿胶；二至丸组成为女贞子、旱莲草。

第七节 经间期出血

一、单项选择题

（一）A1 型题：每道试题下面有 A、B、C、D、E 五个备选答案。请从中选择一个最佳答案。

1. 治疗血瘀型经间期出血，方选（　　）

    A. 血府逐瘀汤加减　　　　B. 膈下逐瘀汤加减　　　　C. 抵挡汤加减

    D. 逐瘀止血汤加减　　　　E. 桃红四物汤加减

2. 清肝止淋汤组成中无（　　）

    A. 香附、黄柏　　　　　　B. 当归、生地黄　　　　　C. 甘草、熟地黄

    D. 牛膝、黑豆　　　　　　E. 白芍、牡丹皮

3. 两次月经中间出现周期性的少量阴道出血是（　　）

    A. 经间期出血　　　　　　B. 月经过多

    C. 月经前后不定期　　　　D. 月经先期　　　　　　　E. 月经后期

4. "的候"指的是（　　）

    A. 经前期　　　　　　　　B. 经间期　　　　　　　　C. 经期

    D. 经后期　　　　　　　　E. 妊娠期

5. 重阴转阳、由虚至盛的时期是（　　）

    A. 经前期　　　　　　　　B. 经间期　　　　　　　　C. 经期

    D. 经后期　　　　　　　　E. 妊娠期

6. 经间期出血治疗中应放第一位的法则是（　　）

A. 凉血止血　　　　　B. 化瘀止血　　　　　C. 固冲止血

D. 滋阴养血　　　　　E. 清利湿热

7. 逐瘀止血汤可治疗经间期出血，其出自（　　　）

A.《备急千金要方》　　　　B.《医宗金鉴·妇科心法要诀》

C.《傅青主女科》　　　　　D.《景岳全书·妇人规》

E.《证治准绳·女科》

8. 经间期出血最易与以下哪些疾病混淆（　　　）

A. 月经先期、月经过少、赤带

B. 月经先后无定期、月经过多、赤带

C. 胎漏　　　　　　　D. 漏下　　　　　　　E. 月经后期

9. 经间期出血基础体温表的时间特点为（　　　）

A. 低高温交替时　　　　　B. 低温相期间

C. 高低温相交替时　　　　D. 各阶段均可发生　　　E. 低温相过长

10. 经间期出血的中医辨证根据为（　　　）

A. 出血的时间　　　　　B. 出血的量、色、质及全身症状

C. 非出血时的全身症状　D. 出血时的伴随症状　　　E. 出血的量

11. 治疗经间期出血湿热证，方选（　　　）

A. 龙胆泻肝汤　　　　　B. 清肝止淋汤　　　　　C. 清热调血汤

D. 丹栀逍遥散　　　　　E. 萆薢渗湿汤

12. 下列哪项是经间期出血的常见证型（　　　）

A. 肾阳虚证　　　　　B. 痰湿证　　　　　C. 气滞证

D. 血瘀证　　　　　E. 脾气虚证

13. 下列关于经间期出血的论述，错误的是（　　　）

A. 两次月经中间，即絪缊之时

B. 为周期性出血　　　　C. 出血量同于月经量

D. 月经周期基本正常　　E. 若出血期长，血量增多，可发展为崩漏

14. 经间期出血主要发生在（　　　）

A. 经净后 2～4 天　　　B. 经净后 8～10 天　　　C. 月经前 5～7 天

D. 月经周期第 8～10 天　E. 月经周期第 10～16 天

15. 经间期出血相当于西医学的（　　　）

A. 围排卵期出血　　　B. 生殖系统炎症　　　C. 无排卵型功血

D. 有排卵型功血之黄体功能不足

E. 有排卵型功血之黄体萎缩不全

（二）A2 型题：每道试题由两个以上相关因素组成或以一个简要病例形式出现，其下面都有 A、B、C、D、E 五个备选答案。请从中选择一个最佳答案。

1. 患者经间期出血，量少，色鲜红，质黏，腰膝酸软，五心烦热，舌红苔少，脉

细数。治疗的代表方为（　　）

    A. 六味地黄丸　　　　　　B. 两地汤合二至丸　　　　C. 知柏地黄丸

    D. 左归丸　　　　　　　　E. 当归地黄饮

2. 患者两次月经中间出现周期性的少量阴道出血，妇检见宫颈黏液呈透明拉丝状，夹有血丝，B超可见成熟卵泡或接近成熟的优势卵泡，此时诊断为（　　）

    A. 月经先后无定期　　　　B. 经间期出血　　　　　　C. 月经过少

    D. 赤带　　　　　　　　　E. 月经先期

3. 患者经间期出血量少，色暗红，有血块，少腹两侧刺痛，拒按，胸闷烦躁；舌质紫或有瘀斑，脉细弦。此时可用（　　）

    A. 逐瘀止血汤　　　　　　B. 清肝止淋汤　　　　　　C. 少腹逐瘀汤

    D. 两地汤　　　　　　　　E. 二至丸

4. 患者经间期出血，量少，色深红，质黏稠，可见白带中夹血，腰骶酸楚；神疲乏力，胸胁满闷，口苦纳呆，小便短赤；舌红，苔黄腻，脉濡或滑数。此时治法为（　　）

    A. 滋肾养阴，固冲止血　　B. 清利湿热，固冲止血　　C. 化瘀止血

    D. 清热化痰，化瘀止血　　E. 清热利湿，活血化瘀

5. 患者两次月经中间出现周期性的少量阴道出血，出血量少，血色暗红或夹小血块，小腹一侧或两侧胀痛，此时辨证为（　　）

    A. 肾虚证　　　　　　　　B. 湿热证　　　　　　　　C. 血瘀证

    D. 脾虚证　　　　　　　　E. 气血不足证

（三）A3 型题：以下提供若干个案例，每个案例下设若干道试题。请根据案例所提供的信息，在每一道试题下面的 A、B、C、D、E 五个备选答案中选择一个最佳答案。

1. 患者女，28 岁。多次发生经间期出血，此次阴道出血量稍多，色深红，质黏腻，无血块，平素带下量多色黄，时现异味，小腹隐痛，神疲乏力，胸闷烦躁，纳呆腹胀，小便短赤，舌红苔黄腻，脉滑数。

（1）该患者辨属何证（　　）

    A. 脾虚证　　　　　　　　B. 血瘀证　　　　　　　　C. 肝郁证

    D. 血热证　　　　　　　　E. 湿热证

（2）该患者治法为（　　）

    A. 清利湿热，固冲止血　　B. 健脾益气，调经止血

    C. 清热凉血，调经止血　　D. 疏肝理气，活血调经　　E. 逐瘀止血

（3）选用何方（　　）

    A. 固经丸　　　　　　　　B. 归脾丸　　　　　　　　C. 清肝止淋汤

    D. 逐瘀止血汤　　　　　　E. 逍遥散

2. 患者女，35 岁。经间期出血 2 个月，阴道少量出血，色鲜红，质稍稠；头晕腰酸，夜寐不宁，五心烦热，舌体偏小质红，脉细数。

（1）该患者辨属何证（　　）

    A. 肾阴虚证　　　　　　　B. 脾气虚证　　　　　　　C. 血虚证

    D. 肾阳虚证　　　　　　　E. 肾气虚证

（2）该患者治法为（　　）

    A. 补肾益气，调经止血　　　　B. 温肾助阳，固冲止血

    C. 补益气血，调经止血　　　　D. 滋肾养阴，固冲止血

    E. 健脾益气，调经止血

（3）选用何方（　　）

    A. 右归丸　　　　　　　　B. 两地汤合二至丸　　　　C. 举元煎

    D. 归肾丸　　　　　　　　E. 当归地黄饮

    3. 患者女，29 岁。已婚，月经周期正常，经期 3 天，近 3 个月来每月于月经过后 8 天左右阴道有少量出血，色暗红，少腹刺痛，拒按，胸闷烦躁，舌质紫暗，脉细弦。

（1）该患者辨属何证（　　）

    A. 湿热证　　　　　　　　B. 脾虚证　　　　　　　　C. 血虚证

    D. 血热证　　　　　　　　E. 血瘀证

（2）该患者治法为（　　）

    A. 清利湿热，固冲止血　　　　B. 清热凉血，调经止血

    C. 补益气血，调经止血　　　　D. 化瘀止血

    E. 健脾益气，调经止血

（3）选用何方（　　）

    A. 四草汤　　　　　　　　B. 少腹逐瘀汤　　　　　　C. 清热固经汤

    D. 膈下逐瘀汤　　　　　　E. 逐瘀止血汤

    4. 患者女，28 岁。月经周期正常，经期 6 天，近半年来，每月于月经后 7 天左右见阴道少量出血，色红，质黏稠，持续 2～4 天自止，伴胸闷烦躁，赤白带下，舌红，苔黄腻，脉滑数。

（1）该患者应诊断为（　　）

    A. 肾虚型经间期出血　　　　B. 血瘀型经间期出血

    C. 脾虚型经间期出血　　　　D. 湿热型经间期出血

    E. 血热型经间期出血

（2）此病的治法为（　　）

    A. 清利湿热，固冲止血　　　　B. 清热养阴止血

    C. 滋肾养阴，固冲止血　　　　D. 化瘀止血

    E. 益气补血，养营调经

（3）若患者出血量多，宜加用中药为（　　）

    A. 薏苡仁、苍术　　　　　　B. 鹿角霜、小茴香

    C. 侧柏叶、荆芥炭　　　　　D. 川芎、鸡血藤　　　　　E. 巴戟天、香附

（四）B1 型题：以下每组试题共用 **A、B、C、D、E** 五个备选答案，备选答案在上，

题干在下。请从中选择一个最佳答案，每个备选答案可能被选择一次、多次或不被选择。

    A. 月经先期   B. 月经过少   C. 经间期出血

    D. 崩漏   E. 赤带

 1. 月经周期及经期正常，经量明显少于平常的是（　　　）

 2. 月经周期规律，月经周期的第 10～16 天出血，量少于经量，属于（　　　）

    A. 生地黄、赤芍   B. 地骨皮、熟地黄   C. 知母、黄芩

    D. 地骨皮、生地黄   E. 丹皮、香附

 3. 逐瘀止血汤的组成中有（　　　）

 4. 两地汤的组成中有（　　　）

    A. 肾阴虚证   B. 肾气虚证   C. 肾阳虚证

    D. 湿热证   E. 瘀热互结证

 5. 经间期出血量少或稍多，色鲜红，质稠，辨证为（　　　）

 6. 经间期出血量稍多或少，赤白相兼，质黏稠，辨证为（　　　）

二、多项选择题

每题由一个题干与 5 个备选答案组成，可从备选答案中选择多项与问题有关的答案，须全部选准方可计分。

 1. 经间期出血的病因病机包括（　　　）

    A. 肾气亏虚   B. 肾阴亏虚   C. 痰瘀互结

    D. 湿热内蕴   E. 瘀阻胞络

 2. 两次月经中间，即经间期又名（　　　）

    A. 的候   B. 真机   C. 绲缊

    D. 崩漏   E. 经乱

 3. 月经先期与经间期出血的鉴别点是（　　　）

    A. 月经先期为周期提前 7～14 天

    B. 月经先期多见低高温相交替时出血

    C. 月经先期内分泌激素检查可有异常

    D. 经间期出血及月经先期均无明显器质性病变

    E. 经间期出血发生于低高温交替时

 4. 经间期出血与赤带的鉴别点是（　　　）

    A. 赤带无周期规律   B. 经间期出血有周期规律

    C. 赤带妇科检查常见宫颈赘生物或子宫、附件区压痛明显

    D. 经间期出血无明显器质性病变

　　E. 赤带可见白带常规异常

5. 反复出现经间期出血者治疗不及时，可引起（　　）

　　A. 月经周期紊乱　　　　　B. 月经淋漓不尽　　　　　C. 崩漏

　　D. 不孕　　　　　　　　　E. 以上都不是

6. 以下关于经间期出血的特征描述，正确的是（　　）

　　A. 重阴必阳　　　　　　　B. 存在着动静的变化　　　　C. 重阳必阴

　　D. 存在着藏泻的变化　　　E. 存在着升降的变化

三、填空题

1. 经间期出血辨证分型有三种，包括_____，_____，_____。

2. 二至丸由_____、_____组成。

3. 经间期出血的辨证，主要根据出血的_____，_____，_____及_____进行。

4.《女科证治准绳》曰："天地生物，必有_____，万物化生，必有乐育之时……此天然之节候，生化之真机也……凡妇人一月经行一度，必有一日缊缊之候，于一时辰间，气蒸而热，昏而闷，有欲交接不可忍之状，此_____也。"

5. 经间期出血的发生与月经周期中的_____消长转化密切相关。经间期是继经后期_____、_____之期。

6. 经间期的_____是孕育所必需的，活动于下，上传及心肝以至于脑，呈兴奋性，经间期有排卵，其先决条件就在_____的具备与否。

四、名词解释

1. 经间期出血

2. 的候

3. 赤带

五、简答题

1. 经间期出血的辨证要点是什么？

2. 简述经间期出血的临证要点。

3. 简述经间期出血的两大特征。

六、论述题

1. 论述经间期出血的分型、治则治法及所用代表方剂。

2. 论述经间期出血阴阳气血的变化。

七、病案分析题

1. 患者女性，25 岁。经间期出血 3 月余，量少，色暗红，有血块，少腹左侧胀痛刺痛拒按，胸闷烦躁；舌暗，有瘀点，脉细弦。

要求对该病案进行分析，写出中西医诊断、证候分析、治法、处方。

2. 患者女性，34 岁。两次月经中间出血，量稍多，色鲜红，质黏稠；头晕耳鸣，腰膝酸软，五心烦热，便坚尿黄；舌红，苔少，脉细数。

要求对该病案进行分析，写出中西医诊断、证候分析、治法、处方。

参考答案

一、单项选择题

（一）A1 型题

1. D　经间期出血血瘀证，经间期出血量少或稍多，色暗红或紫黑，有血块，少腹一侧或两侧胀痛或刺痛拒按，胸闷烦躁，舌质紫，或有紫斑，脉细弦。治以化瘀止血，方药为逐瘀止血汤（《傅青主女科》）。

2. C　清肝止淋汤（《傅青主女科》）的组成包括白芍、当归、生地黄、阿胶、牡丹皮、黄柏、牛膝、红枣、香附、黑豆。

3. A　经间期出血多见于青春期及育龄期妇女，表现为两次月经中间出现周期性的少量阴道出血，可伴有少腹胀痛，乳胀，白带增多，蛋清样或赤白带下。

4. B　两次月经中间，即絪缊之时，出现周期性少量阴道出血者，称为"经间期出血"，大多出现在月经周期的第 10～16 天，即月经干净后 5～7 天。这段时间又名"的候""真机""絪缊"。

5. B　经间期，即"絪缊之时""的候"，即经后期，转化特点为由阴转阳，由虚至盛，阴长至重，精化为气，阴转为阳，阳气内动。

6. D　治疗经间期出血务必把滋阴养血放在第一位，重点不在于止血，而在于保障阴阳转化的顺利。

7. C　逐瘀止血汤出自《傅青主女科》，用于治疗经间期出血血瘀证，有化瘀止血之功。

8. A　月经先期、月经过少、赤带三者的特点易与经间期出血相混淆，故本病需与三者相鉴别。

9. A　月经先期多见高低温相交替时出血，月经过少出血见于低温相期间，赤带出现无周期规律性，各阶段均可发生，经间期出血发生于低高温交替时。

10. B　经间期出血的辨证，主要根据出血的量、色、质及全身症状进行。

11. B　经间期出现血，量少或稍多，色深红，质黏稠，可见白带中夹血，或赤白带下，腰骶酸楚；或下腹时痛，神疲乏力，胸胁满闷，口苦纳呆，小便短赤；舌红，苔黄腻，脉濡或滑数。治以清利湿热，固冲止血。方药为清肝止淋汤（《傅青主女科》）去阿胶、红枣，加小蓟、茯苓。

12．D　经间期出血的证型包括肾阴虚证、湿热证、血瘀证。

13．C　两次月经中间，即絪缊之时，出现周期性少量阴道出血者，称为"经间期出血"，经间期出血大多出现在月经周期的第 10～16 天，即月经干净后 5～7 天。反复出现该情况者若治疗不及时，可引起月经周期紊乱，月经淋漓不尽，甚或出现崩漏、不孕症等。

14．E　经间期出血大多出现在月经周期的第 10～16 天，即月经干净后 5～7 天。

15．A　西医学的围排卵期出血，属异常子宫出血的范畴，可参照经间期出血辨证治疗。

（二）A2 型题

1．B　经间期出血肾阴虚证：主要证候为两次月经中间，阴道少量出血或量稍多，色鲜红，质稍稠；头晕腰酸，夜寐不宁，五心烦热，便艰尿黄；舌体偏小质红；脉细数。治以滋肾养阴，固冲止血，方药为两地汤合二至丸。

2．B　经间期出血多见于青春期及育龄期妇女，表现为两次月经中间出现规律性的少量阴道出血，可伴有少腹胀痛，乳胀，白带增多，蛋清样或赤白带下。妇检见宫颈黏液呈透明拉丝状，夹有血丝。宫颈无赘生物或重度炎症，无接触性出血。辅助检查：基础体温高、低温相交替时；B 超可见成熟卵泡或接近成熟的优势卵泡。

3．A　辨证为经间期出血血瘀证，治以化瘀止血，方药为逐瘀止血汤（《傅青主女科》）。

4．B　辨证为经间期出血湿热证。治法：清利湿热，固冲止血。方药：清肝止淋汤（《傅青主女科》）去阿胶、红枣，加小蓟、茯苓。

5．C　经间期出血的辨证，主要根据出血的量、色、质及全身症状进行。若出血量少或稍多，色鲜红，质黏稠属肾阴虚；若出血量稍多或少，赤白相兼，质黏稠属湿热；若出血量少，血色暗红或夹小血块属血瘀。

（三）A3 型题

1．（1）E　根据患者证候分析，属经间期出血湿热证。经间期出血，阴道出血量稍多为湿热内蕴，经间期阳气内动，扰动冲任血海，影响固藏；色深红，质黏腻，无血块为湿热与血搏结；小腹隐痛为湿热搏结，瘀滞不通；胸闷烦躁，纳呆腹胀为湿热熏蒸，湿邪阻络。

（2）A　其治法是清利湿热，固冲止血。

（3）C　治疗应首选的方剂是清肝止淋汤加减。

2．（1）A　根据患者证候分析，属经间期出血肾阴虚证。经间期阴道少量出血为肾阴亏虚，虚火内生，虚火与阳气相搏，损伤阴络，冲任不固；色鲜红，质稍稠，五心烦热为阴虚阳动；头晕腰酸，夜寐不宁，舌体偏小质红，脉细数为肾阴亏损。

（2）D　其治法是滋肾养阴，固冲止血。

（3）B　治疗应首选的方剂是两地汤合二至丸。

3.（1）E　根据患者证候分析，属经间期出血血瘀证。经间期阴道少量出血为瘀血阻滞于冲任，经间期阳气内动，与之相搏，脉络损伤，血不循经；色暗红，少腹刺痛，拒按，胸闷烦躁为瘀血阻络，气机不畅；舌质紫，脉细弦为瘀血内阻之征。

（2）D　其治法是化瘀止血。

（3）E　治疗应首选的方剂是逐瘀止血汤（《傅青主女科》）。

4.（1）D　根据患者证候分析，属经间期出血湿热证。经间期出血，阴道出血量少为湿热内蕴，经间期阳气内动，扰动冲任血海，影响固藏；色红，质黏腻为湿热与血搏结；胸闷烦躁，神疲乏力，食欲不佳，舌苔白腻，脉滑为湿热熏蒸，湿邪阻络。

（2）A　其治法是清利湿热，固冲止血。

（3）C　治疗应首选的方剂是清肝止淋汤加减。若出血多，去牛膝，加侧柏叶、荆芥炭凉血止血；湿盛者，加薏苡仁、苍术健脾燥湿。

（四）B1 型题

1. B　月经周期正常，经量明显少于平时正常经量的 1/2，或少于 20mL，或行经时间不足 2 天，甚或点滴即静者，称为月经过少。

2. C　两次月经中间，出现周期性少量阴道出血者，称为经间期出血，大多出现在月经周期的第 10～16 天，即月经干净后 5～7 天。

3. A　逐瘀止血汤组成：生地黄、大黄、赤芍、牡丹皮、当归尾、枳壳、龟甲、桃仁。

4. D　两地汤组成为生地黄、地骨皮、玄参、麦冬、阿胶、白芍。

5. A　经间期出血的辨证，主要根据出血的量、色、质及全身症状进行。若出血量少或稍多，色鲜红，质黏稠属肾阴虚。

6. D　若出血量稍多或少，赤白相兼，质黏稠属湿热；若出血量少，血色暗红或夹小血块属血瘀。

二、多项选择题

1. BDE　经间期出血的病因病机有：肾阴亏虚、湿热内蕴、瘀阻胞络。

2. ABC　经间期这一时间段又名"的候""真机""缊缊"。

3. ACDE　月经先期于非经间期出血，多于月经来潮前 7 天开始出血，个别也有恰巧在经间期这一时间段开始出血。周期提前 1 周及以上，连续 2 个周期以上；经量一般无明显改变，同平时月经量，也可能时多时少。超声无明显器质性病变，内分泌激素检查可有异常。经间期出血大多出现在月经周期的第 10～16 天，即月经干净后 5～7 天，周期规律，量明显少于月经量，持续 2～7 天，发生于低高温交替时。无明显器质性病变，内分泌激素检查无异常或稍有异常。

4. ABCDE　赤带在月经周期任何一个时间段均可能出现，无周期规律，量少，持续时间长或反复发作，妇科检查常见宫颈赘生物或子宫、附件区压痛明显。超声提示可见宫颈占位，或白带常规异常。经间期出血大多出现在月经周期的第 10～16 天，即月经干净后 5~7 天，周期规律，量明显少于月经量，持续 2~7 天，发生于低高温交替时。无明显器质性病变，内分泌激素检查无异常或稍有异常。

5. ABCD　由于阴精有所不足，绚缊之时重阴转阳欠顺利，影响子宫、冲任固藏，故出现经间期出血。若阳气不能恢复，则出血可延长超过 7 天。反复出现该情况者若治疗不及时，可引起月经周期紊乱，月经淋漓不尽，甚或出现崩漏、不孕症等。

6. ABDE　经间期主要具有两大特征：其一是重阴必阳，表现出绚缊状的气血活动。其二是在这一动态过程中存在着动静升降、藏泻的变化。

三、填空题

1. 肾阴虚证；湿热证；血瘀证

2. 女贞子、墨旱莲

3. 量；色；质；全身症状

4. 绚缊之时；的候

5. 气血阴阳；由阴转阳；由虚至盛

6. 气血活动；阴分水平

四、名词解释

1. 两次月经中间，即绚缊之时，出现周期性少量阴道出血者，称为经间期出血，大多出现在月经周期的第 10~16 天，即月经干净后 5~7 天。

2. 的候即排卵期，又称为真机。

3. 在非行经期，阴道内流出赤色或赤白相间的黏液，称为赤带或赤白带，以育龄期妇女多见，也可见于青春期妇女。

五、简答题

1. 经间期出血的辨证，主要根据出血的量、色、质及全身症状进行。若出血量少或稍多，色鲜红，质黏稠属肾阴虚；若出血量稍多或少，赤白相兼，质黏稠属湿热；若出血量少，血色暗红或夹小血块属血瘀。

2. 经间期出血主要具有两大特征：其一是重阴必阳，表现出绚缊状的气血活动。其二是在这一动态过程中存在着动静升降、藏泻的变化。经间期的气血活动，是孕育所必需的，活动于下，上传及心肝以至于脑，呈兴奋性，经间期有排卵，其先决条件就在于阴分水平的具备与否。排卵必须到重阴，阴长到高峰已达生理极限的不平衡状态，必须在剧烈气血活动的促发下才能排出卵子。阴道涂片，宫颈黏液结晶检查，血雌二醇（E_2）呈高水平，足以证明重阴的生理特点。重阴必阳，阴阳转化顺利，才能促进排卵的顺利。故治疗经间期出血务必把滋阴养血放在第一位，重点不在于止血，而在于保障阴阳转化的顺利。

3. 经间期主要具有两大特征：其一是重阴必阳，表现出绚缊状的气血活动。其二是在这一动态过程中存在着动静升降、藏泻的变化。

六、论述题

1. ①肾阴虚证。治法：滋肾养阴，固冲止血；方药：两地汤合二至丸或加减一阴煎。②湿热证。治法：清利湿热，固冲止血；方药：清肝止淋汤加减。③血瘀证。治法：化瘀止血；方药：逐瘀止血汤。

2. 经间期是继经后期由阴转阳、由虚至盛之期。月经的来潮，标志着前一周期的结束，新周期的开始；排泄月经后，血海空虚，阴精不足，随着月经周期演变，阴血渐增；至经间期精血充盛，阴长至重，此时精化为气，阴转为阳，絪缊之状萌发，"的候"到来，这是月经周期中一次重要的转化。若体内阴阳调节功能正常，自可适应此种变化，无特殊证候。若阴阳转化不协调，阴络易伤，损及冲任，血海固藏失职，血溢于外，酿成经间期出血。

七、病案分析题

1. 诊断：经间期出血血瘀证。

证候分析：瘀血阻滞冲任，经间期阳气内动，与之相搏，脉络损伤，血不循经，故而经间期出血；瘀血内阻，则出血量少，色暗红有血块；气血阻滞则见少腹一侧刺痛拒按；瘀血阻络，气机不畅，故胸闷烦躁；舌暗，有瘀点，脉细弦，均为血瘀之征。

治法：化瘀止血。

方剂：逐瘀止血汤（《傅青主女科》）。

主要药物：生地黄、大黄、赤芍、丹皮、归尾、枳壳、桃仁、龟甲。

2. 诊断：经间期出血肾阴虚证。

证候分析：经间期絪缊之时，阳气内动，若肾阴偏虚，虚火内生，虚火与阳气相搏，损伤阴络，冲任不固，而发生子宫出血；阴虚阳动，故血色鲜红，五心烦热；腰为肾之外府，肾虚则腰酸，舌红，苔少，脉细数，均为肾阴虚损之征。

治法：滋肾养阴，固冲止血。

方剂：两地汤合二至丸。

主要药物：生地黄、玄参、麦冬、地骨皮、阿胶、白芍、女贞子、墨旱莲。

第八节 崩 漏

一、单项选择题

（一）A1 型题：每道试题下面有 A、B、C、D、E 五个备选答案。请从中选择一个最佳答案。

1. 崩漏的病机主要是（　　）

A. 气虚不固，经血失于统摄　　B. 阴虚火旺，经血失于制约

C. 瘀血阻滞，新血不得归经　　D. 冲任不固，不能制约经血

E. 火热扰血，经血非时妄行

2. 崩漏的治疗原则是（　　　）

A. 暴崩之际，急当止血防脱　　B. 针对病因病机进行辨证论治以复旧

C. 急则治其标，缓则治其本　　D. 应根据患者年龄与生育情况确定治疗目标

E. 塞流、澄源、复旧

3. "崩漏不止，经乱之甚者也"语出于何书（　　　）

A.《金匮要略》　　　　　B.《女科撮要》　　　　　C.《景岳全书·妇人规》

D.《校注妇人良方》　　　E.《傅青主女科》

4. 下列各项中，不属崩漏常见证型的是（　　　）

A. 血热证　　　　　　　B. 肝郁证　　　　　　　C. 肾虚证

D. 脾虚证　　　　　　　E. 血瘀证

5. 下列各项中，不需与崩漏进行鉴别的疾病是（　　　）

A. 月经先后无定期　　　B. 经期延长　　　　　　C. 月经过少

D. 经间期出血　　　　　E. 赤带

6. 治崩三法是（　　　）

A. 塞流、澄源、复旧　　B. 塞流、澄源、求因　　C. 塞流、止血、澄源

D. 塞流、止血、复旧　　E. 补肾、扶脾、疏肝

7. 治疗崩漏出血期实热证应首选的方剂是（　　　）

A. 保阴煎　　　　　　　B. 清热固经汤　　　　　C. 清热调血汤

D. 清经散　　　　　　　E. 两地汤

8. 上下相资汤治疗崩漏的适应证是（　　　）

A. 肾阴虚证　　　　　　B. 实热证　　　　　　　C. 虚热证

D. 肾阳虚证　　　　　　E. 脾虚证

9. 崩漏出血期虚热证，其治法是（　　　）

A. 滋肾益阴，止血调经　　B. 养阴清热，止血调经　　C. 益气养阴，固冲止血

D. 清热凉血，止血调经　　E. 清热凉血，固冲止血

10. 崩漏出血期实热证，其治法是（　　　）

A. 滋肾益阴，止血调经　　B. 养阴清热，止血调经　　C. 益气养阴，固冲止血

D. 清热凉血，止血调经　　E. 清热凉血，固冲止血

11. 治疗崩漏出血期肾阴虚证应首选的方剂是（　　　）

A. 六味地黄丸　　　　　B. 两地汤　　　　　　　C. 右归丸

D. 左归丸去牛膝合二至丸　E. 上下相资汤

12. 安冲汤的药物组成是（　　　）

A. 白术、黄芪、龙骨、牡蛎、山萸肉、白芍、海螵蛸、茜草、棕炭、五倍子

B. 黄芪、白术、生地黄、白芍、续断、海螵蛸、茜草、龙骨、牡蛎

C. 人参、白术、熟地黄、白芍、续断、海螵蛸、茜草、龙骨、牡蛎

D. 黄芪、白术、生地黄、白芍、山萸肉、海螵蛸、茜草、龙骨、牡蛎

E. 黄芪、白术、生地黄、白芍、续断、海螵蛸、茜草、龙骨、牡蛎、五倍子

13. 崩漏的病本在（　　）

A. 冲任　　　　　　　B. 胞宫　　　　　　　C. 脾

D. 肾　　　　　　　　E. 肝

14. 崩漏出血期脾虚证，其治法是（　　）

A. 补气摄血，固冲调经　　B. 补脾益气，摄血调经　　C. 补益心脾，固冲调经

D. 健脾益气，养血调经　　E. 补气升阳，止血调经

15. 治疗崩漏出血期血瘀证应首选的方剂是（　　）

A. 四草汤　　　　　　B. 血府逐瘀汤　　　　C. 逐瘀止血汤

D. 少腹逐瘀汤　　　　E. 通瘀煎

16. 治疗崩漏出血期肾阳虚证应首选的方剂是（　　）

A. 右归饮　　　　　　B. 加减苁蓉菟丝子丸　　C. 右归丸

D. 归肾丸　　　　　　E. 大补元煎

17. 下列关于崩漏的论述正确的是（　　）

A. "漏下"首见于《诸病源候论》

B. 一般而言，崩漏实证多，虚证少

C. 崩漏的治疗原则是"塞流、澄源、复旧"

D. 复旧即固本善后，调理恢复，全在补血

E. 治愈崩漏的关键是血止后的治疗，应以复旧为主，结合澄源

18. 崩漏出血期肾阳虚证，其治法是（　　）

A. 温肾助阳，固冲止血　　B. 补益肾气，止血调经　　C. 滋阴助阳，止血调经

D. 温肾固冲，止血调经　　E. 补肾健脾，固冲止血

19. 治疗崩漏时应首分（　　）

A. 虚实　　　　　　　B. 寒热　　　　　　　C. 出血期与血止后

D. 出血的多少　　　　E. 出血的新久

20. 崩漏复旧治疗时，除辨证论治外，更要抓住的基本病机是（　　）

A. 肾虚为主　　　　　B. 脾虚为主　　　　　C. 血瘀为主

D. 虚热为主　　　　　E. 实热为主

（二）A2 型题：每道试题由两个以上相关因素组成或以一个简要病例形式出现，其下面都有 A、B、C、D、E 五个备选答案。请从中选择一个最佳答案。

1. 患者，女，20岁，未婚。经血淋漓20天不止，色淡红、质清稀，面色晦暗，头晕耳鸣，腰膝酸软，畏寒肢冷，舌淡，苔薄白，脉沉细。治疗应首选的方剂是（　　）

A. 归脾汤　　　　　　B. 加减苁蓉菟丝子丸　　C. 右归丸

D. 左归丸   E. 归肾丸

2. 患者，女，45岁。月经不规律8个月，现阴道流血40天，量时多时少，近3天量多、色淡、质稀，伴气短神疲，面浮肢肿，四肢不温，舌淡，苔薄白，脉弱。其证候是（　　）

A. 肾阳虚证   B. 脾虚证   C. 脾肾阳虚证

D. 血瘀证   E. 肾阴虚证

3. 患者，女，46岁，已婚。经血非时而下，现已持续20天未止，开始量多，现淋漓不尽，色淡、质清；腰酸腿软，畏寒肢冷，小便清长，面色晦暗；舌淡，苔薄白，脉沉细。其治法是（　　）

A. 温肾固冲，止血调经   B. 滋肾益阴，止血调经   C. 补气升阳，止血调经

D. 补肾助阳，止血调经   E. 调补肝肾，固冲止血

4. 患者，女，50岁。经血非时而下，量少淋漓，血色鲜红而质稠；心烦潮热，小便黄少，大便干燥；舌质红，苔薄黄，脉细数。治疗应首选的方剂是（　　）

A. 清热固经汤   B. 上下相资汤   C. 两地汤

D. 保阴煎   E. 清热调血汤

5. 患者，女，46岁，已婚。月经周期先后不定，量多如注，持续10余日不净，伴见头晕心慌，舌淡红，苔薄白，脉细。其诊断为（　　）

A. 月经先后无定期   B. 经期延长   C. 月经过多

D. 崩漏   E. 经断前后诸证

6. 患者，女，33岁，已婚。经血非时而下，淋漓不净，色紫黑有块。小腹胀痛不适，舌紫暗，脉涩。治疗应首选的方剂是（　　）

A. 四物汤合失笑散   B. 膈下逐瘀汤   C. 四草汤

D. 血府逐瘀汤   E. 少腹逐瘀汤

7. 患者，女，18岁。月经周期紊乱，现阴道流血20天，开始一周量多如注，后淋漓不止，色深红，质稠；唇红目赤，烦热口渴，大便干结，小便黄赤；舌红苔黄，脉滑数。治疗应首选的方剂是（　　）

A. 清经散   B. 保阴煎   C. 清热固经汤

D. 丹栀逍遥散   E. 两地汤

8. 患者，女，48岁，已婚。月经周期紊乱，行经延久不止，量多色暗有块；伴见心慌气短，神疲乏力，曾用中、西药物治疗效果不显，此次经行越两旬未止。患者已行输卵管结扎术。为止血及明确诊断，应首选的辅助检查是（　　）

A. 血常规   B. 性激素测定   C. 妇科B超

D. 诊断性刮宫   E. 血HCG测定

（三）A3型题：以下提供若干个案例，每个案例下设若干道试题。请根据案例所提供的信息，在每一道试题下面的A、B、C、D、E五个备选答案中选择一个最佳答案。

1. 患者，48岁。月经紊乱，阴道流血1月余，量时多时少，色鲜红，唇红目赤，

烦热口渴，小便黄赤；舌红苔黄，脉滑数。

（1）其证候是（　　）

    A. 肾阴虚证　　　　　　B. 虚热证　　　　　　C. 实热证

    D. 肝郁血热证　　　　　E. 气虚血热证

（2）其治法是（　　）

    A. 清热凉血，止血调经　B. 养阴清热，止血调经　C. 滋肾益阴，止血调经

    D. 清热凉血，固冲止血　E. 益气清热，固冲止血

（3）治疗应首选的方剂是（　　）

    A. 左归丸加减　　　　　B. 保阴煎　　　　　　C. 上下相资汤

    D. 清热固经汤　　　　　E. 两地汤

2. 患者，女，35岁，已婚。月经周期紊乱半年，量时多时少，经行时间延长，或时出时止。此次停经2个月后突然出现阴道流血量多如注，经色暗有块，伴小腹胀痛不适；舌紫暗，苔薄白，脉细弦。

（1）为明确诊断，下列各项中非必要的辅助检查是（　　）

    A. 超声检查　　　　　　B. 性激素测定　　　　C. 血 HCG 测定

    D. 心电图　　　　　　　E. 诊断性刮宫

（2）其证候是（　　）

    A. 血瘀证　　　　　　　B. 脾虚证　　　　　　C. 气滞证

    D. 虚热证　　　　　　　E. 肾虚证

（3）为紧急止血，下列各项措施中应首选的是（　　）

    A. 独参汤水煎服　　　　B. 参附注射液静滴　　C. 生脉注射液静滴

    D. 三七末，温开水冲服　E. 西洋参水煎服

3. 患者，女，30岁。月经周期紊乱1年，现已1月余未净。近几日量多，色鲜红，质稠；伴见头晕耳鸣，腰膝酸软；舌质偏红，苔少，脉细数。

（1）其证候是（　　）

    A. 肾阴虚证　　　　　　B. 肾阳虚证　　　　　C. 血瘀证

    D. 脾虚证　　　　　　　E. 肾气虚证

（2）其治法是（　　）

    A. 养阴清热，止血调经　B. 滋肾益阴，止血调经　C. 养血和血，止血调经

    D. 补气升阳，固冲止血　E. 理气行滞，化瘀止血

（3）治疗应首选的方剂是（　　）

    A. 大补元煎　　　　　　B. 上下相资汤

    C. 左归丸去牛膝合二至丸　D. 清热固经汤　　　　E. 保阴煎

4. 患者，女，38岁，已婚。阴道流血月余，量时多时少，时下时止，色紫黑有块；小腹不适；舌紫暗，苔薄白，脉涩。近半年无性生活。2个月前曾行宫颈筛查无异常。就诊日查 B 超提示子宫内膜厚 0.8cm。

（1）其证候是（　　）
　　A. 肾阴虚证　　　　　　B. 肾阳虚证　　　　　C. 脾虚证
　　D. 血瘀证　　　　　　　E. 肾气虚证
（2）其治法是（　　）
　　A. 养阴清热，止血调经　B. 滋肾益阴，止血调经　C. 养血和血，止血调经
　　D. 补气升阳，固冲止血　E. 活血化瘀，止血调经
（3）治疗应首选的方剂是（　　）
　　A. 圣愈汤　　　　　　　B. 四草汤　　　　　　　C. 血府逐瘀汤
　　D. 少腹逐瘀汤　　　　　E. 膈下逐瘀汤

5. 患者，女性，48 岁。月经周期 18～60 天不等，时而暴下不止，时或淋漓不尽。现阴道流血 20 余天未净，量多，色淡，质清稀；神疲气短，面浮肢肿，四肢不温，纳呆便溏，舌淡，苔薄白，脉沉细。
（1）其诊断是（　　）
　　A. 月经过多　　　　　　B. 经断前后诸证　　　　C. 崩漏
　　D. 经期延长　　　　　　E. 月经先后无定期
（2）治疗应首选的方剂是（　　）
　　A. 大补元煎　　　　　　B. 补中益气汤　　　　　C. 举元煎合安冲汤
　　D. 清热固经汤　　　　　E. 保阴煎
（3）其血止后，复旧治疗善其后重在（　　）
　　A. 补益心脾养血　　　　B. 补肾宁心安神　　　　C. 疏肝健脾养血
　　D. 滋肾养阴清热　　　　E. 补肾填精养血

6. 患者，女，38 岁，已婚。近 3 个月以来月经周期紊乱，经量时多时少，偶有淋漓出血持续半月以上方净。此次因月经持续 8 天量仍多，伴神疲乏力、气短就诊，舌质淡，苔薄白，脉弱。
（1）其治法是（　　）
　　A. 活血化瘀，止血调经　B. 调补气血，化瘀生新　C. 养血和血，止血调经
　　D. 补气升阳，止血调经　E. 理气行滞，化瘀止血
（2）治疗应首选的方剂是（　　）
　　A. 举元煎合安冲汤　　　B. 补中益气汤　　　　　C. 大补元煎
　　D. 清热固经汤　　　　　E. 保阴煎
（3）为明确诊断，拟行诊断性刮宫术的时间是（　　）
　　A. 下次月经前 1～2 天　B. 月经干净后　　　　　C. 立即
　　D. 下次月经来潮第 5 天　E. 下次月经来潮 6 小时内

7. 患者，女，13 岁。月经周期紊乱，经期长短不一 3 个月余。直肠腹部诊查：子宫大小正常，两侧附件无特殊。现经行淋漓半月未止，量少，色鲜红，质稠，伴心烦潮热，尿黄便结，舌红，苔薄黄，脉细数。

（1）其证候是（　　）

　　A. 肾阴虚证　　　　　　B. 虚热证　　　　　　C. 脾虚证

　　D. 实热证　　　　　　　E. 肾气虚证

（2）其治法是（　　）

　　A. 养阴清热，止血调经　　B. 清热凉血，止血调经　　C. 滋肾益阴，止血调经

　　D. 活血化瘀，止血调经　　E. 益气摄血，止血调经

（3）治疗应首选的方剂是（　　）

　　A. 两地汤　　　　　　　B. 左归丸　　　　　　C. 清热固经汤

　　D. 保阴煎　　　　　　　E. 上下相资汤

8. 患者，女，16 岁。14 岁初潮后月经一直紊乱，周期 25～60 天不等，经期 8～10 天，有时淋漓不净达 15 天之久。末次月经至今 20 天未净，量中，色淡质清；畏寒肢冷，面色晦暗，腰腿酸软，小便清长；舌质淡，苔薄白，脉沉细。患者呈贫血貌，直肠腹部诊检查无特殊发现。

（1）其证候是（　　）

　　A. 肾阴虚证　　　　　　B. 肾阳虚证　　　　　　C. 脾虚证

　　D. 实热证　　　　　　　E. 肾气虚证

（2）治疗应首选的方剂是（　　）

　　A. 两地汤　　　　　　　B. 左归丸　　　　　　C. 右归丸

　　D. 保阴煎　　　　　　　E. 上下相资汤

（3）其血止后，复旧的目标为（　　）

　　A. 肾气平均，肝肾精血旺盛，阴阳平衡，恢复卵巢排卵功能与正常月经周期

　　B. 肾气充盛，冲任气血充沛，逐渐建立规律的月经周期

　　C. 重在控制出血　　　　　D. 恢复阴阳平衡

　　E. 促使肾、心、肝、脾功能协调

（四）B1 型题：以下每组试题共用 A、B、C、D、E 五个备选答案，备选答案在上，题干在下。请从中选择一个最佳答案，每个备选答案可能被选择一次、多次或不被选择。

　　A. 左归丸去牛膝合二至丸　B. 上下相资汤　　　C. 六味地黄丸

　　D. 清经散　　　　　　　E. 两地汤

1. 治疗崩漏出血期虚热证应首选的方剂是（　　）

2. 治疗崩漏出血期肾阴虚证应首选的方剂是（　　）

　　A. 实热证　　　　　　　B. 肾阳虚证　　　　　　C. 肾阴虚证

　　D. 虚热证　　　　　　　E. 脾虚证

3. 患者，女，48 岁。经血非时而下，量多，色鲜红，质稠；头晕耳鸣，腰膝酸软，或心烦；舌质偏红，苔少，脉细数。其证候是（　　）

4. 患者，女，50岁。经血非时而下，崩中暴下继而淋漓，血色淡而质薄；气短神疲，面色㿠白，面浮肢肿，四肢不温；舌质淡，苔薄白，脉弱或沉细。其证候是（　　）

A.《素问》　　　　　　B.《诸病源候论》　　　　　C.《傅青主女科》
D.《兰室秘藏》　　　　E.《妇科玉尺》

5. "忽然暴下，谓之崩中"语出自（　　）

6. "非时而下，淋漓不断，谓之漏下"语出自（　　）

A. 滋肾益阴，止血调经　　B. 养阴清热，止血调经　　C. 清热凉血，止血调经
D. 滋肾养阴，固冲止血　　E. 养阴清热，凉血调经

7. 崩漏出血期肾阴虚证，其治法是（　　）

8. 崩漏出血期虚热证，其治法是（　　）

A. 茯苓、生地黄　　　　B. 山药、枸杞子　　　　　C. 山茱萸、芍药
D. 山茱萸、生地黄　　　E. 杜仲、牛膝

9. 属左归丸药物组成的是（　　）

10. 属右归丸药物组成的是（　　）

二、多项选择题

每题由一个题干与 5 个备选答案组成，可从备选答案中选择多项与问题有关的答案，须全部选准方可计分。

1. 下列各项中，属崩漏常见病因病机的是（　　）

A. 血热　　　　　　　B. 肾虚　　　　　　　　　C. 血瘀
D. 脾虚　　　　　　　E. 肝郁证

2. 暴崩之际，急当"塞流"止崩，以防厥脱，下列方法中可选用的是（　　）

A. 补气摄血止崩　　　B. 温阳止崩　　　　　　　C. 滋阴固气止崩
D. 祛瘀止崩　　　　　E. 针灸止血

3. 崩漏血止后，辨证求因，循因论治，应根据不同年龄阶段调整周期。下列各项中，属育龄期常见证候的是（　　）

A. 肝肾不足证　　　　B. 心脾两虚证　　　　　　C. 脾肾虚弱证
D. 心肾不交证　　　　E. 肝郁血热证

4. 下列关于崩漏预后与转归的论述正确的是（　　）

A. 暴崩者，其来骤，其治亦易；久崩者，其患深，其治亦难

B. 止血塞流稍易，调经复旧较难

C. 崩漏属妇科危急重症，其预后与年龄与治疗有关

D. 少数育龄期患者有出现子宫内膜不典型增生和转化为子宫内膜癌的风险

E. 围绝经期患者更应注意排除恶性病变

5. 下列关于崩漏辨证要点的论述正确的是（　　　）

A. 经血非时崩下，量多势急，继而淋漓不止，色淡，质稀多属虚

B. 经血非时暴下，血色鲜红或深红，质地黏稠多属实热

C. 淋漓漏下，血色紫红，质稠亦多属实热

D. 出血急骤多属气虚或血热

E. 淋漓不断多属虚热或血瘀

6. 下列关于崩漏病机特点的论述正确的是（　　　）

A. 基本病机以肾虚为主　　　B. 气血同病　　　　　C. 多脏受累

D. 因果相干　　　　　　　　E. 其势反复

7. 治崩三法包括（　　　）

A. 塞流　　　　　　　　B. 治本　　　　　　　　C. 澄源

D. 复旧　　　　　　　　E. 求因

8. 下列各项中，属上下相资汤药物组成的是（　　　）

A. 人参、沙参　　　　　B. 熟地黄、山药　　　　C. 麦冬、玄参

D. 玉竹、五味子　　　　E. 车前子、牛膝

三、填空题

1. 崩漏的病因较为复杂，可概括为_____，_____，_____三个方面。

2. 临证治疗崩漏，应本着_____的原则，灵活掌握_____，_____，_____三法。

3. 崩漏出血阶段的中医药治疗，应_____结合_____。

4. 治疗崩漏出血期肾阳虚证，方用_____。

5. 治疗崩漏出血期虚热证，方用_____。

6. 治愈崩漏的关键是_____。

7. 治疗青春期崩漏的复旧目标是使_____，_____，逐步建立规律的月经周期。

8. 崩漏病本在_____，病位在_____，变化在_____，表现为_____。

四、名词解释

1. 崩漏

2. 崩中

3. 塞流

4. 澄源

5. 复旧

五、简答题

1. 崩漏的常见病因及发病机理是什么?
2. 崩漏与异位妊娠的鉴别要点是什么?
3. 临床上如何确定崩漏的复旧治疗目标?
4. 诊断崩漏常用的辅助检查是什么?
5. 崩漏血瘀证的主要证候、治法及治疗应首选的方剂是什么?

六、论述题

1. 试述崩漏的治疗原则及"治崩三法"。
2. 试述崩漏暴崩之际的急症处理方法。
3. 试述崩漏的辨证要点。

七、病案分析题

1. 王某,女,28岁,已婚。因"不规则阴道流血30天"就诊。患者平时月经周期30天,经期5~7天,经量中等,末次月经如期而至,量如常,7天后经量减少,但至今已持续30天未净,血色淡红,质稀;伴见神疲乏力,气短懒言,面浮肢肿,四肢不温;舌淡,苔薄白,脉弱。体格检查:无异常。妇检:宫颈光滑,有血液自宫颈口流出,子宫大小活动正常,无压痛,双附件无异常。血常规:血红蛋白100g/L,凝血功能正常。妇科B超:子宫大小形态正常,双侧卵巢无异常。

请写出本病的诊断、证型、证候分析、治法、方药。

2. 张某,女,51岁,已婚。因"月经紊乱2年,阴道流血1月余"就诊。患者近2年来月经周期不规则,经期持续10余天,量时多时少,其间曾因出血过多半月未止行诊断性刮宫,病理检查已排除子宫内膜恶性病变,给予妇康片等药物治疗,治疗期间,月经规则,停药后复发。现阴道流血1月余,量少淋漓,血色鲜红而质稠;心烦潮热,小便黄少,大便干燥;舌质红,苔薄黄,脉细数。妇科检查:未检。妇科B超:子宫及双附件未见明显异常。经带胎产史:月经14岁初潮,5/34天,量中,色红。孕3产1流产2,末次人流于11年前。

请写出本病的诊断、证型、证候分析、治法、方药。

3. 王某,女,14岁,初中学生。因"阴道流血2个月,量多2天"就诊。患者13岁初潮,月经周期紊乱,停闭数月后经来2个月不尽,近2天量多,卧床休息未见减少,血色淡红,质清稀。畏寒肢冷,面色晦暗,腰腿酸软,小便清长;舌质淡,苔薄白,脉沉细。肛诊及妇科B超检查未发现异常。

请写出本病的诊断、证型、证候分析、治法、方药。

参考答案

一、单项选择题

（一）A1 型题

1．D　崩漏的病机主要是冲任不固，不能制约经血。导致冲任不固、经血失于制约的病因主要是虚、热、瘀，三者可单独或复合成因，又互为因果。

2．C　临证治疗崩漏，应根据病情缓急和出血时间长短的不同，本着"急则治其标，缓则治其本"的原则，灵活掌握塞流、澄源、复旧三法。

3．C　"崩漏不止，经乱之甚者也"语出自《景岳全书·妇人规》。

4．B　崩漏的常见证型为血热证、肾虚证、脾虚证、血瘀证。

5．C　崩漏应与月经不调（月经先期、月经先后无定期、月经过多、经期延长）、胎漏、异位妊娠、产后出血、赤带、癥瘕、外伤、全身出血性疾病等鉴别。

6．A　治崩三法是塞流、澄源、复旧。

7．B　治疗崩漏实热证应首选的方剂是清热固经汤。

8．C　上下相资汤治疗崩漏的适应证候是虚热证。

9．B　崩漏虚热证出血期的治法是养阴清热，止血调经。

10．D　崩漏实热证出血期的治法是清热凉血，止血调经。

11．D　治疗崩漏肾阴虚证出血期应首选的方剂是左归丸去牛膝合二至丸。

12．B　安冲汤药物组成是黄芪、白术、生地黄、白芍、续断、海螵蛸、茜草、龙骨、牡蛎。

13．D　崩漏的病本在肾。

14．E　崩漏脾虚证出血期，其治法是补气升阳，止血调经。

15．A　治疗崩漏血瘀证出血期应首选的方剂是四草汤。

16．C　治疗崩漏出血期肾阳虚证应首选的方剂是右归丸。

17．E　"漏下"首见于《金匮要略》；一般而言，崩漏实证少，虚证多；崩漏的治疗原则是"急则治其标，缓则治其本"；复旧即固本善后，调理恢复，并非全在补血；治愈崩漏的关键是血止后的治疗，应以复旧为主，结合澄源。

18．D　崩漏出血期肾阳虚证其治法是温肾固冲，止血调经。

19．C　崩漏的治疗应首分出血期与血止后。

20．A　崩漏的复旧治疗可参照出血期各型辨证论治，但应除去相应止血药。同时在治疗过程中除辨证求因、审因论治外，更要抓住本病肾虚为主的基本病机，始终不忘补肾治本调经。

（二）A2 型题

1．C　根据患者证候分析，属肾阳虚证，治疗应首选的方剂是右归丸。

2. B 因患者脾虚冲任不固，故出现阴道出血 40 天，量时多时少，近 3 天量多、色淡、质稀，伴气短神疲，面浮肢肿，四肢不温，舌淡，苔薄白，脉弱之证候。

3. A 根据患者临床表现，属肾阳虚证，治宜温肾固冲，止血调经。

4. B 根据患者证候分析，属虚热证，治疗应首选的方剂是上下相资汤。

5. D 根据患者证候分析，应考虑诊断为崩漏。

6. C 根据患者证候分析，属血瘀证，治疗应首选的方剂是四草汤。

7. C 根据患者证候分析，属实热证，治疗应首选的方剂是清热固经汤。

8. D 根据患者证候分析，患者应为崩漏，且年龄为围绝经期，经治疗效果不显，为明确诊断及止血应进行诊断性刮宫检查。

（三）A3 型题

1.（1）C 根据患者证候，属实热证。

（2）A 其治法是清热凉血，止血调经。

（3）D 治疗应首选的方剂是清热固经汤。

2.（1）D 诊断崩漏常用的辅助检查有超声检查、血液检查、激素测定、妊娠试验及诊断性刮宫。

（2）A 根据患者证候分析，属血瘀证。

（3）D 治应首选的方剂是右归丸。暴崩之际，紧急止血，血瘀证可祛瘀止崩，瘀去则血止，可用三七末 3～6g，温开水冲服。

3.（1）A 根据患者证候分析，属肾阴虚证。

（2）B 其治法是滋肾益阴，止血调经。

（3）C 治疗应首选的方剂是左归丸去牛膝合二至丸。

4.（1）D 根据患者证候分析，属血瘀证。

（2）E 其治法是活血化瘀，止血调经。

（3）B 治疗应首选的方剂是四草汤。

5.（1）C 根据患者症状及体征，诊断为崩漏。

（2）C 根据患者证候分析，属脾虚证，治疗应首选举元煎合安冲汤。

（3）A 绝经前后期的崩漏，注意排除恶变，重在补益心脾养血善其后。

6.（1）D 根据患者症状及体征，辨证为脾虚证，其治法为补气升阳，止血调经。

（2）A 治疗应首选的方剂是举元煎合安冲汤。

（3）C 对大出血，或淋漓不净，或不规则出血者，可随时诊刮取子宫内膜病理检查，并能起到止血效果。

7.（1）B 根据患者证候分析，属虚热证。

（2）A 其治法是养阴清热，止血调经。

（3）E 治疗应首选的方剂是上下相资汤。

8.（1）B 根据患者证候分析，属肾阳虚证。

（2）C 治疗应首选的方剂是右归丸。

（3）B　青春期崩漏的复旧目标是使肾气充盛，冲任气血充沛，逐渐建立规律的月经周期。

（四）B1 型题

1. B　治疗崩漏出血期虚热证应首选的方剂是上下相资汤。

2. A　治疗崩漏出血期肾阴虚证应首选的方剂是左归丸去牛膝合二至丸。

3. C　患者，女，48 岁。经血非时而下，量多，色鲜红，质稠；头晕耳鸣，腰膝酸软，或心烦；舌质偏红，苔少，脉细数。其证候是肾阴虚证。

4. E　患者，女，50 岁。经血非时而下，崩中暴下继而淋漓，血色淡而质薄；气短神疲，面色㿠白，面浮肢肿，四肢不温；舌质淡，苔薄白，脉弱或沉细。其证候是脾虚证。

5. B　《诸病源候论·崩中候》云："忽然暴下，谓之崩中。"

6. B　《诸病源候论·妇人杂病诸候》云："非时而下，淋漓不断，谓之漏下。"

7. A　崩漏出血期肾阴虚证的治法是滋肾益阴，止血调经。

8. B　崩漏出血期虚热证的治法是养阴清热，止血调经。

9. B　左归丸的组成包括熟地黄、山药、枸杞子、山茱萸、川牛膝、菟丝子、鹿角胶、龟甲胶。

10. B　右归丸的组成包括熟地黄、附子、肉桂、山药、山茱萸、菟丝子、鹿角胶、枸杞子、当归、杜仲。

二、多项选择题

1. ABCD　崩漏的常见病因病机包括血热、肾虚、脾虚、血瘀。

2. ABCDE　暴崩之际，急当"塞流"止崩，以防厥脱，选用的方法有补气摄血止崩、温阳止崩、滋阴固气止崩、祛瘀止崩、针灸止血、西药及手术止血等。

3. ABCD　崩漏血止后，辨证求因，循因论治，应根据不同年龄阶段调整周期，育龄期常见证候有肝肾不足证、心脾两虚证、脾肾虚弱证、心肾不交证。

4. ABCDE　"暴崩者，其来骤，其治亦易；久崩者，其患深，其治亦难"。就其疗效而言，止血塞流稍易，调经复旧较难。崩漏属妇科危急重症，其预后与年龄与治疗有关。若治疗不当，亦有少数育龄期患者有出现子宫内膜不典型增生，转化为子宫内膜癌的风险；围绝经期患者更应注意排除恶性病变。

5. ABDE　崩漏的辨证要点是一般经血非时崩下，量多势急，继而淋漓不止，色淡，质稀多属虚；经血非时暴下，血色鲜红或深红，质地黏稠多属实热；淋漓漏下，血色紫红，质稠多属虚热；经来无期，时来时止，时多时少，或久漏不止，色暗夹血块，多属瘀滞；出血急骤多属气虚或血热，淋漓不断多属虚热或血瘀。

6. ABCDE　崩漏的病机特点是因果相干，气血同病，多脏受累，其势反复。在治疗过程中除辨证求因、审因论治外，更要抓住肾虚为主的基本病机，始终不忘补肾治本调经。

7. ACD　治崩三法是塞流、澄源、复旧。

8. ACDE　上下相资汤的药物组成是人参、沙参、玄参、麦冬、玉竹、五味子、熟地黄、山茱萸、车前子、牛膝。

三、填空题

1. 虚；热；瘀

2. 急则治其标，缓则治其本；塞流；澄源；复旧

3. 塞流；澄源

4. 右归丸

5. 上下相资汤

6. 血止后的治疗

7. 肾气充盛；冲任气血充沛

8. 肾；冲任；气血；子宫藏泻无度

四、名词解释

1. 崩漏是指经血非时暴下不止或淋漓不尽，前者称为"崩中"，后者称为"漏下"，由于二者常相互转化，故概称为崩漏。

2. 崩中是指经血非时暴下不止，忽然暴下谓。

3. 塞流，即是止血。暴崩之际，急当止血防脱。

4. 澄源，即正本清源，根据不同证型辨证论治。切忌不问缘由，概投寒凉或温补之剂，一味固涩，致犯"虚虚实实"之戒。

5. 复旧，即固本善后，调理恢复。但复旧并非全在补血，而应及时调补肝肾、补益心脾，以资血之源，安血之室，调周固本。

五、简答题

1. 崩漏的病因较为复杂，但可概括为热、虚、瘀3个方面，常见的为血热、肾虚、脾虚、血瘀。其主要发病机理是劳伤血气，脏腑损伤，血海蓄溢失常，冲任二脉不能约制经血，以致经血非时而下。

2. 崩漏表现为阴道流血多如山崩，或量少淋漓不净，月经不调，常无腹痛；多见于青春期、更年期妇女，崩和漏常交替出现；生殖器官检查无器质性病变。异位妊娠表现为有停经史，或急腹痛史，阴道流血量少或呈点滴性出血，血色暗褐，或有蜕膜管形排出；少腹一侧可触及包块，子宫无明显增大，或宫颈摇举痛，妊娠试验阳性。

3. 治疗崩漏应结合患者的年龄与生育情况来确定治疗所要达到的最终目标。治疗青春期崩漏的目标是使肾气充盛，冲任气血充沛，逐渐建立规律的月经周期；治疗育龄期崩漏的目标是使肾气平均，肝肾精血旺盛，阴阳平衡，恢复卵巢排卵功能与正常月经周期，保持生殖功能正常；治疗围绝经期崩漏的目标则是重在控制出血，补益脾气，固

摄经血，以后天养先天，促使肾、心、肝、脾功能协调，恢复阴阳平衡，延缓衰老进程。

4. ①超声检查，了解子宫大小及内膜厚度，排除妊娠、生殖器肿瘤或赘生物等。②血液检查，如血常规、凝血功能检查等，以了解贫血程度并排除血液病。③激素测定，血清雌孕激素、垂体激素测定及甲状腺激素等测定。④有性生活史者，应行妊娠试验以排除妊娠及其相关疾病。⑤诊断性刮宫，可止血并明确诊断。对育龄期和绝经过渡期患者可在出血前数天或出血6小时之内诊刮；对大出血，或淋漓不净，或不规则出血者，可随时诊刮取子宫内膜病理检查，以明确有无排卵及排除子宫内膜恶性病变。

5. 崩漏血瘀证的主要证候：经血非时而下，时下时止，或淋漓不净，色紫黑有块；或有小腹不适；舌质紫暗，苔薄白，脉涩或细弦。治法：活血化瘀，止血调经。应首选的方剂是四草汤（《实用中医妇科方剂》）加三七、蒲黄。

六、论述题

1. 临证治疗崩漏，应根据病情缓急和出血时间长短的不同，本着"急则治其标，缓则治其本"的原则，灵活掌握塞流、澄源、复旧三法。塞流即止血。暴崩之际，急当止血防脱，首选补气摄血法。血势不减者，宜输血救急。血势渐缓应按不同证型塞流与澄源并进，采用健脾益气止血，或养阴清热止血，或养血化瘀止血治之。出血暂停或已止，则谨守病机，行澄源结合复旧之法。澄源即正本清源，根据不同证型辨证论治。切忌不问缘由，概投寒凉或温补之剂，一味固涩，致犯"虚虚实实"之戒。复旧即固本善后，调理恢复。但复旧并非全在补血，而应及时调补肝肾、补益心脾，以资血之源，安血之室，调周固本。视其病势，于善后方中寓治本之法。调经治本，其本在肾，故总宜填补肾精，补益肾气，固冲调经，使本固血充，则周期可望恢复正常。

2. 暴崩之际，出血量多势急，急当"塞流"止崩，以防厥脱，视病情和患者体质选择下列方法紧急止血。

（1）补气摄血，固摄冲任以止崩。常用西洋参10g或独参汤水煎服。

（2）温阳止崩。崩证发作，暴下如注，血压下降，胸闷泛恶，四肢湿冷，脉芤或脉微欲绝，病情危急，需中西医结合抢救，中药可给予参附注射液静滴。

（3）滋阴固气止崩。急用生脉注射液或参麦注射液20mL加入5％葡萄糖液250mL静脉滴注。

（4）祛瘀止崩。用于下血如注，夹有瘀血者。常用方法：①三七末3～6g，温开水冲服。②云南白药1支，温开水冲服。③宫血宁胶囊，每次2粒，每日3次，温开水送服。

（5）针灸止血。艾灸百会，针刺大敦、隐白、断红穴。

（6）西药或手术止血。主要是输液，输血补充血容量以抗休克，或激素止血。对于反复发生崩漏者，务必行诊刮并送病理检查，及早排除子宫内膜癌的可能，以免贻误病情。

3. 崩漏辨证首先要根据出血的量、色、质辨明血证的属性，分清寒、热、虚、实。一般经血非时崩下，量多势急，继而淋漓不止，色淡，质稀，多属虚；经血非时暴下，血色鲜红或深红，质地黏稠多属实热；淋漓漏下，血色紫红，质稠多属虚热；经来无期，时来时止，时多时少，或久漏不止，色暗夹血块，多属瘀滞。出血急骤多属气虚或血热，淋漓不断多属虚热或血瘀。一般而言，崩漏虚证多而实证少，热证多而寒证少，即便是热亦是虚热为多，但发病初期可为实热，失血伤阴即转为虚热。

七、病案分析题

1. 诊断：崩漏脾虚证。

证候分析：脾虚气陷，统摄无权，故阴道少量出血，淋漓不断，日久不止；气虚火不足，故经血色淡而质稀；中气不足，清阳不升，故气短神疲；脾阳不振，则四肢不温；脾虚水湿不运，泛溢肌肤，则面浮肢肿。舌淡，苔薄白，脉弱，均为脾虚阳气不足之征。

治法：补气升阳，止血调经。

方剂：举元煎合安冲汤。

主要药物：人参、黄芪、白术、生地黄、白芍、续断、海螵蛸、茜草、龙骨、牡蛎、升麻、炙甘草

2. 诊断：崩漏虚热证。

证候分析：阴虚失守，冲任不固，故经血非时而下；阴虚生热，虚热扰血，热迫血行，阴虚血少，则量少淋漓，质地黏稠；心烦潮热，尿黄便结，舌红，苔薄黄，脉细数，均为虚热之征。

治法：养阴清热，止血调经。

方剂：上下相资汤。

主要药物：人参、沙参、玄参、麦冬、玉竹、五味子、熟地黄、山茱萸、车前子、牛膝

3. 诊断：崩漏肾阳虚证。

病机分析：肾阳虚弱，肾气不足，封藏失司，冲任不固，故经血非时而下，量多或淋漓；阳虚火衰，胞宫失煦，故经血色淡质清；肾阳虚，不能温煦，四末不温，故畏寒肢冷，面色晦暗；肾阳虚衰，外府不荣，作强无力，则腰腿酸软；膀胱气化失常，则小便清长。舌脉均为阳虚失煦之征。

治法：温肾固冲，止血调经。

方剂：右归丸去肉桂，加补骨脂、淫羊藿。

主要药物：附子、肉桂、熟地黄、山药、山茱萸、枸杞子、菟丝子、鹿角胶、当归、杜仲

第九节 闭 经

一、单项选择题

（一）A1 型题：每道试题下面有 A、B、C、D、E 五个备选答案。请从中选择一个最佳答案。

1. 以下不属于闭经的是（ ）

  A. 患者 16 岁，月经未来潮，第二性征已发育

  B. 患者 16 岁，月经来潮后停止 6 个月

  C. 患者 14 岁，月经未来潮，第二性征未发育

  D. 患者 50 岁，月经停闭 1 年

  E. 患者 16 岁，月经来潮后停止 3 个周期以上

2. 以下不属于闭经古称的是（ ）

  A. 经闭　　　　　　　B. 月事不来　　　　　　C. 经水不通

  D. 断绪　　　　　　　E. 不月

3. 闭经首见于（ ）

  A.《脉经》　　　　　　B.《黄帝内经》　　　　　C.《傅青主女科》

  D.《金匮要略》　　　　E.《景岳全书·妇人规》

4. 治疗血枯经闭第一首方剂是（ ）

  A. 八珍汤　　　　　　B. 苍附导痰丸　　　　　C. 四乌鲗骨一芦茹丸

  D. 大补元煎　　　　　E. 滋血汤

5. 闭经应根据患者的病因病机、四诊信息辨别证候的（ ）

  A. 寒热　　　　　　　B. 表里　　　　　　　　C. 虚实

  D. 阴阳　　　　　　　E. 缓急

6. 以下哪些情况属于生理性闭经（ ）

  A. 16 岁月经未来潮

  B. 子宫内膜异位症予注射醋酸曲普瑞林治疗期间月经停闭半年

  C. 49 岁后月经停闭 8 个月，无其他不适症状

  D. 产后非哺乳期月经停闭 1 年余　　　　　　E. 月经停闭 2 个月

7. 下列哪项属于闭经的常见证型（ ）

  A. 湿热下注证　　　　B. 肾阴阳俱虚证　　　　C. 热毒蕴结证

  D. 血虚证　　　　　　E. 气虚证

8. 下列各项，不属于闭经肾气虚证临床表现的是（ ）

  A. 月经初潮来迟，或月经后期量少渐至闭经　　B. 头晕耳鸣

  C. 小便频数　　　　　D. 性欲降低　　　　　　E. 畏寒肢冷，小便清长

9. 治疗闭经肾气虚证，应首选的方剂是（ ）

    A. 大补元煎   B. 十补丸   C. 归肾丸

    D. 金匮肾气丸   E. 参苓白术散

10. 左归丸治疗闭经的适应证候是（ ）

    A. 肾阴虚证   B. 肾阴阳两虚证   C. 脾肾亏虚证

    D. 肾阳虚证   E. 肾气虚证

11. 大补元煎的药物组成正确的是（ ）

    A. 人参、生地黄、山药、杜仲、当归、吴茱萸、炙甘草、枸杞子

    B. 人参、生地黄、山药、杜仲、当归、山茱萸、生甘草、枸杞子

    C. 人参、生地黄、山药、杜仲、当归、吴茱萸、生甘草、枸杞子

    D. 人参、熟地黄、山药、杜仲、当归、山茱萸、炙甘草、枸杞子

    E. 人参、熟地黄、山药、续断、当归、山茱萸、生甘草、枸杞子

12. 以下不属于闭经脾虚证主要证候的是（ ）

    A. 大便溏薄   B. 神疲肢倦   C. 食少纳呆

    D. 脘腹胀满   E. 小便清长

13. 闭经脾虚证的首选方是（ ）

    A. 滋血汤   B. 参苓白术散   C. 归脾丸

    D. 八珍汤   E. 苍附导痰丸

14. 小营煎治疗闭经的适应证是（ ）

    A. 肾气虚证   B. 脾虚证   C. 血虚证

    D. 气滞血瘀证   E. 寒凝血瘀证

15. 以下哪项不是闭经气滞血瘀证的主要证候（ ）

    A. 胸胁胀痛   B. 小腹胀痛拒按   C. 精神抑郁

    D. 嗳气叹息   E. 面色萎黄

16. 闭经气滞血瘀证的首选方是（ ）

    A. 血府逐瘀汤   B. 膈下逐瘀汤   C. 少腹逐瘀汤

    D. 逍遥散   E. 柴胡疏肝散

17. 以下哪项是闭经寒凝血瘀证的治法（ ）

    A. 温经通络，活血化瘀   B. 温经散寒，行气活血   C. 行气活血，温经通络

    D. 行气化瘀，温经散寒   E. 温经散寒，活血通经

18. 多囊卵巢综合征以哪些脏腑失调为本（ ）

    A. 脾肾   B. 心肝脾肾   C. 心肾

    D. 肝脾肾   E. 肝肾

19. 闭经寒凝血瘀证的首选方是（ ）

    A. 血府逐瘀汤   B. 膈下逐瘀汤   C. 少腹逐瘀汤

    D. 温经汤   E. 艾附暖宫丸

20. 丹溪治湿痰方的药物组成正确的是（　　）

    A. 苍术、白术、半夏、茯苓、车前子、香附、川芎、当归

    B. 苍术、白术、半夏、茯苓、滑石、香附、川芎、当归

    C. 苍术、山药、半夏、茯苓、丹皮、香附、川芎、当归

    D. 苍术、白术、薏苡仁、茯苓、丹皮、香附、川芎、当归

    E. 苍术、山药、薏苡仁、茯苓、滑石、香附、川芎、当归

（二）A2 型题：每道试题由两个以上相关因素组成或以一个简要病例形式出现，其下面都有 A、B、C、D、E 五个备选答案。请从中选择一个最佳答案。

1. 患者 19 岁，月经停闭 1 年，小腹胀痛拒按，精神抑郁，烦躁易怒，胸胁胀痛，嗳气叹息；舌紫暗，有瘀点，脉沉弦。其证候是（　　）

    A. 肾阴虚证　　　　　　　B. 肾阳虚证　　　　　　C. 气滞血瘀证

    D. 寒凝血瘀证　　　　　　E. 痰湿阻滞证

2. 患者 35 岁，顺产 1 次，产后曾大出血。现因月经停闭 8 个月来诊，症见头晕目花，心悸怔忡，少寐多梦，皮肤不润，面色萎黄，舌淡，苔少，脉细。月经停闭后未系统诊治，现完善检查，性激素提示 $FSH<0.01mU/mL$，$LH<0.01mU/mL$，超声提示子宫、卵巢萎缩。其西医诊断首先考虑为（　　）

    A. 卵巢功能衰竭　　　　　B. 多囊卵巢综合征　　　C. 席汉综合征

    D. 生理性闭经　　　　　　E. 卵巢不敏感综合征

3. 患者 35 岁，月经停闭数月，下列哪项检查与本病诊治无关（　　）

    A. 女性激素　　　　　　　B. HCG　　　　　　　　C. 盆腔超声

    D. HPV　　　　　　　　　E. 基础体温测定

4. 患者 26 岁，初潮 19 岁，月经后期量少，渐至闭经，头晕耳鸣，腰膝酸软，小便频数，性欲降低；舌淡红，苔薄白，脉沉细。其证候是（　　）

    A. 脾气虚证　　　　　　　B. 肾阴虚证　　　　　　C. 血虚证

    D. 肾阳虚证　　　　　　　E. 肾气虚证

5. 患者 33 岁，月经 17 岁来潮，平素月经 2～3 个月一行，量少，色淡，质稀，现月经停闭 1 年；带下量多，色白质稠；形体肥胖，胸脘满闷，神疲肢倦，头晕目眩；舌淡胖，苔白腻，脉滑。其证候是（　　）

    A. 肾气虚证　　　　　　　B. 肾阳虚证　　　　　　C. 肾阴虚证

    D. 痰湿阻滞证　　　　　　E. 血虚证

6. 患者 19 岁，月经初潮 17 岁，平素 40～50 天一行，现月经 6 个月未来潮；头晕耳鸣，腰痛如折，畏寒肢冷，小便清长，夜尿多，大便溏薄，面色晦暗；舌淡，苔白，脉沉弱。其治法是（　　）

    A. 益肾填髓，养血调经　　B. 补肾益气，养血调经　C. 温肾助阳，养血调经

    D. 填精益髓，养血调经　　E. 滋肾益阴，养血调经

7. 患者 29 岁，月经停闭数月，神疲肢倦，食少纳呆，脘腹胀满，大便溏薄，面色

淡黄；舌淡胖有齿痕，苔白腻，脉缓弱。其治法是（　　）

    A. 补肾益气，养血调经　　B. 健脾养血，通络调经　　C. 健脾固肾，养血调经

    D. 健脾益气，填精益髓　　E. 健脾益气，养血调经

  8. 患者 29 岁，闭经 8 个月，平素月经 2～3 个月一行，量少，色淡，质稀，形体肥胖，胸脘满闷，神疲肢倦，头晕目眩；舌淡胖，苔白腻，脉滑。其首选方为（　　）

    A. 四物汤　　　　　　　B. 丹溪治湿痰方　　　　C. 参苓白术散

    D. 归脾丸　　　　　　　E. 四妙丸

  （三）A3 型题：以下提供若干个案例，每个案例下设若干道试题。请根据案例所提供的信息，在每一道试题下面的 A、B、C、D、E 五个备选答案中选择一个最佳答案。

  1. 患者 38 岁，月经初潮 18 岁，月经周期 40 余日，伴量少，现月经 8 个月未来潮，头晕耳鸣，腰膝酸软，小便频数，性欲降低；舌淡红，苔薄白，脉沉细。

    （1）其证候是（　　）

    A. 肾阴虚证　　　　　　B. 肾阳虚证　　　　　　C. 血虚证

    D. 肾气虚证　　　　　　E. 脾虚证

    （2）其治法是（　　）

    A. 补肾益气，养血调经　　B. 滋肾益阴，养血调经　　C. 温肾助阳，养血调经

    D. 健脾益气，养血调经　　E. 补血养血，活血调经

    （3）治疗应首选的方剂是（　　）

    A. 左归丸　　　　　　　B. 十补丸　　　　　　　C. 大补元煎

    D. 金匮肾气丸　　　　　E. 六味地黄丸

  2. 患者 25 岁，月经停闭 1 年，神疲肢倦，食少纳呆，脘腹胀满，大便溏薄，面色淡黄；舌淡胖，有齿痕，苔白腻，脉缓弱。

    （1）其证候是（　　）

    A. 气滞血瘀证　　　　　B. 肾阳虚证　　　　　　C. 血虚证

    D. 肾气虚证　　　　　　E. 脾虚证

    （2）其治法是（　　）

    A. 补肾益气，养血调经　　B. 行气活血，祛瘀通经　　C. 温肾助阳，养血调经

    D. 健脾益气，养血调经　　E. 补血养血，活血调经

    （3）治疗应首选的方剂是（　　）

    A. 参苓白术散　　　　　B. 十补丸　　　　　　　C. 大补元煎

    D. 八珍汤　　　　　　　E. 滋血汤

  3. 患者 33 岁，月经停闭 6 个月，头晕目花，心悸怔忡，少寐多梦，皮肤不润，面色萎黄；舌淡，苔少，脉细。

    （1）其证候是（　　）

    A. 寒凝血瘀证　　　　　B. 肾阳虚证　　　　　　C. 血虚证

    D. 肾气虚证　　　　　　E. 脾虚证

（2）其治法是（　　）

    A. 补肾益气，养血调经   B. 温经散寒，活血通经   C. 温肾助阳，养血调经

    D. 健脾益气，养血调经   E. 补血养血，活血调经

（3）治疗应首选的方剂是（　　）

    A. 小营煎   B. 十补丸   C. 大补元煎

    D. 参苓白术散   E. 温经汤

4. 患者 37 岁，月经 18 岁初潮，月经停闭 6 个月，头晕耳鸣，腰膝酸软，足跟痛，手足心热，心烦少寐，颧红唇赤；舌红，苔少，脉沉细数。

（1）其证候是（　　）

    A. 肾阴虚证   B. 肾阳虚证   C. 血虚证

    D. 肾气虚证   E. 脾虚证

（2）其治法是（　　）

    A. 补肾益气，养血调经   B. 滋肾益阴，养血调经   C. 温肾助阳，养血调经

    D. 健脾益气，养血调经   E. 补血养血，活血调经

（3）治疗应首选的方剂是（　　）

    A. 左归丸   B. 十补丸   C. 大补元煎

    D. 金匮肾气丸   E. 六味地黄丸

5. 患者 20 岁，月经初潮 17 岁，自初潮月经后期、量少，现月经 1 年未来潮；头晕耳鸣，腰痛如折，畏寒肢冷，小便清长，夜尿多，大便溏薄，面色晦暗；舌淡，苔白，脉沉弱。

（1）其证候是（　　）

    A. 肾阴虚证   B. 肾阳虚证   C. 血虚证

    D. 肾气虚证   E. 脾虚证

（2）其治法是（　　）

    A. 补肾益气，养血调经   B. 滋肾益阴，养血调经   C. 温肾助阳，养血调经

    D. 健脾益气，养血调经   E. 补血养血，活血调经

（3）治疗应首选的方剂是（　　）

    A. 左归丸   B. 十补丸   C. 大补元煎

    D. 参苓白术散   E. 六味地黄丸

6. 患者 33 岁，月经停闭 10 个月，小腹胀痛拒按；精神抑郁，烦躁易怒，胸胁胀痛，嗳气叹息；舌紫暗有瘀点，脉沉涩有力。

（1）其证候是（　　）

    A. 寒凝血瘀证   B. 肾阳虚证   C. 痰湿阻滞证

    D. 气滞血瘀证   E. 脾虚证

（2）其治法是（　　）

    A. 行气活血，祛瘀通经   B. 温经散寒，活血通经   C. 温肾助阳，养血调经

D. 健脾益气，养血调经　　　E. 豁痰除湿，活血通经

（3）治疗应首选的方剂是（　　）

A. 丹溪治湿痰方　　　　B. 十补丸　　　　C. 膈下逐瘀汤

D. 参苓白术散　　　　　E. 温经汤

7. 患者 39 岁，月经停闭 6 个月，小腹冷痛拒按，得热则痛缓；形寒肢冷，面色青白；舌紫暗，苔白，脉沉紧。

（1）其证候是（　　）

A. 寒凝血瘀证　　　　　B. 肾阳虚证　　　　C. 痰湿阻滞证

D. 气滞血瘀证　　　　　E. 脾虚证

（2）治疗应首选的方剂是（　　）

A. 丹溪治湿痰方　　　　B. 十补丸　　　　C. 膈下逐瘀汤

D. 参苓白术散　　　　　E. 温经汤

（3）临床上可选择的中成药有（　　）

A. 八珍益母丸　　　　　B. 坤泰胶囊　　　　C. 桂枝茯苓丸

D. 少腹逐瘀胶囊　　　　E. 血府逐瘀口服液

8. 患者 39 岁，月经停闭 10 个月，形体肥胖，多毛，头晕胸闷，喉间多痰，肢倦神疲，脘腹胀闷，带下量多，婚久不孕；舌体胖大，色淡，苔厚腻，脉沉滑。查性激素六项提示 FSH/LH 为 1/2.5，血清睾酮升高，泌乳素正常，HCG 阴性。

（1）其西医诊断可能是（　　）

A. 席汉综合征　　　　　B. 卵巢功能减退　　　　C. 多囊卵巢综合征

D. 生理性闭经　　　　　E. 高泌乳素血症

（2）进一步协助诊疗中，下列哪项检查不正确（　　）

A. 子宫附件超声　　　　B. 甲状腺功能　　　　C. 空腹胰岛素

D. 血 17α-羟孕酮　　　　E. 颅脑磁共振成像

（3）治疗应首选的方剂是（　　）

A. 丹栀逍遥散　　　　　B. 左归丸　　　　C. 膈下逐瘀汤

D. 右归丸　　　　　　　E. 苍附导痰丸

（四）B1 型题：以下每组试题共用 A、B、C、D、E 五个备选答案，备选答案在上，题干在下。请从中选择一个最佳答案，每个备选答案可能被选择一次、多次或不被选择。

A. 右归丸　　　　　　　B. 左归丸　　　　C. 六味地黄丸

D. 十补丸　　　　　　　E. 举元煎

1. 闭经辨证属肾阳虚证应首选的方剂是（　　）

2. 闭经辨证属肾阴虚证应首选的方剂是（　　）

A. 肾阴虚证　　　　　　B. 肾阳虚证　　　　C. 血虚证

D. 肾气虚证　　　　　　　　E. 脾虚证

3. 患者 40 岁，月经后期伴量少，渐至月经停闭 8 个月，头晕耳鸣，腰膝酸软，足跟痛，手足心热，甚则潮热盗汗，心烦少寐，颧红唇赤；舌红，苔少或无苔，脉沉细数。其证候是（　　　）

4. 患者 33 岁，月经停闭 6 个月，神疲肢倦，食少纳呆，脘腹胀满，大便溏薄，面色淡黄；舌淡胖有齿痕，苔白腻，脉缓弱。其证候是（　　　）

A. 食少纳呆，脘腹胀满　　　B. 腰膝酸软，手足心热　　C. 腰痛如折，畏寒肢冷

D. 腰膝酸软，小便频数　　　E. 头晕目花，心悸怔忡

5. 闭经肾阳虚证的典型临床表现是（　　　）

6. 闭经血虚证的典型临床表现是（　　　）

A. 膈下逐瘀汤　　　　　　　B. 血府逐瘀汤　　　　　　C. 十补丸

D. 艾附暖宫丸　　　　　　　E. 温经汤

7. 闭经寒凝血瘀证的首选方是（　　　）

8. 闭经气滞血瘀证的首选方是（　　　）

A. 当归、山药　　　　　　　B. 生地黄、熟地黄　　　　C. 山茱萸、熟地黄

D. 山茱萸、枸杞子　　　　　E. 茯苓、当归

9. 下列哪项是小营煎的药物组成（　　　）

10. 下列哪项是十补丸的药物组成（　　　）

二、多项选择题

每题由一个题干与 5 个备选答案组成，可从备选答案中选择多项与问题有关的答案，须全部选准方可计分。

1. 闭经的分型包括（　　　）

A. 肾阴虚证　　　　　　　　B. 肾阳虚证　　　　　　　C. 肾阴阳俱虚证

D. 脾虚证　　　　　　　　　E. 肾气虚证

2. 属于参苓白术散组成的是（　　　）

A. 山药　　　　　　　　　　B. 桔梗　　　　　　　　　C. 白扁豆

D. 甘草　　　　　　　　　　E. 莲子心

3. 闭经肾气虚证的临床表现包括（　　　）

A. 月经初潮来迟，或月经后期量少，渐至闭经　　　B. 头晕耳鸣，腰膝酸软

C. 小便频数，性欲降低　　D. 腰痛如折，畏寒肢冷　　E. 心烦少寐，颧红唇赤

4. 闭经肾气虚证，若闭经日久，夜尿多者，酌加（　　　）

A. 菟丝子　　　　　　　　　B. 金樱子　　　　　　　　C. 肉桂

D. 紫河车　　　　　　　　　E. 覆盆子

5. 闭经肾阴虚证，若心烦不寐者，酌加（　　　）

A. 鳖甲　　　　　　　B. 柏子仁　　　　　　C. 珍珠母

D. 丹参　　　　　　　E. 地骨皮

6. 闭经脾虚证的临床表现包括（　　　）

A. 神疲肢倦　　　　　B. 食少纳呆　　　　　C. 脘腹胀满

D. 大便溏薄　　　　　E. 面色淡黄

7. 闭经血虚证典型舌脉为（　　　）

A. 舌淡　　　　　　　B. 苔腻　　　　　　　C. 苔少

D. 脉细　　　　　　　E. 脉沉

8. 闭经气滞血瘀证临床表现包括（　　　）

A. 小腹冷痛拒按　　　B. 精神抑郁　　　　　C. 烦躁易怒

D. 胸胁胀痛　　　　　E. 嗳气叹息

9. 多囊卵巢综合征体征包括（　　　）

A. 多毛　　　　　　　B. 痤疮　　　　　　　C. 黑棘皮症

D. 肥胖　　　　　　　E. 生殖器萎缩

10. 膈下逐瘀汤药物组成包括以下哪些（　　　）

A. 当归、川芎　　　　B. 赤芍、桃仁　　　　C. 丹参、川楝子

D. 香附、乌药　　　　E. 延胡索、五灵脂

三、填空题

1. 闭经分为_____性闭经，_____性闭经。

2. 闭经的病因病机分为_____两类。

3. 闭经证属肾阳虚者，治宜_____，_____。

4. 闭经肾阴虚证，方用_____。

5. 闭经脾虚证，方用_____。

6. 小营煎出自《_____》。

7. 闭经证属寒凝血瘀者，方用_____。

8. 闭经的治疗原则应根据病证，虚者_____，实者_____。

四、名词解释

1. 生理性闭经

2. 原发性闭经

3. 继发性闭经

4. 多囊卵巢综合征

5. 黑棘皮症

五、简答题

1. 闭经肾气虚证的主要证候、治法和选方是什么？

2. 闭经气滞血瘀证的主要证候、治法和选方是什么？

3. 闭经寒凝血瘀证的主要证候、治法和选方是什么？

4. 闭经血虚证的主要证候、治法和选方是什么？

5. 闭经脾虚证的主要证候、治法和选方是什么？

六、论述题

1. 请试述闭经的辨证要点及治疗原则。

2. 请试述闭经的西医鉴别诊断（多囊卵巢综合征、早发性卵巢功能不全、闭经泌乳综合征、席汉综合征）。

3. 根据病史及临床表现疑似多囊卵巢综合征（PCOS）者，可行哪些辅助检查协助诊断。

七、病案分析题

1. 张某，女，17 岁，未婚，无性交史。患者月经未初潮，症见头晕耳鸣，腰膝酸软，小便频数；舌淡红，苔薄白，脉沉细。

请写出本病的中医诊断、辨证分型、证候分析、治法、方药、药物组成。

2. 患者，女性，25 岁。有产后大出血病史。月经初潮 16 岁，平素月经周期 45～60 天，量少。现月经停闭 6 个月，头晕目花，心悸怔忡，少寐多梦，皮肤不润，面色萎黄；舌淡，苔少，脉细。辅助检查：血 HCG 阴性。

请写出本病的中医诊断、辨证分型、证候分析、治法、方药、药物组成。

3. 患者，女性，35 岁，已婚。既往月经不规律，月经稀发、量少，现月经停闭 8 个月。现症见：小腹胀痛拒按；精神抑郁，烦躁易怒，胸胁胀痛，嗳气叹息；舌紫暗，有瘀点，脉沉弦。辅助检查：血 HCG 阴性，FSH/LH 为 1/2.5，B 超提示子宫未见明显异常，双侧卵巢增大，双侧卵巢各可见 12 个以上直径为 2～9mm 无回声区围绕卵巢边缘。

请写出本病的中、西医诊断，辨证分型，证候分析，治法，方药，药物组成。

参考答案

一、单项选择题

（一）A1 型题

1. D 原发性闭经是指年龄超过 14 岁，第二性征未发育；或年龄超过 16 岁，第二性征已发育，月经还未来潮。继发性闭经是指月经来潮后停止 6 个月或 3 个周期以上。

2. D 闭经古称"经闭""不月""月事不来""经水不通"等。"断绪"为不孕症的古称。

3. B 闭经首见于《黄帝内经》。

4. C 治疗血枯经闭第一首方剂是四乌鲗骨一芦茹丸。

5. C 闭经辨证以虚实为主。

6. C 生理性闭经是指妊娠、哺乳和围绝经期，或月经初潮后 1 年内发生月经停闭，不伴有其他不适症状者。

7. D 血虚证属于闭经的常见证型。

8. E 畏寒肢冷，小便清长属于闭经肾阳虚证的临床表现。

9. A 治疗闭经肾气虚证宜用大补元煎。

10. A 左归丸治疗闭经的肾阴虚证。

11. D 大补元煎方药组成为人参、熟地黄、山药、杜仲、当归、山茱萸、炙甘草、枸杞子。

12. E 小便清长属于闭经肾阳虚证的主要证候。

13. B 闭经脾虚证的首选方参苓白术散。

14. C 小营煎治疗闭经血虚证。

15. E 面色萎黄属于闭经血虚证的主要证候。

16. B 闭经气滞血瘀证的首选方是膈下逐瘀汤。

17. E 闭经寒凝血瘀证的治法是温经散寒，活血通经。

18. D 多囊卵巢综合征以肝、脾、肾失调为本。

19. D 闭经寒凝血瘀证的首选方是温经汤。

20. B 丹溪治湿痰方的药物组成是苍术、白术、半夏、茯苓、滑石、香附、川芎、当归。

（二）A2 型题

1. C 根据患者证候分析，属闭经气滞血瘀证。

2. C 席汉综合征常有产后大出血等病史，症见闭经，毛发脱落，畏寒肢冷，性欲淡漠，促性腺激素（FSH、LH）水平降低，超声检查可见生殖器萎缩。根据患者临床表现、辅助检查，其西医诊断首先考虑为席汉综合征。

3. D 闭经患者需完善女性激素、盆腔超声、基础体温测定等检查明确病因，完善 HCG 检查与妊娠相关疾病鉴别，而 HPV 是人乳头瘤病毒检测，与闭经无关。

4. E 根据患者证候分析，属闭经肾气虚证。

5. D 根据患者证候分析，属闭经痰湿阻滞证。

6. C 根据患者证候分析，属闭经肾阳虚证，故治以温肾助阳，养血调经。

7. E 根据患者证候分析，属闭经脾虚证，故治以健脾益气，养血调经。

8. B 根据患者证候分析，属闭经痰湿阻滞证，故首选方为丹溪治湿痰方。

（三）**A3 型题**

1.（1）D　根据患者证候分析，属闭经肾气虚证。

（2）A　肾气虚证的治法是补肾益气，养血调经。

（3）C　肾气虚证治疗应首选的方剂是大补元煎。

2.（1）E　根据患者证候分析，属闭经脾虚证。

（2）D　脾虚证的治法是健脾益气，养血调经。

（3）A　脾虚证治疗应首选的方剂是参苓白术散。

3.（1）C　根据患者证候分析，属闭经血虚证。

（2）E　血虚证的治法是补血养血，活血调经。

（3）A　血虚证治疗应首选的方剂是小营煎。

4.（1）A　根据患者证候分析，属闭经肾阴虚证。

（2）B　肾阴虚证的治法是滋肾益阴，养血调经。

（3）A　肾阴虚证治疗应首选的方剂是左归丸。

5.（1）B　根据患者证候分析，属闭经肾阳虚证。

（2）C　肾阳虚证的治法是温肾助阳，养血调经。

（3）B　肾阳虚证治疗应首选的方剂是十补丸。

6.（1）D　根据患者证候分析，属闭经气滞血瘀证。

（2）A　气滞血瘀证的治法是行气活血，祛瘀通经。

（3）C　气滞血瘀证治疗应首选的方剂是膈下逐瘀汤。

7.（1）A　根据患者证候分析，属闭经寒凝血瘀证。

（2）E　气滞血瘀证治疗应首选的方剂是温经汤。

（3）D　八珍益母丸适用于气血两虚证，坤泰胶囊适用于阴虚火旺证，桂枝茯苓丸、血府逐瘀口服液适用于气滞血瘀证，少腹逐瘀胶囊适用于寒凝血瘀证。

8.（1）C　根据患者症状、辅助检查等，其诊断可能是多囊卵巢综合征。

（2）E　根据患者现考虑诊断为多囊卵巢综合征，泌乳素正常，故无须完善颅脑磁共振成像。

（3）E　多囊卵巢综合征患者，证属脾虚痰湿，治疗应首选的方剂是苍附导痰丸。

（四）**B1 型题**

1.D　闭经辨证属肾阳虚证应首选的方剂是十补丸。

2.B　闭经辨证属肾阴虚证应首选的方剂是左归丸。

3.A　根据患者证候分析，属闭经肾阴虚证。

4.E　根据患者证候分析，属闭经脾虚证。

5.C　闭经肾阳虚证的典型临床表现是腰痛如折，畏寒肢冷。

6.E　闭经血虚证的典型临床表现是头晕目花，心悸怔忡。

7.E　闭经寒凝血瘀证的首选方是温经汤。

8.A　闭经气滞血瘀证的首选方是膈下逐瘀汤。

9．A　小营煎的组成包括当归、熟地黄、白芍药、山药、枸杞子、炙甘草。

10．C　十补丸的组成包括熟地黄、山茱萸、山药、鹿茸、茯苓、牡丹皮、泽泻、附子、肉桂、五味子。

二、多项选择题

1．ABDE　闭经的分型包括肾阴虚证、肾阳虚证、肾气虚证、脾虚证、血虚证、痰湿阻滞证、气滞血瘀证、寒凝血瘀证。

2．ABCD　参苓白术散的组成包括人参、白术、茯苓、白扁豆、甘草、山药、莲子肉、桔梗、薏苡仁、砂仁。

3．ABC　闭经肾气虚证临床表现有月经初潮来迟，或月经后期量少，渐至闭经，头晕耳鸣，腰膝酸软，小便频数，性欲降低；舌淡红，苔薄白，脉沉细。

4．BE　闭经肾气虚证，若闭经日久，夜尿多者，酌加金樱子、覆盆子。

5．BCD　闭经肾阴虚证，若心烦不寐者，酌加柏子仁、珍珠母、丹参。

6．ABCDE　闭经脾虚证临床表现有月经停闭数月，神疲肢倦，食少纳呆，脘腹胀满，大便溏薄，面色淡黄；舌淡胖有齿痕，苔白腻，脉缓弱。

7．ACD　闭经血虚证舌脉为舌淡，苔少，脉细。

8．BCDE　闭经气滞血瘀证临床表现有月经停闭数月，小腹胀痛拒按，精神抑郁，烦躁易怒，胸胁胀痛，嗳气叹息；舌紫暗或有瘀点，脉沉弦或涩而有力。

9．ABCD　多囊卵巢综合征的体征有月经紊乱、肥胖、多毛、痤疮、黑棘皮症、不孕等。

10．ABDE　膈下逐瘀汤组成包括当归、川芎、赤芍、桃仁、红花、枳壳、延胡索、五灵脂、乌药、香附、牡丹皮、甘草。

三、填空题

1．原发；继发

2．虚实

3．温肾助阳；养血调经

4．左归丸

5．参苓白术散

6．景岳全书

7．温经汤

8．补而通之；泻而通之。

四、名词解释

1．生理性闭经指妊娠、哺乳和围绝经期，或月经初潮后1年内发生月经停闭，不伴有其他不适症状者。

2. 原发性闭经指年龄超过 14 岁，月经未来潮，第二性征未发育；或年龄超过 16 岁，第二性征已发育，月经未来潮。

3. 继发性闭经指月经来潮后停止 6 个月或 3 个周期以上。

4. 多囊卵巢综合征是青春期及育龄期女性最常见的妇科内分泌疾病之一，以持续无排卵、雄激素过多和卵巢多囊改变为主要特征，常伴有胰岛素抵抗和肥胖。

5. 黑棘皮症指常在阴唇、项背、腋下、乳房下和腹股沟等皮肤褶皱部位出现灰褐色色素沉着，呈对称性，皮肤增厚，质地柔软。

五、简答题

1. 闭经肾气虚证的主要证候：月经初潮来迟，或月经后期量少，渐至闭经；头晕耳鸣，腰膝酸软，小便频数，性欲降低；舌淡红，苔薄白，脉沉细。治法：补肾益气，养血调经。选方：大补元煎加丹参、牛膝。

2. 闭经气滞血瘀证的主要证候：月经停闭数月，小腹胀痛拒按；精神抑郁，烦躁易怒，胸胁胀痛，嗳气叹息；舌紫暗或有瘀点，脉沉弦或涩而有力。治法：行气活血，祛瘀通经。选方：膈下逐瘀汤。

3. 闭经寒凝血瘀证的主要证候：月经停闭数月，小腹冷痛拒按，得热则痛缓；形寒肢冷，面色青白；舌紫暗，苔白，脉沉紧。治法：温经散寒，活血通经。选方：温经汤。

4. 闭经血虚证的主要证候：月经停闭数月，头晕目花，心悸怔忡，少寐多梦，皮肤不润，面色萎黄，舌淡，苔少，脉细。治法：补血养血，活血调经。选方：小营煎加鸡内金、鸡血藤。

5. 闭经脾虚证的主要证候：月经停闭数月；神疲肢倦，食少纳呆，脘腹胀满，大便溏薄，面色淡黄；舌淡胖有齿痕，苔白腻，脉缓弱。治法：健脾益气，养血调经。选方：参苓白术散加泽兰、怀牛膝。

六、论述题

1. 应根据闭经的病因病机、诊断要点，结合鉴别诊断与四诊信息辨别证候虚实。一般而论，年逾 16 岁尚未行经，或已行经而又月经稀发、量少，渐至停闭，并伴腰膝酸软，头晕眼花，面色萎黄，五心烦热，或畏寒肢冷，舌淡脉弱等者，多属虚证；若既往月经基本正常，而骤然停闭，伴胸胁胀满，小腹疼痛，或脘闷痰多，形体肥胖，脉象有力等者，多属实证。闭经的治疗原则应根据病证，虚者补而通之，或补肾滋肾，或补脾益气，或填精益阴，大补气血，以滋养精血之源；实者泻而通之，或理气活血，或温经通脉，或祛痰行滞，以疏通冲任经脉；虚实夹杂者当补中有通，攻中有养；皆以恢复月经周期为要。切不可一味滥用攻破或峻补之法，以犯"虚虚实实"之戒。若因其他疾病而致经闭者，又当先治他病，或他病、调经并治。

2. 多囊卵巢综合征症见：闭经或异常子宫出血，痤疮多毛；检查提示血清睾酮异常升高；超声检查一侧或双侧卵巢内小卵泡≥12个。

早发性卵巢功能不全症见：闭经，伴烘热汗出，阴道干涩；检查提示卵泡刺激素升高；超声见卵巢窦卵泡稀少或消失；生殖器萎缩。

闭经泌乳综合征症见：闭经，或溢乳，头痛，复视；检查提示催乳素升高；应检查头颅 CT 或 MRI 除外垂体腺瘤等病变。

席汉综合征症见：产后大出血等病史，闭经，毛发脱落，畏寒肢冷，性欲淡漠；检查提示促性腺激素（FSH、LH）降低；超声检查可见生殖器萎缩。

3. 根据病史及临床表现疑似多囊卵巢综合征（PCOS）者，可行以下辅助检查协助诊断。

（1）基础体温（BBT）：不排卵患者表现为单相型。

（2）B超检查：见双侧卵巢均匀性增大，包膜回声增强，轮廓较光滑，间质内部回声增强。一侧或双侧卵巢各可见12个以上直径为 2~9mm 无回声区围绕卵巢边缘，呈车轮状排列，称为"项链征"。连续监测未见优势卵泡发育和排卵迹象。

（3）内分泌测定：①血清雄激素：睾酮（T）水平通常不超过正常范围上限 2 倍（如果 T 水平高于正常范围上限 2 倍，要排除卵巢和肾上腺肿瘤的可能）。雄烯二酮浓度升高，脱氢表雄酮（DHEA）、硫酸脱氢表雄酮（DHEAS）浓度正常或者轻度升高。性激素结合球蛋白（SHBG）低于正常值提示患者血清中睾酮水平增加。②血清卵泡生成素（FSH）、促黄体生成素（LH）：卵泡早期血清 FSH 值偏低或者正常而 LH 值升高，LH/FSH>2~3。③血清雌激素：雌酮（E_1）升高，雌二醇（E_2）正常或者轻度升高，恒定于早卵泡期水平，无周期性变化，$E_1/E_2>1$，高于正常周期。④血清催乳素（PRL）：部分患者可出现血清 PRL 水平轻度增高。⑤尿 17-酮类固醇：正常或者轻度升高。正常时提示雄激素来源于卵巢，升高时提示肾上腺功能亢进。⑥葡萄糖耐量试验（OGTT）：测定空腹胰岛素水平及葡萄糖负荷后血清胰岛素最高浓度。注意结合糖尿病家族史。

（4）诊断性刮宫：月经前或者月经来潮 6 小时内行诊断性刮宫，子宫内膜呈增生期或增生过长，无分泌期变化。对超声提示子宫内膜增厚的患者或者年龄>35 岁的患者应进行诊断性刮宫，以除外子宫内膜不典型增生或子宫内膜癌。

（5）腹腔镜检查：镜下可见卵巢增大，包膜增厚，表面光滑，呈灰白色，有新生血管，包膜下显露多个卵泡，但无排卵征象（排卵孔、血体或黄体）。腹腔镜下取卵巢组织送病理检查，诊断即可确定。

七、病案分析题

1. 诊断：闭经肾气虚证。

证候分析：患者先天肾气不足，精血衰少，冲任气血不充，血海空虚，不能按时满盈，故月经初潮来迟；肾虚不能化生精血，髓海、腰府失养，故头晕耳鸣，腰膝酸软；肾气虚而膀胱失于温化，故小便频数。舌淡红，苔薄白，脉沉细，均为肾气虚之征。

治法：补肾益气，养血调经。

方剂：大补元煎加丹参、牛膝。

主要药物：人参、熟地黄、山药、杜仲、当归、山茱萸、炙甘草、枸杞子、丹参、牛膝。

2. 诊断：闭经血虚证。

证候分析：患者产后失血过多，营血亏虚，冲任气血衰少，血海不能满溢，故月经错后、量少，渐至停闭；血虚不能濡养脑髓清窍，故头晕目花；血虚不养心神，故心悸怔忡，少寐多梦；血虚不荣肌肤，故皮肤不润，面色萎黄。舌淡，苔少，脉细为血虚之征。HCG 阴性排除妊娠。

治法：补血养血，活血调经。

方剂：小营煎加鸡内金、鸡血藤。

主要药物：当归、熟地黄、白芍药、山药、枸杞子、炙甘草、鸡内金、鸡血藤。

3. 诊断：闭经气滞血瘀证。

证候分析：肝郁气滞，气滞血瘀，冲任瘀阻，血海不能满溢，故经血停闭不行；肝气不舒，气机不畅，故精神抑郁，烦躁易怒，嗳气叹息；气滞瘀阻胞脉及肝经，故小腹胀痛拒按，胸胁胀痛。舌紫暗，有瘀点，脉沉弦，也为气滞血瘀之征。

治法：行气活血，祛瘀通经。

方剂：膈下逐瘀汤。

主要药物：当归、川芎、赤芍、桃仁、红花、枳壳、延胡索、五灵脂、乌药、香附、牡丹皮、甘草。

第十节　痛　经

一、单项选择题

（一）A1 型题：每道试题下面有 A、B、C、D、E 五个备选答案。请从中选择一个最佳答案。

1. 首选用于治疗痛经寒凝血瘀证的方剂是（　　）

    A. 黄芪建中汤　　　　　B. 膈下逐瘀汤　　　　　C. 少腹逐瘀汤

    D. 八珍益母汤　　　　　E. 艾附暖宫丸

2. 圣愈汤药物组成中无（　　）

    A. 人参　　　　　　　　B. 黄芪　　　　　　　　C. 茯苓

    D. 熟地黄　　　　　　　E. 当归

3. 不属于痛经肝肾亏损证临床表现的是（　　）

    A. 小腹绵绵作痛，喜按　　　　　　　　B. 腰骶酸痛

    C. 头晕耳鸣，面色晦暗，失眠健忘

D. 舌质淡红，苔薄白，脉沉细　　　　　　　E. 带下量多，黄稠臭秽

4. 膈下逐瘀汤的功用为（　　　）

　　A. 行气活血，化瘀止痛　　　B. 清热除湿，化瘀止痛　　C. 温经散寒，化瘀止痛

　　D. 益气养血，调经止痛　　　E. 补养肝肾，调经止痛

5. 子宫内膜异位症最常见的临床表现为（　　　）

　　A. 盆腔包块　　　　　　　　B. 性交痛

　　C. 继发性、渐进性加剧的痛经

　　D. 月经不调　　　　　　　　E. 不孕

6. 有关痛经的古代文献记载，最早见于（　　　）

　　A.《黄帝内经》　　　　　　B.《金匮要略》　　　　　C.《诸病源候论》

　　D.《景岳全书·妇人规》　　E.《傅青主女科》

7. 痛经患者，腹痛多发于（　　　）

　　A. 经前5~6天　　　　　　　B. 经前3~4天　　　　　C. 经前1~2天

　　D. 经净后1~2天　　　　　　E. 经净后3~4天

8. 痛经气滞血瘀证，其腹痛表现常呈（　　　）

　　A. 冷痛拒按　　　　　　　　B. 灼痛不适　　　　　　C. 隐隐作痛

　　D. 胀痛拒按　　　　　　　　E. 绵绵作痛

9. 痛经的主要病机是（　　　）

　　A."不通则痛"或"不荣则痛"　　　　　　　B. 寒邪内犯，与血相搏

　　C. 气血虚弱，失于濡养　　D. 肾气亏损，精血不足　　E. 气郁不舒，血行失畅

10. 湿热蕴结而致痛经，经期最佳治法是（　　　）

　　A. 清热除湿　　　　　　　　B. 清热凉血　　　　　　C. 清热化瘀

　　D. 清热除湿，化瘀止痛　　　E. 清热凉血，化瘀止痛

11. 痛经寒凝血瘀证，其主要证候，以下哪项是错误的（　　　）

　　A. 小腹冷痛拒按　　　　　　B. 小腹绵绵作痛，按之痛减

　　C. 月经量少，色暗有块　　　D. 面色青白，肢冷畏寒　　E. 得热痛减

12. 下列病证中，不适合应用止痛法的是（　　　）

　　A. 原发性痛经　　　　　　　B. 子宫腺肌病　　　　　C. 子宫内膜异位症

　　D. 排卵期腹痛　　　　　　　E. 疑为异位妊娠

13. 治疗子宫内膜异位症与子宫腺肌病湿热瘀阻证首选方剂是（　　　）

　　A. 血府逐瘀汤　　　　　　　B. 苍附导痰丸　　　　　C. 清热调血汤

　　D. 少腹逐瘀汤　　　　　　　E. 膈下逐瘀汤

14. 子宫内膜异位症与子宫腺肌病的病因病机是（　　　）

　　A. 肾阳不足　　　　　　　　B. 湿热蕴结　　　　　　C. 气虚血瘀

　　D. 瘀血阻滞　　　　　　　　E. 肝郁脾虚

15. 肝肾亏损所致痛经，宜选用方药为（　　　）

A. 血府逐瘀汤　　　　　B. 益肾调经汤　　　　　C. 膈下逐瘀汤

D. 少腹逐瘀汤　　　　　E. 清热调血汤

16. 痛经，寒凝气闭，痛甚而厥，四肢冰冷，冷汗淋漓，方用少腹逐瘀汤，宜选加（　　　）

A. 艾叶、吴茱萸　　　　　　　　　　B. 附子、细辛、巴戟天

C. 苍术、茯苓、薏苡仁、羌活　　　　D. 葱白、生姜

E. 麻黄、桂枝

17. 痛经气滞血瘀证，其主要证候中，以下哪项是错误的（　　　）

A. 小腹胀痛拒按　　　　B. 月经量少　　　　　C. 血色暗淡，质清稀

D. 胸胁、乳房胀痛　　　E. 舌紫暗有瘀点，脉弦涩

18. 痛经气血虚弱证，其腹痛表现呈（　　　）

A. 绵绵作痛　　　　　　B. 冷痛拒按　　　　　C. 隐痛喜按

D. 胀痛拒按　　　　　　E. 灼痛不适

19. 对子宫内膜异位症，目前最具诊断价值的检查方法是（　　　）

A. B超　　　　　　　　B. 腹腔镜　　　　　　C. 妇科检查

D. 阴道镜　　　　　　　E. 血清 CA125

20. 子宫内膜异位症的最高发部位是（　　　）

A. 阴道　　　　　　　　B. 外阴　　　　　　　C. 膀胱

D. 卵巢　　　　　　　　E. 直肠

（二）A2 型题：每道试题由两个以上相关因素组成或以一个简要病例形式出现，其下面都有 A、B、C、D、E 五个备选答案。请从中选择一个最佳答案。

1. 李某，经前小腹胀痛拒按，经血量少，色紫暗有块，块下痛减；胸胁、乳房胀痛不适；舌紫暗，或有瘀点，脉弦涩。诊断痛经，证属（　　　）

A. 气滞血瘀　　　　　　B. 湿热蕴结　　　　　C. 肝肾亏损

D. 寒凝血瘀　　　　　　E. 气血虚弱

2. 王某，经期小腹冷痛拒按，得热痛减，周期后延，经血量少，色暗有块；面色青白，畏寒肢冷；舌暗，苔白，脉沉紧。最佳治法是（　　　）

A. 温肾助阳，暖宫止痛　　B. 温经散寒，化瘀止痛　　C. 滋肾养血，缓急止痛

D. 清热除湿，化瘀止痛　　E. 散寒利湿，化瘀止痛

3. 马某，经前小腹灼热胀痛不适，有灼热感，时痛连腰骶，量偏多，色暗红，质稠或有血块；平素带下量多，色黄稠臭秽，小便黄赤；舌质红，苔黄腻，脉滑数。最佳选方为（　　　）

A. 龙胆泻肝汤　　　　　B. 萆薢渗湿汤　　　　C. 清热调血汤

D. 知柏地黄丸　　　　　E. 解毒活血汤

4. 林某，经期小腹隐痛喜按，月经量少，色淡质清；面色苍白，神疲乏力，失眠多梦；舌质淡，苔薄，脉细弱。最佳选方（　　　）

A. 圣愈汤　　　　　　　B. 四物汤　　　　　　　C. 归脾汤

D. 举元煎　　　　　　　E. 补中益气汤

5. 许某，经后小腹绵绵作痛，喜按，伴腰骶酸痛，月经量少，色淡暗，质稀；头晕耳鸣，面色晦暗，失眠健忘，伴潮热；舌质淡红，苔薄白，脉沉细。最佳治法为（　　　）

A. 滋肾益阴，缓急止痛　　B. 温肾助阳，暖宫止痛　　C. 补肾扶脾，养血止痛

D. 补养肝肾，调经止痛　　E. 理气行滞，活血化瘀

6. 贾某，经期小腹灼热疼痛，拒按，得热痛增；月经量多，色红质稠有块，或经血淋漓不净，带下量多，色黄质稠，味臭；身热口渴，头身肢体沉重刺痛，或伴腰腹胀痛，小便不利，便溏不爽；妇检盆腔有结节包块，触痛明显；舌质红、有瘀点，苔黄腻，脉滑数。诊断为子宫内膜异位症。辨证属（　　　）

A. 痰瘀互结证　　　　　B. 气虚血瘀证　　　　　C. 湿热瘀阻证

D. 气滞血瘀证　　　　　E. 热灼血瘀证

7. 徐某，经前小腹疼痛或胀痛不适，有灼热感，或痛连腰骶，平时小腹痛，经前加剧，月经量多或经期长，色暗红，质稠、有血块；平素带下量多，色黄稠臭秽，或伴低热，小便黄赤；舌红，苔黄腻，脉滑数。其证候是（　　　）

A. 寒凝血瘀证　　　　　B. 气滞血瘀证　　　　　C. 湿热蕴结证

D. 气血虚弱证　　　　　E. 肝肾亏损证

8. 田某，经前小腹胀痛拒按，行经量少，经行不畅，经色紫暗有血块，块下痛减，胸胁乳房胀痛；舌紫暗或有瘀点，苔薄白，脉弦涩。其治法是（　　　）

A. 燥湿祛痰，散结止痛　　B. 活血化瘀，散结止痛　　C. 行气活血，化瘀止痛

D. 解毒除湿，散结止痛　　E. 清热解毒，凉血化瘀

(三) A3 型题：以下提供若干个案例，每个案例下设若干道试题。请根据案例所提供的信息，在每一道试题下面的 A、B、C、D、E 五个备选答案中选择一个最佳答案。

1. 患者 18 岁，13 岁初潮，3 年前正值经期，因暑期运动会贪食冷饮后，经期出现腹痛，随后每至经期，小腹冷痛拒按，得热痛减，行经量少，色暗有块；畏寒肢冷，面色青白；舌暗，苔白，脉沉紧。

（1）其证候是（　　　）

A. 气血虚弱证　　　　　B. 寒凝血瘀证　　　　　C. 气滞血瘀证

D. 湿热蕴结证　　　　　E. 肝肾亏损证

（2）其治法是（　　　）

A. 益气养血，调经止痛　　B. 温经散寒，化瘀止痛　　C. 补养肝肾，调经止痛

D. 清热除湿，化瘀止痛　　E. 行气活血，化瘀止痛

（3）治疗应首选的方剂是（　　　）

A. 少腹逐瘀汤　　　　　B. 膈下逐瘀汤　　　　　C. 清热调血汤

D. 圣愈汤　　　　　　　E. 益肾调经汤

2. 患者 36 岁，已婚，14 岁初潮，渐进性痛经 12 年，婚后 10 年未避孕未孕，近年

来经期腹痛加剧伴肛门坠胀不适，经量或多或少，经期延长，色暗淡，质稀或夹血块；面色淡而晦暗，神疲肢倦、头晕耳鸣，纳差便溏；舌质淡，边尖有瘀斑，苔薄白，脉沉涩。妇科检查：后穹隆可触及2个黄豆大小结节，触痛明显。

（1）其证候是（　　）

    A. 气滞血瘀证　　　　　B. 寒凝血瘀证　　　　　C. 痰瘀互结证

    D. 气虚血瘀证　　　　　E. 肾虚血瘀证

（2）其治法是（　　）

    A. 益气活血，化瘀止痛　　B. 化痰散结，活血化瘀　　C. 补肾益气，活血化瘀

    D. 理气活血，化瘀止痛　　E. 温经散寒，化瘀止痛

（3）治疗应首选的方剂是（　　）

    A. 归肾丸加党参、黄芪　　　　　B. 苍附导痰丸加党参、黄芪

    C. 少腹逐瘀汤加党参、黄芪　　　D. 血府逐瘀汤加党参、黄芪

    E. 膈下逐瘀汤加党参、黄芪

3. 患者15岁，经前小腹胀痛拒按，经血量少，经行不畅，色紫暗有块，块下痛减；胸胁、乳房胀痛不适；舌紫暗，或有瘀点，脉弦涩。

（1）该患者最可能的诊断是（　　）

    A. 卵巢囊肿蒂扭转　　　B. 盆腔炎性疾病　　　　C. 异位妊娠

    D. 痛经　　　　　　　　E. 子宫腺肌病

（2）该患者发病的诱因最可能是（　　）

    A. 贪食冷饮　　　　　　B. 运动劳累　　　　　　C. 熬夜

    D. 学习压力过大　　　　E. 素体虚弱

（3）治疗应首选的方剂是（　　）

    A. 清热调血汤　　　　　B. 益肾调经汤　　　　　C. 少腹逐瘀汤

    D. 圣愈汤　　　　　　　E. 膈下逐瘀汤

4. 患者35岁，近年来经前或经期小腹胀痛，伴灼热感，甚或痛连腰骶，月经量多，经期延长，经色暗红，质稠夹血块；带下量多，色黄臭秽，小便黄赤；舌质红，苔黄腻，脉滑数。

（1）该患者最可能的诊断是（　　）

    A. 盆腔炎性疾病　　　　B. 子宫内膜异位症　　　C. 痛经

    D. 子宫腺肌病　　　　　E. 宫颈炎性疾病

（2）其证候是（　　）

    A. 肝经湿热证　　　　　B. 肝郁脾虚证　　　　　C. 气滞血瘀证

    D. 湿热蕴结证　　　　　E. 痰瘀互结证

（3）其治法是（　　）

    A. 益气活血，化瘀止痛　　B. 化痰散结，活血化瘀　　C. 补肾益气，养血止痛

    D. 理气活血，化瘀止痛　　E. 清热除湿，化瘀止痛

5. 患者 33 岁，近期每至经后，小腹隐痛喜按，月经量少，色淡质稀；神疲乏力，面色苍白，四肢倦怠，失眠多梦；舌质淡，苔薄白，脉细弱。

(1) 其证候是（　　）

A. 脾肾两虚证　　　　　B. 气血虚弱证　　　　C. 痰瘀互结证

D. 气虚血瘀证　　　　　E. 肾虚血瘀证

(2) 其治法是（　　）

A. 补肾健脾，化瘀止痛　B. 化痰散结，活血化瘀　C. 补肾益气，活血化瘀

D. 理气活血，化瘀止痛　E. 益气养血，调经止痛

(3) 治疗应首选的方剂是（　　）

A. 归肾丸　　　　　　　B. 苍附导痰丸　　　　C. 圣愈汤

D. 血府逐瘀汤　　　　　E. 归脾汤

6. 患者 43 岁，近年来，经期或经后小腹绵绵作痛，喜按，伴腰骶酸痛，月经量少，色淡暗，质稀；头晕耳鸣，面色晦暗，失眠健忘；舌质淡，苔薄白，脉沉细。

(1) 其证候是（　　）

A. 肾虚血瘀证　　　　　B. 气血虚弱证　　　　C. 肝肾亏损证

D. 气虚血瘀证　　　　　E. 脾肾两虚证

(2) 其治法是（　　）

A. 补肾健脾，化瘀止痛　B. 健脾益气，养血止痛　C. 补肾益气，活血化瘀

D. 补养肝肾，调经止痛　E. 益气养血，调经止痛

(3) 治疗应首选的方剂是（　　）

A. 归肾丸　　　　　　　B. 血府逐瘀汤　　　　C. 圣愈汤

D. 归脾汤　　　　　　　E. 益肾调经汤

7. 患者 36 岁，孕 3 产 2，人工流产 1 次。经行腹痛，进行性加剧，经前或经期小腹冷痛拒按，得热痛减，平素行经量少，经期延长，畏寒肢冷；舌质淡暗有瘀点，苔白，脉沉迟；妇科检查：子宫均匀性增大，质硬，有压痛。

(1) 该患者的最可能的诊断是（　　）

A. 子宫肌瘤　　　　　　B. 盆腔炎性疾病　　　C. 卵巢囊肿

D. 原发性痛经　　　　　E. 子宫腺肌病

(2) 古代医籍对本病症状的描述最常见于（　　）

A. 痛经　　　　　　　　B. 崩漏　　　　　　　C. 带下病

D. 不孕症　　　　　　　E. 脏躁

(3) 其证候是（　　）

A. 肝郁脾虚证　　　　　B. 气滞血瘀证　　　　C. 寒凝血瘀证

D. 气虚血瘀证　　　　　E. 肾虚血瘀证

8. 患者 36 岁，经前或经期腹痛，月经先后无定期，经量或多或少，色暗有块；腰膝酸软，神疲肢倦，头晕耳鸣，面色晦暗，夜尿频；妇科检查后穹隆有结节，触痛明

显，附件有囊性包块；舌质暗淡，苔白，脉沉细。

（1）其证候是（　　）

    A. 气滞血瘀证　　　　　　B. 寒凝血瘀证　　　　C. 痰瘀互结证

    D. 气虚血瘀证　　　　　　E. 肾虚血瘀证

（2）其治法是（　　）

    A. 补肾健脾，活血化瘀　　B. 化痰散结，化瘀止痛　C. 补肾益气，活血化瘀

    D. 理气活血，止痛消癥　　E. 益气养血，调经止痛

（3）治疗应首选的方剂是（　　）

    A. 归肾丸　　　　　　　　B. 苍附导痰丸　　　　C. 右归丸

    D. 血府逐瘀汤　　　　　　E. 少腹逐瘀汤

（四）**B1 型题**：以下每组试题共用 A、B、C、D、E 五个备选答案，备选答案在上，题干在下。请从中选择一个最佳答案，每个备选答案可能被选择一次、多次或不被选择。

    A. 阴道　　　　　　　　　B. 卵巢　　　　　　　C. 肺部

    D. 膀胱、输尿管　　　　　E. 宫颈

1. 子宫内膜异位症病变可出现在身体不同部位，最多见部位（　　）

2. 习称的巧克力囊肿的出现部位（　　）

    A. 阴道　　　　　　　　　B. 卵巢　　　　　　　C. 肺部

    D. 膀胱、输尿管　　　　　E. 宫颈

3. 经期出现尿痛、尿频和血尿，考虑内异症的部位是（　　）

4. 经期咯血考虑内异症的部位是（　　）

    A. 温经散寒，化瘀止痛　　B. 行气活血，化瘀止痛　C. 清热除湿，化瘀止痛

    D. 益气养血，调经止痛　　E. 补养肝肾，调经止痛

5. 痛经寒凝血瘀证治法（　　）

6. 痛经湿热蕴结证治法（　　）

    A. 温经散寒，化瘀止痛　　B. 行气活血，化瘀止痛　C. 清热除湿，化瘀止痛

    D. 益气养血，调经止痛　　E. 补养肝肾，调经止痛

7. 患者经前或经期小腹胀痛拒按，月经量少，经行不畅，色紫暗有块，块下痛减，胸胁、乳房胀痛；舌紫暗，或有瘀点，脉弦涩。治法当选（　　）

8. 圣愈汤（《医宗金鉴·妇科心法要诀》）主要功效（　　）

    A. 膈下逐瘀汤　　　　　　B. 少腹逐瘀汤　　　　C. 益肾调经汤

    D. 桂枝茯苓丸　　　　　　E. 清热调血汤

9. 气滞血瘀型痛经的首选方是（　　　）

10. 寒凝血瘀型痛经的首选方是（　　　）

    A. 膈下逐瘀汤　　　　　　B. 少腹逐瘀汤　　　　　　C. 益肾调经汤

    D. 桂枝茯苓丸　　　　　　E. 清热调血汤

11. 肝肾亏损型痛经的首选方是（　　　）

12. 寒凝血瘀型子宫腺肌病的首选方是（　　　）

二、多项选择题

每题由一个题干与 5 个备选答案组成，可从备选答案中选择多项与问题有关的答案，须全部选准方可计分。

1. 子宫内膜异位症常见的临床表现为（　　　）

    A. 盆腔包块　　　　　　　B. 性交痛　　　　　　　　C. 继发性、加重性痛经

    D. 月经失调　　　　　　　E. 不孕

2. 子宫内膜异位症与子宫腺肌病肾虚血瘀证的主要证候（　　　）

    A. 经前或经期腹痛

    B. 月经先后无定期，经量或多或少，色暗有块

    C. 盆腔有结节或包块

    D. 腰膝酸软，腰脊刺痛，神疲肢倦，头晕耳鸣，面色晦暗

    E. 舌质紫红，苔黄而腻

3. 可引起继发性痛经的疾病有（　　　）

    A. 子宫内膜异位症　　　　B. 子宫腺肌病　　　　　　C. 盆腔炎性疾病

    D. 卵巢囊肿蒂扭转　　　　E. 宫颈狭窄

4. 痛经的常见病因病机为（　　　）

    A. 气滞血瘀　　　　　　　B. 寒凝血瘀　　　　　　　C. 湿热蕴结

    D. 气血虚弱　　　　　　　E. 肝肾亏损

5. 痛经辨证要点，应包括哪些方面（　　　）

    A. 疼痛的时间、部位　　　B. 疼痛的性质、程度　　　C. 月经期、量、色、质

    D. 伴随症状　　　　　　　E. 舌脉和素体强弱及病史

6. 湿热蕴结型痛经的主要证候有（　　　）

    A. 经前或经期小腹胀痛不适，有灼热感

    B. 经血量多或经期长、色暗红、质稠有血块

    C. 平素带下量多、色淡质清无臭味

    D. 低热起伏、小便黄赤

    E. 舌质红、苔黄腻、脉滑数

7. 痛经预防与调摄的主要内容是（　　　）

A. 注重经期、产后卫生   B. 经期注意保暖   C. 保持精神愉快

D. 避免熬夜   E. 经期不可过食生冷寒凉之品

8. 肾虚血瘀型子宫内膜异位症的主要证候可见（   ）

A. 经前或经期腹痛，腰膝酸软   B. 月经先后无定期

C. 头晕耳鸣，面色晦暗   D. 盆腔有结节或包块

E. 舌质暗淡、苔白，脉沉细涩

三、填空题

1. 痛经的治疗，应根据证候在气、在血，寒热、虚实的不同，以_____为核心，以调理胞宫、冲任气血为主，或补气，或活血，或散寒，或清热，或补虚，或泻实。具体治法分两步：经期重在调血止痛以治_____，及时缓解，控制疼痛；平素辨证求因以治_____。标本缓急，主次有序，分阶段治疗。

2. 子宫内膜异位症的主要病机为_____。

3. 痛经的部位在_____与_____，其主要病机可概括为_____或_____。

4. 子宫内膜异位症诊断的金标准是_____。

5. 痛经辨证首先当辨识疼痛发生的_____，_____，_____，及疼痛_____。

6. 治疗痛经，经期重在_____以治标，平素_____以治本。

7. 痛经寒凝血瘀证，首选方剂为_____。

8. 子宫内膜异位症的治疗总则以_____为主。

四、名词解释

1. 巧克力囊肿

2. 子宫腺肌病

3. 痛经

4. 原发性痛经

5. 继发性痛经

五、简答题

1. 痛经的病因病机是什么？

2. 痛经的辨证要点是什么？

3. 痛经气滞血瘀证的主要证候有哪些？

4. 子宫内膜异位症的诊断要点是什么？

5. 子宫内膜异位症的预防与调摄分别是什么？

六、论述题

1. 请写出湿热蕴结证型痛经的主证、治法及代表方剂。

2. 简述痛经的治疗原则。

3. 试论中医学对子宫内膜异位症的病因病机认识。

七、病案分析题

1. 李某，女，19 岁，学生。经行腹痛 5 年。患者 14 岁月经初潮，周期正常，但每于经前、经期小腹胀痛拒按，平素性情抑郁，经前 1 周即出现胸胁乳房胀痛。刻下就诊正值行经第 1 天，量少，经行不畅，色紫暗有块，块下痛减，伴急躁易怒，乳房胀痛，舌紫暗有瘀点，脉弦涩。

请写出本病的诊断、证型、证候分析、治法、方药。

2. 严某，18 岁，未婚，学生。经行小腹疼痛 1 年余。患者 15 岁月经初潮，周期规则，28 天左右行经 1 次，经色暗红无块，持续 4~5 天经净，经期无特殊不适。一年前因经期喝冷饮，遂出现经前或经期小腹冷痛拒安，得热痛减，经血量少，色暗有块；畏寒肢冷，面色青白；舌暗，苔薄白，脉沉紧。

请写出本病的诊断、证型、证候分析、治法、方药。

3. 赵某，36 岁，已婚。因月经量多、经期进行性腹痛加剧一年就诊。患者一年前行工流产术，术后月经周期尚规则，经前或经期小腹胀痛或刺痛，拒按，伴有肛门坠胀不适，行经量多、色暗夹块，块下痛减，经期延长，持续 10 天左右方净。妇科检查：子宫均匀增大，质硬，压痛阳性；阴道超声提示子宫增大，肌壁间回声欠均匀；经前心烦易怒，胸胁乳房胀痛，口干便结；舌紫暗有瘀斑瘀点，苔薄白，脉弦涩。适龄结婚，孕 3 产 1。

请写出本病的诊断、证型、证候分析、治法、方药。

参考答案

一、单项选择题

（一）A1 型题

1. C　痛经辨证属于寒凝血瘀证，其治疗主方是少腹逐瘀汤，治以温经散寒，化瘀止痛。

2. C　圣愈汤出自《医宗金鉴·妇科心法要诀》，由人参、黄芪、熟地黄、白芍、当归、川芎组成。

3. E　痛经肝肾亏损证主要证候：经期或经后，小腹绵绵作痛，喜按，伴腰骶酸痛，月经量少，色淡暗，质稀；头晕耳鸣，面色晦暗，失眠健忘，或伴潮热；舌质淡红，苔薄白，脉沉细。

4. A　膈下逐瘀汤出自《医林改错》，由当归、赤芍药、桃仁、川芎、枳壳、延胡索、五灵脂、牡丹皮、乌药、香附、甘草组成，全方行气活血、化瘀止痛。

5. C 子宫内膜异位症多有渐进性加剧的痛经史，疼痛部位固定不移，多位于下腹深部和腰骶部，可放射至会阴、肛门或大腿内侧。常于经前1～2天开始，经期第1天最剧，之后逐渐减轻。若直肠子宫陷凹及子宫骶韧带有病灶时可伴有性交痛、肛门坠胀感，经期加剧。

6. B 有关痛经的记载，最早见于《金匮要略·妇人杂病脉证并治》："带下，经水不利，少腹满痛，经一月再见者，土瓜根散主之。"

7. C 痛经腹痛多发生在经行前1～2天，行经第1天达高峰。

8. D 气滞血瘀所致痛经，发病机理责之肝失条达，冲任气血郁滞，经血不利，"不通则痛"。气郁不通，血瘀不畅，故腹胀痛拒按。

9. A 痛经主要病机可概括为"不通则痛"或"不荣则痛"。

10. D 湿热蕴结所致痛经，病机责之湿热盘踞子宫、冲任，气血失畅，不通则痛。故其经期最佳治法是清热除湿、化瘀止痛。

11. B 寒凝血瘀所致痛经，病机为寒客胞宫，血为寒凝，瘀滞冲任，血行不畅，寒凝血瘀，故小腹冷痛拒按，证属实证寒证。

12. E 异位妊娠属妇科急危重症，临证当先详查病史，结合各项检查明确诊断，对症治疗，不可滥用止痛法而延误病情。

13. C 湿热瘀阻所致子宫内膜异位症与子宫腺肌病，病机乃湿热之邪，盘踞冲任、胞宫、气血失畅，湿热与血热胶结，故治疗当选清热调血汤以清热除湿，化瘀止痛。

14. D 子宫内膜异位症与子宫腺肌病多由外邪入侵、内伤房劳、饮食不节或手术损伤等，导致脏腑功能失调，气血失和，"离经"之血瘀积胞宫而发病，故其重要病机为"瘀血阻滞"。

15. B 肝肾亏损所致痛经，病机为肾气虚损，精血不固，治当补养肝肾，调经止痛。益肾调经汤中巴戟天、杜仲、续断、乌药、艾叶、当归、熟地黄、白芍、益母草合用，可使肾气实、阴血充，冲任胞宫得以温煦，则疼痛自止。

16. B 寒凝血瘀所致痛经，因寒客胞宫，血为寒凝，瘀滞冲任，血行不畅，寒邪内盛，阻遏阳气，痛甚而厥，治疗以少腹逐瘀汤温经散寒，化瘀止痛，加附子、细辛、巴戟天回阳散寒。

17. C 痛经气滞血瘀证，症见小腹胀痛拒按，月经量少，经行不畅，色紫暗有块，胸胁、乳房胀痛，舌紫暗有瘀点，脉弦涩。血色暗淡，质清稀为痛经虚证。

18. C 痛经气血虚弱证，其小腹隐痛喜按，月经量少，色淡质稀；神疲乏力，头晕心悸，面色苍白，失眠多梦。

19. B 腹腔镜是目前子宫内膜异位症诊断的金标准。

20. D 子宫内膜异位症以卵巢为高发部位，称为卵巢子宫内膜异位症（俗称"巧克力囊肿"）。

（二）A2 型题

1．A　据患者腹痛时间、部位、性质、程度，月经量、色、质及伴随症状、舌脉，辨证应属气滞血瘀。

2．B　据患者腹痛时间、部位、性质、程度，月经期、量、色质及伴随症状、舌脉，辨证应属寒凝血瘀，最佳治法应是温经散寒、化瘀止痛。

3．C　据患者腹痛时间、部位、性质、程度，月经期、量、色、质，带下量、色、质、臭气及伴随症状、舌脉，辨证应属湿热蕴结证，治宜清热除湿，化瘀止痛。清热调血汤由黄连、牡丹皮、生地黄、白芍、当归、川芎、红花、桃仁、延胡索、莪术、香附组成，与证相符。

4．A　据患者腹痛时间、部位、性质、程度，月经量、色、质及伴随症状、舌脉，辨证应属气血虚弱，治宜益气养血，调经止痛。圣愈汤由人参、黄芪、熟地黄、白芍、当归、川芎组成，功能益气养血、缓急止痛，于此证相宜。

5．D　据患者腹痛时间、部位、性质、程度，月经量、色、质及伴随症状、舌脉，辨证应属痛经之肝肾亏损证，治宜补养肝肾、调经止痛。

6．C　据该题所列症状及体征、舌脉综合判断，此例患者子宫内膜异位症辨证属湿热瘀阻证。

7．C　据患者腹痛时间、部位、性质、疼痛程度，月经及带下量、色、质及伴随症状、体征、舌脉综合判断，该患者为痛经湿热蕴结证。

8．C　据患者腹痛时间、部位、性质、疼痛程度，月经量、色、质及伴随症状、体征、舌脉综合判断，该患者为痛经气滞血瘀证，其治法是行气活血、化瘀止痛。

（三）A3型题

1．（1）B　根据患者证候分析，属痛经寒凝血瘀证。

（2）B　其治法是温经散寒，化瘀止痛。

（3）A　治疗首选方剂是少腹逐瘀汤。

2．（1）D　根据患者证候分析，属痛经（子宫内膜异位症）气虚血瘀证。

（2）A　其治法是益气活血，化瘀止痛。

（3）D　治疗首选方剂是血府逐瘀汤加减。

3．（1）D　根据患者证候分析，属痛经。

（2）D　根据症状，结合舌脉，诊断为痛经气滞血瘀证，多因压力大，忧思郁怒，肝郁气滞所致。

（3）E　治疗首选方剂是膈下逐瘀汤。

4．（1）C　根据患者证候分析，属痛经。

（2）D　根据症状，结合舌脉，诊断为痛经湿热蕴结证。

（3）E　治疗当清热除湿，化瘀止痛。

5．（1）B　根据症状，结合舌脉，诊断为痛经之气血虚弱证。

（2）E　治当益气养血，调经止痛。

（3）C　首选方剂圣愈汤。

6. （1）C　根据症状，结合舌脉，诊断为痛经之肝肾亏损证。

（2）D　治当补养肝肾，调经止痛。

（3）E　首选方剂为益肾调经汤。

7. （1）E　根据症状、体征，结合舌脉，诊为子宫腺肌病。

（2）A　中医古籍中没有"子宫腺肌病"病名记载，根据临床表现，最常见归属于"痛经"等病证范畴。

（3）C　据证判断，当属"寒凝血瘀证"。

8. （1）E　根据症状、体征，结合舌脉，诊为子宫内膜异位症之肾虚血瘀证。

（2）C　治当补肾益气，活血化瘀。

（3）A　首选方剂归肾丸。

（四）B1 型题

1. B　子宫内膜异位症是指具有活性的子宫内膜组织在子宫内膜及宫体肌层以外的其他部位出现。异位的子宫内膜可侵犯全身任何部位，最常见于卵巢、宫骶韧带和直肠子宫陷凹。

2. B　卵巢型子宫内膜异位症形成囊肿者，称为卵巢子宫内膜异位囊肿（俗称"巧克力囊肿"）。

3. D　异位的子宫内膜可侵犯全身任何部位，膀胱内异症或输尿管内异症可在经期出现尿痛、尿频和血尿；呼吸道内异症可见经期咯血及气胸；瘢痕内异症可见瘢痕处结节于经期增大，疼痛加重。

4. C　解析同上。

5. A　寒客胞宫，血为寒凝，瘀滞冲任，血行不畅，故经前或经期小腹冷痛；寒得热化，瘀滞暂通，治宜温经散寒，化瘀止痛。

6. C　湿热蕴结冲任，阻滞气血运行，经前或经期气血下注冲任，加重气血壅滞，湿热损伤冲任，迫血妄行，伤于带脉，带脉失约，故而产生疼痛，月经失调，带下异常等；湿热壅遏下焦，稽留难去，治当清热除湿，化瘀止痛，湿除热清，瘀化痛止。

7. B　肝失条达，冲任气血郁滞，经血不利，"不通则痛"，故经前或经期小腹胀痛拒按；冲任气滞血瘀，故经量少，经行不畅，色暗有块；块下气血暂通，则疼痛减轻；肝郁气滞，经血不利，故胸胁、乳房胀痛；舌紫暗，或有瘀点，脉弦涩，均是气滞血瘀之征。治当行气活血，化瘀止痛。

8. D　圣愈汤由人参、黄芪、熟地黄、白芍、当归、川芎组成，方中人参、黄芪补脾益气；熟地黄、白芍、当归、川芎养血和血。气充血沛，子宫、冲任得以濡养，自无疼痛之患。

9. A　膈下逐瘀汤功能理气行滞、活血化瘀，切合气滞血瘀病机，当为气滞血瘀型痛经的首选方。

10. B　少腹逐瘀汤功能温经散寒、化瘀止痛，切合寒凝血瘀病机，当为寒凝血瘀型痛经的首选方。

11．C　益肾调经汤具有补养肝肾、调经止痛之功效，切合肝肾亏损之病机，当为首选方剂。

12．B　寒凝血瘀型子宫腺肌病辨治同痛经，故选少腹逐瘀汤。

二、多项选择题

1．ABCDE　子宫内膜异位症多表现为继发性、进行性加剧的痛经，若直肠子宫陷凹及子宫骶韧带有病灶时可伴有性交痛、肛门坠胀感；常伴有月经异常、经量增多、经期延长或月经淋漓不净。约50％的患者伴有原发性或继发性不孕。

2．ABCD　子宫内膜异位症与子宫腺肌病肾虚血瘀证主要证候为经前或经期腹痛，月经先后无定期，经量或多或少，色暗有块，盆腔有结节或包块；腰膝酸软，腰脊刺痛，神疲肢倦，头晕耳鸣，面色晦暗，性欲减退，夜尿频；舌质暗淡，苔白，脉沉细涩。

3．ABCE　子宫内膜异位症、子宫腺肌病、盆腔炎性疾病、宫颈狭窄均可引起继发性痛经，而经期因卵巢囊肿蒂扭转引起腹痛，属痛经鉴别诊断范围。

4．ABCDE　痛经常见的病因病机有气滞血瘀、寒凝血瘀、湿热蕴结、气血虚弱和肝肾亏损。

5．ABCDE　痛经的辨证要点包括疼痛的时间、部位、性质、程度，月经期、量、色、质，伴随症状，舌脉及素体和病史综合分析。

6．ABDE　湿热蕴结型痛经，其平素虽常见带下量多，但为色黄、质稠有臭味等湿热征象而非色淡、质清、无臭，故C答案是错的。

7．ABCDE　注意经期、产后卫生，痛经患者经期注意保暖，保持精神愉快，避免熬夜，经期不可过用寒凉及不可过食生冷之物，均属痛经预防与调摄的内容。

8．ABCDE　肾虚血瘀所致子宫内膜异位症的主要证候有：经行腹痛，腰膝酸软；月经先后不定，经量或多或少；神疲肢倦、头晕耳鸣、面色晦暗；盆腔有结节包块；舌质暗淡、苔白，脉沉细涩。

三、填空题

1．止痛；标；本

2．瘀血阻滞

3．冲任，胞宫，不荣则痛，不通则痛

4．腹腔镜

5．时间；部位；性质；程度

6．调血止痛；辨证求因

7．少腹逐瘀汤

8．活血化瘀

四、名词解释

1. 巧克力囊肿是子宫内膜异位症的一种类型，指具有生长功能的子宫内膜组织出现在卵巢内，称卵巢子宫内膜异位症。若形成囊肿，因其囊液暗黑如巧克力色，俗称巧克力囊肿。

2. 子宫腺肌病是指子宫内膜腺体及间质侵入子宫肌层中，伴随周围肌层细胞的代偿性肥大和增生，形成弥漫病变或局限性病变的一种良性疾病，既往曾称为内在型子宫内膜异位症。少数子宫内膜在子宫肌层中呈局限性生长，形成结节或团块，似肌壁间肌瘤称为子宫腺肌瘤。本病多发于 30～50 岁经产妇，约半数患者合并子宫肌瘤，15％合并内异症。

3. 痛经指妇女正值经期或经行前后出现周期性小腹疼痛或痛引腰骶，甚至剧痛晕厥。

4. 原发性痛经又称功能性痛经，是指痛经但生殖器官无器质性病变者。

5. 继发性痛经：子宫内膜异位症、子宫腺肌病、盆腔炎性疾病及宫颈狭窄等引起的痛经，称继发性痛经。

五、简答题

1. 痛经病因有生活所伤、情志不和、六淫为害，痛经的病位在冲任与胞宫，其发生与冲任、胞宫的周期性生理变化密切相关。病因病机可概括为"不荣则痛"或"不通则痛"，其证重在明辨虚实寒热。若素体肝肾亏损，气血虚弱，经期前后，血海由满盈而溢泄，气血由盈实骤虚，冲任、胞宫失养，称"不荣则痛"；若由于肝郁气滞、寒湿凝滞、湿热蕴结等因素导致的瘀血阻络，客于胞宫，损伤冲任，气血运行不畅，称"不通而痛"。

2. 痛经辨证首先当辨识疼痛发生的时间、部位、性质及疼痛的程度。一般而言于经前或经行之初即痛者，多属实；月经将净或经后始痛者，多属虚。如痛在少腹一侧或双侧多属气滞，病在肝；痛及腰脊多属病在肾。小腹是子宫所居之地，其痛在小腹正中常与子宫瘀滞有关，如隐痛、坠痛、喜揉喜按属虚，掣痛、绞痛、灼痛、刺痛、拒按属实。灼痛得热反剧者属热，冷痛得热减轻者属寒。痛甚于胀，持续作痛属血瘀；胀甚于痛，时痛时止属气滞等。同时须结合月经期、量、色、质、伴随症状、舌脉及素体和病史综合分析。

3. 痛经气滞血瘀证的主要证候：经前或经期小腹胀痛拒按，经血量少，行而不畅，血色紫暗有块，块下痛暂减，胸胁、乳房胀痛；舌质紫暗，或有瘀点，脉弦涩。

4. 子宫内膜异位症的诊断要点包括：

（1）临床表现。继发性、进行性加剧的痛经，多位于下腹部及腰骶部，可放射至会阴、肛门或大腿内侧，常于经潮前 1～2 天发作，亦可见月经提前，经量增多，经期延长或经前点滴出血或性交痛、不孕等。

（2）妇科检查。子宫多后倾固定，宫颈后上方、子宫后壁、子宫骶韧带或子宫直肠窝处扪及触痛性结节；子宫不大或略增大，活动性差，有轻压痛。病变累及卵巢，可于子宫一侧或双侧触及表面呈结节、囊性感包块；病变位于宫颈及阴道，可见宫颈表面有稍突出的紫蓝色小点或出血点，或阴道后穹隆有紫蓝色结节，质硬光滑而有触痛。

（3）腹腔镜是目前诊断内异症最有价值的检查方法，B超对内异症的诊断尤其对卵巢巧克力囊肿的诊断有实用价值。

5. 子宫内膜异位症预防与调摄的主要内容有：

（1）月经期减少剧烈运动。

（2）经期严禁性生活。

（3）防止经血倒流。

（4）避免手术操作所引起的子宫内膜异位种植。

（5）适龄婚育和药物避孕。

（6）经期注意保暖. 忌生冷寒凉之品。

六、论述题

1. 主证：经前或经期，小腹疼痛或胀痛不适，有灼热感，或痛连腰骶，或平时小腹痛，经前加剧，月经量多或经期长，色暗红，质稠或有血块；平素带下量多，色黄稠臭秽，或伴低热，小便黄赤；舌红，苔黄腻，脉滑数或濡数。

治法：清热除湿，化瘀止痛。

代表方：清热调血汤。

解析：痛经湿热蕴结证主要证候：经前或经期小腹疼痛或胀痛不适，有灼热感，或痛连腰骶，或平时小腹痛，经前加剧，月经量多或经期长，色暗红，质稠或有血块；平素带下量多，色黄稠臭秽，或伴低热，小便黄赤；舌红，苔黄腻，脉滑数或濡数。

2. 痛经的治疗，应根据证候在气、在血、寒热、虚实的不同，以止痛为核心，以调理子宫、冲任气血为主。治分两步：经期重在调经止痛以治标，及时缓解、控制疼痛；平时辨证求因而治本。标本缓急，主次有序，分阶段治疗。对子宫发育不良、宫颈狭窄等所致经行腹痛，应根据不同情况，选择最佳治疗方案。

3. 子宫内膜异位症简称内异症，是指具有生长功能的子宫内膜组织出现在子宫腔被覆内膜及宫体肌层以外的其他部位所引起的一种疾病。中医学认为其病因多有生活所伤、情志不和、六淫为害，其病因病机可概括为"不荣则痛"或"不通则痛"。常见的病因病机有气滞血瘀、寒凝血瘀、湿热瘀阻、气虚血瘀、肾虚血瘀和痰瘀互结。

（1）气滞血瘀：素性抑郁，或恚怒伤肝，气滞血瘀，留结下腹，瘀血内阻胞宫、冲任而发病。

（2）寒凝血瘀：经期、产后感受寒邪，或过食生冷，寒客冲任，与血相搏，气血凝滞不畅而发病。

（3）湿热瘀阻：素有湿热内蕴，或经期、产后摄生不慎，感受湿热之邪，与血相搏，流注充任，蕴结于胞宫，阻滞气血，热壅血瘀，"不通则痛"，瘀热阻于充任而发病。

（4）气虚血瘀：素体脾虚，或因饮食、劳倦、思虑所伤，或大病、久病耗气，气虚运血无力而发病。

（5）肾虚血瘀：先天不足，或后天损伤，大病、久病、房劳多产，损伤肾气，肾阳不足则血失温煦，运行迟滞；肾阴不足，虚火内生，热灼血瘀，瘀血结于胞宫而发病。

（6）痰瘀互结：素有痰湿内蕴，或脾阳不振，饮食不节，脾失健运，水湿不化，凝而为痰，痰浊与气血相搏，凝滞气血，痰湿瘀结，积聚不散，壅滞充任而发病。

此外，瘀阻胞宫、冲任，日久又能影响脏腑、气血功能，而致气滞、痰湿内生，呈现瘀血、气滞、痰湿胶结，渐成癥瘕的病理改变。

七、病案分析题

1. 诊断：痛经气滞血瘀证。

证候分析：平素性情抑郁，肝失条达，冲任气血郁滞，经血不利，"不通则痛"，故经前或经期小腹胀痛拒按；冲任气滞血瘀，故经量少，经行不畅，色暗有块；块下气血暂通，则疼痛减轻；肝郁气滞，经血不利，故胸胁、乳房胀痛。舌紫暗，或有瘀点，脉弦涩，均是气滞血瘀之征。

治法：行气活血，化瘀止痛。

方剂：膈下逐瘀汤。

主要药物：当归、赤芍药、桃仁、川芎、枳壳、延胡索、五灵脂、牡丹皮、乌药、香附、甘草。

2. 诊断：痛经寒凝血瘀证。

证候分析：患者经期贪食冷饮，寒客胞宫，血为寒凝，瘀滞冲任，血行不畅，故经前或经期小腹冷痛；寒得热化，瘀滞暂通，故得热痛减；寒凝血瘀，充任失畅，可见经色暗红夹块；寒邪内盛，阻遏阳气，故畏寒肢冷，面色青白。舌暗苔白，脉沉紧，均为寒凝血瘀之征。

治法：温经散寒，化瘀止痛。

方剂：少腹逐瘀汤。

主要药物：肉桂、小茴香、干姜、当归、川芎、赤芍、蒲黄、五灵脂、没药、延胡索。

3. 诊断：痛经气滞血瘀证。

证候分析：患者因人工流产损伤胞宫，加之孕产耗伤气血，肝失濡养，肝气偏旺，肝失条达，冲任气血郁滞，冲任二脉不利，导致经血不畅，"不通则痛"，故经前或经期小腹胀痛拒按；气滞腑气升降失调，则肛门坠胀不适；冲任气滞血瘀，故经量多，经行不畅，色暗有块；块下气血暂通，则疼痛减轻；肝郁气滞，经血不利，故胸胁、乳房胀痛；肝郁化火则经前心烦易怒，口干便结；舌紫暗，或有瘀点，脉弦涩，均是气滞血瘀之征。

治法：行气活血，化瘀止痛。

方剂：膈下逐瘀汤。

主要药物：当归、赤芍药、桃仁、川芎、枳壳、延胡索、五灵脂、牡丹皮、乌药、香附、甘草。

第十一节 经行前后诸病

概　述

一、单项选择题

（一）A1 型题：每道试题下面有 A、B、C、D、E 五个备选答案。请从中选择一个最佳答案。

1. 经行前后诸病与哪些脏腑相关（　　）

    A. 肝脾肾　　　　　　　B. 心肝肾　　　　　　　C. 肺肝肾

    D. 心肝肺　　　　　　　E. 肺心肾

2. 下列哪项不是经行前后诸病的证型（　　）

    A. 肝气郁滞证　　　　　B. 脾肾阳虚证　　　　　C. 血虚肝旺证

    D. 血瘀痰浊证　　　　　E. 气血亏虚证

3. 以下哪项不属于经行前后诸病的辨证范畴（　　）

    A. 月经的情况　　　　　B. 发病的性质　　　　　C. 伴随症状

    D. 发病的部位　　　　　E. 患者的居住环境

4. 下列哪项不是经行前后诸病的治疗原则（　　）

    A. 补血　　　　　　　　B. 补肾　　　　　　　　C. 调理气血

    D. 健脾　　　　　　　　E. 疏肝

5. 经行乳房胀痛的治疗原则不包括（　　）

    A. 止痛　　　　　　　　B. 补肾　　　　　　　　C. 通络

    D. 养肝　　　　　　　　E. 疏肝

（二）B 型题：以下每组试题共用 A、B、C、D、E 五个备选答案，备选答案在上，题干在下。请从中选择一个最佳答案，每个备选答案可能被选择一次、多次或不被选择。

    A. 肝失条达　　　　　　B. 脾肾阳虚　　　　　　C. 血虚肝旺

    D. 血瘀痰浊　　　　　　E. 气血亏虚

1. 经行乳房胀痛的主要病机是（　　）

2. 经行浮肿的主要病机是（　　）

A. 气虚　　　　　　　B. 血虚　　　　　　　C. 脾虚

D. 肝虚　　　　　　　E. 气血亏虚

3. 下列哪项属于经行头痛的临床分型（　　　）

4. 下列哪项属于经行风疹块的临床分型（　　　）

5. 下列哪项属于经行泄泻的临床分型（　　　）

二、多项选择题

每题由一个题干与 **5** 个备选答案组成，可从备选答案中选择多项与问题有关的答案，须全部选准方可计分。

1. 经行前后诸病的主要病机是（　　　）

A. 血瘀痰浊　　　　　B. 肝肾亏虚　　　　　C. 血虚肝旺

D. 脾肾阳虚　　　　　E. 肝气郁滞

2. 与经行前后诸病有关的脏腑是（　　　）

A. 心　　　　　　　　B. 肺　　　　　　　　C. 肝

D. 脾　　　　　　　　E. 肾

3. 经行前后诸病的治疗原则是（　　　）

A. 补血　　　　　　　B. 补肾　　　　　　　C. 调理气血

D. 健脾　　　　　　　E. 疏肝

三、填空题

1. ＿＿＿＿＿＿＿，＿＿＿＿＿＿是经行前后诸病的主要病机。

2. 与经行前后诸病有关的脏腑是＿＿＿＿＿，＿＿＿＿＿，＿＿＿＿＿。

3. 经行前后诸病经前、经期重在＿＿＿＿＿，平时＿＿＿＿＿。

四、名词解释

经行前后诸病

参考答案

一、单项选择题

（一）A1 型题

1. A　经行前后诸病与肝脾肾相关。

2. E　经行前后诸病的主要病机包括肝气郁滞、脾肾阳虚、血虚肝旺、血瘀痰浊

3. E　经行前后诸病的辨证范畴：主证的性质、部位、特点，参考月经的期、量、色、质，结合全身症状及舌脉，综合分析。

4. A 经行前后诸病的治疗原则是补肾、健脾、疏肝、调理气血。

5. B 经行乳房胀痛的治疗原则是疏肝、养肝、通络止痛，故补肾不是其治疗原则。

(二) B 型题

1. A 经行乳房胀痛的主要病机是肝失条达。

2. B 经行浮肿的主要病机是脾肾阳虚。

3. B 属于经行头痛临床分型的是血虚证。

4. B 属于经行风疹块临床分型的是血虚证。

5. C 属于经行泄泻临床分型的是脾虚证。

二、多项选择题

1. ACDE 经行前后诸病的主要病机包括肝气郁滞、脾肾阳虚、血虚肝旺、血瘀痰浊。

2. CDE 与经行前后诸病有关的脏腑是肝、脾、肾。

3. BCDE 经行前后诸病的治疗原则是补肾、健脾、疏肝、调理气血。

三、填空题

1. 肝、脾、肾功能失调；气血失和

2. 肝；脾；肾

3. 辨证基础上控制症状；辨证论治以治本

四、名词解释

凡于行经期前后或正值经期，周期性反复出现乳房胀痛、泄泻、肢体浮肿、头痛、头晕、吐衄、口舌糜烂、疹块瘙痒、情志异常或发热等一系列症状者，称为经行前后诸病。

经行乳房胀痛

一、单项选择题

(一) A1 型题：每道试题下面有 A、B、C、D、E 五个备选答案。请从中选择一个最佳答案。

1. 与经行乳房胀痛有关的脏腑是（   ）

　　A. 肝、脾、肾　　　　　B. 心、肝、肾　　　　　C. 心、肝、胃

　　D. 肝、肾、胃　　　　　E. 肝、脾、胃

2. 乳癖与经行乳房胀痛的鉴别诊断要点是（   ）

　　A. 是否疼痛　　　　　B. 是否与月经周期有关　　　　　C. 是否有橘皮样改变

D. 是否有压痛　　　　　E. 触诊是否有肿块

3. 乳岩与经行乳房胀痛的鉴别诊断要点是（　　）

　　A. 是否疼痛　　　　　B. 是否与肿块大小有关　　C. 是否有表皮样改变

　　D. 是否有压痛　　　　　E. 触诊是否有肿块

4. 经行乳房胀痛辨证为实证，疼痛一般在什么时候发生（　　）

　　A. 经前　　　　　　　B. 经期　　　　　　　　C. 经后

　　D. 经前、经期、经后都有可能　　　E. 经前、经期、经后都不可能

5. 下列不属于肝气郁结经行乳房胀痛的临床表现的是（　　）

　　A. 经前或经期乳房胀满疼痛，或乳头痒痛，疼痛拒按，甚则痛不可触衣

　　B. 经行不畅，经色暗红，经前或经期小腹胀痛

　　C. 胸胁胀满，精神抑郁，时叹息

　　D. 舌红，苔薄白，脉弦　　　　　E. 两目干涩，咽干口燥，五心烦热

6. 经行乳房胀痛辨证属于肝气郁结证，其治疗主方是（　　）

　　A. 小柴胡汤加夏枯草、橘核

　　B. 杞菊地黄丸加枳壳、香附

　　C. 柴胡疏肝散加王不留行、川楝子

　　D. 丹栀逍遥散加延胡索、台乌药

　　E. 一贯煎加麦芽、鸡内金

7. 经行乳房胀痛辨证属于肝气郁结证，其治法是（　　）

　　A. 疏肝降火，通络止痛　　B. 疏肝理气，通络止痛　　C. 活血化瘀，通络止痛

　　D. 补益肝肾，通络止痛　　E. 滋肾养肝，通络止痛

8. 下列哪项不属于柴胡疏肝散的药物组成（　　）

　　A. 柴胡、枳壳　　　　　B. 香附、陈皮　　　　　C. 白芍、川芎

　　D. 炙甘草、柴胡　　　　E. 王不留行、川楝子

9. 经行乳房胀痛辨证肝气郁结，日久化热，其治疗主方是（　　）

　　A. 小柴胡汤　　　　　B. 杞菊地黄丸　　　　　C. 柴胡疏肝散

　　D. 丹栀逍遥散　　　　E. 一贯煎

10. 下列不属于肝肾亏虚经行乳房胀痛的临床表现的是（　　）

　　A. 经行或经后两乳作胀作痛，乳房按之柔软无块

　　B. 经行不畅，经色暗红，经前或经期小腹胀痛　　C. 月经量少，色淡

　　D. 舌淡或舌红少苔，脉细数

　　E. 两目干涩，咽干口燥，五心烦热

11. 经行乳房胀痛辨证属于肝肾亏虚证，其治疗主方是（　　）

　　A. 小柴胡汤加夏枯草、橘核

　　B. 杞菊地黄丸加枳壳、香附

　　C. 柴胡疏肝散加王不留行、川楝子

　　D. 丹栀逍遥散加延胡索、台乌药

　　E. 一贯煎加麦芽、鸡内金

12. 经行乳房胀痛辨证属于肝肾亏虚证，其治法是（　　）

　　A. 疏肝解郁，通络止痛　　　B. 疏肝理气，通络止痛　　　C. 活血化瘀，通络止痛

　　D. 补益肝肾，通络止痛　　　E. 滋肾养肝，通络止痛

13. 经行乳房胀痛辨证属于肝肾亏虚证伴乳胀者，可加入（　　）

　　A. 桃仁、红花　　　　　　　B. 路路通、橘核　　　　　　C. 贝母、竹茹

　　D. 麦芽、鸡内金　　　　　　E. 赤芍、川芎

14. 经行乳房胀痛针灸治疗的取穴（　　）

　　A. 膻中、乳根　　　　　　　B. 劳宫、外关　　　　　　　C. 后溪、昆仑

　　D. 期门、尺泽　　　　　　　E. 三阴交、足三里

15. 经前乳房胀痛的病机，主要是（　　）

　　A. 肝郁　　　　　　　　　　B. 肝虚　　　　　　　　　　C. 肾虚

　　D. 胃弱　　　　　　　　　　E. 脾弱

　　（二）A2 型题：每道试题由两个以上相关因素组成或以一个简要病例形式出现，其下面都有 A、B、C、D、E 五个备选答案。请从中选择一个最佳答案。

　　1. 患者 25 岁，经前乳房胀痛 2 年。患者行经前一周左右出现乳房胀痛，连及两胁，疼痛拒按，情绪不稳，焦虑抑郁。平素月经量中，色暗红，有血块，经前小腹胀痛。舌红，苔薄白，脉弦。其治法是（　　）

　　A. 疏肝解郁，通络止痛　　　B. 疏肝理气，通络止痛　　　C. 活血化瘀，通络止痛

　　D. 补益肝肾，通络止痛　　　E. 滋肾养肝，通络止痛

　　2. 患者 30 岁，2 个月前患者无明显诱因出现经后乳房胀痛。平素月经规则，周期28 天，经期 5 天，经量少，色淡，夹血块，无经行腹痛，伴腰酸及经后乳房胀痛。舌淡或舌红少苔，脉细数。其方药为（　　）

　　A. 大补阴丸　　　　　　　　B. 杞菊地黄丸　　　　　　　C. 柴胡疏肝散

　　D. 丹栀逍遥散　　　　　　　E. 一贯煎

　　3. 患者 27 岁，经前乳房胀满疼痛而硬，甚则痛不可触衣；或阴中抽痛，或痛经；婚久不孕。经前常喜叹息，烦躁易怒，胸胁少腹胀痛。平素月经先期，量多，色红，质稠，有血块，口苦口干，尿黄便结，舌暗红尖边红，苔微黄，脉弦数。其方药为（　　）

　　A. 大补阴丸　　　　　　　　B. 杞菊地黄丸　　　　　　　C. 柴胡疏肝散

　　D. 丹栀逍遥散　　　　　　　E. 一贯煎

　　4. 患者 35 岁，平素月经规律，量少，色淡，有血块，无痛经，经后乳房隐隐作痛，平素两目干涩，咽干口燥，五心烦热；舌红少苔，脉细数。其治法是（　　）

　　A. 疏肝解郁，通络止痛　　　B. 疏肝理气，通络止痛　　　C. 活血化瘀，通络止痛

　　D. 补益肝肾，通络止痛　　　E. 滋肾养肝，通络止痛

　　（三）A3 型题：以下提供若干个案例，每个案例下设若干道试题。请根据案例所提

供的信息，在每一道试题下面的 A、B、C、D、E 五个备选答案中选择一个最佳答案。

1. 患者 24 岁，平素月经规律，量中，色暗红，有血块，每至经前乳房胀痛，牵及胸胁，口干，口苦，烦躁易怒，舌红，苔薄黄，脉弦数。

（1）该患者最可能的诊断为（　　）

    A. 痛经　　　　　　　B. 经行乳房胀痛　　　　C. 经行情志异常

    D. 经断前后诸证　　　E. 经行眩晕

（2）其治法是（　　）

    A. 疏肝清热，通络止痛　B. 疏肝理气，通络止痛　C. 活血化瘀，通络止痛

    D. 补益肝肾，通络止痛　E. 滋肾养肝，通络止痛

（3）治疗应首选的方剂是（　　）

    A. 大补阴丸　　　　　B. 杞菊地黄丸　　　　　C. 丹栀逍遥散

    D. 柴胡疏肝散　　　　E. 一贯煎

2. 倪某，女，30 岁，已婚。近 3 个月来出现经前乳房胀痛，不能触衣，经行小腹胀痛拒按，胸胁胀满，烦躁易怒，经行不畅，色暗红，舌红，苔薄，脉弦。

（1）该患者最可能的诊断是（　　）

    A. 痛经　　　　　　　B. 经行乳房胀痛　　　　C. 经行情志异常

    D. 乳岩　　　　　　　E. 乳癖

（2）该患者的证型是（　　）

    A. 肝气郁结证　　　　B. 肝肾亏虚证　　　　　C. 肝经郁火证

    D. 气滞血瘀证　　　　E. 气血亏虚证

（3）最佳选方为（　　）

    A. 调肝汤　　　　　　B. 丹栀逍遥散　　　　　C. 柴胡疏肝散

    D. 一贯煎　　　　　　E. 杞菊地黄丸

3. 张某，女，26 岁。每至经前或经期乳房隐隐作痛，平素月经量少，色淡，腰酸腿软，两目干涩，心烦急躁，夜间自觉烦热不安，舌红少苔，脉细数。

（1）该患者最可能的诊断是（　　）

    A. 月经量少　　　　　B. 经行情志异常　　　　C. 经行乳房胀痛

    D. 经断前后诸证　　　E. 经行眩晕

（2）该患者的证型为（　　）

    A. 肝气郁结证　　　　B. 肝肾亏虚证　　　　　C. 肝经郁火证

    D. 气滞血瘀证　　　　E. 气血亏虚证

（3）最佳选方为（　　）

    A. 顺经汤　　　　　　B. 逍遥散　　　　　　　C. 柴胡疏肝散

    D. 知柏地黄丸　　　　E. 一贯煎

4. 患者 27 岁，平素月经规律，量少，色淡红，有血块，经后两乳作胀作痛，乳房按之柔软无块，五心烦热，咽干口燥，舌红少苔，脉细数。

（1）该患者最可能的诊断是（　　）

  A. 月经量少　　　　　B. 经行情志异常　　　C. 经行乳房胀痛

  D. 经断前后诸证　　　E. 经行眩晕

（2）其治法是（　　）

  A. 疏肝解郁，通络止痛　　B. 疏肝理气，通络止痛　　C. 活血化瘀，通络止痛

  D. 补益肝肾，通络止痛　　E. 滋肾养肝，通络止痛

（3）乳胀甚可加入（　　）

  A. 合欢皮、郁金　　　B. 路路通、橘核　　　C. 麦芽、鸡内金

  D. 丹参、郁金　　　　E. 川楝子、延胡索

（四）B型题：以下每组试题共用 A、B、C、D、E 五个备选答案，备选答案在上，题干在下。请从中选择一个最佳答案，每个备选答案可能被选择一次、多次或不被选择。

  A. 清肝引经汤　　　B. 杞菊地黄丸　　　C. 一贯煎

  D. 丹栀逍遥散　　　E. 柴胡疏肝散

1. 肝郁致经行乳房胀痛的治疗选方是（　　）

2. 经行乳房胀痛由肝肾亏虚所致，选方为（　　）

3. 经行乳房胀痛肝经郁火的治疗选方是（　　）

  A. 足厥阴肝经　　　B. 足阳明胃经　　　C. 手太阴肺经

  D. 手少阴心经　　　E. 足少阴肾经

4. 乳头与哪条经有关（　　）

5. 乳房为哪条经循行之所（　　）

6. 入乳内的经为（　　）

二、多项选择题

每题由一个题干与 5 个备选答案组成，可从备选答案中选择多项与问题有关的答案，须全部选准方可计分。

1. 经行乳房胀痛有关的脏腑是（　　）

  A. 胃　　　B. 肺　　　C. 肝

  D. 脾　　　E. 肾

2. 经行乳房胀痛与哪些经络有关（　　）

  A. 足厥阴肝经　　　B. 足阳明胃经　　　C. 手太阴肺经

  D. 手少阴心经　　　E. 足少阴肾经

3. 经行乳房胀痛的证型有（　　）

  A. 肝经火郁证　　　B. 肝气郁结证　　　C. 气血亏虚证

  D. 肝肾亏虚证　　　E. 痰浊上扰证

4. 经行乳房胀痛的治疗大法为（　　　）

    A. 滋肾养肝　　　　　B. 通络止痛　　　　　C. 疏肝理气

    D. 补气养血　　　　　E. 祛湿化痰

5. 治疗经行乳房胀痛的主要方剂为（　　　）

    A. 逍遥散　　　　　　B. 柴胡疏肝散　　　　C. 八珍汤

    D. 涤痰汤　　　　　　E. 一贯煎

6. 经行乳房胀痛针灸治疗的取穴（　　　）

    A. 膻中、乳根　　　　B. 劳宫、外关　　　　C. 后溪、昆仑

    D. 期门、肩井　　　　E. 三阴交、足三里

三、填空题

1. 经行乳房胀痛，临床有虚实之殊，实证多痛于＿＿＿＿＿＿；虚证多痛于＿＿＿＿＿＿。

2. 过乳头的经络为＿＿＿＿＿＿，入乳内的经络为＿＿＿＿＿＿。

3. 经行乳房胀痛证属肝气郁结，首选方药为＿＿＿＿＿＿。

4. 经行乳房胀痛证属肝郁化火，首选方药为＿＿＿＿＿＿。

5. 经行乳房胀痛证属肝肾亏虚，首选方药为＿＿＿＿＿＿。

6. 经行乳房胀痛的治疗大法＿＿＿＿＿＿、＿＿＿＿＿＿、＿＿＿＿＿＿。

四、名词解释

1. 经行乳房胀痛

2. 乳岩

3. 乳癖

五、简答题

1. 请简述经行乳房胀痛的病因病机。

2. 请简述经行乳房胀痛证属肝气郁结的证候、治法、方药。

3. 请简述经行乳房胀痛证属肝肾亏虚的证候、治法、方药。

六、论述题

1. 论述经行乳房胀痛的辨证要点及临证要点。

2. 论述经行乳房胀痛的鉴别诊断。

七、病案分析题

1. 杨某，23 岁，职员。2017 年 5 月 13 日初诊。

主诉：经前乳房胀痛 2 年。

现病史：患者平素性情急躁，行经前 1 周左右出现乳房胀痛，连及两胁，疼痛拒

按，时有乳头作痒，舌暗红，苔白，脉弦。

月经史：14 岁初潮，4~5 天/28~30 天，末次月经 2017 年 5 月 2 日，量中，色暗红，质稠，伴血块，时有小腹胀痛。白带无异常。

婚育史：已婚，孕 2 产 2。

辅助检查：乳腺彩超及钼靶未见异常。

请写出本病的诊断、证型、证候分析、治法、方药。

2. 李某，45 岁，教师。2018 年 6 月 30 日初诊。

主诉：经行乳房胀痛 1 年。

现病史：患者素体肝肾亏损，腰骶酸痛，善太息，经期出现乳房胀痛，伴见腰酸痛，双目干涩，咽干口燥，舌红少苔，脉细弱。

月经史：12 岁初潮，4~5 天/30~32 天，末次月经 2018 年 6 月 20 日，量少，色淡红，质稀，无血块，经期腰酸痛。白带无异常。

婚育史：已婚，孕 2 产 1 人流 1。

辅助检查：乳腺彩超及钼靶未见异常。

请写出本病的诊断、证型、证候分析、治法、方药。

参考答案

一、单项选择题

（一）A1 型题

1. D　与经行乳房胀痛有关的脏腑是肝、肾、胃。

2. B　乳癖是以无痛性乳房肿块为主要症状，行经后不消失，多为单侧，很少伴有乳房疼痛及乳头溢液。

3. C　乳岩早期无痛，单发小肿块，质硬不易推动，无周期性发作特点。晚期常伴有乳头凹陷、溢血，表皮呈橘皮样改变。乳房可扪及肿块，有压痛。

4. A　经行乳房胀痛一般实证多痛于经前，乳房按之胀满，触之即痛，经后胀痛明显消退。

5. E　肝气郁结经行乳房胀痛的临床表现有经前或经期乳房胀满疼痛，或乳头痒痛，疼痛拒按，甚则痛不可触衣；经行不畅，经色暗红，经前或经期小腹胀痛；胸胁胀满，精神抑郁，时叹息；舌红，苔薄白，脉弦。

6. C　经行乳房胀痛辨证属于肝气郁结证，其治疗主方是柴胡疏肝散加王不留行、川楝子。

7. B　经行乳房胀痛辨证属于肝气郁结证，其治法是疏肝理气，通络止痛。

8. E　柴胡疏肝散的药物组成为柴胡、枳壳、香附、陈皮、白芍、川芎、炙甘草。

9. D　经行乳房胀痛辨证肝气郁结，日久化热，其治疗主方是丹栀逍遥散。

10. B　肝肾亏虚经行乳房胀痛的临床表现有经行或经后两乳作胀作痛，乳房按之柔软无块；月经量少，色淡，两目干涩，咽干口燥，五心烦热；舌淡或舌红少苔，脉细数。

11. E　经行乳房胀痛辨证属于肝肾亏虚证，其治疗主方是一贯煎加麦芽、鸡内金。

12. E　经行乳房胀痛辨证属于肝肾亏虚证，其治法是滋肾养肝，通络止痛。

13. B　经行乳房胀痛辨证属于肝肾亏虚证伴乳胀者，可加入路路通、橘核。

14. A　经行乳房胀痛针灸治疗的取穴是膻中、乳根、期门、肩井等穴。

15. A　《上海老中医经验选编·陈大年医案》：经前乳胀的病机，主要为肝郁，盖肝为将军之官，性喜条达，如受情志刺激，肝气郁滞，难于疏泄，横逆犯胃，于是肝郁胃阻，两经经络相应受到影响。乳头属肝，乳房属胃，故症见乳头疼痛，乳房作胀。肝气郁结和乳胀有着密切关系。

（二）A2 型题

1. B　根据患者证候分析，属肝气郁结证。其治法是疏肝理气，通络止痛。

2. E　根据患者证候分析，属肝肾亏虚证。其方药为一贯煎。

3. D　根据患者证候分析，属肝气郁结，肝郁化热证。其方药为丹栀逍遥散。

4. E　根据患者证候分析，属肝肾亏虚证。其治法为滋肾养肝，通络止痛。

（三）A3 型题

1.（1）B　诊断为经行乳房胀痛。

（2）B　其治法是疏肝理气，通络止痛。

（3）D　治疗应首选的方剂是柴胡疏肝散。

2.（1）B　诊断为经行乳房胀痛。

（2）A　证型为肝气郁结证。

（3）C　治疗应首选的方剂是柴胡疏肝散。

3.（1）C　诊断为经行乳房胀痛。

（2）B　证型为肝肾亏虚证。

（3）E　治疗应首选的方剂是一贯煎。

4.（1）C　诊断为经行乳房胀痛。

（2）E　其治法是滋肾养肝，通络止痛。

（3）D　乳胀甚可加入丹参、郁金。

（四）B 型题

1. E　肝郁致经行乳房胀痛的治疗选方是柴胡疏肝散。

2. C　经行乳房胀痛由肝肾亏虚所致，选方为一贯煎。

3. D　经行乳房胀痛肝经郁火的治疗选方是丹栀逍遥散。

4. A　乳头乃足厥阴肝经支络所属。

5. B　乳房为足阳明胃经经络循行之所。

6. E　足少阴肾经入乳内。

二、多项选择题

1. ACE　与经行前后诸病有关的脏腑是肝、胃、肾。

2. ABE　因肝经循胁肋，过乳头，乳头乃足厥阴肝经支络所属，乳房为足阳明胃经经络循行之所，足少阴肾经入乳内，故有乳头属肝、乳房属胃亦属肾所主之说。

3. BD　经行乳房胀痛的证型有肝气郁结证、肝肾亏虚证。

4. ABC　经行乳房胀痛的治疗大法为滋肾养肝、通络止痛、疏肝理气。

5. BE　治疗经行乳房胀痛的主要方剂为柴胡疏肝散、一贯煎。

6. AD　经行乳房胀痛针灸治疗的取穴是膻中、乳根、期门、肩井等穴。

三、填空题

1. 经前，乳房按之胀满；行经之后，按之乳房柔软

2. 足厥阴肝经，足少阴肾经

3. 柴胡疏肝散

4. 丹栀逍遥散

5. 一贯煎

6. 疏肝；养肝；通络止痛

四、名词解释

1. 每于行经前后，或正值经期，出现乳房作胀，或乳头胀痒疼痛，甚至不能触衣者，称为经行乳房胀痛。

2. 乳岩现代医学称为乳腺癌，是女性常见肿瘤之一。

3. 乳癖是以乳房有形状大小不一的肿块，疼痛，与月经周期相关为主要临床表现的乳腺组织的良性增生性疾病。

五、简答题

1. 经行乳房胀痛的发生，与肝、肾、胃关系密切。因肝经循胁肋，过乳头，乳头乃足厥阴肝经支络所属，乳房为足阳明胃经经络循行之所，足少阴肾经入乳内，故有乳头属肝、乳房属胃亦属肾所主之说。肝藏血，主疏泄，本病发生多在经前或经期，而此时气血下注冲任血海，易使肝血不足，气偏有余。因此，本病主要由肝失条达或肝肾失养所致。七情内伤，肝气郁结，气血运行不畅，脉络欠通，"不通则痛"；或肝肾亏虚，乳络失于濡养而痛。

2. 证候：经前或经期乳房胀满疼痛，或乳头痒痛，疼痛拒按，甚则痛不可触衣；经行不畅，经色暗红，经前或经期小腹胀痛；胸胁胀满，精神抑郁，时叹息；舌红，苔薄白，脉弦。

治法：疏肝理气，通络止痛。

方药：柴胡疏肝散加王不留行、川楝子。

柴胡疏肝散：柴胡、枳壳、香附、陈皮、白芍、川芎、炙甘草。

3. 证候：经行或经后两乳作胀作痛，乳房按之柔软无块；月经量少，色淡，两目干涩，咽干口燥，五心烦热；舌淡或舌红少苔，脉细数。

治法：滋肾养肝，通络止痛。

方药：一贯煎加麦芽、鸡内金。

一贯煎：沙参、麦冬、当归、生地黄、川楝子、枸杞子。

六、论述题

1. ①辨证要点：经行乳房胀痛，有虚实之殊，应根据乳房胀满发生时间、性质、程度，并结合伴随症状及舌脉进行辨证。一般实证多痛于经前，乳房按之胀满，触之即痛，经后胀痛明显消退。虚证多痛于行经之后，按之乳房柔软无块。②临证要点：本病属于西医经前期综合征范畴，是妇女常见病证，多可因之而不孕。其病机特点与肝、胃、肾经密切相关。经行乳房胀痛诊断要点为每值经前、经期或经后乳房作胀，并呈周期性反复出现。应排除"乳癖"和"乳岩"。应根据乳房胀痛发生的时间、性质、程度，并结合伴随症状及舌脉辨虚实。一般实证多痛于经前，乳房按之胀满，触之即痛，经后胀痛明显消退。虚证多痛于经后，按之乳房柔软无块。治疗以疏肝养肝，通络止痛为原则。实者宜疏肝理气，宜于经前开始治疗。虚者宜滋养肝肾，重在平时调治。

2. ①乳癖：以无痛性乳房肿块为主要症状，行经后不消失，多为单侧，很少伴有乳房疼痛及乳头溢液。钼靶检查、乳腺超声检查有助于鉴别诊断。经行乳房胀痛则表现为经期或行经前后乳房胀痛，经净后逐渐消失。伴随月经周期呈规律性发作。双侧乳房胀满，扪诊时乳房敏感或触痛，多无明显结块。②乳岩：早期无痛，单发小肿块，质硬不易推动，无周期性发作特点。晚期常伴有乳头凹陷、溢血，表皮呈橘皮样改变。乳房可扪及肿块，有压痛。钼靶检查或乳腺超声检查可鉴别。

七、病案分析题

1. 诊断：经行乳房胀痛肝气郁结证。

证候分析：患者平素性情急躁，易致肝气郁结，气机不利，经络不畅，经前阴血下聚，肝失所养，郁结更甚，则乳房胀痛，连及两胁，疼痛拒按；经脉运行不利，经血瘀滞，导致经血色暗，有血块；舌暗红、苔白，脉弦俱为肝气郁结之象。

治法：疏肝理气，通络止痛。

方剂：柴胡疏肝散加减。

主要药物：柴胡、枳壳、香附、陈皮、白芍、川芎、炙甘草、王不留行、川楝子。

2. 诊断：经行乳房胀痛肝肾亏虚证。

证候分析：患者素体肝肾亏损，行经时阴血下注冲任、胞宫，肝肾愈虚，肝失所养，肝木易郁，乳头属肝故经行时乳房作痛；肾阴不足，腰为肾之外府，故腰酸痛；阴血亏虚，故月经量少、色淡、质稀；肝血不足，不能上荣双目，故久视双目干涩；阴液亏虚，津不上承，不能濡养咽喉，故咽干口燥；舌红少苔、脉细弱俱为肝肾亏损之征。

治法：滋肾养肝，通络止痛。

方剂：一贯煎加减。

主要药物：南沙参、麦冬、当归、生地黄、川楝子、枸杞子、麦芽、鸡内金。

经行头痛

一、单项选择题

（一）A1 型题：每道试题下面有 A、B、C、D、E 五个备选答案。请从中选择一个最佳答案。

1. 经行头痛，用八纲辨证，主要是什么为病（　　）

   A. 阴阳　　　　　　B. 气血　　　　　　C. 寒热

   D. 表里　　　　　　E. 肝肾

2. 经行头痛，《张氏医通》称（　　）

   A. 经行偏头痛　　　B. 经行颠顶痛　　　C. 经期头痛

   D. 经行辄头痛　　　E. 经行头重痛

3. 经行头痛的治疗以什么为主（　　）

   A. 补益精血，通经活络　　B. 温经泻火　　C. 调理气血，通经活络

   D. 补益肝肾，通经活络　　E. 解表清里

4. 肝火致经行头痛的临床特点是（　　）

   A. 经行颠顶掣痛，头晕目眩

   B. 经期、经后头晕隐痛　　　　C. 经前、经后头痛剧烈如针刺

   D. 经期头痛，头胀如裹　　　　E. 经期、经后头痛，恶寒发热

5. 关于经行头痛的辨证要点，错误的是（　　）

   A. 大抵实者多痛于经前或经期，且多为胀痛或刺痛

   B. 虚者多在经后或行经将净时作痛，多呈头晕隐痛

   C. 本病以头痛伴随月经周期发作为主证

   D. 头痛部位，前额属太阳，后头属阳明或肾虚，两侧属少阳，颠顶属厥阴

   E. 临床以疼痛时间、性质、部位辨其虚实

6. 肝火致经行头痛的首选方药是（　　）

   A. 天麻钩藤饮　　　B. 羚角钩藤汤　　　C. 杞菊地黄丸

   D. 通窍活血汤　　　E. 八珍汤

7. 肝火致经行头痛平素可服用什么药方以治本（　　）

   A. 天麻钩藤饮　　　B. 羚角钩藤汤　　　C. 杞菊地黄丸

   D. 通窍活血汤　　　E. 八珍汤

8. 血瘀致经行头痛的首选方药是（　　）

　　A. 天麻钩藤饮　　　　　　B. 羚角钩藤汤　　　　　C. 杞菊地黄丸

　　D. 通窍活血汤　　　　　　E. 八珍汤

9. 血虚致经行头痛的首选方药是（　　）

　　A. 天麻钩藤饮　　　　　　B. 羚角钩藤汤　　　　　C. 杞菊地黄丸

　　D. 通窍活血汤　　　　　　E. 八珍汤

10. 针灸治疗经行头痛应选取什么穴位（　　）

　　A. 少泽、手三里　　　　　B. 内关、养老　　　　　C. 头维、太阳

　　D. 足三里、梁丘　　　　　E. 太溪、昆仑

11. 下列不属于经行头痛实证的治疗方法是（　　）

　　A. 清热　　　　　　　　　B. 疏肝　　　　　　　　C. 行气

　　D. 止痛　　　　　　　　　E. 活血

12. 下列不属于经行头痛虚证的治疗方法是（　　）

　　A. 养血　　　　　　　　　B. 补益气血　　　　　　C. 益气

　　D. 止痛　　　　　　　　　E. 补肾

13. 经行头痛前额痛可加入什么引经药（　　）

　　A. 半夏、白术　　　　　　B. 当归、吴茱萸　　　　C. 葛根、白芷

　　D. 羌活、独活　　　　　　E. 柴胡、蔓荆子

14. 经行头痛两侧偏头痛可加入什么引经药（　　）

　　A. 半夏、白术　　　　　　B. 当归、吴茱萸　　　　C. 葛根、白芷

　　D. 羌活、独活　　　　　　E. 柴胡、蔓荆子

15. 经行头痛后头痛可加入什么引经药（　　）

　　A. 半夏、白术　　　　　　B. 当归、吴茱萸　　　　C. 葛根、白芷

　　D. 羌活、独活　　　　　　E. 柴胡、蔓荆子

（二）A2 型题：每道试题由两个以上相关因素组成或以一个简要病例形式出现，其下面都有 A、B、C、D、E 五个备选答案。请从中选择一个最佳答案。

1. 患者经期经后头痛头晕，神疲乏力，心悸少寐，舌淡，苔薄，脉虚细，其最佳选方是（　　）

　　A. 补中益气汤　　　　　　B. 归脾汤　　　　　　　C. 八珍汤

　　D. 十全大补汤　　　　　　E. 人参养荣汤

2. 患者经行颠顶掣痛，头晕目眩，口苦咽干，烦躁易怒，舌红苔黄，脉弦细数，其最佳选方是（　　）

　　A. 丹栀逍遥散　　　　　　B. 杞菊地黄丸　　　　　C. 羚角钩藤汤

　　D. 一贯煎　　　　　　　　E. 知柏地黄汤

3. 患者每逢经期头痛剧烈如针刺半年，伴小腹疼痛拒按，经色暗红有块，舌暗或有瘀点，脉弦涩，其治疗首选方（　　）

A. 失笑散合四物汤　　　B. 大黄䗪虫丸　　　C. 血府逐瘀汤

D. 通窍活血汤　　　E. 桃红四物汤

4. 患者经前或经期头痛如锥刺，经色紫暗有块，伴小腹疼痛拒按，胸闷不舒，舌紫暗，边尖有瘀点，脉细涩或弦涩。其治法是（　　）

A. 疏肝理气，通窍止痛　B. 燥湿化痰，通络止痛　C. 活血化瘀，通窍止痛

D. 滋阴潜阳，疏风止痛　E. 益气养血，活络止痛

（三）A3 型题：以下提供若干个案例，每个案例下设若干道试题。请根据案例所提供的信息，在每一道试题下面的 A、B、C、D、E 五个备选答案中选择一个最佳答案。

1. 某已婚妇女，32 岁，每逢经前及经后头晕头痛，颠顶尤甚，烦躁失眠，月经量多。

（1）其分型为（　　）

A. 肝火型　　　　B. 肾虚型　　　　C. 血瘀型

D. 心脾两虚型　　E. 血虚型

（2）其治法为（　　）

A. 清热平肝，息风止痛　B. 活血化瘀，通窍止痛　C. 养血益气，活络止痛

D. 滋肾养肝，柔筋止痛　E. 清肝泻火，降逆止痛

（3）选方为（　　）

A. 羚角钩藤汤　　　B. 健固汤　　　C. 通窍活血汤

D. 归脾汤　　　　E. 八珍汤

2. 某已婚妇女，36 岁，每至经前头痛剧烈，痛如锥刺，月经量少，夹血块，经行小腹疼痛拒按，舌暗，脉细涩。

（1）其分型为（　　）

A. 肝火型　　　　B. 肾虚型　　　　C. 血瘀型

D. 心脾两虚型　　E. 血虚型

（2）其治法为（　　）

A. 清热平肝，息风止痛　B. 活血化瘀，通窍止痛　C. 养血益气，活络止痛

D. 滋肾养肝，柔筋止痛　E. 清肝泻火，降逆止痛

（3）选方为（　　）

A. 羚角钩藤汤　　　B. 健固汤　　　C. 通窍活血汤

D. 归脾汤　　　　E. 八珍汤

3. 某已婚妇女，35 岁，月经量稍多，色鲜红，烦躁易怒，口苦咽干，舌质红，苔薄黄，脉弦细数。

（1）其分型为（　　）

A. 肝火证　　　　B. 血瘀证　　　　C. 血虚证

D. 气虚证　　　　E. 阳虚证

（2）其治法为（　　）

A. 清热平肝，息风止痛　B. 化瘀通络　　　　C. 养血益气

D. 滋肾填精　　　　　　E. 补养心脾

（3）平素服用什么药物治本（　　）

A. 补中益气汤　　　　　B. 大补阴丸　　　　　C. 杞菊地黄丸

D. 六味地黄丸　　　　　E. 八珍汤

4. 某已婚妇女，39 岁，经期或经后，头痛头晕，绵绵作痛，平素月经量少，色淡质稀，心悸少寐，神疲乏力，面色苍白，舌淡，苔薄，脉细弱。

（1）其分型为（　　）

A. 肝火型　　　　　　　B. 肾虚型　　　　　　C. 血瘀型

D. 心脾两虚型　　　　　E. 血虚型

（2）其治法为（　　）

A. 清热平肝息风　　　　B. 化瘀通络　　　　　C. 养血益气

D. 滋肾填精　　　　　　E. 补养心脾

（3）其选方为（　　）

A. 八珍汤　　　　　　　B. 通窍活血汤　　　　C. 羚角钩藤汤

D. 四物汤　　　　　　　E. 知柏地黄汤

（四）B 型题：以下每组试题共用 A、B、C、D、E 五个备选答案，备选答案在上，题干在下。请从中选择一个最佳答案，每个备选答案可能被选择一次、多次或不被选择。

A. 羚角钩藤汤　　　　　B. 通窍活血汤　　　　C. 膈下逐瘀汤

D. 少腹逐瘀汤　　　　　E. 八珍汤

1. 治疗血瘀型经行头痛的主方是（　　）

2. 治疗血虚型经行头痛的主方是（　　）

3. 肝火致经行头痛的治疗选方是（　　）

A. 前额　　　　　　　　B. 后头　　　　　　　C. 颠顶

D. 两侧　　　　　　　　E. 单侧

4. 阳明头痛的部位为（　　）

5. 太阳头痛的部位为（　　）

6. 厥阴头痛的部位为（　　）

二、多项选择题

每题由一个题干与 5 个备选答案组成，可从备选答案中选择多项与问题有关的答案，须全部选准方可计分。

1. 血瘀型经行头痛的主要症状有（　　）

A. 经前或经期头痛剧烈　B. 严重可导致颠顶掣痛　C. 小腹疼痛拒按

D. 经色紫暗有血块　　　E. 舌边紫暗或有瘀点，脉弦涩

2. 实证经行头痛的特点为（　　）

A. 头晕头痛交替出现　　B. 痛于经前或经期　　C. 隐隐作痛，劳累后加重

D. 胀痛，颠顶掣痛　　　E. 多呈胀痛或刺痛

3. 后头痛与什么有关（　　）

A. 足厥阴经　　　　　　B. 足太阳经　　　　　C. 足阳明经

D. 肾虚　　　　　　　　E. 气虚

4. 虚证经行头痛的特点为（　　）

A. 痛在经后或月经将净之时

B. 隐隐作痛，伴头晕　　C. 胀痛或颠顶掣痛

D. 多呈胀痛或刺痛　　　E. 多冷痛，得热则舒

5. 下列属于经行头痛引经药的药物是（　　）

A. 半夏、白术　　　　　B. 当归、吴茱萸　　　C. 葛根、白芷

D. 羌活、独活　　　　　E. 柴胡、蔓荆子

三、填空题

1. 经行头痛主要是气血为病。经行头痛有虚实之殊，大抵实者多_____；虚者多_____。

2. 治疗经行头痛的方法，以_____为主，使_____则痛自止。

3. 头痛部位，前额属_____，后头属_____或_____，两侧属_____，颠顶属_____。

4. 阳明头痛，可加_____、_____。

5. 经行头痛，痛时昏重，呕恶痰涎，可加入_____、_____、_____、_____。

6. 痛时畏风，头冷欲裹，加_____、_____、_____、_____、_____。

四、名词解释

1. 经行头痛

2. 经行外感头痛

五、简答题

1. 简述经行头痛的辨证要点。

2. 简述经行头痛的病因病机。

3. 简述经行头痛不同部位代表什么。

六、论述题

1. 论述经行头痛的治疗原则。

2. 论述经行头痛的鉴别诊断。

七、病案分析题

1. 张某，25岁，学生。2015年5月1日初诊。

主诉：月经期前头痛5个月。

现病史：患者自诉因学习压力大，情绪不稳，5个月前开始，每于月经前出现头痛，以颠顶掣痛为主，伴见头晕目眩、烦躁易怒、口苦咽干，舌红、苔薄黄、脉弦细数。

月经史：12岁初潮，6～7天/26～28天，末次月经2015年4月15日，量多，色鲜红，质稠，无血块。白带无异常。

婚育史：未婚，否认性生活史。

辅助检查：头颅CT未见异常。

请写出本病的诊断、证型、证候分析、治法、方药。

2. 张某，32岁，职员。2014年9月30日初诊。

主诉：经期头痛8个月。

现病史：患者自诉8个月前无明显诱因每于月经期出现持续性头痛，疼痛程度较轻，呈隐隐作痛，伴见头晕、心悸、神疲乏力、面色苍白，舌淡，苔薄白，脉细弱。

月经史：15岁初潮，3～5天/32～35天。末次月经2014年9月15日，量少，色淡红，质稀，无血块。白带无异常。

婚育史：未婚，否认性生活史。

辅助检查：头颅CT未见异常。

请写出本病的诊断、证型、证候分析、治法、方药。

参考答案

一、单项选择题

（一）A1型题

1. B　经行头痛，用八纲辨证，主要是气血为病。

2. D　《张氏医通》有"经行辄头痛"的记载。

3. C　经行头痛以调理气血，通经活络为主。

4. A　肝火证主要证候：经行头痛，甚或颠顶掣痛；头晕目眩，月经量稍多，色鲜红；烦躁易怒，口苦咽干；舌质红，苔薄黄，脉弦细数。

5．D　本病以头痛伴随月经周期发作为特点，临床应以头痛时间、性质、部位辨其虚实。大抵实者多痛于经前或经期，且多为胀痛或刺痛；虚者多在经后或行经将净时作痛，多呈头晕隐痛。头痛部位，前额属阳明，后头属太阳或肾虚，两侧属少阳，颠顶属厥阴。

6．B　肝火致经行头痛的首选方药是羚角钩藤汤。

7．C　肝火致经行头痛平素可服用杞菊地黄丸滋养肝肾以治本。

8．D　血瘀致经行头痛的首选方药是通窍活血汤。

9．E　血虚致经行头痛的首选方药是八珍汤。

10．C　针灸治疗经行头痛，取头维、百会、风池、太阳、合谷、足三里、三阴交等穴。

11．B　经行头痛实证者，或清热平肝，或行气活血以止痛

12．E　经行头痛虚证者，宜养血益气以止痛。使气顺血和，清窍得养，则头痛自止。

13．C　前额痛多属阳明，加葛根、白芷；两侧偏头痛，属少阳，加柴胡、蔓荆子；头顶痛属厥阴，加藁本、吴茱萸、川芎；后头痛属太阳，加羌活、独活、藁本。痛时昏重，呕恶痰涎，加半夏、天麻、苍术、制胆星；痛时畏风，头冷欲裹，加当归、吴茱萸、细辛、鹿角片、肉桂。

14．E　解析同上。

15．D　解析同上。

（二）A2 型题

1．C　根据证型分析，本病属于血虚证经行头痛，应用八珍汤。

2．C　根据证型分析，本病属于肝火证经行头痛，应用羚角钩藤汤。

3．D　根据证型分析，本病属于血瘀证经行头痛，应用通窍活血汤。

4．C　根据证型分析，本病属于血瘀证经行头痛，应活血化瘀，通窍止痛。

（三）A3 型题

1．（1）A　根据证型分析，本病属于肝火证经行头痛。

（2）A　根据证型分析，本病属于肝火证经行头痛。治法为清热平肝，息风止痛。

（3）A　根据证型分析，本病属于肝火证经行头痛，应用羚角钩藤汤。

2．（1）C　根据证型分析，本病属于血瘀证经行头痛。

（2）B　根据证型分析，本病属于血瘀证经行头痛，治法为活血化瘀、通窍止痛。

（3）C　根据证型分析，本病属于血瘀证经行头痛，应用通窍活血汤。

3．（1）A　根据证型分析，本病属于肝火证经行头痛。

（2）A　根据证型分析，本病属于肝火证经行头痛，应清热平肝，息风止痛。

（3）C　肝火致经行头痛平素可服用杞菊地黄丸滋养肝肾以治本。

4．（1）E　根据证型分析，本病属于血虚证经行头痛。

（2）C　根据证型分析，本病属于血虚证经行头痛，应养血益气，活络止痛。

（3）A　根据证型分析，本病属于血虚证经行头痛，应用八珍汤。

（四）B 型题

1. B　血瘀证经行头痛，应用通窍活血汤。
2. E　血虚证经行头痛，应用八珍汤。
3. A　肝火证经行头痛，应用羚角钩藤汤。
4. A　前额痛多属阳明；两侧偏头痛，属少阳；头顶痛属厥阴；后头痛属太阳。
5. B　解析同上。
6. C　解析同上。

二、多项选择题

1. ACDE　血瘀证主要证候：每逢经前或经期头痛剧烈，痛如锥刺；经色紫暗有块，小腹疼痛拒按，胸闷不舒；舌紫暗，边尖有瘀点，脉细涩或弦涩。
2. BE　实者多痛于经前或经期，且多为胀痛或刺痛。
3. BD　头痛部位，前额属阳明，后头属太阳或肾虚，两侧属少阳，颠顶属厥阴。
4. AB　虚者多在经后或行经将净时作痛，多呈头晕隐痛。
5. CDE　临床用药时可适当加入引经药。如前额痛多属阳明，加葛根、白芷；两侧偏头痛，属少阳，加柴胡、蔓荆子；头顶痛属厥阴，加藁本、吴茱萸、川芎；后头痛属太阳，加羌活、独活、藁本。

三、填空题

1. 痛于经前或经期，且多为胀痛或刺痛；在经后或行经将净时作痛，多呈头晕隐痛
2. 调理气血，通经活络；气顺血和，清窍得养
3. 阳明；太阳；肾虚；少阳；厥阴
4. 葛根；白芷
5. 半夏；天麻；苍术；制胆星
6. 当归；吴茱萸；细辛；鹿角片；肉桂

四、名词解释

1. 每遇经期或行经前后，出现以头痛为主要症状，经后辄止者，称为经行头痛。
2. 经行外感头痛指经行期间感受风寒或风热之邪所致头痛，虽可见头痛不适，但临床上必有表证可辨，如恶寒、发热、鼻塞、流涕、脉浮等，其发病与月经周期无关。

五、简答题

1. 本病以头痛伴随月经周期发作为主证，临床应以头痛时间、性质、部位辨其虚实。大抵实者多痛于经前或经期，且多为胀痛或刺痛；虚者多在经后或行经将净时作

痛，多呈头晕隐痛。头痛部位，前额属阳明，后头属太阳或肾虚，两侧属少阳，颠顶属厥阴。

2. 本病属于内伤性头痛范畴，其发作与月经密切相关。头为诸阳之会，五脏六腑之气皆上荣于头，足厥阴肝经与督脉会于颠，肝为藏血之脏，经行时气血下注冲任而为月经，阴血相对不足，故凡外感、内伤均可在此时引起脏腑气血失调而为患。常见的病因有情志内伤，肝郁化火，上扰清窍；或瘀血内阻，络脉不通；或素体血虚，经行时阴血益感不足，脑失所养。这些均可在经行前后引起头痛。

3. 头痛部位，前额属阳明，后头属太阳或肾虚，两侧属少阳，颠顶属厥阴。

六、论述题

1. 以调理气血、通经活络为主。实证者，或清热平肝，或行气活血以止痛；虚证者，宜养血益气以止痛。气顺血和，清窍得养，则头痛自止。

2.（1）经行外感头痛：经行期间感受风寒或风热之邪所致头痛，虽可见头痛不适，但临床上必有表证可辨，如恶寒、发热、鼻塞、流涕、脉浮等，其发病与月经周期无关。

（2）脑瘤头痛：不随月经周期呈规律性发作，并有脑部受压所致肢体麻木、瘫痪，借助头部 CT 及神经系统检查可鉴别诊断。

（3）偏头风头痛：或左或右，反复发作，来去突然，疼痛剧烈，与月经周期无明显关系。

七、病案分析题

1. 诊断：经行头痛肝火证。

证候分析：患者学习压力大，情绪不稳，肝阳偏亢，足厥阴肝经与督脉上会于颠，而冲脉附于肝，经行冲气偏旺，故肝火易随冲气上逆，风阳上扰清窍，而致经行颠顶掣痛；肝火内扰冲任，故月经量稍多，色鲜红；肝火内炽，则头晕目眩，烦躁易怒，口苦咽干；舌质红，苔薄黄，脉弦细数，为肝热炽盛之象。

治法：清热平肝，息风止痛。

方剂：羚角钩藤汤加减。

主要药物：羚羊角、钩藤、桑叶、白菊花、浙贝母、竹茹、生地黄、白芍、茯神、甘草。

2. 诊断：经行头痛血虚证。

证候分析：患者平素月经量少，色淡质稀，有血虚之象，经期气血更虚，血不上荣，清窍失养，故令头痛、头晕，隐隐作痛；冲任不足，则经量少，色淡质稀；血虚心神失养，故心悸、神疲乏力、面色苍白；舌淡，苔薄，脉细弱，乃为血虚之候。

治法：养血益气，活络止痛。

方剂：八珍汤加减。

主要药物：蔓荆子、枸杞子、当归、川芎、白芍、熟地黄、人参、白术、茯苓、炙甘草、何首乌。

经行眩晕

一、单项选择题

（一）A1 型题：每道试题下面有 A、B、C、D、E 五个备选答案。请从中选择一个最佳答案。

1. 气血虚弱所致经行眩晕的最佳选方是（　　）
   A. 归脾汤 　　　　B. 举元煎 　　　　C. 八珍汤
   D. 人参养荣汤 　　E. 当归补血汤

2. 阴虚阳亢所致经行眩晕者，治以（　　）
   A. 滋阴降火，息风止晕　B. 滋阴潜阳，息风止晕　C. 益气养血，滋阴止晕
   D. 滋阴补肾，清肝泻火　E. 育阴清热，养血止晕

3. 经行眩晕的临床特征是（　　）
   A. 经行眩晕常伴有耳、颈椎及心脑血管等方面疾病
   B. 经期或行经前后及非经期经常出现头晕目眩、视物昏花，月经周期前后加重
   C. 经期或行经前后出现头晕目眩，一般较轻
   D. 经期或行经前后出现头晕目眩，一般较重
   E. 经期或行经前后出现头晕目眩、视物昏花，随月经周期反复出现

4. 经行眩晕，因于实者主要为（　　）
   A. 气虚血瘀 　　　B. 阳虚血瘀 　　　C. 寒凝血瘀
   D. 寒湿凝滞 　　　E. 痰浊上扰

5. 经行眩晕，因于虚者主要为（　　）
   A. 气虚阳虚 　　　B. 气虚阴虚 　　　C. 气虚血瘀
   D. 血虚阳虚 　　　E. 脾虚血虚

6. 气血虚弱所致经行眩晕者，治以（　　）
   A. 滋阴降火，息风止晕　B. 滋阴潜阳，息风止晕　C. 益气养血，调经止晕
   D. 滋阴补肾，清肝泻火　E. 益气养血，活血止晕

7. 痰浊上扰所致经行眩晕者，治以（　　）
   A. 滋阴降火，息风止晕　B. 健脾化痰，息风止晕　C. 益气养血，调经止晕
   D. 燥湿化痰，息风止晕　E. 益气养血，活血止晕

8. 阴虚阳亢所致经行眩晕的最佳选方是（　　）
   A. 羚角钩藤汤 　　B. 天麻钩藤饮 　　C. 镇肝息风汤
   D. 柴胡疏肝散 　　E. 小柴胡汤

9. 痰浊上扰所致经行眩晕的最佳选方是（　　）

A. 二陈汤   B. 苍附导痰汤   C. 温胆汤

D. 半夏白术天麻汤   E. 归脾汤

10. 经行眩晕的主要发病机制是（　　）

A. 精血衰少   B. 气滞血瘀   C. 气血虚弱

D. 痰蒙清窍   E. 肝肾脾虚

11. 经行眩晕有虚实之分，虚者什么时候眩晕（　　）

A. 经前   B. 经前或经期   C. 经期或经后

D. 经前、经期、经后都可能

E. 经前、经期、经后都不可能

12. 经行眩晕有虚实之分，实者什么时候眩晕（　　）

A. 经前   B. 经前或经期   C. 经期或经后

D. 经前、经期、经后都可能

E. 经前、经期、经后都不可能

13. 经行眩晕的治疗原则为（　　）

A. 活血化瘀   B. 益气养血   C. 补益脾肾

D. 疏肝理气   E. 调理肝脾

14. 痰浊上扰所致经行眩晕，日久化火，可加入（　　）

A. 黄芩、竹茹   B. 黄连、莲子心   C. 黄柏、贝母

D. 黄芩、半夏   E. 陈皮、黄柏

15. 下列哪些中成药不能用于经行眩晕（　　）

A. 归脾丸   B. 二陈丸   C. 十全大补汤

D. 八珍丸   E. 杞菊地黄丸

（二）A2 型题：每道试题由两个以上相关因素组成或以一个简要病例形式出现，其下面都有 A、B、C、D、E 五个备选答案。请从中选择一个最佳答案。

1. 经行前后，头晕如裹，沉重而胀，脘闷泛恶，纳呆多寐，苔白腻，脉濡滑，其最佳选方是（　　）

A. 二陈汤   B. 苍附导痰汤   C. 温胆汤

D. 半夏白术天麻汤   E. 归脾汤

2. 患者经期或经后头晕目眩；月经量少，色淡质稀，少腹绵绵作痛，神疲肢倦，怔忡心悸；舌质淡，苔薄白，脉细弱。其治法是（　　）

A. 滋阴补肾，平肝潜阳   B. 益气养血，调经止晕   C. 燥湿化痰，息风止晕

D. 滋阴潜阳，息风止晕   E. 健脾除湿，燥湿化痰

3. 患者经前或经期头晕目眩；月经量少，色鲜红，心烦易怒，腰酸腿软，口燥咽干，颧红唇赤，大便干结；舌红，苔少，脉弦细数。治疗应首选的方剂是（　　）

A. 天麻钩藤饮   B. 左归丸   C. 逍遥散

D. 六味地黄丸   E. 归脾汤

4. 患者每至经期头晕目眩，胸闷痞满，食少纳呆，白带色白，量多质稠，舌淡胖，苔白腻，脉濡。最佳选方为（　　）

A. 二陈汤　　　　　　B. 苍附导痰汤　　　　C. 温胆汤

D. 半夏白术天麻汤　　E. 归脾汤

（三）A3 型题：以下提供若干个案例，每个案例下设若干道试题。请根据案例所提供的信息，在每一道试题下面的 A、B、C、D、E 五个备选答案中选择一个最佳答案。

1. 患者女，29 岁，每至经前或经期头重眩晕，月经量少，色淡，胸闷泛恶，食少纳呆，平素白带量多，色白质黏。

（1）该患者最可能的诊断是（　　）

A. 带下过多　　　　　B. 月经过少　　　　　C. 经行眩晕

D. 经行头痛　　　　　E. 经行情志异常

（2）该患者的证型是（　　）

A. 痰浊上扰证　　　　B. 气血亏虚证　　　　C. 湿热下注证

D. 肝肾亏虚证　　　　E. 脾虚湿盛证

（3）治法为（　　）

A. 益气养血　　　　　B. 滋阴潜阳　　　　　C. 燥湿化痰

D. 健脾祛湿　　　　　E. 清利湿热

2. 患者女，35 岁，每至经期或经后头晕目眩，月经量少，色淡质稀，少腹绵绵作痛，神疲肢倦，舌质淡，苔薄白，脉细弱。

（1）该病辨证为（　　）

A. 气血虚弱　　　　　B. 阴虚阳亢　　　　　C. 痰浊上扰

D. 肝肾亏虚　　　　　E. 寒凝湿滞

（2）选方为（　　）

A. 归脾汤　　　　　　B. 天麻钩藤饮　　　　C. 龙胆泻肝汤

D. 二陈汤　　　　　　E. 半夏天麻白术汤

（3）治法为（　　）

A. 益气养血　　　　　B. 滋阴潜阳　　　　　C. 燥湿化痰

D. 健脾祛湿　　　　　E. 清利湿热

3. 患者女，30 岁，每至经前或经期头晕目眩，月经量少，色鲜红，心烦易怒，腰酸腿软，口燥咽干，颧赤唇红，大便干结，舌红，苔少，脉弦细数。

（1）该病辨证为（　　）

A. 气血虚弱　　　　　B. 阴虚阳亢　　　　　C. 痰浊上扰

D. 肝肾亏虚　　　　　E. 寒凝湿滞

（2）治法为（　　）

A. 益气养血　　　　　B. 滋阴潜阳　　　　　C. 燥湿化痰

D. 健脾祛湿　　　　　E. 清利湿热

（3）选方为（　　）

A. 归脾汤　　　　　　　B. 天麻钩藤饮　　　　　C. 龙胆泻肝汤

D. 二陈汤　　　　　　　E. 半夏天麻白术汤

4. 患者女，28 岁，每至经前或经期头重眩晕，月经量少，色淡，平日带下量多，色白质黏，胸闷泛恶，纳呆腹胀，大便不爽，舌淡胖，苔厚腻，脉濡滑。

（1）该病辨证为（　　）

A. 气血虚弱　　　　　　B. 阴虚阳亢　　　　　　C. 痰浊上扰

D. 肝肾亏虚　　　　　　E. 寒凝湿滞

（2）治法为（　　）

A. 益气养血　　　　　　B. 滋阴潜阳　　　　　　C. 燥湿化痰

D. 健脾祛湿　　　　　　E. 清利湿热

（3）选方为（　　）

A. 归脾汤　　　　　　　B. 天麻钩藤饮　　　　　C. 龙胆泻肝汤

D. 二陈汤　　　　　　　E. 半夏白术天麻汤

（四）B 型题：以下每组试题共用 A、B、C、D、E 五个备选答案，备选答案在上，题干在下。请从中选择一个最佳答案，每个备选答案可能被选择一次、多次或不被选择。

A. 半夏白术天麻汤　　　B. 天麻钩藤饮　　　　　C. 参苓白术散

D. 八珍汤　　　　　　　E. 归脾汤

1. 治疗气血虚弱型经行眩晕的主方是（　　）

2. 治疗阴虚阳亢型经行眩晕的主方为（　　）

3. 治疗痰浊上扰型经行眩晕的主方为（　　）

A. 益气养血，调经止晕　　B. 滋阴潜阳，息风止晕　　C. 燥湿化痰，息风止晕

D. 清热化痰，息风止晕　　E. 温肾化饮，降逆止晕

4. 痰浊上扰型经行眩晕的治法是（　　）

5. 阴虚阳亢型经行眩晕的治法是（　　）

6. 气血虚弱型经行眩晕的治法是（　　）

二、多项选择题

每题由一个题干与 5 个备选答案组成，可从备选答案中选择多项与问题有关的答案，须全部选准方可计分。

1. 血虚可引起下列哪些病证（　　）

A. 经行风疹块　　　　　B. 经行头痛　　　　　　C. 经行浮肿

D. 经行眩晕　　　　　　E. 经行吐衄

2. 阴虚阳亢型经行眩晕的主要症状有（　　）

  A. 经前或经期，头晕目眩

  B. 心烦易怒，腰膝酸软

  C. 颧红唇赤，口干咽燥

  D. 月经量少，色淡红，质稀

  E. 舌红少苔，脉弦细数

3. 经行眩晕常见的证型有（　　　）

  A. 气血虚弱证　　　　　B. 肝肾阴虚证　　　　C. 阴虚阳亢证

  D. 脾虚夹痰证　　　　　E. 痰浊上扰证

4. 治疗经行眩晕常用的方法有（　　　）

  A. 滋肾养肝，益精止晕　B. 益气养血，调经止晕　C. 燥湿化痰，息风止晕

  D. 滋阴潜阳，息风止晕　E. 清热涤痰，养阴止晕

5. 治疗经行眩晕的常用方剂有（　　　）

  A. 镇肝熄风汤　　　　　B. 归脾汤　　　　　　C. 天麻钩藤饮

  D. 半夏白术天麻汤　　　E. 苓桂术甘汤

6. 痰浊上扰型经行眩晕的主要症状有（　　　）

  A. 经前或经期，头重眩晕

  B. 平日带下量多，色白质黏

  C. 胸闷泛恶，纳呆腹胀，大便不爽

  D. 月经量少，色鲜红

  E. 舌淡胖，苔厚腻，脉濡滑

三、填空题

1. 经行眩晕的发病机制为_____或_____。

2. 经行眩晕的治则，气血虚弱者宜_____，阴虚阳亢者宜_____。

3. 痰浊上扰型经行眩晕的首选方药是_____。

4. 经行眩晕的总治则是_____。

5. 气血虚弱型经行眩晕的首选方药是_____。

6. 阴虚阳亢型经行眩晕的首选方药是_____。

四、名词解释

经行眩晕

五、简答题

1. 请简述经行眩晕的病因病机。

2. 请简述经行眩晕的辨证要点。

3. 请简述经行眩晕的治疗原则。

六、论述题

1. 经行眩晕阴虚阳亢证的证候、治法与方药。

2. 经行眩晕痰浊上扰证的证候、治法与方药。

七、病案分析题

1. 王某，30 岁，无业。2013 年 4 月 20 日初诊。

主诉：经期后眩晕 3 个月。

现病史：3 个月前患者无明显原因于月经后出现头晕目眩、小腹绵绵作痛，伴见神疲肢倦，怔忡心悸，舌质淡，苔薄白，脉细弱。

月经史：15 岁初潮，3～5 天/32～35 天，末次月经 2013 年 4 月 5 日，量少，色淡红，质稀，无血块，偶有小腹隐痛。白带无异常。

婚育史：已婚，G1P0。

辅助检查：颈椎 X 线及头颅 CT 未见异常。

请写出本病的诊断、证型、证候分析、治法、方药。

2. 廖某，21 岁，服务人员。2016 年 7 月 30 日初诊。

主诉：月经期头晕 6 个月。

现病史：6 个月前患者无明显原因于月经期出现头重眩晕，伴见胸闷泛恶、纳呆腹胀、大便不爽，舌淡胖，苔厚腻，脉濡滑。

月经史：15 岁初潮，3～5 天/28～30 天，末次月经 2016 年 7 月 20 日，量少，质稠，色淡红，无血块，偶有小腹隐痛。白带量多、色白、质黏，无异味。

婚育史：已婚，G0。

辅助检查：颈椎 X 线及头颅 CT 未见异常。

请写出本病的诊断、证型、证候分析、治法、方药。

参考答案

一、单项选择题

（一）A1 型题

1. A　气血虚弱所致经行眩晕的最佳选方是归脾汤。

2. B　阴虚阳亢所致经行眩晕者，治以滋阴潜阳、息风止晕。

3. E　每值经期或经行前后，出现头晕目眩、视物昏花为主的病证，并随月经周期发作者，称为经行眩晕。

4. E　经行眩晕的临床分型有气血虚弱证、阴虚阳亢证、痰浊上扰证。

5. B　经行眩晕的临床分型有气血虚弱证、阴虚阳亢证、痰浊上扰证。

6. C　气血虚弱所致经行眩晕者，治以益气养血、调经止晕。

7. D　痰浊上扰所致经行眩晕者，治以燥湿化痰、息风止晕。

8. B　阴虚阳亢所致经行眩晕的最佳选方是天麻钩藤饮。

9. D　痰浊上扰所致经行眩晕的最佳选方是半夏白术天麻汤。

10. A　经行眩晕的主要发病机制是精血衰少或痰浊上扰。

11. C　经行眩晕有虚实之分，因于虚者，多于经期或经后头目眩晕。

12. B　经行眩晕有虚实之分，因于实者，多于经前、经期出现，经后逐渐缓解。

13. E　经行眩晕的治疗以调理肝脾为原则。

14. A　若痰郁化火，症见头目胀痛，心烦口苦，舌苔黄腻，脉弦滑者，可于方中加黄芩、竹茹以清热涤痰。

15. C　十全大补汤不能用于经行眩晕。

（二）A2 型题

1. D　根据证型分析，本病属于痰浊上扰型眩晕，应用半夏白术天麻汤。

2. B　根据证型分析，本病属于气血虚弱型眩晕，其治法为益气养血，调经止晕。

3. A　根据证型分析，本病属于阴虚阳亢型眩晕，首选的方剂是天麻钩藤饮。

4. D　根据证型分析，本病属于痰浊上扰型眩晕，应用半夏白术天麻汤。

（三）A3 型题

1.（1）C　诊断为经行眩晕。

（2）A　证型是痰浊上扰证。

（3）C　治法为燥湿化痰。

2.（1）A　根据证型分析，本病属于气血虚弱型眩晕。

（2）A　根据证型分析，本病属于气血虚弱型眩晕，首选的方剂是归脾汤。

（3）A　根据证型分析，本病属于气血虚弱型眩晕，其治法为益气养血，调经止晕。

3.（1）B　根据证型分析，本病属于阴虚阳亢型眩晕。

（2）B　根据证型分析，本病属于阴虚阳亢型眩晕，治法为滋阴潜阳。

（3）B　根据证型分析，本病属于阴虚阳亢型眩晕，首选的方剂是天麻钩藤饮。

4.（1）C　根据证型分析，本病属于痰浊上扰型眩晕。

（2）C　根据证型分析，本病属于痰浊上扰型眩晕，其治法为燥湿化痰。

（3）E　根据证型分析，本病属于痰浊上扰型眩晕，应用半夏白术天麻汤。

（四）B 型题

1. E　治疗气血虚弱型经行眩晕的主方为归脾汤。

2. B　治疗阴虚阳亢型经行眩晕的主方为天麻钩藤饮。

3. A　治疗痰浊上扰型经行眩晕的主方为半夏白术天麻汤。

4. C　痰浊上扰型经行眩晕的治法是燥湿化痰，息风止晕。

5. B　阴虚阳亢型经行眩晕的治法是滋阴潜阳，息风止晕。

6. A 气血虚弱型经行眩晕的治法是益气养血，调经止晕。

二、多项选择题

1. ABD 血虚可引起经行风疹块、经行头痛、经行眩晕。

2. ABCE 阴虚阳亢型经行眩晕的主要证候：经前或经期，头晕目眩；月经量少，色鲜红；心烦易怒，腰酸腿软，口燥咽干，颧赤唇红，大便干结；舌红，苔少，脉弦细数。

3. ACE 经行眩晕的临床分型有气血虚弱证、阴虚阳亢证、痰浊上扰证。

4. BCD 治疗经行眩晕常用的方法有益气养血，调经止晕；燥湿化痰，息风止晕；滋阴潜阳，息风止晕。

5. BCD 治疗经行眩晕的常用方剂有归脾汤、天麻钩藤饮、半夏白术天麻汤。

6. ABCE 痰浊上扰证的主要证候：经前或经期，头重眩晕；平日带下量多，色白质黏，月经量少，色淡；胸闷泛恶，纳呆腹胀，大便不爽；舌淡胖，苔厚腻，脉濡滑。

三、填空题

1. 精血衰少；痰浊上扰
2. 益气养血，调经止晕；滋阴潜阳，息风止晕
3. 半夏白术天麻汤加胆南星、白蒺藜
4. 调理肝脾
5. 归脾汤加熟地黄、制何首乌、枸杞子
6. 天麻钩藤饮

四、名词解释

每值经期或经行前后，出现头晕目眩、视物昏花为主的病证，并随月经周期发作者，称为经行眩晕。

五、简答题

1. 本病主要发病机制是精血衰少或痰浊上扰。时值经期的生理变化，如精血衰少，经行之后精血更虚，头脑清窍失养；或痰浊之邪，值经期冲脉气盛，上扰清窍所致。常由气血虚弱、阴虚阳亢、痰浊上扰所致。

2. 经行眩晕有虚实之分，因于虚者，多于经期或经后头目眩晕；因于实者，多于经前、经期出现，经后逐渐缓解。

3. 治疗以调理肝脾为原则，或健脾以养气血，或滋养肝肾以潜阳，或燥湿化痰以清利空窍。

六、论述题

1. 证候：经前或经期，头晕目眩；月经量少，色鲜红；心烦易怒，腰酸腿软，口燥咽干，颧红唇赤，大便干结；舌红，苔少，脉弦细数。治法：滋阴潜阳，息风止晕。方剂：天麻钩藤饮。主要方药：天麻、钩藤、栀子、黄芩、杜仲、生石决明、川牛膝、益母草、桑寄生、夜交藤、茯神。

2. 证候：经前或经期，头重眩晕；平日带下量多，色白质黏，月经量少，色淡；胸闷泛恶，纳呆腹胀，大便不爽；舌淡胖，苔厚腻，脉濡滑。治法：燥湿化痰，息风止晕。方剂：半夏白术天麻汤加胆南星、白蒺藜。主要方药：胆南星、白蒺藜、半夏、白术、天麻、陈皮、茯苓、炙甘草、蔓荆子、生姜、大枣。

七、病案分析题

1. 诊断：经行眩晕气血虚弱证。

证候分析：患者经血泄后，气血更虚，脑髓失于充养，故头晕目眩；气虚血少，冲任不足，故月经量少，色淡质稀；血虚胞脉失养，故经行少腹绵绵作痛；气虚则神疲肢倦；血不养心，则怔忡心悸。舌淡，苔薄，脉细弱，为气血虚弱之征。

治法：益气养血，调经止晕。

方剂：归脾汤加减。

主要方药：人参、炒白术、炒黄芪、龙眼肉、茯神、当归、远志、酸枣仁、木香、炙甘草、生姜、大枣、枸杞、熟地黄。

2. 诊断：经行眩晕痰浊上扰证。

证候分析：痰浊内蕴，阻碍气机，经前冲气偏旺，冲气夹痰浊上逆，蒙蔽清窍，故头重眩晕；痰浊阻于冲任，气血运行不畅，故月经量少，色淡；痰浊下注，损伤带脉，带脉失约，故带下量多，色白质黏；痰滞中焦，脾阳受困，运化不良，故胸闷泛恶，纳呆腹胀，大便不爽；舌淡胖，苔厚腻，脉濡滑，也为痰浊之征。

治法：燥湿化痰，息风止晕。

方剂：半夏白术天麻汤加减。

主要方药：胆南星、白蒺藜、半夏、白术、天麻、陈皮、茯苓、炙甘草、蔓荆子、生姜、大枣。

经行浮肿

一、单项选择题

（一）A1 型题：每道试题下面有 A、B、C、D、E 五个备选答案。请从中选择一个最佳答案。

1. 经行浮肿是指（　　）

A. 月经规律的妇女周身浮肿

B. 月经规律的妇女头面浮肿

C. 每逢月经前后，或正值经期，头面、四肢浮肿

D. 妇女月经未来潮，周身浮肿

E. 妇女月经淋漓不尽，伴头面、周身浮肿

2. 经行浮肿常见的病因病机包括（　　）

A. 肝肾不足，肾精亏虚　B. 气血不足，失于濡养　C. 脾肾阳虚，气滞湿阻

D. 气郁化热，水湿内停　E. 感受湿热，湿热阻滞

3. 经行浮肿的特点包括（　　）

A. 头面、四肢浮肿伴随月经周期而发作，经净则逐渐消失

B. 头面、四肢浮肿随时发生

C. 腹部胀大，伴呼吸困难，与月经周期无关

D. 四肢浮肿，按之没指，伴少尿

E. 头面、四肢浮肿，伴月经停闭

4. 经行浮肿的患者需行的临床检查包括（　　）

A. 眼底检查　　　　　B. 血常规　　　　　C. B超

D. 肝肾功能　　　　　E. 卵巢功能检查

5. 经行浮肿的患者辨证为脾肾阳虚证，治宜（　　）

A. 温补肾阳，填精益髓　B. 温补脾阳，滋其化源　C. 利水行气，滋阴补肾

D. 峻下逐水，利湿消肿　E. 温肾化气，健脾利水

6. 经行浮肿的患者辨证为脾肾阳虚证，选用的方剂是（　　）

A. 真武汤合肾气丸　　　B. 肾气丸合四君子汤　　C. 苓桂术甘汤合四君子汤

D. 真武汤合四君子汤　　E. 肾气丸合苓桂术甘汤

7. 经行浮肿的患者辨证为气滞湿阻证，选用的方剂是（　　）

A. 八物汤（《济阴纲目》）合逍遥散

B. 八物汤（《济阴纲目》）去熟地黄，加茯苓皮、泽兰

C. 逍遥散加茯苓皮、泽兰

D. 逍遥散合血府逐瘀汤

E. 血府逐瘀汤加茯苓皮、泽兰

8. 经行浮肿的患者辨证为气滞湿阻证，治宜（　　）

A. 温肾化气，健脾利水　B. 峻下逐水，利湿消肿　C. 理气行滞，化湿消肿

D. 温补脾阳，滋其化源　E. 理气行滞，活血化瘀

9. 肾气丸的组成包括（　　）

A. 桂枝、附子、生地黄、山茱萸、山药、茯苓、丹参、泽泻

B. 桂枝、附子、熟地黄、山茱萸、山药、茯苓、牡丹皮、泽泻

C. 肉桂、附子、生地黄、山茱萸、山药、茯苓、牡丹皮、泽泻

D. 肉桂、附子、熟地黄、山茱萸、山药、茯苓、丹参、泽兰

E. 桂枝、附子、熟地黄、山茱萸、山药、茯苓、丹参、泽泻

10. 八物汤的组成包括（　　）

A. 当归、川芎、白芍、熟地黄、延胡索、川楝子、木香、槟榔

B. 当归、川芎、白芍、熟地黄、陈皮、川楝子、木香、槟榔

C. 当归、川芎、白芍、熟地黄、香附、川楝子、木香、槟榔

D. 当归、川芎、白芍、熟地黄、延胡索、川楝子、香附、槟榔

E. 当归、川芎、白芍、熟地黄、郁金、川楝子、木香、槟榔

11. 与经行浮肿两脏相干关系最密切的脏腑包括（　　）

A. 肝、肾　　　　　　　B. 心、肾　　　　　　　C. 脾、肾

D. 肝、脾　　　　　　　E. 心、肺

12. 经行浮肿治疗时须注意（　　）

A. 无论虚实，治以温肾健脾，利水消肿

B. 无论虚实，治以行气化湿利水

C. 虚证宜温肾健脾，不宜利水

D. 谨防专投攻逐峻利之品，更伤正气

E. 治疗只需峻下利水

13. 经行面浮肢肿，按之没指，辨证为（　　）

A. 肝肾不足　　　　　　B. 脾肾阳虚　　　　　　C. 气滞湿阻

D. 气滞血瘀　　　　　　E. 肝脾不调

14. 经行浮肿，脘闷胁胀，辨证为（　　）

A. 肝肾不足　　　　　　B. 脾肾阳虚　　　　　　C. 气滞湿阻

D. 气滞血瘀　　　　　　E. 肝脾不调

15. 经行浮肿的患者，全身检查可见（　　）

A. 浮肿程度一般较轻，多出现在头面四肢

B. 浮肿程度一般较轻，多出现在腹部

C. 浮肿程度一般较轻，多出现在头面胸腹

D. 浮肿程度轻重不一，重者腹大如鼓

E. 浮肿一般较重，仅出现在下肢，按之没指

（二）A2 型题：每道试题由两个以上相关因素组成或以一个简要病例形式出现，其下面都有 A、B、C、D、E 五个备选答案。请从中选择一个最佳答案。

1. 患者 25 岁，月经规律，经行量多，色淡质薄；每于经行前后面目四肢浮肿，按之没指，伴腹胀纳减，腰膝酸软，大便溏薄；舌淡，苔白腻，脉沉缓。其辨证是（　　）

A. 肝肾不足　　　　　　B. 脾肾阳虚　　　　　　C. 气滞湿阻

D. 气滞血瘀　　　　　　E. 肝脾不调

2. 患者 20 岁，月经规律，经行量多，色淡质稀；每于经行前后面目四肢浮肿，按

之没指，食后腹胀，纳差，腰膝酸冷，大便溏薄；舌淡，苔白腻，脉沉缓。最佳的方剂是（ ）

    A. 真武汤合肾气丸   B. 肾气丸合四君子汤   C. 苓桂术甘汤合四君子汤

    D. 真武汤合四君子汤   E. 肾气丸合苓桂术甘汤

3. 患者 23 岁，月经规律，经行面浮肢肿，按之即起，脘闷胁胀，乳房胀痛，经前小腹胀满，月经量少，色暗红，或夹小血块，舌质正常，苔白腻，脉弦滑。其辨证是（ ）

    A. 肝肾不足   B. 脾肾阳虚   C. 气滞湿阻

    D. 气滞血瘀   E. 肝脾不调

4. 患者 23 岁，月经周期 25～32 天，经期 3～5 天，量少，色暗红，有血块，经行不畅。伴经行面浮肢肿，按之即起，乳房胀痛，舌质正常，苔白腻，脉弦滑。最佳的治疗药物是（ ）

    A. 当归、川芎、白芍、延胡索、川楝子、木香、槟榔、茯苓皮、泽兰

    B. 当归、川芎、白芍、熟地黄、香附、川楝子、木香、槟榔、芫花、甘遂

    C. 当归、川芎、白芍、熟地黄、香附、川楝子、木香、槟榔、大戟

    D. 当归、川芎、白芍、熟地黄、延胡索、川楝子、香附、槟榔、猪苓、芫花

    E. 当归、川芎、白芍、熟地黄、郁金、川楝子、木香、槟榔

（三）**A3 型题**：以下提供若干个案例，每个案例下设若干道试题。请根据案例所提供的信息，在每一道试题下面的 A、B、C、D、E 五个备选答案中选择一个最佳答案。

患者女，28 岁，近 2 年生活压力大，眠差，经行面浮肢肿，按之没指，晨起头面肿甚，月经推迟，经量多，色淡质稀，腹胀，腰酸，大便溏，舌淡，苔白腻，脉沉缓。

（1）该患者的鉴别诊断不包括（ ）

    A. 心源性浮肿   B. 肝源性浮肿   C. 肾源性浮肿

    D. 甲状腺功能减退   E. 情志不畅浮肿

（2）该患者的辨证是（ ）

    A. 肾气虚   B. 肝肾不足   C. 气滞血瘀

    D. 脾肾阳虚   E. 气血两虚

（3）最适合的方剂是（ ）

    A. 真武汤   B. 八物汤   C. 肾气丸

    D. 右归丸合八物汤   E. 肾气丸合苓桂术甘汤

（4）若患者治疗 1 个月之后肿胀减轻，后因工作原因压力大，与人争吵后出现经行下肢肿胀加重，伴脘闷胁胀，乳房胀痛，月经量少，色暗红，或夹小血块，舌质正常，苔白腻，脉弦滑。最适合的方剂是（ ）

    A. 真武汤合苓桂术甘汤   B. 八物汤去熟地，加茯苓皮、泽兰

    C. 肾气丸加茯苓皮、泽兰   D. 右归丸合八物汤   E. 肾气丸合苓桂术甘汤

（四）**B1 型题**：以下每组试题共用 A、B、C、D、E 五个备选答案，备选答案在上，

题干在下。请从中选择一个最佳答案，每个备选答案可能被选择一次、多次或不被选择。

A. 真武汤合苓桂术甘汤　　　　B. 八物汤去熟地，加茯苓皮、泽兰

C. 肾气丸加茯苓皮、泽兰　　D. 右归丸合八物汤　　E. 肾气丸合苓桂术甘汤

1. 经行浮肿辨属脾肾阳虚证应首选的方剂是（　　）

2. 经行浮肿辨属气滞湿阻证应首选的方剂是（　　）

A. 肾气虚　　　　　　　B. 肝肾不足　　　　　　C. 气滞湿阻

D. 脾肾阳虚　　　　　　E. 气血两虚

3. 患者经行面浮肢肿，按之没指，晨起头面肿甚，月经推迟，经量多，色淡质稀，腹胀，腰酸，大便溏，舌淡，苔白腻，脉沉缓。其辨证是（　　）

4. 患者经行面浮肢肿，月经规律，乳房胀痛，经前小腹胀满，月经量少，色暗红，夹小血块，舌质正常，苔白腻，脉弦滑。其辨证是（　　）

A. 温肾化气，健脾利水　　B. 峻下逐水，利湿消肿　　C. 理气行滞，化湿消肿

D. 温补脾阳，滋其化源　　E. 理气行滞，活血化瘀

5. 经行浮肿，脾肾阳虚证的治疗原则是（　　）

6. 经行浮肿，气滞湿阻证的治疗原则是（　　）

二、多项选择题

每题由一个题干与 5 个备选答案组成，可从备选答案中选择多项与问题有关的答案，须全部选准方可计分。

1. 经行浮肿的主要病机包括（　　）

A. 肾气虚　　　　　　　B. 肝肾不足　　　　　　C. 气滞湿阻

D. 脾肾阳虚　　　　　　E. 气血两虚

2. 与经行浮肿密切相关的脏腑是（　　）

A. 肝　　　　　　　　　B. 肾　　　　　　　　　C. 脾

D. 心　　　　　　　　　E. 肺

3. 经行浮肿的临床分型有（　　）

A. 肾气虚证　　　　　　B. 肝肾不足证　　　　　C. 气滞湿阻证

D. 脾肾阳虚证　　　　　E. 气血两虚证

4. 八物汤的药物组成是（　　）

A. 当归、川芎、白芍　　B. 熟地黄、川楝子　　　C. 香附、木香

D. 延胡索、槟榔、木香　E. 陈皮、木香、槟榔

5. 患者经行面浮肢肿，按之没指，月经推迟，经量多，色淡质稀，腹胀，腰酸，大便溏，舌淡，苔白腻，脉沉缓。选用的方剂包括（　　）

A. 真武汤   B. 八物汤   C. 肾气丸

D. 右归丸   E. 苓桂术甘汤

6. 经行浮肿鉴别诊断包括（   ）

A. 心源性浮肿   B. 肝源性浮肿   C. 肾源性浮肿

D. 甲状腺功能减退   E. 情志不畅浮肿

三、填空题

1. 经行浮肿常见分型有_____，_____。

2. 经行浮肿属脾肾阳虚者，治宜_____，_____。

3. 经行浮肿属气滞湿阻者，治宜_____，_____。

4. 脾肾阳虚经行浮肿，方用_____。

5. 气滞湿阻经行浮肿，方用_____。

四、名词解释

经行浮肿

五、简答题

1. 脾肾阳虚证经行浮肿的证候、治法和选方是什么？

2. 气滞湿阻证经行浮肿的证候、治法和选方是什么？

3. 经行浮肿的主要病因病机有哪些？

4. 经行浮肿的鉴别诊断有哪些？

六、论述题

1. 简述经行浮肿临床常见证型、各证证候及治法方药。

2. 经行浮肿的发生常与哪些脏腑密切相关？其证型及选方如何？

七、病案分析题

1. 张某，女，28岁，已婚。近2年每逢行经前后出现面浮肢肿，按之没指，月经周期30～35天，经期5～7天，伴经量多，色淡质稀，腰酸怕冷，大便溏，舌淡，苔白腻，脉沉缓。妇科检查：宫体前位，正常大小，附件未见异常。肝肾功检查无异常，尿常规检查正常。

请写出本病的诊断、证型、证候分析、治法、方药。

2. 李某，女，32岁，已婚。近半年工作压力较大，每于行经前后出现经行面部浮肿，经前烦躁易怒，乳房胀痛，月经量少，色暗红，有血块，伴经期下腹隐痛。舌质正常，苔白腻，脉弦滑。妇科检查：宫体前位，正常大小，附件未见异常。肝肾功能及甲状腺功能检查无异常。

请写出本病的诊断、证型、证候分析、治法、方药。

参考答案

一、单项选择题

（一）A1 型题

1. C　经行浮肿是指每逢月经前后，或正值经期，头面、四肢浮肿。
2. C　经行浮肿常见的病因病机包括脾肾阳虚，气滞湿阻。
3. A　经行浮肿是头面、四肢浮肿伴随月经周期而发作，经净则逐渐消失。
4. D　经行浮肿需行肝肾功能检查，排除肝源性水肿及肾源性水肿。
5. E　经行浮肿脾肾阳虚证治宜温肾化气，健脾利水。
6. E　经行浮肿的患者辨证为脾肾阳虚证，选用的方剂是肾气丸合苓桂术甘汤。
7. B　经行浮肿辨证为气滞湿阻证，选用的方剂为八物汤（《济阴纲目》）去熟地黄，加茯苓皮、泽兰。
8. C　经行浮肿的患者辨证为气滞湿阻证，治宜理气行滞，化湿消肿。
9. B　肾气丸的组成包括桂枝、附子、熟地黄、山茱萸、山药、茯苓、牡丹皮、泽泻。
10. A　八物汤的组成包括当归、川芎、白芍、熟地黄、延胡索、川楝子、木香、槟榔。
11. C　与经行浮肿两脏相干关系最密切的脏腑是脾、肾。
12. D　经行浮肿治疗须注意分清虚实。脾肾阳虚证者，治以温肾健脾，利水消肿。气滞湿阻证者，治以行气化湿利水。谨防专投攻逐峻利之品，更伤正气。
13. B　经行浮肿，见经行面浮肢肿、按之没指，辨证为脾肾阳虚。
14. C　经行浮肿，见脘闷胁胀，辨证为气滞湿阻。
15. A　经行浮肿的患者，全身检查可见浮肿程度一般较轻，多出现在头面四肢。

（二）A2 型题

1. B　脾肾阳虚表现为每于经行前后面目四肢肿胀，经行量多，色淡质薄；腹胀纳减，腰膝酸软，大便溏薄；舌淡，苔白腻，脉沉缓。
2. E　月经规律，经行量多，色淡质稀；每于经行前后面目四肢肿胀，食后腹胀，纳差，腰膝酸冷，大便溏薄；舌淡，苔白腻，脉沉缓。辨证为脾肾阳虚证经行浮肿，方用肾气丸温补肾气，苓桂术甘汤温阳化气，健脾利水消肿。
3. C　月经规律，经行面浮肢肿，脘闷胁胀，乳房胀痛，经前小腹胀满，月经量少，色暗红，或夹小血块，舌质正常，苔白腻，脉弦滑。其辨证为气滞湿阻。
4. A　月经量少，色暗红，有血块，经行不畅。伴经行面浮肢肿，乳房胀痛，舌质正常，苔白腻，脉弦滑。其辨证为气滞湿阻，最佳的方剂是八物汤去熟地加茯苓皮、泽兰以利水。

（三）A3 型题

（1）E　经行浮肿的鉴别诊断包括心源性浮肿、肝源性浮肿、肾源性浮肿、甲状腺功能减退导致的浮肿，故情志不畅浮肿不是经行浮肿的鉴别诊断。

（2）D　根据经行面浮肢肿，按之没指，晨起头面肿甚，月经推迟，经量多，色淡质稀，腹胀，腰酸，大便溏，舌淡，苔白腻，脉沉缓等临床表现，辨证为脾肾阳虚。

（3）E　脾肾阳虚经行浮肿最适合的方剂是肾气丸合苓桂术甘汤。

（4）B　患者因情志原因出现了经行下肢肿胀加重，伴脘闷胁胀，乳房胀痛，月经量少，色暗红，或夹小血块，舌质正常，苔白腻，脉弦滑。辨证为气滞湿阻，用八物汤去熟地加茯苓皮、泽兰。

（四）B1 型题

1. E　经行浮肿辨属脾肾阳虚证应首选的方剂是肾气丸合苓桂术甘汤。

2. B　经行浮肿辨属气滞湿阻证应首选的方剂是八物汤去熟地加茯苓皮、泽兰。

3. D　患者经行面浮肢肿，按之没指，晨起头面肿甚，月经推迟，经量多，色淡质稀，腹胀，腰酸，大便溏，舌淡，苔白腻，脉沉缓。其辨证是脾肾阳虚。

4. C　患者经行面浮肢肿，月经规律，乳房胀痛，经前小腹胀满，月经量少，色暗红，夹小血块，舌质正常，苔白腻，脉弦滑。其辨证是气滞湿阻。

5. A　经行浮肿，脾肾阳虚证的治疗原则是温肾化气，健脾利水。

6. C　经行浮肿，气滞湿阻证的治疗原则是理气行滞，化湿消肿。

二、多项选择题

1. CD　经行浮肿的主要病机包括气滞湿阻、脾肾阳虚。

2. BC　与经行浮肿密切相关的脏腑是肾、脾。

3. CD　经行浮肿的临床分型有气滞湿阻证、脾肾阳虚证。

4. ABD　八物汤的药物组成有当归、川芎、白芍、熟地黄、川楝子、延胡索、槟榔、木香。

5. CE　患者经行面浮肢肿，按之没指，月经推迟，经量多，色淡质稀，腹胀，腰酸，大便溏，舌淡，苔白腻，脉沉缓。辨证为脾肾阳虚，选用的药物包括肾气丸及苓桂术甘汤。

6. ABCD　经行浮肿鉴别诊断包括心源性浮肿、肝源性浮肿、肾源性浮肿、甲状腺功能减退。

三、填空题

1. 脾肾阳虚证；气滞湿阻证

2. 温肾化气；健脾利水

3. 理气行滞；化湿消肿

4. 肾气丸合苓桂术甘汤

5. 八物汤去熟地黄，加茯苓皮、泽兰

四、名词解释

经行浮肿指每逢月经前后，或正值经期，头面、四肢浮肿者。

五、简答题

1. 脾肾阳虚证证候：经行面浮肢肿，按之没指；经行量多，色淡质薄；腹胀纳减，腰膝酸软，大便溏薄；舌淡，苔白腻，脉沉缓或濡细。治法：温肾化气，健脾利水。方剂：肾气丸合苓桂术甘汤。

2. 气滞湿阻证证候：经行面浮肢肿，脘闷胁胀，乳房胀痛，经前小腹胀满，月经量少，色暗红，或夹小血块，舌质正常，苔白腻，脉弦滑。治法：理气行滞，化湿消肿。方剂：八物汤（《济阴纲目》）去熟地黄，加茯苓皮、泽兰。

3. 本病多因素体脾肾阳虚，正值经期，气血下注冲任胞宫，脾肾愈虚，水湿不运；或气滞更甚，水湿泛溢肌肤而水肿。脾肾阳虚，平素思虑劳倦过度，伤及脾肾，经前气血下注胞宫，脾肾益虚，阳气不运，水湿不化，溢于肌肤，遂发浮肿。气滞湿阻，素性抑郁或恚怒过度，肝失条达，疏泄无权，气机不畅，经水将行，气血下注，冲任血壅气滞，气机升降失常，水湿宣泄不利，溢于肌肤，遂致水肿。

4. 经行浮肿的鉴别诊断包括：①肝源性浮肿，多有肝病史，多在肝病晚期出现，常伴腹水，辅助检查示肝功能异常。发病与月经周期无关。②肾源性浮肿，有肾功能不全病史，水肿程度较重，辅助检查示肾功能异常。发病与月经周期无关。③甲状腺功能减退，有甲状腺功能不全病史，辅助检查示甲状腺功能异常。发病与月经周期无关。④营养不良性浮肿有营养不良史，发作具有全身性，辅助检查示血浆蛋白含量低。发病与月经周期无关。

六、论述题

1. 经行浮肿临床常见证型有脾肾阳虚证、气滞湿阻证。脾肾阳虚证证候：经行面浮肢肿，按之没指；经行量多，色淡质薄；腹胀纳减，腰膝酸软，大便溏薄；舌淡，苔白腻，脉沉缓或濡细。治法：温肾化气，健脾利水。方药：肾气丸合苓桂术甘汤。肾气丸组成：桂枝、附子、熟地黄、山茱萸、山药、茯苓、牡丹皮、泽泻；苓桂术甘汤：茯苓、白术、桂枝、甘草。气滞湿阻证证候：经行面浮肢肿，脘闷胁胀，乳房胀痛，经前小腹胀满，月经量少，色暗红，或夹小血块，舌质正常，苔白腻，脉弦滑。治法：理气行滞，化湿消肿。方药：八物汤（《济阴纲目》）去熟地黄，加茯苓皮、泽兰。八物汤组成：当归、川芎、白芍、熟地黄、延胡索、川楝子、木香、槟榔。

2. 经行浮肿莫不与脾、肾两脏相干。临床常见证型有脾肾阳虚证、气滞湿阻证。脾肾阳虚证方用肾气丸合苓桂术甘汤。气滞湿阻证方用八物汤去熟地黄，加茯苓皮、泽兰。

七、病案分析题

1. 诊断：经行浮肿脾肾阳虚证。

证候分析：脾肾阳虚，水湿泛溢，则见面浮肢肿，按之没指；脾肾虚损，经血失固，则经行量多，色淡质稀。腰为肾之府，肾阳不足，失于温煦，故腰酸怕冷，脾虚失于运化，故大便溏，舌淡，苔白腻，脉沉缓，为阳虚不足之候。

治法：温肾化气，健脾利水。

方药：肾气丸合苓桂术甘汤。

肾气丸：桂枝、附子、熟地黄、山茱萸、山药、茯苓、牡丹皮、泽泻。

苓桂术甘汤：茯苓、白术、桂枝、甘草。

2. 诊断：经行浮肿气滞湿阻证。

证候分析：工作压力大，肝郁气滞，经行气血下注，冲任气血壅盛，气机更加不畅，气滞则水湿宣泄不利，泛溢肌肤，故面部浮肿；气机不利，肝气不舒，故经前烦躁易怒，乳房胀痛；气机不利，不通则痛，故经期下腹痛；气滞冲任血行不畅，故月经量少；气滞血瘀，故经色暗红，有血块。苔白腻，脉弦滑，为气滞湿阻之征。

治法：理气行滞，化湿消肿。

方药：八物汤（《济阴纲目》）去熟地黄，加茯苓皮、泽兰。

八物汤：当归、川芎、白芍、熟地黄、延胡索、川楝子、木香、槟榔。

经行泄泻

一、单项选择题

(一) A1 型题：每道试题下面有 A、B、C、D、E 五个备选答案。请从中选择一个最佳答案。

1. 经行泄泻辨证属于脾气虚证，其治疗主方是（　　）

　A. 四君子汤　　　　　　B. 大补元煎　　　　　　C. 参苓白术散

　D. 痛泻要方　　　　　　E. 人参健脾丸

2. 经行泄泻在何书中又被称为"经行而泻"（　　）

　A.《叶氏女科证治·调经门》　　　　　　　　B.《丹溪心法》

　C.《傅青主女科》　　D.《证治准绳》　　　　　E.《汪石山医案·调经》

3. 经行泄泻肾阳虚证的治法是（　　）

　A. 温肾扶阳　　　　　　B. 填精益髓　　　　　　C. 阴阳双补

　D. 滋肾养血　　　　　　E. 健脾温肾

4. 经行泄泻发生过程中，与何脏关系密切（　　）

　A. 肝肾　　　　　　　　B. 心脾　　　　　　　　C. 脾肾

D. 心肝　　　　　　　　E. 心肾

5. 经行泄泻辨证属于肾阳虚证，其治疗主方是（　　）

A. 六味地黄丸　　　　　B. 健固汤合四神丸　　　C. 右归丸

D. 金匮肾气丸　　　　　E. 二仙汤

6. 四神丸治疗经行泄泻，其方药组成是（　　）

A. 补骨脂、吴茱萸、仙茅、五味子、生姜、大枣

B. 补骨脂、吴茱萸、肉豆蔻、五味子、生姜、大枣

C. 补骨脂、仙灵脾、生地、山药、巴戟天、川断

D. 仙茅、仙灵脾、生地、山药、巴戟天、川断

E. 仙茅、仙鹤草、仙灵脾、巴戟天、茯苓、泽泻

7. 下列不属于经行泄泻脾气虚证临床表现的是（　　）

A. 神疲肢软　　　　　　B. 面浮肢肿　　　　　　C. 经行量多，色淡质薄

D. 大便溏泄　　　　　　E. 五更泄泻

8. 经行泄泻的治疗原则是（　　）

A. 以健脾、温肾为主，调经为辅　　　B. 虚则补之，实则泻之

C. 健脾、补肾，调理冲任　　　　　　D. 运脾化湿

E. 急则治其标，缓则治其本

9. 经行泄泻若肝郁脾虚，症见经行腹痛即泻，泻后痛止，嗳气不舒，方用（　　）

A. 健脾丸　　　　　　　B. 柴胡疏肝散　　　　　C. 参苓白术散

D. 痛泻要方　　　　　　E. 逍遥散

10. 下列关于经行泄泻的说法，错误的是（　　）

A. 经行泄泻的发生主要责之于脾肾虚弱

B. 两脏合病者多，如脾虚肝旺或脾肾两虚等

C. 治疗以健脾、温肾为主，调经为辅

D. 治疗上宜健脾化湿或温肾扶阳，加以峻补收涩

E. 西医学经前期综合征出现泄泻者，可参照本病辨证治疗

（二）A2 型题：每道试题由两个以上相关因素组成或以一个简要病例形式出现，其下面都有 A、B、C、D、E 五个备选答案。请从中选择一个最佳答案。

1. 患者女性，25 岁，经行第一天大便 5 次，质稀，腰膝酸软，头晕耳鸣，畏寒肢冷，经色淡，质清稀，舌淡，苔白，脉沉迟。治法宜（　　）

A. 滋肾养血　　　　　　B. 填精益髓　　　　　　C. 阴阳双补

D. 温肾扶阳，暖土固肠　　E. 健脾温肾

2. 患者，女，45 岁，月经前 2 天至经期第 1 天，大便稀溏，一日 4 行，脘腹胀满，神疲肢软，经行量多，色淡质薄，舌淡红，苔白，脉濡缓。应首先考虑的诊断是（　　）

A. 脘痞　　　　　　　　B. 泄泻　　　　　　　　C. 经断前后诸证

D. 月经量多　　　　　　E. 经行泄泻

3. 某女士，28岁，每值经后，凌晨5点腹痛腹泻，腰膝酸软，头晕耳鸣，畏寒肢冷，经色淡，质清稀，舌淡，苔白，脉沉迟。其病机是（　　）

　　A. 心肾不交　　　　　　B. 肾阳虚　　　　　　C. 肾气虚

　　D. 肝肾不足　　　　　　E. 肾阴阳两虚

4. 患者，40岁，月经期间，大便每日3～4次，质稀，腰膝酸软，头晕耳鸣，畏寒肢冷，经色淡，质清稀，舌淡，苔白，脉沉迟。其治法是（　　）

　　A. 健脾补肾　　　　　　B. 阴阳双补　　　　　　C. 补益肾气

　　D. 填精益髓　　　　　　E. 温肾扶阳

5. 患者35岁，每值经期，大便稀溏，面浮肢肿，神疲肢软，经行量多，色淡质薄；舌淡红，苔白，脉濡缓。其证候是（　　）

　　A. 脾气虚证　　　　　　B. 脾阳虚证　　　　　　C. 肾阴阳俱虚证

　　D. 肾阳虚证　　　　　　E. 肾气虚证

（三）A3型题： 以下提供若干个案例，每个案例下设若干道试题。请根据案例所提供的信息，在每一道试题下面的 **A、B、C、D、E** 五个备选答案中选择一个最佳答案。

1. 患者38岁，月经前2天，凌晨3～6点腹痛腹泻，腰膝酸软，头晕耳鸣，畏寒肢冷，经色淡，质清稀，舌淡，苔白，脉沉迟。

　（1）其证候是（　　）

　　A. 肾阴虚证　　　　　　B. 肾阳虚证　　　　　　C. 肾阴阳俱虚证

　　D. 肾气虚证　　　　　　E. 脾气虚证

　（2）其治法是（　　）

　　A. 滋阴潜阳　　　　　　B. 健脾补肾　　　　　　C. 补益肾气

　　D. 填精益髓　　　　　　E. 温肾扶阳

　（3）治疗应首选的方剂是（　　）

　　A. 左归丸加减　　　　　B. 健固汤合四神丸　　　C. 右归丸

　　D. 金匮肾气丸　　　　　E. 六味地黄丸

2. 患者38岁，月经期第1～2天，大便稀溏，一日3～4行，脘腹胀满，神疲肢软，经行量多，色淡质薄，舌淡红，苔白，脉濡缓。

　（1）其证候是（　　）

　　A. 肾阴虚证　　　　　　B. 肾阳虚证　　　　　　C. 肾气虚证

　　D. 脾气虚证　　　　　　E. 脾阳虚证

　（2）其治法是（　　）

　　A. 健脾益气，除湿止泻　B. 温阳健脾，除湿止泻　C. 补益肾气

　　D. 填精益髓　　　　　　E. 温肾扶阳，暖土固肠

　（3）治疗应首选的方剂是（　　）

　　A. 健固汤合四神丸　　　B. 痛泻要方　　　　　　C. 参苓白术散

　　D. 理中汤　　　　　　　E. 金匮肾气丸

3. 患者 45 岁，月经前 2 天至月经干净，大便稀溏，一日 3～4 行，面浮肢肿，神疲乏力，少气懒言，经行量多，色淡质薄，舌淡红，苔白，脉濡。

（1）该病诊断为（　　）

  A. 月经过多   B. 泄泻   C. 水肿

  D. 经断前后诸证 E. 经行泄泻

（2）西医学中何病出现上述症状时，可参照本病辨证论治（　　）

  A. 围绝经期综合征 B. 经前期综合征 C. 异常子宫出血

  D. 肠易激综合征   E. 急慢性肠炎

（3）其治疗首选方剂参苓白术散出自（　　）

  A.《医学衷中参西录》 B.《丹溪心法》 C.《太平惠民和剂局方》

  D.《医宗金鉴》   E.《傅青主女科》

（四）B1 型题：以下每组试题共用 A、B、C、D、E 五个备选答案，备选答案在上，题干在下。请从中选择一个最佳答案，每个备选答案可能被选择一次、多次或不被选择。

  A. 健固汤合四神丸 B. 痛泻要方   C. 参苓白术散

  D. 理中汤   E. 金匮肾气丸

1. 经行泄泻辨属脾气虚证应首选的方剂是（　　）

2. 经行泄泻辨属肾阳虚证应首选的方剂是（　　）

  A. 肾阴虚证   B. 肾阳虚证   C. 肾气虚证

  D. 脾阳虚证   E. 脾气虚证

3. 患者 28 岁，经行前 2 天大便每日 4～5 行，质稀溏，腰膝酸软，头晕耳鸣，畏寒肢冷，经色淡，质清稀，舌淡，苔白，脉沉迟。其证候是（　　）

4. 患者 32 岁，行经期间大便稀溏，一日 3～4 行，面浮肢肿，神疲乏力，少气懒言，经行量多，色淡质薄，舌淡红，苔白，脉濡缓。其证候是（　　）

  A. 五更泄泻，畏寒肢冷 B. 大便泄泻，五心烦热 C. 肠鸣腹泻，恶寒发热

  D. 食少便溏，头晕心悸 E. 大便溏泄，脘腹胀满

5. 经行泄泻，肾阳虚证的临床表现是（　　）

6. 经行泄泻，脾气虚证的临床表现是（　　）

  A. 健脾益肾，温阳止泻 B. 温肾壮阳，填精养血 C. 滋肾益阴，育阴潜阳

  D. 健脾益气，除湿止泻 E. 温肾扶阳，暖土固肠

7. 经行泄泻，肾阳虚证的治法是（　　）

8. 经行泄泻，脾气虚证的治法是（　　）

A. 白扁豆、山药　　　B. 山药、附子　　　C. 山茱萸、薏苡仁

D. 砂仁、巴戟天　　　E. 薏苡仁、巴戟天

9. 下列哪项是参苓白术散的药物组成（　　　）

10. 下列哪项是健固汤的药物组成（　　　）

二、多项选择题

每题由一个题干与 5 个备选答案组成，可从备选答案中选择多项与问题有关的答案，须全部选准方可计分。

1. 经行泄泻亦称为（　　　）

A. 经行而泻　　　B. 经期泄泻　　　C. 经期伤食

D. 经来泄泻　　　E. 经行腹泻

2. 经行泄泻的常见病因是（　　　）

A. 肾阴虚　　　B. 肾阳虚　　　C. 肾阴阳俱虚

D. 脾气虚　　　E. 脾阳虚

3. 与经行泄泻密切相关的脏腑有（　　　）

A. 心　　　B. 肺　　　C. 肝

D. 脾　　　E. 肾

4. 辨证为肾阳虚证经行泄泻的临床表现有（　　　）

A. 经行或经后五更泄泻　　　B. 腰膝酸软，头晕耳鸣

C. 畏寒肢冷，经色淡，质清稀　　　D. 神疲肢软，面浮肢肿

E. 精神萎靡，面色晦暗

5. 属于参苓白术散的药物组成的是（　　　）

A. 人参、山药、茯苓　　　B. 白术、薏苡仁、巴戟天

C. 白术、白扁豆、莲子　　　D. 桔梗、砂仁、甘草

E. 薏苡仁、山药、补骨脂

三、填空题

1. 经行泄泻常见分型有_____，_____。

2. 经行泄泻属肾阳虚者，治宜_____，_____。

3. 经行泄泻属脾气虚者，治宜_____，_____。

4. 脾气虚经行泄泻，方用_____。

5. 肾阳虚经行泄泻，方用_____。

四、名词解释

经行泄泻

五、简答题

1. 脾气虚型经行泄泻的证候、治法和选方是什么？

2. 肾阳虚型经行泄泻的证候、治法和选方是什么？

3. 经行泄泻的临床分型有哪些？其选方是什么？

六、论述题

1. 简述经行泄泻可与哪些疾病相鉴别？

2. 简述经行泄泻脾气虚证的临床表现、证候分析及治法方药。

3. 经行泄泻与哪些脏腑密切相关？临证如何辨证论治？

七、病案分析题

谭某，女，42 岁。患者每值经行前 2 天大便每日 4～5 行，质稀溏，经净渐止，腰膝酸软，头晕耳鸣，畏寒肢冷，经色淡，质清稀，舌淡，苔白，脉沉迟。孕 6 产 4。

妇科检查：宫体前位，正常大小，附件未见异常。辅助检查：大便常规未见异常。请写出本病的诊断、证型、证候分析、治法、方药。

参考答案

一、单项选择题

（一）A1 型题

1. C　经行泄泻辨证属于脾气虚证，其治疗主方是参苓白术散。

2. E　经行泄泻，《汪石山医案·调经》称之为"经行而泻"。

3. A　经行泄泻肾阳虚证的治法是温肾扶阳。

4. C　经行泄泻的发生主要责之于脾肾虚弱。脾主运化，肾主温煦，为胃之关，主司二便。经行时脾肾更虚，遂致泄泻。

5. B　经行泄泻辨证属于肾阳虚证，其治疗主方是健固汤合四神丸，治以温肾扶阳，暖土固肠。

6. B　四神丸方药组成是补骨脂、吴茱萸、肉豆蔻、五味子、生姜、大枣，主治肾阳虚证经行泄泻。

7. E　经行泄泻脾气虚证的主要证候：月经前后或正值经期，大便溏泄，脘腹胀满，神疲肢软；或面浮肢肿，经行量多，色淡质薄；舌淡红，苔白，脉濡缓。五更泄泻为经行泄泻肾阳虚证的主要证候。

8. A　经行泄泻的治疗原则是以健脾、温肾为主，调经为辅。脾健湿除，肾气温固，则泄泻自止。

9．D　经行泄泻若肝郁脾虚，症见经行腹痛即泻，泻后痛止，嗳气不舒。治宜柔肝扶脾，理气止泻，方用痛泻要方。

10．D　经行泄泻虽为虚证，但因其仅经期乃发，治疗上不宜峻补收涩，只可健脾化湿或温肾扶阳，缓而治之，平时当补脾固肾以固本。

（二）A2 型题

1．D　根据患者证候分析，属肾阳虚证，治宜温肾扶阳，暖土固肠。

2．E　根据患者临床表现，应首先考虑经行泄泻。

3．B　因患者肾阳虚，故出现经后五更泄泻；腰膝酸软，头晕耳鸣，畏寒肢冷；经色淡，质清稀；舌淡，苔白，脉沉迟之证候。

4．E　根据患者证候分析，属肾阳虚证，治宜温肾扶阳，暖土固肠。

5．A　根据患者证候分析，属脾气虚证，治宜健脾益气，除湿止泻。

（三）A3 型题

1．（1）B　根据患者证候分析，属肾阳虚证。

（2）E　其治法是温肾扶阳，暖土固肠。

（3）B　治疗应首选的方剂是健固汤合四神丸。

2．（1）D　根据患者证候分析，属脾气虚证。

（2）A　其治法是健脾益气，除湿止泻。

（3）C　治应首选的方剂是参苓白术散。

3．（1）E　根据患者症状及体征，诊断为经行泄泻。

（2）B　西医学经前期综合征出现泄泻者，可参照本病辨证治疗。

（3）C　根据患者证候分析，属脾气虚证，治宜健脾益气，除湿止泻，治疗应首选的方剂为参苓白术散，出自《太平惠民和剂局方》。

（四）B1 型题

1．C　经行泄泻辨证属于脾气虚证时宜选用的主方是参苓白术散，治以健脾益气，除湿止泻。

2．A　经行泄泻辨证属于肾阳虚证时宜选用的主方是健固汤合四神丸，治以温肾扶阳，暖土固肠。

3．B　患者 28 岁，经行前两天大便每日 4～5 行，质稀溏，腰膝酸软，头晕耳鸣，畏寒肢冷，经色淡，质清稀，舌淡，苔白，脉沉迟。其证候是肾阳虚证。

4．E　患者 32 岁，行经期间大便稀溏，一日 3～4 行，面浮肢肿，神疲乏力，少气懒言，经行量多，色淡质薄，舌淡红，苔白，脉濡缓。其证候是脾气虚证。

5．A　经行泄泻，肾阳虚证的临床表现是五更泄泻，畏寒肢冷。

6．E　经行泄泻，脾气虚证的临床表现是大便溏泄，脘腹胀满。

7．E　经行泄泻，肾阳虚证的治法是温肾扶阳，暖土固肠。

8．D　经行泄泻，脾气虚证的治法是健脾益气，除湿止泻。

9．A　参苓白术散的组成包括白扁豆、白术、茯苓、甘草、桔梗、莲子、人参、砂仁、山药、薏苡仁。

　　10. E　健固汤的组成包括人参、白术、茯苓、薏苡仁、巴戟天。

二、多项选择题

　　1. AD　经行泄泻亦称为经行而泻、经来泄泻。

　　2. BD　经行泄泻的常见病因是脾气虚和肾阳虚。

　　3. DE　与经行泄泻密切相关的脏腑有脾、肾。

　　4. ABC　辨证为肾阳虚证经行泄泻的临床表现有经行或经后大便泄泻，或五更泄泻；腰膝酸软，头晕耳鸣，畏寒肢冷；经色淡，质清稀。

　　5. ACD　参苓白术散的药物组成包括白扁豆、白术、茯苓、甘草、桔梗、莲子、人参、砂仁、山药、薏苡仁。

三、填空题

　　1. 脾气虚证；肾阳虚证

　　2. 温肾扶阳；暖土固肠

　　3. 健脾益气；除湿止泻

　　4. 参苓白术散

　　5. 健固汤合四神丸

四、名词解释

　　每值经行前后或经期，大便溏薄，甚或水泻，日解数次，经净自止者，称为经行泄泻。

五、简答题

　　1. 脾气虚证，主要证候：月经前后或正值经期，大便溏泄，脘腹胀满，神疲肢软；或面浮肢肿，经行量多，色淡质薄；舌淡红，苔白，脉濡缓。治法：健脾益气，除湿止泻。方选参苓白术散。

　　2. 肾阳虚证，主要证候：经行或经后，大便泄泻，或五更泄泻；腰膝酸软，头晕耳鸣，畏寒肢冷；经色淡，质清稀；舌淡，苔白，脉沉迟。治法：温肾扶阳，暖土固肠。方选健固汤合四神丸。

　　3. 临床分型有：①脾气虚证，方选参苓白术散。②肾阳虚证，方选健固汤合四神丸。

六、论述题

　　1. 经行泄泻可与以下疾病相鉴别：①内科泄泻：内科泄泻多因脏腑功能失调、饮食内伤或外感史而致，伴有发热，恶心呕吐等，与月经周期无关。②经期伤食：有暴饮暴食或不洁饮食史，常伴有腹痛肠鸣，脘腹痞满，嗳腐酸臭，与月经周期无关。③经期感寒泄泻：有感受寒湿及风寒史，泄泻清稀，甚如水样，腹痛肠鸣，伴表证，与月经周期无关。

2. 主要证候：月经前后或正值经期，大便溏泄，脘腹胀满，神疲肢软；或面浮肢肿，经行量多，色淡质薄；舌淡红，苔白，脉濡缓。

证候分析：脾虚失运，不能运化水湿，湿渗大肠，则大便溏泄，脘腹胀满；水湿泛溢肌肤，则面浮肢肿；气虚不能摄血，则经行量多；脾虚气血化源不足，则月经色淡质薄。舌淡红，苔白，脉濡缓，均系脾虚之征。

治法：健脾益气，除湿止泻。

方剂：参苓白术散。

主要方药：白扁豆、白术、茯苓、甘草、桔梗、莲子、人参、砂仁、山药、薏苡仁。

3. 经行泄泻的发生与脾、肾密切相关，主要责之于脾肾虚弱。①脾气虚证主要证候：月经前后或正值经期，大便溏泄，脘腹胀满，神疲肢软；或面浮肢肿，经行量多，色淡质薄；舌淡红，苔白，脉濡缓。治法：健脾益气，除湿止泻。方药：参苓白术散。②肾阳虚证主要证候：经行或经后，大便泄泻，或五更泄泻；腰膝酸软，头晕耳鸣，畏寒肢冷；经色淡，质清稀；舌淡，苔白，脉沉迟。治法：温肾扶阳，暖土固肠。方药：健固汤合四神丸。

七、病案分析题

诊断：经行泄泻肾阳虚证。

证候分析：患者孕 6 产 4，房劳多产，损伤肾气，久之导致肾阳虚衰，命门火衰，不能上温脾阳，水湿下注，是以泄泻；五更之时，阴寒较盛，故天亮前作泻；肾阳虚衰，不能温养脏腑，则畏寒肢冷；腰为肾之府，肾主骨，肾虚则腰膝酸软；肾藏精生髓，脑为髓海，肾虚则头晕耳鸣；肾阳虚衰，不能温养脏腑，影响血的生化，故经色淡，质清稀。舌淡，苔白，脉沉迟，均为肾虚之征。

治法：温肾扶阳，暖土固肠。

方药：健固汤合四神丸加减。

主要药物：人参、白术、茯苓、薏苡仁、巴戟天、补骨脂、吴茱萸、肉豆蔻、五味子、生姜、大枣。

经行情志异常

一、单项选择题

（一）A1 型题：每道试题下面有 A、B、C、D、E 五个备选答案。请从中选择一个最佳答案。

1. 下列各项中，经行情志异常的常见病因是（　　　）

A. 气血虚弱   B. 肝气郁结   C. 心血不足
D. 肝肾阴虚   E. 湿热瘀阻

2. 下列不属于经行情志异常肝气郁结证主要证候的是（　　）

A. 胸胁胀满，不思饮食   B. 怒而发狂，经后减轻   C. 面红目赤，心胸烦闷
D. 经前抑郁不乐，烦躁易怒   E. 苔薄腻，脉弦细

3. 经行情志异常痰火上扰证的治法是（　　）

A. 清热化痰，宁心安神   B. 疏肝化痰，养血安神   C. 清热化痰，养血安神
D. 清肝泄火，宁心安神   E. 养血宁心，安神定志

4. 逍遥散治疗经行情志异常的证候是（　　）

A. 肝经瘀热证   B. 肝气郁结证   C. 肝郁脾虚证
D. 气滞血瘀证   E. 痰火上扰证

5. 经行情志异常辨证属于痰火上扰证，其治疗主方是（　　）

A. 苍附导痰汤   B. 温胆汤   C. 丹栀逍遥散
D. 生铁落饮   E. 百合地黄汤合甘麦大枣汤

6. 经行情志异常主要责之于哪些脏腑（　　）

A. 肝肾   B. 心脾   C. 脾肾
D. 心肝   E. 心肾

7. 经行情志异常辨证属于肝气郁结证，其治疗主方是（　　）

A. 金铃子散   B. 柴胡疏肝散   C. 龙胆泻肝汤
D. 甘麦大枣汤   E. 逍遥散

8. 治疗经行情志异常肝郁日久化火，方用（　　）

A. 生铁落饮   B. 甘麦大枣汤   C. 龙胆泻肝汤
D. 柴胡疏肝散   E. 逍遥散

9. 治疗经行情志异常的生铁落饮，其药物组成包括（　　）

A. 生铁落、天冬、胆星、贝母、丹皮、柴胡
B. 生铁落、黄连、茯苓、茯神、石菖蒲、辰砂
C. 生铁落、茯苓、茯神、玄参、钩藤、丹皮
D. 麦冬、贝母、胆星、橘红、远志、郁金
E. 天冬、麦冬、贝母、胆星、橘红、远志

10. 经行情志异常肝气郁结证的治法是（　　）

A. 清肝泻热，宁心安神   B. 疏肝化痰，养血安神   C. 疏肝解郁，养血调经
D. 清肝泻热，养血安神   E. 养血宁心，安神定志

（二）A2 型题：每道试题由两个以上相关因素组成或以一个简要病例形式出现，其下面都有 A、B、C、D、E 五个备选答案。请从中选择一个最佳答案。

1. 患者 32 岁。经期精神抑郁不乐，情绪不宁，烦躁易怒，经后复如常人，胸闷胁胀，不思饮食，苔薄腻，脉弦细。其证候是（　　）

  A. 气滞血瘀证   B. 痰火上扰证   C. 肝气郁结证

  D. 肝郁化火证   E. 心血不足证

  2. 患者 40 岁。每值经行狂躁不安，头痛失眠，面红目赤，心胸烦闷，经后逐渐减轻，舌红，苔黄厚腻，脉弦滑而数。其治法是（ ）

  A. 疏肝理气，宁心安神 B. 清肝泻热，养血安神 C. 清热利湿，化痰安神

  D. 清热化痰，养血安神 E. 清热化痰，宁心安神

  3. 某女士，28 岁。经期心烦易怒，狂躁不安，经后复如常人，月经量多，色红，经期提前，胸闷胁胀，不思饮食，舌红苔黄腻，脉弦数。其病机是（ ）

  A. 肝气郁结   B. 肝郁化火   C. 痰火上扰

  D. 心血不足   E. 气滞血瘀

  4. 患者女，28 岁。经前至经期烦躁易怒，或抑郁不乐，情绪不宁，经后逐渐减轻，复如常人，月经量多，色深红，胸闷胁胀，不思饮食，舌红苔薄黄腻，脉弦数。应首先考虑的诊断是（ ）

  A. 月经量多   B. 脏躁   C. 郁证

  D. 经行情志异常   E. 经断前后诸证

  5. 患者 36 岁。经行狂躁不安，面红目赤，心胸烦闷，头痛失眠，经后复如常人；舌红绛，苔黄腻，脉弦滑数。治疗应首选的方剂是（ ）

  A. 苍附导痰汤加减 B. 温胆汤加减   C. 生铁落饮加减

  D. 丹栀逍遥散加减 E. 龙胆泻肝汤加减

  （三）A3 型题：以下提供若干个案例，每个案例下设若干道试题。请根据案例所提供的信息，在每一道试题下面的 A、B、C、D、E 五个备选答案中选择一个最佳答案。

  1. 患者 29 岁。每值经期烦躁易怒，精神抑郁不乐，甚则怒而发狂，经后逐渐减轻，胸闷胁胀，不思饮食，舌淡红苔薄腻，脉弦细。

  （1）其证候是（ ）

  A. 肝经瘀热证   B. 肝郁脾虚证   C. 肝气郁结证

  D. 气滞血瘀证   E. 痰火上扰证

  （2）其治法是（ ）

  A. 疏肝解郁，养血调经 B. 疏肝化痰，养血安神 C. 清肝泻热，养血安神

  D. 清肝泻热，宁心安神 E. 养血宁心，安神定志

  （3）治疗应首选的方剂是（ ）

  A. 金铃子散   B. 柴胡疏肝散   C. 龙胆泻肝汤

  D. 逍遥散   E. 甘麦大枣汤

  2. 患者 36 岁。月经期狂躁不安，面红目赤，头晕头痛，心胸烦闷，躁扰不宁，经后逐渐减轻如常人，舌红，苔黄厚腻，脉弦滑数。

  （1）其证候是（ ）

  A. 肝气郁结证   B. 肝郁化火证   C. 肝郁脾虚证

D. 气滞血瘀证　　　　　E. 痰火上扰证

（2）其治法是（　　）

A. 清热化痰，宁心安神　　B. 清热化痰，养血安神　　C. 疏肝化痰，养血安神

D. 清肝泻火，宁心安神　　E. 养血宁心，安神定志

（3）治疗应首选的方剂是（　　）

A. 苍附导痰汤加减　　　　B. 温胆汤加减　　　　　　C. 生铁落饮加减

D. 丹栀逍遥散加减　　　　E. 龙胆泻肝汤加减

3. 患者女，47岁。1年前家中变故后出现经期抑郁不乐，烦躁易怒，甚则狂躁不安，经后逐渐减轻，经期提前，月经量多，色深红，胸闷胁胀，不思饮食，舌红苔黄腻，脉弦数。就诊于妇科门诊，查妇科检查未见明显异常。查女性激素示血清泌乳素升高，雌激素/孕激素比值升高。

（1）该病诊断为（　　）

A. 月经量多　　　　　　　B. 经断前后诸证　　　　　C. 脏躁

D. 郁证　　　　　　　　　E. 经行情志异常

（2）该病的病机是（　　）

A. 肝气郁结　　　　　　　B. 肝郁化火　　　　　　　C. 痰火上扰

D. 心血不足　　　　　　　E. 气滞血瘀

（3）治疗选用方剂的药物组成包括（　　）

A. 丹皮、栀子、柴胡、当归、白芍、茯苓

B. 丹皮、茯神、柴胡、当归、白术、甘草

C. 天冬、麦冬、贝母、胆星、橘红、远志

D. 麦冬、连翘、茯苓、玄参、钩藤、丹参

E. 生铁落、石菖蒲、辰砂、钩藤、玄参、贝母

（四）B1 型题：以下每组试题共用 A、B、C、D、E 五个备选答案，备选答案在上，题干在下。请从中选择一个最佳答案，每个备选答案可能被选择一次、多次或不被选择。

A. 苍附导痰汤加减　　　　B. 温胆汤加减　　　　　　C. 生铁落饮加减

D. 丹栀逍遥散加减　　　　E. 逍遥散加减

1. 经行情志异常辨属肝气郁结证应首选的方剂是（　　）

2. 经行情志异常辨属痰火上扰证应首选的方剂是（　　）

A. 肝气郁结证　　　　　　B. 肝郁化火证　　　　　　C. 肝郁脾虚证

D. 气滞血瘀证　　　　　　E. 痰火上扰证

3. 患者38岁。经行狂躁不安，头痛失眠，面红目赤，心胸烦闷，经后复如常人，舌红绛，苔黄厚腻，脉弦滑数。其证候是（　　）

4. 患者30岁。每值经期心烦易怒，狂躁不安，经后逐渐减轻，月经量多，色红，

经期提前，胸闷胁胀，不思饮食，口干口苦，舌红苔薄黄腻，脉弦细数。其证候是（　　）

    A. 胸胁胀满，不思饮食　　B. 怒而发狂，食少便溏　　C. 狂躁不安，头痛失眠

    D. 胸闷胁痛，口唇紫暗　　E. 抑郁不乐，五心烦热

5. 经行情志异常，痰火上扰证的临床表现是（　　）

6. 经行情志异常，肝气郁结证的临床表现是（　　）

    A. 疏肝理气，宁心安神　　B. 疏肝解郁，养血调经　　C. 清热利湿，化痰安神

    D. 清热化痰，养血安神　　E. 清热化痰，宁心安神

7. 经行情志异常，痰火上扰证的治疗原则是（　　）

8. 经行情志异常，肝气郁结证的治疗原则是（　　）

    A. 薄荷、丹皮　　　　　　B. 栀子、黄芩　　　　　　C. 白芍、柴胡

    D. 石菖蒲、贝母　　　　　E. 石菖蒲、苍术

9. 下列哪项是逍遥散的药物组成（　　）

10. 下列哪项是生铁落饮的药物组成（　　）

二、多项选择题

每题由一个题干与 5 个备选答案组成，可从备选答案中选择多项与问题有关的答案，须全部选准方可计分。

1. 下列属于经行情志异常肝气郁结证主要临床表现的是（　　）

    A. 胸胁胀满，不思饮食　　B. 怒而发狂，经后减轻　　C. 面红目赤，心胸烦闷

    D. 月经量少，色淡质稀　　E. 经前抑郁不乐，烦躁易怒

2. 治疗经行情志异常肝郁化火证，方用（　　）

    A. 生铁落饮　　　　　　　B. 甘麦大枣汤　　　　　　C. 龙胆泻肝汤

    D. 柴胡疏肝散　　　　　　E. 丹栀逍遥散

3. 与经行情志异常密切相关的脏腑是（　　）

    A. 心　　　　　　　　　　B. 肺　　　　　　　　　　C. 肝

    D. 脾　　　　　　　　　　E. 肾

4. 经行情志异常的临床表现有（　　）

    A. 经前情绪不宁，不思饮食

    B. 经期怒而发狂，经后减轻

    C. 经期狂躁不安，面红目赤

    D. 经前抑郁不乐，烦躁易怒

    E. 经期提前，心烦易怒

5. 属于龙胆泻肝汤的药物组成的是（　　　）

　　A. 栀子、柴胡、黄芩　　　B. 当归、生地黄、龙胆草　C. 丹皮、栀子、白芍
　　D. 茯苓、白术、白芍　　　E. 柴胡、茯苓、薄荷

三、填空题

1. 经行情志异常常见分型有_____，_____。

2. 经行情志异常属痰火上扰证者，治宜_____、_____。

3. 经行情志异常属肝气郁结证者，治宜_____、_____。

4. 肝气郁结经行情志异常，方用_____，若肝郁化火，方用_____或_____。

5. 痰火上扰经行情志异常，方用_____。

四、名词解释

1. 经行情志异常

2. 脏躁

五、简答题

1. 肝气郁结经行情志异常的证候、治法和选方是什么？

2. 痰火上扰经行情志异常的证候、治法和选方是什么？

3. 经行情志异常的临床分型有哪些？其选方是什么？

六、论述题

1. 简述经行情志异常的病因病机及辨证论治。

2. 简述经行情志异常肝气郁结证的临床表现、证候分析及治法方药。

3. 经行情志异常可与哪些疾病相鉴别。

七、病案分析题

李某，女，36 岁。患者 2 年前家庭变故后，每值经期精神狂躁，烦乱不安，头痛失眠，面红目赤，心胸烦闷，经后逐渐恢复正常，月经量偏少，色深红，质黏稠，溲黄便结，舌质红，苔黄厚腻，脉滑数有力。妇科检查：未见异常改变。辅助检查：血清泌乳素升高，雌激素/孕激素比值升高。

请写出本病的诊断、证型、证候分析、治法、方药。

参考答案

一、单项选择题

（一）A1 型题

1. B 经行情志异常多由于情志内伤，肝气郁结，或痰火内扰，遇经行气血骤变，扰动心神而致。

2. C 经行情志异常肝气郁结证主要证候：经前、经期精神抑郁不乐，情绪不宁，烦躁易怒，甚至怒而发狂，经后逐渐减轻或复如常人；胸闷胁胀，不思饮食；苔薄腻，脉弦细。

3. A 经行情志异常痰火上扰证的治法是：清热化痰，宁心安神；方药：生铁落饮加郁金、黄连。

4. B 经行情志异常肝气郁结证的治法是：疏肝解郁，养血调经；方药：逍遥散。

5. D 经行情志异常痰火上扰证的治法是：清热化痰，宁心安神；主方用生铁落饮。

6. D 经行情志异常多由于情志内伤，肝气郁结，或痰火内扰，遇经行气血骤变，扰动心神而致。故主要责之于心、肝。

7. E 经行情志异常辨证属于肝气郁结证，治以疏肝解郁，养血调经，方用逍遥散。

8. C 经行情志异常的肝气郁结证，方用逍遥散；若肝郁化火，见心烦易怒，狂躁不安，月经量多，色红，经期提前者，加牡丹皮、栀子，或用龙胆泻肝汤以清肝泻热。

9. E 生铁落饮的药物组成包括天冬、麦冬、贝母、胆星、橘红、远志、连翘、茯苓、茯神、玄参、钩藤、丹参、辰砂、石菖蒲、生铁落。

10. C 经行情志异常肝气郁结证，治法：疏肝解郁，养血调经；方药：逍遥散。

（二）A2 型题

1. C 根据患者证候分析，属肝气郁结证，治宜疏肝解郁，养血调经。

2. E 根据患者证候分析，属痰火上扰证，治宜清热化痰，宁心安神。

3. B 根据患者证候分析，属肝郁化火证，治宜清肝泻热。

4. D 根据患者临床表现，应首先考虑经行情志异常。

5. C 根据患者证候分析，属痰火上扰证，治宜清热化痰，宁心安神，方用生铁落饮加减。

（三）A3 型题

1. （1）C 根据患者证候分析，属肝气郁结证。

（2）A 其治法是疏肝解郁，养血调经。

（3）D 治疗应首选的方剂是逍遥散。

2. (1) E 根据患者证候分析,属痰火上扰证。

(2) A 其治法是清热化痰,宁心安神。

(3) C 治应首选的方剂是生铁落饮加减。

3. (1) E 根据患者症状及体征,诊断为经行情志异常。

(2) B 其病机是肝郁化火。

(3) A 其治疗可选丹栀逍遥散。丹栀逍遥散药物组成:牡丹皮、栀子、柴胡、白术、当归、白芍、茯苓、甘草、薄荷、煨姜。

(四) B1 型题

1. E 经行情志异常辨属肝气郁结证应首选的方剂是逍遥散加减,治以疏肝解郁,养血调经。

2. C 经行情志异常辨属痰火上扰证应首选的方剂是生铁落饮加减,治以清热化痰,宁心安神。

3. E 患者 38 岁,经行狂躁不安,头痛失眠,面红目赤,心胸烦闷,经后复如常人,舌红绛,苔黄厚腻,脉弦滑数。其证候是痰火上扰证。

4. B 患者 30 岁,每值经期心烦易怒,狂躁不安,经后逐渐减轻,月经量多,色红,经期提前,胸闷胁胀,不思饮食,口干口苦,舌红苔薄黄腻,脉弦细数。其证候是肝郁化火证。

5. C 经行情志异常,痰火上扰证的临床表现是狂躁不安,头痛失眠。

6. A 经行情志异常,肝气郁结证的临床表现是胸胁胀满,不思饮食。

7. E 经行情志异常,痰火上扰证的治疗原则是清热化痰,宁心安神。

8. B 经行情志异常,肝气郁结证的治疗原则是疏肝解郁,养血调经。

9. C 逍遥散的组成包括柴胡、白术、当归、白芍、茯苓、甘草、薄荷、煨姜。

10. D 生铁落饮的组成包括天冬、麦冬、贝母、胆星、橘红、远志、连翘、茯苓、茯神、玄参、钩藤、丹参、辰砂、石菖蒲、生铁落。

二、多项选择题

1. ABE 经行情志异常肝气郁结证主要临床表现:经前、经期精神抑郁不乐,情绪不宁,烦躁易怒,甚至怒而发狂,经后逐渐减轻或复如常人;胸闷胁胀,不思饮食;苔薄腻,脉弦细。

2. CE 经行情志异常的肝气郁结证,方用逍遥散;若肝郁化火,见心烦易怒,狂躁不安,月经量多,色红,经期提前者,加牡丹皮、栀子,或用龙胆泻肝汤以清肝泻热。

3. AC 本病多由于情志内伤,肝气郁结,或痰火内扰,遇经行气血骤变,扰动心神而致。故与心、肝密切相关。

4. ABCDE 经前情绪不宁,不思饮食;经期怒而发狂,经后减轻;经期狂躁不安,面红目赤;经前抑郁不乐,烦躁易怒;经期提前,心烦易怒,均属于经行情志异常的临床表现。

5. AB　龙胆泻肝汤的药物组成成分包括：龙胆草、黄芩、栀子、泽泻、木通、车前子、当归、生地黄、柴胡、生甘草。

三、填空题

1. 肝气郁结证；痰火上扰证
2. 清热化痰；宁心安神
3. 疏肝解郁；养血调经
4. 逍遥散；丹栀逍遥散；龙胆泻肝汤
5. 生铁落饮加郁金、黄连

四、名词解释

1. 每值行经前后，或正值经期，出现烦躁易怒，悲伤啼哭，或情志抑郁，喃喃自语，或彻夜不眠，甚或狂躁不安，经后又复如常人者，称为经行情志异常。

2. 脏躁指无故自悲，不能控制，或哭笑无常，哈欠频作，发作与月经周期无关。

五、简答题

1. 肝气郁结证，主要证候：经前、经期精神抑郁不乐，情绪不宁，烦躁易怒，甚至怒而发狂，经后逐渐减轻或复如常人；胸闷胁胀，不思饮食；苔薄腻，脉弦细。治宜疏肝解郁，养血调经。方选逍遥散。

2. 痰火上扰证，主要证候：经行狂躁不安，头痛失眠，面红目赤，心胸烦闷，经后复如常人；舌红或绛，苔黄厚或腻，脉弦滑而数。治宜清热化痰，宁心安神。方选生铁落饮加郁金、黄连。

3. 经行情志异常的临床分型：①肝气郁结证：治宜疏肝解郁，养血调经，方选逍遥散。②痰火上扰证：治宜清热化痰，宁心安神，方选生铁落饮加郁金、黄连。

六、论述题

1. 经行情志异常的病因病机：本病多由于情志内伤，肝气郁结，或痰火内扰，遇经行气血骤变，扰动心神而致。①肝气郁结：情怀不畅，肝气不舒，郁而化火，肝胆火炽，冲脉隶于阳明附于肝，经前冲气旺盛，肝火夹冲气上逆，扰乱心神，遂致情志异常。②痰火上扰：素体痰盛，或肝郁犯脾，脾失健运而痰湿内生，肝郁化火，火性炎上，炼液成痰，痰火壅积于胸，经期冲气旺盛，冲气夹痰火上扰心窍，神明逆乱，遂致情志异常。经行情志异常的辨证论治：①肝气郁结证：治宜疏肝解郁，养血调经，方选逍遥散。②痰火上扰证：治宜清热化痰，宁心安神，方选生铁落饮加郁金、黄连。

2. 经行情志异常肝气郁结证主要临床表现：经前、经期精神抑郁不乐，情绪不宁，烦躁易怒，甚至怒而发狂，经后逐渐减轻或复如常人；胸闷胁胀，不思饮食；苔薄腻，脉弦细。

证候分析：情志抑郁，肝失条达，经前冲气偏盛，肝气夹冲气上逆，扰乱心神，致情志异常，而见精神抑郁，情绪不宁，烦躁易怒，甚至怒而发狂，经后冲气渐平，逆火随血去而减，故经净复如常人。肝郁气滞，故胸闷胁胀；肝气犯脾，故不思饮食。苔薄腻，脉弦细，为肝郁之征。

治法：疏肝解郁，养血调经。

方药：逍遥散。

3. 经行情志异常可与以下疾病相鉴别：①热入血室：指经水适来，昼日明了，入夜谵语，如见鬼状，往来寒热，寒热如疟，正值经期而发，但不是伴随每个月经周期发作。②脏躁：指无故自悲，不能控制，或哭笑无常，哈欠频作，发作与月经周期无关。

七、病案分析题

诊断：经行情志异常痰火上扰证。

证候分析：患者因家庭变故，情志抑郁，久而伤脾，湿聚成痰，痰郁久化火，痰火内盛，经前、经期冲气偏盛，冲气夹痰火上逆，蒙闭清窍，故狂躁不安，头痛失眠；经后气火渐平和，则症状逐渐消失，复如常人；肝热痰火上扰头面，故面红目赤；痰火结于胸中，则心胸烦闷；火热煎灼血液则月经量少，色深红，质黏稠；火热灼津则溲干便结。苔黄厚或腻，脉弦滑而数，均属痰火内盛，阳气独亢之征。

治法：清热化痰，宁心安神。

方药：生铁落饮加郁金、黄连。

主要药物：天冬、麦冬、贝母、胆星、橘红、远志、连翘、茯苓、茯神、玄参、钩藤、丹参、辰砂、石菖蒲、生铁落、郁金、黄连。

第十二节　经行口糜

一、单项选择题

（一）A1 型题：每道试题下面有 A、B、C、D、E 五个备选答案。请从中选择一个最佳答案。

1. 经行口糜总因于（　　）

　　A. 气　　　　　　　　　B. 血　　　　　　　　　C. 热

　　D. 阴　　　　　　　　　E. 阳

2. 治疗阴虚火旺所致经行口糜的最佳选方是（　　）

　　A. 知柏地黄丸　　　　　B. 保阴煎　　　　　　　C. 左归丸

　　D. 凉膈散　　　　　　　E. 两地汤

3. 以下哪首方不用于治疗经行口糜（　　）

　　A. 知柏地黄丸　　　　　　B. 玉女煎　　　　　　　C. 凉膈散

　　D. 甘露消毒汤　　　　　　E. 五味消毒饮

4. 下列关于经行口糜的说法，错误的是（　　）

　　A. 病位在口、舌　　　　　B. 病机为心、胃火上炎　　C. 本病以热证为主

　　D. 本病以寒证为主　　　　E. 本病以清热为治疗方法

5. 下列关于阴虚火旺证经行口糜的说法，错误的是（　　）

　　A. 舌红苔少，脉细数　　　B. 经期口舌糜烂，口燥咽干

　　C. 五心烦热，尿少色黄　　D. 月经量少，色红　　　　E. 月经量多，色深红

6. 下列关于胃热熏蒸证经行口糜的说法，错误的是（　　）

　　A. 舌苔黄厚，脉滑数　　　B. 经行口舌生疮，口臭　　C. 口干喜饮，尿黄便结

　　D. 月经量少，色红　　　　E. 月经量多，色深红

7. 阴虚火旺证经行口糜的治法是（　　）

　　A. 滋阴潜阳　　　　　　　B. 滋阴降火　　　　　　　C. 清热利湿

　　D. 清胃泻热　　　　　　　E. 清热解毒

8. 胃热熏蒸证经行口糜的治法是（　　）

　　A. 滋阴潜阳　　　　　　　B. 滋阴降火　　　　　　　C. 清热利湿

　　D. 清胃泻热　　　　　　　E. 清热解毒

9. 阴虚火旺证经行口糜的首选方剂是（　　）

　　A. 玉女煎　　　　　　　　B. 六味地黄丸　　　　　　C. 清胃散

　　D. 一贯煎　　　　　　　　E. 知柏地黄丸

10. 胃热熏蒸证经行口糜的首选方剂是（　　）

　　A. 玉女煎　　　　　　　　B. 凉膈散　　　　　　　　C. 清胃散

　　D. 白虎汤　　　　　　　　E. 清营汤

（二）A2 型题：每道试题由两个以上相关因素组成或以一个简要病例形式出现，其下面都有 A、B、C、D、E 五个备选答案。请从中选择一个最佳答案。

1. 患者女，23 岁。经期口舌生疮，口臭，嗳腐，经量少，色深红，口干喜饮，尿赤便结，舌红苔黄厚，脉滑数，其治疗最佳选方是（　　）

　　A. 甘露消毒丹　　　　　　B. 牛黄清心丸　　　　　　C. 平胃散

　　D. 凉膈散　　　　　　　　E. 清营汤

2. 患者经期或经行后口舌黏膜糜烂、破溃疼痛，月经先期量少，色红赤，口燥咽干，五心烦热，尿少色黄。舌瘦红，少苔，脉细数。其治法是（　　）

　　A. 清泄心火　　　　　　　B. 清胃泻热　　　　　　　C. 滋阴降火

　　D. 清胃泻火　　　　　　　E. 滋阴补肾

（三）A3 型题：以下提供若干个案例，每个案例下设若干道试题。请根据案例所提供的信息，在每一道试题下面的 A、B、C、D、E 五个备选答案中选择一个最佳答案。

1. 患者经期口舌糜烂，口燥咽干，月经量少，色红，五心烦热，尿黄，大便干结，

舌红苔少，脉细数。

（1）本病与哪些脏腑有关（　　）

　　A. 心肾　　　　　　　　B. 心肺　　　　　　　　C. 心胃

　　D. 胃肾　　　　　　　　E. 肝肾

（2）此患者证型为（　　）

　　A. 阴虚火旺证　　　　　B. 胃热熏蒸证　　　　　C. 肠燥津伤证

　　D. 阴血亏虚证　　　　　E. 心火亢盛证

（3）选方为（　　）

　　A. 凉膈散　　　　　　　B. 知柏地黄丸　　　　　C. 左归丸

　　D. 丹栀逍遥散　　　　　E. 清热调血汤

2. 患者经期口舌生疮，口臭，月经量多，色深红；口干喜饮，尿黄便结；舌苔黄厚，脉滑数。

（1）此患者证型为（　　）

　　A. 阴虚火旺证　　　　　B. 胃热熏蒸证　　　　　C. 肠燥津伤证

　　D. 阴血亏虚证　　　　　E. 心火亢盛证

（2）其治法为（　　）

　　A. 滋阴降火　　　　　　B. 通腑泻热　　　　　　C. 清胃泻热

　　D. 解郁降火　　　　　　E. 滋阴潜阳

（3）选方为（　　）

　　A. 凉膈散　　　　　　　B. 知柏地黄丸　　　　　C. 左归丸

　　D. 丹栀逍遥散　　　　　E. 清热调血汤

（四）B型题：以下每组试题共用 A、B、C、D、E 五个备选答案，备选答案在上，题干在下。请从中选择一个最佳答案，每个备选答案可能被选择一次、多次或不被选择。

　　A. 玉女煎　　　　　　　B. 天麻钩藤饮　　　　　C. 知柏地黄丸

　　D. 顺经汤　　　　　　　E. 凉膈散

1. 阴虚火旺型经行口糜的主方是（　　）

2. 胃热熏蒸型经行口糜的主方是（　　）

　　A. 黄连　　　　　　　　B. 麦冬　　　　　　　　C. 牛膝

　　D. 薄荷　　　　　　　　E. 山药

3. 凉膈散中含有的药物是（　　）

4. 甘露消毒丹含有的药物是（　　）

二、多项选择题

每题由一个题干与 5 个备选答案组成，可从备选答案中选择多项与问题有关的答案，须全部选准方可计分。

1. 经行口糜常见的证型有（　　　）

A. 肝经郁火　　　　　　B. 胃热熏蒸　　　　　　C. 心火上炎

D. 阴虚火旺　　　　　　E. 胃阴亏虚

2. 治疗经行口糜常用的方剂有（　　　）

A. 清热引经汤　　　　　B. 顺经汤　　　　　　　C. 凉膈散

D. 导赤散　　　　　　　E. 知柏地黄丸

3. 下列属于凉膈散药物组成的是（　　　）

A. 贝母、木通　　　　　B. 栀子、薄荷叶　　　　C. 黄芩、连翘

D. 甘草、淡竹叶　　　　E. 大黄、朴硝

4. 下列属于甘露消毒丹药物组成的是（　　　）

A. 贝母、木通　　　　　B. 连翘、薄荷叶　　　　C. 黄芩、射干

D. 滑石、茵陈　　　　　E. 大黄、朴硝

三、填空题

1. 经行口糜病机多由_____所致。

2. 治疗经行口糜药宜用_____之品，使热除而无伤阴之弊。

3. 经行口糜必须详辨_____。

4. 经行口糜治疗以清热为主，实者_____，虚者_____。

四、名词解释

1. 经行口糜

2. 口疮

五、简答题

1. 请简述经行口糜的病因病机。

2. 请简述经行口糜的治疗原则。

六、论述题

经行口糜的辨证要点及临证要点。

七、病案分析题

程某，25 岁，公务员。2014 年 12 月 8 日初诊。

主诉：月经期口舌糜烂疼痛 3 个月。

现病史：3 个月前患者无明显原因于月经期出现口舌糜烂，伴见口燥咽干，小便量少色黄，五心烦热，舌红苔少，脉细数。

月经史：14 岁初潮，4～5 天/28～30 天，末次月经 2014 年 11 月 30 日，量少，色鲜红，无血块，白带未见异常。

婚育史：已婚，G0。

请写出本病的诊断、证型、证候分析、治法、方药。

参考答案

一、单项选择题

（一）A1 型题

1. C　经行口糜总因于热。

2. A　治疗阴虚火旺所致经行口糜的最佳选方是知柏地黄丸。

3. E　五味消毒饮不用于治疗经行口糜。

4. D　经行口糜病位在口、舌，病机为心、胃火上炎，以热证为主，以清热为治疗方法。

5. E　阴虚火旺证主要证候：经期口舌糜烂，口燥咽干，月经量少，色红；五心烦热，尿少色黄；舌红苔少，脉细数。

6. D　胃热熏蒸证主要证候：经行口舌生疮，口臭，月经量多，色深红；口干喜饮，尿黄便结；舌苔黄厚，脉滑数。

7. B　阴虚火旺证经行口糜的治法是滋阴降火。

8. D　胃热熏蒸证经行口糜的治法是清胃泻热。

9. E　阴虚火旺证经行口糜的首选方剂是知柏地黄丸。

10. B　胃热熏蒸证经行口糜的首选方剂是凉膈散。

（二）A2 型题

1. D　根据证型分析，本病属胃热熏蒸证经行口糜，最佳选方是凉膈散。

2. C　根据证型分析，本病属阴虚火旺证经行口糜，其治法是滋阴降火。

（三）A3 型题

1.（1）C　诊断为经行口糜，病机为心、胃火上炎。

（2）A　根据证型分析，本病属阴虚火旺证经行口糜。

（3）B　阴虚火旺证经行口糜的首选方剂是知柏地黄丸。

2.（1）B　根据证型分析，本病属胃热熏蒸证经行口糜。

（2）C　根据证型分析，本病的治法为清胃泻热。

（3）A　胃热熏蒸证经行口糜的首选方剂是凉膈散。

（四）B 型题

1. C　阴虚火旺证经行口糜的首选方剂是知柏地黄丸。

2. E　胃热熏蒸证经行口糜的首选方剂是凉膈散。

3. D　凉膈散组成：大黄、朴硝、甘草、栀子、薄荷叶、黄芩、连翘、淡竹叶。

4. D　甘露消毒丹组成：滑石、茵陈、黄芩、射干、石菖蒲、川贝母、木通、藿香、连翘、薄荷、豆蔻。

二、多项选择题

1. BD　经行口糜常见的证型有胃热熏蒸、阴虚火旺。

2. CE　阴虚火旺证经行口糜的首选方剂是知柏地黄丸。胃热熏蒸证经行口糜的首选方剂是凉膈散。

3. BCDE　凉膈散组成：大黄、朴硝、甘草、栀子、薄荷叶、黄芩、连翘、淡竹叶。

4. ABCD　甘露消毒丹组成：滑石、茵陈、黄芩、射干、石菖蒲、川贝母、木通、藿香、连翘、薄荷、豆蔻。

三、填空题

1. 心、胃之火上炎

2. 甘寒

3. 虚实

4. 清热泻火；养阴清热

四、名词解释

1. 每值经前或经行之时，口舌糜烂，如期反复发作，经后渐愈者，称为经行口糜。

2. 口疮表现为口舌溃烂灼痛，无随月经周期发作的特点。

五、简答题

1. 根据经行口糜的病变部位，主要表现在口、舌，而舌为心之苗，口为胃之户，故其病机多由心、胃之火上炎所致。其热有阴虚火旺、热乘于心者，有胃热炽盛而致者，每遇经行阴血下注，其热益盛，随冲气上逆而发。

2. 经行口糜的治疗以清热为主，虚者养阴清热，实者清热泻火。药宜用甘寒之品，使热除而无伤阴之弊。

六、论述题

①辨证要点：本病以热证为主，或因虚热，或因实热。必须详辨虚实，大凡以脉数实而大，口干喜饮，尿黄便结者，属实；脉数无力，口干不欲饮，属虚。阴虚火旺者，五心烦热，口燥咽干。胃热熏蒸者，多有口臭，舌苔黄腻。②临证要点：经行口糜以经前或经后在舌体、齿龈、颊部或口唇等部位发生溃疡为主，严重时可因溃疡疼痛而影响进食；月经过后，溃疡自然愈合，下次月经又再复发。患者常有劳累过度、睡眠不足，

喜食辛辣史或热性病史。实验室检查多无明显异常改变，但对口糜较重者，应查血常规，必要时行病变局部渗出物培养及皮肤过敏试验等以排除其他疾病。临证需要与口疮、狐蜜病进行鉴别。经行口糜的辨证以热证为主，或因虚热，或因实热。阴虚火旺者，五心烦热，口燥咽干。属胃热熏蒸者，多有口臭，舌苔黄腻。治疗以清热为原则，具体治疗或滋阴清热，或清热泻火。平时宜滋养肝肾，调理治本。经行口糜发作之时以清热之剂，适加活血化瘀之品，水煎置凉后，频频含服，其效尤佳，也可局部用双料喉风散喷涂于患处。

七、病案分析题

诊断：经行口糜阴虚火旺证。

证候分析：阴虚火旺，火热乘心，经期阴血下注，则虚火益盛，故经期口舌糜烂；阴血不足，则月经量少，色红；阴津虚少，不能上乘，则口燥咽干；阴虚不能敛阳，则五心烦热；内热灼津伤液，则尿少色黄；舌红苔少，脉细数，均为阴虚内热之征。

治法：滋阴降火。

方剂：知柏地黄汤。

主要方药：麦冬、五味子、知母、黄柏、熟地黄、山茱萸、山药、茯苓、泽泻、牡丹皮。

第十三节　经行吐衄

一、单项选择题

（一）**A1 型题：每道试题下面有 A、B、C、D、E 五个备选答案。请从中选择一个最佳答案。**

1. 经行吐衄的治疗原则为（　　）
   A. 清热降火，引血下行　　B. 清热凉血，引血归经　　C. 清热降逆，引血下行
   D. 滋肾润肺，清肝泻火　　E. 养阴清热，引血下行

2. 与经行吐衄相关的脏腑主要是（　　）
   A. 肝脾肾　　　　　　　　B. 心肝肺　　　　　　　　C. 心脾肺
   D. 肺肝肾　　　　　　　　E. 心肝肾

3. 治疗肺肾阴虚型经行吐衄的最佳选方是（　　）
   A. 清肝引经汤　　　　　　B. 清金降火汤　　　　　　C. 顺经汤
   D. 清燥救肺汤　　　　　　E. 两地汤

4. 治疗肝经郁火型经行吐衄的最佳选方是（　　）
   A. 清肝引经汤　　　　　　B. 清金降火汤　　　　　　C. 顺经汤
   D. 清燥救肺汤　　　　　　E. 两地汤

5. 经行吐衄的衄血多见（　　）

　　A. 鼻衄　　　　　　　　B. 齿衄　　　　　　　C. 肌衄

　　D. 紫癜　　　　　　　　E. 便血

6. 经行吐衄的病机为（　　）

　　A. 瘀血内阻，络脉不通　　B. 肝、脾、肾功能失调，气血失和

　　C. 阴血不足　　　　　　　D. 气血下注冲任血海

　　E. 血热而冲气上逆，迫血妄行

7. 经行吐衄实证的表现为（　　　）

　　A. 易发经后　　　　　　B. 月经量少，色鲜红　　C. 月经量多，色鲜红

　　D. 月经量多，色暗红　　E. 月经量少，色淡红

8 经行吐衄虚证的表现为（　　）

　　A. 易发经前　　　　　　B. 月经量少，色暗红　　C. 月经量少，色鲜红

　　D. 月经量多，色鲜红　　E. 月经量多，色暗

9. 肺肾阴虚型经行吐衄的治法是（　　　）

　　A. 滋阴补肾　　　　　　B. 清肝泻火，调经止衄　　C. 清热止衄

　　D. 滋阴养肺　　　　　　E. 补肺益肾

10. 肝经郁火型经行吐衄的治法是（　　　）

　　A. 滋阴补肾　　　　　　B. 清肝泻火，调经止衄　　C. 清热止衄

　　D. 滋阴养肺　　　　　　E. 补肺益肾

　　（二）A2 型题：每道试题由两个以上相关因素组成或以一个简要病例形式出现，其下面都有 A、B、C、D、E 五个备选答案。请从中选择一个最佳答案。

　　1. 患者经前或经期吐衄，量较多，色红，心烦易怒，两胁胀痛，尿黄便结，月经量少，甚或不行。治宜（　　）

　　A. 清肝调经，泻火止衄　　B. 滋阴养肺，清热止衄　　C. 清肝泻火，调经止衄

　　D. 清热凉血，调经止衄　　E. 滋阴柔肝，调经止衄

　　2. 患者经前或经期吐血、衄血，量少，色鲜红，头晕耳鸣，手足心热，咽干口渴，或潮热干咳，月经量少，甚或无月经，颧赤唇红，舌红或绛，苔花剥或无苔，脉细数。其治法是（　　）

　　A. 清心泄火，引血下行　　B. 滋阴养肺　　　　　C. 清降逆火

　　D. 疏肝解郁，清泄肝火　　E. 清泄肝火，引血下行

　　（三）A3 型题：以下提供若干个案例，每个案例下设若干道试题。请根据案例所提供的信息，在每一道试题下面的 A、B、C、D、E 五个备选答案中选择一个最佳答案。

　　1. 患者经前经期吐血或衄血，量多，色鲜红，两胁胀痛，心烦易怒，口苦咽干，尿赤便结，舌红，苔黄，脉弦数。

　　（1）该患者的证型为（　　）

　　A. 肝阴亏虚证　　　　　　B. 肝经郁火证　　　　　C. 脾不统血证

D. 肝火上炎证　　　　　　E. 胃火炽盛证

（2）其治疗法则应为（　　）

A. 滋阴清热，降逆止衄　　B. 清热泻火，引血下行　　C. 清肝泻火，调经止衄

D. 滋阴柔肝，凉血止衄　　E. 滋肾清肝，引血下行

（3）其最佳选方为（　　）

A. 丹栀逍遥散　　　　　　B. 顺经汤　　　　　　　　C. 清肝引经汤

D. 芩连四物汤　　　　　　E. 龙胆泻肝汤

2. 患者经前经期吐衄，量少，色鲜红，月经先期，量少，平素可有头晕耳鸣，手足心热，两颧潮红，潮热咳嗽，咽干口渴，舌红或绛，苔花剥或无苔，脉细数。

（1）该患者的证型为（　　）

A. 肝阴亏虚证　　　　　　B. 肝经郁火证　　　　　　C. 肺胃阴虚证

D. 肾阴亏虚证　　　　　　E. 肺肾阴虚证

（2）其治疗法则应为（　　）

A. 滋阴清热，降逆止衄　　B. 清热泻火，引血下行　　C. 清肝泻火，调经止衄

D. 滋阴柔肝，凉血止衄　　E. 滋阴养肺

（3）其最佳选方为（　　）

A. 丹栀逍遥散　　　　　　B. 顺经汤　　　　　　　　C. 清肝引经汤

D. 大补阴丸　　　　　　　E. 百合固金汤

（四）B 型题： 以下每组试题共用 A、B、C、D、E 五个备选答案，备选答案在上，题干在下。请从中选择一个最佳答案，每个备选答案可能被选择一次、多次或不被选择。

A. 清肝引经汤　　　　　　B. 杞菊地黄丸　　　　　　C. 顺经汤

D. 羚角钩藤汤　　　　　　E. 柴胡疏肝散

1. 肝火致经行吐衄的治疗选方是（　　）

2. 治疗肺肾阴虚型经行吐衄的主方是（　　）

A. 阴阳　　　　　　　　　B. 急则治其标，缓则治其本　　C. 虚实

D. 寒热　　　　　　　　　E. 热者清之，逆者平之

3. 经行吐衄的辨证首辨是（　　）

4. 经行吐衄的治疗原则是（　　）

二、多项选择题

每题由一个题干与 5 个备选答案组成，可从备选答案中选择多项与问题有关的答案，须全部选准方可计分。

1. 经行吐衄常见的证型有（　　）

A. 阴虚火旺　　　　　　　B. 肺肾阴虚　　　　　　　C. 肝肾阴虚

D. 肝经郁火　　　　　E. 痰火上扰

2. 治疗经行吐衄的常用方剂有（　　）

A. 清热调血汤　　　　B. 知柏地黄汤　　　　C. 顺经汤

D. 清肝引经汤　　　　E. 百合固金汤

3. 清肝引经汤的药物组成（　　）

A. 茜草、牛膝　　　　B. 白茅根、川楝子　　　C. 生地黄、牡丹皮

D. 当归、白芍　　　　E. 甘草、栀子

4. 顺经汤的药物组成（　　）

A. 茜草、牛膝　　　　B. 白茅根、川楝子　　　C. 熟地黄、牡丹皮

D. 当归、白芍　　　　E. 甘草、栀子

三、填空题

1. 经行吐衄的主要机理，多为_____；临床常见的证型有_____两种。

2. 经行吐衄应与内科_____、_____相鉴别。

3. 经行吐衄因_____而发，与经前经期_____有关。

4. 经行吐衄治疗不可过用_____之剂，以免耗伤气血。

四、名词解释

1. 经行吐衄

2. 逆经

五、简答题

1. 请简述经行吐衄的病机。

2. 请简述经行吐衄的辨证要点。

六、论述题

经行吐衄的治疗原则是什么？

七、病案分析题

刘某，42 岁，会计。2016 年 8 月 28 日初诊。

主诉：经期口鼻出血 2 个月。

现病史：患者平素性情急躁，2 个月前患者无明显诱因于月经期出现口鼻出血，量多、色鲜红，伴见心烦易怒，两胁胀痛，口苦咽干，头昏耳鸣，尿黄便秘，舌红苔黄、脉数。

月经史：14 岁初潮，4～8 天/26～28 天，末次月经 2016 年 8 月 19 日，月经量多，色深红，无血块，白带未见异常。

婚育史：已婚，G1P1。

请写出本病的诊断、证型、证候分析、治法、方药。

参考答案

一、单项选择题

（一）A1 型题

1. C 经行吐衄的治疗原则为清热降逆，引血下行。

2. D 经行吐衄常由肝经郁火和肺肾阴虚所致。

3. C 治疗肺肾阴虚型经行吐衄的最佳选方是顺经汤。

4. A 治疗肝经郁火型经行吐衄的最佳选方是清肝引经汤。

5. A 衄血包括鼻衄、齿衄和肌衄，而以鼻衄为多见。

6. E 经行吐衄的病机为血热而冲气上逆，迫血妄行。

7. C 实证为经前或经期吐血、衄血，量多，色鲜红。

8. B 虚证为经期或经净时吐血、咯血或衄血，量少，色暗红。

9. D 肺肾阴虚型经行吐衄的治法是滋阴养肺。

10. B 肝经郁火型经行吐衄的治法是清肝泻火，调经止衄。

（二）A2 型题

1. C 根据证型分析，本病属于肝经郁火证经行吐衄，治法为清肝泻火，调经止衄。

2. B 根据证型分析，本病属于肺肾阴虚证经行吐衄，治法为滋阴养肺。

（三）A3 型题

1.（1）B 根据证型分析，本病属于肝经郁火证经行吐衄，

（2）C 其治疗法则应为清肝泻火，调经止衄。

（3）C 其最佳选方为清肝引经汤。

2.（1）E 根据证型分析，本病属于肺肾阴虚证经行吐衄。

（2）E 其治疗法则应为滋阴养肺。

（3）B 其最佳选方为顺经汤。

（四）B 型题

1. A 肝火致经行吐衄的治疗选方是清肝引经汤。

2. C 治疗肺肾阴虚型经行吐衄的主方是顺经汤。

3. C 经行吐衄的辨证首辨虚实。

4. E 经行吐衄治疗原则为热者清之，逆者平之。

二、多项选择题

1. BD 经行吐衄常见的证型有肺肾阴虚、肝经郁火。

2. CD 治疗经行吐衄的常用方剂有顺经汤、清肝引经汤。

3. ABCDE 清肝引经汤组成：当归、白芍、生地黄、牡丹皮、栀子、黄芩、川楝子、茜草、牛膝、白茅根、甘草。

4. CD 顺经汤组成：当归、熟地黄、沙参、白芍、茯苓、黑荆芥、牡丹皮。

三、填空题

1. 血热而冲气上逆，迫血妄行；肝经郁火、肺肾阴虚

2. 吐血；衄血

3. 血热气逆；冲气偏盛

4. 苦寒克伐

四、名词解释

1. 每逢经行前后，或正值经期，出现周期性的吐血或衄血者，称为经行吐衄，又称"倒经""逆经"。

2. 每逢经行前后，或正值经期，出现周期性的吐血或衄血者，称为经行吐衄，又称"倒经""逆经"。

五、简答题

1. 本病主要病机为血热而冲气上逆，迫血妄行所致。出于口者为吐，出于鼻者为衄。临床以鼻衄为多。常由肝经郁火和肺肾阴虚所致。

2. 本病有虚证与实证之不同。实证为经前或经期吐血、衄血，量多，色鲜红。虚证为经期或经净时吐血、咯血或衄血，量少，色暗红。

六、论述题

本病因血热气逆而发，与经前经期冲气偏盛有关，治疗应本着"热者清之""逆者平之"的原则，以清热降逆、引血下行为主，或清肝泻火，或滋阴降火。不可过用苦寒克伐之剂，以免耗伤气血。

七、病案分析题

诊断：经行吐衄肝经郁火证。

证候分析：素性急躁，恚怒伤肝，肝火炽盛，肝司血海，冲脉隶于肝，经行血海气盛，血海之血随冲气夹肝气上逆而致经行吐衄，火盛则血红、月经量多；肝郁化火，则心烦易怒，口苦咽干；胁为肝经循行部位，肝气郁结则两胁胀痛；肝火上扰清窍则头晕耳鸣；尿黄便秘，舌红苔黄，脉弦数，皆为肝热内盛之象。

治法：清肝泻火，调经止衄。

方剂：清肝引经汤加减。

主要方药：当归、白芍、生地黄、丹皮、栀子、黄芩、川楝子、茜草、牛膝、甘草、白茅根。

第十四节 经行风疹块

一、单项选择题

(一) A1 型题：每道试题下面有 A、B、C、D、E 五个备选答案。请从中选择一个最佳答案。

1. 经行风疹块辨证属风热证的治法是（ ）

  A. 养血祛风　　　　　　B. 疏风散邪　　　　　　C. 疏风清热
  D. 活血祛风　　　　　　E. 滋阴祛风

2. 经行风疹块的治疗原则是（ ）

  A. 急则治其标，缓则治其本
  B. 治风先治血，血行风自灭
  C. 虚则补之，实则泻之
  D. 以健脾、温肾为主，调经为辅
  E. 健脾、补肾，调理冲任

3. 治疗血虚证经行风疹块，首选的方剂是（ ）

  A. 大补元煎　　　　　　B. 人参养荣汤　　　　　　C. 八珍汤
  D. 地黄饮子　　　　　　E. 当归饮子

4. 下列属于风热证经行风疹块临床表现的是（ ）

  A. 面色不华，肌肤枯燥　　B. 瘙痒难忍，入夜尤甚
  C. 月经延后，量少色淡　　D. 瘙痒不堪，感风遇热尤甚
  E. 舌淡红，苔薄，脉虚数

5. 消风散与当归饮子均可治疗经行风疹块，两方中共同包括以下哪些药物（ ）

  A. 荆芥、防风、当归、生地黄、甘草
  B. 荆芥、防风、当归、生地黄、川芎
  C. 荆芥、防风、生地黄、川芎、白蒺藜
  D. 当归、川芎、白芍、生地黄、防风
  E. 当归、川芎、白芍、白蒺藜、甘草

6. 经行风疹块血虚证的经血特点是（ ）

  A. 月经延后，量少色红　　B. 月经提前，量少色暗　　C. 月经延后，量多色淡
  D. 月经提前，量多色红　　E. 月经延后，量少色淡

7. 当归饮子治疗经行风疹块的适应证候是（ ）

  A. 风热证　　　　　　　　B. 血热证　　　　　　　　C. 血虚证

D. 阴虚证　　　　　　　　E. 血瘀证

8. 下列属于血虚证经行风疹块临床表现的是（　　）

　　A. 月经多提前，量多色红　　B. 瘙痒难忍，入夜尤甚　　　C. 口干喜饮，尿黄便结

　　D. 瘙痒不堪，感风遇热尤甚　　　　　　　　　　　　　　E. 舌红，苔黄，脉浮数

9. 若经行风疹块痒甚难眠者，可酌情加（　　）

　　A. 细辛、防己　　　　　　B. 羌活、独活　　　　　　　C. 苦参、苍术

　　D. 蝉蜕、生龙齿　　　　　E. 蝉蜕、防风

10. 下列关于经行风疹块的说法不正确的是（　　）

　　A. 又称经行瘾疹

　　B. 治疗原则是"治风先治血，血行风自灭"

　　C. 内风多为实证，外风多为虚证

　　D. 随月经周期反复发作

　　E. 用药不宜过用辛香温燥之品

（二）A2 型题：每道试题由两个以上相关因素组成或以一个简要病例形式出现，其下面都有 A、B、C、D、E 五个备选答案。请从中选择一个最佳答案。

1. 患者王某，36 岁。经期频发红色风团、疹块，瘙痒难忍，感风遇热尤甚，月经提前，量多色红，口干喜饮，溲黄便结，舌红，苔黄，脉浮数。其证候是（　　）

　　A. 风热证　　　　　　　　B. 血热证　　　　　　　　　C. 血虚证

　　D. 血瘀证　　　　　　　　E. 阴虚证

2. 患者 25 岁。每值经行肌肤风疹频发，瘙痒难忍，入夜尤甚，月经延后，量少色淡，面色不华，肌肤枯燥，舌淡红，苔薄，脉虚数。其最佳治法是（　　）

　　A. 活血祛风　　　　　　　B. 疏风散邪　　　　　　　　C. 疏风清热

　　D. 养血祛风　　　　　　　E. 滋阴祛风

3. 患者 31 岁。经期风疹频发，感风遇热，瘙痒尤甚，月经提前，量多色红，口干喜饮，溲黄便结，舌红，苔黄，脉浮数。治疗应首选的方剂是（　　）

　　A. 桑菊饮　　　　　　　　B. 消风散　　　　　　　　　C. 银翘散

　　D. 四物汤　　　　　　　　E. 当归饮子

4. 患者 48 岁。经期频发肌肤风团，瘙痒难忍，入夜尤甚，瘙痒难眠，月经延后，量少色淡，面色不华，肌肤枯燥，舌淡红，苔薄，脉虚数。应首先考虑的诊断是（　　）

　　A. 月经后期　　　　　　　B. 月经量少　　　　　　　　C. 荨麻疹

　　D. 湿疹　　　　　　　　　E. 经行风疹块

5. 患者 37 岁。每值经期身发红色风团、疹块，瘙痒不堪，感风遇热尤甚，月经多提前，量多色红，口干喜饮，尿黄便结，舌红，苔黄，脉浮数。其病机是（　　）

　　A. 阴虚生风　　　　　　　B. 血虚生风　　　　　　　　C. 热急生风

　　D. 风热　　　　　　　　　E. 风湿

（三）A3 型题：以下提供若干个案例，每个案例下设若干道试题。请根据案例所提

供的信息，在每一道试题下面的 **A、B、C、D、E** 五个备选答案中选择一个最佳答案。

1. 患者45岁。每值经行肌肤风疹频发，瘙痒难忍，入夜尤甚，月经延后，量少色淡，面色不华，肌肤枯燥，舌淡红，苔薄，脉虚数。

（1）其证候是（　　）

　　A. 风热证　　　　　　B. 血热证　　　　　　C. 血虚证
　　D. 血瘀证　　　　　　E. 阴虚证

（2）其治法是（　　）

　　A. 滋阴祛风　　　　　B. 疏风散邪　　　　　C. 疏风清热
　　D. 养血祛风　　　　　E. 活血祛风

（3）治疗应首选的方剂是（　　）

　　A. 当归饮子　　　　　B. 人参养荣汤　　　　C. 八珍汤
　　D. 消风散　　　　　　E. 桑菊饮

2. 患者27岁。经期频发红色风团、疹块，瘙痒难忍，感风遇热加重，月经多提前，量多色红，口干喜饮，溲黄便结，舌红，苔黄，脉浮数。

（1）其证候是（　　）

　　A. 阴虚证　　　　　　B. 血热证　　　　　　C. 血虚证
　　D. 血瘀证　　　　　　E. 风热证

（2）其治法是（　　）

　　A. 活血祛风　　　　　B. 疏风散邪　　　　　C. 疏风清热
　　D. 养血祛风　　　　　E. 滋阴祛风

（3）治疗应首选的方剂是（　　）

　　A. 桑菊饮　　　　　　B. 消风散　　　　　　C. 银翘散
　　D. 四物汤　　　　　　E. 当归饮子

3. 患者45岁。经期频发肌肤风团，瘙痒难忍，入夜尤甚，瘙痒难眠，经净渐消，月经延后，量少色淡，面色不华，肌肤枯燥，舌淡红，苔薄，脉虚数。患者现正值经期，肌肤风团红疹，瘙痒难忍就诊妇科门诊。妇科检查：未见异常。

（1）该病诊断为（　　）

　　A. 月经后期　　　　　B. 月经量少　　　　　C. 荨麻疹
　　D. 湿疹　　　　　　　E. 经行风疹块

（2）该病的治疗原则是（　　）

　　A. 急则治其标，缓则治其本
　　B. 虚则补之，实则泻之
　　C. 治风先治血，血行风自灭
　　D. 以健脾、温肾为主，调经为辅
　　E. 健脾、补肾，调理冲任

（3）下列关于该病的说法正确的是（　　）

A. 又称荨麻疹

B. 治疗原则是"虚则补之，实则泻之"

C. 内风多为实证，外风多为虚证

D. 该患者治宜疏风清热

E. 用药不宜过用辛香温燥之品

（四）B1 型题：以下每组试题共用 A、B、C、D、E 五个备选答案，备选答案在上，题干在下。请从中选择一个最佳答案，每个备选答案可能被选择一次、多次或不被选择。

A. 当归饮子　　　　　　B. 人参养荣汤　　　　　　C. 八珍汤

D. 消风散　　　　　　　E. 桑菊饮

1. 经行风疹块辨证属风热证应首选的方剂是（　　）

2. 经行风疹块辨证属血虚证应首选的方剂是（　　）

A. 阴虚证　　　　　　　B. 血热证　　　　　　　C. 血虚证

D. 血瘀证　　　　　　　E. 风热证

3. 患者 26 岁。每逢经期风疹频发，感风遇热，瘙痒尤甚，月经提前，量多色红，口干喜饮，溲黄便结，舌红，苔黄，脉浮数。其证候是（　　）

4. 患者 40 岁。经行肌肤风疹频发，瘙痒难忍，入夜尤甚，月经延后，量少色淡，面色不华，肌肤枯燥，舌淡红，苔薄，脉虚数。其证候是（　　）

A. 月经延后，量多色红　　B. 瘙痒难忍，入夜尤甚　　C. 口干口苦，尿黄便结

D. 瘙痒不堪，感风遇热尤甚　　　　　　　　　　　E. 胸闷胁胀，不思饮食

5. 经行风疹块，血虚证的临床表现是（　　）

6. 经行风疹块，风热证的临床表现是（　　）

A. 养血祛风　　　　　　B. 疏风散邪　　　　　　C. 疏风清热

D. 活血祛风　　　　　　E. 滋阴祛风

7. 经行风疹块，风热证的治疗原则是（　　）

8. 经行风疹块，血虚证的治疗原则是（　　）

A. 蝉蜕、川芎　　　　　B. 知母、牛蒡子　　　　　C. 白芍、苦参

D. 当归、丹皮　　　　　E. 当归、白蒺藜

9. 以上哪项是消风散的药物组成（　　）

10. 以上哪项是当归饮子的药物组成（　　）

二、多项选择题

每题由一个题干与 5 个备选答案组成，可从备选答案中选择多项与问题有关的答案，须全部选准方可计分。

1. 治疗经行风疹块，常用的方剂是（　　）
   A. 消风散　　　　　B. 人参养荣汤　　　　C. 八珍汤
   D. 地黄饮子　　　　E. 当归饮子

2. 经行风疹块的主要病机是（　　）
   A. 阴虚证　　　　　B. 风热证　　　　　C. 血虚证
   D. 血瘀证　　　　　E. 血热证

3. 当归饮子的药物组成包括（　　）
   A. 荆芥、防风、知母　　B. 当归、川芎、白芍　　C. 生地黄、防风、荆芥
   D. 黄芪、甘草、白蒺藜　E. 何首乌、牛蒡子、蝉蜕

4. 经行风疹块辨证属风热证的临床表现有（　　）
   A. 月经多提前，量多色红　B. 瘙痒难忍，入夜尤甚　C. 口干喜饮，尿黄便结
   D. 瘙痒不堪，感风遇热尤甚　　　　　　　　　E. 舌红，苔黄，脉浮数

5. 当归饮子与消风散药物组成中共同包括的药物是（　　）
   A. 荆芥　　　　　　B. 当归　　　　　　C. 生地黄
   D. 防风　　　　　　E. 甘草

三、填空题

1. 经行风疹块的治疗原则是＿＿＿＿＿＿＿＿＿。
2. 经行风疹块的常见分型有＿＿＿＿，＿＿＿＿。
3. 经行风疹块血虚证者，治宜＿＿＿＿。
4. 经行风疹块风热证者，治宜＿＿＿＿。
5. 血虚证经行风疹块，方用＿＿＿＿。
6. 风热证经行风疹块，方用＿＿＿＿。
7. 经行风疹块，又称＿＿＿＿。

四、名词解释

1. 经行风疹块
2. 经行瘾疹

五、简答题

1. 风热证经行风疹块的证候、治法和选方是什么？
2. 血虚证经行风疹块的证候、治法和选方是什么？

3. 简述经行风疹块的病因病机。

六、论述题

1. 简述经行风疹块临床常见证型、各证证候及治法方药。
2. 简述经行血虚证风疹块的主要临床表现、证候分析及遣方用药。
3. 简述经行风疹块的辨证要点、治疗原则及证候分型。

七、病案分析题

黄某，女，29岁。平素怕热，近2年每因汗出被风而发作周身风团红疹，且经期发作尤甚。发作时周身泛发风疹块，瘙痒不堪，烦闷难忍，经净渐消，经服用抗过敏药可减轻，感风遇热则加重，下次月经来潮再次复发。就诊时正值经期，四肢、躯干及头面部出现大小不等、形状不一的粉红色风团块，扁平，稍有隆起，周围红晕，间有皮疹突出皮表，四肢散见抓痕及血痂，瘙痒难耐，伴有口干喜饮、溲黄便秘等症状。月经提前，量多色红。舌红苔黄，脉浮数。

妇科检查：宫体及双附件均未见异常。

请写出本病的诊断、证型、证候分析、治法、方药。

参考答案

一、单项选择题

（一）A1 型题

1. C　经行风疹块辨证属风热证的治法是疏风清热，主方用消风散。
2. B　经行风疹块的治疗，应根据"治风先治血，血行风自灭"的原则，以养血祛风为主，虚证宜养血祛风，实证宜疏风清热。
3. E　经行风疹块辨证属血虚证的治法是养血祛风，主方用当归饮子。
4. D　经行风疹块风热证的主要临床表现：经行身发红色风团、疹块，瘙痒不堪，感风遇热尤甚；月经多提前，量多色红；口干喜饮，尿黄便结；舌红，苔黄，脉浮数。
5. A　消风散组成包括：荆芥、防风、当归、生地黄、苦参、炒苍术、蝉蜕、木通、胡麻仁、知母、煅石膏、生甘草、牛蒡子；当归饮子组成包括：当归、川芎、白芍、生地黄、防风、荆芥、黄芪、甘草、白蒺藜、何首乌。二者共有药物包括荆芥、防风、当归、生地黄、甘草。
6. E　经行风疹块血虚证的主要临床表现：经行肌肤风疹频发，瘙痒难忍，入夜尤甚；月经多延后，量少色淡；面色不华，肌肤枯燥；舌淡红，苔薄，脉虚数。
7. C　经行风疹块辨证属血虚证的治法是养血祛风，主方用当归饮子。
8. B　经行风疹块血虚证的主要临床表现：经行肌肤风疹频发，瘙痒难忍，入夜尤甚；月经多延后，量少色淡；面色不华，肌肤枯燥；舌淡红，苔薄，脉虚数。

9. D　经行风疹块，若风疹团块痒甚难眠者，酌加蝉蜕、生龙齿疏风止痒，镇静安神。

10. C　经行风疹块多因风邪为患，又有内风、外风之别。内风者，源于素体本虚，适值经行，气血益虚，血虚生风所致；外风者，由风邪乘经期、产后、体虚之时，袭于肌腠所致。

（二）A2 型题

1. A　根据患者证候分析，属风热证，治宜疏风清热。

2. D　根据患者证候分析，属血虚证，治宜养血祛风。

3. B　根据患者证候分析，属风热证，治宜疏风清热，方用消风散加减。

4. E　根据患者临床表现，应首先考虑经行风疹块。

5. D　根据患者证候分析，属风热证，治宜疏风清热。

（三）A3 型题

1.（1）C　根据患者证候分析，属血虚证。

（2）D　其治法是养血祛风。

（3）A　治疗应首选的方剂是当归饮子。

2.（1）E　根据患者证候分析，属风热证。

（2）C　其治法是疏风清热。

（3）B　治应首选的方剂是消风散。

3.（1）E　根据患者症状及体征，诊断为经行风疹块。

（2）C　经行风疹块的治疗，应根据"治风先治血，血行风自灭"的原则，以养血祛风为主，虚证宜养血祛风，实证宜疏风清热。

（3）E　经行风疹块用药不宜过用辛香温燥之品，以免劫伤阴血，使虚者愈虚，病缠难愈。

（四）B1 型题

1. D　经行风疹块辨证属风热证的治法是疏风清热，主方用消风散。

2. A　经行风疹块辨证属血虚证的治法是养血祛风，主方用当归饮子。

3. E　患者26岁，每逢经期风疹频发，感风遇热，瘙痒尤甚，月经提前，量多色红，口干喜饮，溲黄便结，舌红，苔黄，脉浮数。其证候是风热证。

4. C　患者40岁，经行肌肤风疹频发，瘙痒难忍，入夜尤甚，月经延后，量少色淡，面色不华，肌肤枯燥，舌淡红，苔薄，脉虚数。其证候是血虚证。

5. B　经行风疹块，血虚证的临床表现是瘙痒难忍，入夜尤甚。

6. D　经行风疹块，风热证的临床表现是瘙痒不堪，感风遇热尤甚。

7. C　经行风疹块，风热证的治疗原则是疏风清热。

8. A　经行风疹块，血虚证的治疗原则是养血祛风。

9. B　消风散的组成包括荆芥、防风、当归、生地黄、苦参、炒苍术、蝉蜕、木通、胡麻仁、知母、煅石膏、生甘草、牛蒡子。

10. E 当归饮子的组成包括当归、川芎、白芍、生地黄、防风、荆芥、黄芪、甘草、白蒺藜、何首乌。

二、多项选择题

1. AE 治疗经行风疹块，常用的方剂是消风散和当归饮子。

2. BC 经行风疹块的主要病机是风热证和血虚证。

3. BCD 当归饮子的组成包括当归、川芎、白芍、生地黄、防风、荆芥、黄芪、甘草、白蒺藜、何首乌。

4. ACDE 经行风疹块辨证属风热证的临床表现：经行身发红色风团、疹块，瘙痒不堪，感风遇热尤甚；月经多提前，量多色红；口干喜饮，尿黄便结；舌红，苔黄，脉浮数。

5. ABCDE 消风散组成：荆芥、防风、当归、生地黄、苦参、炒苍术、蝉蜕、木通、胡麻仁、知母、煅石膏、生甘草、牛蒡子；当归饮子组成包括：当归、川芎、白芍、生地黄、防风、荆芥、黄芪、甘草、白蒺藜、何首乌。二者共同包括荆芥、防风、当归、生地黄、甘草。

三、填空题

1. 治风先治血，血行风自灭
2. 血虚证；风热证
3. 养血祛风
4. 疏风清热
5. 当归饮子
6. 消风散
7. 经行瘾疹

四、名词解释

1. 每值临经时或行经期间，周身皮肤突起红疹，或起风团，瘙痒异常，经净渐退者，称为经行风疹块。

2. 每值临经时或行经期间，周身皮肤突起红疹，或起风团，瘙痒异常，经净渐退者，称为经行风疹块，又称经行瘾疹。

五、简答题

1. 风热证的主要证候：经行身发红色风团、疹块，瘙痒不堪，感风遇热尤甚；月经多提前，量多色红；口干喜饮，尿黄便结；舌红，苔黄，脉浮数。治宜疏风清热。方选消风散加减。

2. 血虚证的主要证候：经行肌肤风疹频发，瘙痒难忍，入夜尤甚；月经多延后，量少色淡；面色不华，肌肤枯燥；舌淡红，苔薄，脉虚数。治宜养血祛风。方选当归饮子加减。

3. 经行风疹块多因风邪为患，又有内风、外风之别。内风者，源于素体本虚，适值经行，气血益虚，血虚生风所致；外风者，由风邪乘经期、产后、体虚之时，袭于肌腠所致。①血虚：因素体血虚，或因多产、久病失养，营阴暗损，经行时阴血益虚，血虚生风，风盛则痒。②风热：素体阳盛，或过食辛辣之品，血分蕴热，经行时气血变化急骤，风热之邪乘虚而入，搏于肌肤腠理，热盛生风，遂发风疹。

六、论述题

1. 经行风疹块的临床常见证型：①血虚证。主要证候：经行肌肤风疹频发，瘙痒难忍，入夜尤甚；月经多延后，量少色淡；面色不华，肌肤枯燥；舌淡红，苔薄，脉虚数。治宜养血祛风。方选当归饮子加减。药物：当归、川芎、白芍、生地黄、防风、荆芥、黄芪、甘草、白蒺藜、何首乌。②风热证。主要证候：经行身发红色风团、疹块，瘙痒不堪，感风遇热尤甚；月经多提前，量多色红；口干喜饮，尿黄便结；舌红，苔黄，脉浮数。治宜疏风清热。方剂：消风散加减。药物：荆芥、防风、当归、生地黄、苦参、炒苍术、蝉蜕、木通、胡麻仁、知母、煅石膏、生甘草、牛蒡子。

2. 经行风疹块血虚证主要临床表现：经行肌肤风疹频发，瘙痒难忍，入夜尤甚；月经多延后，量少色淡；面色不华，肌肤枯燥；舌淡红，苔薄，脉虚数。

证候分析：营阴不足，血虚生风，经行时气血下注冲任胞宫，阴血愈虚，风胜则痒，故风疹频发；因血属阴，故入夜痒甚；阴血不足，冲任血海不能按时满盈，故月经延后，量少色淡；血虚不能上荣于面，则面色不华；血虚肌肤失荣，则肌肤枯燥。舌淡红，苔薄，脉虚数，均为血虚生风之征。

治法：养血祛风。

方药：当归饮子（《外科正宗》）。

3. ①辨证要点：经行风疹块有虚证与实证之分，主要根据证候特点，结合月经情况进行辨证。如血虚生风化燥者，皮肤干燥，瘙痒难忍，入夜更甚，月经多推迟，量少色淡；风热者，皮肤红热，瘙痒难忍，月经多提前，量多色红。②治疗原则：本病的治疗，应根据"治风先治血，血行风自灭"的原则，以养血祛风为主，虚证宜养血祛风，实证宜疏风清热。③证候分型：血虚证，治宜养血祛风，方选当归饮子加减；风热证，治宜疏风清热，方选消风散加减。

七、病案分析题

诊断：经行风疹块之风热证。

病机分析：患者感受风邪，素体阳盛，血分蕴热，经行时气血变化急骤，风热之邪乘虚而入，搏于肌肤腠理，热盛生风，则周身风团红疹，瘙痒异常；热甚伤津，则口干喜饮，溲黄便秘；血分蕴热，冲任受损，血海满溢失常，则月经提前，量多色红；舌红，苔黄，脉浮数，均为风热内盛之征。

治法：疏风清热。

方剂：消风散加减。

主要药物：荆芥、防风、当归、生地黄、苦参、炒苍术、蝉蜕、木通、胡麻仁、知母、煅石膏、生甘草、牛蒡子。

第十五节 经断前后诸证

一、单项选择题

（一）A1 型题：每道试题下面有 A、B、C、D、E 五个备选答案。请从中选择一个最佳答案。

1. 经断前后诸证辨证属于肾阴虚证，其治疗主方是（ ）

    A. 六味地黄丸   B. 杞菊地黄丸   C. 左归丸合二至丸

    D. 百合地黄汤合甘麦大枣汤   E. 加减一阴煎

2. 经断前后诸证若未能引起足够重视，或因长期失治或误治，乃发生（ ）

    A. 情志异常、心悸、心痛、贫血、骨质疏松

    B. 情志异常、痛经、贫血、骨质疏松、心痛

    C. 脏躁、乳房胀痛、心悸、骨质疏松、经断复来

    D. 头痛、眩晕、失眠、情志异常、下腹疼痛

    E. 眩晕、情志异常、浮肿、腰痛、乳房胀痛

3. 前人云"妇人于四旬外，经期将断之年，多有渐见阻隔，经期不至者。当此之际，最宜防察"语出于何书（ ）

    A.《金匮要略》   B.《女科撮要》   C.《景岳全书·妇人规》

    D.《校注妇人良方》   E.《傅青主女科》

4. 二仙汤主治肾阴阳俱虚的经断前后诸证，其方药组成是（ ）

    A. 仙茅、仙鹤草、知母、巴戟天、当归、黄柏

    B. 仙茅、仙灵脾、知母、巴戟天、当归、黄柏

    C. 仙茅、仙灵脾、生地黄、山药、巴戟天、川断

    D. 淫羊藿、炙知母、黄柏、山药、熟地黄、茯苓

    E. 黄柏、炙知母、川断、杜仲、山萸、泽泻

5. 经断前后诸证发生过程中，病理产物水湿、痰湿因素与何脏有关（ ）

    A. 肝肾   B. 心脾   C. 脾肾

    D. 心肝   E. 心肾

6. 古医籍对经断前后诸证有记载的是（ ）

A. 《金匮要略》　　　　B. 《丹溪心法》　　　　C. 《医宗金鉴》

D. 《备急千金要方》　　E. 以上都不是

7. 经断前后诸证肾阳虚证其治法是（　　　）

A. 温肾壮阳，填精养血　B. 补肾滋肝，理气调经　C. 阴阳双补，燮理阴阳

D. 滋肾益阴，育阴潜阳　E. 温肾健脾，养血调经

8. 下列各项，不属于经断前后诸证临床表现的是（　　　）

A. 烘热汗出，烦躁易怒　B. 潮热面红，眩晕耳鸣　C. 心悸失眠，腰背酸楚

D. 面浮肢肿，情志不宁　E. 四肢抽搐，肌肉酸楚

9. 治疗经断前后诸证肾阳虚证，应首选的方剂是（　　　）

A. 左归丸　　　　　　　B. 二仙汤　　　　　　　C. 右归丸

D. 金匮肾气丸　　　　　E. 六味地黄丸

10. 六味地黄丸加减治疗经断前后诸证的适应证候是（　　　）

A. 肾阴虚证　　　　　　B. 肾阴阳两虚证　　　　C. 肾精亏虚证

D. 肾阳虚证　　　　　　E. 脾虚证

11. 下列哪一项是肾阳虚经断前后诸证的主要证候（　　　）

A. 月经周期紊乱，量多色鲜红　　　　　　　　　B. 午寒午热，烘热汗出

C. 腰痛如折，腹冷阴坠　D. 腰酸腿软，烘热汗出　E. 舌红少苔，脉细数

12. 经断前后诸证的发病年龄多在（　　　）

A. 40～44 岁　　　　　B. 44～54 岁　　　　　C. 56～60 岁

D. ＜40 岁　　　　　　E. ＞60 岁

13. 经断前后诸证的主要病机是（　　　）

A. 肾阴虚　　　　　　　B. 肾阴阳失衡　　　　　C. 肾阳虚

D. 肾虚肝郁　　　　　　E. 肝脾不调

14. 下列各项，哪项不是可能引起经断前后诸证的病因（　　　）

A. 盆腔肿瘤放疗、化疗　B. 双卵巢切除　　　　　C. 反复流产

D. 卵巢内卵泡耗竭　　　E. 卵泡对促性腺激素丧失反应

15. 治疗经断前后诸证肾阴阳俱虚证，应首选的方剂是（　　　）

A. 归肾丸合逍遥散　　　B. 右归丸加减　　　　　C. 左归丸合二至丸

D. 二仙汤合二至丸　　　E. 滋水清肝饮

16. 用于治疗经断前后诸证肾阴虚证的六味地黄丸出自（　　　）

A. 《景岳全书·妇人规》　B. 《小儿药证直诀》　　C. 《卫生家宝产科备要》

D. 《妇人大全良方》　　E. 《傅青主女科》

17. 关于经断前后诸证肾阴虚证的针灸治疗，以下说法不正确的是（　　　）

A. 可选取肾俞、心俞穴　B. 可选取太溪、三阴交穴

C. 毫针刺，用补法　　　D. 毫针刺，用泻法　　　E. 可选取太冲穴

18. 经断前后诸证的常见症状是（　　　）

A. 烦躁易怒　　　　B. 头晕目眩　　　　C. 耳鸣心悸

D. 烘热汗出　　　　E. 以上都是

19. 关于经断前后诸证的耳针治疗，正确的是（　　）

A. 可选取内分泌、卵巢、神门、交感等穴

B. 可选取皮质下、心、肝、脾等穴　　　C. 可用耳穴埋针、埋豆

D. 每次选用 4～5 穴，每周 2～3 次　　　E. 以上说法均正确

（二）A2 型题：每道试题由两个以上相关因素组成或以一个简要病例形式出现，其下面都有 A、B、C、D、E 五个备选答案。请从中选择一个最佳答案。

1. 患者年值 52 岁。月经紊乱，先期而至，经量多，色鲜红，头目眩晕耳鸣，头部面颊阵发性烘热，五心烦热，汗出，腰膝酸痛，足跟为著，皮肤瘙痒，口干便坚，尿少色黄，舌红少苔，脉细数。其最佳的治法是（　　）

A. 益气养阴　　　　B. 清热养阴　　　　C. 清热凉血

D. 滋肾益阴，育阴潜阳　　E. 益肾宁心

2. 某女士，45 岁。因双侧卵巢肿瘤而行手术根治，行经腹全子宫及双附件切除术，术后第 5 个月出现乍寒乍热、面色潮红、烘热汗出、健忘、腰背冷痛，舌质淡红，苔薄白，脉沉细弱，其病机是（　　）

A. 心肾不交　　　　B. 心肝火旺　　　　C. 心脾两虚

D. 肝肾不足　　　　E. 肾阴阳两虚

3. 患者 49 岁。月经紊乱，月经提前，量少，经色鲜红；头晕目眩，耳鸣，阵发性烘热，汗出，五心烦热，腰膝酸痛，足跟疼痛，皮肤干燥、瘙痒，口干便结，尿少色黄；舌红，少苔，脉细数。应首先考虑的诊断是（　　）

A. 月经先期　　　　B. 经行情志异常　　　　C. 经断前后诸证

D. 月经量少　　　　E. 崩漏

4. 患者 50 岁。月经紊乱，经色淡暗，时有崩中漏下；精神萎靡，面色晦暗，腰背冷痛，小便清长，夜尿频数，面浮肢肿；舌淡，苔薄白，脉沉细弱而迟。其证候是（　　）

A. 脾气虚证　　　　B. 肾阴虚证　　　　C. 肾阴阳俱虚证

D. 肾阳虚证　　　　E. 肾气虚证

5. 患者 48 岁。月经紊乱，量时少时多；乍寒乍热，烘热汗出，头晕耳鸣，健忘，腰背冷痛；舌淡，苔薄，脉沉弱。其治法是（　　）

A. 滋阴潜阳　　　　B. 阴阳双补　　　　C. 补益肾气

D. 填精益髓　　　　E. 温肾扶阳

6. 栗某，49 岁。月经紊乱半年，月经量多，色鲜红，伴头晕耳鸣，烘热汗出，口燥咽干，皮肤瘙痒，舌红苔少，脉细数。其治疗原则为（　　）

A. 阴阳双补　　　　B. 温肾壮阳，填精养血　　C. 滋肾益阴，育阴潜阳

D. 疏风清肺，润燥止咳　　E. 清肝泻火

7. 程某，女，46 岁。月经紊乱一年，月经量或少或多，色鲜红，伴头晕耳鸣，腰腿

酸软，烘热汗出，五心烦热，失眠多梦，舌红苔少，脉细数。其治疗首选方为（　　）

    A. 两地汤　　　　　　　　B. 保阴煎　　　　　　　　C. 六味地黄丸

    D. 右归丸　　　　　　　　E. 以上都不是

8. 患者，女，50 岁。近 2 年午寒午热，烘热汗出，月经紊乱，量少或多，腰背冷痛，舌淡，苔薄，脉沉弱。治疗最佳选方是（　　）

    A. 两地汤　　　　　　　　B. 保阴煎　　　　　　　　C. 六味地黄丸

    D. 右归丸　　　　　　　　E. 二仙汤合二至丸

（三）A3 型题：以下提供若干个案例，每个案例下设若干道试题。请根据案例所提供的信息，在每一道试题下面的 A、B、C、D、E 五个备选答案中选择一个最佳答案。

1. 患者，女，48 岁。月经紊乱，午寒午热，烘热汗出，头晕耳鸣，健忘，腰背冷痛，舌淡，苔薄，脉沉弱。

    （1）其证候是（　　）

    A. 肾阴虚证　　　　　　　B. 肾阳虚证　　　　　　　C. 肾阴阳俱虚证

    D. 肾气虚证　　　　　　　E. 脾气虚证

    （2）其治法是（　　）

    A. 滋阴潜阳　　　　　　　B. 阴阳双补　　　　　　　C. 补益肾气

    D. 填精益髓　　　　　　　E. 温肾扶阳

    （3）治疗应首选的方剂是（　　）

    A. 左归丸加减　　　　　　B. 二仙汤合二至丸　　　　C. 右归丸

    D. 金匮肾气丸　　　　　　E. 六味地黄丸

2. 患者，女，50 岁。月经紊乱，经色淡暗，精神萎靡，面色晦暗，腰背冷痛，小便清长，夜尿频数，面浮肢肿；舌淡，苔薄白，脉沉细弱。

    （1）其证候是（　　）

    A. 肾阴虚证　　　　　　　B. 肾阳虚证　　　　　　　C. 肾阴阳俱虚证

    D. 肾气虚证　　　　　　　E. 脾气虚证

    （2）其治法是（　　）

    A. 滋肾益阴，育阴潜阳　　B. 阴阳双补　　　　　　　C. 补益肾气

    D. 填精益髓　　　　　　　E. 温肾壮阳，填精养血

    （3）治疗应首选的方剂是（　　）

    A. 左归丸加减　　　　　　B. 二仙汤合二至丸　　　　C. 右归丸

    D. 金匮肾气丸　　　　　　E. 六味地黄丸

3. 患者，女，55 岁。于 2 年前绝经，绝经后即出现潮热、多汗、心烦、易激惹、乏力、睡眠障碍，并伴有心慌、气短等不适症状，日渐加重，有时无法正常生活和工作。上述症状持续达两年多时间，患者无法忍耐就诊妇科门诊。妇科检查：外阴已婚已产型，阴道通畅，未见黏膜充血；宫颈光滑；子宫前位，略小；双附件区未触及包块，无压痛。

（1）该病诊断为（　　）

A. 月经过多　　　　　B. 经断前后诸证　　　　C. 崩漏

D. 经期延长　　　　　E. 闭经

（2）古代医籍对本病症状的描述还可见于（　　）

A. 脏躁　　　　　　　B. 癥瘕　　　　　　　　C. 郁病

D. 崩漏　　　　　　　E. 月经前后诸证

（3）经断前后诸证最早出现的症状为（　　）

A. 阴痒　　　　　　　B. 月经紊乱，潮热汗出　C. 尿频急

D. 阴道干涩灼热　　　E. 皮肤瘙痒

4. 某女，50岁。近半年以来，头晕耳鸣，腰酸腿软，烘热汗出，五心烦热，失眠多梦，口燥咽干，月经紊乱，舌红少苔，脉细数。

（1）其证候是（　　）

A. 肾阴虚证　　　　　B. 肾阳虚证　　　　　　C. 脾虚湿盛证

D. 肾阴阳俱虚证　　　E. 肝郁化火证

（2）其治法是（　　）

A. 阴阳双补　　　　　B. 温肾壮阳，填精养血　C. 健脾燥湿

D. 滋肾益阴，育阴潜阳　E. 清肝泻火

（3）治疗应首选的方剂是（　　）

A. 左归丸加减　　　　B. 六味地黄丸　　　　　C. 右归丸

D. 金匮肾气丸　　　　E. 丹栀逍遥散

5. 患者，女，52岁。月经紊乱，色淡质稀，精神萎靡，面色晦暗，腰痛如折，腹冷阴坠，形寒肢冷，小便频数或失禁，舌淡，苔白滑，脉沉细而迟。

（1）其证候是（　　）

A. 肝肾阴虚证　　　　B. 肾阳虚证　　　　　　C. 脾虚湿盛证

D. 心肾不交证　　　　E. 肾阴阳俱虚证

（2）其治法是（　　）

A. 阴阳双补　　　　　B. 温肾壮阳，填精养血　C. 滋阴疏肝

D. 健脾燥湿　　　　　E. 清肝泻火

（3）治疗应首选的方剂是（　　）

A. 左归丸加减　　　　B. 二仙汤合二至丸　　　C. 右归丸

D. 金匮肾气丸　　　　E. 六味地黄丸

6. 患者，女，51岁。近一年乍寒乍热，烘热汗出，月经紊乱，量少或多，腰背冷痛，舌淡，苔薄，脉沉弱。

（1）患者所属证型是（　　）

A. 肝肾阴虚证　　　　B. 脾肾阳虚证　　　　　C. 脾虚湿盛证

D. 心肾不交证　　　　E. 肾阴阳俱虚证

（2）其治法是（　　）

    A. 阴阳双补　　　　　　B. 温肾壮阳，填精养血　　C. 滋阴疏肝

    D. 健脾燥湿　　　　　　E. 清肝泻火

（3）治疗应首选的方剂是（　　）

    A. 左归丸加减　　　　　B. 二仙汤合二至丸　　　　C. 右归丸

    D. 金匮肾气丸　　　　　E. 六味地黄丸

7. 张某，女，50岁，已婚。患者月经紊乱2年，时3个月一行，时半个月一行，现停经半年，出现头晕耳鸣，烘热汗出，五心烦热，失眠多梦，口燥咽干，皮肤瘙痒；舌红，苔少，脉细数。妇科检查：宫体前位，正常大小，附件未及异常。

（1）该病的主要病因（　　）

    A. 脾气虚弱，冲任不足　B. 肝郁化火，心神不宁　　C. 肾阴亏虚，冲任衰少

    D. 肝肾亏损，精血不足　E. 心脾血虚，冲任不足

（2）本病脏腑不累及（　　）

    A. 肝　　　　　　　　　B. 心　　　　　　　　　　C. 肺

    D. 脾　　　　　　　　　E. 肾

（3）下列哪项不属于经断前后诸证的主要症状（　　）

    A. 月经紊乱或停闭　　　B. 烘热汗出　　　　　　　C. 情志异常

    D. 皮肤蚁行样感　　　　E. 痛经

8. 患者49岁。月经紊乱，提前量少，经色鲜红，头晕目眩，耳鸣，阵发性烘热、汗出，五心烦热，腰膝酸痛，足跟疼痛，皮肤干燥、瘙痒，口干便结，尿少色黄，舌红，少苔，脉细数。

（1）该病诊断为（　　）

    A. 月经后期，肾虚证　　B. 痛经，肝肾亏损证　　　C. 月经愆期，气虚证

    D. 经断前后诸证，肾阴虚证　　　　　　　　　　　E. 闭经，肾虚证

（2）该病的主要病机为（　　）

    A. 脾肾功能失调　　　　B. 肾阴阳失调　　　　　　C. 肝肾阴虚

    D. 心肾不交　　　　　　E. 以上都不是

（3）该病病史可能包含下列哪项（　　）

    A. 曾有痛经史　　　　　B. 曾有早产病史　　　　　C. 曾手术切除双侧卵巢

    D. 曾有月经过多病史　　E. 以上都不是

（四）B1 型题：以下每组试题共用 A、B、C、D、E 五个备选答案，备选答案在上，题干在下。请从中选择一个最佳答案，每个备选答案可能被选择一次、多次或不被选择。

    A. 右归丸　　　　　　　B. 金匮肾气丸　　　　　　C. 六味地黄丸

    D. 毓麟珠　　　　　　　E. 举元煎

1. 经断前后诸证辨属肾阳虚证应首选的方剂是（　　）

2. 经断前后诸证辨属肾阴虚证应首选的方剂是（   ）

    A. 肾阴虚证   B. 肾阳虚证   C. 肾阴阳俱虚证
    D. 肾气虚证   E. 脾气虚证

3. 患者 48 岁。月经紊乱，乍寒乍热，烘热汗出，头晕耳鸣，健忘，腰背冷痛，舌淡苔薄，脉沉弱。其证候是（   ）

4. 患者 50 岁。月经紊乱，经色淡暗，精神萎靡，面色晦暗，腰背冷痛，小便清长，夜尿频数，面浮肢肿，舌淡，苔薄白，脉沉细弱。其证候是（   ）

    A. 乍寒乍热，烘热汗出   B. 腰酸腿软，五心烦热   C. 腰痛如折，腹冷阴坠
    D. 腰膝酸软，食少腹胀   E. 胸闷胁痛，口唇紫暗

5. 经断前后诸证，肾阳虚证的临床表现是（   ）

6. 经断前后诸证，肾阴阳俱虚证的临床表现是（   ）

    A. 阴阳双补   B. 温肾壮阳，填精养血   C. 滋肾益阴，育阴潜阳
    D. 疏风清肺，润燥止咳   E. 清肝泻火

7. 经断前后诸证，肾阳虚证的治疗原则是（   ）

8. 经断前后诸证，肾阴虚证的治疗原则是（   ）

    A. 茯苓、生地黄   B. 山药、附子   C. 山茱萸、芍药
    D. 山茱萸、丹皮   E. 泽泻、猪苓

9. 下列哪项是六味地黄丸的药物组成（   ）

10. 下列哪项是右归丸的药物组成（   ）

二、多项选择题

每题由一个题干与 5 个备选答案组成，可从备选答案中选择多项与问题有关的答案，须全部选准方可计分。

1. 经断前后诸证的主要病机是（   ）
    A. 肾阴虚   B. 肾阳虚   C. 肾阴阳俱虚
    D. 脾虚   E. 肝郁

2. 与经断前后诸证有关的脏腑是（   ）
    A. 心   B. 肺   C. 肝
    D. 脾   E. 肾

3. 经断前后诸证的临床分型有（   ）
    A. 肾阴虚   B. 肾阳虚   C. 肾阴阳俱虚
    D. 脾虚   E. 肝郁

4. 肾阴虚经断前后诸证的临床表现有（   ）

　　A. 经断前后，头晕耳鸣，腰膝酸软

　　B. 烘热汗出，五心烦热，口燥咽干

　　C. 腹冷阴坠，形寒肢冷　　D. 小便频数或失禁　　　E. 精神萎靡，面色晦暗

5. 右归丸的药物组成（   ）

　　A. 熟地黄、山药、山茱萸　　　　　B. 制附子、牛膝、锁阳

　　C. 枸杞、鹿角胶、菟丝子　　　　　D. 杜仲、当归、肉桂

　　E. 桑椹、肉苁蓉、白术

6. 下列哪些可帮助诊断为经断前后诸证（   ）

　　A. 血中 E_2 下降，FSH、LH 增高　　　　　　　B. 曾有痛经史

　　C. 曾手术切除双侧卵巢　　D. 发病年龄在 44～54 岁　　　E. 家族遗传史

7. 经断前后诸证的治疗原则有（   ）

　　A. 阴阳双补　　　　　B. 温肾壮阳，填精养血　　C. 滋肾益阴，育阴潜阳

　　D. 疏风清肺，润燥止咳　　E. 清肝泻火

8. 肾阳虚经断前后诸证的临床表现有（   ）

　　A. 经断前后，头晕耳鸣，腰膝酸软

　　B. 烘热汗出，五心烦热，口燥咽干

　　C. 腹冷阴坠，形寒肢冷　　D. 小便频数或失禁　　　E. 精神萎靡，面色晦暗

三、填空题

1. 经断前后诸证常见分型有_____，_____，_____。

2. 经断前后诸证属肾阴虚者，治宜_____。

3. 经断前后诸证属肾阳虚者，治宜_____。

4. 肾阴虚经断前后诸证，方用_____。

5. 肾阴阳俱虚经断前后诸证，方用_____。

6. 《金匮要略·妇人杂病脉证并治》指出："妇人_____，喜悲伤欲哭，象如神灵所作，数欠伸。"

7. 经断前后诸证，其病之本在_____，常累及_____等脏，致使本病证候复杂。

8. 经断前后诸证治疗应注重_____，清热不宜过于_____，祛寒不宜过于_____，更不可妄用克伐，以免犯"虚虚"之戒。

四、名词解释

1. 经断前后诸证

2. 绝经前后诸证

3. 脏躁

4. 百合病

5. 癥瘕

五、简答题

1. 肾阴虚经断前后诸证的证候、治法和选方是什么？

2. 肾阳虚经断前后诸证的证候、治法和选方是什么？

3. 经断前后诸证的临床分型有哪些？其选方是什么？

4. 经断前后诸证的主要病因有哪些？

5. 哪些辅助检查可以帮助诊断经断前后诸证？

六、论述题

1. 简述经断前后诸证临床常见证型、各证证候及治法方药。

2. 经断前后诸证的发生除以肾虚为主，常累及哪些脏腑？其证型及选方如何？

3. 简述经断前后诸证肾阴虚证临床表现、证候分析及治法方药。

七、病案分析题

1. 张某，女，50 岁，已婚。患者月经紊乱 2 年，时 3 个月一行，时半个月一行，现停经半年，出现头晕耳鸣，烘热汗出，五心烦热，失眠多梦，口燥咽干，皮肤瘙痒，舌红，苔少，脉细数。妇科检查：宫体前位，正常大小，附件未见异常。

请写出本病的诊断、证型、证候分析、治法、方药。

2. 患者 50 岁，已婚，孕 2 产 1 流 1。逢经期前后，腰痛如折，少腹冷坠，形寒肢冷，小便频数或失禁；带下量多，月经量多，色淡质稀，舌淡，苔白滑，脉沉细而迟。

请写出本病的诊断、证型、证候分析、治法、方药。

3. 患者 52 岁。月经紊乱，量少；乍寒乍热，烘热汗出，头晕耳鸣，健忘，腰背冷痛；舌淡，苔薄，脉沉弱。妇科检查：外阴经产型，阴道通畅，未见黏膜充血；宫颈光滑；子宫前位，略小；双附件区未触及包块、无压痛。

请写出本病的诊断、证型、证候分析、治法、方药。

参考答案

一、单项选择题

（一）A1 型题

1. A　经断前后诸证辨证属于肾阴虚证，其治疗主方是六味地黄丸，治以滋肾益阴，育阴潜阳。

2. A　经断前后诸证若未能引起足够重视，或因长期失治或误治，易发生情志异常、心悸、心痛、贫血、骨质疏松症等疾患。

3. C　"妇女于四旬外，经期将断之年，多有渐见阻隔，经期不至者，当此之际，最宜访察"出自《景岳全书·妇人规》。

4. B　二仙汤的方药组成是仙茅、仙灵脾、知母、巴戟天、当归、黄柏，主治肾阴阳俱虚的经断前后诸证。

5. C　经断前后诸证发生过程中，病理产物水湿、痰湿因素与脾肾有关。

6. E　《金匮要略》《丹溪心法》《医宗金鉴》《备急千金要方》中均对经断前后诸证无专篇记载。古代医籍对经断前后诸证无专篇记载，对其症状的描述可散见于"脏躁""百合病""老年血崩"等病证中。如《金匮要略·妇人杂病脉证并治》指出："妇人脏躁，喜悲伤欲哭，象如神灵所作，数欠伸。"

7. A　经断前后诸证肾阳虚证的治法是温肾壮阳，填精养血。

8. E　经断前后诸证临床表现包括烘热汗出，烦躁易怒；潮热面红，眩晕耳鸣；心悸失眠，腰背酸楚；面浮肢肿，情志不宁。无四肢抽搐，肌肉酸楚的表现。

9. C　治疗经断前后诸证肾阳虚证，应首选的方剂是右归丸，治以温肾壮阳，填精养血。

10. A　六味地黄丸加减治疗经断前后诸证的适应证候是肾阴虚证。

11. C　经断前后，肾气渐衰，肾主骨生髓，腰为肾府，肾虚则外府失养，故腰痛如折，肾阳虚下焦失于温煦，故腹冷阴坠。

12. B　经断前后诸证发病年龄多在 44～54 岁，若在 40 岁以前发病者，应考虑为早发性卵巢功能不全。

13. B　经断前后诸证的发生与妇女经断前后的生理特点密切相关。七七之年，肾气渐衰，天癸渐竭，冲任二脉逐渐亏虚，月经将断而至绝经，在此生理转折时期，受身体内外环境的影响，如素体阴阳有所偏衰，素性抑郁，宿有痼疾，或家庭、社会等环境变化，易导致肾阴阳平衡失调而发病。

14. C　经断前后诸证发病前可能有工作、生活的特殊改变，有精神创伤史及双侧卵巢切除手术或放射治疗史。

15. D　治疗经断前后诸证肾阴阳俱虚证，应首选的方剂是二仙汤合二至丸。

16. B　六味地黄丸出自钱乙的《小儿药证直诀》。

17. D　经断前后诸证肾阴虚者针灸可选取肾俞、心俞、太溪、三阴交、太冲，毫针刺，用补法。

18. E　妇女在经断前后，出现烘热汗出，烦躁易怒，潮热面红，失眠健忘，精神倦怠，头晕目眩，耳鸣心悸，腰背酸痛，手足心热，或伴月经紊乱等与绝经有关的症状，称为经断前后诸证。

19. E　经断前后诸证耳针可选取内分泌、卵巢、神门、交感、皮质下、心、肝、脾等穴，可用耳穴埋针、埋豆，每次选用 4～5 穴，每周 2～3 次。

（二）A2 型题

1．D 根据患者证候分析，属肾阴虚证，治宜滋肾益阴，育阴潜阳。

2．E 因患者肾阴阳两虚，故出现乍寒乍热、潮红、烘热汗出、健忘、腰背冷痛、烦躁失眠，舌质淡红，苔薄白，脉沉细弱之证候。

3．C 根据患者临床表现，应首先考虑经断前后诸证。

4．D 根据患者证候分析，属肾阳虚证，治宜温肾壮阳，填精养血。

5．B 根据患者证候分析，属肾阴阳俱虚证，治宜阴阳双补。

6．C 依据临床症状辨证为经断前后诸证的肾阴虚证，治宜滋肾益阴，育阴潜阳。

7．C 依据临床症状辨证为经断前后诸证的肾阴虚证，故选六味地黄丸。

8．E 依据临床症状辨证为经断前后诸证的肾阴阳俱虚证，故选二仙汤合二至丸。

（三）A3 型题

1．（1）C 根据患者证候分析，属肾阴阳俱虚证。

（2）B 其治法是阴阳双补。

（3）B 治疗应首选的方剂是二仙汤合二至丸。

2．（1）B 根据患者证候分析，属肾阳虚证。

（2）E 其治法是温肾壮阳，填精养血。

（3）C 治应首选的方剂是右归丸。

3．（1）B 根据患者症状及体征，诊断为经断前后诸证。

（2）A 古代医籍对经断前后诸证症状的描述还可见于脏躁。

（3）B 经断前后诸证最早出现的症状为月经紊乱，潮热汗出。

4．（1）A 经断前后，天癸渐竭，肾阴不足，精血衰少，髓海失养，故头晕耳鸣；腰为肾府，肾主骨，肾之精亏血少，故腰酸腿软；肾阴不足，阴不维阳，虚阳上越，故烘热汗出；水亏不能上制心火，心神不宁，故失眠多梦；肾阴不足，阴虚内热，津液不足，故五心烦热，口燥咽干；肾虚天癸渐竭，冲任失调，血海蓄溢失常，故月经周期紊乱。舌红，苔少，脉细数，为肾阴虚之征。

（2）D 经断前后诸证肾阴虚证的治法是滋肾益阴，育阴潜阳。

（3）B 经断前后诸证肾阴虚证的首选方剂是六味地黄丸。

5．（1）B 经断前后，肾气渐衰，肾主骨生髓，腰为肾府，肾虚则髓海、外府失养，故腰痛如折；肾阳虚下焦失于温煦，故腹冷阴坠；膀胱气化失常，关门不固，故使小便频数或失禁；肾阳虚冲任失司，故月经不调；血失阳气温化，故色淡质稀；肾阳虚愈，命门火衰，阳气不能外达，经脉失于温煦，故形寒肢冷，精神萎靡，面色晦暗。舌淡，苔白滑，脉沉细而迟，为肾阳虚之征。

（2）B 经断前后诸证肾阳虚证的治法是温肾壮阳，填精养血。

（3）C 经断前后诸证肾阳虚证的首选方剂是右归丸。

6．（1）E 经断前后，肾气渐衰，阴阳失调，营卫不和，则乍寒乍热，烘热汗出；冲任失调，则月经紊乱，量少或多；肾虚精亏，脑髓失养，则头晕耳鸣，健忘；肾阳不足，失于温煦，则腰痛。舌淡，苔薄，脉沉弱，均为肾阴阳俱虚之征。

（2）A　经断前后诸证肾阴阳俱虚证的治法是阴阳双补。

（3）B　经断前后诸证肾阴阳俱虚证的首选方剂是二仙汤合二至丸。

7.（1）C　经断前后诸证的病因为肾阴亏虚、冲任衰少。

（2）C　经断前后诸证的主要病机以肾为主，常累及心、肝、脾等脏。

（3）E　经断前后诸证的主要症状有月经紊乱或停闭、烘热汗出、情志异常、皮肤蚁行样感等。

8.（1）D　妇女在经断前后，出现烘热汗出，烦躁易怒，潮热面红，失眠健忘，精神倦怠，头晕目眩，耳鸣心悸，腰背酸痛，手足心热，或伴月经紊乱等与绝经有关的症状为经断前后诸证。

（2）B　经断前后诸证的病机为肾阴阳失调。

（3）C　经断前后诸证的病史可能包括曾手术切除双侧卵巢。

（四）B1 型题

1. A　经断前后诸证辨属肾阳虚证时宜选用的主方是右归丸，治以温肾壮阳，填精养血。

2. C　经断前后诸证辨属肾阴虚证时宜选用的主方是六味地黄丸，治以滋肾益阴，育阴潜阳。

3. C　患者 48 岁，月经紊乱，乍寒乍热，烘热汗出，头晕耳鸣，健忘，腰背冷痛，舌淡苔薄，脉沉弱，其证候是肾阴阳俱虚证。

4. B　患者 50 岁，月经紊乱，经色淡暗，精神萎靡，面色晦暗，腰背冷痛，小便清长，夜尿频数，面浮肢肿，舌淡，苔薄白，脉沉细弱，其证候是肾阳虚证。

5. C　经断前后诸证，肾阳虚证的临床表现是腰痛如折，腹冷阴坠。

6. A　经断前后诸证，肾阴阳俱虚证的临床表现是乍寒乍热，烘热汗出。

7. B　经断前后诸证，肾阳虚证的治疗原则是温肾壮阳，填精养血。

8. C　经断前后诸证，肾阴虚证的治疗原则是滋肾益阴，育阴潜阳。

9. D　六味地黄丸的组成包括熟地黄、山药、山茱萸、茯苓、牡丹皮、泽泻。

10. B　右归丸的组成包括熟地黄、附子、肉桂、山药、山茱萸、菟丝子、鹿角胶、枸杞子、当归、杜仲。

二、多项选择题

1. ABC　经断前后诸证的主要病机包括肾阴虚、肾阳虚、肾阴阳俱虚。

2. ACDE　与经断前后诸证有关的脏腑是心、肝、脾、肾。

3. ABC　经断前后诸证的临床分型有肾阴虚、肾阳虚、肾阴阳俱虚。

4. AB　肾阴虚经断前后诸证的临床表现有经断前后头晕耳鸣，腰膝酸软，烘热汗出，五心烦热，口燥咽干。

5. ACD　右归丸的药物组成为熟地黄、山药、山茱萸；枸杞、鹿角胶、菟丝子、杜仲、当归、肉桂。

6. ACD　经断前后诸证患者发病年龄多在 44～54 岁，曾有手术切除双侧卵巢史，血中 E_2 下降，FSH、LH 增高。

7. ABC　经断前后诸证的治疗原则有滋肾益阴，育阴潜阳；温肾壮阳，填精养血；阴阳双补。

8. CDE　肾阳虚经断前后诸证的主要临床表现为经断前后头晕耳鸣，腰痛如折，腹冷阴坠，形寒肢冷，小便频数或失禁；带下量多，月经不调，量多或少，色淡质稀，精神萎靡，面色晦暗；舌淡，苔白滑，脉沉细而迟。其他则为肾阴虚表现。

三、填空题

1. 肾阴虚；肾阳虚；肾阴阳俱虚

2. 滋肾益阴，育阴潜阳

3. 温肾壮阳，填精养血

4. 六味地黄丸

5. 二仙汤合二至丸

6. 脏躁

7. 肾；心、肝、脾

8. 固护肾气；苦寒；温燥

四、名词解释

1. 妇女在经断前后，出现烘热汗出，烦躁易怒，潮热面红，失眠健忘，精神倦怠，头晕目眩，耳鸣心悸，腰背酸痛，手足心热，或伴月经紊乱等与绝经有关的症状，称为经断前后诸证，亦称"绝经前后诸证"。

2. 妇女在经断前后，出现烘热汗出，烦躁易怒，潮热面红，失眠健忘，精神倦怠，头晕目眩，耳鸣心悸，腰背酸痛，手足心热，或伴月经紊乱等与绝经有关的症状，称为绝经前后诸证。

3. 精神恍惚，心神不宁，多疑易惊，悲忧善哭，喜怒无常，或时时欠伸，或手舞足蹈，骂詈喊叫等，舌质淡，脉弦，称为脏躁。

4. 百合病是以神志恍惚，精神不定为主要表现的情志病。因其治疗以百合为主，所以称百合病。

5. 癥瘕是妇科常见病、多发病，也是妇科疑难杂症之一。以妇人下腹结块，伴有或胀，或痛，或满，或异常出血者，称之为癥。癥者有形可征，固定不移，痛有定处。瘕者聚散无常，推之可移，痛无定处。癥一般属血病，瘕属气病，但临床常难以划分，故并称为癥瘕。

五、简答题

1. 肾阴虚证的主要证候：经断前后，头晕耳鸣，腰酸腿软，烘热汗出，五心烦热，失眠多梦，口燥咽干，或皮肤瘙痒，月经周期紊乱，量少或多，经色鲜红；舌红，苔少，脉细数。治宜滋肾益阴，育阴潜阳。方选六味地黄丸加生龟甲、生牡蛎、石决明。

2. 肾阳虚证的主要证候：经断前后，头晕耳鸣，腰痛如折，腹冷阴坠，形寒肢冷，小便频数或失禁；带下量多，月经不调，量多或少，色淡质稀，精神萎靡，面色晦暗；舌淡，苔白滑，脉沉细而迟。治宜温肾壮阳，填精养血。方选右归丸。

3. 经断前后诸证的临床分型：①肾阴虚证：方选六味地黄丸加生龟甲、生牡蛎、石决明。②肾阳虚证：方选右归丸。③肾阴阳俱虚证：方选二仙汤合二至丸加何首乌、龙骨、牡蛎。

4. ①肾阴虚：肾阴素虚，精亏血少，经断前后，天癸渐竭，精血衰少；或忧思不解，积念在心，营阴暗耗；或房事多产，精血耗伤，肾阴更虚；真阴亏损，冲任衰少，脏腑失养，遂致经断前后诸证。②肾阳虚：素体肾阳虚衰，经断前后，肾气更虚；或房事不节，损伤肾气；命门火衰，冲任失调，脏腑失于温煦，遂致经断前后诸证。③肾阴阳俱虚：肾藏元阴而寓元阳，若阴损及阳，或阳损及阴，真阴真阳不足，不能濡养、温煦脏腑，冲任失调，遂致经断前后诸证。

5. ①阴道细胞学涂片：阴道脱落细胞以底、中层细胞为主。②生殖内分泌激素测定：血清 FSH 和 E_2 值测定以了解卵巢功能，绝经过渡期血清 FSH>10U/L，提示卵巢储备功能下降。闭经、FSH>40U/L 且 E_2<10～20pg/mL，提示卵巢功能衰竭。行血清抗米勒管激素（AMH）检查了解卵巢功能，AMH 低至 1.1ng/mL 提示卵巢储备功能下降；若低于 0.2ng/mL 提示即将绝经；绝经后 AMH 一般测不出。

六、论述题

1. 经断前后诸证临床常见证型：①肾阴虚证。主要证候：经断前后，头晕耳鸣，腰酸腿软，烘热汗出，五心烦热，失眠多梦，口燥咽干，或皮肤瘙痒，月经周期紊乱，量少或多，经色鲜红；舌红，苔少，脉细数。治宜滋肾益阴，育阴潜阳。方选六味地黄丸加生龟甲、生牡蛎、石决明。②肾阳虚证。主要证候：经断前后，头晕耳鸣，腰痛如折，腹冷阴坠，形寒肢冷，小便频数或失禁；带下量多，月经不调，量多或少，色淡质稀，精神萎靡，面色晦暗；舌淡，苔白滑，脉沉细而迟。治宜温肾壮阳，填精养血。方选右归丸。③肾阴阳俱虚证。主要证候：经断前后，乍寒乍热，烘热汗出，月经紊乱，量少或多，头晕耳鸣，健忘，腰背冷痛；舌淡，苔薄，脉沉弱。治宜阴阳双补。方选二仙汤合二至丸加何首乌、龙骨、牡蛎。

2. 经断前后诸证之本在肾，除以肾虚为主外，常累及心、肝、脾。肾阴虚：六味地黄丸。肾阳虚：右归丸。肾阴阳俱虚：二仙汤合二至丸。

3. 经断前后诸证肾阴虚证主要证候：经断前后，头晕耳鸣，腰酸腿软，烘热汗出，五心烦热，失眠多梦，口燥咽干，或皮肤瘙痒，月经周期紊乱，量少或多，经色鲜红；舌红，苔少，脉细数。证候分析：经断前后，天癸渐竭，肾阴不足，精血衰少，髓海失养，故头晕耳鸣；腰为肾府，肾主骨，肾之精亏血少，故腰酸腿软；肾阴不足，阴不维阳，虚阳上越，故烘热汗出；水亏不能上制心火，心神不宁，故失眠多梦；肾阴不足，阴虚内热，津液不足，故五心烦热，口燥咽干；精亏血少，肌肤失养，血燥生风，故皮肤瘙痒；肾虚天癸渐竭，冲任失调，血海蓄溢失常，故月经周期紊乱，经量少或多，色鲜红。舌红、苔少、脉细数为肾阴虚之征。治法：滋肾益阴，育阴潜阳。方剂：六味地黄丸加生龟甲、生牡蛎、石决明。主要药物：熟地黄、山药、山茱萸、茯苓、牡丹皮、泽泻、生龟甲、生牡蛎、石决明。

七、病案分析题

1. 诊断：经断前后诸证之肾阴虚证。

证候分析：经断前后，肾虚天癸渐竭，冲任失调，血海蓄意失常，故月经周期紊乱；肾阴不足，髓海失养，故头晕耳鸣；虚阳上越，故烘热汗出；水亏不能上制心火，心神不宁，故失眠多梦；阴虚内热则五心烦热；津液不足则口燥咽干；血燥生风则皮肤瘙痒。舌红，苔少，脉细数，也为肾阴虚之征。

治法：滋肾益阴，育阴潜阳。

方剂：六味地黄丸加减。

主要药物：熟地黄、山药、山茱萸、茯苓、牡丹皮、泽泻、生龟甲、生牡蛎、石决明。

2. 诊断：经断前后诸证之肾阳虚证。

证候分析：经断前后，肾气渐衰，肾主骨生髓，腰为肾府，肾虚则外府失养，故腰痛如折；肾阳虚下焦失于温煦，故少腹冷坠；膀胱气化失常，关门不固，故使小便频数或失禁；气化失常，水湿内停，下注冲任，损伤带脉，约固无力，故带下量多；肾阳虚冲任失司，故月经不调，量多；血失阳气温化，故色淡质稀。舌淡，苔白滑，脉沉细而迟，为肾阳虚衰之征。

治法：温肾壮阳，填精养血。

方药：右归丸。

主要药物：附子、肉桂、熟地黄、山药、山茱萸、枸杞子、菟丝子、鹿角胶、当归、杜仲。

3. 诊断：经断前后诸证之肾阴阳俱虚证。

证候分析：经断前后，肾气渐衰，阴阳失调，营卫不和，则乍寒乍热，烘热汗出；冲任精血衰少，则月经紊乱，量少；肾虚精亏，脑髓失养，则头晕耳鸣，健忘；肾阳不足，失于温煦，则腰背冷痛。舌淡，苔薄，脉沉弱，均为肾阴阳俱虚之征。

治法：阴阳双补。

方药：二仙汤合二至丸加何首乌、龙骨、牡蛎。

主要药物：二仙汤组成为仙茅、淫羊藿、当归、巴戟天、黄柏、知母。二至丸组成为女贞子、旱莲草。

第十六节 经水早断

一、单项选择题

(一) A1 型题：每道试题下面有 A、B、C、D、E 五个备选答案。请从中选择一个最佳答案。

1. 下列哪种病史可引起经水早断（   ）
   A. 曾有痛经史　　　　　　　　　　B. 曾有早产病史
   C. 盆腔放射、全身化疗等医源性损伤史
   D. 曾有月经过多病史　　　　　　　E. 以上都不是

2. 经水早断的主要病机为（   ）
   A. 肾虚肝郁　　　　B. 脾肾阳虚　　　　C. 肝肾阴虚
   D. 心肾不交　　　　E. 以上都是

3. 经水早断，脾肾阳虚证适用的方剂是（   ）
   A. 左归丸　　　　　B. 一贯煎　　　　　C. 毓麟珠
   D. 黄连阿胶汤　　　E. 肾气丸

4. 古代医籍记载的"经水早断"最早见于（   ）
   A.《金匮要略》　　　B.《女科撮要》　　　C.《景岳全书·妇人规》
   D.《校注妇人良方》　E.《傅青主女科》

5. 经水早断的发生是肾-天癸-冲任-胞宫轴失衡的结果，（   ）是其根本
   A. 肝郁　　　　　　B. 肾虚　　　　　　C. 脾虚
   D. 血瘀　　　　　　E. 气虚

6. 下列哪项不是经水早断的病因病机（   ）
   A. 肝肾阴虚　　　　B. 肾虚肝郁　　　　C. 脾肾阳虚
   D. 寒凝血瘀　　　　E. 心肾不交

7. 经水早断患者一般于（   ）岁之前出现相应症状
   A. 40　　　　　　　B. 43　　　　　　　C. 45
   D. 48　　　　　　　E. 50

8. 经水早断相当于西医学中的（   ）
   A. 绝经综合征　　　B. 卵巢早衰　　　　C. 绝经后出血
   D. 席汉综合征　　　E. 闭经泌乳综合征

9. "女子七七而天癸绝。有年未至七七而经水先断者"出自（   ）
   A.《诸病源候论》　　　B.《金匮要略方论》　　C.《女科百问》
   D.《傅青主女科·调经篇》E.《景岳全书》

10. 一贯煎加减治疗经水早断的适应证候是（   ）

A. 肝肾阴虚证 　　　　B. 肾虚肝郁证 　　　　C. 脾肾阳虚证

D. 心肾不交证 　　　　E. 肾虚血瘀证

11. 人参养荣汤主治气血虚弱证之经水早断，其方药组成不包括（　　　）

A. 阿胶、赤芍 　　　　B. 白术、陈皮 　　　　C. 人参、当归

D. 黄芪、甘草 　　　　E. 茯苓、肉桂

12. 经水早断脾肾阳虚证的治法（　　　）

A. 清心降火，补肾调经 　　B. 补气养血，和营调经 　　C. 补肾益气，活血调经

D. 补肾疏肝，理气调经 　　E. 温肾健脾，养血调经

13. 下列各项，不属于经水早断肝肾阴虚证临床表现的是（　　　）

A. 腰酸膝软，头晕耳鸣 　　B. 两目干涩，闭经 　　C. 五心烦热，潮热汗出

D. 失眠多梦，阴户干涩 　　E. 精神抑郁，烦躁易怒

14. 以下关于经水早断的描述哪项是正确的（　　　）

A. 发生在 40 岁前 　　　　B. 月经停闭至少 6 个月以上

C. FSH≥10U/L 　　　　D. 患者一定出现潮热等症状

E. 以上都不是

15. 经水早断常见的病因病机有（　　　）

A. 肾虚肝郁 　　　　B. 心肾不交 　　　　C. 肝肾阴虚

D. 肾虚血瘀 　　　　E. 以上都是

（二）A2 型题：每道试题由两个以上相关因素组成或以一个简要病例形式出现，其下面都有 A、B、C、D、E 五个备选答案。请从中选择一个最佳答案。

1. 程某，38 岁。闭经，现患者头晕耳鸣，腰酸膝软，口干不欲饮，胸闷胁痛，口唇紫暗，舌质紫暗，边有瘀点、瘀斑，苔薄白，脉沉涩无力。其治疗首选方是（　　　）

A. 左归丸 　　　　B. 一贯煎 　　　　C. 毓麟珠

D. 肾气丸合失笑散 　　　　E. 黄连阿胶汤

2. 某女，39 岁。闭经，神疲肢倦，头晕眼花，心悸气短，面色萎黄，舌质淡，苔薄白，脉细弱或沉缓。其治疗最佳选方是（　　　）

A. 左归丸 　　　　B. 一贯煎 　　　　C. 人参养荣汤

D. 肾气丸合失笑散 　　　　E. 黄连阿胶汤

3. 患者 39 岁。既往月经规律，闭经 4 个月余；腰酸膝软，头晕耳鸣，两目干涩，五心烦热，潮热汗出，失眠多梦，阴户干涩；舌红，少苔，脉弦细数。应首先考虑的诊断是（　　　）

A. 月经先期 　　　　B. 经行情志异常 　　　　C. 经断前后诸证

D. 经水早断 　　　　E. 以上均不是

4. 患者 38 岁。闭经半年；面浮肢肿，腹中冷痛，畏寒肢冷，腰酸膝软，性欲淡漠，带下清冷，五更泻；舌淡胖，边有齿痕，苔白滑，脉沉迟无力。其证候是（　　　）

A. 肝肾阴虚证 　　　　B. 肾虚肝郁证 　　　　C. 脾肾阳虚证

    D. 心肾不交证   E. 肾虚血瘀证

（三）**A3 型题**：以下提供若干个案例，每个案例下设若干道试题。请根据案例所提供的信息，在每一道试题下面的 A、B、C、D、E 五个备选答案中选择一个最佳答案。

1. 患者，女，38 岁。闭经，心烦不寐，心悸怔忡，失眠健忘，头晕耳鸣，腰酸膝软，口燥咽干，五心烦热，舌尖红，苔薄白，脉细数或尺脉无力。

（1）患者所属证型是（   ）

    A. 肾虚肝郁证   B. 脾肾阳虚证   C. 肝肾阴虚证

    D. 心肾不交证   E. 肾虚血瘀证

（2）其治法是（   ）

    A. 滋补肝肾，养血调经   B. 补肾疏肝，理气调经   C. 温肾健脾，养血调经

    D. 清心降火，补肾调经   E. 补肾益气，活血调经

（3）治疗应首选的方剂是（   ）

    A. 左归丸   B. 黄连阿胶汤   C. 毓麟珠

    D. 一贯煎   E. 肾气丸

2. 患者，女，37 岁。闭经，腰酸膝软，烘热汗出，精神抑郁，胸闷叹息，烦躁易怒，舌质暗淡，苔薄黄，脉弦细尺脉无力。

（1）患者所属证型是（   ）

    A. 肾虚肝郁证   B. 脾肾阳虚证   C. 肝肾阴虚证

    D. 心肾不交证   E. 肾虚血瘀证

（2）其治法是（   ）

    A. 滋补肝肾，养血调经   B. 补肾疏肝，理气调经   C. 温肾健脾，养血调经

    D. 清心降火，补肾调经   E. 补肾益气，活血调经

（3）选用何方治疗（   ）

    A. 左归丸   B. 黄连阿胶汤   C. 毓麟珠

    D. 一贯煎   E. 肾气丸

3. 患者，女，36 岁。闭经 3 个月余；面浮肢肿，腹中冷痛，畏寒肢冷，腰酸膝软，性欲淡漠，带下清冷，久泻久痢；舌淡胖，边有齿痕，苔白滑，脉沉迟弱。

（1）该病诊断为（   ）

    A. 月经先期   B. 经行情志异常   C. 经断前后诸证

    D. 经水早断   E. 闭经

（2）患者所属证型是（   ）

    A. 肾虚肝郁证   B. 脾肾阳虚证   C. 肝肾阴虚证

    D. 心肾不交证   E. 肾虚血瘀证

（3）选用何方治疗（   ）

    A. 左归丸   B. 黄连阿胶汤   C. 毓麟珠

    D. 一贯煎   E. 肾气丸

4. 患者，女，36 岁。闭经 1 年余，时感少腹胀痛，阴道干涩，精神抑郁，胸闷叹息，烦躁易怒；舌质暗淡，苔薄黄，脉弦细尺脉无力。

（1）该病诊断为（　　）

　　A. 经水早断　　　　　　B. 经行情志异常　　　　C. 经断前后诸证

　　D. 经断复来　　　　　　E. 闭经

（2）患者所属证型是（　　）

　　A. 肾虚肝郁证　　　　　B. 脾肾阳虚证　　　　　C. 肝肾阴虚证

　　D. 心肾不交证　　　　　E. 肾虚血瘀证

（3）其治法是（　　）

　　A. 滋补肝肾，养血调经　　B. 补肾疏肝，理气调经　　C. 温肾健脾，养血调经

　　D. 清心降火，补肾调经　　E. 补肾益气，活血调经

（四）B1 型题： 以下每组试题共用 A、B、C、D、E 五个备选答案，备选答案在上，题干在下。请从中选择一个最佳答案，每个备选答案可能被选择一次、多次或不被选择。

　　A. 茯苓、生地黄　　　　B. 黄连、阿胶　　　　　C. 山茱萸、芍药

　　D. 沙参、麦冬　　　　　E. 泽泻、猪苓

1. 以上哪项是一贯煎的药物组成（　　）

2. 以上哪项是黄连阿胶汤的药物组成（　　）

　　A. 左归丸　　　　　　　B. 人参养荣汤　　　　　C. 毓麟珠

　　D. 一贯煎　　　　　　　E. 肾气丸

3. 经水早断，气血虚弱证适用的方剂是（　　）

4. 经水早断，脾肾阳虚证适用的方剂是（　　）

　　A. 胸闷叹息，烦躁易怒　　B. 心悸怔忡，失眠健忘　　C. 腰痛如折，腹冷阴坠

　　D. 腰酸膝软，口唇紫暗　　E. 面浮肢肿，畏寒肢冷

5. 经水早断，肾虚血瘀证的临床表现是（　　）

6. 经水早断，心肾不交证的临床表现是（　　）

二、多项选择题

每题由一个题干与 5 个备选答案组成，可从备选答案中选择多项与问题有关的答案，须全部选准方可计分。

1. 经水早断肾虚肝郁证会出现以下哪些症状（　　）

　　A. 腰酸膝软，烘热汗出　　B. 精神萎靡，面色晦暗　　C. 胸闷叹息，烦躁易怒

　　D. 舌质暗淡，苔薄黄，脉弦细尺脉无力　　　　　　　E. 性欲淡漠，带下清冷

2. 与经水早断有关的脏腑是（　　）

A. 心   B. 肺   C. 肝

D. 脾   E. 肾

3. 经水早断的伴随症状有（　　　）

A. 潮热汗出   B. 性欲低下   C. 性交痛

D. 心烦失眠   E. 不孕

4. 经水早断的病因病机有（　　　）

A. 脾肾阳虚   B. 肝肾阴虚   C. 气血虚弱

D. 肾虚血瘀   E. 心肾不交

5. 以下黄连阿胶汤的方解，正确的是（　　　）

A. 方中黄连、黄芩泻心火，使心气下交于肾

B. 阿胶、鸡子黄、芍药滋肾阴，使肾水上济于心

C. 全方共奏清心降火，补肾调经之效

D. 若口干不欲饮，加北沙参、天花粉、石斛养阴清热以生津

E. 诸药合用，心肾交合，水升火降

6. 毓麟珠的药物组成（　　　）

A. 鹿角霜、川芎、白芍   B. 制附子、牛膝、锁阳   C. 白术、茯苓、川椒

D. 人参、当归、杜仲   E. 炙甘草、菟丝子、熟地黄

三、填空题

1. 经水早断属脾肾阳虚者，治宜_____。

2. 经水早断心肾不交证，方用_____。

3. 《傅青主女科·调经篇》："女子_____而天癸绝。有年未至_____而经水先断者。"

4. 经水早断患者一般于_____岁之前出现月经停止_____以上或_____以上。

5. 一贯煎可用于治疗经水早断_____证。

6. 经水早断以_____为本，与心肝脾相关。

四、名词解释

1. 经水早断

2. 卵巢早衰

3. 经断前后诸证

五、简答题

1. 经水早断的中医治疗原则是什么？

2. 经水早断肾虚肝郁证的临床表现及治法方药是什么？

3. 经水早断的临床分型有哪些？其选方是什么？

六、论述题

1. 经水早断应与什么疾病进行鉴别？
2. 简述经水早断肝肾阴虚证临床表现、证候分析及治法方药。

七、病案分析题

1. 潘某，女，36岁，已婚。主诉：停经1年余。现病史：患者自诉近2年工作压力大，致月经周期延长，经量减少，现月经1年未至。现患者形体瘦削，烦躁易怒，口干，烘热汗出，腰膝酸软，睡眠欠佳，舌质暗淡，苔薄黄，脉弦细尺脉无力。13岁月经初潮，既往月经规律，月经25～27天1行，经期4～5天。辅助检查：尿妊娠试验阴性。性激素六项：总体睾酮1.08ng/dL，催乳素8.13ng/mL，促黄体生成素65.60mU/mL，促卵泡生成素80.26mU/mL，雌二醇＜36.70pg/mL，孕酮0.22ng/mL；AMH0.6ng/mL。经阴道彩超：子宫大小47mm×37mm×44mm，内膜厚5mm，余未见明显异常。

请写出本病的中医诊断、证型、证候分析、治法、方药。

2. 患者，女，28岁，已婚。主诉：双侧卵巢巧克力囊肿剥除术后4个月余，月经未潮。现病史：4个月前因"双侧卵巢巧克力囊肿"于外院行"腹腔镜盆腔粘连松解＋双侧卵巢巧克力囊肿剥除术"，术顺，术后病理未见明显异常。现术后4个月余，月经仍未来潮，遂来诊。现患者头晕耳鸣，腰酸膝软，口干不欲饮，胸闷胁痛，口唇紫暗；舌质紫暗，边有瘀点、瘀斑，苔薄白，脉沉涩无力。平素月经周期27～30天，经期4～5天。辅助检查：尿妊娠试验阴性。性激素六项：总体睾酮0.47ng/dL，催乳素10.12ng/mL，促黄体生成素28.65mU/mL，促卵泡生成素90.02mU/mL，雌二醇＜36.70pg/mL，孕酮0.17ng/mL。经阴道彩超、妇科检查未见明显异常。

请写出本病的中医诊断、证型、证候分析、治法、方药。

参考答案

一、单项选择题

（一）A1型题

1. C 盆腔放射、全身化疗、服用免疫抑制剂及生殖器官手术等医源性损伤史会导致卵巢功能下降，为经水早断发生的病史之一，其次还包括自身免疫性疾病引起的免疫性卵巢炎病史、吸烟饮酒、有毒有害物质接触史。早产、痛经与月经过多一般不影响卵巢功能。

2. E 经水早断的发生是肾-天癸-冲任-胞宫轴失衡的结果，肾虚是其根本，心肝脾功能失调是重要因素。

3．C　经水早断，脾肾阳虚证应用毓麟珠，以温肾健脾，养血调经。

4．E　古代医籍记载的"经水早断"，最早见于《傅青主女科·调经篇》，其曰："女子七七而天癸绝。有年未至七七而经水先断者。"

5．B　经水早断的发生是肾–天癸–冲任–胞宫轴失衡的结果，肾虚是其根本，心肝脾功能失调是重要因素。

6．D　经水早断的病因病机包括肝肾阴虚、肾虚肝郁、脾肾阳虚、心肾不交、肾虚血瘀、气血虚弱。

7．A　经水早断患者一般于40岁之前出现月经停止3个周期以上或6个月以上；部分患者或可出现潮热等绝经过渡期症状。

8．B　西医学的卵巢早衰，可参照经水早断辨证治疗。

9．D　古代医籍记载的"经水早断"，最早见于《傅青主女科·调经篇》："女子七七而天癸绝。有年未至七七而经水先断者。"

10．B　经水早断之肾虚肝郁证。治法：补肾疏肝，理气调经。方药：一贯煎。方中当归、枸杞子滋养肝肾；沙参、麦冬、生地黄滋阴养血；川楝子疏肝理气。全方共奏补肾疏肝，理气调经之功。

11．A　人参养荣汤主治气血虚弱证之经水早断，其方药组成包括人参、黄芪、白术、茯苓、陈皮、甘草、熟地黄、当归、白芍、五味子、远志、肉桂。方中人参、黄芪补气健脾；白术、茯苓、甘草健脾养胃；陈皮理气健脾；熟地黄、当归、白芍滋阴养血；远志安神定志；五味子益气养阴；肉桂温通经脉。全方共奏补气养血，和营调经之效。

12．E　经水早断脾肾阳虚证的治法为温肾健脾，养血调经。方用毓麟珠。

13．E　经水早断之肝肾阴虚证主要证候有：闭经；腰酸膝软，头晕耳鸣，两目干涩，五心烦热，潮热汗出，失眠多梦，阴户干涩；舌红，少苔，脉弦细数。精神抑郁，烦躁易怒是经水早断之肾虚肝郁证的证候。

14．A　经水早断患者发病年龄在40岁以前，多数患者无明显诱因。经水早断患者一般于40岁之前出现月经停止3个周期以上或6个月以上；部分患者或可出现潮热等绝经过渡期症状。患者辅助检查可见间隔一个月持续两次以上FSH＞40U/L和雌激素水平下降。

15．E　经水早断的发生是肾–天癸–冲任–胞宫轴失衡的结果，肾虚是其根本，心肝脾功能失调是重要因素。经水早断的病因病机包括肝肾阴虚、肾虚肝郁、脾肾阳虚、心肾不交、肾虚血瘀、气血虚弱。

（二）A2型题

1．D　依据临床症状辨证为经水早断的肾虚血瘀证，故选肾气丸合失笑散。

2．C　依据临床症状辨证为经水早断的气血虚弱证，故选人参养荣汤。

3．D　女性40岁之前出现月经停止3个周期以上或6个月以上，伴潮热汗出、性欲低下、性交痛、心烦失眠、不孕等症状，称为经水早断。

4. C 经水早断之脾肾阳虚证的主要证候有闭经；面浮肢肿，腹中冷痛，畏寒肢冷，腰酸膝软，性欲淡漠，带下清冷，久泻久痢或五更泻；舌淡胖，边有齿痕，苔白滑，脉沉迟无力或脉沉迟弱。

（三）A3 型题

1.（1）D 证候分析：肾水不足，心火偏亢，消烁阴液，血海不充，故闭经；水火不济，热扰心神，故心烦不寐，心悸怔忡；精血不充，髓海失养，故失眠健忘，头晕耳鸣；肾精亏少，外府不荣，故腰酸膝软；阴虚内热，煎烁津液，故五心烦热，口燥咽干。舌尖红，苔薄白，脉细数或尺脉无力，为心肾不交之象。

（2）D 治法：清心降火，补肾调经。

（3）B 方药：黄连阿胶汤。

2.（1）A 证候分析：肾虚，精血亏少，冲任气血不充，血海空虚，故闭经；肾虚不能化生精血，腰府失养，故腰膝酸软；虚热迫津外泄，故烘热汗出；肝郁气滞，气机不利，故烦躁易怒，精神抑郁，胸闷叹息。舌质暗淡，苔薄黄，脉弦细尺脉无力，为肾虚肝郁之征。

（2）B 治法：补肾疏肝，理气调经。

（3）D 方药：一贯煎。

3.（1）D 女性 40 岁之前出现月经停止 3 个周期以上或 6 个月以上，伴潮热汗出、性欲低下、性交痛、心烦失眠、不孕等症状，称为经水早断。

（2）B 证候分析：阳虚内寒，脏腑失养，精血化生乏源，冲任气血不充，血海空虚，故闭经；脾肾阳虚，水湿泛溢，故面浮肢肿；阳虚，胞宫失于温煦，故腹中冷痛；肾虚，外府不荣，故腰酸膝软；肾阳虚，阳气不达于外，故畏寒肢冷；肾阳虚，命火不足，故性欲淡漠；湿邪下注任带，故带下清冷；火不暖土，脾阳不足，故久泻久利。舌淡胖，边有齿痕，苔白滑，脉沉迟弱，为脾肾阳虚之征。

（3）C 方药：毓麟珠。

4.（1）A 女性 40 岁之前出现月经停止 3 个周期以上或 6 个月以上，伴潮热汗出、性欲低下、性交痛、心烦失眠、不孕等症状，称为经水早断。

（2）A 证候分析：肾虚，精血亏少，冲任气血不充，血海空虚，故闭经；肾虚不能化生精血，腰府失养，故腰膝酸软；虚热迫津外泄，故烘热汗出；肝郁气滞，气机不利，故烦躁易怒，精神抑郁，胸闷叹息。舌质暗淡，苔薄黄，脉弦细尺脉无力，为肾虚肝郁之征。

（3）B 治法：补肾疏肝，理气调经。

（四）B1 型题

1. D 一贯煎药物组成为沙参、麦冬、当归、生地黄、川楝子、枸杞子。

2. B 黄连阿胶汤药物组成为黄连、阿胶、黄芩、鸡子黄、芍药。

3. B 经水早断，气血虚弱证应用人参养荣汤补气养血，和营调经。

4. C 经水早断，脾肾阳虚证应用毓麟珠温肾健脾，养血调经。

5. D　经水早断肾虚血瘀证主要证候：闭经；头晕耳鸣，腰酸膝软，口干不欲饮，胸闷胁痛，口唇紫暗；舌质紫暗，边有瘀点、瘀斑，苔薄白，脉沉涩无力。

6. B　经水早断心肾不交证主要证候：闭经；心烦不寐，心悸怔忡，失眠健忘，头晕耳鸣，腰酸膝软，口燥咽干，五心烦热；舌尖红，苔薄白，脉细数或尺脉无力。

二、多项选择题

1. ACD　肾虚肝郁证经水早断的主要临床表现为闭经；腰酸膝软，烘热汗出，精神抑郁，胸闷叹息，烦躁易怒；舌质暗淡，苔薄黄，脉弦细尺脉无力。

2. ACDE　经水早断的主要病机以肾虚为本，累及心、肝、脾多脏。

3. ABCDE　女性40岁之前出现月经停止3个周期以上或6个月以上，伴潮热汗出、性欲低下、性交痛、心烦失眠、不孕等症状，称为经水早断。

4. ABCDE　经水早断的病因病机包括肝肾阴虚、肾虚肝郁、脾肾阳虚、心肾不交、肾虚血瘀、气血虚弱。

5. ABCDE　黄连阿胶汤可用于治疗经水早断之心肾不交证，方中黄连、黄芩泻心火，使心气下交于肾；阿胶、鸡子黄、芍药滋肾阴，使肾水上济于心。全方共奏清心降火，补肾调经之效。若口干不欲饮，加北沙参、天花粉、石斛养阴清热以生津。诸药合用，心肾交合，水升火降，共奏滋阴泻火，交通心肾之功，则心烦自除，夜寐自安。

6. ACDE　毓麟珠的药物组成包括鹿角霜、川芎、白芍、白术、茯苓、川椒、人参、当归、杜仲、炙甘草、菟丝子、熟地黄。

三、填空题

1. 温肾健脾，养血调经
2. 黄连阿胶汤
3. 七七；七七
4. 40；3个周期；6个月
5. 肾虚肝郁
6. 肾虚

四、名词解释

1. 女性40岁之前出现月经停止3个周期以上或6个月以上，伴潮热汗出、性欲低下、性交痛、心烦失眠、不孕等症状，称为经水早断。

2. 卵巢早衰指女性40岁以前出现闭经、FSH>40U/L和雌激素水平降低，并伴有不同程度的围绝经期症状，是早发性卵巢功能不全的终末阶段。

3. 经断前后诸证是指妇女在经断前后，出现烘热汗出，烦躁易怒，潮热面红，失眠健忘，精神倦怠，头晕目眩，耳鸣心悸，腰背酸痛，手足心热，或伴月经紊乱等与绝经有关的症状。

五、简答题

1. 经水早断的中医治疗原则以补肾贯穿始终。在治疗中勿破血行气；应补中有通，通中有养；补肾兼顾养血、疏肝、健脾、清心之法。

2. 经水早断肾虚肝郁证的临床表现：闭经；腰酸膝软，烘热汗出，精神抑郁，胸闷叹息，烦躁易怒；舌质暗淡，苔薄黄，脉弦细尺脉无力。治法：补肾疏肝，理气调经。方药：一贯煎加减。药物组成：沙参、麦冬、当归、生地黄、川楝子、枸杞子。

3. 经水早断肝肾阴虚证，方选左归丸或百灵育阴汤。肾虚肝郁证，方选一贯煎。脾肾阳虚证，方选毓麟珠。心肾不交证，方选黄连阿胶汤。肾虚血瘀证，方选肾气丸合失笑散。气血虚弱证，方选人参养荣汤。

六、论述题

1. 经水早断应与月经后期、经断前后诸证等相鉴别。本病为女性 40 岁之前出现月经停止 3 个周期以上或 6 个月以上，伴潮热汗出、性欲低下、性交痛、心烦失眠、不孕等症状。月经后期是指月经周期延长 7 天以上，甚至 3～5 个月一行，连续出现 2 个周期以上。经断前后诸证是指妇女在经断前后，出现烘热汗出，烦躁易怒，潮热面红，失眠健忘，精神倦怠，头晕目眩，耳鸣心悸，腰背酸痛，手足心热，或伴月经紊乱等与绝经有关的症状。

2. 经水早断肝肾阴虚证临床表现：闭经；腰酸膝软，头晕耳鸣，两目干涩，五心烦热，潮热汗出，失眠多梦，阴户干涩；舌红，少苔，脉弦细数。证候分析：肝肾阴虚，精血亏少，冲任气血不充，血海不能满盈，故闭经；精血亏少，外府不荣，故腰酸膝软；阴血不足，清窍失养，故头晕耳鸣，两目干涩；阴虚内热，热灼阴血，故五心烦热，阴户干涩；热邪迫津外泄，故潮热汗出；热扰心神，故失眠多梦。舌红，少苔，脉弦细数，为肝肾阴虚之征。治法：滋补肝肾，养血调经。方药：左归丸或百灵育阴汤。

七、病案分析题

1. 诊断：经水早断，肾虚肝郁证。

病机分析：肾虚，精血亏少，冲任气血不充，血海空虚，故闭经；肾阴虚，肝失滋养，肝郁气滞，化火伤阴，故烦躁易怒，口干；虚热迫津外泄，故烘热汗出；腰府失养，故腰膝酸软；热扰心神，则睡眠欠佳；舌质暗淡，苔薄黄，脉弦细尺脉无力，为肾虚肝郁之征。

治法：补肾疏肝，理气调经。

方剂：一贯煎。

主要药物：沙参、麦冬、当归、生地黄、川楝子、枸杞子。

2. 诊断：经水早断，肾虚血瘀证。

病机分析：肾虚血瘀，冲任瘀阻，血海不能满溢，故闭经；肾开窍于耳，肾虚，故头晕耳鸣；腰为肾之外府，肾虚则腰膝酸软；瘀血内阻，津液不能上承，故口干不欲饮；瘀阻气机，故胸闷胁痛，口唇紫暗。舌质紫暗，边有瘀点、瘀斑，苔薄白，脉沉涩无力，为肾虚血瘀之征。

治法：补肾益气，活血调经。

方剂：肾气丸合失笑散。

主要药物：肾气丸组成为干地黄、山药、山茱萸、泽泻、茯苓、牡丹皮、桂枝、附子。失笑散组成为五灵脂、蒲黄。

第十七节 经断复来

一、单项选择题

（一）A1 型题：每道试题下面有 A、B、C、D、E 五个备选答案。请从中选择一个最佳答案。

1. 经断复来首见于下列哪部著作（　　）

    A.《诸病源候论》   B.《妇人大全良方》   C.《女科百问》

    D.《傅青主女科》   E.《医宗金鉴·妇科心法要诀》

2. "妇人七七天癸竭，不断无疾血有余；已断复来审其故，邪病相干随证医"出自（　　）

    A.《金匮要略》   B.《女科百问》   C.《妇人大全良方》

    D.《医宗金鉴·妇科心法要诀》   E.《景岳全书·妇人规》

3. 安老汤出自（　　）

    A.《金匮要略》   B.《备急千金要方》   C.《妇人大全良方》

    D.《傅青主女科》   E.《女科百问》

4. 下列不属于经断复来常见病机的是（　　）

    A. 阴虚   B. 血热   C. 气虚

    D. 血瘀   E. 痰湿

5. 除下例哪项外，均为经断复来的常见病因（　　）

    A. 素体脾胃虚弱   B. 情志不遂   C. 过食温燥

    D. 房劳多产   E. 久居湿地

6. 经断复来以绝经后出血为主要表现，临证应当首辨（　　）

    A. 虚实   B. 寒热   C. 气血

    D. 良恶   E. 出血多少

7. 绝经后经水复来，若血色淡，质稀，神疲乏力，脉缓弱，多属（　　）

    A. 气虚   B. 血虚   C. 阴虚

    D. 血热   E. 血瘀

8. 气虚证经断复来的首选方剂是（　　　）

A. 举元煎　　　　　　　　B. 温经汤　　　　　　　　C. 补中益气汤

D. 当归丸　　　　　　　　E. 安老汤

9. 下列安老汤的组成正确的是（　　　）

A. 党参、熟地黄、山茱萸、土炒白术、当归、茯苓、阿胶、黑芥穗、香附、木耳炭、甘草

B. 党参、黄芪、生地黄、土炒白术、当归、白芍、山茱萸、阿胶、黑芥穗、香附、甘草

C. 人参、黄芪、熟地黄、土炒白术、当归、山茱萸、阿胶、黑芥穗、香附、木耳炭、甘草

D. 人参、黄芪、熟地黄、山茱萸、菟丝子、茯苓、阿胶、黑芥穗、香附、木耳炭、甘草

E. 党参、生地黄、山茱萸、当归、白芍、菟丝子、茯苓、阿胶、黑芥穗、木耳炭、甘草

10. 治疗阴虚证经断复来的首选方剂是（　　　）

A. 安老汤　　　　　　　　B. 知柏地黄丸　　　　　　C. 益阴煎

D. 清经散　　　　　　　　E. 当归散

11. 下列属于阴虚证经断复来主要临床证候的是（　　　）

A. 绝经后经水复来，色淡，质稀，神疲乏力，脉缓弱

B. 绝经后经水复来，量不多，色鲜红，质稍稠，腰膝酸软，脉细数

C. 绝经后经水复来，色深红，质稠，口干苦，脉弦滑

D. 绝经后经水复来，色紫暗有块，腹痛，或伴癥块，脉涩

E. 绝经后经水复来，量稍多，色红，带下量多、色黄

12. 经断复来患者出现下列哪项症状时，考虑疾病恶性可能性大（　　　）

A. 绝经后阴道流血，量稍多，色淡，质稀，伴小腹空坠不适

B. 绝经后阴道流血，量不多，色鲜红，质稠，伴潮热盗汗

C. 绝经后阴道流血，色深红，质稠，伴带多、色黄，味臭

D. 绝经后阴道流血，量多少不一，色紫暗有块

E. 绝经后阴道流血，接触性出血为主，伴血性或米泔状、有臭味的阴道排液

13. 益阴煎加减可用于治疗（　　　）

A. 气虚证经断复来　　　　B. 阴虚证经断复来　　　　C. 血热证经断复来

D. 血瘀证经断复来　　　　E. 湿热证经断复来

14. 阴虚所致经断复来兼有外阴瘙痒者，治疗宜知柏地黄汤加减，并酌加（　　　）

A. 郁金、栀子　　　　　　B. 车前子、薏苡仁　　　　C. 白花蛇舌草、半枝莲

D. 金银花、贯众　　　　　E. 白蒺藜、荆芥、何首乌

15. 绝经 1 年以上经水复来，血色紫暗有块，量时多时少，下腹疼痛拒按，舌紫

暗，脉涩者。治疗当（　　）

    A. 理气活血，化瘀止痛　　　　B. 活血化瘀，养血调经　　　　C. 活血化瘀，固冲止血

    D. 活血祛瘀，和血调经　　　　E. 疏肝解郁，活血调经

（二）A2 型题： 每道试题由两个以上相关因素组成或以一个简要病例形式出现，其下面都有 A、B、C、D、E 五个备选答案。请从中选择一个最佳答案。

1. 某患者，49 岁。停经 14 个月后阴道少量流血 10 天。妇科检查：宫颈萎缩，表面基本光滑，可见少量血液自宫口流出。中医诊断首先考虑（　　）

    A. 闭经　　　　　　　　　　B. 崩漏　　　　　　　　　　C. 胎漏

    D. 绝经前后诸证　　　　　　E. 经断复来

2. 某患者，50 岁。经断 2 年余，阴道流血 1 周，量稍多，色淡，质稀，伴小腹空坠，神疲乏力，气短懒言，舌淡红，苔薄白，脉缓弱。辨证当属（　　）

    A. 气虚证　　　　　　　　　B. 阳虚证　　　　　　　　　C. 阴虚证

    D. 血虚证　　　　　　　　　E. 肾虚证

3. 某患者，54 岁。既往子宫肌瘤病史，绝经 3 年后阴道少量流血 10 天，血色紫暗有块，量时多时少，伴小腹疼痛拒按，舌紫暗，脉涩。最佳选方（　　）

    A. 知柏地黄丸　　　　　　　B. 益阴煎　　　　　　　　　C. 安老汤

    D. 当归丸　　　　　　　　　E. 两地汤

4. 某患者，51 岁。绝经 2 年后经水复来，血色深红，质稠，口苦口干，小便短赤，大便秘结，舌红苔黄，脉弦滑。其治法当（　　）

    A. 滋阴凉血，固冲止血　　　B. 补气养血，固冲止血　　　C. 清热凉血，固冲止血

    D. 活血化瘀，固冲止血　　　E. 补肾益气，固冲止血

（三）A3 型题： 以下提供若干个案例，每个案例下设若干道试题。请根据案例所提供的信息，在每一道试题下面的 A、B、C、D、E 五个备选答案中选择一个最佳答案。

1. 某患者，52 岁，已婚，G3P2，已结扎。因绝经 3 年后阴道少量流血 10 天就诊。

（1）若妊娠试验阴性，此时首先考虑的检查是（　　）

    A. 性激素检查　　　　　　　B. 妇科检查　　　　　　　　C. 宫颈细胞学检查

    D. 诊断性刮宫　　　　　　　E. 妇科超声检查

（2）若已明确出血来自宫腔，相关辅助检查未见明显异常，诊断考虑（　　）

    A. 癥瘕　　　　　　　　　　B. 崩漏　　　　　　　　　　C. 经断前后诸证

    D. 经断复来　　　　　　　　E. 带下过少

（3）下列诱发因素中，与本病发生关系不大的是（　　）

    A. 房事不节　　　　　　　　B. 过食温补　　　　　　　　C. 服食激素

    D. 情志不遂　　　　　　　　E. 绝经年龄过晚

2. 某患者，56 岁，已婚，G6P2A4，顺 1 剖 1。因绝经 4 年后经水复来 2 周就诊。

（1）若出血量不多，色鲜红，质稍稠，伴腰膝酸软，心烦失眠，咽干口燥，大便燥结，舌红，苔少，脉细数，辨证当属（　　）

A. 血热证　　　　　　　B. 阴虚证　　　　　　　C. 气虚证

D. 湿热证　　　　　　　E. 血瘀证

（2）其治法（　　）

A. 清热凉血，固冲止血　　B. 活血化瘀，凉血止血　　C. 滋阴凉血，固冲止血

D. 补肾益脾，养血止血　　E. 清热利湿，凉血止血

（3）治疗应首选的方剂是（　　）

A. 安老汤加减　　　　　B. 知柏地黄丸加减　　　　C. 益阴煎加减

D. 小营煎加减　　　　　E. 右归丸加减

3. 某患者，57 岁。因绝经 5 年后阴道不规则流血 1 月余就诊。

（1）若妇科检查见：外阴已婚已产型，阴道畅，宫颈 7 点钟方向见一个大小约2cm×2cm 赘生物，表面溃破如菜花状，质脆，接触性出血阳性。下列疾病，考虑哪项可能性大（　　）

A. 经断复来　　　　　　B. 子宫颈炎　　　　　　C. 子宫内膜癌

D. 子宫颈癌　　　　　　E. 宫颈息肉

（2）若妇科检查及盆腔 B 超均未见明显异常，血色淡，质稀，小腹空坠，神疲乏力，气短懒言，舌淡红，苔薄白，脉缓弱。辨证当属（　　）

A. 阳虚　　　　　　　　B. 血瘀　　　　　　　　C. 血虚

D. 阴虚　　　　　　　　E. 气虚

（3）治疗应首选的方剂是（　　）

A. 举元煎　　　　　　　B. 安老汤　　　　　　　C. 补中益气汤

D. 当归丸　　　　　　　E. 归脾丸

4. 某患者，53 岁。绝经 2 年后经水复来 1 周，色深红，质稠，伴口干口苦，小便短赤，大便秘结，舌红，苔黄，脉弦滑。

（1）治疗应首选的方剂是（　　）

A. 安老汤　　　　　　　B. 当归丸加减　　　　　C. 两地汤加减

D. 知柏地黄丸加减　　　E. 益阴煎加减

（2）下列各项中，该方组成正确的是（　　）

A. 生地黄、知母、黄柏、龟甲、砂仁、炙甘草

B. 生地黄、黄芩、黄柏、白芍、龟甲、炙甘草

C. 熟地黄、知母、黄芩、龟甲、砂仁、炙甘草

D. 熟地黄、知母、黄柏、龟甲、白芍、炙甘草

E. 生地黄、熟地黄、黄柏、龟甲、白芍、炙甘草

（3）若兼有带下量多、色黄，可酌加（　　）

A. 栀子、七叶一枝花　　B. 车前子、土茯苓、薏苡仁　　C. 苍术、荆芥

D. 车前子、蒲公英　　　E. 白花蛇舌草、半枝莲

（四）B1 型题：以下每组试题共用 A、B、C、D、E 五个备选答案，备选答案在上，

题干在下。请从中选择一个最佳答案，每个备选答案可能被选择一次、多次或不被选择。

    A. 知柏地黄丸   B. 血府逐瘀汤   C. 益阴煎

    D. 安老汤   E. 当归丸

  1. 治疗经断复来血瘀证的首选方剂是（   ）

  2. 治疗经断复来血热证的首选方剂（   ）

    A. 气虚证   B. 阴虚证   C. 血热证

    D. 湿热证   E. 血瘀证

  3. 绝经 1 年以上经水复来，色深红，质稠，带下量多，色黄，味臭，口干苦，舌红苔黄，脉弦滑，其证候是（   ）

  4. 绝经 1 年以上经水复来，色鲜红，质稍稠，腰膝酸软，潮热盗汗，五心烦热，大便秘结，舌红，苔少，脉细数，其证候是（   ）

    A. 血量稍多，色淡，质稀   B. 血量不多，色鲜红，质稍稠

    C. 血量多，色深红，质稠   D. 血量多少不一，色紫暗有块

    E. 血色淡暗，质稀

  5. 经断复来气虚证的出血特点（   ）

  6. 经断复来血瘀证的出血特点（   ）

    A. 2 年或 2 年以上   B. 1 年或 1 年以上   C. 6 个月以上者

    D. 40   E. 35

  7. 经断复来指女性绝经时间在（   ），又见子宫出血者

  8. 经水早断指女性（   ）岁以前，出现月经停闭者

    A. 补气养血，固冲止血   B. 清热祛湿，凉血止血   C. 滋阴凉血，固冲止血

    D. 清热凉血，固冲止血   E. 活血化瘀，固冲止血

  9. 经断复来阴虚证的治法是（   ）

  10. 经断复来气虚证的治法是（   ）

二、多项选择题

每题由一个题干与 5 个备选答案组成，可从备选答案中选择多项与问题有关的答案，须全部选准方可计分。

  1.《傅青主女科》设"年老经水复行"专篇，认为经断复来主要责之（   ）

    A. 心   B. 肝   C. 脾

    D. 肺   E. 肾

2. 经断复来的主要病机包括（　　）

    A. 气虚　　　　　　　　B. 阴虚　　　　　　　　C. 血热

    D. 血瘀　　　　　　　　E. 阳虚

3. 某患者，53 岁。绝经 3 年，因同房后阴道少量流血 3 天就诊。可能需行下列哪些检查（　　）

    A. 宫颈刮片　　　　　　B. 妇科超声　　　　　　C. 子宫输卵管造影

    D. 阴道镜　　　　　　　E. 诊断性刮宫

4. 经断复来需与下列哪些疾病鉴别（　　）

    A. 子宫腺肌病　　　　　B. 子宫颈炎　　　　　　C. 子宫颈癌

    D. 子宫肉瘤　　　　　　E. 子宫内膜癌

5. 阴虚证经断复来的主要证候有（　　）

    A. 血色鲜红，质稍稠　　B. 阴中灼痛，外阴瘙痒

    C. 潮热盗汗，心烦失眠　D. 头晕耳鸣，咽干口燥

    E. 带下增多，色黄，味臭

6. 下列关于经断复来的说法正确的有（　　）

    A. 仅见于老年女性　　　B. 出血量多少不一，一般为少量出血

    C. 常见分型包括气虚、阳虚、阴虚、血热和血瘀

    D. 临证需借助妇科检查及其他辅助检查，辨明病之良恶属性

    E. 西医绝经后出血可参本病辨证论治

三、填空题

1. 经断复来首见于_____。

2. 安老汤出自_____。

3. 经断复来常见分型有_____，_____，_____，_____。

4. 经断复来的治疗应首先辨明病属_____或_____。

5. 治疗阴虚证经断复来，方用_____加减。

6. 治疗血瘀证经断复来，方用_____加减。

四、名词解释

1. 经断复来

2. 绝经

五、简答题

1. 简析阴虚致经断复来的证候特点。

2. 简述经断复来的辨证要点。

3. 简述经断复来的临床分型及其治疗选方。

六、论述题

1. 试述经断复来的病因病机。
2. 试述经断复来应与哪些疾病相鉴别?

七、病案分析题

1. 患者陆某,女,54 岁。

主诉:绝经 3 年,阴道少量流血 10 天。

现病史:既往月经规律,51 岁绝经。10 天前发现阴道少量流血,量不多,时出时止,色鲜红,质稠,伴腰膝酸软,无腹痛。平素喜食辛辣,心烦失眠,潮热盗汗,五心烦热,头晕耳鸣,咽干口燥,大便燥结,偶阴中干涩灼痛,舌红,苔少,脉细数。

月经史及婚育史:月经史同现病史,已婚,孕 6 产 2,均顺产,已结扎。

妇科检查:宫颈基本光滑,可见少量鲜红色血液自宫口流出,子宫及双附件未及异常。

妇科超声:未见明显异常。

请写出本病的诊断、证型、证候分析、治法、方药。

2. 患者徐某,女,51 岁。

主诉:绝经 2 年,阴道流血 1 周。

现病史:既往月经规律,49 岁绝经。1 周前劳累后发现阴道少量流血,量不多,色淡红,质稀薄,伴小腹空坠不适。现症:面色㿠白,神疲乏力,气短懒言,纳差,大便溏薄,舌淡红,苔薄白,脉缓弱。

月经史及婚育史:月经史同现病史,已婚,孕 3 产 1,顺产,已取环。

既往史:慢性胃肠炎病史。

妇科检查:宫颈光滑,可见少量红色血液自宫口流出,子宫及双附件未及异常。

妇科超声:未见明显异常。

请写出本病的诊断、证型、证候分析、治法、方药。

参考答案

一、单项选择题

(一) A1 型题

1. C 经断复来始见于《女科百问》。
2. D "妇人七七天癸竭,不断无疾血有余;已断复来审其故,邪病相干随证医"出自《医宗金鉴·妇科心法要诀》。
3. D 安老汤出自《傅青主女科》。

4. E 经断复来的常见病机包括气虚、阴虚、血热和血瘀。

5. E 素体脾胃虚弱，气虚，冲任不固；情志不遂，肝气郁结，气滞血瘀，瘀阻冲任，血不归经；过食温燥，火热内蕴，迫血妄行；房劳多产，损伤肾阴，相火妄动，扰及冲任。以上病因均可导致冲任受损，经断复来；而久居湿地与本病关系相对较小。

6. D 经断复来临证应当首辨病之良恶性质。

7. A 绝经后出血，血色淡，质稀，神疲乏力，脉缓弱，多属气虚。

8. E 气虚证经断复来的首选方剂是安老汤。

9. C 安老汤的组成包括人参、黄芪、熟地黄、土炒白术、当归、山茱萸、阿胶、黑芥穗、香附、木耳炭、甘草。

10. B 阴虚证经断复来的首选方剂是知柏地黄丸加阿胶、龟甲。

11. B 阴虚证经断复来主要临床证候是绝经后经水复来，量不多，色鲜红，质稍稠，腰膝酸软，脉细数。

12. E 绝经后阴道不规则流血，以接触性出血为主，伴白色或血性、稀薄如水样或米泔状、有臭味阴道排液，考虑恶性病变可能性大，需结合妇科检查、病理活检等明确诊断。

13. C 益阴煎可用于治疗血热证经断复来。

14. E 阴虚证经断复来兼有外阴瘙痒甚者，多与阴血亏虚，阴部失养有关，因此可在知柏地黄丸化裁基础上酌加白蒺藜、荆芥、何首乌以养血祛风止痒。

15. C 绝经1年以上经水复来，血色紫暗有块，量时多时少，下腹疼痛拒按，舌紫暗，脉涩者，辨证属经断复来血瘀证，治疗当活血化瘀，固冲止血。

（二）A2 型题

1. E 患者49岁，停经超12个月后再次阴道流血，妇科检查已初步明确出血来自宫腔，故属西医绝经后子宫出血，中医学经断复来的范畴。

2. A 根据患者证候分析，辨证属气虚证。

3. D 根据患者证候分析，辨证属血瘀证，最佳选方当归丸。

4. C 根据患者证候分析，辨证属血热证，治宜清热凉血，固冲止血。

（三）A3 型题

1.（1）B 绝经后阴道流血排除妊娠后，应首先明确出血部位，故需行妇科检查。

（2）D 根据患者临床表现及现有检查，考虑诊断为经断复来。

（3）E 绝经年龄过晚与本病关系不大。

2.（1）B 根据患者证候分析，辨证当属阴虚证。

（2）C 其治法当滋阴凉血，固冲止血。

（3）B 治疗首选方剂是知柏地黄丸加减。

3.（1）D 根据患者症状及体征，考虑患者子宫颈癌可能性大。

（2）E 根据患者证候分析，辨证当属气虚证。

（3）B 治疗经断复来气虚证的首选方剂是安老汤。

4.（1）E　根据患者证候分析，辨证当属血热证，治疗首选方剂为益阴煎加减。

（2）A　益阴煎的药物组成包括生地黄、知母、黄柏、龟甲、砂仁、炙甘草。

（3）B　经断复来血热证，兼见带多、色黄，考虑兼有湿热，治疗宜酌加车前子、土茯苓、薏苡仁清热利湿止带。

（四）B1 型题

1. E　治疗经断复来血瘀证的首选方剂是当归丸。

2. C　治疗经断复来血热证的首选方剂是益阴煎。

3. C　根据患者证候分析，辨证当属血热证。

4. B　根据患者证候分析，辨证当属阴虚证。

5. A　经断复来气虚证的出血特点是血量稍多，色淡，质稀。

6. D　经断复来血瘀证的出血特点是血量多少不一，色紫暗有块。

7. B　经断复来指女性绝经 1 年或 1 年以上，又见子宫出血者。

8. D　经水早断指女性 40 岁以前，出现月经停闭者。

9. C　经断复来阴虚证的治法是滋阴凉血，固冲止血。

10. A　经断复来气虚证的治法是补气养血，固冲止血。

二、多项选择题

1. BC　《傅青主女科》设"年老经水复行"专篇，认为"经不宜行而行者，乃肝不藏脾不统之故也"。

2. ABCD　经断复来的主要病机有气虚、阴虚、血热和血瘀。

3. ABDE　经断复来诊断需明确出血部位，并结合妇科检查、妇科超声，甚至宫颈刮片、阴道镜、诊断性刮宫等辨明病之良恶属性。子宫输卵管造影主要用于不孕症检查，与本病无关。

4. BCDE　经断复来需与子宫颈炎、子宫颈癌、子宫肉瘤、子宫内膜癌等疾病鉴别。

5. ABCD　阴虚证经断复来的主要证候为绝经后经水复来，血量不多，色鲜红，质稍稠，伴腰膝酸软，潮热盗汗，心烦失眠，头晕耳鸣，咽干口燥，大便燥结，阴中干涩或灼痛，外阴瘙痒，舌红，苔少，脉细数。

6. BDE　经断复来主要见于绝经后女性，但绝经女性并非仅为老年女性，也可见于卵巢早衰的中年女性；常见分型包括气虚、阴虚、血热和血瘀。

三、填空题

1.《女科百问》

2.《傅青主女科》

3. 气虚证；阴虚证；血热证；血瘀证

4. 良性；恶性

5. 知柏地黄丸

6. 当归丸

四、名词解释

1. 妇女绝经 1 年或 1 年以上，又见子宫出血者，称经断复来，又称"年老经水复行"或"妇人经断复来"。

2. 妇女至 49 岁左右月经自然停止 12 个月称为绝经。绝经年龄一般在 44～54 岁，也可早至 40 岁或晚至 57 岁。

五、简答题

1. 患者或素体阴虚，或房劳多产，房事不节，或忧思过度等均可致相火妄动，虚火扰及冲任，迫血妄行，以致经断复来。阴虚血少，血为热灼，故出血量不多，色鲜红而质稍稠；肾阴不足，外府不荣，故腰膝酸软；髓海空虚，清窍失养，故头晕耳鸣；阴虚阳浮，故潮热盗汗；阴虚内热，虚火扰神，故心烦失眠；阴虚津亏，故咽干口燥，大便燥结；肝经绕阴器，肾司二阴，肝肾阴虚，精血不足，外阴失养，故外阴瘙痒，阴中干涩或灼热疼痛；舌红，少苔，脉细数，俱为阴虚之象。

2. 本病以绝经后出血为主要表现，出血量一般不多，因此临证主要根据出血的色、质、气味及其他证候辨病之虚实，或虚实夹杂。一般而言，血色淡质稀，神疲乏力，脉缓弱者多属气虚；色鲜红，质稠，腰膝酸软，咽干口燥，阴中干涩热痛，脉细数者多属阴虚；色深红，质稠，带多色黄，味臭，口苦干，苔黄，脉弦滑者多属血热；血色紫暗有块，腹痛，或伴癥块，舌紫暗，脉涩者多属血瘀。

3. 经断前后诸证的临床分型有：①气虚证：治疗当补气养血，固冲止血，宜选安老汤。②阴虚证：治疗当滋阴凉血，固冲止血，宜选知柏地黄丸加阿胶、龟甲。③血热证：治疗当清热凉血，固冲止血，宜选益阴煎加生牡蛎、茜根、地榆。④血瘀证：治疗当活血化瘀，固冲止血，宜选当归丸。

六、论述题

1. 经断复来见于绝经后女性。由于女性经、孕、产、乳等特殊生理，阴血数伤，至年老肾虚，天癸竭，冲任衰少，故地道不通，经水断绝。若素体气虚或阴虚，或摄生不慎，邪气内伏，冲任受损，失于固摄，则可发生本病。常见的分型有气虚、阴虚、血热和血瘀。①气虚：素体脾胃虚弱，天癸已竭，或饮食失节，或劳倦过度，损伤脾气，中气不足，冲任不固，血失统摄，致经断复来。②阴虚：素体阴虚，或房劳多产，损伤肾阴，或天癸已竭，阴虚更甚，若房事不节，复伤肾精，或忧思过度，营阴暗耗，均可致相火妄动，虚火扰及冲任，迫血妄行，以致经断复来。③血热：素体阳盛，或外感热邪，或过食温燥之品，或肝怒化火，火热内蕴，损伤冲任，血海不宁，热迫血妄行以致经断复来。④血瘀：天癸已竭之年，体虚气弱，血行不畅；或情志内伤，肝气郁结，气滞血瘀；或感受外邪，与血搏结，瘀血内停，瘀阻冲任，损伤胞脉胞络，血不归经，以致经断复来。

2. 本病多属良性病变，但恶性病变也占相当比例，因而诊断本病必须首先明确出血属良性或恶性，注意与下列疾病相鉴别。①子宫颈癌：绝经后宫颈癌可见绝经后阴道不规则流血，但出血常为接触性出血，伴白色或血性、稀薄如水样或米泔状、有臭味的阴道排液，甚至脓性恶臭白带；妇科检查可见宫颈严重糜烂样改变，或菜花状，或凹陷性溃烂，质脆易出血；宫颈细胞学和病理活检可以鉴别。②子宫颈炎：在宫颈柱状上皮异位的基础上，宫颈可因炎症刺激局部充血、水肿，或因宫颈息肉表现为接触性出血或血性分泌物。但宫颈分泌物、细胞学检查，或病理活检提示宫颈细胞或组织呈炎症性改变。③子宫内膜癌或子宫肉瘤：子宫内膜癌常伴肥胖、高血压、糖尿病、不育、绝经延迟等高危因素，或乳腺癌、子宫内膜癌家族史，妇科影像学检查、分段诊刮术、宫腔镜有助明确鉴别；绝经后子宫肉瘤者除常见不规则阴道流血外，同时可见腹痛、子宫不规则增大，阴道超声、盆腔 MRI、诊刮可协助诊断，确诊需手术组织学检查。

七、病案分析题

1. 诊断：经断复来之阴虚证。

证候分析：患者已 51 岁，肾气衰，天癸竭，故经水断绝；患者平素饮食偏嗜，喜食辛辣，易致虚热内生，复伤肾阴，营阴耗伤，虚火扰及冲任，迫血妄行，以致经断复来。阴虚血少，血为热灼，故出血量不多，色鲜红而质稍稠；肾阴不足，外府不荣，故腰膝酸软；髓海空虚，清窍失养，故头晕耳鸣；阴虚阳浮，故潮热盗汗；阴虚内热，虚火扰神，故心烦失眠；阴虚津亏，故咽干口燥，大便燥结；肾司二阴，肝肾阴虚，精血不足，阴窍失养，故阴中干涩或灼热疼痛；舌红，少苔，脉细数，俱为阴虚之象。

治法：滋阴凉血，固冲止血。

方剂：知柏地黄丸加阿胶、龟甲。

主要药物：知母、黄柏、熟地黄、山药、山茱萸、茯苓、丹皮、泽泻、阿胶、龟甲。

2. 诊断：经断复来之气虚证。

证候分析：患者七七而天癸竭，地道不通，故 49 岁绝经；素体脾胃虚弱，加以劳累后复伤脾气，中气不足，冲任不固，血失统摄，故经水复来，血量稍多，小腹空坠不适；气虚脾弱，生化乏源，故血色淡质稀；中气不足，故神疲乏力，气短懒言；中阳不振则面色㿠白；脾胃虚弱，运化失职，故纳差，大便溏薄；舌淡红，苔薄白，脉缓弱，俱为气虚之征。

治法：补气养血，固冲止血。

方剂：安老汤。

主要药物：人参、黄芪、熟地黄、土炒白术、当归、山茱萸、阿胶、黑芥穗、香附、木耳炭、甘草。

第八章　带下病 ▷▷▷▷

第一节　带下过多

一、单项选择题

（一）A1 型题：每道试题下面有 A、B、C、D、E 五个备选答案。请从中选择一个最佳答案。

1. 以下哪部著作明确提出了"带下病"之名（　　）
   A.《难经》　　　　　　　　B.《素问》　　　　　　　　C.《诸病源候论》
   D.《傅青主女科》　　　　　E.《温病学》

2. "带下"始见于（　　）
   A.《难经》　　　　　　　　B.《素问》　　　　　　　　C.《诸病源候论》
   D.《傅青主女科》　　　　　E.《温病学》

3. 带下过多的核心病机是（　　）
   A. 脾肾功能失常　　　　　B. 感受湿热，湿毒之邪　　C. 任脉不固，带脉失约
   D. 阴虚夹湿热　　　　　　E. 湿热下注，湿毒蕴结

4. 下列各项，其中哪项不是带下过多的病因病机（　　）
   A. 脾虚证　　　　　　　　B. 肾阳虚证　　　　　　　C. 湿热下注证
   D. 阴虚夹湿证　　　　　　E. 肝肾亏损证

5. 带下过多和以下哪种疾病没有相关性（　　）
   A. 阴道炎　　　　　　　　B. 宫颈炎　　　　　　　　C. 卵巢早衰
   D. 盆腔炎性疾病　　　　　E. 附件炎

6. 以下哪项为止带方的适合证型（　　）
   A. 脾虚证　　　　　　　　B. 肾阳虚证　　　　　　　C. 阴虚夹湿证
   D. 湿热下注证　　　　　　E. 湿毒蕴结证

7. 下列哪种带下特征宜用止带方（　　）
   A. 带下黏稠色黄　　　　　B. 带下清冷如水　　　　　C. 带下量多，稀薄
   D. 带下色白，无臭气　　　E. 带下量多，色黄，有臭气

8. 下列哪项是湿毒蕴结带下过多的带下特点（　　）

A. 带下量多，色淡，质轻稀如水

B. 带下较多，质稍稠，色黄或赤白相兼

C. 带下量多，色白，质地稀薄，如涕如唾

D. 带下量多，色黄或呈脓性，气味臭秽

E. 带下量多，色黄绿如脓，或五色杂下

9. 脾虚证带下量多宜用的方剂（　　）

A. 完带汤　　　　　　B. 内补丸　　　　　　C. 知柏地黄丸

D. 止带方　　　　　　E. 五味消毒饮

10. 下列哪项不属于肾阳虚带下量多的症状（　　）

A. 带下量多，色淡，质轻稀如水

B. 面色萎黄或㿠白　　C. 面色晦暗，畏寒肢冷

D. 腰背冷痛，小腹冷感　E. 夜尿频多，小便清长

11. 治疗带下病脾虚证，应首选的方剂是（　　）

A. 内补丸　　　　　　B. 易黄汤　　　　　　C. 止带汤

D. 完带汤　　　　　　E. 知柏地黄丸

12. 下列各哪项不属于生理性带下（　　）

A. 月经期前后带下量多　B. 排卵期带下量多

C. 妊娠期带下量多　　D. 绝经前后白带减少　E. 带下黄绿色

13. 带下过多的治疗原则重在（　　）

A. 祛湿止带　　　　　B. 益气养血　　　　　C. 治本调经

D. 疏肝养肝　　　　　E. 调理冲任

14. 下列哪项证候属带下过多脾虚证（　　）

A. 腰酸如折，畏寒肢冷　B. 带下赤白相兼，有气味　C. 烘热汗出，失眠多梦

D. 四肢倦怠，纳少便溏　E. 烦热头晕，口苦咽干

15. 带下过多湿毒蕴结证的白带特点是（　　）

A. 带下色白或淡黄，质稀薄

B. 带下黄绿如脓，臭秽难闻

C. 带下绵绵不断，质清稀如水

D. 带下色黄或赤白相兼，质稠

E. 带下色白质黏，呈豆渣样

16. 下列哪项不属于湿热下注带下量多的证候（　　）

A. 带下量多，色黄或呈脓性，气味臭秽

B. 外阴瘙痒或阴中灼热　C. 全身困重乏力，胸闷纳呆

D. 小腹作痛，口苦口腻　E. 五心烦热，失眠多梦

17. 治疗带下过多肾阳虚证的首选方剂是（　　）

A. 内补丸　　　　　　B. 完带汤　　　　　　C. 知柏地黄汤

D. 止带方   E. 肾气丸

18. 带下过多阴虚夹湿证的最佳治法是（　　）

A. 健脾益气，升阳除湿   B. 温肾培元，固涩止带   C. 清利湿热，解毒杀虫

D. 清肝利湿，杀虫止带   E. 滋肾益阴，清热利湿

19. 完带汤适合治疗哪种证型的带下过多（　　）

A. 肾阳虚证   B. 阴虚夹湿证   C. 脾虚证

D. 湿热下注证   E. 热毒蕴结证

20. 治疗带下过多湿毒蕴结证，应首选的方剂是（　　）

A. 内补丸   B. 完带汤   C. 知柏地黄汤

D. 止带方   E. 五味消毒饮

（二）A2 型题：每道试题由两个以上相关因素组成或以一个简要病例形式出现，其下面都有 A、B、C、D、E 五个备选答案。请从中选择一个最佳答案。

1. 患者，女，33 岁。带下量多，色白，质稀薄如涕唾，无臭味；伴面色萎黄，神疲乏力；舌体胖质淡，边有齿痕，苔薄白或白腻，脉细缓。首选方剂是（　　）

A. 内补丸   B. 易黄汤   C. 完带汤

D. 知柏地黄丸   E. 止带方

2. 患者，女，28 岁。带下量多 1 周，色黄，质黏腻，味臭，纳呆，胸闷口腻，苔黄腻，脉滑数。治疗最佳方剂是（　　）

A. 内补丸   B. 易黄汤   C. 完带汤

D. 知柏地黄丸   E. 止带方

3. 患者，女，43 岁。带下量较多，质稍稠，有气味，色黄或赤白相兼，阴部灼热或瘙痒；伴五心烦热，失眠多梦，咽干口燥，或烘热汗出，失眠多梦；舌质红，苔少薄黄或黄腻，脉细数。其辨证应为（　　）

A. 脾虚证   B. 肾阳虚证   C. 阴虚湿热证

D. 湿热下注证   E. 湿毒蕴结证

4. 患者，女，24 岁。带下量多，质稀如水，绵绵不断，面色晦暗，畏寒肢冷，小腹冷感，夜尿频，小便清长，大便溏薄；舌质淡，苔白润，脉沉迟。其辨证为（　　）

A. 脾虚证   B. 肾阳虚证   C. 阴虚湿热证

D. 湿热下注证   E. 湿毒蕴结证

5. 患者，女，25 岁。带下量多，色黄或呈脓性，质黏稠，或带下色白质黏，呈豆腐渣样，口苦口腻，小便短赤；舌红，苔黄腻，脉滑数。其辨证应为（　　）

A. 虚证   B. 肾阳虚证   C. 阴虚湿热证

D. 湿热下注证   E. 热毒蕴结证

6. 患者，女，34 岁。带下量多，黄绿如脓，或赤白相兼，质黏腻，臭秽难闻，口苦咽干，小便短赤，大便干结；舌红，苔黄或黄腻，脉滑数。其辨证应是（　　）

A. 脾虚证   B. 肾阳虚证   C. 阴虚湿热证

D. 湿热下注证　　　　　　E. 湿毒蕴结证

7. 患者，女，39岁。带下量多，色黄或呈脓性，气味臭秽，外阴瘙痒或阴中灼热；伴胸闷纳呆，小腹作痛，口苦口腻；小便黄少，大便黏滞，舌质红，苔黄腻。治法宜用（　　）

A. 健脾益气，升阳除湿　　B. 温肾助阳，涩精止带　　C. 滋阴益肾，清热祛湿
D. 清热利湿止带　　　　　E. 清热解毒，利湿止带

8. 患者，女，45岁。带下量较多，质稍稠，有气味，色黄或赤白相兼，阴部灼热或瘙痒；伴五心烦热，失眠多梦；咽干口燥，或烘热汗出，失眠多梦；舌质红，苔少薄黄或黄腻，脉细数。宜选用方剂（　　）

A. 内补丸　　　　　　　　B. 易黄汤　　　　　　　C. 完带汤
D. 知柏地黄丸　　　　　　E. 止带方

（三）A3 型题：以下提供若干个案例，每个案例下设若干道试题。请根据案例所提供的信息，在每一道试题下面的 A、B、C、D、E 五个备选答案中选择一个最佳答案。

1. 患者 39 岁。带下过多，色黄呈脓性，气味臭秽，小腹作痛，口苦口腻，舌质红，舌苔黄腻，脉滑数。

（1）其辨证应为（　　）

A. 脾虚证　　　　　　　　B. 肾阳虚证　　　　　　C. 阴虚湿热证
D. 湿热下注证　　　　　　E. 湿毒蕴结证

（2）其治法应是（　　）

A. 健脾益气，升阳除湿　　B. 温肾助阳，涩精止带　　C. 滋阴益肾，清热祛湿
D. 清热利湿止带　　　　　E. 清热解毒，利湿止带

（3）治疗应首选的方剂是（　　）

A. 内补丸　　　　　　　　B. 易黄汤　　　　　　　C. 完带汤
D. 知柏地黄丸　　　　　　E. 止带方

2. 患者 31 岁。带下量多，色白，质地稀薄，无臭味，神疲乏力，倦怠嗜睡，舌体胖，苔薄白，脉细缓。

（1）其辨证应是（　　）

A. 脾虚证　　　　　　　　B. 肾阳虚证　　　　　　C. 阴虚湿热证
D. 湿热下注证　　　　　　E. 湿毒蕴结证

（2）其治法应选（　　）

A. 健脾益气，升阳除湿　　B. 温肾助阳，涩精止带　　C. 滋阴益肾，清热祛湿
D. 清热利湿止带　　　　　E. 清热解毒，利湿止带

（3）治疗应首选的方剂是（　　）

A. 内补丸　　　　　　　　B. 易黄汤　　　　　　　C. 完带汤
D. 知柏地黄丸　　　　　　E. 止带方

3. 患者 47 岁。带下量多，质稠，色赤白相兼，气味臭秽，阴部，口灼热或瘙痒，

五心烦热，腰酸腿软，舌质红，舌苔黄腻，脉细数。

（1）其证型是（　　）

  A. 脾虚证　　　　　　B. 肾阳虚证　　　　　　C. 阴虚夹湿热证

  D. 湿热下注证　　　　E. 湿毒蕴结证

（2）其治法是（　　）

  A. 健脾益气，升阳除湿　　B. 温肾助阳，涩精止带　　C. 滋阴益肾，清热祛湿

  D. 清热利湿止带　　　　　E. 清热解毒，利湿止带

（3）治疗应首选的方剂是（　　）

  A. 内补丸　　　　　　B. 易黄汤　　　　　　C. 完带汤

  D. 知柏地黄丸　　　　E. 止带方

4. 患者 28 岁。带下量多，舌淡，质清稀，面色晦暗，小腹冷，小便清长，舌质淡，苔白润，脉沉迟。

（1）其证型是（　　）

  A. 脾虚证　　　　　　B. 肾阳虚证　　　　　　C. 阴虚湿热证

  D. 湿热下注证　　　　E. 湿毒蕴结证

（2）其治法是（　　）

  A. 健脾益气，升阳除湿　　B. 温肾助阳，涩精止带　　C. 滋阴益肾，清热祛湿

  D. 清热利湿止带　　　　　E. 清热解毒，利湿止带

（3）治疗应首选的方剂是（　　）

  A. 内补丸　　　　　　B. 易黄汤　　　　　　C. 完带汤

  D. 知柏地黄丸　　　　E. 止带方

5. 患者 35 岁。带下量多，色黄绿，或五色杂下，臭秽难闻；烦热头昏，口苦咽干，舌质红，舌苔黄腻，脉滑数。

（1）其辨证应是（　　）

  A. 脾虚证　　　　　　B. 肾阳虚证　　　　　　C. 阴虚湿热证

  D. 湿热下注证　　　　E. 湿毒蕴结证

（2）其治法应选（　　）

  A. 健脾益气，升阳除湿　　B. 温肾助阳，涩精止带　　C. 滋阴益肾，清热祛湿

  D. 清热利湿止带　　　　　E. 清热解毒，利湿止带

（3）治疗应首选的方剂是（　　）

  A. 五味消毒饮　　　　B. 易黄汤　　　　　　C. 完带汤

  D. 知柏地黄丸　　　　E. 止带方

（四）B1 型题： 以下每组试题共用 A、B、C、D、E 五个备选答案，备选答案在上，题干在下。请从中选择一个最佳答案，每个备选答案可能被选择一次、多次或不被选择。

  A. 五味消毒饮　　　　B. 内补丸　　　　　　C. 知柏地黄汤

D. 止带方　　　　　　　　E. 龙胆泻肝汤

1. 治疗带下过多湿热下注证，应首选的方剂是（　　　）

2. 治疗带下过多阴虚夹湿证，应首选的方剂是（　　　）

A. 清热利湿止带　　　　B. 温肾助阳，涩精止带　　　C. 清热解毒，利湿止带

D. 清热利湿，疏风化浊　　E. 健脾益气，升阳除湿

3. 带下过多肾阳虚证的治法是（　　　）

4. 带下过多湿热下证的治法是（　　　）

A. 肾阳虚证　　　　　　B. 阴虚夹湿证　　　　　C. 湿热下注

D. 脾虚证　　　　　　　E. 热毒蕴结证

5. 患者带下量多，色黄，质稠，有气味，阴部灼热感，阴部瘙痒；腰酸腿软，头晕耳鸣，五心烦热，咽干口热，失眠多梦；舌质红，苔少。脉细数。其证候是（　　　）

6. 患者带下量多，色黄呈脓性，质黏稠，有臭气，小腹作痛，口苦口腻，胸闷纳呆，小便短赤；舌红，苔黄腻，脉滑数。其证候是（　　　）

A. 清热利湿，解毒杀虫　　B. 滋阴益肾，清热祛湿　　C. 清热解毒，利湿止带

D. 清热利湿止带　　　　　E. 健脾益气，升阳除湿

7. 带下过多湿热下注证的治法是（　　　）

8. 带下过多阴虚夹湿热证的治法是（　　　）

A. 感受湿邪，脾肾功能失常　　B. 任脉不固，带脉失约　　C. 感受湿热，湿毒之邪

D. 肝肾亏损，瘀血阻滞　　　E. 阴精不足，不能润泽阴户

9. 带下过多的核心病机是（　　　）

10. 带下过多的内在条件是（　　　）

二、多项选择题

每题由一个题干与 5 个备选答案组成，可从备选答案中选择多项与问题有关的答案，须全部选准方可计分。

1. 带下过多的病因病机包括（　　　）

A. 脾虚　　　　　　　　B. 肾阳虚　　　　　　　C. 阴虚夹湿热

D. 湿热下注　　　　　　E. 血瘀

2. 属于带下过多的症状有（　　　）

A. 色白或黄，或赤白相兼　　B. 质或清稀如水，或稠黏如脓

C. 气味无臭，或有臭气　　　D. 小便淋沥涩痛

E. 可伴有外阴、阴道灼热瘙痒

3. 带下过多分型论治有哪些（　　　）
   A. 脾虚证
   B. 肾阳虚证
   C. 阴虚夹湿热证
   D. 湿热下注证
   E. 湿毒蕴结证

4. 属于带下过多湿热下注证的有（　　　）
   A. 色黄或呈脓性
   B. 全身困重乏力
   C. 腰骶胀痛
   D. 胸闷纳呆
   E. 大便干结

5. 止带方含有的药物包括（　　　）
   A. 猪苓、茯苓
   B. 车前子、泽泻
   C. 茵陈、赤芍
   D. 车前子、薏苡仁
   E. 赤芍、丹皮

6. 完带汤含有的药物包括（　　　）
   A. 人参、白术
   B. 白术、苍术、
   C. 茵陈、赤芍
   D. 山药、陈皮
   E. 陈皮、车前子

7. 属于带下过多阴虚夹湿热证临床症状的有（　　　）
   A. 阴部灼热或瘙痒
   B. 五心烦热
   C. 失眠多梦
   D. 头晕耳鸣
   E. 咽干口燥

8. 下面属于带下过多症状的有（　　　）
   A. 带下色黄或赤白相兼
   B. 质地清稀如水
   C. 可伴有外阴灼热瘙痒
   D. 可伴有有尿频、尿痛
   E. 带下如豆渣凝乳

9. 五味消毒饮不包含的药物有（　　　）
   A. 土茯苓、茵陈
   B. 蒲公英、金银花
   C. 金银花、野菊花
   D. 薏苡仁、黄柏
   E. 紫花地丁、天葵子

三、填空题

1. 带下过多始见于_____，其曰："任脉为病……女子带下瘕聚。"

2. 带下病是指带下量明显_____，_____、_____、_____发生异常，或伴_____。

3. 带下一词，有广义、狭义之分。广义带下是指女性_____、_____、_____、_____、_____病而言。由于这些疾病都发生在带脉之下，故称为带下病。

4. 带下量_____、_____、_____、_____，或伴全身、局部症状者，称为带下过多。

5. 带下过多系_____为患，而_____是发生的内在条件，感受_____、_____之邪是重要的外在病因。

6. _____、_____是带下过多的核心病机。

7. 带下俱是湿证，故治疗以_____为基本原则。

8. 白浊是指泌尿生殖系统的化脓性感染，临床特征为尿窍流出_____，多随小便流出，可伴有小便淋沥涩痛。

四、名词解释

1. 带下病
2. 生理性带下
3. 带下过多
4. 白浊

五、简答题

1. 简答带下过多的症状。
2. 简答带下过多需要进行的辅助检查。
3. 简答带下赤色与经间期出血、漏下的鉴别。
4. 简答带下色白量多与白浊病的鉴别。
5. 简答带下过多的分型。

六、论述题

1. 论述带下过多的辨证要点。
2. 论述带下过多的治疗原则。
3. 论述带下过多的临证要点。

七、病案分析题

1. 患者 35 岁。带下过多，色黄呈脓性，气味臭秽，外阴瘙痒或阴中灼热；伴胸闷纳呆，小腹作痛，口苦口腻，舌质红，小便黄少，大便黏滞难解；舌质红，舌苔黄腻，脉滑数。

请写出本病的诊断、证型、证候分析、治法、方药。

2. 患者 45 岁。带下量多，质稠，色赤白相兼，气味臭秽，阴部口灼热或瘙痒，五心烦热，腰酸腿软，失眠多梦，咽干口燥；舌质红，舌苔黄腻，脉细数。

请写出本病的诊断、证型、证候分析、治法、方药。

3. 患者 35 岁。带下量多，色黄绿如脓，或五色杂下，臭秽难闻，质黏稠；烦热头昏，口苦咽干，小便色黄，大便干；舌质红，舌苔黄腻，脉滑数。

请写出本病的诊断、证型、证候分析、治法、方药。

参考答案

一、单项选择题

（一）A1 型题

1．C 隋代《诸病源候论》明确提出了"带下病"之名，并分"带五色俱下候"。

2．B "带下"始见《素问·骨空论》："任脉为病……女子带下瘕聚。"

3．C 带下过多系湿邪为患，而脾肾功能失常是发生的内在条件，感受湿热、湿毒之邪是重要的外在病因。任脉不固，带脉失约是带下病的核心病机。

4．E 带下过多的病因病机：脾虚证、肾阳虚证、阴虚夹湿证、湿热下注证。

5．C 西医妇科疾病，如阴道炎、宫颈炎、盆腔炎性疾病等引起的阴道分泌物异常与带下过多临床表现类似者。卵巢早衰表现为带下过少。

6．D 止带方的适应证为湿热下注。

7．E 湿热下注型带下主要证候：带下量多，色黄或呈脓性，气味臭秽，外阴瘙痒或阴中灼热；伴全身困重乏力，胸闷纳呆，小腹作痛，口苦口腻；小便黄少，大便黏滞难解；舌质红，舌苔黄腻，脉滑数。治疗法则：清热利湿止带。方药：止带方。

8．E 湿热蕴结带下量多，色黄绿如脓，或五色杂下，质黏稠，臭秽难闻；伴小腹或腰骶胀痛，烦热头昏，口苦咽干，小便短赤或色黄，大便干结；舌质红，苔黄腻，脉滑数。

9．A 脾虚型带下特点为带下量多，质地如涕如唾，无臭味。

10．B 肾阳虚带下过多的主要证候：带下量多，色淡，质清稀如水，绵绵不断；面色晦暗，畏寒肢冷，腰背冷痛，小腹冷感，夜尿频，小便清长，大便溏薄；舌质淡，苔白润，脉沉迟。面色萎黄或㿠白是脾虚证带下过多的证候。

11．D 带下病脾虚证治以健脾益气，升阳除湿。方药：完带汤。

12．E 生理性带下属于妇女体内的一种阴液，是由胞宫渗润于阴道的色白或透明、无特殊气味的黏液，细缊之时增多。

13．A 带下俱是湿证，治疗以祛湿止带为基本原则。

14．D 带下过多脾虚证的主要证候：带下量多，色黄或呈脓性，质黏稠，有臭气，或带下色白质黏，外阴瘙痒；小腹作痛，口苦口腻，胸闷纳呆，小便短赤；舌红，苔黄腻，脉滑数。

15．B 带下过多湿毒蕴结证的主要证候：带下量多，黄绿如脓，或赤白相兼，质黏腻，臭秽难闻，小腹疼痛，腰骶酸痛，烦热头晕，口苦咽干，小便短赤，大便干结；舌红，苔黄或黄腻，脉滑数。

16．E 带下过多湿热下注的主要证候：带下量多，色黄或呈脓性，气味臭秽，外阴瘙痒或阴中灼热；全身困重乏力，胸闷纳呆，小腹作痛，口苦口腻；小便黄少、大便黏滞难解；舌质红，苔黄腻，脉滑数。五心烦热、失眠多梦是阴虚夹湿证带下过多的症状。

17．A　带下过多肾阳虚证的主要证候：带下量多，绵绵不断，质清稀如水；腰酸如折，畏寒肢冷，小腹冷感，面色晦暗，小便清长，或夜尿多，大便溏薄；舌质淡，苔白润，脉沉迟。治法：温肾助阳，涩精止带。首选方剂是内补丸。

18．E　带下过多阴虚湿热证的主要证候：带下量较多，质稍稠，色黄或赤白相兼，有臭味，阴部灼热或瘙痒；伴五心烦热，失眠多梦，咽干口燥，头晕耳鸣，腰酸腿软；舌质红，苔薄黄或黄腻，脉细数。治法：滋阴益肾，清热祛湿。

19．C　带下过多脾虚证的主要证候：带下量多，色黄或呈脓性，质黏稠，有臭气，或带下色白质黏，外阴瘙痒；小腹作痛，口苦口腻，胸闷纳呆，小便短赤；舌红，苔黄腻，脉滑数。治法：健脾益气，升阳除湿。方药：完带汤。

20．E　带下过多湿毒蕴结证的主要证候：带下量多，黄绿如脓，或赤白相兼，质黏腻，臭秽难闻，小腹疼痛，腰骶酸痛，烦热头晕，口苦咽干，小便短赤，大便干结；舌红，苔黄或黄腻，脉滑数。治法：清热解毒，利湿止带。方药：五味消毒饮。

（二）A2 型题

1．B　本证是脾虚湿蕴化热，治宜健脾除湿，清热止带，方选易黄汤。

2．E　根据证候表现可辨证为湿热下注证带下过多，治宜清热利湿，佐以解毒杀虫。方剂：止带方。

3．C　阴虚湿热证带下过多的主要证候：带下量较多，质稍稠，色黄或赤白相兼，有臭味，阴部灼热或瘙痒；伴五心烦热，失眠多梦，咽干口燥，头晕耳鸣，腰酸腿软；舌质红，苔薄黄或黄腻，脉细数。

4．B　肾阳虚证带下过多的主要证候：带下量多，绵绵不断，质清稀如水；腰酸如折，畏寒肢冷，小腹冷感，面色晦暗，小便清长，或夜尿多，大便溏薄；舌质淡，苔白润，脉沉迟。

5．D　湿热下注证带下过多的主要证候：带下量多，色黄或呈脓性，质黏稠，有臭气，或带下色白质黏，外阴瘙痒；小腹作痛，口苦口腻，胸闷纳呆，小便短赤；舌红，苔黄腻，脉滑数。

6．E　湿毒蕴结证带下过多的主要证候：带下量多，黄绿如脓，或赤白相兼，质黏腻，臭秽难闻，小腹疼痛，腰骶酸痛，烦热头晕，口苦咽干，小便短赤，大便干结；舌红，苔黄或黄腻，脉滑数。

7．D　辨证为湿热下注，故治法宜清热利湿止带。

8．D　阴虚夹湿热证带下过多的主要证候：带下量较多，质稍稠，色黄或赤白相兼，有臭味，阴部灼热或瘙痒；伴五心烦热，失眠多梦，咽干口燥，头晕耳鸣，腰酸腿软；舌质红，苔薄黄或黄腻，脉细数。方剂：知柏地黄丸。

（三）A3 型题

1．（1）D　带下过多，色黄呈脓性，气味臭秽，口苦口，湿热内阻中焦，脾失运化，清阳不升，则纳呆，身体困重乏力，湿热下注膀胱，可见小便黄少；湿邪黏滞，阻滞肠腑，可见大便黏滞难解。舌红，苔黄腻，脉滑数，为湿热之征。

（2）D 治法是清热利湿止带。

（3）E 方药为止带方。

2.（1）A 脾气虚弱，运化失司，湿邪下注，损伤任带，使任脉不固，带脉失约，而为带下量多，脾虚中阳不振，则面色白萎黄或㿠白，神疲乏力，倦怠嗜睡，舌体胖，苔薄白，脉细缓，为脾虚湿阻之征。

（2）A 治法为健脾益气，升阳除湿。

（3）C 完带汤。

3.（1）C 肾阴不足，相火偏旺，损伤血络，复感湿热之邪，伤及任带二脉，故带下量多，质稠，色赤白相兼，气味臭秽，阴部灼热瘙痒，五心烦热，腰酸腿软。舌红，苔黄腻，脉细数，均为阴虚夹湿热之征。

（2）C 滋阴益肾，清热祛湿。

（3）D 知柏地黄丸。

4.（1）B 肾阳不足，命门火衰，封藏失职，阴液滑脱而下，故带下量多，肾阳虚胞宫失于温煦，故小腹冷感，肾阳虚上不温脾阳，下不暖膀胱，故小便清长。舌质淡，苔白润，脉沉迟，为肾阳虚之征。

（2）B 温肾助阳，涩精止带。

（3）A 内补丸。

5.（1）E 湿毒内侵，损伤任带二脉，故带下量多，色黄绿，五色杂下，臭秽难闻；湿毒热毒上蒸，故口苦咽干，舌质红，舌苔黄腻，脉滑数，为湿毒蕴结之征。

（2）E 清热解毒，利湿止带。

（3）A 五味消毒饮加土茯苓、薏苡仁、黄柏、茵陈。

（四）B1 型题

1. D 带下过多湿热下注证首选的方剂是止带方。

2. C 带下过多阴虚夹湿证首选的方剂是知柏地黄丸。

3. B 带下过多肾阳虚证的治法是温肾助阳，涩精止带。

4. A 带下过多湿热下注的治法是清热利湿止带。

5. B 带下过多阴虚夹湿热证的主要证候：带下量较多，质稍稠，色黄或赤白相兼，有臭味，阴部灼热或瘙痒；伴五心烦热，失眠多梦，咽干口燥，头晕耳鸣，腰酸腿软；舌质红，苔薄黄或黄腻，脉细数。

6. C 带下过多湿热下注的主要证候：带下量多，色黄或呈脓性，气味臭秽，外阴瘙痒或阴中灼热；全身困重乏力，胸闷纳呆，小腹作痛，口苦口腻；小便黄少、大便黏滞难解；舌质红，苔黄腻，脉滑数。

7. D 带下过多湿热下注证的治法：清热利湿止带。

8. B 带下过多阴虚夹湿热证的治法：滋阴益肾，清热祛湿。

9. B 任脉不固，带脉失约是带下病的核心病机。

10. A 带下过多系湿邪为患，而脾肾功能失常是发生的内在条件，感受湿热、湿毒之邪是重要的外在病因。

二、多项选择题

1. ABCD 带下过多的病因病机包括：脾虚、肾阳虚、阴虚夹湿热、湿热下注、湿毒蕴结。

2. ABCE 带下量多色白或黄，或赤白相兼，或黄绿如脓，或浑浊如米泔；质或清稀如水，或稠黏如脓，或如豆渣凝乳，或如泡沫状；气味无臭，或有臭气，或臭秽难闻；可伴有外阴、阴道灼热瘙痒，坠胀或疼痛，或伴尿频、尿痛等症状。

3. ABCDE 带下过多分型论治：脾虚证、肾阳虚证、阴虚夹湿热证、湿热下注证、湿毒蕴结证。

4. ABD 带下过多湿热下注的主要证候有带下量多，色黄或呈脓性，气味臭秽，外阴瘙痒或阴中灼热；全身困重乏力，胸闷纳呆，小腹作痛，口苦口腻；小便黄少，大便黏滞难解；舌质红，苔黄腻，脉滑数。

5. ABCE 止带方药物组成：猪苓、茯苓、车前子、泽泻、茵陈、赤芍、牡丹皮、黄柏、栀子、川牛膝。

6. ABDE 完带方药物组成：人参、白术、白芍、山药、苍术、陈皮、柴胡、荆芥穗、车前子、甘草。

7. ABCDE 带下过多阴虚夹湿热证的主要证候有：带下量较多，质稍稠，色黄或赤白相兼，有臭味，阴部灼热或瘙痒；伴五心烦热，失眠多梦，咽干口燥，头晕耳鸣，腰酸腿软；舌质红，苔薄黄或黄腻，脉细数。

8. ABCDE 带下量多色白或黄，或赤白相兼，或黄绿如脓，或浑浊如米泔；质或清稀如水，或稠黏如脓，或如豆渣凝乳，或如泡沫状；气味无臭，或有臭气，或臭秽难闻；可伴有外阴、阴道灼热瘙痒，坠胀或疼痛，或伴尿频、尿痛等症状。

9. AD 五味消毒饮的药物组成：蒲公英、金银花、野菊花、紫花地丁、天葵子。

三、填空题

1.《素问·骨空论》

2. 增多或减少；色；质；气味；全身或局部症状者

3. 经；带；胎；产；杂

4. 过多；色；质；气味异常

5. 湿邪；脾肾功能失常；湿热；湿毒

6. 任脉不固；带下失约

7. 祛湿止带

8. 浑浊如脓之物

四、名词解释

1. 带下病指带下量明显增多或减少，色、质、气味发生异常，或伴全身或局部症状。

2. 生理性带下属于妇女体内的一种阴液，是由胞宫渗润于阴道的色白或透明、无特殊气味的黏液，细缊之时增多。

3. 带下量过多，色、质、气味异常，或伴全身、局部症状者，称为带下过多。

4. 白浊指泌尿生殖系统的化脓性感染，临床特征为尿窍流出浑浊如脓之物，多随小便流出，可伴有小便淋沥涩痛。

五、简答题

1. 带下量多，色白或黄，或赤白相兼，或黄绿如，或浑浊如米泔；质或清稀如水，或稠黏如脓，或如豆渣凝乳，或如泡沫状；气味无臭，或有臭气，或臭秽难闻；可伴有外阴、阴道灼热瘙痒，坠胀或疼痛，或伴尿频、尿痛等症状。

2. ①实验室检查：阴道炎患者阴道分泌物检查清洁度Ⅲ度或以上，或可查到滴虫、假丝酵母菌及其他病原体。急性或亚急性盆腔炎性疾病，血常规检查白细胞计数增高。必要时可行宫颈分泌物病原体培养、病变局部组织活检等。②超声检查：对盆腔炎性疾病变及盆腔肿瘤有意义。

3. 带下赤色时应与经间期出血、漏下相鉴别。经间期出血是指月经周期正常，在两次月经周期中间出现的周期性出血，一般持续3～5天，能自行停止。漏下是指经血非时而下，淋漓不尽，无正常月经周期。

4. 带下色白量多时需与白浊别。白浊是泌尿生殖系统的化脓性感染，临床特征为尿窍流出浑浊如脓之物，多随小便流出，可伴有小便淋沥涩痛。尿道口分泌物进行淋球菌培养呈阳性，可资鉴别。

5. 带下过多分为脾虚证、肾阳虚证、阴虚夹湿热证、湿热下注证、湿毒蕴结证。

六. 论述题

1. 带下过多辨证要点：主要根据带下的量、色、质、气味的异常及伴随症状、舌脉辨其寒热、虚实。临证时尚需结合全身症状及病史等进行全面综合分析，方能得出正确诊断。同时需进行必要的妇科检查及防癌排查，以免贻误病情。

2. 带下俱是湿证，故治疗以祛湿止带为基本原则。在辨证论治的基础上灵活应用清热解毒或清热利湿止带；健脾除湿止带；温肾固涩止带；滋肾益阴，除湿止带。此外，还需配合中成药口服、中药制剂外洗、栓剂阴道纳药、中医特色疗法等，同时还可选用食疗进行预防调护，以增强疗效，预防复发。

3. 带下过多是妇科临床常见病、多发病，是多种疾病的共同症状。其病因复杂，但总以湿邪为患；临证时首先应明确引起带下过多的原因，对于赤带、赤白带、五色杂下，气味秽臭者，需先排除恶性病变，若为生殖道肿瘤引起的当以手术治疗为主。带下过多的辨证主要是依据带下的量、色、质、气味特点，结合局部及全身症状、舌脉象等，同时注意辨证与辨病相结合。带下俱是湿证，治疗以利湿为主。除内服中药外，配合中成药、食疗、外治法，方能提高临床疗效。对于反复发作的带下过多，应明辨原因，综合治疗。

七、病案分析题

1. 诊断：带下过多湿热下注证。

证候分析：湿热蕴结下，损伤任带二脉，故带下量多，色黄或呈脓性，气味臭秽；湿热熏蒸，则胸闷，口苦口腻；湿热内阻中焦，脾失运化，清阳不升，则纳呆，身体困重乏力；湿热蕴结，瘀阻胞脉，则小腹作痛；湿热下注膀胱，可见小便黄少；湿邪黏滞，阻滞肠腑，可见大便黏滞难解。舌红，苔黄腻，脉滑数，为湿热之征。

治法：清热利湿止带。

方药：止带方。

主要药物：猪苓、茯苓、车前子、泽泻、茵陈、赤芍、牡丹皮、黄柏、栀子、川牛膝。

2. 诊断：带下过多阴虚夹湿证。

证候分析：肾阴不足，相火偏旺，损伤血络，复感湿热之邪，伤及任带二脉，故带下量多，色黄或赤白相兼，质稠、有臭气，阴部灼热感；阴虚内热，热扰心神，则五心烦热，失眠梦；腰为肾之府，肾阴虚则腰酸腿软。舌红，苔薄黄或黄腻，脉细数，均为阴虚夹湿热之征。

治法：滋阴益肾，清热祛湿。

方药：知柏地黄丸。

主要药物：知母、黄柏、熟地黄、山药、山茱萸、茯苓、牡丹皮、泽泻。

3. 诊断：带下过多湿毒蕴结证。

证候分析：湿毒内侵，损伤任带二脉，故带下量多，色黄绿如脓，甚或五色杂下，秽臭难闻；湿毒蕴结，瘀阻胞脉，故小腹或腰骶胀痛；湿浊热毒上蒸，故口苦咽干；湿热伤津，则小便短赤，大便干结。舌红，苔黄腻，脉滑数，为湿毒蕴结之征。

治法：清热解毒，利湿止带。

方药：五味消毒饮加土茯苓、薏苡仁、黄柏、茵陈。

主要药物：蒲公英、金银花、野菊花、紫花地丁、天葵子。

第二节　带下过少

一、单项选择题

（一）A1 型题：每道试题下面有 A、B、C、D、E 五个备选答案。请从中选择一个最佳答案。

1. 带下过少的主要病机是（　　）
    A. 阴液不足　　　　　B. 湿热下注　　　　　C. 肾阳不足
    D. 脾阳亏虚　　　　　E. 阴虚湿热

2. 左归丸组成包括（　　）
    A. 人参、白术　　　　B. 山药、牛膝　　　　C. 陈皮、柴胡
    D. 车前子、泽泻　　　E. 芥穗、苍术

3. 带下过少血瘀津亏证的治疗方剂宜用（　　）
    A. 四物汤　　　　　　B. 桃红四物汤　　　　C. 小营煎加减
    D. 血府逐瘀汤　　　　E. 人参养荣汤

4. 下列哪项是血瘀津亏带下量少的带下特点（　　）
    A. 带下量少，色淡，质轻稀如水
    B. 带下较少，质稍稠，色黄或赤白相兼
    C. 带下量少，色白，质地稀薄，如涕如唾
    D. 带下量少，阴道干涩
    E. 带下量少，色黄绿如脓，或五色杂下

5. 小营煎的药物组成不包括（　　）
    A. 当归、白芍　　　　B. 熟地黄、炙甘草　　C. 白芍、枸杞子
    D. 丹参、桃仁　　　　E. 山药、熟地黄

6. 下列哪项不是肝肾亏损证带下过少的证候（　　）
    A. 带下量少　　　　　B. 外阴干涩　　　　　C. 五心烦热
    D. 畏寒肢冷　　　　　E. 夜寐不安

7. 以下哪项不属于肝肾亏损证带下过少的证候（　　）
    A. 带下涩少　　　　　B. 外阴干涩　　　　　C. 失眠多梦
    D. 腰膝酸软　　　　　E. 目眵增多

8. 带下过少的治疗原则重在（　　）
    A. 健脾除湿　　　　　B. 益气养血　　　　　C. 滋补肝肾阴精
    D. 疏肝养血　　　　　E. 调理冲任

9. 治疗带下过少血瘀津亏证，以下哪个选项比较合适（　　）
    A. 健脾祛湿　　　　　B. 益气活血　　　　　C. 凉血活血

D. 养血活血　　　　　　　E. 温阳散寒

10. 带下过少肝肾亏损证的治法是（　　）

A. 滋补肝肾，益精养血　　B. 补血益精，活血化瘀　　C. 补益肾气，固冲调经
D. 滋肾益阴，清热利湿　　E. 益气养血，止带调冲

11. 下列哪项属于肝肾亏损证带下过少的临床表现（　　）

A. 烦热胸闷　　　　　　　B. 膝腰酸软　　　　　　　C. 经色紫暗
D. 形肥体胖　　　　　　　E. 烦躁易怒

12. 左归丸治疗带下过少的适应证型是（　　）

A. 血枯瘀阻证　　　　　　B. 血枯风燥证　　　　　　C. 气虚血瘀证
D. 肾阳亏虚证　　　　　　E. 肝肾亏损证

13. 血瘀津亏证带下过少的首选方剂（　　）

A. 完带汤　　　　　　　　B. 小营煎　　　　　　　　C. 止带汤
D. 左归丸　　　　　　　　E. 知柏地黄丸

14. 下列哪些情况和带下过少无关（　　）

A. 卵巢早衰　　　　　　　B. 双侧卵巢切除术后　　　C. 盆腔放射治疗后
D. 席汉综合征　　　　　　E. 多囊卵巢综合征

15. 以下哪种脉象与带下过少肝肾亏损证相符（　　）

A. 脉洪大　　　　　　　　B. 脉滑数　　　　　　　　C. 脉沉细
D. 脉弦涩　　　　　　　　E. 脉迟缓

（二）A2 型题：每道试题由两个以上相关因素组成或以一个简要病例形式出现，其下面都有 A、B、C、D、E 五个备选答案。请从中选择一个最佳答案。

1. 某患者，女，37 岁。带下量少 3 个月余，伴有阴部干涩，时或阴痒，性交疼痛，头晕耳鸣，腰膝酸软，夜寐不安，舌红，少苔，脉细数。治疗最佳方剂是（　　）

A. 内补丸　　　　　　　　B. 易黄汤　　　　　　　　C. 完带汤
D. 右归丸　　　　　　　　E. 左归丸

2. 某患者，女，43 岁。带下过少，甚则全无，阴痒，伴面色无华，头晕眼花，神疲乏力，或经行腹痛，有血块，肌肤甲错，舌质暗，脉细涩。其辨证为（　　）

A. 肝肾亏虚证　　　　　　B. 血瘀津亏证　　　　　　C. 阴虚湿热证
D. 湿热下注证　　　　　　E. 湿毒蕴结证

3. 某患者 40 岁。带下量少，阴中干涩，阴痒，月经量少渐至闭经，腰酸膝软，舌红少苔脉沉细。本病主要病机是（　　）

A. 肝血不足，阴部失养　　B. 脾胃不和，中气下陷　　C. 阴精不足，阴户失润
D. 痰瘀阻滞，阴户失养　　E. 脾肾阳虚，阴户失煦

4. 某患者，35 岁。带下量少半年余，阴部干涩灼痛，或伴阴痒，性交疼痛，头晕耳鸣，腰膝酸软，烦热胸闷，舌红，少苔，脉细数或沉弦细。其辨证为（　　）

A. 肝肾亏虚证　　　　　　B. 血枯瘀阻证　　　　　　C. 阴虚湿热证

D. 湿热下注证　　　　　　E. 湿毒蕴结证

（三）**A3 型题**：以下提供若干个案例，每个案例下设若干道试题。请根据案例所提供的信息，在每一道试题下面的 A、B、C、D、E 五个备选答案中选择一个最佳答案。

1. 患者 39 岁。带下过少，阴部干涩瘙痒，性交涩痛，头晕耳鸣，腰膝酸软，夜寐不安，舌红，少苔，脉细数或沉弦细。

（1）其辨证为（　　）

　　A. 阴虚湿热证　　　　　B. 肾阳亏虚证　　　　　C. 肝肾亏损证
　　D. 血瘀津亏证　　　　　E. 湿毒蕴结证

（2）其治法应选（　　）

　　A. 健脾益气，升阳除湿　　B. 镇肝息风，清热凉血　　C. 滋阴益肾，清热祛湿
　　D. 滋补肝肾，益精养血　　E. 清热解毒，利湿止带

（3）治疗应首选的方剂是（　　）

　　A. 内补丸　　　　　　　B. 易黄汤　　　　　　　C. 完带汤
　　D. 右归丸　　　　　　　E. 左归丸

2. 患者 41 岁。带下过少，伴阴部干涩，性交疼痛，小腹疼痛，经量少或闭经，舌质紫暗，脉细涩。

（1）其辨证为（　　）

　　A. 阴虚湿热证　　　　　B. 肾阳亏虚证　　　　　C. 肝肾亏损证
　　D. 血瘀津亏证　　　　　E. 湿毒蕴结证

（2）其治法应选（　　）

　　A. 健脾益气，升阳除湿　　B. 滋补肝肾，潜阳息风　　C. 滋阴益肾，清热祛湿
　　D. 滋补肝肾，益精养血　　E. 补血益精，活血化瘀

（3）治疗应首选的方剂是（　　）

　　A. 内补丸　　　　　　　B. 小营煎　　　　　　　C. 完带汤
　　D. 右归丸　　　　　　　E. 止带方

（四）**B1 型题**：以下每组试题共用 A、B、C、D、E 五个备选答案，备选答案在上，题干在下。请从中选择一个最佳答案，每个备选答案可能被选择一次、多次或不被选择。

　　A. 血瘀津亏证　　　　　B. 血枯风燥证　　　　　C. 气虚血瘀证
　　D. 肺阴亏虚证　　　　　E. 肝肾亏损证

1. 患者带下过少，阴中干涩，阴部萎缩，性交涩痛，夜寐不安，舌红少苔，脉沉细。其辨证为（　　）

2. 患者带下过少，阴部干涩，月经量少或闭经，舌紫暗，或瘀斑瘀点，脉沉细涩。其证候是（　　）

　　A. 滋补肝肾，益精养血　　B. 补气养血，健脾和胃　　C. 疏肝利胆，健胃消食

D. 补血益精，活血化瘀　　　E. 利水渗湿，通经活络

3. 带下过少之血瘀津亏证，治疗法则应是（　　　）

4. 带下过少之肝肾亏损证，治疗法则应是（　　　）

二、多项选择题

每题由一个题干与 5 个备选答案组成，可从备选答案中选择多项与问题有关的答案，须全部选准方可计分。

1. 下列哪项不是带下过少的主要病机（　　　）

  A. 肝肾亏损　　　　　　B. 血瘀津亏　　　　　　C. 阴精不足

  D. 阴虚夹湿　　　　　　E. 湿毒蕴结

2. 与带下过少症状相符的疾病有（　　　）

  A. 卵巢功能减退　　　　B. 子宫内膜异位症　　　C. 子宫肌瘤

  D. 卵巢早衰　　　　　　E. 早发性卵巢功能不全

3. 以下可用于带下过少肝肾亏损证的中药有（　　　）

  A. 生黄芪　　　　　　　B. 熟地黄　　　　　　　C. 山萸肉

  D. 鹿角胶　　　　　　　E. 龟甲胶

4. 下列哪项可能在带下过少的患者中出现（　　　）

  A. 阴道分泌物极少　　　B. 无阴道分泌物　　　　C. 阴道干涩不适

  D. 外阴阴道萎缩　　　　E. 阴道黏膜皱褶减少

5. 下列哪项是席汉综合征的临床表现（　　　）

  A. 带下量少　　　　　　B. 月经量少或闭经　　　C. 产后无乳汁分泌

  D. 体弱，畏寒肢冷　　　E. 乳房胀痛

6. 以下选项与带下过少病机有关的是（　　　）

  A. 阴精不足　　　　　　B. 阳气虚弱　　　　　　C. 肝肾阴亏

  D. 瘀血阻滞　　　　　　E. 阴液亏少

三、填空题

1. 带下量少，甚或全无，＿＿＿＿＿＿，＿＿＿＿＿＿，称为带下过少。

2. 带下过少的相关记载首见于＿＿＿＿＿＿，其曰："带下久枯涸者濡之。凡大补气血，皆所以濡之。"

3. 带下过少的主要病机是＿＿＿＿＿＿，不能＿＿＿＿＿＿。

4. 带下过少肝肾亏损证治法是＿＿＿＿＿＿，血瘀津亏证治法是＿＿＿＿＿＿。

5. 早发性卵巢功能不全指妇女在 40 岁以前出现的卵巢功能减退，主要表现为＿＿＿＿＿＿、＿＿＿＿＿＿、＿＿＿＿＿＿。

6. 带下过少辨证分型：＿＿＿＿＿＿、＿＿＿＿＿＿。

四、名词解释

1. 带下过少
2. 病理性带下
3. 早发性卵巢功能不全

五、简答题

1. 简答带下过少的病因病机。
2. 简答带下过少需进行的辅助检查。
3. 简答带下过少与早发性卵巢功能不全的鉴别。

六、论述题

1. 试述带下过少的辨证要点。
2. 试述肝肾亏损证带下过少的证治方药。

七、病案分析题

1. 患者 43 岁。带下过少，无味，阴部干涩或瘙痒，阴部萎缩，性交疼痛，头晕耳鸣，腰膝酸软，烘热汗出，烦热胸闷，夜寐不安，舌红少津，少苔，脉沉细。

请写出本病的诊断、证型、证候分析、治法、方药。

2. 患者 46 岁，带下过少，阴部干涩灼痛，性交疼痛，经量少或闭经，舌质紫暗，边有瘀斑，脉弦细涩。

请写出本病的诊断、证型、证候分析、治法、方药。

参考答案

一、单项选择题

（一）A1 型题

1. A　带下过少的主要病机阴液不足，不能渗润阴道。肝肾亏损、血瘀津亏是导致带下过少的主要原因。

2. B　左归丸的组成：熟地黄、枸杞、山萸肉、山药、牛膝、菟丝子、龟甲胶、鹿胶。

3. C　血瘀津亏证的主要证候：带下量少，阴道干涩，性交疼痛；精神抑郁，烦躁易怒，小腹或少腹疼痛拒按，胸胁乳房胀痛，经量少或闭经；舌质紫暗，或舌边瘀斑，脉弦涩。治疗法则：补血益精，活血化瘀。方药举例：小营煎。

4. D　血瘀津亏证的主要证候：带下量少，阴道干涩，性交疼痛；精神抑郁，烦躁易怒，小腹或少腹疼痛拒按，胸胁乳房胀痛，经量少或闭经；舌质紫暗，或舌边瘀斑，脉弦涩。

5. D 小营煎药物组成包括：当归 白芍 熟地黄 山药 枸杞子 炙甘草。

6. D 畏寒肢冷不属于肝肾亏损证带下过少的证候。

7. E 目眵增多不属于肝肾亏损证带下过少的证候。

8. C 带下过少的治疗原则重在补益肝肾阴精阴液，佐以养血化瘀。

9. D 治疗带下过少血瘀津亏，宜补益精血，活血化瘀，故选养血活血。

10. A 治疗带下过少肝肾亏损证治宜滋补肝肾，益精养血。

11. B 肝肾亏损证主要证候：带下量少，甚或全无，无臭味，阴部干涩或瘙痒，甚则阴部萎缩，性交涩痛；头晕耳鸣，腰膝酸软，烘热汗出，夜寐不安，小便黄，大便干结；舌红少津，少苔，脉沉细。

12. E 治疗带下过少肝肾亏损，治宜滋补肝肾，养精益血。首选方剂：左归丸。

13. B 血瘀津亏证带下过少的首选方剂：小营煎。

14. E 卵巢早衰、双侧卵巢切除术后、盆腔放射治疗后、围绝经期综合征、席汉综合征、长期服用某些药物抑制卵巢功能等可表现为带下过少，主要因为雌激素较低引起，可参照带下过少辨证施治，多囊卵巢综合征一般雌激素不低，不表现为带下过少。

15. C 带下过少肝肾亏损证的脉象是沉细。

（二）A2 型题

1. E 可诊断为带下过少肝肾亏损型。治法：滋补肝肾，养精益血；方药：左归丸。

2. B 带下过少血瘀津亏证的主要证候有：带下过少，甚则全无，阴中干涩，阴痒，或面色无华，头晕眼花，心悸失眠，神疲乏力，或经行腹痛，经色紫暗，有血块，肌肤甲错，或下腹有包块；舌质暗，边有瘀点瘀斑，脉细涩。

3. C 可诊断为肝肾亏损证带下过少，故病机是肝肾亏损，精血不能润泽阴户，阴户失润。

4. A 本病为肝肾亏损型带下过少，治宜滋补肝肾，养精益血。

（三）A3 型题

1. （1）C 证候分析：肝肾亏损，阴液不充，任带失养，不能润泽阴道，发为带下过少，阴虚内热，灼津耗液，则带下更少，阴部萎缩、干涩灼痛、瘙痒，清窍失养，则头晕耳鸣；阴虚外府失养，则腰膝酸软；肝肾阴虚，阴生内热，则烘热汗出，夜寐不安，舌红，少苔，脉沉细，均为肝肾亏损之证。

（2）D 滋补肝肾，养精益血。

（3）E 左归丸。

2. （1）D 证候分析：瘀血阻滞冲任，阴精不能运达阴窍，以致带下过少；无津液润泽，故阴道干涩性交疼痛；瘀阻冲任、胞脉，故小腹或少腹疼痛拒按，甚则经量过少或闭经。舌质紫暗，脉弦涩。均为血瘀津亏之征。

（2）E 补血益精，活血化瘀。

（3）B 小营煎加丹参、桃仁、川牛膝。

（四）B1 型题

1. E 患者带下过少，阴中干涩，阴部萎缩，性交涩痛，夜寐不安，舌红少苔，脉沉细。辨证为带下过少肝肾亏损证。

2. A 辨证为带下过少血瘀津亏证。

3. D 带下过少血瘀津亏证，治法为补血益精，活血化瘀。

4. A 带下过少肝肾亏损证，治法为滋补肝肾，益精养血。

二、多项选择题

1. DE 阴虚夹湿、湿毒蕴结不是带下过少的病机，是带下过多的病机。

2. ADE 子宫内膜异位症、子宫肌瘤不会出现带下过少症状。

3. BCDE BCDE 四药属于补肾养精血的中药，黄芪属于补气药。

4. ABCDE 均属于带下过少的特征。

5. ABCD 前四个选项都属于席汉综合征的临床表现，乳房胀痛属实证与其无关。

6. ACDE 阳气虚弱与带下过少无关，与带下过多有关。

三、填空题

1. 阴道干涩；伴有全身、局部症状

2. 《女科证治准绳》

3. 阴精不足；润泽阴户

4. 滋补肝肾，益精养血；补血益精，活血化瘀

5. 月经异常；FSH 水平升高；雌激素下降

6. 肝肾亏损证；血瘀津亏证

四、名词解释

1. 带下量少，甚或全无，阴道干涩，伴有全身、局部症状，称为带下过少。

2. 带下病，有带下量多，色、质、气味异常；有带下量少，阴道干涩；或伴全身、局部症状。

3. 指妇女在 40 岁以前出现的卵巢功能减退，主要表现为月经异常、FSH 水平升高、雌激素波动性下降。

五、简答题

1. 带下过少的主要病机是阴精不足，不能润泽阴户。其因有二：一是肝肾亏损，阴精津液亏少，不能润泽阴户；二是瘀血阻滞冲任，阴液不能运达以濡养阴窍。这些均可导致带下过少。

2. 带下过少需进行的辅助检查：①实验室检查：性激素测定可见雌二醇（E_2）明显降低，促卵泡生成素（FSH）、促黄体生成素（LH）升高。②超声检查：可见双侧卵巢缺如或卵巢体积变小，或子宫萎缩，子宫内膜菲薄。

3. 带下过少与早发性卵巢功能不全的鉴别：早发性卵巢功能不全是指妇女在 40 岁以前出现的卵巢功能减退，主要表现为月经异常、FSH 水平升高、雌激素波动性下降。带下过少包含早发性卵巢功能不全的表现，但没有年龄限制。

六、论述题

1. 带下过少辨证包含虚实二端，虚者肝肾亏损，常兼有头晕耳鸣，腰腿酸软，手足心热，烘热汗出，心烦少寐；实者血瘀津亏，常有小腹或少腹疼痛拒按，心烦易怒，胸胁、乳房胀痛。

2. 带下过少肝肾亏损证的主要证候：带下量少，甚或全无，无臭味，阴部干涩或瘙痒，甚则阴部萎缩，性交涩痛；头晕耳鸣，腰膝酸软，烘热汗出，夜寐不安，小便黄，大便干结；舌红少津，少苔，脉沉细。治法：滋补肝肾，养精益血。方剂：左归丸。药物组成：熟地黄、山药、山茱萸、菟丝子、鹿角胶、龟甲胶、枸杞子、川牛膝。

七、病案分析题

1. 诊断：带下过少之肝肾亏损证。

证候分析：肝肾亏损，阴液不充，任脉失养，不能润泽阴道，发为带下过少。舌红少苔，脉沉细属于肝肾亏损之象。

治法：滋补肝肾，养精益血。

方药：左归丸。

主要药物：熟地黄、山药、山茱萸、菟丝子、鹿角胶、龟甲胶、枸杞子、川牛膝。

2. 诊断：带下过少之血瘀津亏证。

证候分析：瘀血阻滞冲任，阴津不能运达阴窍，以致带下过少。无津液润泽，故阴道干涩，性交疼痛；舌质暗，边有瘀点瘀斑，脉细涩均为血瘀津亏之征。

治法：补血益精，活血化瘀。

方药：小营煎加丹参、桃仁、川牛膝。

主要药物：当归、熟地黄、白芍药、山药、枸杞子、炙甘草、丹参、桃仁、川牛膝。

第九章　妊娠病 ▷▷▷

概　述

一、单项选择题

（一）**A1 型题**：每道试题下面有 **A、B、C、D、E** 五个备选答案。请从中选择一个最佳答案。

1. 妊娠期间瘀阻胎元，适当配选活血化瘀中药以（　　）

　　A. 有故无殒，亦无殒也　　　B. 衰其全部而止　　　C. 禁止使用

　　D. 瘀去即止　　　　　　　　E. 慎用

2. 下列除哪项外均是妊娠禁药（　　）

　　A. 峻下剂　　　　　　　　　B. 破血剂　　　　　　C. 祛瘀剂

　　D. 和血剂　　　　　　　　　E. 有毒剂

3. 下列除哪项外，均为妊娠病的发病机制（　　）

　　A. 素体阴虚，虚阳外浮　　　B. 脾肾不足，胎失所养　　　C. 寒湿停聚，冲任受阻

　　D. 冲气上逆，胃失和降　　　E. 气机不畅，升降失常

4. 妊娠病是指（　　）

　　A. 妊娠期间，发生与妊娠有关的疾病

　　B. 妊娠期间，出现的恶心、呕吐症状

　　C. 妊娠期间，发生的正常生理反应

　　D. 妊娠期间，胎儿出现的疾病　　　E. 妊娠期间，胎死腹中

5. 明确妊娠诊断，不需要与哪个疾病鉴别（　　）

　　A. 激经　　　　　　　　　　B. 闭经　　　　　　　C. 带下过多

　　D. 癥瘕　　　　　　　　　　E. 鬼胎

6. 妊娠期间，小腹坠痛，或伴阴道少量流血者，可诊断为（　　）

　　A. 胞阻　　　　　　　　　　B. 胎动不安　　　　　C. 儿枕痛

　　D. 胎漏　　　　　　　　　　E. 胞转

7. 哪种情况不需要从速下胎（　　）

　　A. 胎死不下　　　　　　　　B. 胎元不正　　　　　C. 胎元不固

D. 胎堕难留   E. 孕妇有病不宜继续妊娠

8. 下列哪一项不是安胎的主要方法（ ）

  A. 健脾   B. 补肾   C. 养心

  D. 理气   E. 理血

9. 患者妊娠期间出现阴道少量流血，时出时止，无腰酸和腹痛下坠者，此为（ ）

  A. 胎漏   B. 异位妊娠   C. 胎动不安

  D. 胎死不下   E. 滑胎

10. 妊娠病的治疗原则（ ）

  A. 治病与安胎并举   B. 下胎益母   C. 补气养血

  D. 重在治病，病去胎自安 E. 补肾健脾

（二）B1 型题：以下每组试题共用 A、B、C、D、E 五个备选答案，备选答案在上，题干在下。请从中选择一个最佳答案，每个备选答案可能被选择一次、多次或不被选择。

  A. 胎漏   B. 异位妊娠   C. 妊娠腹痛

  D. 胎萎不长   E. 滑胎

1. 患者妊娠早期，出现阴道少量流血，无腰酸腹痛与小腹坠胀者，应诊断为（ ）

2. 孕妇妊娠期间，腹部增大不明显，小于孕月，胎儿存活而生长迟缓者，应诊断为（ ）

  A. 妊娠腹痛   B. 胎动不安   C. 胎漏

  D. 胎萎不长   E. 滑胎

3. 妊娠期间，阴道少量流血，时下时止而伴有腰酸腹痛者，应诊断为（ ）

4. 凡堕胎或小产连续自然流产 3 次者，应诊断为（ ）

二、多项选择题

每题由一个题干与 5 个备选答案组成，可从备选答案中选择多项与问题有关的答案，须全部选准方可计分。

1. 下列哪些用药是妊娠病应慎用或禁用的（ ）

  A. 峻下药   B. 滑利药   C. 祛瘀药

  D. 破血药   E. 耗气、散气药

2. 妊娠病的发病机制主要有（ ）

  A. 素体阴血不足，孕后阴血下注冲任以养胎元，阴血更虚，若阴虚阳亢，虚阳外浮，甚至气机逆乱，引起妊娠恶阻、子晕、子痫等病

  B. 由于胎体渐长，致使气机升降失调，或情志内伤，致气机阻滞，易形成气滞、湿郁及痰湿内停，而致子肿、子满；若少腹瘀滞，气滞血瘀，冲任不畅，孕卵不能运达胞宫而致异位妊娠

C. 素体脾肾不足，或疲倦过度、房事不节伤及脾肾；脾虚则气血生化乏源，胎失所养，或气虚不能载胎系胎，肾虚冲任不固，胎失所系，胎元不固，可致胎漏、胎动不安、滑胎等

D. 脾胃为气血生化之源，运化失司，脾虚血少，胎失所养，致使胎漏、胎萎、胎动不安

E. 脾肾不足，运化失职，水湿内停，导致子肿；孕后母体之血供养胎元生长，脾虚血少，血虚生风化燥致妊娠身痒

3. 妊娠病的诊断要注意（　　　）

A. 首先要明确妊娠诊断

B. 根据妊娠月份等临床表现，结合辅助检查，如妊娠试验、基础体温、B 超等，判断是否妊娠。如需保胎可暂不予妇科检查。如病情需要应择时妇科检查以明确诊断

C. 注意与激经、闭经、癥瘕等鉴别

D. 妊娠病的诊断，自始至终要注意胎元未殒与已殒的鉴别，注意胎儿的发育情况及母体的健康状况，必要时要注意排除畸胎等

E. 治病与安胎并举

三、填空题

1. 瘀阻胎元，补肾安胎适当选配活血化瘀药，此所谓_____，_____。

2. 妊娠病常见发病原因有_____、_____、房事不节、劳倦过度、跌仆闪挫、脏腑功能虚弱、气血阴阳偏盛偏衰等。

3. 凡_____、_____、_____、_____、_____、_____及一切有毒药品，都应慎用或禁用。

4. 安胎之法，以_____，_____为主。

5. 妊娠病即为妊娠期间发生与妊娠有关的疾病，又称为_____。

四、名词解释

1. 胎前病
2. 有故无殒
3. 衰其大半而止

参考答案

一、单项选择题

（一）A1 型题

1. A　女人怀孕后患病，只要是针对病因治疗，即使用峻（毒）药治疗亦不致

坠胎。

2．D　凡峻下、滑利、祛瘀、破血、耗气、散气及一切有毒药品都应慎用或禁用。

3．C　妊娠病的发病机制包括阴血素虚，阳亢致病；脾虚气血生化乏源，胎失所养；冲气上逆，胃失和降；气机不畅，升降失常。

4．A　妊娠病是指在妊娠期间，发生与妊娠有关的疾病。

5．C　明确妊娠诊断需与激经、闭经、胃痛、癥瘕、鬼胎。

6．B　妊娠期间，小腹坠痛，反复发作或见阴道流血者，称为胎动不安。

7．C　胎元不正，胎堕难留或胎死不下或孕妇有病不宜继续妊娠者，则宜从速下胎以益母。

8．C　安胎之法，以补肾健脾，调理气血为主。

9．A　胎漏患者即妊娠期间出现阴道少量流血，时出时止，无腰酸、腹痛下坠者。

10．A　妊娠病的治疗原则为治病与安胎并举。

（二）B1 型题

1．A　患者妊娠早期，出现阴道少量流血，无腰酸腹痛与小腹坠胀者，应诊断为胎漏。

2．D　胎萎不长，中医病名。妊娠四五个月后，其腹形与宫体增大明显小于正常妊娠月份，胎儿存活而生长迟缓者，称"胎萎不长"，亦称"妊娠胎萎燥""妊娠胎不长"等。

3．B　妊娠期间出现的阴道少量出血，伴有腰酸、腹痛、小腹下坠者，称为胎动不安。

4．E　凡堕胎或小产连续自然流产 3 次者，称为"滑胎"。

二、多项选择题

1．ABCDE　妊娠病应慎用或禁用峻下药、滑利药、祛瘀药、破血药、耗气散气药。

2．ABCDE　妊娠病发病机制主要包括：素体阴血不足，孕后阴血下注冲任以养胎元，阴血更虚，若阴虚阳亢，虚阳外浮，甚至气机逆乱，引起妊娠恶阻、子晕、子痫等病。由于胎体渐长，致使气机升降失调，或情志内伤，致气机阻滞，易形成气滞、湿郁及痰湿内停，而致子肿、子满；若少腹瘀滞，气滞血瘀，冲任不畅，孕卵不能运达胞宫而致异位妊娠。素体脾肾不足，或疲倦过度、房事不节伤及脾肾；脾虚则气血生化乏源，胎失所养，或气虚不能载胎系胎，肾虚冲任不固，胎失所系，胎元不固，可致胎漏、胎动不安、滑胎等。脾胃为气血生化之源，运化失司，脾虚血少，胎失所养，致使胎漏、胎萎、胎动不安。脾肾不足，运化失职，水湿内停，导致子肿；孕后母体之血供养胎元生长，脾虚血少，血虚生风化燥致妊娠身痒。

3．ABCD　首先要明确妊娠诊断。根据妊娠月份等临床表现，结合辅助检查，如妊娠试验、基础体温、B 超等，判断是否妊娠。如需保胎可暂不予妇科检查，如病情需要应择时妇科检查以明确诊断。注意与激经、闭经、癥瘕等鉴别。妊娠病的诊断，自始至终要注意胎元未殒与已殒的鉴别，注意胎儿的发育情况及母体的健康状况，必要时要注意排除畸胎等。

三、填空题

1. 有故无殒；亦无殒也
2. 外感六淫；情志内伤
3. 峻下；滑利；祛瘀；破血；耗气；散气
4. 补肾健脾；调理气血
5. 胎前病

四、名词解释

1. 妊娠期间，发生与妊娠有关的疾病，称为妊娠病，又称胎前病。
2. 有故无殒指妇女妊娠期，在随时掌握病情变化的基础上，采用攻邪的治法或方药，以"衰其大半而止"为度，则既不会伤害母体，也不会伤害胎儿，又能达到病除身安的目的。
3. 衰其大半而止指妊娠期间选方用药必须严格掌握剂量与用药时间，以免伤胎与动胎。

第一节　妊娠恶阻

一、单项选择题

（一）A1 型题：每道试题下面有 A、B、C、D、E 五个备选答案。请从中选择一个最佳答案。

1. 妊娠恶阻的主要发病机理是（　　）
   A. 脾胃虚弱，化源不足　　B. 肝郁气滞，失于条达　　C. 痰湿内停，中焦受阻
   D. 重伤津液，胃阴不足　　E. 冲气上逆，胃失和降

2. 妊娠恶阻肝热型的表现（　　）
   A. 呕吐胃内容物　　　　　B. 呕吐酸苦水　　　　　　C. 呕吐痰涎
   D. 呕吐物带血丝　　　　　E. 食入即吐

3. 恶阻，口淡，呕吐清涎者，多为（　　）
   A. 胃虚证　　　　　　　　B. 虚湿证　　　　　　　　C. 肝胃不和证
   D. 肝热证　　　　　　　　E. 肝郁脾虚证

4. 恶阻，口苦，呕吐酸水或苦水者，多为（　　）
   A. 胃虚证　　　　　　　　B. 脾虚痰湿证　　　　　　C. 肝胃不和证

　　　　　D. 肝热证　　　　　　　　　E. 肝郁脾虚证

5. 妊娠恶阻痰滞证的特点是（　　　）

　　　　A. 呕吐痰涎　　　　　　　B. 干呕　　　　　　　C. 呕吐黏痰

　　　　D. 呕吐酸水或苦水　　　　E. 呕吐血性分泌物

6. 妊娠恶阻属于胃虚证，其治疗主方是（　　　）

　　　　A. 补中益气汤　　　　　　B. 香砂六君子汤　　　　C. 四君子汤

　　　　D. 人参养荣汤　　　　　　E. 益胃汤

7. 妊娠恶阻若未能引起足够重视，或因失治或误治，乃发生（　　　）

　　　　A. 精神萎靡，形体消瘦，眼眶下陷，双目无神，四肢无力

　　　　B. 情志异常，心悸，精神萎靡，形体消瘦

　　　　C. 脏躁，双目无神，四肢无力，骨质疏松，经断复来

　　　　D. 头痛，精神萎靡，形体消瘦，情志异常，皮肤瘙痒

　　　　E. 双目无神，四肢无力，浮肿，腰痛

8. 前人云："妇人得平脉，阴脉小弱，其人渴，不能食，无寒热，名妊娠，桂枝汤主之"出于何书（　　　）

　　　　A.《金匮要略》　　　　　　B.《女科撮要》　　　　C.《景岳全书·妇人规》

　　　　D.《诸病源候论》　　　　　E.《傅青主女科》

9. 青竹茹汤主治痰滞证的妊娠恶阻，其药物组成是（　　　）

　　　　A. 竹茹、白术、茯苓、半夏、生姜

　　　　B. 竹茹、陈皮、茯苓、苍术、生姜

　　　　C. 竹茹、陈皮、黄连、半夏、生姜

　　　　D. 竹茹、陈皮、茯苓、半夏、生姜

　　　　E. 竹茹、陈皮、茯苓、半夏、干姜

10. 妊娠恶阻的服药与调护方法是（　　　）

　　　　A. 汤剂温服　　　　　　　B. 少量频服　　　　　　C. 忌用升散之品

　　　　D. 饮食有节，调畅情志，劳逸适度　　　　E. 以上都是

11. 首次记载恶阻病名的是（　　　）

　　　　A.《金匮要略》　　　　　　B.《丹溪心法》　　　　C.《医宗金鉴》

　　　　D.《诸病源候论》　　　　　E. 以上都不是

12. 妊娠恶阻肝热证的治法是（　　　）

　　　　A. 清肝和胃，降逆止呕　　B. 平肝抑胃，降逆止呕　　C. 清泻肝热，降逆止呕

　　　　D. 和胃平肝，降逆止呕　　E. 肝胃同调，降逆止呕

13. 下列各项，不属于妊娠恶阻胃虚证临床表现的是（　　　）

　　　　A. 恶心呕吐，甚则食入即吐　　　　B. 脘腹胀闷，不思饮食

　　　　C. 呕吐酸水或苦水　　　　　　　　D. 舌淡，苔白，脉缓滑无力

　　　　E. 头晕体倦，怠惰思睡

14. 下面哪项是妊娠恶阻的错误说法（　　）

A. 有停经史，早期妊娠反应，多发生在孕 2 个月之内

B. 需要检查尿妊娠试验（阳性）、尿酮体（阳性）及尿量等

C. 为识别病情轻重，可进一步检测血红细胞计数、血细胞比容、血红蛋白、血酮体，以及血钾、钠、氯等电解质

D. 必要时行血尿素氮、肌酐及胆红素测定等肝肾功能检查及心电图协助诊断，判断疾病的严重程度

E. 频繁呕吐、厌食，甚至恶闻食气，食入即吐

15. 加味温胆汤治疗妊娠恶阻的适应证型是（　　）

A. 肝热证　　　　　　　B. 肝阳虚证　　　　　　C. 胆气不足证

D. 肝胃不和证　　　　　E. 肝胆不和证

16. 下列各项，不属于终止妊娠指征的是（　　）

A. 出现蛋白尿　　　　　B. 出现黄疸　　　　　　C. 呕吐痰涎，胸膈满闷

D. 心率超过 120 次/分　E. 体温超过 38℃

17. 妊娠恶阻因呕吐不止，不能进食，而导致阴液亏损，精气耗散，方选（　　）

A. 白虎汤加减　　　　　B. 乌梅丸加减　　　　　C. 生脉散合增液汤加减

D. 炙甘草汤加减　　　　E. 六味地黄汤加减

18. 治疗妊娠恶阻肝热证，应首选的方药是（　　）

A. 丹栀逍遥散　　　　　B. 加味温胆汤　　　　　C. 生脉饮口服液

D. 逍遥散　　　　　　　E. 香砂养胃丸

19. 生脉散主治气阴两虚证的妊娠恶阻，其处方来源是（　　）

A.《金匮要略》　　　　B.《女科撮要》　　　　　C.《景岳全书·妇人规》

D.《内外伤辨惑论》　　E.《傅青主女科》

20. 妊娠恶阻不作病论是指（　　）

A. 若仅见恶心、择食，或呕吐偶作等轻症则为早孕反应，一般 3 个月后可逐渐消失。

B. 心脾两虚　　　　　　C. 脾胃不和

D. 肝气上逆　　　　　　E. 心肾不交

（二）A2 型题：每道试题由两个以上相关因素组成或以一个简要病例形式出现，其下面都有 A、B、C、D、E 五个备选答案。请从中选择一个最佳答案。

1. 患者，女，26 岁，已婚。停经 2 个月，尿妊娠试验阳性，恶心呕吐 10 天，加重 4 天，不能进食，呕吐血水，精神萎靡，头晕体倦，舌红，苔薄黄而干，脉细滑无力，其证候是（　　）

A. 肝胃不和　　　　　　B. 气阴两虚　　　　　　C. 脾胃虚弱

D. 痰湿内阻　　　　　　E. 肝胃不和

2. 患者，女，32 岁，已婚。妊娠 2 个月，近日恶心，呕吐酸苦水，不能进食，胸满胁痛，舌红苔黄，脉弦滑。其证候是（　　）

A. 肝热　　　　　　　　B. 胃虚　　　　　　　　C. 胃热

D. 痰滞　　　　　　　　E. 以上均非

3. 患者，女，30岁。妊娠早期，呕吐痰涎，胸膈满闷，不思饮食，口中淡腻，头晕目眩，心悸气短；舌淡胖，苔白腻，脉滑。治疗处方是（　　　）

A. 苏叶黄连汤　　　　　B. 香砂六君子汤　　　　C. 青竹茹汤

D. 半夏黄芩汤　　　　　E. 理中丸

4. 患者，女，35岁，已婚。孕50天，呕吐酸水，胸胁满闷，嗳气叹息，头晕目眩，口苦咽干；舌红苔黄燥，脉弦滑数，其最佳治法是（　　　）

A. 健脾和胃，降逆止呕　B. 疏肝和胃，降逆止呕　C. 理气和胃，降逆止呕

D. 清肝和胃，降逆止呕　E. 柔肝养阴，和胃止呕

5. 妊娠恶阻的主要发病机理是（　　　）

A. 脾胃虚弱，化源不足　B. 肝郁气滞，失于条达　C. 痰湿内停，中焦受阻

D. 重伤津液，胃阴不足　E. 冲气上逆，胃失和降

6. 患者，女，30岁，已婚。孕50天，呕吐酸水或苦水，胸胁满闷，嗳气叹息，烦渴口苦，舌淡红，苔微黄，脉滑数。治疗首选（　　　）

A. 小半夏加茯苓汤　　　B. 香砂六君子汤　　　　C. 四君子汤

D. 平胃散　　　　　　　E. 加味温胆汤

7. 患者，女，28岁，已婚。孕47天，恶心呕吐，脘腹胀满，体倦思睡；舌淡、苔白、脉缓滑无力。应首选（　　　）

A. 二陈丸　　　　　　　B. 健脾丸　　　　　　　C. 归脾丸

D. 温胆汤　　　　　　　E. 香砂六君子汤

（三）**A3型题**：以下提供若干个案例，每个案例下设若干道试题。请根据案例所提供的信息，在每一道试题下面的A、B、C、D、E五个备选答案中选择一个最佳答案。

1. 王某，女，30岁。妊娠早期，呕吐痰涎，胸膈满闷，不思饮食，口中淡腻，头晕目眩，心悸气短，舌淡胖，苔白腻，脉滑。

（1）其证候是（　　　）

A. 阴虚证　　　　　　　B. 气虚证　　　　　　　C. 胃虚证

D. 痰滞证　　　　　　　E. 肝热证

（2）其治法是（　　　）

A. 化痰除湿，降逆止呕　B. 清肝和胃，降逆止呕　C. 疏肝健脾，降逆止呕

D. 健胃和中，降逆止呕　E. 益气养阴，和胃止呕

（3）治疗应首选的方剂是（　　　）

A. 苏叶黄连汤　　　　　B. 香砂六君子汤　　　　C. 青竹茹汤

D. 半夏黄芩汤　　　　　E. 理中丸

2. 张某，女，30岁。妊娠早期，呕吐酸水或苦水；胸胁满闷，嗳气叹息，头晕目眩，口苦咽干，渴喜冷饮，便秘溲赤；舌红苔黄燥，脉弦滑数。

（1）其证候是（　　）
A. 阴虚证 　　　B. 气虚证 　　　C. 胃虚证
D. 痰滞证 　　　E. 肝热证

（2）其治法是（　　）
A. 清肝和胃，降逆止呕 　B. 平肝和胃，降逆止呕 　C. 清热利湿，降逆止呕
D. 化痰除湿，降逆止呕 　E. 健胃和中，降逆止呕

（3）治疗应首选的方剂是（　　）
A. 丹栀逍遥散 　　B. 加味温胆汤 　　C. 生脉饮口服液
D. 逍遥散 　　E. 香砂养胃丸

3. 患者30岁。妊娠早期，恶心呕吐，甚则食入即吐；脘腹胀闷，不思饮食，头晕体倦，怠惰思睡；舌淡，苔白，脉缓滑无力。

（1）该病诊断最可能为（　　）
A. 妊娠恶阻 　　B. 鬼胎 　　C. 妊娠合并胃肠炎
D. 妊娠合并阑尾炎 　E. 胎动不安

（2）古代医籍对本病症状的描述还可见于（　　）
A. 子病 　　B. 子肿 　　C. 子晕
D. 子痫 　　E. 胎气上逆

（3）首次记载恶阻病名的是（　　）
A.《金匮要略》 　　B.《丹溪心法》 　　C.《医宗金鉴》
D.《诸病源候论》 　　E.《伤寒杂病论》

4. 王某，女，31岁，初次妊娠。妊娠10周，恶心呕吐近1个月，胃脘不适，择食，食后即吐，甚至呕吐酸苦水，心烦失眠，胸闷，头晕，舌苔薄黄，脉细数。

（1）该病诊断最可能为（　　）
A. 妊娠恶阻 　　B. 鬼胎 　　C. 妊娠合并胃肠炎
D. 妊娠合并阑尾炎 　E. 胎动不安

（2）古代医籍对本病症状的描述还可见于（　　）
A. 病儿 　　B. 子肿 　　C. 子晕
D. 子痫 　　E. 胎气上逆

（3）下列各项，不属于终止妊娠指征的是（　　）
A. 出现蛋白尿 　　B. 出现黄疸 　　C. 呕吐痰涎，胸膈满闷
D. 心率超过120次/分 　E. 体温超过38℃

5. 李某，女，31岁，初次妊娠。恶心呕吐近1个月，呕吐痰涎，胸膈满闷，不思饮食，口中淡腻，头晕目眩，心悸气短，舌淡胖，苔白腻，脉滑。

（1）该病诊断为（　　）
A. 妊娠恶阻 　　B. 鬼胎 　　C. 妊娠合并胃肠炎
D. 妊娠合并阑尾炎 　E. 胎动不安

（2）前人云："妇人得平脉，阴脉小弱，其人渴，不能食，无寒热，名妊娠，桂枝汤主之"出于何书（　　）

A.《金匮要略》　　　　B.《女科撮要》　　　　C.《景岳全书·妇人规》
D.《诸病源候论》　　　E.《傅青主女科》

（3）其证候是（　　）

A. 阴虚证　　　　B. 气虚证　　　　C. 胃虚证
D. 痰滞证　　　　E. 肝热证

6. 刘某，女，29岁。妊娠早期，呕吐痰涎，胸膈满闷，不思饮食，口中淡腻，头晕目眩，心悸气短，舌淡胖，苔白腻，脉滑。

（1）该病诊断为（　　）

A. 妊娠恶阻　　　　B. 鬼胎　　　　C. 妊娠合并胃肠炎
D. 妊娠合并阑尾炎　　E. 胎动不安

（2）妊娠恶阻的主要发病机理是（　　）

A. 脾胃虚弱，化源不足　　B. 肝郁气滞，失于条达　　C. 痰湿内停，中焦受阻
D. 重伤津液，胃阴不足　　E. 冲气上逆，胃失和降

（3）其治疗主方是（　　）

A. 补中益气汤　　　B. 青竹茹汤　　　C. 四君子汤
D. 人参养荣汤　　　E. 益胃汤

7. 患者30岁。妊娠早期，恶心呕吐，甚则食入即吐；脘腹胀闷，不思饮食，头晕体倦，怠惰思睡；舌淡，苔白，脉缓滑无力。

（1）该病诊断为（　　）

A. 鬼胎　　　　B. 妊娠合并胃肠炎　　　C. 妊娠合并阑尾炎
D. 胎动不安　　E. 妊娠恶阻

（2）下列不属于妊娠恶阻病名的是（　　）

A. 妊娠呕吐　　　B. 子病　　　C. 阻病
D. 病儿　　　　E. 儿枕痛

（3）其证候是（　　）

A. 阴虚证　　　　B. 气虚证　　　　C. 胃虚证
D. 痰滞证　　　　E. 肝热证

8. 患者32岁。妊娠10周，恶心呕吐，甚则食入即吐；脘腹胀闷，不思饮食，头晕体倦，怠惰思睡；舌淡，苔白，脉缓滑无力。

（1）其证候是（　　）

A. 胃虚证　　　　B. 气虚证　　　　C. 阴虚证
D. 痰滞证　　　　E. 肝热证

（2）其治法是（　　）

A. 化痰除湿，降逆止呕　　B. 健胃和中，降逆止呕　　C. 疏肝健脾，降逆止呕

D. 清肝和胃，降逆止呕　　E. 益气养阴，和胃止呕

（3）治疗应首选的方剂是（　　）

A. 苏叶黄连汤　　　　　B. 青竹茹汤　　　　　　C. 香砂六君子汤

D. 半夏黄芩汤　　　　　E. 理中丸

（四）B1 型题：以下每组试题共用 A、B、C、D、E 五个备选答案，备选答案在上，题干在下。请从中选择一个最佳答案，每个备选答案可能被选择一次、多次或不被选择。

A. 呕吐不食，头晕体倦　　B. 恶心欲呕，晨起尤甚　　C. 呕吐酸水、苦水

D. 呕吐痰涎，胸脘满闷　　E. 呕吐剧烈，干呕或呕吐苦黄水甚则血水

1. 妊娠恶阻胃虚证的呕吐物特征是（　　）

2. 妊娠恶阻肝热证的呕吐物特征是（　　）

A. 香砂六君子汤　　　　　B. 加味温胆汤　　　　　C. 青竹茹汤

D. 理中丸　　　　　　　　E. 小半夏汤

3. 妊娠恶阻胃虚证的常用处方是（　　）

4. 妊娠恶阻痰滞证的常用处方是（　　）

A. 呕吐清水清涎，口淡　　B. 呕吐酸水，口苦　　　C. 呕吐痰涎，口淡黏腻

D. 呕吐出物呈咖啡色黏涎或带血样物　　　　　　　E. 呕吐苦水，口中不和

5. 妊娠恶阻呕吐物属于虚证的是（　　）

6. 妊娠恶阻呕吐物属于气阴两亏之重证的是（　　）

A. 治病与安胎并举　　　　B. 健脾补肾，活血化瘀　　C. 调气和中，降逆止呕

D. 滋补肾阴，兼补肾阳　　E. 行气活血，补气健脾

7. 妊娠病的治疗原则是（　　）

8. 妊娠恶阻的治疗大法是（　　）

二、多项选择题

每题由一个题干与 5 个备选答案组成，可从备选答案中选择多项与问题有关的答案，须全部选准方可计分。

1. 妊娠恶阻的主要病机是（　　）

A. 冲气上逆　　　　　　　B. 胃失和降　　　　　　C. 胃气虚弱

D. 肝郁气滞　　　　　　　E. 痰饮中阻

2. 符合妊娠恶阻治疗原则的有（　　）

A. 以调气和中，降逆止呕为主

B. 注意饮食和情志的调节　　　　　　　　C. 多运动，锻炼身体

D. 汤剂少量频服温服　　　　　　　　　　　　E. 忌用升散之品

3. 妊娠恶阻的临床辨证分型有（　　）

　A. 胃虚证　　　　　　B. 肝热证　　　　　　C. 痰滞证

　D. 脾虚证　　　　　　E. 肝郁证

4. 痰滞证妊娠恶阻的临床表现有（　　）

　A. 妊娠早期，呕吐痰涎　　B. 胸膈满闷，不思饮食，口中淡腻

　C. 精神萎靡，形体消瘦　　D. 头晕目眩，心悸气短

　E. 舌淡胖，苔白腻，脉滑

5. 香砂六君子汤的药物组成有（　　）

　A. 人参、白术、茯苓　　B. 甘草、半夏、陈皮　　C. 甘草、苍术、枳壳

　D. 木香、砂仁、生姜、大枣　　　　　　　　　E. 党参、白术、茯苓

6. 妊娠恶阻中止妊娠的指标是（　　）

　A. 体温超过38℃　　　B. 出现管型尿　　　　C. 心率超过120次/分

　D. 出现黄疸　　　　　E. 出现蛋白尿

7. 妊娠恶阻胃虚证的主方香砂六君子汤，其方解，下列哪些说法是正确的（　　）

　A. 人参、白术、茯苓、甘草、大枣健脾养胃，益气和中

　B. 生姜、半夏降逆止呕

　C. 砂仁、木香、陈皮理气和中

　D. 全方补脾胃，降逆气，止呕吐

　E. 均为补药，气足则呕逆止

8. 妊娠恶阻青竹茹汤加减的方药有哪些（　　）

　A. 若呕甚伤津，五心烦热，舌红口干者，酌加石斛、玉竹以养阴清热

　B. 若兼寒，症见呕吐清水，形寒肢冷，面色苍白，加丁香、豆蔻以温中化痰，降逆止呕

　C. 若脾胃虚弱，痰湿内盛者，酌加苍术、白术健脾燥湿

　D. 若夹热者，症见呕吐黄水，头晕心烦，喜食酸冷，酌加黄芩、知母、前胡

　E. 若便秘者，酌加胡麻仁润肠通便

三、填空题

1. 妊娠恶阻又称为_____。

2. 妊娠恶阻以_____，_____，_____为特点。

3. 妊娠恶阻的主要病因病机是_____，_____。

4. 妊娠恶阻的治疗原则是_____，_____。

5. 妊娠恶阻辨证分型_____，_____，_____，_____。

6. 安胎之法，以_____，_____为主。

7. 本病的治疗原则，以_____，_____为主。并应注意_____、__

_____的调节，用药注意_____、_____，忌用升散之品。

8. 妊娠恶阻辨证着重从_____，_____，结合全身症状体征、舌脉综合分析，辨其寒热虚实。呕吐清水清涎，口淡者，多属_____；呕吐酸水或苦水，口苦者，多属_____；呕吐痰涎，口淡黏腻者，为_____；呕吐物呈咖啡色黏涎或带血样物，则属_____。

四、名词解释

1. 妊娠恶阻
2. Wernicke 综合征
3. 尿妊娠试验
4. 鬼胎

五、简答题

1. 什么是妊娠恶阻？
2. 简述妊娠恶阻气阴两亏的中西医治疗。
3. 妊娠恶阻什么情况下需要终止妊娠？
4. 简述妊娠恶阻的辨证要点。
5. 妊娠恶阻的病因病机是什么？

六、论述题

1. 妊娠恶阻的治法方药是什么？
2. 论述妊娠恶阻的预后和转归。
3. 妊娠恶阻的鉴别诊断及主要辅助检查有哪些？

七、病案分析题

1. 张某，女，30岁，已孕。患者恶心呕吐，甚则食入即吐，脘腹胀闷，不思饮食，头晕体倦，怠惰思睡，舌淡，苔白，脉缓滑无力。辅助检查：βHCG7.35mU/mL，$E_2$612.7pmol/L，P 30.84nmol/L。

请写出本病的诊断、证型、证候分析、治法、方药。

2. 李某，女，32岁，已孕。患者呕吐酸水或苦水，胸胁满闷，嗳气叹息，头晕目眩，口苦咽干，渴喜冷饮，便秘溲赤；舌红苔黄燥，脉弦滑数。辅助检查：βHCG 7.35mU/mL，$E_2$712.7pmol/L，P 31.24nmol/L。

请写出本病的诊断、证型、证候分析、治法、方药。

3. 王某，女，29岁，已孕。患者呕吐痰涎；胸膈满闷，不思饮食，口中淡腻，头晕目眩，心悸气短；舌淡胖，苔白腻，脉滑。辅助检查：βHCG 7.35mU/mL，$E_2$512.7pmol/L，P 22.14nmol/L。

请写出本病的诊断、证型、证候分析、治法、方药。

参考答案

一、单项选择题

（一）A1 型题

1. E 妊娠恶阻的主要发病机理是冲气上逆，胃失和降。

2. B 妊娠恶阻肝热型的表现是呕吐酸苦水。

3. A 恶阻，口淡，呕吐清涎者，多为胃虚证。

4. D 恶阻，口苦，呕吐酸水或苦水者，多为肝热证。

5. A 妊娠恶阻痰滞证的特点是呕吐痰涎。

6. B 妊娠恶阻属于胃虚证，其治疗主方是香砂六君子汤。

7. A 妊娠恶阻若未能引起足够重视，或因失治或误治，乃发生精神萎靡，形体消瘦，眼眶下陷，双目无神，四肢无力。

8. A 前人云："妇人得平脉，阴脉小弱，其人渴，不能食，无寒热，名妊娠，桂枝汤主之"语出于《金匮要略》。

9. D 青竹茹汤主治痰滞证的妊娠恶阻，其方药组成是竹茹、陈皮、茯苓、半夏、生姜。

10. E 妊娠恶阻的服药与调护方法是汤剂温服，少量频服，忌用升散之品，饮食有节，调畅情志，劳逸适度。

11. D 首次记载恶阻病名的是《诸病源候论》。

12. A 妊娠恶阻肝热证的治法是清肝和胃，降逆止呕。

13. C 属于妊娠恶阻胃虚证临床表现的是恶心呕吐，甚则食入即吐，脘腹胀闷，不思饮食，头晕体倦，怠惰思睡。舌淡，苔白，脉缓无力。

14. A 有停经史，早期妊娠反应多发生在孕 3 个月之内。需要检查尿妊娠试验（阳性）、尿酮体（阳性）及尿量等。为识别病情轻重，可进一步检测血红细胞计数、血细胞比容、血红蛋白、血酮体，以及血钾、钠、氯等电解质。必要时行血尿素氮、肌酐及胆红素测定等肝肾功能检查及心电图协助诊断，判断疾病的严重程度。患者严重时频繁呕吐、厌食，甚至恶闻食气，食入即吐。

15. A 加味温胆汤治疗妊娠恶阻的适应证是肝热证。

16. C 属于终止妊娠指征的是出现蛋白尿或黄疸，心率超过 120 次/分，体温超过 38℃。

17. C 妊娠恶阻因呕吐不止，不能进食，而导致阴液亏损，精气耗散，方选生脉散合增液汤加减。

18. B 治疗妊娠恶阻肝热证，应首选的方药是加味温胆汤。

19．D　生脉散主治气阴两虚证的妊娠恶阻，其处方来源是《内外伤辨惑论》。

20．A　妊娠恶阻不作病论是指仅见恶心、择食，或呕吐偶作等轻症则为早孕反应，一般3个月后可逐渐消失。

（二）A2型题

1．B　妊娠恶阻气阴两虚证可见出现呕吐带血样物，发热口渴，尿少便秘，唇舌干燥，舌红，苔薄黄或光剥，脉细滑数无力。

2．A　妊娠恶阻肝热证可见呕吐酸水、胸胁满闷、嗳气叹息，头晕目眩，口苦咽干，渴喜冷饮，便秘溲赤，舌红苔黄燥，脉弦滑数。

3．C　妊娠恶阻痰滞证，呕吐痰涎，胸膈满闷，不思饮食，口中淡腻，头晕目眩，心悸气短，舌淡胖，苔白腻，脉滑。用以青竹茹汤治以化痰除湿，降逆止呕。

4．D　呕吐酸水、胸胁满闷、嗳气叹息，头晕目眩，口苦咽干，渴喜冷饮，便秘溲赤是肝热证。治以清肝和胃，降逆止呕。

5．E　妊娠恶阻主要发病机理是冲气上逆，胃失和降。

6．E　妊娠恶阻呕吐酸水、胸胁满闷、嗳气叹息，头晕目眩，口苦咽干，渴喜冷饮，便秘溲赤是以肝热证，采用清肝和胃、降逆止呕的加味温胆汤。

7．E　妊娠恶阻胃虚证见恶心呕吐，甚则食入即吐，脘腹胀满，不思饮食，头晕体倦，怠惰思睡，舌淡苔白脉缓滑无力，香砂六君子汤治以健胃和中，降逆止呕。

（三）A3型题

1.（1）D　根据患者证候分析，属痰滞证。

（2）A　其治法是化痰除湿，降逆止呕。

（3）C　治疗应首选的方剂是青竹茹汤。

2.（1）E　根据患者证候分析，属肝热证。

（2）A　其治法是清肝和胃，降逆止呕。

（3）B　治应首选的方剂是加味温胆汤。

3.（1）A　根据患者症状及体征，诊断为妊娠恶阻。

（2）A　古代医籍对妊娠恶阻的描述还可见于子病。

（3）D　首次记载恶阻病名的是《诸病源候论》。

4.（1）A　根据患者症状及体征，诊断为妊娠恶阻。

（2）A　古代医籍对妊娠恶阻的描述还可见于病儿。

（3）C　属于终止妊娠的指征是出现蛋白尿或黄疸，心率超过120次/分，体温超过38℃。

5.（1）A　根据患者症状及体征，诊断为妊娠恶阻。

（2）A　前人云："妇人得平脉，阴脉小弱，其人渴，不能食，无寒热，名妊娠，桂枝汤主之"语出于《金匮要略》。

（3）B　根据患者证候分析，属痰滞证。

6.（1）A　根据患者症状及体征，诊断为妊娠恶阻。

（2）A　妊娠恶阻的主要发病机理是痰湿内停，中焦受阻。

（3）B　其治疗主方是青竹茹汤。

7.（1）E　根据患者症状及体征，诊断为妊娠恶阻。

（2）E　妊娠恶阻又称妊娠呕吐、子病、阻病、病儿。

（3）C　根据患者证候分析，属胃虚证。

8.（1）A　根据患者证候分析，属胃虚证。

（2）B　其治法是健胃和中，降逆止呕。

（3）C　治疗应首选的方剂是香砂六君子汤。

（四）B1 型题

1. A　妊娠恶阻胃虚证表现为呕吐不食，头晕体倦。

2. C　妊娠恶阻肝热证呕吐酸水或苦水，口苦。

3. A　妊娠恶阻胃虚证用香砂六君子汤治以健胃和中，降逆止呕。

4. C　妊娠恶阻痰滞证用青竹茹汤，化痰除湿，降逆止呕。

5. A　呕吐清水清涎，口淡者，多属虚证。

6. D　吐出物呈咖啡色黏涎或带血样物，则属气阴两亏之重证。

7. A　妊娠病的治疗原则是治病与安胎并举。

8. C　妊娠恶阻的治疗大法是调气和中，降逆止呕。

二、多项选择题

1. AB　妊娠恶阻的主要病机是冲气上逆，胃失和降。

2. ABDE　符合妊娠恶阻的治疗原则有以调气和中，降逆止呕为主，注意饮食和情志的调节，汤剂少量频服温服，忌用升散之品。

3. ABC　妊娠恶阻的临床辨证分型有胃虚证、肝热证、痰滞证。

4. ABDE　痰滞证妊娠恶阻的临床表现有妊娠早期，呕吐痰涎，胸膈满闷，不思饮食，口中淡腻，头晕目眩，心悸气短，舌淡胖，苔白腻，脉滑。

5. ABD　香砂六君子汤的药物组成：人参、白术、茯苓、甘草、半夏、陈皮、木香、砂仁、生姜、大枣。

6. ACDE　妊娠恶阻中止妊娠的指标是体温超过 38℃，心率超过 120 次/分，出现黄疸或蛋白尿。

7. ABCD　符合妊娠恶阻中香砂六君子方解的有人参、白术、茯苓、甘草、大枣健脾养胃，益气和中，生姜、半夏降逆止呕，砂仁、木香、陈皮理气和中，全方补脾胃，降逆气，止呕吐。

8. BCD　符合妊娠恶阻青竹茹汤加减的药物有：若兼寒，症见呕吐清水，形寒肢冷，面色苍白，加丁香、豆蔻以温中化痰，降逆止呕；若脾胃虚弱，痰湿内盛者，酌加苍术、白术健脾燥湿；若夹热者，症见呕吐黄水，头晕心烦，喜食酸冷，酌加黄芩、知母、前胡。

三、填空题

1. 子病

2. 恶心呕吐；头重眩晕；厌食

3. 冲气上逆；胃失和降

4. 调气和中；降逆止呕

5. 胃虚证；肝热证；痰滞证；气阴两亏证

6. 补肾健脾疏肝；调理气血

7. 调气和中；降逆止呕；饮食；情志；浓煎；少量频服

8. 呕吐物的性状；呕吐的时间；虚证；实证、热证；痰湿阻滞；气阴两亏之重证

四、名词解释

1. 妊娠恶阻指妊娠早期出现严重的恶心呕吐，头晕厌食，甚则食入即吐者。

2. Wernicke 综合征指妊娠恶阻若治疗无好转，出现持续黄疸，体温升高，持续在 38℃以上，心率超过 120 次/分，现妊娠剧吐严重并发症等，可危及孕妇生命，均需考虑终止妊娠。

3. 尿妊娠试验指通过检测尿中是否含有一定的人绒毛膜促性腺激素（HCG），从而初判是否怀孕。

4. 鬼胎指妊娠后胎盘滋养细胞异常增生，间质水肿，终末绒毛转变成大小不一的水泡，相互连接成串，状如葡萄。

五、简答题

1. 妊娠早期出现严重的恶心呕吐，头晕厌食，甚则食入即吐者，称为"妊娠恶阻"，又称"妊娠呕吐""子病""病儿""阻病"等。

本病是妊娠早期常见的病证之一，以恶心呕吐，头重眩晕，厌食为特点。治疗及时，护理得法，多数患者可迅速康复，预后大多良好。若仅见恶心择食，偶有吐涎等为早孕反应，不作病论。一般 3 个月后可逐渐消失。

2. 中医治疗：生脉散（《内外伤辨惑论》人参、麦冬、五味子）合增液汤（《温病条辨》玄参、麦冬、生地黄）。生脉散合增液汤益气养阴、和胃止呕，加乌梅、竹茹、芦根。呕吐带血样物者，加藕节、乌贼骨、乌梅炭养阴清热，凉血止血。

西医治疗：应尽早控制呕吐，采用心理精神治疗、补液、镇静、止呕，纠正脱水、电解质紊乱及酸碱平衡。若经治疗无好转，或体温超过 38℃，心率超过 120 次/分，或出现黄疸或蛋白尿时，应考虑终止妊娠。

3. 若治疗无好转，出现持续黄疸；体温升高，持续在 38℃以上，心率超过 120 次/分；出现妊娠剧吐严重并发症（Wernicke 综合征）等时，可危及孕妇生命，均需考虑终止妊娠。

4. 本病辨证着重从呕吐物的性状（色、质、味）及呕吐的时间，结合全身症状体征、舌脉综合分析，辨其寒热虚实。

呕吐清水清涎，口淡者，多属虚证；呕吐酸水或苦水，口苦者，多属实证、热证；呕吐痰涎，口淡黏腻者，为痰湿阻滞；吐出物呈咖啡色黏涎或带血样物，则属气阴两亏之重证。

5. 本病主要病因病机是冲气上逆，胃失和降。

胃虚：胃气素虚，孕后经血停闭，血聚冲任胞宫养胎，冲脉气盛，夹胃气上逆，胃失和降，而致恶心呕吐。

肝热：平素肝旺，或郁怒伤肝，肝郁化热，孕后血聚养胎，肝血更需，肝火愈旺，且冲脉气盛，冲脉附于肝，肝脉夹胃贯膈，冲气夹肝火上逆犯胃，胃失和降，遂致恶心呕吐。

痰滞：脾阳素虚，水湿不化，痰饮内停，孕后血聚养胎，冲脉气盛，冲气夹痰饮上逆，以致恶心呕吐。

六、论述题

1. 胃虚证：宜健胃和中，降逆止呕。方用香砂六君子汤加减。主要方药：人参、白术、茯苓、甘草、半夏、陈皮、木香、砂仁、生姜、大枣。

肝热证：宜清肝和胃、降逆止呕。方用加味温胆汤。主要方药：陈皮、半夏、茯苓、甘草、枳实、竹茹、黄芩、黄连、麦冬、芦根、生姜。

痰滞证宜化痰除湿、降逆止呕。方用青竹茹汤。主要方药：竹茹、橘皮、白茯苓、半夏、生姜。

2. 本病若能及时治疗，患者大多可康复，继续妊娠。若治疗无好转，出现持续性黄疸，体温升高，持续在38℃以上，心率超过120次/分，出现妊娠剧吐严重并发症如Wernicke综合征等时，可危及孕妇生命，均需考虑终止妊娠。

3. 鬼胎（葡萄胎）：停经后恶心呕吐较剧，可阴道不规则出血，或有水泡状样物排出，子宫增大超过妊娠月份，血HCG异常升高，B超显示宫腔内呈落雪状图像，可明确诊断。

妊娠合并急性胃肠炎：多有饮食不洁史，恶心呕吐宿食，伴有腹痛、腹泻等胃肠道症状，大便检查可见白细胞及脓细胞。

妊娠合并急性阑尾炎：表现为转移性右下腹部疼痛，伴恶心呕吐，可有发热；麦氏点压痛、反跳痛及腹肌紧张，白细胞计数增高。

七、病案分析题

1. 诊断：妊娠恶阻之胃虚证。

病机分析：孕后阴血下聚以养胎元，冲气偏盛，胃气素虚，失于和降，冲气夹胃气上逆，呕吐，或食入即吐；脾胃虚弱，运化失职，脘腹胀闷，不思饮食；中阳不振，清阳不升，头晕体倦，怠惰思睡。舌淡，苔白，脉缓无力，为脾胃虚弱之征。

治法：健胃和中，降逆止呕。

方剂：香砂六君子汤加减。

主要药物：人参、白术、茯苓、甘草、半夏、陈皮、木香、砂仁、生姜、大枣。

2. 诊断：妊娠恶阻之胃虚证。

病机分析：孕后冲气夹肝火上逆犯胃，故呕吐酸水或苦水，肝郁气滞，气机不利，故胸胁满闷，嗳气叹息；肝火上逆，故头晕目眩，口苦咽干；热盛伤津，故渴喜冷饮，便秘溲赤。舌红，苔黄燥，脉弦数，为肝热内盛之征。

治法：清肝和胃，降逆止呕。

方剂：加味温胆汤。

主要药物：陈皮、半夏、茯苓、甘草、枳实、竹茹、黄芩、黄连、麦冬、芦根、生姜。

3. 诊断：妊娠恶阻之痰滞证。

病机分析：痰湿之体，或脾虚停饮，孕后血壅气盛，冲气上逆，夹痰饮上泛，呕吐痰涎；膈间有痰饮，中阳不运，胸膈满闷，不思饮食，口中淡腻；痰饮中阻，清阳不升，头晕目眩；饮邪上凌心肺，心悸气短。舌淡胖，苔白腻，脉滑，痰饮内停之征。

治法：化痰除湿，降逆止呕。

方剂：青竹茹汤。

主要药物：竹茹、橘皮、白茯苓、半夏、生姜。

第二节　异位妊娠

一、单项选择题

(一) A1 型题：每道试题下面有 A、B、C、D、E 五个备选答案。请从中选择一个最佳答案。

1. 于输卵管壶腹部妊娠，其最常见的结局是（　　）

　A. 输卵管妊娠流产　　B. 输卵管妊娠破裂　　C. 胚胎可发育至 3 个月以上

　D. 易继发盆腔感染　　E. 最易继发腹腔妊娠

2. 急性宫外孕（破裂）的最主要症状是（　　）

　A. 短期停经史　　B. 早孕反应　　C. 突发撕裂样刀割样腹痛

　D. 阴道不规则流血　　E. 出现晕厥

3. 确诊为输卵管妊娠破裂、失血性休克，应采取的紧急措施是（　　）

　A. 用升压药物　　B. 输血　　C. 立即剖腹探查

　D. 纠正休克后手术　　E. 抗休克加手术治疗

4. 关于输卵管妊娠下列哪项是正确的（　　）

　A. 必然有停经史

B. 妊娠试验阴性可排除输卵管妊娠

C. 后穹隆穿刺阴性可排除输卵管妊娠

D. 迟早一定发生内出血，均陷入休克

E. 病程迁延较久者，可因凝固血液与周围器官粘连形成包块

5. 输卵管妊娠最常见的原因是（　　　）

   A. 输卵管发育异常　　　B. 子宫内膜异位症　　　C. 慢性输卵管炎

   D. 输卵管结扎手术后　　E. 宫内节育器放置后

6. 异位妊娠常见的着床部位是（　　　）

   A. 卵巢　　　　　　　　B. 输卵管　　　　　　　C. 子宫颈

   D. 子宫角　　　　　　　E. 腹腔

7. 输卵管妊娠的发病部位最多见于（　　　）

   A. 输卵管峡部　　　　　B. 输卵管壶腹部　　　　C. 输卵管伞部

   D. 输卵管间质部　　　　E. 输卵管峡部、壶腹部之间

8. 关于输卵管妊娠，下列哪项是正确的（　　　）

   A. 间质部妊娠最常见

   B. 一般子宫增大情况与停经天数相符

   C. 子宫内膜的形态变化与孕卵存活及绒毛的活力有关

   D. 阴道流血量多，易致失血性休克

   E. 后穹隆穿刺阴性可否定输卵管妊娠的可能

9. 判断输卵管妊娠胚胎死亡的可靠依据是（　　　）

   A. 早孕反应减轻　　　　B. 阴道少量流血　　　　C. 下腹痛减轻

   D. 阴道排出蜕膜管型　　E. 尿妊娠试验阴性

10. 关于输卵管妊娠的临床表现，下列哪项是正确的（　　　）

   A. 根据临床表现，易与卵巢黄体破裂相鉴别

   B. 壶腹部妊娠的发生率低于峡部妊娠

   C. 阴道后穹隆穿刺抽出的血液滴在纱布上可见红晕

   D. 有时可见类似过度分泌型的子宫内膜

   E. 腹肌紧张程度较急性阑尾炎明显

11. 输卵管妊娠和阑尾炎的鉴别要点是（　　　）

   A. 右下腹疼痛　　　　　B. 下腹反跳痛明显　　　C. 停经

   D. 白细胞增多　　　　　E. 停经、阴道少量流血伴休克

12. 鉴别诊断输卵管妊娠流产与黄体破裂，下列哪个项目比较可靠（　　　）

   A. 有无停经史　　　　　B. 后穹隆穿刺　　　　　C. B超检查

   D. 血妊娠试验（βHCG检查）　　　　　　E. 有无阴道流血

13. 输卵管妊娠破裂的原因是（　　　）

   A. 输卵管管壁薄，缺乏蜕膜及黏膜下组织，孕卵植入受限

B. 孕卵绒毛侵蚀，穿透管壁

C. 孕卵死亡机化，与周围组织粘连

D. 胎盘绒毛种植于腹腔脏器

E. 子宫内膜蜕膜样变，无绒毛

14. 对输卵管妊娠破裂后描述错误的是（　　　）

A. 多数病例有短期停经史 　　　　　　　B. 腹部叩诊常有移动性浊音

C. 尿妊娠试验均阳性 　　　　　　　　　D. 出现休克症状和体征

E. 宫颈举痛明显

15. 确诊输卵管妊娠破裂的辅助检查是（　　　）

A. 妊娠试验 　　　　B. 腹部检查 　　　　C. 血常规检查

D. X线检查 　　　　E. 后穹隆穿刺

16. 下列哪项不是输卵管妊娠的病因（　　　）

A. 口服避孕药 　　　　B. 输卵管过长 　　　　C. 盆腔子宫异位

D. 慢性输卵管炎 　　　　E. 内分泌失调

17. 关于输卵管妊娠特征的描述下列哪项是错误的（　　　）

A. 输卵管峡部妊娠发生破裂的时间较早

B. 输卵管间质部妊娠破裂时出血最多，后果最严重

C. 输卵管妊娠中以壶腹部最常见

D. 妊娠试验常阳性

E. 后穹隆穿刺可抽出正常可凝血液

（二）A2 型题： 每道试题由两个以上相关因素组成或以一个简要病例形式出现，其下面都有 **A、B、C、D、E** 五个备选答案。请从中选择一个最佳答案。

1. 患者，女，30 岁。停经 42 天，少量阴道流血 2 天，行吸宫术，吸出少量组织，病检报告为"蜕膜组织"，首先应考虑何种疾病（　　　）

A. 子宫性闭经 　　　　B. 月经期子宫内膜 　　　　C. 先兆流产

D. 月经失常 　　　　E. 输卵管妊娠

2. 患者，女，29 岁。停经 46 天后，血 HCG 阳性，下腹部隐痛半月余，其后阴道少量出血 3 天多，右侧附件触及韧性包块，考虑为（　　　）

A. 卵巢囊肿 　　　　B. 子宫肌瘤 　　　　C. 子宫内膜异位症

D. 异位妊娠 　　　　E. 妊娠黄体

3. 黄某，24 岁。10 天前因停经 41 天，妊娠试验阳性，行吸宫流产术，今晨突然晕倒在地，体温 37.5℃，血压 75/52mmHg，脉搏 100 次/分，下腹压痛及反跳痛明显，阴道少量流血，宫颈举摆痛明显，宫口闭，子宫稍大、质软，右侧似有一包块，边缘不清，有压痛。查白细胞 $10 \times 10^9/L$，中性粒细胞 0.70，最准确的诊断是（　　　）

A. 人工流产不全 　　　　　　　　　　B. 流产后右附件炎

C. 右输卵管妊娠破裂 　　　　　　　　D. 宫颈粘连

E. 急性阑尾炎

4. 陈某，35 岁。生育史孕 2 产 2，无生育要求，此次患异位妊娠，右侧输卵管妊娠破裂，以下哪个手术方式更适合她（　　）

    A. 右附件切除　　　　　　B. 右附件切除，左输卵管结扎

    C. 右输卵管切除　　　　　D. 子宫次全切除加右附件切除

    E. 右输卵管切除，左输卵管结扎

5. 患者，女性，28 岁，已婚。放环 2 年，停经 48 天，少量阴道出血 3 天，突然右下腹剧烈撕裂样疼痛，血压 80/40mmHg，右下腹压痛、反跳痛明显，但肌紧张不明显。妇科检查：后穹隆饱满，宫颈举痛（＋），宫口闭，子宫正常大小，呈飘浮感，双附件触诊不满意，本病例最可能的诊断是（　　）

    A. 输卵管妊娠　　　　　B. 黄体破裂　　　　　C. 卵巢囊肿蒂扭转

    D. 急性阑尾炎　　　　　E. 先兆流产

6. 女性，25 岁。停经 5 周，阴道少量出血 7 天，褐色，今日凌晨突然腹痛剧烈伴肛坠，恶心，血压 70/50mmHg，下腹有明显压痛及反跳痛，并有移动性浊音，宫颈举痛（＋），后穹隆穿刺抽出 7mL 暗红色不凝血液，应选择下列哪项处理（　　）

    A. 即刻剖腹探查　　　　　　　　　　B. 输血，纠正休克后再手术

    C. 注射止血药，情况不好转再手术

    D. 纠正休克同时手术　　　　　　　　E. 活血化瘀治疗

7. 24 岁，女性。停经 49 天，尿妊娠试验（＋），行米非司酮加米索药物流产后，2 天未见胎囊排出，但有阴道出血，第 3 天下腹痛明显，下述哪项考虑正确（　　）

    A. 宫腔积血　　　　　　　　　　　　B. 盆腔感染

    C. 尿妊娠试验假阳性，误诊　　　　　D. 子宫正常收缩

    E. 应除外异位妊娠

8. 已婚妇女，33 岁。停经 50 天，阴道少量出血 4 天，下腹痛 6 小时，妇科检查怀疑输卵管妊娠，目前不必要的检查项目是（　　）

    A. 测定基础体温　　　　B. 尿妊娠试验　　　　C. B超检查

    D. 诊断性刮宫　　　　　E. 阴道后穹隆穿刺

（三）A3 型题：以下提供若干个案例，每个案例下设若干道试题。请根据案例所提供的信息，在每一道试题下面的 A、B、C、D、E 五个备选答案中选择一个最佳答案。

1. 患者，33 岁。停经 35 天，以突发左下腹撕裂样痛 1 小时就诊，现腹痛渐加重，发冷，血压 80/40mmHg，心率 120 次/分，全腹压痛、反跳痛阳性，移动浊音阳性。妇科检查：宫颈举痛，子宫稍大、质软，漂浮感，双附件区压痛，左侧明显，未触及包块。

（1）最简便又最能帮助迅速确立诊断的检查方法是（　　）

    A. B超　　　　　　　　B. 妊娠试验　　　　　C. 腹腔镜检查

    D. 诊断性刮宫　　　　　E. 后穹隆穿刺

（2）此患者最可能的诊断是（　　　）

    A. 流产合并感染　　　B. 急性输卵管炎　　　C. 输卵管妊娠破裂

    D. 急性阑尾炎　　　　E. 完全流产

（3）对于该患者，最恰当的处理方法是（　　　）

    A. 纠正休克后手术　　B. 立即进行开腹探查　C. 纠正休克同时手术

    D. 输血　　　　　　　E. 中药活血化瘀治疗

2. 患者，32 岁。停经 2 个月，于停经 42 天时曾感下腹痛，伴里急后重感，后自行缓解。近 2 周来阴道淋漓流血伴下腹痛。妇科检查：右下腹压痛、反跳痛阳性，肌紧张不明显。宫颈轻度举痛，子宫正常大小，子宫右后方可触及鸡卵大小边界不清的包块，压痛明显。体温 37.5℃，血压、脉搏正常，血 HCG 阳性。

（1）最可能的诊断是（　　　）

    A. 卵巢囊肿蒂扭转　　B. 盆腔脓肿　　　　　C. 输卵管积水

    D. 异位妊娠　　　　　E. 阑尾脓肿

（2）为明确诊断首选的辅助检查是（　　　）

    A. 宫腔镜　　　　　　B. 腹腔镜　　　　　　C. B 超

    D. 腹部 X 检查　　　　E. 阴道镜

（3）更有价值的辅助诊断方法是（　　　）

    A. B 超　　　　　　　B. 尿 HCG 定量　　　C. 腹腔镜检查

    D. 血清泌乳素测定　　E. 宫腔镜检查

（4）最合适的处理是（　　　）

    A. 开腹探查　　　　　B. 腹腔镜下手术　　　C. 活血化瘀中药

    D. 宫腔镜　　　　　　E. 刮宫

（5）中医治疗的原则（　　　）

    A. 杀胚胎　　　　　　B. 下包块　　　　　　C. 活血化瘀，杀胚消癥

    D. 宫腔镜　　　　　　E. 刮宫

（四）B1 型题：以下每组试题共用 A、B、C、D、E 五个备选答案，备选答案在上，题干在下。请从中选择一个最佳答案，每个备选答案可能被选择一次、多次或不被选择。

    A. 活血化瘀，消癥散结　　　　　　　　B. 化瘀止血，杀胚消癥

    C. 活血止痛，祛瘀通络　　　　　　　　D. 杀胚消癥，化瘀止痛

    E. 杀胚止血，活血通络

1. 输卵管妊娠未破损期的治法是（　　　）

2. 输卵管妊娠已破损期的治法是（　　　）

    A. 10%　　　　　　　B. 20%　　　　　　　C. 30%

    D. 40%　　　　　　　E. 50%～60%

3. 输卵管妊娠后，（   ）患者可再发输卵管妊娠

4. 输卵管妊娠后，（   ）患者可继发不孕症

A. 下腹中央呈阵发性坠痛   B. 一侧下腹隐痛不适

C. 上腹至脐周转移性、持续性疼痛

D. 突发撕裂样剧痛，自下腹开始至全腹扩散   E. 双侧下腹持续性疼痛

5. 输卵管妊娠腹痛的特异性表现（   ）

6. 急性输卵管炎腹痛的特异性表现（   ）

A. 一侧腹部突发疼痛，腹痛拒按

B. 一侧腹部隐痛不适，伴阴道少量流血

C. 一侧腹部疼痛减轻，盆腔触及包块

D. 一侧腹部转移性疼痛，疼痛拒按

E. 以上均不是

7. 异位妊娠已破损型的主要临床表现（   ）

8. 异位妊娠包块型的主要临床表现（   ）

A. 茯苓、丹参   B. 蜈蚣、延胡索   C. 大蓟、芍药

D. 小蓟、地榆   E. 水蛭、䗪虫

9. 新宫外孕 I 号方的药物组成是（   ）

10. 新宫外孕 III 号方的药物组成是（   ）

二、多项选择题

每题由一个题干与 **5** 个备选答案组成，可从备选答案中选择多项与问题有关的答案，须全部选准方可计分。

1. 输卵管妊娠的病机包括（   ）

A. 气滞血瘀   B. 气虚血瘀   C. 寒凝血瘀

D. 阳虚血瘀   E. 湿热瘀结

2. 输卵管妊娠的主要症状有（   ）

A. 下腹疼痛   B. 肛门坠胀   C. 阴道流血

D. 腹中包块   E. 停经

3. 输卵管妊娠药物治疗适应证包括（   ）

A. 输卵管妊娠包块＜3cm   B. 附件包块内见原始心管搏动

C. 血压、脉搏稳定，无活动性出血   D. 宫颈举痛，子宫有漂浮感

E. 血 HCG＜2000mU/L

4. 与输卵管妊娠相鉴别的疾病（   ）

A. 黄体破裂　　　　　B. 胎动不安　　　　　C. 急性阑尾炎

D. 急性输卵管炎　　　E. 卵巢囊肿蒂扭转

5. 输卵管妊娠出现出血休克（　　　）

A. 应立即进行吸氧、心电监护、血氧饱和度监测

B. 应立即建立静脉通道、输血、输液

C. 应立即进行手术治疗

D. 可应用参附注射液回阳救逆

E. 血 HCG 值高时，联合应用甲氨蝶呤

6. 输卵管妊娠出血较多时妇科检查可有（　　　）

A. 阴道后穹隆饱满　　　B. 宫颈举痛明显　　　C. 子宫增大质软

D. 子宫有漂浮感　　　　E. 一侧附件区压痛明显

7. 异位妊娠的辅助检查包括（　　　）

A. 血 HCG　　　　　　B. 超声检查　　　　　C. 诊断性刮宫

D. 阴道后穹隆穿刺　　　E. 腹腔镜探查

8. 下列关于输卵管妊娠说法正确的是（　　　）

A. 未破损期出现阴道出血者，酌加小蓟、地榆止血

B. 已破损期出现瘀血内停，日久化热者，酌加金银花、黄芩清热

C. 包块期病程久者，可予大黄䗪虫丸

D. 未破损期可予毛冬青、败酱草、忍冬藤、大黄等煎液保留灌肠

E. 已破损期可予丹参注射液加入葡萄糖注射液中静滴

三、填空题

1. 异位妊娠分为＿＿＿＿＿期、＿＿＿＿＿期和＿＿＿＿＿期。

2. 异位妊娠的主要病机为＿＿＿＿＿和＿＿＿＿＿。

3. 异位妊娠已破损气血未大伤，治宜＿＿＿＿＿。

4. 异位妊娠已破损气血两虚，方用＿＿＿＿＿。

5. 异位妊娠包块期，治宜＿＿＿＿＿。

6. 异位妊娠包块期，方用＿＿＿＿＿。

7. 异位妊娠已破损，气血未见大伤，方用＿＿＿＿＿。

四、名词解释

1. 异位妊娠

2. 宫外孕

五、简答题

1. 异位妊娠未破损期的证候、治法和方药是什么？

2. 异位妊娠已破损期的证候、治法和方药是什么？

3. 异位妊娠的临床分型有哪些？其方药是什么？

4. 简述中药治疗异位妊娠的指征。

六、论述题

1. 输卵管妊娠的中医辨证要点及治法是什么？

2. 输卵管妊娠如何与卵巢黄体破裂、卵巢囊肿蒂扭转相鉴别？

3. 请论述输卵管妊娠危急重症的典型症状及治疗原则。

4. 论述异位妊娠的临证思路。

七、病案分析题

陈某，女，27 岁，于 6 月 23 日入院。

患者因"停经 41 天，阴道不规则流血 11 天，伴下腹痛 2 天"入院。患者既往月经规律，周期 30 天，经期 5 天。末次月经：5 月 17 日，量、色、质如常。患者 6 月 12 日出现阴道流血，量少，夹小血块，持续 10 天仍未净，6 月 21 日开始出现下腹隐痛，遂于 6 月 22 日至外院就诊。查尿妊娠试验（＋）；盆腔超声：子宫内膜厚 11mm，左附件区可见约 18mm×12mm 混合回声区，边界尚清，形态不规则，内部回声欠均匀。妇科检查：宫体稍大，前位，质软，轻压痛。左附件轻压痛，右附件区无异常。舌红，苔薄，脉弦滑。入院后查血 HCG 483.8mU/mL，孕酮 13.06ng/mL。

请写出本病的诊断、证型、证候分析、治法、方药。

参考答案

一、单项选择题

（一）A1 型题

1. A 输卵管壶腹部妊娠，其最常见的结局是输卵管妊娠流产。

2. C 急性宫外孕的最主要症状是突发撕裂样刀割样腹痛。

3. E 在输卵管妊娠破裂出现失血性休克时，应该实行抗休克加手术治疗。

4. E 输卵管妊娠病程迁延较久者，可因凝固血液与周围器官粘连形成包块。

5. C 输卵管妊娠最常见的原因是孕卵游走的不规则，造成这一现象最可能的是输卵管炎。由于炎症导致输卵管壁失常，引起孕卵在该处着床。

6. B 异位妊娠是指受精卵在子宫正常体腔以外的妊娠，除子宫外妊娠外，还包括宫颈妊娠、子宫残角妊娠、子宫瘢痕妊娠等，但最常见的是在输卵管处的妊娠。

7. B 输卵管妊娠的发病部位最多见于输卵管壶腹部。

8. C 在输卵管妊娠中，子宫内膜的形态变化与孕卵存活及绒毛的活力有关，子宫增大情况与停经天数不符（常小于停经天数）。

9. D　输卵管妊娠时判断胚胎死亡的可靠依据是阴道排出蜕膜管型。

10. C　在输卵管妊娠时，阴道后穹隆穿刺抽出的血液滴在纱布上可见红晕。

11. E　输卵管妊娠和阑尾炎均可出现腹痛的情况，当输卵管妊娠破裂范围较大炎症波及腹膜时也可出现反跳痛、白细胞增多的情况。

12. D　针对两种的鉴别诊断，有针对性的血液生化指标更为准确可靠。

13. B　输卵管妊娠破裂的原因是孕卵绒毛侵蚀，穿透管壁。

14. C　尿妊娠试验有时为阴性。

15. E　输卵管妊娠破裂时大量血液积聚于盆腔的最低位置，即后穹隆。此时后穹隆穿刺若能抽出不凝血，则可以确诊输卵管妊娠破裂。

16. A　口服避孕药不会导致输卵管妊娠。

17. E　异位妊娠破裂出血时，血液流入后穹隆腹膜腔内，腹膜有使血管脱纤维的作用，可使血液凝固受阻，固抽出的血液为暗红色不凝血。

（二）A2 型题

1. E　育龄女性有停经史应考虑是否怀孕，伴见阴道出血和蜕膜组织，可考虑输卵管妊娠。

2. D　一些异位妊娠患者流产或破裂之后，病情相对稳定，此时胚胎可能处于死亡状态被机体自行吸收，可表现为长期反复的内出血，并形成盆腔血肿，血肿可被激化变硬并与周围组织发生粘连。题目中有停经、腹痛、阴道流血的症状，可考虑异位妊娠，触及硬块，可判断为异位妊娠。

3. C　根据题目描述可判定为异位妊娠破裂。

4. E　异位妊娠的治疗有多种选择，这取决于对生育要求，异位妊娠大小、位置和患者的身体状况。根据患者生育史，无生育要求，手术应行右输卵管切除，左输卵管结扎。

5. A　根据题目描述可判定为异位妊娠，答案中属于异位妊娠的只有 A。

6. D　根据题目描述应诊断为异位妊娠急性破裂出血，且患者血压较低，伴有恶心，应边纠正休克边手术。

7. E　根据病史及检查报告显示，患者应处于孕期，未见胎囊排出，应考虑是否为异位妊娠。

8. A　育龄期妇女已经有停经史和阴道少量流血，此时不必检测基础体温。基础体温多用于监测女性排卵。

（三）A3 型题

1. (1) E　患者为育龄期女性，有停经史，下腹撕裂样疼痛，伴血压降低，心率加快，结合妇科检查，首先应考虑是否为异位妊娠破裂出血，采用后穹隆穿刺，是比较快速简便的辅助判断方法。

(2) C　根据患者病史及体征判断，最可能的诊断为异位妊娠，选项中属于异位妊娠的只有输卵管妊娠。

（3）C　对于异位妊娠破裂出血伴有休克的患者，最佳的治疗方式为纠正休克的同时进行手术治疗。

2.（1）D　根据患者病史及体征判断，最可能的诊断为异位妊娠。

（2）C　B超具有方便、无创、易操作的特点，可作为首选辅助检查。

（3）C　腹腔镜的检查结果更直观可靠，因此也更有价值。

（4）B　腹腔镜手术具有创伤小、恢复快、手术并发症少的特点。刮宫及宫腔镜不能用于异位妊娠的处理，因为此时胚囊不在宫腔内。

（5）C　异位妊娠中医辨证主要属于少腹血瘀之实证，治疗始终以活血化瘀，杀胚消癥为主。

（四）B1 型题

1. D　输卵管妊娠未破损期治以杀胚消癥，化瘀止痛。

2. B　输卵管妊娠已破损期治以化瘀止血，杀胚消癥。

3. A　输卵管妊娠后，10％患者可再发输卵管妊娠。

4. E　输卵管妊娠后，50％～60％的患者可继发不孕。

5. D　输卵管妊娠腹痛的特异性表现是突发撕裂样剧痛，自下腹开始扩散至全腹。

6. E　急性输卵管炎腹痛的特异性表现是双侧下腹持续性疼痛。

7. A　异位妊娠已破损型的主要临床表现是一侧腹部突发疼痛，腹痛拒按。

8. C　异位妊娠包块型的主要临床表现是一侧腹部疼痛减轻，盆腔触及包块。

9. B　新宫外孕Ⅰ号方的药物组成包括蜈蚣、紫草、穿山甲（现用代用品，后同）、牡蛎、丹参、赤芍、莪术、延胡索。

10. E　新宫外孕Ⅲ号方的药物组成包括丹参、赤芍、三棱、莪术、穿山甲、牡蛎、水蛭、䗪虫。

二、多项选择题

1. ABE　输卵管妊娠病机包括气滞血瘀、气虚血瘀及湿热瘀结。

2. ACE　输卵管妊娠的主要症状有停经、下腹疼痛、阴道流血。

3. ACE　输卵管妊娠药物治疗适应证包括：①输卵管妊娠包块＜3cm。②血压、脉搏稳定，无活动性出血。③血 HCG＜2000mU/mL。

4. ABCDE　应与输卵管妊娠相鉴别的疾病包括黄体破裂、胎动不安、急性阑尾炎、急性输卵管炎、卵巢囊肿蒂扭转。

5. ABCD　输卵管妊娠出现出血休克应立即进行吸氧、心电监护、血氧饱和度监测；建立静脉通道、输血、输液；进行手术治疗；可应用参附注射液回阳救逆。

6. ABD　输卵管妊娠出血较多时妇科检查可有阴道后穹隆饱满、宫颈举痛明显、子宫有漂浮感；输卵管妊娠中可见子宫增大质软及一侧附件区压痛明显。

7. ABCDE　异位妊娠的辅助检查包括血 HCG、超声检查、诊断性刮宫、阴道后穹隆穿刺、腹腔镜探查。

8. ABCE 包块期可予毛冬青、败酱草、忍冬藤、大黄等煎液保留灌肠促进包块吸收，而非未破损期，故 D 选项不正确。

三、填空题

1. 未破损；已破损；包块
2. 冲任不畅；孕卵异位着床
3. 化瘀止血，杀胚消癥
4. 新宫外孕Ⅱ号方加黄芪、党参
5. 活血化瘀，消癥散结
6. 新宫外孕Ⅲ号方
7. 新宫外孕Ⅱ号方

四、名词解释

1. 异位妊娠是指孕卵在子宫正常体腔以外的妊娠，除输卵管妊娠、卵巢妊娠、腹腔妊娠、阔韧带妊娠外，还包括宫颈妊娠、子宫残角妊娠、子宫瘢痕妊娠等，较"宫外孕"的含义更广。

2. 宫外孕是指子宫以外的妊娠，如输卵管妊娠、卵巢妊娠、腹腔妊娠、阔韧带妊娠等。

五、简答题

1. 证候：孕后一侧少腹隐痛或持续作痛，或阴道出血量少淋漓，可伴呕恶，纳少厌食，舌红苔薄，脉弦滑。治法：杀胚消癥，化瘀止痛。方药：新宫外孕Ⅰ号方。

2. 证候：腹痛拒按，腹部有压痛及反跳痛，未见进行性加重，或兼有少量阴道流血，舌红苔薄，脉细滑。治法：化瘀止血，杀胚消癥。方药：新宫外孕Ⅱ号方。

3. 未破损期——新宫外孕Ⅰ号方。

已破损期——新宫外孕Ⅱ号方。

包块期——新宫外孕Ⅲ号。

4. 中药治疗异位妊娠指征：①一般情况良好，血压、脉搏稳定，无活动性内出血。②血 βHCG ＜2000mU/mL；或血 HCG 比较高，杀胚后迅速下降。③盆腔包块直径＜3cm。

六、论述题

1. 辨证要点：异位妊娠中医辨证主要是辨"少腹血瘀"之实证或虚实夹杂之证，可根据腹痛程度、有无晕厥、休克等临床症状、血压表现、超声检查等辨别输卵管妊娠有无破损，分为未破损期、已破损期和包块期。参考血 HCG 的升降判断异位胎元之存殒，并根据全身症状、舌脉之征进一步分辨气血虚实。治法：未破损期治以杀胚消癥，化瘀止痛；已破损期治以化瘀止血，杀胚消癥；包块期治以活血化瘀，消癥散结。

2. 三者均可出现下腹疼痛，妇科检查均可提示一侧附件区压痛，但后两者多无停经史及阴道流血，HCG阴性。卵巢囊肿蒂扭转常因体位改变突发下腹一侧疼痛，呈持续性，可伴呕吐，妇科检查提示一侧附件区肿块，边缘清，压痛，蒂部触痛明显。输卵管妊娠与黄体破裂超声检查均提示附件区不均质包块，但后者无卵黄囊及胎心胚芽。输卵管妊娠破裂时腹痛明显，很快发生失血性休克，而黄体破裂时腹痛不太明显，一般情况好，一般不会发生失血性休克。

3.（1）典型症状：突发下腹剧痛，伴肛门坠胀感，面色苍白，四肢厥冷或冷汗淋漓，血压下降或不稳定，伴烦躁不安，甚或晕厥，脉微欲绝或细数无力，阴道后穹隆穿刺提示腹腔内出血者，应立即进行抢救。

（2）治疗原则：立即吸氧、备血、建立静脉通道，输血输液，手术治疗，此期抗休克可配合中药益气固脱或回阳救逆。

4.（1）异位妊娠是妇科的急危重症，重在早期诊断。

（2）结合病史、症状、体征、血HCG的变化、孕酮水平、B超等相关检查综合分析，尽早诊断，预测病势。

（3）输卵管妊娠须判断是未破损还是已破损期。

（4）已破损期之气血亏脱证应手术治疗。

（5）输卵管妊娠的药物治疗须进行系统评估，严格筛选适应证，具备输血、输液及手术治疗的条件下方可施行。治疗期间根据病情变化随时调整方案。

七、病案分析题

诊断：异位妊娠未破损期。

证候分析：妊娠则月经停闭，孕卵异位着床，冲任瘀阻，胞脉不畅，则小腹一侧隐痛或持续作痛；血不归经则阴道出血量少淋漓。舌红苔薄，脉弦滑均为妊娠之征。

治法：杀胚消癥，化瘀止痛。

方剂：新宫外孕Ⅰ号方。

主要药物：蜈蚣、紫草、穿山甲、牡蛎、丹参、赤芍药、莪术、延胡索。

第三节　胎　漏

一、单项选择题

（一）A1 型题：每道试题下面有 A、B、C、D、E 五个备选答案。请从中选择一个最佳答案。

1. 胎漏辨证属于气虚证，其治疗主方是（　　）
   A. 补中益气汤　　　　　B. 玉屏风散　　　　　C. 归脾汤
   D. 肾气丸　　　　　　　E. 固下益气汤

2. 胎漏辨证属于血热证，其治疗主方是（　　）
   A. 清热凉血汤　　　　　B. 保阴煎　　　　　　C. 两地汤
   D. 清肝止淋汤　　　　　E. 清热固经汤

3. 胎漏若病情发展，出现腰酸腹痛下坠，则为（　　）
   A. 滑胎　　　　　　　　B. 胎死不下　　　　　C. 异位妊娠
   D. 胎动不安　　　　　　E. 鬼胎

4. 胎漏气虚证，其治法是（　　）
   A. 温肾健脾，养血止血　　　B. 益气养血，固冲止血
   C. 阴阳双补，固冲止血　　　D. 补益肾气，固冲止血
   E. 健脾补气，固冲止血

5. 胎漏血热证，其治法是（　　）
   A. 补气养血，固冲安胎　　　B. 滋阴清热，养血安胎　　　C. 活血化瘀，固冲安胎
   D. 补益肾气，固肾安胎　　　E. 疏肝理气，养血安胎

6. 下列各项，属于胎漏临床表现的是（　　）
   A. 妊娠期出现腰酸　　　　　B. 妊娠期出现少量阴道流血
   C. 妊娠期出现腹痛　　　　　D. 妊娠期出现小腹下坠
   E. 阴道出血似月经量

7. 胎漏的主要发病机理是（　　）
   A. 瘀血阻滞，胎元不固　　　B. 肾虚不固，胎元受损　　　C. 气血虚弱，难以养胎
   D. 冲任不固，不能摄血养胎　　　　　　　　　　　　　　E. 血热内扰，胎元不固

8. 胎漏气虚证的主要发病机理是（　　）
   A. 瘀血阻滞，胎元不固　　　B. 肾虚不固，胎元受损　　　C. 脾气虚弱，统摄无权
   D. 阴血亏虚，胎元失养　　　E. 血热内扰，胎元不固

9. 胎漏血热证的主要发病机理是（　　）
   A. 瘀血阻滞，胎元不固　　　B. 肾虚不固，胎元受损　　　C. 脾气虚弱，统摄无权
   D. 阴血亏虚，胎元失养　　　E. 血热内扰，冲任不固

10. 下列各项，不属于气虚证胎漏临床表现的是（   ）

    A. 神疲乏力   B. 面色㿠白   C. 气短懒言

    D. 面浮肢肿   E. 血色暗红，质稠

11. 固下益气汤治疗胎漏的适应证候是（   ）

    A. 肾阴虚证   B. 肾气虚证   C. 肾阳虚证

    D. 脾气虚证   E. 肺气虚证

12. 保阴煎治疗胎漏的适应证候是（   ）

    A. 肾阴虚证   B. 肾精亏虚证   C. 血热证

    D. 气虚证   E. 血虚证

13. 下列各项，不属于血热证胎漏临床表现的是（   ）

    A. 口燥咽干   B. 面色潮红   C. 血色淡红

    D. 大便秘结   E. 心烦不安

（二）A2 型题：每道试题由两个以上相关因素组成或以一个简要病例形式出现，其下面都有 A、B、C、D、E 五个备选答案。请从中选择一个最佳答案。

1. 患者妊娠 44 天，阴道少量流血 2 天，色深红，质稠，口苦咽干，溲黄便结，舌红，苔黄，脉滑数。其治法是（   ）

    A. 活血化瘀，补肾安胎   B. 补肾健脾，益气安胎   C. 补气养血，固肾安胎

    D. 滋阴清热，养血安胎   E. 疏肝理气，养血安胎

2. 王某，妊娠 53 天，阴道少量流血 7 天，血色淡红，质地清稀，神疲肢倦，食少纳呆，舌淡苔白，脉沉细滑。其病机是（   ）

    A. 气血虚弱   B. 血热   C. 气虚

    D. 血虚   E. 血瘀

3. 患者 25 岁，妊娠 40 天，阴道少量流血 7 天，色淡红，质清稀，面色㿠白，大便稀溏，舌淡苔白，脉细滑弱。其证候是（   ）

    A. 阴虚证   B. 气虚证   C. 血虚证

    D. 血热证   E. 血瘀证

4. 患者妊娠 37 天，阴道少量流血 3 天，色深红，质稠，面红心烦，大便秘结，舌红，苔黄，脉滑数。其证候是（   ）

    A. 血热证   B. 气虚证   C. 血虚证

    D. 阴虚证   E. 血瘀证

（三）A3 型题：以下提供若干个案例，每个案例下设若干道试题。请根据案例所提供的信息，在每一道试题下面的 A、B、C、D、E 五个备选答案中选择一个最佳答案。

1. 患者 26 岁，妊娠 53 天，阴道少量流血 5 天，色淡红，质地清稀，神疲乏力，少气懒言，面色㿠白，大便稀溏，舌淡苔白，脉细滑弱。

（1）其证候是（   ）

    A. 肾阴虚证   B. 肾阳虚证   C. 肝郁脾虚证

D. 肾气虚证　　　　　　　　E. 脾气虚证

（2）其治法是（　　　）

A. 滋阴固肾，固冲止血　　B. 益气养血，固冲止血　　C. 补益肾气，固冲止血

D. 疏肝理气，固冲安胎　　E. 温肾扶阳，固冲安胎

（3）治疗应首选的方剂是（　　　）

A. 举元煎　　　　　　　　B. 二仙汤合二至丸　　　　C. 固下益气汤

D. 金匮肾气丸　　　　　　E. 六味地黄丸

2. 患者妊娠 57 天，阴道少量流血 3 天，色深红，质稠，口苦咽干，溲黄便干，舌红，苔黄，脉滑数。

（1）其证候是（　　　）

A. 阴虚证　　　　　　　　B. 阳虚证　　　　　　　　C. 血虚证

D. 气虚证　　　　　　　　E. 血热证

（2）其治法是（　　　）

A. 滋肾益阴，育阴潜阳　　B. 益气养血，固冲止血　　C. 补益肾气，固肾安胎

D. 温肾壮阳，填精养血　　E. 滋阴清热，养血安胎

（3）治疗应首选的方剂是（　　　）

A. 左归丸加减　　　　　　B. 二仙汤合二至丸　　　　C. 保阴煎

D. 两地汤　　　　　　　　E. 清经散

（四）B1 型题：以下每组试题共用 **A、B、C、D、E** 五个备选答案，备选答案在上，题干在下。请从中选择一个最佳答案，每个备选答案可能被选择一次、多次或不被选择。

A. 固下益气汤　　　　　　B. 金匮肾气丸　　　　　　C. 固阴煎

D. 保阴煎　　　　　　　　E. 举元煎

1. 胎漏辨属气虚证应首选的方剂是（　　　）

2. 胎漏辨属血热证应首选的方剂是（　　　）

A. 血瘀证　　　　　　　　B. 阳虚证　　　　　　　　C. 血热证

D. 血虚证　　　　　　　　E. 气虚证

3. 患者 28 岁，妊娠 47 天，阴道少量流血 3 天，色淡红，质稀薄，小腹空坠而痛，神疲肢倦，舌淡，苔薄白，脉细弱略滑。其证候是（　　　）

4. 患者 20 岁，妊娠 48 天，阴道少量流血 8 天，色深红，质稠，尿黄便干，舌红，苔黄，脉滑数。其证候是（　　　）

A. 乍寒乍热，烘热汗出　　B. 腰酸腿软，头晕耳鸣　　C. 神疲乏力，气短懒言

D. 血色深红，质地黏稠　　E. 胸闷胁痛，口唇紫暗

5. 胎漏，气虚证的临床表现是（　　　）

6. 胎漏，血热证的临床表现是（　　）

    A. 益气安胎　　　　　　　B. 滋阴清热，养血安胎　　C. 益气养血，固冲止血
    D. 清热凉血，固冲止血　　E. 清肝泻火，止血安胎

7. 胎漏，气虚证的治疗原则是（　　）

8. 胎漏，血热证的治疗原则是（　　）

二、多项选择题

每题由一个题干与 5 个备选答案组成，可从备选答案中选择多项与问题有关的答案，须全部选准方可计分。

1. 胎漏的主要病机是（　　）

    A. 血瘀　　　　　　　　　B. 血热　　　　　　　　C. 气虚
    D. 血虚　　　　　　　　　E. 血寒

2. 下列各项，不属于胎漏临床辨证分型的是（　　）

    A. 气虚　　　　　　　　　B. 阳虚　　　　　　　　C. 血热
    D. 阴虚　　　　　　　　　E. 血虚

3. 胎漏的临床辨证分型有（　　）

    A. 阴虚证　　　　　　　　B. 阳虚证　　　　　　　C. 阴阳俱虚证
    D. 气虚证　　　　　　　　E. 血热证

4. 气虚胎漏的临床表现有（　　）

    A. 头晕耳鸣，腰膝酸软　　B. 烦热汗出，口燥咽干　　C. 食少纳差，神疲倦怠
    D. 血色淡红，质地清稀　　E. 面浮肢肿，大便溏薄

5. 血热胎漏的临床表现有（　　）

    A. 小便黄少，大便干结　　B. 烦热汗出，口燥咽干　　C. 舌红，苔黄
    D. 血色淡红，质地黏腻　　E. 面浮肢肿，大便溏薄

6. 保阴煎的药物组成（　　）

    A. 熟地黄、山药　　　　　B. 生地黄、黄芩　　　　C. 黄芪、菟丝子
    D. 甘草、续断　　　　　　E. 白芍、黄柏

三、填空题

1. 胎漏常见辨证分型有_____，_____。

2. 胎漏属气虚者，治宜_____，_____。

3. 胎漏属血热者，治宜_____，_____。

4. 气虚胎漏，方用_____。

5. 血热胎漏，方用_____。

四、名词解释

胎漏

五、简答题

1. 气虚胎漏的证候、治法和选方是什么？
2. 血热胎漏的证候、治法和选方是什么？
3. 胎漏的临床辨证分型有哪些？其选方是什么？
4. 血热胎漏的临床表现有哪些？
5. 气虚胎漏的临床表现有哪些？

六、论述题

1. 简述胎漏临床常见辨证证型、各证证候及治法方药。
2. 胎漏的主要发病机理是什么？常由哪些因素所致？其证型及选方如何？
3. 简述胎漏气虚证的临床表现、证候分析及治法方药。

七、病案分析题

1. 张某，女，30岁，已婚。停经45天，阴道少量出血3天，血色淡红，质清稀；神疲乏力，少气懒言，面色㿠白，无腹痛；舌淡，苔薄白，脉滑无力。妇科检查：外阴（－），阴道通畅，内有少量淡红色血液，质地稀，无异味，宫颈光滑，宫体前位，如孕40⁺天大小，质地软，活动好，无压痛，双附件未扪及异常。尿妊娠试验阳性；B超检查提示宫内早孕。

请写出本病的诊断、证型、证候分析、治法、方药。

2. 吴某，女，33岁，已婚。停经50天，阴道少量出血2天，色深红或鲜红，质稠；心烦不安，五心烦热，或有潮热，溲黄便结；舌红，苔黄燥，脉滑数。妇科检查：外阴（－），阴道通畅，内有少量鲜红色血液，质地稠，无异味，宫颈光滑，宫体前位，如孕50⁺天大小，质地软，活动好，无压痛，双附件未扪及见异常。尿妊娠试验阳性；B超检查提示宫内早孕。

请写出本病的诊断、证型、证候分析、治法、方药。

参考答案

一、单项选择题

（一）A1型题

1. E　胎漏辨证属于气虚证，其治疗主方是固下益气汤，治以益气养血，固冲止血。

2. B　胎漏辨证属于血热证，其治疗主方是保阴煎，治以滋阴清热，养血安胎。

3. D　胎漏若病情发展，出现腰酸腹痛下坠，则为胎动不安

4. B　胎漏气虚证的治法是益气养血，固冲止血。

5. B　胎漏血热证的治法是滋阴清热，养血安胎。

6. B　胎漏的临床表现是妊娠期阴道少量流血，胎漏无腰酸、腹痛、小腹下坠。

7. D　胎漏的主要发病机理是冲任不固，不能摄血养胎。

8. C　胎漏的气虚证主要发病机理是脾气虚弱，统摄无权，冲任不固。

9. E　胎漏的血热证主要发病机理是血热内扰，迫血妄行，冲任不固。

10. E　气虚证胎漏临床表现是妊娠期阴道少量流血，色淡红，质地清稀，神疲乏力，气短懒言，面色㿠白，面浮肢肿等。

11. D　固下益气汤治疗胎漏的适应证候是脾气虚证。

12. C　保阴煎治疗胎漏的适应证候是血热证。

13. C　血热证胎漏临床表现是妊娠期阴道少量流血，血色深红或鲜红，质稠，口燥咽干，面色潮红，手心烦热，大便秘结，心烦不安等。

（二）A2 型题

1. D　根据患者证候分析，属血热证，治宜滋阴清热，养血安胎。

2. C　因患者气虚，故出现阴道少量流血色淡红，质地清稀，神疲肢倦，食少纳呆，舌淡苔白，脉沉细滑之证候。

3. B　根据患者证候分析，属气虚证。

4. A　根据患者证候分析，属血热证。

（三）A3 型题

1.（1）E　根据患者证候分析，属脾气虚证。

（2）B　其治法是益气养血，固冲止血。

（3）C　治疗应首选的方剂是固下益气汤。

2.（1）E　根据患者证候分析，属血热证。

（2）E　其治法是滋阴清热，养血安胎。

（3）C　治应首选的方剂是保阴煎。

（四）B1 型题

1. A　胎漏辨属气虚证时宜选用的主方是固下益气汤，治以益气养血，固冲止血。

2. D　胎漏辨属血热证时宜选用的主方是保阴煎，治以滋阴清热，养血安胎。

3. E　患者 28 岁，妊娠 47 天，阴道少量流血 3 天，色淡红，质稀薄，小腹空坠而痛，神疲肢倦，舌淡，苔薄白，脉细弱略滑，其证候是气虚证。

4. C　患者 20 岁，妊娠 48 天，阴道少量流血 8 天，色深红，质稠，尿黄便干，舌红，苔黄，脉滑数，其证候是血热证。

5. C　胎漏，气虚证的临床表现是神疲乏力，气短懒言。

6. D　胎漏，血热证的临床表现是血色深红，质地黏稠。

7. C　胎漏，气虚证的治疗原则是益气养血，固冲止血。

8. B　胎漏，血热证的治疗原则是滋阴清热，养血安胎。

二、多项选择题

1. BC　胎漏的常见病机包括气虚、血热。

2. BDE　胎漏的临床分型有气虚、血热，其余选项均不是。

3. DE　胎漏的临床分型有气虚证、血热证。

4. CDE　气虚胎漏的临床表现有食少纳差，神疲倦怠，血色淡红，质地清稀，面浮肢肿，大便溏薄。

5. ABC　血热胎漏的临床表现有小便黄少，大便干结，烦热汗出，口燥咽干，舌红，苔黄。

6. ABDE　保阴煎的药物组成：熟地黄、山药、生地黄、黄芩、甘草、续断、白芍、黄柏。

三、填空题

1. 气虚；血热

2. 益气固冲；安胎止血

3. 滋阴清热；养血安胎

4. 固下益气汤

5. 保阴煎

四、名词解释

妊娠期阴道少量流血，时出时止，或淋漓不断，而无腰酸、腹痛、小腹坠胀者，称为胎漏。

五、简答题

1. 气虚证主要证候：妊娠期间，阴道少量下血，色淡红，质清稀；神疲乏力，少气懒言，面色㿠白；舌淡，苔薄白，脉滑无力。治宜益气养血，固冲止血。方选固下益气汤。

2. 血热证主要证候：妊娠期间阴道少量下血，色深红或鲜红，质稠；心烦不安，口燥咽干，手心烦热，或有潮热，小便短黄，大便秘结；舌红，苔黄干，脉滑数。治宜滋阴清热，养血安胎。方选保阴煎。

3. 胎漏的临床分型有：①气虚证，方选固下益气汤。②血热证，方选保阴煎。

4. 血热证主要临床表现：妊娠期间，阴道少量下血，色深红或鲜红，质稠；心烦不安，口燥咽干，手心烦热，或有潮热，小便短黄，大便秘结；舌红，苔黄干，脉滑数。

5. 气虚证主要临床表现：妊娠期间阴道少量下血，色淡红，质清稀；神疲乏力，少气懒言，面色㿠白；舌淡，苔薄白，脉滑无力。

六、论述题

1. 胎漏临床常见证型：①气虚证。主要证候：妊娠期间，阴道少量下血，色淡红，质清稀；神疲乏力，少气懒言，面色㿠白；舌淡，苔薄白，脉滑无力。治宜益气养血，固冲止血。方选固下益气汤。②血热证。主要证候：妊娠期间，阴道少量下血，色深红或鲜红，质稠；心烦不安，口燥咽干，手心烦热，或有潮热，小便短黄，大便秘结；舌红，苔黄干，脉滑数。治宜滋阴清热，养血安胎。方选保阴煎。

2. 胎漏的主要发病机理是冲任不固，不能摄血养胎。常由气虚和血热所致。气虚证方选固下益气汤。血热证方选保阴煎。

3. 气虚证主要证候：妊娠期间阴道少量下血，色淡红，质清稀；神疲乏力，少气懒言，面色㿠白；舌淡，苔薄白，脉滑无力。

证候分析：气虚冲任不固，摄血无力，故阴道下血；气虚火衰，血失温煦，不能化赤为血，故血色淡红、质清稀；气虚中阳不振，故神疲乏力，气短懒言；气虚阳气不布，故面色㿠白；舌淡，苔薄白，脉滑无力，为气虚之征。

治法：益气养血，固冲止血。

方药：固下益气汤。

七、病案分析题

1. 诊断：胎漏之气虚证。

病机分析：气虚冲任不固，摄血无力，故阴道下血；气虚火衰，血失温煦，不能化赤为血，故血色淡红、质清稀；气虚中阳不振，故神疲肢倦，气短懒言；气虚阳气不布，故面色㿠白；舌淡，苔薄白，脉滑无力，为气虚之征。

治法：益气养血，固冲止血。

方剂：固下益气汤。

主要药物：人参、白术、炙甘草、熟地黄、白芍、阿胶、砂仁、艾叶炭。

2. 诊断：胎漏之血热证。

病机分析：热伏冲任，迫血妄行，故阴道下血而色深红或鲜红，质稠；热扰心神，故心烦不安；热伤阴津，故口燥咽干，手心烦热，或有潮热，小便短黄，大便秘结；舌红，苔黄燥，脉滑数，为阴虚血热之征。

治法：滋阴清热，养血安胎。

方剂：保阴煎。

主要药物：熟地黄、生地黄、白芍、黄芩、黄柏、甘草、续断、山药。

第四节　胎动不安

一、单项选择题

（一）A1 型题：每道试题下面有 A、B、C、D、E 五个备选答案。请从中选择一个最佳答案。

1. 胎动不安辨证属于气虚证，其治疗主方是（　　）
   A. 香砂六君子汤　　　　B. 玉屏风散　　　　C. 举元煎
   D. 肾气丸　　　　　　　E. 参苓白术散

2. 胎动不安辨证属于血热证，其治疗主方是（　　）
   A. 清热固经汤　　　　　B. 清肝止淋汤　　　C. 两地汤
   D. 清热凉血汤　　　　　E. 保阴煎

3. 胎动不安辨证属于肾虚证，其治疗主方是（　　）
   A. 六味地黄汤　　　　　B. 肾气丸　　　　　C. 寿胎丸
   D. 加减一阴煎　　　　　E. 固阴煎

4. 胎动不安气虚证，其治法是（　　）
   A. 益气固冲安胎　　　　B. 补血固冲安胎　　C. 阴阳双补，固冲安胎
   D. 补肾固冲安胎　　　　E. 滋阴固气安胎

5. 胎动不安血热证，其治法是（　　）
   A. 清肝泻火，固冲安胎　B. 滋阴清热，养血安胎　C. 活血化瘀，固冲安胎
   D. 清热凉血，固冲安胎　E. 疏肝理气，养血安胎

6. 下列各项，不属于胎动不安临床表现的是（　　）
   A. 妊娠期出现少量阴道出血　　　　　　　　B. 妊娠期出现腰酸
   C. 妊娠期出现腹痛　　　　　　　　　　　　D. 妊娠期出现小腹下坠
   E. 阴道出血似月经量

7. 胎动不安的主要发病机理是（　　）
   A. 瘀血阻滞，冲任不固　B. 肾虚胎元不固　　C. 气血虚弱，胎元不固
   D. 冲任气血失调，胎元不固　　　　　　　　E. 血热内扰，胎元不固

8. 胎动不安血虚证，其治法是（　　）
   A. 健脾固冲安胎　　　　B. 滋阴固冲安胎　　C. 活血固冲安胎
   D. 清热固冲安胎　　　　E. 补血固冲安胎

9. 胎动不安外伤证，其治法是（　　）
   A. 健脾养血，固冲安胎　B. 滋阴养血，固冲安胎　C. 活血益气，固冲安胎
   D. 益气养血，固肾安胎　E. 补血化瘀，固冲安胎

10. 下列各项，不属于气虚证胎动不安临床表现的是（　　）

A. 腰酸腹痛   B. 面色㿠白   C. 血色暗红，质稠

D. 面浮肢肿   E. 气短懒言

11. 治疗胎动不安血虚证，应首选的方剂是（ ）

A. 归脾汤   B. 苎根汤   C. 人参养荣丸

D. 固下益气汤   E. 金匮肾气丸

12. 治疗胎动不安癥瘕伤胎证，应首选的方剂是（ ）

A. 血府逐瘀汤   B. 大黄䗪虫丸   C. 桂枝茯苓丸加味

D. 两地汤   E. 苎根汤

13. 寿胎丸治疗胎动不安的适应证候是（ ）

A. 肾虚证   B. 气虚证   C. 血虚证

D. 血热证   E. 外伤证

14. 保阴煎治疗胎动不安的适应证候是（ ）

A. 肾阴虚证   B. 癥瘕伤胎证   C. 血热证

D. 气虚证   E. 血虚证

15. 下列各项，不属于血热证胎动不安临床表现的是（ ）

A. 渴喜冷饮   B. 阴道流血质清稀   C. 面色潮红

D. 大便秘结   E. 心烦不安

16. 胎动不安癥瘕伤胎证，其治法是（ ）

A. 健脾养血，固冲安胎   B. 滋阴养血，固冲安胎   C. 活血益气，固冲安胎

D. 祛瘀消癥，固冲安胎   E. 补血化瘀，固冲安胎

（二）A2 型题：每道试题由两个以上相关因素组成或以一个简要病例形式出现，其下面都有 A、B、C、D、E 五个备选答案。请从中选择一个最佳答案。

1. 患者妊娠 46 天，腰酸、小腹空坠而痛 3 天，伴有阴道少量流血，色淡暗；曾屡孕屡堕；伴头晕耳鸣，夜尿频多；舌淡暗，苔白，脉沉细滑尺脉弱。其治法是（ ）

A. 活血化瘀，补肾安胎   B. 补肾益气，固冲安胎   C. 补气养血，固肾安胎

D. 滋阴清热，养血安胎   E. 疏肝理气，养血安胎

2. 李某，妊娠 50 天，腰酸痛 5 天，伴有阴道少量流血，色淡红、质稀薄；神疲肢倦，面色㿠白，心悸气短；舌质淡，苔薄白，脉细滑无力。其病机是（ ）

A. 气虚   B. 血热   C. 肾虚

D. 血虚   E. 癥瘕伤胎

3. 患者 25 岁，妊娠 48 天，腰酸、小腹痛 5 天，伴阴道少量流血，色淡红、质稀薄；头晕眼花，面色萎黄，心悸失眠；舌质淡，苔薄白，脉细滑。其证候是（ ）

A. 阴虚证   B. 气虚证   C. 血虚证

D. 血热证   E. 血瘀证

4. 患者妊娠 45 天，腰酸腹痛、阴道少量流血 3 天，色深红，质稠，面红心烦，大便秘结，舌红，苔黄，脉滑数。其证候是（ ）

A. 血热证　　　　　　　　B. 气虚证　　　　　　　　C. 血虚证

D. 阴虚证　　　　　　　　E. 血瘀证

（三）A3 型题：以下提供若干个案例，每个案例下设若干道试题。请根据案例所提供的信息，在每一道试题下面的 A、B、C、D、E 五个备选答案中选择一个最佳答案。

1. 患者 25 岁，妊娠 52 天，腰痛、阴道少量流血 5 天，色淡红，神疲乏力，少气懒言，面色㿠白，大便稀溏，舌淡苔白，脉细滑弱。

（1）其证候是（　　　）

A. 肾虚证　　　　　　　　B. 气虚证　　　　　　　　C. 外伤证

D. 癥瘕伤胎证　　　　　　E. 血热证

（2）其治法是（　　　）

A. 滋阴固肾，固冲止血　　B. 益气固冲安胎　　　　　C. 补益肾气，固冲止血

D. 疏肝理气，固冲安胎　　E. 活血祛瘀，固冲安胎

（3）治疗应首选的方剂是（　　　）

A. 固阴煎　　　　　　　　B. 肾气丸　　　　　　　　C. 固下益气汤

D. 举元煎　　　　　　　　E. 六味地黄丸

2. 患者妊娠 57 天，腰酸腹痛、阴道少量流血 3 天，色深红，质稠，口苦咽干，溲黄便干，舌红，苔黄，脉滑数。

（1）其证候是（　　　）

A. 外伤证　　　　　　　　B. 肾虚证　　　　　　　　C. 血热证

D. 气虚证　　　　　　　　E. 血虚证

（2）其治法是（　　　）

A. 滋肾益阴，固冲安胎　　B. 清热凉血，固冲安胎　　C. 补益肾气，固肾安胎

D. 温肾壮阳，填精养血　　E. 益气养血，固冲安胎

（3）治疗应首选的方剂是（　　　）

A. 清经散　　　　　　　　B. 二仙汤合二至丸　　　　C. 左归丸加减

D. 两地汤　　　　　　　　E. 保阴煎

（四）B1 型题：以下每组试题共用 A、B、C、D、E 五个备选答案，备选答案在上，题干在下。请从中选择一个最佳答案，每个备选答案可能被选择一次、多次或不被选择。

A. 金匮肾气丸　　　　　　B. 举元煎　　　　　　　　C. 固阴煎

D. 寿胎丸　　　　　　　　E. 固经丸

1. 胎动不安辨属气虚证应首选的方剂是（　　　）

2. 胎动不安辨属肾虚证应首选的方剂是（　　　）

A. 血热证　　　　　　　　B. 外伤证　　　　　　　　C. 气虚证

D. 血虚证　　　　　　　　E. 癥瘕伤胎证

3. 患者万某，23 岁，妊娠 48 天，腰痛、阴道少量流血 3 天，色淡红，质稀薄，小腹空坠而痛，神疲肢倦，舌淡，苔薄白，脉细弱略滑。其证候是（　　）

4. 患者 25 岁，妊娠 42 天，下腹疼痛伴阴道少量流血 3 天，色深红，质稠，尿黄便干，舌红，苔黄，脉滑数。其证候是（　　）

　　A. 乍寒乍热，烘热汗出　　B. 腰酸腿软，头晕耳鸣　　C. 心悸失眠，头昏眼花

　　D. 血色深红，质地黏稠　　E. 胸闷胁痛，口唇紫暗

5. 胎动不安，血热证的临床表现是（　　）

6. 胎动不安，血虚证的临床表现是（　　）

　　A. 益气固冲安胎　　　　　B. 滋阴清热，养血安胎　　C. 益气养血，固肾安胎

　　D. 清热凉血，固冲安胎　　E. 清肝泻火，止血安胎

7. 胎动不安，外伤证的治疗原则是（　　）

8. 胎动不安，血热证的治疗原则是（　　）

二、多项选择题

每题由一个题干与 5 个备选答案组成，可从备选答案中选择多项与问题有关的答案，须全部选准方可计分。

1. 胎动不安的主要病机是（　　）

　　A. 癥瘕伤胎　　　　　　　B. 血热　　　　　　　　　C. 气虚

　　D. 血虚　　　　　　　　　E. 血寒

2. 下列各项，不属于胎动不安临床辨证分型的是（　　）

　　A. 气虚证　　　　　　　　B. 血寒证　　　　　　　　C. 气逆证

　　D. 肾虚证　　　　　　　　E. 外伤证

3. 胎动不安的临床辨证分型有（　　）

　　A. 阴虚证　　　　　　　　B. 血虚证　　　　　　　　C. 外伤证

　　D. 气虚证　　　　　　　　E. 血热证

4. 气虚胎动不安的临床表现有（　　）

　　A. 烦热汗出，口燥咽干　　B. 头晕耳鸣，腰膝酸软

　　C. 阴道流血色淡红，质地清稀

　　D. 食少纳差，神疲倦怠　　E. 面浮肢肿，大便溏薄

5. 血热胎动不安的临床表现有（　　）

　　A. 面浮肢肿，大便溏薄　　B. 烦热汗出，口燥咽干　　C. 舌红，苔黄

　　D. 血色淡红，质地黏腻　　E. 小便黄少，大便干结

6. 寿胎丸的药物组成（　　）

　　A. 熟地黄、山药　　　　　B. 阿胶、桑寄生　　　　　C. 黄芪、山萸肉

D. 菟丝子、续断　　　　　　E. 白芍、黄柏

三、填空题

1. 胎动不安常见分型有气虚，血热，_____，_____，_____，
_____。

2. 胎动不安属气虚者，治宜_____。

3. 胎动不安属血热者，治宜_____。

4. 外伤胎动不安，方用_____。

5. 肾虚胎动不安，方用_____。

四、名词解释

胎动不安

五、简答题

1. 气虚胎动不安的证候、治法和选方是什么？

2. 血热胎动不安的证候、治法和选方是什么？

3. 胎动不安的临床辨证分型有哪些？其选方是什么？

4. 血虚胎动不安的证候、治法和选方是什么？

5. 肾虚胎动不安的证候、治法和选方是什么？

六、论述题

1. 简述胎动不安气虚证临床表现、证候分析及治法方药。

2. 胎动不安的主要发病机理是什么？常由哪些因素所致？其证型及选方如何？

3. 简述胎动不安肾虚证临床表现、证候分析及治法方药。

七、病案分析题

1. 李某，女，30岁，已婚。妊娠49天，腰酸腹痛伴阴道少量下血3天，血色淡暗，质清稀；伴头晕耳鸣，夜尿频多；舌淡暗，苔白，脉沉细滑尺脉弱。妇科检查：外阴（－），阴道通畅，内有少量淡红色血液，质地稀，无异味，宫颈光滑，宫体前位，如孕约50天大小，质地软，活动好，无压痛，双附件未扪及异常。尿妊娠试验阳性；B超检查提示宫内早孕。

请写出本病的诊断、证型、证候分析、治法、方药。

2. 张某，女，27岁，已婚。妊娠45天，腰酸、小腹坠痛伴阴道少量下血3天，血色淡红，质清稀；神疲乏力，少气懒言，面色㿠白；舌淡，苔薄白，脉滑无力。妇科检查：外阴（－），阴道通畅，内有少量淡红色血液，质地稀，无异味，宫颈光滑，宫体前位，如孕40⁺天大小，质地软，活动好，无压痛，双附件未扪及异常。尿妊娠试验阳

性；B 超检查提示宫内早孕。

请写出本病的诊断、证型、证候分析、治法、方药。

3. 蒋某，女，26 岁，已婚。妊娠 50 天，腰痛伴阴道少量下血 4 天，色深红或鲜红，质稠；心烦不安，溲黄便结；舌红，苔黄干，脉滑数。妇科检查：外阴（一），阴道通畅，内有少量鲜红色血液，质地稠，无异味，宫颈光滑，宫体前位，如孕约 50 天大小，质地软，活动好，无压痛，双附件未扪及异常。尿妊娠试验阳性；B 超检查提示宫内早孕。

请写出本病的诊断、证型、证候分析、治法、方药。

参考答案

一、单项选择题

（一）A1 型题

1. C　胎动不安辨证属于气虚证，其治疗主方是举元煎，治以益气固冲安胎。

2. E　胎动不安辨证属于血热证，其治疗主方是保阴煎，治以清热凉血，固冲安胎。

3. C　胎动不安辨证属于肾虚证，其治疗主方是寿胎丸，治以补肾益气，固冲安胎。

4. A　胎动不安气虚证的治法是益气固冲安胎。

5. D　胎动不安血热证的治法是清热凉血，固冲安胎。

6. E　胎动不安的临床表现是妊娠期间出现腰酸、腹痛、小腹下坠，或伴阴道少量流血。

7. D　胎动不安的主要发病机理是冲任气血失调、胎元不固。

8. E　胎动不安血虚证，其治法是补血固冲安胎。

9. D　胎动不安外伤证，其治法是益气养血，固肾安胎。

10. C　气虚证胎动不安临床表现是妊娠期出现腰酸腹痛、小腹坠胀，或伴阴道少量流血，色淡红，质地清稀，神疲乏力，气短懒言，面色㿠白，面浮肢肿等。

11. B　治疗胎动不安血虚证，应首选的方剂是苎根汤，治以补血固冲安胎。

12. C　治疗胎动不安癥瘕伤胎证，应首选的方剂是桂枝茯苓丸加味，治以祛瘀消癥，固冲安胎。

13. A　寿胎丸治疗胎动不安的适应证候是肾虚证。

14. C　保阴煎治疗胎动不安的适应证候是血热证。

15. B　血热证胎动不安临床表现是妊娠期腰酸腹痛、小腹下坠，或阴道少量流血，血色深红或鲜红，质稠，渴喜冷饮，面色潮红，大便秘结，心烦不安等。

16. D　胎动不安癥瘕伤胎证，其治法是祛瘀消癥，固冲安胎。

（二）A2 型题

1. B　根据患者证候分析，属肾虚证，治宜补肾益气，固冲安胎。

2. A　因患者气虚，故出现妊娠后腰酸痛，阴道少量出血，血色淡红，质地清稀，神疲肢倦，面色㿠白，心悸气短；舌质淡，苔薄白，脉细滑无力之证候。

3. C　根据患者证候分析，属血虚证。

4. A　根据患者证候分析，属血热证。

（三）A3 型题

1.（1）B　　根据患者证候分析，属气虚证。

（2）B　其治法是益气固冲安胎。

（3）D　治疗应首选的方剂是举元煎。

2.（1）C　根据患者证候分析，属血热证。

（2）B　其治法是清热凉血，固冲安胎。

（3）E　治应首选的方剂是保阴煎。

（四）B1 型题

1. B　胎动不安辨属气虚证时宜选用的主方是举元煎，治以益气固冲安胎。

2. D　胎动不安辨属肾虚证时宜选用的主方是寿胎丸，治以补肾益气，固冲安胎。

3. C　患者 23 岁，妊娠 48 天，腰痛、阴道少量流血 3 天，色淡红，质稀薄，小腹空坠而痛，神疲肢倦，舌淡，苔薄白，脉细弱略滑，其证候是气虚证。

4. A　患者 25 岁，妊娠 42 天，下腹疼痛伴阴道少量流血 3 天，色深红，质稠，尿黄便干，舌红，苔黄，脉滑数，其证候是血热证。

5. D　胎动不安，血热证的临床表现是血色深红，质地黏稠。

6. C　胎动不安，血虚证的临床表现是心悸失眠，头昏眼花。

7. C　胎动不安，外伤证的治疗原则是益气养血，固肾安胎。

8. D　胎动不安，血热证的治疗原则是清热凉血，固冲安胎。

二、多项选择题

1. ABCD　胎动不安的主要病机包括肾虚、气虚、血热、血虚、外伤、癥瘕伤胎。

2. BC　胎动不安的临床分型有气虚证、肾虚证、外伤证、血热证、血虚证、癥瘕伤胎证。

3. BCDE　胎动不安的临床分型有气虚证、血热证、血虚证、外伤证、肾虚证、癥瘕伤胎证。

4. CDE　气虚胎动不安的临床表现有食少纳差，神疲倦怠，阴道流血色淡红，质地清稀，面浮肢肿，大便溏薄。

5. BCE　血热胎动不安的临床表现有小便黄少，大便干结，烦热汗出，口燥咽干，舌红，苔黄。

6. BD　寿胎丸的药物组成：菟丝子、续断、阿胶、桑寄生。

三、填空题

1. 血虚；肾虚；外伤；癥瘕伤胎
2. 益气固冲安胎
3. 清热凉血，固冲安胎
4. 加味圣愈汤
5. 寿胎丸

四、名词解释

妊娠期间出现腰酸、腹痛、小腹下坠，或伴阴道少量流血者，称为胎动不安。

五、简答题

1. 气虚证的主要证候：妊娠期间，腰酸、小腹空坠而痛，或阴道少量流血，色淡红，质清稀；神疲乏力，少气懒言，面色㿠白；舌淡，苔薄白，脉滑无力。治宜益气固冲安胎。方选举元煎。

2. 血热证的主要证候：妊娠期间，腰酸腹痛，胎动下坠，或阴道少量下血，色深红或鲜红，质稠；心烦不安，小便短黄，大便秘结；舌红，苔黄干，脉滑数。治宜清热凉血，固冲安胎。方选保阴煎。

3. 胎动不安的临床分型有：①气虚证，方选举元煎。②血热证，方选保阴煎。③肾虚证，方选寿胎丸。④血虚证，方选苎根汤。⑤外伤证，方选加味圣愈汤。⑥癥瘕伤胎证，方选桂枝茯苓丸。

4. 血虚证的主要证候：妊娠期腰酸、小腹空坠而痛；或伴阴道少量流血，色淡红、质稀薄；面色萎黄，心悸失眠；舌质淡，苔薄白，脉细滑。治宜补血固冲安胎。方选苎根汤。

5. 肾虚证的主要证候：妊娠期腰酸、腹痛下坠，或伴阴道少量流血，色淡暗；或曾屡孕屡堕；或伴头晕耳鸣，夜尿频多；舌淡暗，苔白，脉沉细滑尺脉弱。治宜补肾益气，固冲安胎。方选寿胎丸。

六、论述题

1. 气虚证的主要证候：妊娠期间腰酸、小腹空坠而痛，或伴阴道少量下血，色淡红，质清稀；神疲乏力，少气懒言，面色㿠白；舌淡，苔薄白，脉滑无力。

证候分析：气以载胎，气虚冲任不固，胎失摄载，故孕后腰酸、小腹空坠而痛，阴道流血；气虚不化，则血色淡，质稀薄；气虚中阳不振，故神疲肢倦，少气懒言，面色㿠白；舌淡，苔薄白，脉细滑无力，乃气虚之征。

治法：益气固冲安胎。

方药：举元煎。

2. 胎动不安的主要发病机理是冲任气血失调，胎元不固。常由肾虚、气虚、血虚、血热、外伤、癥瘕伤胎所致。肾虚证：寿胎丸加党参、白术。气虚证：举元煎加阿胶、续断、桑寄生。血虚证：苎根汤加续断、桑寄生。血热证：保阴煎。外伤证：加味圣愈汤。癥瘕伤胎证：桂枝茯苓丸加续断、杜仲。

3. 肾虚证的主要证候是：妊娠期腰酸、腹痛下坠，或伴阴道少量流血，色淡暗；或曾屡孕屡堕；或头晕耳鸣，夜尿频多；舌淡暗，苔白，脉沉细滑尺脉弱。

证候分析：肾虚冲任失固，胎失所系，故腰酸腹痛下坠，或有少量阴道流血；肾失温煦，血失阳化，故血色淡暗；肾虚胎失所系，则屡孕屡堕；肾虚则髓海不足，脑失所养，故头晕耳鸣；肾与膀胱相表里，肾虚则膀胱失约，故小便频数；舌淡暗，苔白，脉沉细滑尺脉弱，为肾虚之象。

治法：补肾益气，固冲安胎。

方药：寿胎丸加党参、白术。

七、病案分析题

1. 诊断：胎动不安肾虚证。

病机分析：肾虚冲任失固，胎失所系，故腰酸腹痛下坠，或有少量阴道流血；肾失温煦，血失阳化，故血色淡暗；肾虚则髓海不足，脑失所养，故头晕耳鸣；肾与膀胱相表里，肾虚则膀胱失约，故小便频数；舌淡暗，苔白，脉沉细滑尺脉弱，为肾虚之象。

治法：补肾益气，固冲安胎。

方剂：寿胎丸加党参、白术。

主要药物：菟丝子、阿胶、续断、桑寄生、党参、白术。

2. 诊断：胎动不安气虚证。

病机分析：气以载胎，气虚失于固摄，血虚失于濡养，故腰酸、小腹坠痛，阴道流血；气虚不化，则血色淡，质稀薄；气虚中阳不振，故神疲乏力，少气懒言，面色㿠白；舌淡，苔薄白，脉细滑无力，乃气虚之征。

治法：益气固冲安胎。

方剂：举元煎加续断、桑寄生、阿胶。

主要药物：人参、黄芪、白术、升麻、炙甘草、续断、桑寄生、阿胶。

3. 诊断：胎动不安血热证。

病机分析：热伏冲任，迫血妄行，损伤胎气，故腰痛、阴道下血而色深红或鲜红，质稠；热扰心神，故心烦不安；热伤阴津，故小便短黄，大便秘结；舌红，苔黄干，脉滑数，为血热之征。

治法：清热凉血，固冲安胎。

方剂：保阴煎。

主要药物：熟地黄、生地黄、白芍、黄芩、黄柏、甘草、续断、山药。

第五节 堕胎、小产

一、单项选择题

（一）A1 型题：每道试题下面有 A、B、C、D、E 五个备选答案。请从中选择一个最佳答案。

1. 堕胎、小产辨证属于胎堕难留证，其治疗主方是（　　）
   A. 血府逐瘀汤　　　　　B. 大黄䗪虫丸　　　　　C. 脱花煎加益母草
   D. 少腹逐瘀汤　　　　　E. 逐瘀止血汤

2. 堕胎、小产辨证属于胎堕不全证，其治疗主方是（　　）
   A. 桃红四物汤　　　　　B. 大黄䗪虫丸　　　　　C. 脱花煎加益母草
   D. 脱花煎加人参、炒蒲黄、益母草　　　　　E. 逐瘀止血汤

3. 凡妊娠 12 周内胚胎自然殒堕者称为（　　）
   A. 滑胎　　　　　　　　B. 胎漏　　　　　　　　C. 小产
   D. 胎萎不长　　　　　　E. 堕胎

4. 堕胎、小产胎堕难留证，其治法是（　　）
   A. 益气祛瘀　　　　　　B. 补血安胎　　　　　　C. 祛瘀下胎
   D. 补肾安胎　　　　　　E. 滋阴安胎

5. 堕胎、小产胎堕不全证，其治法是（　　）
   A. 补血安胎　　　　　　B. 益气祛瘀　　　　　　C. 祛瘀下胎
   D. 补肾安胎　　　　　　E. 滋阴安胎

6. 下列各项，不属于堕胎、小产临床表现的是（　　）
   A. 妊娠期出现少量阴道出血
   B. 妊娠期逐渐加重的腹痛伴会阴坠胀　　　　　C. 舌质紫暗或有瘀点
   D. 妊娠期出现小腹下坠疼痛加重　　　　　　　E. 阴道有羊水流出

7. 堕胎、小产的主要发病机理是（　　）
   A. 肾气虚弱，胎元不固　　B. 冲任损伤，胎元受损　　C. 气血虚弱，胎元不固
   D. 瘀血阻滞，冲任不固　　E. 血热内扰，胎元不固

8. 妊娠 12～28 周内，胎儿已成形而自然殒堕者，称为（　　）
   A. 堕胎　　　　　　　　B. 胎动不安　　　　　　C. 小产
   D. 胎萎不长　　　　　　E. 滑胎

9. 妊娠 12～28 周内，胎儿已成形而自然殒堕者，称为（　　）
   A. 堕胎　　　　　　　　B. 滑胎　　　　　　　　C. 胎动不安
   D. 胎漏　　　　　　　　E. 半产

10. 怀孕 1 个月不知其已受孕而殒堕者，称为（　　）

A. 堕胎   B. 滑胎   C. 小产

D. 暗产   E. 半产

（二）A2 型题：每道试题由两个以上相关因素组成或以一个简要病例形式出现，其下面都有 A、B、C、D、E 五个备选答案。请从中选择一个最佳答案。

1. 患者妊娠 52 天，阴道流血 7 天，1 天前见组织样物排出，现阴道流血不止，腹痛阵阵，头晕目眩，舌淡紫，苔薄白，脉沉细无力。其治法是（　　）

A. 祛瘀下胎   B. 益气祛瘀   C. 化瘀止血

D. 益气活血，化瘀安胎   E. 补益脾肾，止血安胎

2. 李某，妊娠 55 天，阴道流血 3 天，逐渐增多似月经量，色红有块，小腹坠胀疼痛逐渐加剧，舌质紫暗，脉滑。应首先考虑的诊断是（　　）

A. 胎漏   B. 异位妊娠   C. 胎动不安

D. 堕胎   E. 小产

（三）A3 型题：以下提供若干个案例，每个案例下设若干道试题。请根据案例所提供的信息，在每一道试题下面的 A、B、C、D、E 五个备选答案中选择一个最佳答案。

患者 25 岁，妊娠 50 天，阴道流血 1 天，逐渐增多似月经量，色红有块，小腹坠胀疼痛加剧，舌质紫暗，脉滑。

（1）其证候是（　　）

A. 胎堕不全证   B. 胎漏肾虚证   C. 胎动不安血虚证

D. 胎堕难留证   E. 滑胎气虚证

（2）其治法是（　　）

A. 滋阴固肾，固冲止血   B. 益气固冲，止血安胎   C. 补益肾气，固冲安胎

D. 祛瘀下胎   E. 益气祛瘀

（3）治疗应首选的方剂是（　　）

A. 固阴煎   B. 血府逐瘀汤   C. 固下益气汤

D. 逐瘀止血汤   E. 脱花煎加益母草

（四）B1 型题：以下每组试题共用 A、B、C、D、E 五个备选答案，备选答案在上，题干在下。请从中选择一个最佳答案，每个备选答案可能被选择一次、多次或不被选择。

A. 脱花煎加人参、益母草、炒蒲黄

B. 逐瘀止血汤加益母草   C. 脱花煎加益母草

D. 少腹逐瘀汤   E. 桃红四物汤加三七

1. 堕胎、小产辨属胎堕难留证应首选的方剂是（　　）

2. 堕胎、小产辨属胎堕不全证应首选的方剂是（　　）

A. 益气养血   B. 滋阴化瘀安胎   C. 祛瘀下胎

D. 益气祛瘀   E. 化瘀安胎

3. 堕胎、小产胎堕难留证的治疗原则是（　　）

4. 堕胎、小产胎堕不全证的治疗原则是（　　）

二、多项选择题

每题由一个题干与5个备选答案组成，可从备选答案中选择多项与问题有关的答案，须全部选准方可计分。

1. 堕胎、小产的常见病因是（　　）

A. 痰湿内阻　　　　　　　B. 热病伤胎　　　　　　　C. 气血不足

D. 肾气虚弱　　　　　　　E. 跌仆伤胎

2. 妊娠12~28周，胎儿已成形而自然殒堕者称为（　　）

A. 堕胎　　　　　　　　　B. 暗产　　　　　　　　　C. 小产

D. 半产　　　　　　　　　E. 滑胎

3. 堕胎、小产的临床辨证分型有（　　）

A. 肾虚堕胎证　　　　　　B. 胎堕难留证　　　　　　C. 外伤胎堕证

D. 胎堕不全证　　　　　　E. 血热伤胎证

4. 下列各项，属于堕胎、小产相关诊断依据的是（　　）

A. 确诊胎漏后出现临床表现不断加重

B. 小腹疼痛阵阵加剧　　　　　　　　C. 血量增多似月经量

D. 羊水流出　　　　　　　　　　　　E. 曾有胎动不安病史

三、填空题

1. 堕胎、小产常见辨证分型有_____，_____。

2. 堕胎、小产的治疗原则是_____。

3. 堕胎、小产一经确诊，治疗应_____。

4. 堕胎、小产证属胎动难留者，治宜_____。

5. 堕胎、小产，方用_____加味。

四、名词解释

1. 堕胎

2. 小产

3. 暗产

五、简答题

1. 简述堕胎、小产胎堕难留证的临床表现、治法、方药。

2. 堕胎、小产的临床辨证分型有哪些？其选方是什么？

六、论述题

1. 堕胎、小产的主要发病机理是什么？常由哪些因素所致？其证型及选方如何？

2. 简述堕胎、小产胎堕不全证气随血脱之危候表现、治疗原则及选方。

七、病案分析题

李某，女，30岁，已婚。妊娠53天，小腹疼痛阴道流血2天，加重半天。小腹坠胀疼痛阵阵加剧，会阴坠胀，阴道流血增多似月经量，色红有血块，舌紫暗，边有瘀点，苔薄，脉滑。妇科检查：外阴血染，阴道通畅，内有多量红色血液，有块，无异味，宫颈光滑，宫口已开大，宫体前位，如孕约50天大小，质地软，活动好，压痛，双附件未扪及异常。尿妊娠试验阳性；B超检查提示宫内妊娠囊下移。

请写出本病的诊断、证型、证候分析、治法、方药。

参考答案

一、单项选择题

（一）A1 型题

1. C 堕胎、小产辨证属于胎堕难留证，其治疗主方是脱花煎加益母草，治以祛瘀下胎。

2. D 堕胎、小产辨证属于胎堕不全证，其治疗主方是脱花煎加人参、炒蒲黄、益母草，治以益气祛瘀。

3. E 凡妊娠12周内胚胎自然殒堕者称为堕胎。

4. C 堕胎、小产胎堕难留证的治法是祛瘀下胎。

5. B 堕胎、小产胎堕不全证的治法是益气祛瘀。

6. A 妊娠期出现小腹下坠疼痛加重，会阴坠胀，阴道流血增多，或阴道有羊水流出，舌质紫暗或有瘀点均为堕胎、小产胎堕难留的临床表现。

7. B 堕胎、小产的主要发病机理是冲任损伤、胎元受损或胎结不实。

8. C 妊娠12～28周内，胎儿已成形而自然者，称为小产。

9. E 妊娠12～28周内，胎儿已成形而自然者，称为半产。

10. D 怀孕1个月不知其已受孕而殒堕者，称为暗产。

（二）A2 型题

1. B 根据患者证候分析，属堕胎胎堕不全证，治宜益气祛瘀。

2. D 根据患者证候分析，诊断属堕胎。

（三）A3 型题

（1）D 根据患者证候分析，属胎堕难留证。

（2）D　其治法是祛瘀下胎。

（3）E　治疗应首选的方剂是脱花煎加益母草。

（四）B1 型题

1. C　堕胎、小产辨属胎堕难留证应首选的方剂是脱花煎加益母草，治以祛瘀下胎。

2. A　堕胎、小产辨属胎堕不全证应首选的方剂是脱花煎加人参、益母草、炒蒲黄，治以益气祛瘀。

3. C　堕胎、小产，胎堕难留证的治疗原则是祛瘀下胎。

4. D　堕胎、小产，胎堕不全证的治疗原则是益气祛瘀。

二、多项选择题

1. BCDE　堕胎、小产的常见病因包括热病伤胎、气血不足、肾气虚弱、跌仆伤胎。

2. CD　妊娠 12～28 周，胎儿已成形而自然殒堕者称为小产、半产。

3. BD　堕胎、小产的临床辨证分型有胎堕难留证、胎堕不全证。

4. ABCDE　所有选项内容均可作为诊断堕胎、小产的相关诊断依据。堕胎、小产可由胎漏、胎动不安发展而来，临床表现小腹疼痛阵阵加剧，阴道流血增多似月经量，或有羊水流出。

三、填空题

1. 胎堕难留；胎堕不全

2. 下胎益母为主

3. 尽快终止妊娠，速去其胎

4. 祛瘀下胎

5. 脱花煎

四、名词解释

1. 凡妊娠 12 周内胚胎自然殒堕者称为，称为堕胎。

2. 妊娠 12～28 周内，胎儿已成形而自然殒堕者，称为小产。

3. 怀孕 1 个月不知其已受孕而殒堕者，称为暗产。

五、简答题

1. 胎堕难留证的主要证候：多由胎漏、胎动不安发展而来，阴道流血增多似月经量，色红有血块，小腹坠胀疼痛阵阵加剧，会阴坠胀，或有羊水流出；舌正常或紫暗，边有瘀点，苔薄，脉滑或涩。治宜祛瘀下胎。方选脱花煎加益母草。

2. 堕胎、小产的临床分型有：①胎堕难留证，方选脱花煎加益母草。②胎堕不全证，方选脱花煎加人参、益母草、炒蒲黄。

六、论述题

1. 堕胎、小产的主要发病机理是冲任损伤，胎元受损或胎结不实。常由肾气虚弱、气血不足、热病伤胎、跌仆伤胎所致。胎堕难留证，方选脱花煎加益母草。胎堕不全证，方脱花煎加人参、益母草、炒蒲黄。

2. 胎堕不全证之危候表现：出血过多，或暴下不止，面色苍白，头晕眼花，甚则晕厥，不省人事，手足厥冷，唇舌淡白，脉芤或微细无力。治疗原则：应及时补液、输血、抗休克，并采用清宫术、钳刮术清除宫腔残留组织。可配合用独参汤或用加味参附汤益气固脱，回阳救逆。

七、病案分析题

诊断：堕胎、小产胎堕难留证。

病机分析：孕后因故伤胎，殒胎阻滞，则小腹疼痛；新血不循其经，故阴道流血增多，伴有血块；胎堕而欲下，则会阴坠胀；舌紫暗，边有瘀点，苔薄，脉滑，乃为胎堕难留、瘀血内阻之征。

治法：祛瘀下胎。

方剂：脱花煎加益母草。

主要药物：当归、川芎、红花、肉桂、川牛膝、车前子、益母草。

第六节 胎死不下

一、单项选择题

（一）**A1 型题：每道试题下面有 A、B、C、D、E 五个备选答案。请从中选择一个最佳答案。**

1. 胎死不下辨证属于气血虚弱证，其治疗主方是（　　）
   A. 脱花煎　　　　　　　B. 大黄蟅虫丸　　　　　C. 血府逐瘀汤
   D. 救母丹　　　　　　　E. 逐瘀止血汤

2. 胎死不下辨证属于瘀血阻滞证，其治疗主方是（　　）
   A. 桃红四物汤　　　　　B. 脱花煎合平胃散加芒硝
   C. 脱花煎加益母草　　　D. 脱花煎加人参、炒蒲黄、益母草
   E. 逐瘀止血汤

3. 胎死胞中，历时过久，不能自行产出者称为（　　）
   A. 滑胎　　　　　　　　B. 胎漏　　　　　　　　C. 小产
   D. 胎萎不长　　　　　　E. 胎死不下

4. 胎死不下气血虚弱证，其治法是（　　）

　　A. 益气养血，活血下胎　　B. 健脾补血，固胎安胎　　C. 祛瘀下胎

　　D. 补肾益气安胎　　　　　　E. 活血祛瘀，燥湿行气

5. 胎死不下瘀血阻滞证，其治法是（　　）

　　A. 补血安胎，燥湿行气　　B. 益气养血，祛瘀下胎

　　C. 活血祛瘀，燥湿行气　　D. 补肾益气，固冲安胎　　E. 滋阴养血安胎

6. 下列各项，不属于胎死不下相关表现的是（　　）

　　A. 妊娠反应持续存在　　B. 妊娠中晚期自觉胎动消失

　　C. 妊娠期可出现少量阴道出血

　　D. 妊娠期子宫不再增大　　E. 超声检查可见妊娠囊不规则，无胎心胎动

7. 胎死不下虚证的主要发病机理是（　　）

　　A. 肾气虚弱，胎元失养　　B. 肝郁气滞，碍胎排出

　　C. 气血虚弱，无力运胎外出

　　D. 瘀血阻滞，碍胎排出　　E. 血热内扰，碍胎排出

8. 胎死过久，进行何种实验室指标检查最为重要（　　）

　　A. 肝功能　　　　　　　　B. 肾功能　　　　　　　　C. 甲状腺功能

　　D. 凝血功能　　　　　　　E. 血脂

9. 胎死不下一经确诊，急当（　　）

　　A. 固胎为主　　　　　　　B. 安胎为主　　　　　　　C. 保胎为先

　　D. 治病与保胎并举　　　　E. 速去其胎

10. 发生于妊娠中晚期的胎死不下，应与以下哪种疾病鉴别（　　）

　　A. 堕胎　　　　　　　　　B. 滑胎　　　　　　　　　C. 胎萎不长

　　D. 胎漏　　　　　　　　　E. 半产

（二）A2 型题：每道试题由两个以上相关因素组成或以一个简要病例形式出现，其下面都有 A、B、C、D、E 五个备选答案。请从中选择一个最佳答案。

1. 患者妊娠 62 天，小腹隐痛伴阴道流淡红色血水 5 天，头晕眼花，心悸气短，精神倦怠，面色苍白；舌淡，苔白，脉细弱。妇科检查：阴道内见淡红色血水少量，无异味，子宫颈光滑，宫颈口闭合，子宫小于妊娠月份，无压痛，双附件阴性。B 超可见妊娠囊不规则，无胎心胎动。其治法是（　　）

　　A. 活血祛瘀，燥湿行气　　B. 益气养血，活血下胎　　C. 补肾化瘀，止血安胎

　　D. 益气活血，化瘀安胎　　E. 补益脾肾，止血安胎

2. 李某，妊娠 68 天，小腹刺痛伴阴道流血 7 天，血色紫暗有块；面色青暗，口气恶臭；舌紫暗，舌苔厚腻，脉沉涩。妇科检查：阴道内见少量血液色暗，无异味，子宫颈光滑，宫颈口闭合，子宫小于妊娠月份，无压痛，双附件阴性。B 超可见妊娠囊不规则，无胎心胎动。应考虑的诊断是（　　）

　　A. 胎漏　　　　　　　　　B. 胎萎不长　　　　　　　C. 胎动不安

D. 胎死不下　　　　　　　　　E. 小产

（三）**A3 型题：以下提供若干个案例，每个案例下设若干道试题。请根据案例所提供的信息，在每一道试题下面的 A、B、C、D、E 五个备选答案中选择一个最佳答案。**

周某，24 岁，妊娠 65 天，阴道流淡红色血水 5 天，小腹隐痛 2 天，头晕眼花，心悸气短，精神倦怠，面色苍白；舌淡，苔白，脉细弱。妇科检查：阴道内见淡红色血水少量，无异味，子宫颈光滑，宫颈口闭合，子宫小于妊娠月份，无压痛，双附件阴性。B 超可见妊娠囊不规则，无胎心胎动。

（1）其证候是（　　　）

　　A. 气血虚弱证　　　　　B. 肾气虚弱证　　　　　C. 血虚证

　　D. 血瘀证　　　　　　　E. 痰湿内阻证

（2）其治法是（　　　）

　　A. 滋阴固肾，固冲止血　　B. 活血祛瘀，燥湿行气　　C. 补益肾气，固冲安胎

　　D. 益气养血，活血下胎　　E. 益气祛瘀

（3）治疗应首选的方剂是

　　A. 救母丹　　　　　　　B. 脱花煎合平胃散　　　　C. 固下益气汤

　　D. 逐瘀止血汤　　　　　E. 脱花煎加益母草

（四）**B1 型题：以下每组试题共用 A、B、C、D、E 五个备选答案，备选答案在上，题干在下。请从中选择一个最佳答案，每个备选答案可能被选择一次、多次或不被选择。**

　　A. 脱花煎加人参、益母草、炒蒲黄　　　　　B. 脱花煎合平胃散加芒硝

　　C. 脱花煎加益母草　　　D. 救母丹　　　　　E. 桃红四物汤加三七

1. 胎死不下辨属瘀血阻滞证应首选的方剂是（　　　）

2. 胎死不下辨属气血虚弱证应首选的方剂是（　　　）

　　A. 益气养血，活血下胎　　B. 滋阴化瘀安胎　　　　C. 祛瘀下胎

　　D. 益气祛瘀下胎　　　　　E. 活血祛瘀，燥湿行气

3. 胎死不下，气血虚弱证的治疗原则是（　　　）

4. 胎死不下，瘀血阻滞证的治疗原则是（　　　）

二、多项选择题

每题由一个题干与 5 个备选答案组成，可从备选答案中选择多项与问题有关的答案，须全部选准方可计分。

1. 胎死不下的常见病机是（　　　）

　　A. 瘀血内阻，碍胎排出　　　　　　　　　B. 肝火内盛，碍胎排出

　　C. 气血虚弱，运胎外出无力

　　D. 肾气虚弱，运胎无力　　　　　　　　　E. 肝气郁结，碍胎排出

2. 下列各项，属于胎死不下气血虚弱证的临床表现的是（　　）

    A. 小腹隐痛　　　　　　　B. 头昏眼花　　　　　　　C. 阴道流淡红色血水

    D. 精神倦怠　　　　　　　E. 口气恶臭

3. 胎死不下的临床辨证分型有（　　）

    A. 肝气郁结证　　　　　　B. 瘀血阻滞证　　　　　　C. 肾阳虚证

    D. 肾阴虚证　　　　　　　E. 气血虚弱证

4. 下列各项，属于胎死不下相关诊断依据的是（　　）

    A. 妊娠早期可无症状，或早孕反应、乳胀等感觉消失

    B. 子宫不再增大　　　　　C. 阴道流血

    D. 小腹或刺痛或胀痛　　　E. 妊娠中晚期自觉胎动消失

三、填空题

1. 胎死不下常见辨证分型有_____，_____。

2. 胎死不下一经确诊，治疗应_____。

3. 胎死不下证属气血虚弱者，方宜首选_____。

4. 胎死过久易发生_____，应进行_____检查。

四、名词解释

胎死不下

五、简答题

1. 简述胎死不下气血虚弱证的临床表现、治法、方药。

2. 胎死不下的临床辨证分型有哪些？其选方是什么？

六、论述题

1. 胎死不下的发病机理是什么？其证型及选方如何？

2. 胎死不下的治疗原则是什么？下胎之法如何实施？必要时需结合西医哪些手段进行处理？

七、病案分析题

陈某，女，29岁，已婚。妊娠59天，阴道流淡红色血水7天，小腹隐痛3天，头晕眼花，心悸气短，精神倦怠，面色苍白；舌淡，苔白，脉细弱。妇科检查：阴道内见淡红色血水少量，无异味，子宫颈光滑，宫颈口闭合，子宫小于妊娠月份，无压痛，双附件阴性。B超可见妊娠囊不规则，无胎心胎动。

请写出本病的诊断、证型、证候分析、治法、方药。

参考答案

一、单项选择题

(一) A1 型题

1. D　胎死不下辨证属于气血虚弱证，其治疗主方是救母丹，治以益气养血，活血下胎。

2. B　胎死不下辨证属于瘀血阻滞证，其治疗主方是脱花煎合平胃散加芒硝，治以活血祛瘀，燥湿行气。

3. E　胎死胞中，历时过久，不能自行产出者称为胎死不下。

4. A　胎死不下气血虚弱证的治法是益气养血，活血下胎。

5. C　胎死不下瘀血阻滞证的治法是活血祛瘀，燥湿行气。

6. A　妊娠中晚期自觉胎动消失，子宫不再增大，超声检查可见妊娠囊不规则，无胎心胎动，妊娠期可出现少量阴道出血，均为胎死不下的相关表现。

7. C　胎死不下虚证的主要发病机理气血虚弱、无力运胎外出。

8. D　胎死过久易发生凝血机制障碍，应进行凝血功能检查。

9. E　胎死不下一经确诊，急当速去其胎。

10. C　发生于妊娠中晚期的胎死不下，应与胎萎不长鉴别。

(二) A2 型题

1. B　根据患者证候分析，属胎死不下气血虚弱证，治宜益气养血，活血下胎。

2. D　根据患者证候分析，诊断属胎死不下。

(三) A3 型题

(1) A　根据患者证候分析，属气血虚弱证。

(2) D　其治法是益气养血，活血下胎。

(3) A　治疗应首选的方剂是救母丹。

(四) B1 型题

1. B　胎死不下辨属瘀血阻滞证应首选的方剂是脱花煎合平胃散加芒硝，治以活血祛瘀，燥湿行气。

2. D　胎死不下辨属气血虚弱证应首选的方剂是救母丹，治以益气养血，活血下胎。

3. A　胎死不下，气血虚弱证的治疗原则是益气养血，活血下胎。

4. E　胎死不下，瘀血阻滞证的治疗原则是活血祛瘀，燥湿行气。

二、多项选择题

1. AC　胎死不下的常见病机包括瘀血内阻，碍胎排出；气血虚弱，运胎外出无力。

2. ABCD　胎死不下气血虚弱证的临床表现是小腹隐痛、头昏眼花、阴道流淡红色血水、精神倦怠。

3. BE　胎死不下的临床辨证分型有气血虚弱证、瘀血内阻证。

4. ABCDE　所有选项内容均可作为诊断胎死不下的相关诊断依据。

三、填空题

1. 气血虚弱；瘀血阻滞
2. 急当下胎
3. 救母丹
4. 凝血机制障碍；凝血功能

四、名词解释

胎死胞中，历时过久，不能自行产出者，称为胎死不下。

五、简答题

1. 气血虚弱证的主要证候：胎死不下，小腹隐痛，阴道流淡红色血水，头晕眼花，心悸气短，精神倦怠，面色苍白；舌淡，苔白，脉细弱。治宜益气养血，活血下胎。方选救母丹。

2. 胎死不下的临床分型有：①气血虚弱证，方选救母丹。②瘀血阻滞证，方选脱花煎合平胃散加芒硝。

六、论述题

1. 胎死不下的发病机理包括虚实两端，虚者气血虚弱，无力运胎外出；实者瘀血、湿浊阻滞，碍胎排出。气血虚弱证，方选救母丹。瘀血阻滞证，方选脱花煎合平胃散加芒硝。

2. 胎死不下的治疗原则：本病一经确诊，应遵"速去其胎，以救其母"的治疗原则。下胎之法应辨虚实，或补而下胎，或攻而下胎，或先补后攻。必要时需结合西医的手术或输血补液治疗。

七、病案分析题

诊断：胎死不下气血虚弱证。

病机分析：气虚运送无力，血虚失于濡润，故胎死腹中久不产下；死胎内阻，气血运行不畅，胞脉失于温养，故小腹隐痛；胎死已久，气血虚弱，冲任不固，是以阴道可见淡红色血水流出；气血不足，外不荣肌肤，上不荣清窍，故面色苍白，头晕眼花；内不荣脏腑，则精神倦怠，心悸气短。舌淡，苔白，脉细弱，为气血虚弱之征。

治法：益气养血，活血下胎。

方剂：救母丹。

主要药物：人参、当归、川芎、益母草、赤石脂、荆芥穗。

第七节　滑　胎

一、单项选择题

（一）A1 型题：每道试题下面有 A、B、C、D、E 五个备选答案。请从中选择一个最佳答案。

1. 滑胎辨证属于肾虚证，其治疗主方是（　　）

　　A. 六味地黄丸　　　　　　　　B. 寿胎丸　　　　　　　　C. 左归丸

　　D. 补肾固冲丸　　　　　　　　E. 胎元饮

2. 凡堕胎或小产连续发生 3 次或以上者，称为（　　）

　　A. 滑胎　　　　　　　　　　　B. 堕胎　　　　　　　　　C. 小产

　　D. 胎漏　　　　　　　　　　　E. 胎动不安

3. 前人云："血气虚损者，子脏为风冷所居，则血气不足，故不能养胎，所以致胎数堕，候其妊娠，而恒腰痛者，喜堕胎"，语出于何书（　　）

　　A.《医宗金鉴》　　　　　　　B.《女科撮要》　　　　　　C.《景岳全书·妇人规》

　　D.《诸病源候论》　　　　　　E.《傅青主女科》

4. 治疗滑胎气血虚弱证的代表方剂是（　　）

　　A. 寿胎丸　　　　　　　　　　B. 胎元饮　　　　　　　　C. 泰山磐石散

　　D. 归脾丸　　　　　　　　　　E. 补中益气汤

5. 滑胎患者，孕前需检查相关流产原因，治疗以（　　）为主，预培其损

　　A. 急则治其标，缓则治其本　　　　　　　　B. 利水化湿

　　C. 补肾健脾、益气养血、调理冲任

　　D. 下胎益母　　　　　　　　　　　　　　　E. 固肾安胎

6. 古医籍对滑胎有专篇记载的是（　　）

　　A.《金匮要略》　　　　　　　B.《傅青主女科》　　　　　C.《医宗金鉴》

　　D.《诸病源候论》　　　　　　E. 以上都不是

7. 滑胎血瘀证的治法是（　　）

　　A. 温肾壮阳安胎　　　　　　　B. 补肾活血安胎　　　　　C. 益气养血固冲

　　D. 滋肾养血固冲　　　　　　　E. 祛瘀消癥固冲

8. 滑胎指的是（　　）

　　A. 人工堕胎 3 次以上　　　　　B. 堕胎或小产连续发生 3 次或以上

　　C. 堕胎或小产连续发生 2 次或以上

　　D. 药物流产 2 次以上　　　　　E. 药物流产连续 3 次或以上

9. 下列属于滑胎血瘀证的临床表现是（　　）

    A. 头晕耳鸣，腰酸膝软　　B. 小便频数，目眶暗黑　　C. 腹痛拒按，舌质紫暗

    D. 头晕眼花，神倦乏力　　E. 心悸气短，面色苍白

10. 以下可诊断为滑胎的是（　　）

    A. 停经 40 余天，阴道流血量少，色淡，曾自然堕胎 1 次，脉滑

    B. 停经 50 余天，阴道流血量少，色淡，小腹坠痛，曾自然堕胎 1 次，脉滑

    C. 停经 50 余天，阴道流血量少，色淡，曾自然堕胎 3 次，脉沉滑尺弱，腰痛如折

    D. 停经 40 余天，阴道流血量少，色暗，小腹胀痛拒按，曾经人流 3 次，脉沉涩

    E. 停经 40 余天，阴道流血量少，色淡，小腹痛，脉弱

11. 滑胎相当于西医的（　　）

    A. 先兆流产　　　　　　　B. 难免流产　　　　　　　C. 习惯性流产

    D. 完全流产　　　　　　　E. 稽留流产

12. 下列哪一项不是滑胎的主要治疗方法（　　）

    A. 预培其损　　　　　　　B. 补肾益气固冲　　　　　C. 益气养血固冲

    D. 祛瘀消癥固冲　　　　　E. 理气养血养胎

13. 滑胎的常见病因为（　　）

    A. 肾虚、气血虚弱、血瘀　　B. 气虚、气滞、血瘀　　C. 血虚、血寒、血瘀

    D. 气滞、血瘀、寒凝　　　　E. 肾虚、血虚、气虚

14. 下列气血虚弱证滑胎证候中欠妥的是（　　）

    A. 头晕眼花　　　　　　　B. 神倦乏力　　　　　　　C. 少腹胀痛

    D. 心悸气短　　　　　　　E. 面色苍白

15. 下列不属于滑胎病禁用或慎用的药品是（　　）

    A. 有毒　　　　　　　　　B. 破血　　　　　　　　　C. 耗气

    D. 补气　　　　　　　　　E. 通利

16. 滑胎患者再次受孕应距上次殒堕（　　）左右，以利于恢复健康

    A. 0.5 年　　　　　　　　B. 1 年　　　　　　　　　C. 1.5 年

    D. 2 年　　　　　　　　　E. 2.5 年

17. 屡孕屡堕，甚则应期而堕，伴有精神萎靡，头晕耳鸣，腰酸膝软，小便频数，目眶暗黑，舌质淡，苔白，脉沉弱，属滑胎（　　）

    A. 气血虚弱证　　　　　　B. 血瘀证　　　　　　　　C. 湿热证

    D. 肾虚证　　　　　　　　E. 气虚证

18. 治疗血瘀证滑胎的首选方剂是（　　）

    A. 桂枝茯苓丸　　　　　　B. 寿胎丸　　　　　　　　C. 大黄䗪虫丸

    D. 少腹逐瘀汤　　　　　　E. 血府逐瘀汤

（二）A2 型题： 每道试题由两个以上相关因素组成或以一个简要病例形式出现，其下面都有 A、B、C、D、E 五个备选答案。请从中选择一个最佳答案。

1. 患者 33 岁，已婚，孕 3 堕 3，头晕目眩，神疲乏力，心悸气短，舌质淡，苔薄白，脉细弱，治疗应首选（　　）

    A. 寿胎丸　　　　　　　　B. 泰山磐石散　　　　　C. 保阴煎

    D. 补肾固冲丸　　　　　　E. 肾气丸

2. 患者 33 岁，已婚，孕 3 堕 3，头晕眼花，神倦乏力，心悸气短，面色苍白，舌质淡，苔薄，脉细弱，其病机是（　　）

    A. 气血虚弱　　　　　　　B. 瘀血阻滞　　　　　　C. 心脾两虚

    D. 肝肾不足　　　　　　　E. 肾阴阳两虚

3. 患者 29 岁，屡孕屡堕，精神萎靡，头晕耳鸣，腰酸膝软，小便频数，目眶暗黑，舌质淡，苔白，脉沉弱，应首先考虑的诊断是（　　）

    A. 堕胎　　　　　　　　　B. 小产　　　　　　　　C. 胎萎不长

    D. 滑胎　　　　　　　　　E. 胎漏

4. 患者 31 岁，屡孕屡堕，均发生于孕 3 个月余，精神萎靡，头晕耳鸣，腰酸膝软，小便频数，面色晦暗，舌质淡，苔白，脉沉弱，其证候是（　　）

    A. 血瘀证　　　　　　　　B. 肾虚证　　　　　　　C. 肾阴虚证

    D. 气血两虚证　　　　　　E. 脾气虚证

5. 患者 35 岁，素有子宫肌瘤病史，每于孕 3 月余发生堕胎，连续 4 次，时有少腹隐痛，舌质紫暗有瘀斑，苔薄，脉细弦，其治法是（　　）

    A. 补益心脾安胎　　　　　B. 补肾固冲育胎　　　　C. 祛瘀消癥固冲

    D. 益气养血固冲　　　　　E. 温肾扶阳安胎

6. 患者 28 岁，结婚 4 年，孕 3 产 0，既往自然流产 3 次，均在孕 60 天左右自然殒堕，应首先考虑的诊断是（　　）

    A. 堕胎　　　　　　　　　B. 小产　　　　　　　　C. 滑胎

    D. 胎漏　　　　　　　　　E. 胎动不安

7. 患者 32 岁，结婚 3 年，孕 4 产 0，既往自然流产 4 次，均在孕 50 天左右自然殒堕，伴小腹胀痛，舌质紫暗有瘀斑，苔薄白，脉细弦，其证型是（　　）

    A. 血瘀证　　　　　　　　B. 肾虚证　　　　　　　C. 气滞证

    D. 气血两虚证　　　　　　E. 脾气虚证

8. 患者小腹时有胀痛，经期经血夹血块，B 超检查：子宫后壁探及一直径约 4cm 肌瘤，既往曾有 3 次自然流产史，每次流产月份均小于 3 个月，舌质紫暗，苔薄白，脉细弦，其证候是（　　）

    A. 脾虚证　　　　　　　　B. 肾虚证　　　　　　　C. 血热证

    D. 血瘀证　　　　　　　　E. 气滞证

（三）A3 型题：以下提供若干个案例，每个案例下设若干道试题。请根据案例所提供的信息，在每一道试题下面的 A、B、C、D、E 五个备选答案中选择一个最佳答案。

1. 患者 28 岁，每于孕近 4 个月发生堕胎，连续 3 次，自觉下腹隐痛，头晕眼花，神倦乏力，心悸气短，面色苍白，舌质淡，苔薄白，脉细弱。

(1) 其证候是（　　）

　　A. 肾阴虚证　　　　　　　B. 肾阳虚证　　　　　　C. 气血虚弱证

　　D. 湿热郁结证　　　　　　E. 脾气虚证

(2) 其治法是（　　）

　　A. 补肾益气固冲　　　　　B. 祛瘀消癥固冲　　　　C. 补益肾气安胎

　　D. 益气养血固冲　　　　　E. 健脾益气固冲

(3) 治疗应首选的方剂是（　　）

　　A. 补肾固冲丸　　　　　　B. 寿胎丸　　　　　　　C. 右归丸

　　D. 金匮肾气丸　　　　　　E. 泰山磐石散

2. 患者 37 岁，已婚，屡孕屡堕，精神萎靡，头晕耳鸣，腰酸膝软，小便频数，面色晦暗，舌质淡，苔白，脉沉弱。

(1) 其证候是（　　）

　　A. 肾阴虚证　　　　　　　B. 肾虚证　　　　　　　C. 气血两虚证

　　D. 湿热证　　　　　　　　E. 脾气虚证

(2) 其治法是（　　）

　　A. 补肾益气固冲　　　　　B. 益气养血固冲　　　　C. 清热凉血固冲

　　D. 益气祛瘀固冲　　　　　E. 温肾填精安胎

(3) 治疗应首选的方剂是（　　）

　　A. 寿胎丸　　　　　　　　B. 补肾固冲丸　　　　　C. 右归丸

　　D. 金匮肾气丸　　　　　　E. 保阴煎

3. 患者 35 岁，每于孕 3 个月余发生堕胎，连续 4 次，时有少腹隐痛，腰酸乏力，舌质紫暗有瘀斑，苔薄，脉细弦，彩超提示子宫前壁见一直径约 5cm 肌瘤。

(1) 该病诊断为（　　）

　　A. 胎漏　　　　　　　　　B. 胎动不安　　　　　　C. 堕胎

　　D. 滑胎　　　　　　　　　E. 小产

(2) 滑胎病名始见于（　　）

　　A.《傅青主女科》　　　　　B.《诸病源候论》　　　C.《景岳全书》

　　D.《医宗金鉴》　　　　　　E.《金匮要略》

(3) 下列哪项不属于本病的治疗原则（　　）

　　A. 补肾健脾　　　　　　　B. 益气养血　　　　　　C. 预培其损

　　D. 调理冲任　　　　　　　E. 行气活血

4. 患者 30 岁，已自然流产 3 次，均不超过 2 个月，平素经血量多、色紫暗有块，小腹时有胀痛，舌紫暗，脉沉涩，既往多次 B 超示子宫腺肌病。

(1) 应诊断为（　　）

　　A. 滑胎　　　　　　　　　B. 胎动不安　　　　　　C. 胎漏

　　D. 子死腹中　　　　　　　E. 胎萎不长

（2）其治法是（　　）

　　A. 补肾益气固冲　　　　　B. 祛瘀消癥固冲　　　　C. 补益肾气安胎

　　D. 益气养血固冲　　　　　E. 温肾填精安胎

（3）治疗应首选的方剂是（　　）

　　A. 寿胎丸　　　　　　　　B. 补肾固冲丸　　　　　C. 桂枝茯苓丸加味

　　D. 金匮肾气丸　　　　　　E. 保阴煎

　　5. 患者 31 岁，已自然流产 4 次，均发生于孕 2 个月内，精神萎靡，头晕耳鸣，腰酸膝软，小便频数，面色晦暗，舌质淡，苔白，脉沉弱。

（1）素有滑胎病史的病人，孕后保胎治疗的时间一般需超过既往流产月份（　　）

　　A. 1 周以上　　　　　　　B. 2 周以上　　　　　　C. 1 个月以上

　　D. 2 个月以上　　　　　　E. 3 个月以上

（2）该证型的治疗原则是（　　）

　　A. 补肾健脾安胎　　　　　B. 益气养血安胎　　　　C. 益气祛瘀固冲

　　D. 调理冲任安胎　　　　　E. 补肾益气固冲

（3）该病的调治，应在（　　）

　　A. 未孕之前　　　　　　　B. 一旦怀孕，马上进入安胎治疗

　　C. 出现腰酸时　　　　　　D. 出现阴道流血时　　　　E. 出现腹痛时

　　6. 患者 27 岁，每于孕近 2 个月半发生堕胎，连续 5 次，既往有子宫内膜异位症病史，平素自觉有少腹疼痛拒按，舌质紫暗有瘀斑，苔薄白，脉细涩。

（1）其证候是（　　）

　　A. 肾气虚证　　　　　　　B. 肾阳虚证　　　　　　C. 气血虚弱证

　　D. 血瘀证　　　　　　　　E. 脾气虚证

（2）其治法是（　　）

　　A. 补肾益气固冲　　　　　B. 益气养血固冲　　　　C. 补益肾气安胎

　　D. 祛瘀消癥固冲　　　　　E. 益气祛瘀固冲

（3）治疗应首选的方剂是（　　）

　　A. 补肾固冲丸　　　　　　B. 寿胎丸　　　　　　　C. 少腹逐瘀汤

　　D. 生化汤　　　　　　　　E. 桂枝茯苓丸加味

　　7. 患者 33 岁，屡孕屡堕，且应期而堕，伴有腰酸膝软，头晕耳鸣，夜尿频，舌淡，苔薄白，脉细滑。

（1）应诊断为（　　）

　　A. 滑胎　　　　　　　　　B. 胎动不安　　　　　　C. 胎漏

　　D. 堕胎　　　　　　　　　E. 小产

（2）该病的主要病机是（　　）

　　A. 肾虚胎失所系　　　　　B. 气虚胎失所载　　　　C. 血虚胎失所养

D. 冲任损伤，胎元不固　　　E. 瘀阻胞宫，胎元不固

（3）该病的治疗原则是（　　）

A. 大补气血　　　　　　　B. 补肾健脾，养血安胎　C. 补肾益气活血

D. 益气养血安胎　　　　　E. 预防为主，防治结合

8. 患者 35 岁，屡孕屡堕，且应期而堕，伴头晕眼花，心悸气短，面色苍白，舌质淡，苔薄，脉细弱。

（1）本病的别名为（　　）

A. 屡孕屡堕　　　　　　　B. 屡坠胎　　　　　　　C. 数堕胎

D. 堕胎　　　　　　　　　E. 以上都不是

（2）本病还可出现哪些症状（　　）

A. 下腹坠痛　　　　　　　B. 腰酸　　　　　　　　C. 阴道有少量流血

D. 乏力　　　　　　　　　E. 以上都有可能

（3）本病孕前需预培其损，包括以下几个方面，除外（　　）

A. 孕前检查相关流产原因　B. 补肾健脾　　　　　　C. 清热利湿

D. 益气养血　　　　　　　E. 调理冲任

（四）B1 型题：以下每组试题共用 A、B、C、D、E 五个备选答案，备选答案在上，题干在下。请从中选择一个最佳答案，每个备选答案可能被选择一次、多次或不被选择。

A. 妊娠恶阻　　　　　　　B. 滑胎　　　　　　　　C. 小产

D. 胎动不安　　　　　　　E. 胎萎不长

1. 冲任损伤，胎元不固，或胎元不健，不能成形，可致（　　）

2. 父母禀赋虚弱，或孕后将养失宜，以致胞脏虚损，胎养不足，可致（　　）

A. 肾虚证　　　　　　　　B. 脾虚证　　　　　　　C. 湿热证

D. 气血虚弱证　　　　　　E. 血瘀证

3. 患者 38 岁，已婚，均于孕 2 个月余发生堕胎，连续 3 次，精神萎靡，头晕耳鸣，腰酸膝软，小便频数，面色晦暗，舌淡，苔白，脉沉弱，其证候是（　　）

4. 患者 35 岁，素有子宫肌瘤病史，每于孕 3 个月余发生堕胎，连续 4 次，时有少腹隐痛，舌质紫暗有瘀斑，苔薄，脉细弦，其证候是（　　）

A. 堕胎　　　　　　　　　B. 小产　　　　　　　　C. 胎漏

D. 胎动不安　　　　　　　E. 滑胎

5. 妊娠 12 周内，胚胎自然殒堕者，称为（　　）

6. 堕胎或小产连续发生 3 次或以上者，称为（　　）

A. 清热凉血固冲　　　　　B. 补肾益气固冲　　　　C. 滋肾养血固冲

D. 祛瘀消癥固冲　　　　　　E. 健脾益气固冲

7. 滑胎，肾虚证的治疗原则是（　　）

8. 滑胎，血瘀证的治疗原则是（　　）

　　A. 菟丝子、桑寄生、阿胶　　B. 菟丝子、续断、巴戟天

　　C. 山茱萸、芍药、白术　　　D. 人参、黄芪、白术　　E. 当归、白芍、杜仲

9. 下列哪项是补肾固冲丸的药物组成（　　）

10. 下列哪项是泰山磐石散的药物组成（　　）

二、多项选择题

每题由一个题干与 5 个备选答案组成，可从备选答案中选择多项与问题有关的答案，须全部选准方可计分。

1. 滑胎的主要病机是（　　）

　　A. 冲任失调，胎元不固　　　B. 冲任损伤，胎元不固　　C. 肾阴阳俱虚，胎养不足

　　D. 胞脏虚损，胎养不足　　　E. 胎元不健，不能成形

2. 滑胎的发病有以下哪些特点（　　）

　　A. 连续性　　　　　　　　　B. 自然性　　　　　　　　C. 季节性

　　D. 不连续性　　　　　　　　E. 应期而下

3. 滑胎的临床辨证分型有（　　）

　　A. 肾虚证　　　　　　　　　B. 气血虚弱证　　　　　　C. 血瘀证

　　D. 脾虚证　　　　　　　　　E. 湿热证

4. 肾虚证滑胎的临床表现有（　　）

　　A. 头晕耳鸣　　　　　　　　B. 烘热汗出，大便秘结，口燥咽干溺黄

　　C. 腰膝酸软　　　　　　　　D. 小便频数或失禁　　　E. 精神萎靡，目眶暗黑

5. 泰山磐石散的药物组成为（　　）

　　A. 熟地黄、山药、阿胶　　　B. 人参、黄芪、白术　　　C. 当归、续断、川芎

　　D. 白芍、熟地、黄芩　　　　E. 砂仁、糯米、炙甘草

6. 滑胎患者，孕前应行下列哪些检查（　　）

　　A. 双方染色体和血型检查　　B. 免疫功能检查　　　　　C. 血栓前状态筛查

　　D. 甲状腺激素　　　　　　　E. 垂体、卵巢功能检测

7. 以下哪些药物属于补肾固冲丸的组成（　　）

　　A. 菟丝子　　　　　　　　　B. 巴戟天　　　　　　　　C. 杜仲

　　D. 黄芪　　　　　　　　　　E. 熟地黄

8. 有关滑胎的调治下列哪些是正确的（　　）

　　A. 均可服用泰山磐石散治疗

　　B. 孕前需预培其损

C. 治疗应"预防为主，防治结合"

D. 若胎元难保，则按堕胎、小产处理

E. 一旦发现妊娠，应积极保胎

三、填空题

1. 滑胎常见辨证分型有_____，_____，_____。

2. 滑胎应注意其_____、_____和_____的发病特点。

3. 滑胎患者再次受孕应距上次殒堕_____左右，以利于恢复健康。

4. 肾虚证滑胎，方用_____。

5. 滑胎的治疗应遵循_____，_____的原则，孕前需检查相关流产原因，治疗以_____，_____，_____为主。

6. 有滑胎病史的患者一旦妊娠或怀疑有孕，应按_____治疗。

7. 素有滑胎病史的病人，孕后保胎治疗的时间一般需超过既往流产月份的_____以上。

8. 血瘀型滑胎，其治法为_____。

四、名词解释

1. 滑胎

2. 数堕胎

3. 预培其损

4. 应期而堕

5. 屡孕屡堕

五、简答题

1. 简述滑胎的治疗原则。

2. 简述滑胎的主要发病机制。

3. 简述诊断滑胎的辅助检查有哪些？

4. 简述滑胎的辨证要点。

5. 简述滑胎的发病特点。

六、论述题

1. 简述滑胎临床常见辨证证型、各证证候及治法方药。

2. 试述滑胎的病因病机。

3. 简述滑胎肾虚证临床表现、证候分析及治法方药。

七、病案分析题

1. 张某，女，29 岁，已婚。有子宫腺肌病病史，婚后孕 3 次，均于孕 2 个月自然流产，时有小腹胀痛，平素月经夹血块，经期腹胀痛加剧，舌紫暗有瘀斑，苔薄白，脉细涩。超声检查子宫颈内口松弛。妇科检查：宫体前位，球形增大如孕 2 个月，双附件未见异常。

请写出本病的诊断、证型、证候分析、治法、方药。

2. 陈某，女，34 岁，结婚 3 年，孕 4 产 0。自然流产 4 次，均在孕 50 天左右自然殒堕，伴精神萎靡，头晕耳鸣，腰酸膝软，舌质淡，苔白，脉沉弱。彩超提示子宫、附件未见明显异常。妇科检查：外阴阴道无异常，宫颈口光，口闭，子宫正常大小，无压痛，双侧附件未扪及包块，无压痛。

请写出本病的诊断、证型、证候分析、治法、方药。

3. 黄某，女，30 岁，已婚。婚后已自然流产 4 次，伴头晕眼花，神倦乏力，心悸气短，面色苍白，舌质淡，苔薄，脉细弱。彩超提示子宫、附件未见明显异常。

请写出本病的诊断、证型、证候分析、治法、方药。

参考答案

一、单项选择题

（一）A1 型题

1. D　滑胎辨证属于肾虚证，其治疗主方是补肾固冲丸，治以补肾益气固冲。

2. A　凡堕胎或小产连续发生 3 次或以上者，称为滑胎。

3. D　"血气虚损者，子脏为风冷所居，则血气不足，故不能养胎，所以致胎数堕，候其妊娠，而恒腰痛者，喜堕胎"出自《诸病源候论·妊娠数堕胎候》。

4. C　滑胎辨证属于气血虚弱证，其治疗主方是泰山磐石散，治以益气养血固冲。

5. C　孕前需检查相关流产原因，治疗以补肾健脾、益气养血、调理冲任为主，预培其损。

6. D　滑胎首见于《诸病源候论·妊娠数堕胎候》，其曰："血气虚损者，子脏为风冷所居，则血气不足，故不能养胎，所以致胎数堕，候其妊娠，而恒腰痛者，喜堕胎。"

7. E　滑胎辨证属于血瘀证，治以祛瘀消癥固冲。

8. B　滑胎指的是堕胎或小产连续发生 3 次或以上。

9. C　滑胎血瘀证的临床表现是孕后屡孕屡堕；时有少腹隐痛或胀痛，肌肤甲错；舌质紫暗或有瘀斑，苔薄，脉细弦或涩。

10. C　停经 50 余天，阴道流血量少，色淡，曾自然堕胎 3 次，脉沉滑尺弱，腰痛如折可诊断为滑胎。

11. C 滑胎相当于西医学习惯性流产。

12. E 滑胎的治疗应"预防为主，防治结合"。孕前需检查相关流产原因，治疗以补肾健脾、益气养血、调理冲任为主，预培其损。

13. A 滑胎的常见病因为肾虚、气血虚弱、血瘀。

14. C 气血虚弱证滑胎证候表现：屡孕屡堕；头晕眼花，神倦乏力，心悸气短，面色苍白；舌质淡，苔薄，脉细弱。

15. D 妊娠期禁用或慎用药：凡峻下、滑利、祛瘀、破血、耗气、散气及一切有毒药品，都应慎用或禁用。

16. B 滑胎患者再次受孕应距上次殒堕1年左右，以利于恢复健康。

17. D 屡孕屡堕，甚则应期而堕，伴有精神萎靡，头晕耳鸣，腰酸膝软，小便频数，目眶暗黑，舌质淡，苔白，脉沉弱，属肾虚证。

18. A 滑胎辨证属于血瘀证，其治疗主方是桂枝茯苓丸，治以祛瘀消癥固冲。

（二）A2 型题

1. B 根据患者证候分析，属气血虚弱证，治宜益气养血固冲，方选泰山磐石散。

2. A 因患者气血虚弱，故出现头晕眼花，神倦乏力，心悸气短，面色苍白；舌质淡，苔薄，脉细弱之证候。

3. D 根据患者临床表现，应首先考虑滑胎。

4. B 根据患者证候分析，属肾虚证，治宜补肾益气固冲。

5. C 根据患者证候分析，属血瘀证，治宜祛瘀消癥固冲。

6. C 根据患者临床表现，应首先考虑滑胎。

7. A 根据患者证候分析，属血瘀证，治宜祛瘀消癥固冲。

8. D 根据患者证候分析，属血瘀证，治宜祛瘀消癥固冲。

（三）A3 型题

1.（1）C 根据患者证候分析，属气血虚弱证。

（2）D 其治法是益气养血固冲。

（3）E 治疗应首选的方剂是泰山磐石散。

2.（1）B 根据患者证候分析，属肾虚证。

（2）A 其治法是补肾益气固冲。

（3）B 治应首选的方剂是补肾固冲丸。

3.（1）D 根据患者症状及体征，诊断为滑胎。

（2）D 滑胎病名始于清代，《医宗金鉴·妇科心法要诀》。

（3）E 滑胎孕前需检查相关流产原因，治疗以补肾健脾、益气养血、调理冲任为主，预培其损。

4.（1）A 根据患者临床表现，应诊断滑胎。

（2）B 据患者证候分析，属血瘀证，治宜祛瘀消癥固冲。

（3）C 据患者证候分析，属血瘀证，方选桂枝茯苓丸加味。

5.（1）B　素有滑胎病史的病人，孕后保胎治疗的时间一般需超过既往流产月份 2 周以上。

（2）E　根据患者证候分析，属肾虚证，治疗原则是补肾益气固冲。

（3）A　滑胎病的调治，应在未孕之前，需预培其损。

6.（1）D　根据患者证候分析，属血瘀证。

（2）D　其治法是祛瘀消癥固冲。

（3）E　治应首选的方剂是桂枝茯苓丸加味。

7.（1）A　根据患者临床表现，应诊断滑胎。

（2）D　滑胎的主要发病机制是冲任损伤，胎元不固。

（3）E　滑胎治疗应"预防为主，防治结合"。

8.（1）C　凡堕胎或小产连续发生 3 次或以上者，称为"滑胎"，亦称"数堕胎"。

（2）E　滑胎者孕前多有腰酸乏力的症状。孕后可无明显症状，或有腰酸腹痛，或阴道有少量流血等胎漏、胎动不安的症状。子宫颈内口松弛的中晚期流产者，多无自觉症状，突然阵发腹痛，胎儿随之排出。

（3）C　滑胎治疗应"预防为主，防治结合"。孕前需检查相关流产原因，治疗以补肾健脾、益气养血、调理冲任为主，预培其损。

（四）B1 型题

1. B　滑胎的主要发病机制是冲任损伤，胎元不固，或胎元不健，不能成形。

2. E　胎萎不长的主要发病机制是父母禀赋虚弱，或孕后将养失宜，以致胞脏虚损，胎养不足。

3. A　患者均于孕 2 个月余发生堕胎，连续 3 次，精神萎靡，头晕耳鸣，腰酸膝软，小便频数，面色晦暗，舌淡，苔白，脉沉弱，其证候是肾虚证。

4. E　患者素有子宫肌瘤病史，每于孕 3 个月余发生堕胎，连续 4 次，时有少腹隐痛，舌质紫暗有瘀斑，苔薄，脉细弦，其证候是血瘀证。

5. A　妊娠 12 周内，胚胎自然殒堕者，称为堕胎。

6. E　堕胎或小产连续发生 3 次或以上者，称为滑胎。

7. B　滑胎，肾虚证的治疗原则是补肾益气固冲。

8. D　滑胎，血瘀证的治疗原则是祛瘀消癥固冲。

9. B　补肾固冲丸的药物组成包括菟丝子、续断、巴戟天、杜仲、当归、熟地黄、枸杞子、鹿角霜、阿胶、党参、白术、大枣、砂仁。

10. D　泰山磐石散的药物组成包括人参、黄芪、白术、炙甘草、当归、续断、川芎、白芍、熟地黄、黄芩、砂仁、糯米。

二、多项选择题

1. BE　滑胎主要发病机制是冲任损伤，胎元不固，或胎元不健，不能成形，故而屡孕屡堕。

2. ABE　滑胎有连续性、自然性和应期而下的发病特点。

3. ABC　滑胎的临床分型有：肾虚证、气血虚弱证、血瘀证。

4. ACDE　肾虚证滑胎的临床表现有：屡孕屡堕，甚或应期而堕；精神萎靡，头晕耳鸣，腰酸膝软，小便频数，目眶暗黑，或面色晦暗；舌质淡，苔白，脉沉弱。

5. BCDE　泰山磐石散的药物组成包括人参、黄芪、白术、炙甘草、当归、续断、川芎、白芍、熟地黄、黄芩、砂仁、糯米。

6. ABCDE　滑胎患者，孕前应行的辅助检查包括：①血常规、甲状腺激素、血糖及垂体、卵巢功能等检测。②夫妇双方染色体和血型检查。③男方精液检查。④免疫功能检查。⑤血栓前状态筛查。⑥风疹、巨细胞、单纯疱疹病毒及弓形虫等病原体相关检查。⑦超声检查。⑧子宫输卵管造影、核磁共振、宫腹腔镜检查等。

7. ABCE　补肾固冲丸的药物组成包括：菟丝子、续断、巴戟天、杜仲、当归、熟地黄、枸杞子、鹿角霜、阿胶、党参、白术、大枣、砂仁。

8. BCDE　滑胎的治疗应"预防为主，防治结合"，孕前需预培其损，一旦发现妊娠，应积极保胎，若胎元难保，则按堕胎、小产处理。

三、填空题

1. 肾虚证；气血虚弱证；血瘀证

2. 连续性；自然性；应期而下

3. 1 年

4. 补肾固冲丸

5. 预防为主；防治结合；补肾健脾；益气养血；调理冲任

6. 胎动不安

7. 2 周

8. 祛瘀消癥，固冲安胎

四、名词解释

1. 凡堕胎或小产连续发生 3 次或以上者，称为"滑胎"。

2. 凡堕胎或小产连续发生 3 次或以上者，称为"数堕胎"。

3. 预培其损最早由张景岳提出，并融会贯通于滑胎的防治之中，于孕前开始防治，以防为主，防治并重。

4. 每次发生堕胎、小产的时间多在同一妊娠月份，即应期而堕。

5. 滑胎以连续自然发生堕胎、小产为特点，即屡孕屡堕。

五、简答题

1. 滑胎的治疗应"预防为主，防治结合"。孕前需检查相关流产原因，治疗以补肾健脾、益气养血、调理冲任为主，预培其损。经不调者，当先调经；若因他病而致滑胎者，当先治他病。另外，再次受孕应距上次殒堕 1 年左右，以利于恢复健康。一旦妊娠或怀疑有孕，应按"胎动不安"治疗。

2. 滑胎的主要发病机制是冲任损伤，胎元不固，或胎元不健，不能成形，故而屡孕屡堕。

3. 诊断滑胎的辅助检查包括：①血常规、甲状腺激素、血糖及垂体、卵巢功能等检测。②夫妇双方染色体和血型检查。③男方精液检查。④免疫功能检查。⑤血栓前状态筛查。⑥风疹、巨细胞、单纯疱疹病毒及弓形虫等病原体相关检查。⑦超声检查子宫形态、大小，有无畸形及子宫颈形态学的监测。有较大月份小产史应特别注意是否存在宫颈机能不全，非孕期，8 号宫颈扩张器可顺利通过宫颈内口，妊娠期超声检查子宫颈内口宽＞15mm 者，有助于诊断。⑧子宫输卵管造影、核磁共振、宫腹腔镜检查等可进一步了解生殖道畸形、子宫肌瘤、子宫腺肌病、宫腔粘连等情况。

4. 滑胎主要以滑胎者伴随的全身脉症为其辨证要点，根据相关检查，排除男方因素或女方非药物所能奏效的因素，针对病因辨证论治。

5. 滑胎以连续自然发生堕胎、小产，即"屡孕屡堕"为特点，每次发生堕胎、小产的时间多在同一妊娠月份，即"应期而堕"。

六、论述题

1. 滑胎临床常见证型有：①肾虚证。主要证候：屡孕屡堕，甚或应期而堕；精神萎靡，头晕耳鸣，腰酸膝软，小便频数，目眶暗黑，或面色晦暗；舌质淡，苔白，脉沉弱。治宜补肾益气固冲。方选补肾固冲丸。②气血虚弱证。主要证候：屡孕屡堕；头晕眼花，神倦乏力，心悸气短，面色苍白；舌质淡，苔薄，脉细弱。治宜益气养血固冲。方选泰山磐石散。③血瘀证。主要证候：素有癥瘕之疾，孕后屡孕屡堕；时有少腹隐痛或胀痛，肌肤无华；舌质紫暗或有瘀斑，苔薄，脉细弦或涩。治宜祛瘀消癥固冲。方选桂枝茯苓丸。

2. 滑胎主要发病机制是冲任损伤，胎元不固，或胎元不健，不能成形，故而屡孕屡堕。①肾虚：父母先天禀赋不足，精气亏虚，两精虽能相合，致胎不成实；或因孕后房事不节伤肾，以致肾气亏虚，冲任不固，系胎无力，而致滑胎；或大病久病伤肾，肾精匮乏，胎失濡养，而致滑胎。②气血虚弱：素体脾胃虚弱，气血不足，或饮食、劳倦伤脾，气血化源不足，或大病久病，耗气伤血，致气血两虚，冲任失养，故使屡孕屡堕而为滑胎。③血瘀：母体胞宫原有癥瘕，瘀滞于内，冲任损伤，气血不调，且瘀滞日久伤肾，胎元失养不固，遂致滑胎。

3. 滑胎肾虚证临床表现：屡孕屡堕，甚或应期而堕；精神萎靡，头晕耳鸣，腰酸膝软，小便频数，目眶暗黑，或面色晦暗；舌质淡，苔白，脉沉弱。证候分析：肾气亏虚，冲任不固，胎元失养，胎失所系，故屡孕屡堕；肾阳亏虚，命火不足，阳气不布，则精神萎靡，目眶暗黑，或面色晦暗；肾主骨生髓，肾虚则腰酸膝软，髓海不足；清窍失养，故头晕耳鸣；膀胱失约，气化失职，则小便频数。舌质淡，苔白，脉沉弱，为肾虚之征。治法：补肾益气固冲。方药：补肾固冲丸。

七、病案分析题

1. 诊断：滑胎。

证型：血瘀证。

证候分析：素有癥瘕，瘀血阻滞，冲任损伤，有碍于胎儿生长发育，故胎元受损，屡孕屡堕；瘀血阻滞，冲任气血不畅，故时有少腹胀痛；不能荣于肌肤，故肌肤无华。舌紫暗有瘀斑，苔薄白，脉细涩，均为血瘀之征。

治法：祛瘀消癥固冲。

方剂：桂枝茯苓丸。

主要药物：桂枝、茯苓、丹皮、赤芍、桃仁。

2. 诊断：滑胎。

证型：肾虚证。

证候分析：肾气亏虚，冲任不固，胎元失养，胎失所系，故屡孕屡堕；肾阳亏虚，命火不足，阳气不布，则精神萎靡；肾主骨生髓，肾虚则腰酸膝软，髓海不足；清窍失养，故头晕耳鸣；膀胱失约，气化失职，则夜尿频多，舌质淡，苔白，脉沉弱，为肾虚之征。

治法：补肾益气固冲。

方剂：补肾固冲丸。

主要药物：菟丝子、续断、巴戟天、杜仲、当归、熟地黄、枸杞子、鹿角霜、阿胶、党参、白术、大枣、砂仁。

3. 诊断：滑胎。

证型：气血虚弱证。

证候分析：气血两虚，冲任不足，不能养胎载胎，故使屡孕屡堕；气血两虚，上不荣清窍，则头晕眼花；外不荣肌肤，则面色苍白；内不荣脏腑，则神倦乏力，心悸气短，舌质淡，苔薄，脉细弱，为气血两虚之征。

治法：益气养血固冲。

方剂：泰山磐石散。

主要药物：人参、黄芪、白术、炙甘草、当归、续断、川芎、白芍、熟地黄、黄芩、砂仁、糯米。

第八节　鬼　胎

一、单项选择题

（一）A1 型题：每道试题下面有 A、B、C、D、E 五个备选答案。请从中选择一个最佳答案。

1. 鬼胎辨证属于气血虚弱证，其治疗主方是（　　）

A. 荡鬼汤　　　　　　B. 救母丹　　　　　　C. 芫花散

D. 白术散　　　　　　E. 平胃散

2. 下列检查不属于葡萄胎诊断要点的是（　　）

　A. 超声检查见雪花纷飞样点状闪亮

　B. 妇科检查子宫大于正常妊娠月份

　C. 妇科检查双侧卵巢增大呈囊性

　D. 妇科检查阴道分泌物增多

　E. 血 HCG 异常增高

3. 前人云："若荣卫虚损，则精神衰柔，妖魅鬼精得入于脏，状如怀娠，故曰鬼胎也"出于何书（　　）

　A.《诸病源候论》　　　B.《女科撮要》　　　C.《景岳全书·妇人规》

　D.《校注妇人良方》　　E.《傅青主女科》

4. 芫花散主治寒湿瘀滞证的鬼胎，其方药组成是（　　）

　A. 人参、当归、川芎、益母草、赤石脂、荆芥穗

　B. 人参、仙茅、仙灵脾、知母、巴戟天、当归、黄柏

　C. 芫花、吴茱萸、川乌、仙茅、秦艽、白僵蚕、柴胡

　D. 芫花、吴茱萸、川乌、巴戟天、秦艽、白僵蚕、柴胡

　E. 芫花、桃仁、川乌、巴戟天、川牛膝、白僵蚕、柴胡

5. 鬼胎清宫时应注意（　　）

　A. 预防患者过度紧张　　B. 预防人工流产综合征　　C. 讲解有关疾病知识

　D. 讲解术后注意事项　　E. 预防出血过多、穿孔、感染

6. 鬼胎病名始见于哪本古医籍（　　）

　A.《金匮要略》　　　B.《诸病源候论》　　　C.《医宗金鉴》

　D.《傅青主女科》　　E. 以上都不是

7. 鬼胎气滞血瘀证的治法是（　　）

　A. 补肾益气，祛瘀下胎　　B. 疏肝解郁，行气下胎　　C. 疏肝理气，活血下胎

　D. 益气养血，祛瘀下胎　　E. 理气活血，祛瘀下胎

8. 下列各项，不属于鬼胎临床表现的是（　　）

　A. 腹部异常增大　　　B. 腰部酸痛　　　C. 小腹部隐隐作痛

　D. 阴道反复流血　　　E. 阴道排出水泡样组织

9. 治疗鬼胎痰浊凝滞证，应首选的方剂是（　　）

　A. 平胃散　　　B. 二陈汤　　　C. 救母丹

　D. 荡鬼汤　　　E. 芫花散

10. 荡鬼汤治疗鬼胎的适应证候是（　　）

　A. 脾肾不足证　　　B. 气血虚弱证　　　C. 气滞血瘀证

　D. 寒湿瘀滞证　　　E. 痰浊凝滞证

（二）**A2 型题**：每道试题由两个以上相关因素组成或以一个简要病例形式出现，其下面都有 A、B、C、D、E 五个备选答案。请从中选择一个最佳答案。

1. 患者 32 岁，孕 6 周，近 1 周来出现阴道不规则流血，量多，色淡，质稀，腹大异常，伴下腹隐痛，无胎心，伴神疲乏力，头晕眼花，心悸失眠，舌淡红苔薄白，脉细弱，最佳的治法是（　　）

    A. 益气养血，活血下胎　　B. 清热养阴，活血下胎　　C. 健脾益气，养血安胎

    D. 固肾健脾，益气养胎　　E. 健脾养血，行气下胎

2. 某女士 35 岁，孕 7 周余，现阴道不规则流血，量时多时少，时排出暗紫色血块，小腹增大，胀痛拒按；B 超提示宫内见混合性回声团块，无胎心音；伴胸胁胀满，烦躁，舌暗有瘀点，脉涩，其病机是（　　）

    A. 心肾不交　　　　　　B. 气滞血瘀　　　　　　C. 湿热瘀阻

    D. 肝肾不足　　　　　　E. 寒湿瘀滞

3. 患者 40 岁，孕 2 个月余，腹部明显增大，伴闷痛不适，阴道流血时多时少，并排出少量水泡样块状组织物，舌暗红，苔薄白，脉细涩，应首先考虑的诊断是（　　）

    A. 胎死不下　　　　　　B. 堕胎　　　　　　　　C. 小产

    D. 胎萎不长　　　　　　E. 鬼胎

4. 患者 38 岁，孕 50 余天，阴道少量流血，色紫暗伴血块，小腹部胀大，彩超未见胎心，伴形寒肢冷，舌淡，苔白腻，脉沉紧，其证候是（　　）

    A. 气血虚弱证　　　　　B. 气滞血瘀证　　　　　C. 寒湿瘀滞证

    D. 痰浊凝滞证　　　　　E. 肾气虚证

5. 患者 42 岁，孕 60 天，阴道少量流血，量少色暗，腹部胀大，无胎心，形体肥胖，胸胁满闷，喉中痰多，舌淡，苔白腻，脉滑，其治法是（　　）

    A. 固肾健脾，益气养胎　　B. 化痰除湿，行气下胎　　C. 补益肾气，行气下胎

    D. 健脾益气，活血下胎　　E. 温肾扶阳，益气安胎

（三）**A3 型题**：以下提供若干个案例，每个案例下设若干道试题。请根据案例所提供的信息，在每一道试题下面的 A、B、C、D、E 五个备选答案中选择一个最佳答案。

1. 患者 38 岁，孕 50 天，阴道少量流血，色暗红，腹部胀大，无胎心，形体肥胖，胸胁满闷，喉中痰多，舌淡，苔白腻，脉滑。

（1）其证候是（　　）

    A. 湿热郁结证　　　　　B. 气滞血瘀证　　　　　C. 寒湿瘀滞证

    D. 气血虚弱证　　　　　E. 痰浊凝滞证

（2）其治法是（　　）

    A. 补脾益气，行气下胎　　B. 清热养阴，活血下胎　　C. 化痰除湿，行气下胎

    D. 填精益髓，养血安胎　　E. 温肾扶阳，益气安胎

（3）治疗应首选的方剂是（　　）

    A. 平胃散　　　　　　　B. 六味地黄丸　　　　　C. 救母丹

D. 金匮肾气丸　　　　　　E. 芫花散

2. 患者25岁，孕7周，近1周来出现阴道少量流血，色淡，质稀，腹大异常，伴下腹隐痛，B超监测无胎心，伴面色萎黄，神疲乏力，头晕眼花，舌淡红苔薄白，脉细。

(1) 其证候是（　　　）

A. 湿热郁结证　　　　　　B. 气滞血瘀证　　　　　　C. 寒湿瘀滞证

D. 气血虚弱证　　　　　　E. 肾气虚证

(2) 其治法是（　　　）

A. 健脾益气，养血安胎　　B. 益气养血，活血下胎　　C. 补益肾气，填精养血

D. 填精益髓，养血安胎　　E. 清热养阴，活血下胎

(3) 治疗应首选的方剂是（　　　）

A. 健脾汤　　　　　　　　B. 救母丹　　　　　　　　C. 荡鬼汤

D. 金匮肾气丸　　　　　　E. 补中益气汤

3. 患者33岁，停经11周阴道流血，时伴有水泡样胎块流出，检查发现子宫异常增大变软，无胎心查及，血HCG异常升高，伴阵发性下腹部隐痛。

(1) 该病诊断为（　　　）

A. 胎漏　　　　　　　　　B. 胎动不安　　　　　　　C. 鬼胎

D. 双胎　　　　　　　　　E. 胎萎不长

(2) 本病始见于哪本古代医籍（　　　）

A.《金匮要略》　　　　　　B.《诸病源候论》　　　　　C.《医宗金鉴》

D.《傅青主女科》　　　　　E.《景岳全书》

(3) 诊断该病最主要的辅助检查手段是（　　　）

A. B超检查　　　　　　　B. CT检查　　　　　　　　C. 血HCG测定

D. 阴道检查　　　　　　　E. 宫腔镜检查

(四) B1型题：以下每组试题共用A、B、C、D、E五个备选答案，备选答案在上，题干在下。请从中选择一个最佳答案，每个备选答案可能被选择一次、多次或不被选择。

A. 荡鬼汤　　　　　　　　B. 二陈汤　　　　　　　　C. 救母丹

D. 平胃散　　　　　　　　E. 芫花散

1. 鬼胎辨属痰浊凝滞证应首选的方剂是（　　　）

2. 鬼胎辨属气滞血瘀证应首选的方剂是（　　　）

A. 气血虚弱证　　　　　　B. 气滞血瘀证　　　　　　C. 寒湿瘀滞证

D. 痰浊凝滞证　　　　　　E. 肝肾亏损证

3. 患者43岁，孕9周，阴道少量流血，色淡，质稀，腹大异常，伴下腹隐痛，监测无胎心，伴面色萎黄，神疲乏力，头晕眼花，舌淡红，苔薄白，脉细。其证候是（　　　）

4. 患者 38 岁，孕 8 周余，阴道少量流血，色暗，腹部胀大，无胎心，形体肥胖，胸胁满闷，喉中痰多，舌淡，苔白腻，脉滑。其证候是（　　）

    A. 神疲乏力，头晕眼花　　B. 胸胁胀满，烦躁易怒　　C. 小腹冷痛，形寒肢冷

    D. 腰膝酸软，食少腹胀　　E. 胸胁满闷，形体肥胖

5. 鬼胎气滞血瘀证的临床表现是（　　）

6. 鬼胎痰浊凝滞证的临床表现是（　　）

    A. 填精益髓，养血安胎　　B. 化痰除湿，行气下胎　　C. 理气活血，祛瘀下胎

    D. 益气养血，活血下胎　　E. 散寒除湿，逐水化瘀下胎

7. 鬼胎气滞血瘀证的治疗原则是（　　）

8. 鬼胎寒湿瘀滞证的治疗原则是（　　）

    A. 枳壳、川牛膝　　　　　B. 丹皮、川牛膝　　　　　C. 桃仁、红花

    D. 吴茱萸、川乌　　　　　E. 当归、川芎

9. 哪组药物是芫花散的组成（　　）

10. 哪组药物是救母丹的组成（　　）

二、多项选择题

每题由一个题干与 5 个备选答案组成，可从备选答案中选择多项与问题有关的答案，须全部选准方可计分。

1. 鬼胎的主要病机是（　　）

    A. 肾阴虚　　　　　　　　B. 肾阳虚　　　　　　　　C. 素体虚弱

    D. 七情郁结　　　　　　　E. 痰浊凝滞

2. 诊断鬼胎的辅助检查特点有（　　）

    A. 可闻及胎心

    B. B 超检查见"落雪状"图像

    C. 多普勒可闻及子宫血管杂音

    D. 血 HCG 异常升高，且持续不降

    E. B 超可见到妊娠囊

3. 鬼胎的临床辨证分型有（　　）

    A. 气血虚弱证　　　　　　B. 气滞血瘀证　　　　　　C. 寒湿瘀滞证

    D. 痰浊凝滞证　　　　　　E. 肝郁血虚证

4. 鬼胎的临床表现有（　　）

    A. 停经史　　　　　　　　B. 早孕反应　　　　　　　C. 阴道不规则流血

    D. 腹大异常　　　　　　　E. 高血压、蛋白尿和水肿

5. 荡鬼汤的药物组成（　　）

　　A. 枳壳、桃仁、红花　　　　　　　　　　B. 厚朴、丹皮、川牛膝

　　C. 枸杞、鹿角胶、菟丝子　　　　　　　　D. 大黄、人参、当归

　　E. 吴茱萸、川芎、白术

三、填空题

1. 鬼胎常见辨证分型有_____，_____，_____，_____。

2. 鬼胎属痰浊凝滞者，治宜_____，_____。

3. 鬼胎一经确诊，应及时_____，术后可予中药益气养血祛瘀以善其后。

4. 气血虚弱证鬼胎，方用_____。

5. 鬼胎的中医处理原则是以_____为主，佐以_____。

四、名词解释

1. 鬼胎

2. 伪胎

五、简答题

1. 鬼胎的治疗原则是什么？

2. 鬼胎的临床辨证分型有哪些？其选方是什么？

六、论述题

1. 论述鬼胎临床常见证型、证候分析及治法方药。

2. 鬼胎应当与哪些疾病鉴别？

七、病案分析题

张某，女，28岁，已婚。孕0产0，停经2个月余，阴道不规则流血半月余，色淡红，质稀，伴下腹隐痛，神疲乏力，头晕眼花，心悸失眠，面色苍白，舌淡红，苔薄白，脉细弱。妇科检查：阴道流血如月经量，阴道黏膜正常，宫颈蓝、软，子宫增大如孕4个月、软，附件（-），尿妊娠试验（+），彩超检查见"落雪状"图像，而无孕囊，未见心管搏动。

请写出本病的诊断、证型、证候分析、治法、方药。

参考答案

一、单项选择题

（一）A1 型题

1. B 鬼胎辨证属于气血虚弱证，其治疗主方是救母丹，治以益气养血，活血下胎。

2. D 葡萄胎的检查主要依据：①妇科检查：子宫大于停经月份，质软，有时可触及一侧或双侧卵巢呈囊性增大。②超声检查：见"落雪状"图像，而无妊娠囊、胎心搏动或胎体。③血 HCG 测定：其值高于相应孕周的正常值，且持续不降。④多普勒胎心测定：未听到胎心，可闻及子宫血管杂音。

3. A "若荣卫虚损，则精神衰柔，妖魅鬼精得入于脏，状如怀娠，故曰鬼胎也"出自《诸病源候论·妊娠鬼胎候》。

4. D 芫花散的方药组成是芫花、吴茱萸、川乌、巴戟天、秦艽、白僵蚕、柴胡，主治寒湿瘀滞的鬼胎。

5. E 清除葡萄胎时应注意预防出血过多、穿孔、感染，由于葡萄胎子宫大而软、手术时出血较多，也易穿孔，所以应在输液、备血准备下进行手术，待葡萄胎组织大部分吸出、子宫明显缩小后改用刮勺轻柔刮宫，术中及术后预防感染。

6. B 鬼胎病始见于《诸病源候论·妊娠鬼胎候》。

7. E 鬼胎气滞血瘀证的治法是理气活血，祛瘀下胎。

8. B 鬼胎临床表现包括孕早中期出现阴道不规则流血，有时大量流血，偶可在血中发现水泡状物；流血前常有隐隐的阵发性腹痛；腹大异常；约半数患者早期出现严重呕吐，持续时间长，少数患者在孕 24 周前出现高血压、蛋白尿和水肿。

9. A 治疗鬼胎痰浊凝滞证，应首选的方剂是平胃散，治以化痰除湿，行气下胎。

10. C 荡鬼汤治疗鬼胎的适应证候是气滞血瘀证。

（二）A2 型题

1. A 根据患者证候分析，属气血虚弱证，治宜益气养血，活血下胎。

2. B 因患者气滞血瘀，故出现阴道不规则流血，量时多时少，时排出暗紫色血块，小腹增大，胀痛拒按，彩超提示宫内见混合性回声团块，无胎心音，伴胸胁胀满，烦躁之证候。

3. E 根据患者临床表现，应首先考虑鬼胎。

4. C 根据患者证候分析，属寒湿瘀滞证，治宜散寒除湿，逐水化瘀下胎。

5. B 根据患者证候分析，属痰浊凝滞证，治宜化痰除湿，行气下胎。

（三）A3 型题

1.（1）E 根据患者证候分析，属痰浊凝滞证。

（2）C 其治法是化痰除湿，行气下胎。

（3）A 治疗应首选的方剂是平胃散。

2.（1）D 根据患者证候分析，属气血虚弱证。

（2）B 其治法是益气养血，活血下胎。

（3）B 治应首选的方剂是救母丹。

3.（1）C 根据患者症状、体征及检查，诊断为鬼胎。

（2）B 古代医籍最早提出鬼胎的病名可见于《诸病源候论》。

（3）A 该病最主要的辅助检查手段是超声检查，可见"落雪状"图像，而无妊娠囊、胎心搏动或胎体。

（四）B1 型题

1. D 鬼胎辨属痰浊凝滞证时宜选用的主方是平胃散，治以化痰除湿，行气下胎。

2. A 鬼胎辨属气滞血瘀证时宜选用的主方是荡鬼汤，治以理气活血，祛瘀下胎。

3. A 患者43岁，孕9周，阴道少量流血，色淡，质稀，腹大异常，伴下腹隐痛，监测无胎心，伴面色萎黄，神疲乏力，头晕眼花，舌淡红苔薄白，脉细，其证候是气血虚弱证。

4. D 患者38岁，孕8周余，阴道少量流血，色暗，腹部胀大，无胎心，形体肥胖，胸胁满闷，喉中痰多，舌淡，苔白腻，脉滑，其证候是痰浊凝滞证。

5. B 鬼胎，气滞血瘀证的临床表现是胸胁胀满，烦躁易怒

6. E 鬼胎，痰浊凝滞证的临床表现是胸胁满闷，形体肥胖。

7. C 鬼胎，气滞血瘀证的治疗原则是理气活血，祛瘀下胎。

8. E 鬼胎，寒湿瘀滞证的治疗原则是散寒除湿，逐水化瘀下胎。

9. D 属于芫花散药物组成的是吴茱萸、川乌。

10. E 属于救母丹药物组成的是当归、川芎。

二、多项选择题

1. CDE 鬼胎的主要发病机制是素体虚弱，七情郁结，痰浊凝滞不散，精血虽凝而终不成形，遂为鬼胎。

2. BCD 鬼胎的辅助检查特点有：①超声检查：见"落雪状"图像，而无妊娠囊、胎心搏动或胎体。②血 HCG 测定：其值高于相应孕周的正常值，且持续不降。③多普勒胎心测定：未听到胎心，可闻及子宫血管杂音。

3. ABCD 鬼胎的临床分型有气血虚弱证、气滞血瘀证、寒湿瘀滞证、痰浊凝滞证。

4. ABCDE 鬼胎的临床表现有停经史，早孕反应史，孕早中期出现阴道不规则流血，有时大量流血，偶可在血中发现水泡状物；流血前常有隐隐的阵发性腹痛；腹大异常；约半数患者早期出现严重呕吐，持续时间长，少数患者在孕24周前出现高血压、蛋白尿和水肿。

5. ABD 荡鬼汤的药物组成：枳壳、厚朴、桃仁、红花、牡丹皮、川牛膝、雷丸、

大黄、人参、当归。

三、填空题

1. 气血虚弱证；气滞血瘀证；寒湿瘀滞证；痰浊凝滞证
2. 化痰除湿；行气下胎
3. 清宫
4. 救母丹
5. 下胎祛瘀益母；调补气血

四、名词解释

1. 妊娠数月，腹部异常增大，隐隐作痛，阴道反复流血，或下水泡者，称为鬼胎。
2. 妊娠数月，腹部异常增大，隐隐作痛，阴道反复流血，或下水泡者，称为伪胎。

五、简答题

1. 鬼胎的治疗原则是以下胎祛瘀益母为主，佐以调补气血。鬼胎一经确诊，应及时清宫，术后可予中药益气养血祛瘀以善其后。若为恶证或有恶性倾向，可采用化疗等治疗手段。

2. 鬼胎的临床分型：①气血虚弱证，方选救母丹。②气滞血瘀证，方选荡鬼汤。③寒湿瘀滞证，方选芫花散。④痰浊凝滞证，方选平胃散。

六、论述题

1. 鬼胎临床常见证型有：①气血虚弱证。主要证候：孕期阴道不规则流血，量多，色淡，质稀，腹大异常，无胎心音、胎动；时有腹部隐痛，神疲乏力，头晕眼花，心悸失眠，面色苍白；舌质淡，苔薄，脉细弱。治宜益气养血，活血下胎。方选救母丹加枳壳、川牛膝。②气滞血瘀证。主要证候：孕期阴道不规则流血，量或多或少，血色紫暗有块，腹大异常，无胎心音、胎动；时有腹部胀痛，拒按，胸胁胀满，烦躁易怒；舌质紫暗或有瘀点，脉涩或沉弦。治宜理气活血，祛瘀下胎。方选荡鬼汤。③寒湿瘀滞证。主要证候：孕期阴道不规则流血，量少色紫暗有块，腹大异常，无胎心音、胎动；小腹冷痛，形寒肢冷；舌质淡，苔白腻，脉沉紧。治宜散寒除湿，逐水化瘀下胎。方选芫花散。④痰浊凝滞证。主要证候：孕期阴道不规则流血，量少色暗，腹大异常，无胎心音、胎动；形体肥胖，胸胁满闷，呕恶痰多；舌质淡，苔腻，脉滑。治宜化痰除湿，行气下胎。方选平胃散加芒硝、枳壳。

2. 鬼胎应与胎漏、胎动不安、胎水肿满、双胎等鉴别。鬼胎有停经史，反复阴道不规则流血，或伴阵发性下腹痛。妇科检查示宫体大于正常妊娠月份，血 HCG 持续升高，超声可见葡萄胎特有图像。胎漏、胎动不安有停经史或早孕反应，阴道流血量少，或伴轻微腹痛，妇科检查示子宫增大符合妊娠月份，妊娠试验阳性，血 HCG 在孕期正常范围，超声见正常妊娠图像。胎水肿满多见于妊娠中晚期，无阴道流血，腹大异常，腹部胀满，胸胁满闷，妇科检查示宫体大于正常妊娠月份，腹皮绷紧发亮，血 HCG 在正常范围，超声测量羊水最大暗区垂直深度≥8cm。双胎有停经史，无腹痛、阴道流血，妇科检查示宫体大于相应孕周的正常单胎妊娠，血 HCG 略高于正常，超声见双胎妊娠图像。

七、病案分析题

诊断：鬼胎。

证型：气血虚弱证。

证候分析：素体气血虚弱，冲任滞逆，胞中壅滞，故为鬼胎，腹大异常，无胎心音、胎动；气血不足，故阴道流血量多，色淡，质稀，腹部隐痛；血虚不荣，气虚不布，故神疲乏力，头晕眼花，面色苍白；血虚心神失养，故心悸失眠。舌淡红，苔薄白，脉细弱，为气血两虚之征。

治法：益气养血，活血下胎。

方药：救母丹加枳壳、川牛膝。

主要药物：人参、当归、川芎、益母草、赤石脂、荆芥穗、枳壳、川牛膝。

第九节　胎萎不长

一、单项选择题

（一）A1 型题：每道试题下面有 A、B、C、D、E 五个备选答案。请从中选择一个最佳答案。

1. 胎萎不长脾肾不足，其治法是（　　）

　　A. 滋补肝肾养胎　　　　B. 健脾和胃安胎　　　　C. 温肾扶阳育胎

　　D. 补益脾肾养胎　　　　E. 补气益血养胎

2. 气血虚弱胎萎不长的首选方是（　　）

　　A. 归脾汤　　　　　　　B. 举元煎　　　　　　　C. 胎元饮

　　D. 寿胎丸　　　　　　　E. 长胎白术散

3. 前人云："胎之在胞，血气资养，若气血虚损，胞脏冷者，胎则翳燥，萎伏不长"出于何书（　　）

　　A.《傅青主女科》　　　B.《妇科玉尺》　　　　C.《景岳全书·妇人规》

　　D.《校注妇人良方》　　E.《诸病源候论》

4. 胎元饮主治气血虚弱胎萎不长，其方药组成是（　　）

　　A. 菟丝子、桑寄生、续断、阿胶、党参、白术、炙甘草

　　B. 人参、白术、当归、白芍、熟地黄、杜仲、陈皮、炙甘草

C. 菟丝子、桑寄生、续断、阿胶、杜仲、陈皮、炙甘草

D. 人参、白术、当归、白芍、熟地黄、枸杞、阿胶、炙甘草

E. 人参、白术、当归、白芍、熟地黄、枸杞、巴戟天、炙甘草

5. 脾肾不足胎萎不长的首选方是（　　　）

A. 温土毓麟汤　　　　　B. 胎元饮　　　　　C. 寿胎丸合四君子汤

D. 归肾丸　　　　　E. 长胎白术散

6. 胎萎不长病名始见于哪本古医籍（　　　）

A. 《金匮要略》　　　　　B. 《丹溪心法》　　　　　C. 《医宗金鉴》

D. 《备急千金要方》　　　　　E. 《诸病源候论》

7. 胎萎不长血热证其治法是（　　　）

A. 滋补肝肾养胎　　　　　B. 健脾和胃安胎　　　　　C. 滋阴清热，养血育胎

D. 清热燥湿，养血育胎　　　　　E. 健脾温肾安胎

8. 下列各项，不属于胎萎不长脾肾不足证临床表现的是（　　　）

A. 头晕耳鸣　　　　　B. 腰酸腿软　　　　　C. 纳少便溏

D. 手足不温　　　　　E. 口干喜饮

9. 治疗胎萎不长血瘀证，应首选的方剂是（　　　）

A. 左归丸　　　　　B. 二仙汤合寿胎丸　　　　　C. 桂枝茯苓丸合寿胎丸

D. 金匮肾气丸　　　　　E. 桂枝茯苓丸合生化汤

10. 保阴煎治疗胎萎不长的适应证是（　　　）

A. 肾阴虚证　　　　　B. 气血两虚证　　　　　C. 血热证

D. 肾阳虚证　　　　　E. 脾虚证

（二）**A2 型题：每道试题由两个以上相关因素组成或以一个简要病例形式出现，其下面都有 A、B、C、D、E 五个备选答案。请从中选择一个最佳答案。**

1. 患者 32 岁，妊娠腹形小于相应月份，胎儿存活，身体虚弱，头晕心悸，少气懒言，面色萎黄，舌淡红苔少，脉细弱，最佳的治法是（　　　）

A. 益气养阴安胎　　　　　B. 补益气血养胎　　　　　C. 清热凉血养胎

D. 滋肾益阴育胎　　　　　E. 活血行气安胎

2. 某女士，30 岁，妊娠 6 个月，其腹形小于正常妊娠月份，彩超提示胎儿存活，伴头晕耳鸣，腰膝酸软，纳少便溏，形寒肢冷，疲惫乏力，舌淡红，苔薄白，脉沉迟。其病机是（　　　）

A. 心肾不交　　　　　B. 肾精亏损　　　　　C. 心脾两虚

D. 脾肾不足　　　　　E. 肾阴阳两虚

3. 患者 34 岁，有子宫肌瘤病史，现孕 8 个月，但腹形小于正常妊娠月份，彩超提示胎儿存活，伴下腹坠痛，舌质暗红，脉弦。应首先考虑的诊断是（　　　）

A. 胎漏　　　　　B. 胎动不安　　　　　C. 胎萎不长

D. 滑胎　　　　　E. 鬼胎

4. 患者 26 岁，妊娠 5 个月余，其腹形小于正常妊娠月份，彩超提示胎儿存活，伴口干喜冷饮，手足心热，小便黄，大便干结，舌红苔黄，脉滑数。其证候是（　　）

　　A. 心肾不交证　　　　　B. 肾精亏损证　　　　　C. 心脾两虚证
　　D. 血热证　　　　　　　E. 肾阴虚证

5. 患者 35 岁，孕早期时曾意外摔倒 1 次，现孕 7 个月余，超声提示胎儿存活但生长缓慢，时有下腹隐痛，肌肤无华，舌暗红边有瘀斑，脉弦滑。其治法是（　　）

　　A. 活血行气，养血安胎　　B. 祛瘀消癥，固冲育胎　　C. 补益肾气，固冲育胎
　　D. 填精益髓，补肾安胎　　E. 温肾扶阳，养血育胎

（三）A3 型题：以下提供若干个案例，每个案例下设若干道试题。请根据案例所提供的信息，在每一道试题下面的 A、B、C、D、E 五个备选答案中选择一个最佳答案。

1. 患者 28 岁，妊娠 6 个月余，但其腹形小于正常妊娠月份，彩超评估胎儿生长缓慢，伴头晕耳鸣，腰膝酸软，纳少便溏，形寒肢冷，疲惫乏力，舌淡红，苔薄白，脉沉迟。

（1）其证候是（　　）
　　A. 心肾不交证　　　　　B. 肾精亏损证　　　　　C. 心脾两虚证
　　D. 脾肾不足证　　　　　E. 肾阴虚证

（2）其治法是（　　）
　　A. 滋阴潜阳安胎　　　　B. 补益脾肾养胎　　　　C. 补益肾气安胎
　　D. 填精益髓养胎　　　　E. 温肾扶阳安胎

（3）治疗应首选的方剂是（　　）
　　A. 寿胎丸合四君子汤　　B. 泰山磐石散合四君子汤　C. 右归丸
　　D. 金匮肾气丸　　　　　E. 补肾固冲丸

2. 患者 27 岁，妊娠 8 个月余，但其腹形小于正常妊娠月份，彩超评估胎儿生长缓慢，身体羸弱，伴头晕心悸，少气懒言，面色苍白，舌淡红，少苔，脉细弱。

（1）其证候是（　　）
　　A. 气血虚弱证　　　　　B. 脾肾不足证　　　　　C. 血热证
　　D. 肾气虚证　　　　　　E. 脾气虚证

（2）其治法是（　　）
　　A. 滋补肝肾，养胎长胎　　B. 健脾和胃，温阳育胎　　C. 温肾扶阳，养血育胎
　　D. 补脾益肾，养胎长胎　　E. 补益气血养胎

（3）治疗应首选的方剂是（　　）
　　A. 泰山磐石散　　　　　B. 胎元饮　　　　　　　C. 归脾丸
　　D. 寿胎丸　　　　　　　E. 补肾固冲丸

3. 患者 32 岁，妊娠近 9 个月，但其腹形小于正常妊娠月份，超声测量胎儿头围、腹围和股骨长度均小于正常月份，时有腹部坠胀感，舌暗红边有瘀斑，脉弦。

（1）该病诊断为（　　）

　　A. 鬼胎　　　　　　　　B. 胎动不安　　　　　　C. 胎萎不长

　　D. 胎死不下　　　　　　E. 滑胎

（2）本病名始见于哪本古代医籍（　　）

　　A.《金匮要略》　　　　　B.《丹溪心法》　　　　　C.《医宗金鉴》

　　D.《备急千金要方》　　　E.《诸病源候论》

（3）下列哪一项不属于该病的常见病因（　　）

　　A. 气血不足　　　　　　B. 湿热阻滞　　　　　　C. 脾肾不足

　　D. 血热　　　　　　　　E. 血瘀

　　（四）B1 型题：以下每组试题共用 A、B、C、D、E 五个备选答案，备选答案在上，题干在下。请从中选择一个最佳答案，每个备选答案可能被选择一次、多次或不被选择。

　　A. 胎动不安　　　　　　B. 胎萎不长　　　　　　C. 小产

　　D. 胎漏　　　　　　　　E. 胎死不下

1. 孕 6 个月，腹形明显小于孕月，但胎儿尚存活者，称为（　　）

2. 孕 6 个月，腹形明显小于孕月，但胎儿已死者，称为（　　）

　　A. 脾肾不足证　　　　　B. 血瘀证　　　　　　　C. 血热证

　　D. 肾气虚证　　　　　　E. 脾气虚证

　　3. 患者孕 7 个月，腹形明显小于孕月，彩超提示胎儿存活，头晕耳鸣，腰膝酸软，纳少便溏，手足不温，倦怠无力，舌质淡，苔白，脉沉迟，其证候是（　　）

　　4. 患者孕 5 个月，腹形明显小于孕月，彩超提示胎儿存活，伴下腹隐痛，肌肤无华，舌暗红有瘀斑，脉沉弦，其证候是（　　）

　　A. 头晕耳鸣，腰膝酸软　B. 手足不温，倦怠无力　C. 腰痛如折，下腹隐痛

　　D. 颧赤唇红，手足心热　E. 头晕心悸，少气懒言

5. 胎萎不长，血热证的临床表现是（　　）

6. 胎萎不长，气血虚弱证的临床表现是（　　）

　　A. 补益脾肾养胎　　　　B. 祛瘀消癥，固冲育胎　C. 健脾和胃，温阳育胎

　　D. 温肾扶阳，养血育胎　E. 活血祛瘀安胎

7. 胎萎不长脾肾不足证的治疗原则是（　　）

8. 胎萎不长血瘀证的治疗原则是（　　）

　　A. 菟丝子、阿胶　　　　B. 山药、枸杞　　　　　C. 山茱萸、黄芩

　　D. 人参、白术　　　　　E. 生地黄、黄芩

9. 下列哪项是保阴煎的药物组成（　　）

10. 下列哪项是胎元饮的药物组成（　　）

二、多项选择题

每题由一个题干与 **5** 个备选答案组成，可从备选答案中选择多项与问题有关的答案，须全部选准方可计分。

1. 下列各项中属于胎萎不长常见病机的是（　　）
   A. 气血虚弱　　　　B. 脾肾不足　　　　C. 血热
   D. 血瘀　　　　　　E. 湿热
2. 胎萎不长应与哪些疾病鉴别（　　）
   A. 滑胎　　　　　　B. 胎死不下　　　　C. 羊水过少
   D. 鬼胎　　　　　　E. 胎动不安
3. 胎萎不长的临床辨证分型有（　　）
   A. 气血虚弱证　　　B. 湿热瘀阻证　　　C. 脾肾不足证
   D. 血瘀证　　　　　E. 血热证
4. 下列属于胎萎不长治疗原则的是（　　）
   A. 养精血、益胎元　B. 补肾固冲安胎　　C. 益气温肾安胎
   D. 滋阴养血安胎　　E. 补脾肾、滋化源
5. 常用于治疗胎萎不长的方剂有（　　）
   A. 寿胎丸　　　　　B. 胎元饮　　　　　C. 保阴煎
   D. 四物汤　　　　　E. 举元煎

三、填空题

1. 胎萎不长的治疗原则为_____，_____，_____，_____。
2. 胎萎不长属血瘀证者，治宜_____，_____。
3. 胎萎不长属血热证者，治宜_____，_____。
4. 气血虚弱证胎萎不长，方用_____。
5. 胎萎不长治疗过程中若发现畸胎、死胎情况时，则应_____。

四、名词解释

1. 胎萎不长
2. 妊娠胎萎

五、简答题

1. 简述胎萎不长的主要发病机制。
2. 胎萎不长与胎死不下如何鉴别？

六、论述题

论述胎萎不长临床常见证型、证候分析及治法方药。

七、病案分析题

张某，女，35 岁，已婚。孕 6 个月，腹形小于正常妊娠月份，超声提示胎儿存活，测量胎儿头围、腹围和股骨长度均小于正常月份；身体羸弱，头晕心悸，少气懒言，面色萎黄；舌质淡，苔少，脉细弱。

请写出本病的诊断、证型、证候分析、治法、方药。

参考答案

一、单项选择题

（一）A1 型题

1. D　胎萎不长辨证属于脾肾不足证，其治疗主方是寿胎丸合四君子汤，治以补益脾肾养胎。

2. C　胎萎不长辨证属于气血虚弱证，其治疗主方是胎元饮，治以补益气血养胎。

3. E　"胎之在胞，血气资养，若气血虚损，胞脏冷者，胎则翳燥，萎伏不长。其状，儿在胎内都不转动，日月虽满，亦不能生，是其候也。而胎在内萎燥，其胎多死"出自《诸病源候论·妊娠胎萎燥候》。

4. B　胎元饮的方药组成是人参、白术、当归、白芍、熟地黄、杜仲、陈皮、炙甘草，主治气血虚弱证的胎萎不长。

5. C　胎萎不长辨证属于脾肾不足证，其治疗主方是寿胎丸合四君子汤，治以补益脾肾养胎。

6. E　胎萎不长始见于《诸病源候论·妊娠胎萎燥候》。

7. C　胎萎不长辨证属于血热证，其治疗主方是保阴煎，治以滋阴清热，养血育胎。

8. E　胎萎不长脾肾不足证临床表现包括妊娠腹形小于妊娠月份，胎儿存活；头晕耳鸣，腰膝酸软，纳少便溏，或形寒畏冷，手足不温，倦怠无力；舌质淡，苔白，脉沉迟。

9. C　胎萎不长辨证属于血瘀证，治疗主方是桂枝茯苓丸合寿胎丸。

10. C　胎萎不长辨证属于血热证，其治疗主方是保阴煎。

（二）A2 型题

1. B　根据患者证候分析，属气血虚弱证，治宜补益气血养胎。

2. D　因患者脾肾不足，故出现头晕耳鸣，腰膝酸软，纳少便溏，形寒肢冷，疲惫乏力，舌淡红，苔薄白，脉沉迟之证候。

3. C 根据患者临床表现，应首先考虑胎萎不长。

4. D 根据患者证候分析，属血热证，治宜滋阴清热，养血育胎。

5. B 根据患者证候分析，属血瘀证，治宜祛瘀消癥，固冲育胎。

（三）A3 型题

1.（1）D 根据患者证候分析，属脾肾不足证。

（2）B 其治法是补益脾肾养胎。

（3）A 治疗应首选的方剂是寿胎丸合四君子汤。

2.（1）A 根据患者证候分析，属气血虚弱证。

（2）E 其治法是补益气血养胎。

（3）B 治应首选的方剂是胎元饮。

3.（1）C 根据患者症状及体征，诊断为胎萎不长。

（2）E 胎萎不长始见于《诸病源候论·妊娠胎萎燥候》。

（3）B 胎萎不长的常见病因有气血不足、脾肾不足、血热、血瘀。

（四）B1 型题

1. B 孕 6 个月，腹形明显小于孕月，但胎儿尚存活者，称为胎萎不长。

2. E 孕 6 个月，腹形明显小于孕月，但胎儿已死者，称为胎死不下。

3. A 患者孕 7 个月，腹形明显小于孕月，彩超提示胎儿存活，头晕耳鸣，腰膝酸软，纳少便溏，手足不温，倦怠无力，舌质淡，苔白，脉沉迟，其证候是脾肾不足证。

4. B 患者孕 5 个月，腹形明显小于孕月，彩超提示胎儿存活，伴下腹隐痛，肌肤无华，舌暗红有瘀斑，脉沉弦，其证候是血瘀证。

5. D 胎萎不长，血热证的临床表现是颧赤唇红，手足心热。

6. E 胎萎不长，气血虚弱证的临床表现是头晕心悸，少气懒言。

7. A 胎萎不长，脾肾不足证的治疗原则是补益脾肾养胎。

8. B 胎萎不长，血瘀证的治疗原则是祛瘀消癥，固冲育胎。

9. E 保阴煎的组成包括生地黄、黄柏、熟地黄、白芍、怀山药、续断、黄芩、甘草。

10. D 胎元饮的组成包括人参、当归、杜仲、芍药、熟地黄、白术、炙甘草、陈皮。

二、多项选择题

1. ABCD 胎萎不长的常见病机包括气血虚弱、脾肾不足、血热、血瘀。

2. BC 胎萎不长应与胎死不下、羊水过少鉴别。

3. ACDE 胎萎不长的临床分型有气血虚弱证、脾肾不足证、血瘀证、血热证。

4. AE 胎萎不长的治疗原则是养精血、益胎元，补脾肾、滋化源。

5. ABC 常用于治疗胎萎不长的方剂有：寿胎丸、胎元饮、保阴煎。

三、填空题

1. 养精血；益胎元；补脾肾；滋化源
2. 祛瘀消癥；固冲育胎
3. 滋阴清热；养血育胎
4. 胎元饮
5. 下胎益母

四、名词解释

1. 妊娠腹形小于相应妊娠月份，胎儿存活而生长迟缓者，称为胎萎不长。
2. 妊娠腹形小于相应妊娠月份，胎儿存活而生长迟缓者，称为妊娠胎萎。

五、简答题

1. 胎萎不长的主要发病机制为父母禀赋虚弱，或孕后将养失宜，以致胞脏虚损，胎养不足，而生长迟缓。

2. 两者都有宫体小于妊娠月份的临床特点。但胎死不下可有胎动不安病史，或反复阴道出血，主要表现为妊娠中晚期，孕妇自觉胎动停止，超声检查无胎心音、胎动。胎萎不长胎儿虽小于停经月份，但有胎心音、胎动。超声可协助诊断。

六、论述题

胎萎不长临床常见证型：①气血虚弱证。主要证候：妊娠腹形小于妊娠月份，胎儿存活；身体赢弱，头晕心悸，少气懒言，面色萎黄或苍白；舌质淡，苔少，脉细滑弱。治宜补益气血养胎。方选胎元饮。②脾肾不足证。主要证候：妊娠腹形小于妊娠月份，胎儿存活；头晕耳鸣，腰膝酸软，纳少便溏，或形寒畏冷，手足不温，倦怠无力；舌质淡，苔白，脉沉迟。治宜补益脾肾养胎。方选寿胎丸合四君子汤。③血热证。主要证候：妊娠腹形小于妊娠月份，胎儿存活；口干喜饮，心烦不安，或颧赤唇红，手足心热，便结溺黄；舌质红，苔黄，脉滑数或细数。治宜滋阴清热，养血育胎。方选保阴煎。④血瘀证。主要证候：素有癥瘕，或孕时不慎跌仆闪挫，或手术创伤，妊娠中晚期腹形小于妊娠月份，胎儿存活，时有下腹隐痛或坠痛；肌肤无华；舌质暗红或有瘀斑，脉弦滑或沉弦。治宜祛瘀消癥，固冲育胎。方选桂枝茯苓丸合寿胎丸。

七、病案分析题

诊断：胎萎不长。

证型：气血虚弱证。

证候分析：孕后血虚气弱，则胎元失气血濡养而生长迟缓，故孕母腹形小于妊娠月份；气血亏虚肌体失于充养，故身体赢弱；血虚心脑失养，故头晕心悸；气虚阳气不布，故少气懒言；血虚气弱，肌肤失荣，故面色萎黄。舌质淡，苔少，脉细弱，为气血不足之征。

治法：补益气血养胎。

方药：胎元饮。

主要药物：人参、当归、杜仲、芍药、熟地黄、白术、炙甘草、陈皮。

第十节　子肿、子晕、子痫

一、单项选择题

（一）A1 型题：每道试题下面有 A、B、C、D、E 五个备选答案。请从中选择一个最佳答案。

1. 子肿发生在妊娠（　　）

　　A. 早期　　　　　　　　B. 中期　　　　　　　　C. 晚期

　　D. 早、中期　　　　　　E. 中、晚期

2. 妊娠七八月后，仅脚部浮肿，休息后自消，且无其他不适者，为（　　）

　　A. 子晕　　　　　　　　B. 妊娠晚期自然现象　　　C. 子气

　　D. 皱脚　　　　　　　　E. 脆脚

3. 子肿首见于（　　）

　　A. 汉代《金匮要略·妇人妊娠病脉证并治》

　　B. 宋代《女科百问》　　　　　　　　C. 明代《景岳全书·妇人规》

　　D. 清代《医宗金鉴·妇科心法要诀》　　E. 清代《医学衷中参西录》

4. 子晕又称为（　　）

　　A. 妊娠肿胀　　　　　　B. 妊娠眩晕　　　　　　　C. 子肿

　　D. 子冒　　　　　　　　E. 子痫

5. 妊娠中晚期出现头晕，乏力，心悸，气短，甚至出现下肢、面目浮肿，应与何相鉴别（　　）

　　A. 妊娠剧吐　　　　　　B. 妊娠贫血　　　　　　　C. 子气

　　D. 皱脚　　　　　　　　E. 脆脚

6. 子晕始见于（　　）

　　A. 汉代《金匮要略·妇人妊娠病脉证并治》

　　B. 宋代《陈素庵妇科补解·胎前杂症门》　　C. 明代《景岳全书·妇人规》

　　D. 清代《医宗金鉴·妇科心法要诀》　　　E. 清代《医学衷中参西录》

7. 子痫肝风内动证的治法是（　　）

　　A. 滋阴养血，平肝潜阳　B. 疏肝解郁，平肝潜阳　C. 养阴清热，平肝息风

　　D. 健脾补肾，平肝潜阳　E. 清热豁痰开窍

8. 子痫肝风内动证治疗常用方剂（　　）

　　A. 杞菊地黄丸　　　　B. 牛黄清心丸　　　　C. 镇肝息风汤

　　D. 安宫牛黄丸　　　　E. 羚角钩藤汤

9. 提出"子痫乃气虚夹痰夹火症"的是（　　）

　　A.《胎产心法》　　　B.《傅青主女科》　　　C.《万氏妇人科》

　　D.《医学心悟》　　　E.《诸病源候论》

10. 最早提出"子痫"病名的是（　　）

　　A.《诸病源候论》　　B.《傅青主女科》　　　C.《万氏妇人科》

　　D.《医学心悟》　　　E.《胎产心法》

（二）A2 型题：每道试题由两个以上相关因素组成或以一个简要病例形式出现，其下面都有 A、B、C、D、E 五个备选答案。请从中选择一个最佳答案。

1. 患者，女，29 岁。妊娠数月，面浮肢肿，遍身俱肿，皮薄光亮，按之凹陷；脘腹胀满，气短懒言，口中淡腻，食欲不振，小便短少，大便溏薄；舌体胖嫩，边有齿痕，苔白润，脉沉缓，治疗最佳方剂是（　　）

　　A. 五皮饮　　　　　　B. 白术散　　　　　　C. 肾气丸

　　D. 胎元饮　　　　　　E. 苓桂术甘汤

2. 患者，女，31 岁。妊娠数月，头目眩晕，视物模糊；心中烦闷，颧赤唇红，口燥咽干，手足心热，甚或猝然昏倒；舌红，苔少，脉弦细数，治疗最佳方剂是（　　）

　　A. 六味地黄丸　　　　　B. 杞菊地黄丸加龟甲、牡蛎、石决明

　　C. 天麻钩藤饮　　　　　D. 半夏白术天麻汤加白蒺藜、钩藤、石决明

　　E. 苓桂术甘汤

（三）A3 型题：以下提供若干个案例，每个案例下设若干道试题。请根据案例所提供的信息，在每一道试题下面的 A、B、C、D、E 五个备选答案中选择一个最佳答案。

妊娠晚期，头痛眩晕，突然昏仆不知人，两目上吊，牙关紧闭，四肢抽搐，腰背反张，时作时止，或良久不醒；手足心热，颧赤息粗；舌红或绛，苔无或花剥，脉弦细而数或弦劲有力。

（1）患者所属证型是（　　）

　　A. 肝风内动证　　　　B. 痰火上扰证　　　　C. 肝肾阴虚证

　　D. 肝阳上亢证　　　　E. 痰浊闭阻证

（2）治法为（　　）

　　A. 滋阴养血，平肝潜阳　B. 疏肝解郁，平肝潜阳　C. 养阴清热，平肝息风

　　D. 健脾补肾，平肝潜阳　E. 清热豁痰开窍

（四）B1 型题：以下每组试题共用 A、B、C、D、E 五个备选答案，备选答案在上，题干在下。请从中选择一个最佳答案，每个备选答案可能被选择一次、多次或不被选择。

　　A. 健脾除湿，行水消肿　B. 补肾温阳，化气行水　C. 理气行滞，化湿消肿

D. 疏风清热，宣肺行水　E. 宣肺解毒，利湿消肿

1. 子肿脾虚证治法为（　　）

2. 子肿肾阳虚证治法为（　　　）

　　A. 滋阴补肾，平肝潜阳　B. 补益气血，调养心脾　C. 健脾利湿，平肝潜阳

　　D. 活血化瘀，通窍活络　E. 宣肺解毒，利湿消肿

3. 子晕阴虚肝旺证治法为（　　）

4. 子晕脾虚肝旺证治法为（　　）

二、多项选择题

每题由一个题干与 5 个备选答案组成，可从备选答案中选择多项与问题有关的答案，须全部选准方可计分。

1. 子肿的主要病机是（　　）

　　A. 脾虚　　　　　　　　B. 肾虚　　　　　　　　C. 气滞

　　D. 血瘀　　　　　　　　E. 血虚

2. 子晕常用的方剂为（　　）

　　A. 六味地黄丸　　　　　　B. 杞菊地黄丸加龟甲、牡蛎、石决明

　　C. 天麻钩藤饮　　　　　　D. 半夏白术天麻汤加白蒺藜、钩藤、石决明

　　E. 苓桂术甘汤

3. 子肿常见的证型为（　　　）

　　A. 脾虚证　　　　　　　　B. 肾阳虚证　　　　　　C. 气滞证

　　D. 血瘀证　　　　　　　　E. 气血两虚证

4. 下列各项，属于子痫临床表现的是（　　　）

　　A. 妊娠后期，忽然眩晕倒仆，昏不知人，两目上视，牙关紧闭

　　B. 分娩时，忽然昏不知人，牙关紧闭

　　C. 妊娠后期，突然出现昏迷不醒

　　D. 妊娠后期，忽然出现头晕目眩

　　E. 妊娠后期，忽然四肢抽搐，全身强直，须臾醒，醒复发

三、填空题

1. 妊娠中晚期，肢体、面目发生肿胀者，称为"子肿"，亦称_____。

2. 子晕治疗以_____为主。

3. 子肿的治疗原则以_____为主，脾虚者健脾利水，肾虚者温肾利水，气滞者理气化湿。

4. 子痫为产科危急重症，中医治疗原则以_____，_____，_____为主。

四、名词解释

1. 子晕
2. 子肿

五、简答题

1. 简述子肿的辨证要点。
2. 简述子痫的治疗原则。

六、论述题

试论述子肿的辨证要点和治疗原则。

七、病案分析题

李某，女，28 岁。停经 7 个月余，头晕眼花；头胀而重，面浮肢肿，胸闷欲呕，胸胁胀满，纳差便溏；舌红，苔白腻，脉弦滑。

请写出本病的诊断、证型、证候分析、治法、方药。

参考答案

一、单项选择题

（一）A1 型题

1. E　妊娠中晚期，孕妇肢体面目发生肿胀者，称为"子肿"，亦称"妊娠肿胀"。

2. B　如妊娠七八月后，仅脚部浮肿，休息后自消，且无其他不适者，为妊娠晚期常见现象，可不必治疗。

3. A　本病始见于《金匮要略·妇人妊娠病脉证并治》。

4. B　子晕，又称妊娠眩晕。

5. B　妊娠贫血：妊娠中晚期出现头晕，乏力，心悸，气短，甚至出现下肢、面目浮肿，但不伴有高血压、蛋白尿，血常规等检查可资鉴别。

6. B　子晕始见于《陈素庵妇科补解·胎前杂症门》。

7. C　素体肝肾阴虚，孕后血聚冲任养胎，阴血更虚，肝阳益亢，甚则肝风内动，筋脉拘急，发为子痫，治宜养阴清热，平肝息风。

8. E　素体肝肾阴虚，孕后血聚冲任养胎，阴血更虚，肝阳益亢，甚则肝风内动，筋脉拘急，发为子痫，治宜养阴清热，平肝息风，方用羚角钩藤汤。

9. C　《万氏妇人科·子痫》曰："子痫乃气虚夹痰夹火症。"

10. A　子痫始见于《诸病源候论·妇人妊娠诸候》。

（二）**A2 型题**

1．B　脾主肌肉、四肢，脾虚不运，水湿停聚，泛溢肌肤、四肢，故面浮肢肿，甚则遍身俱肿；水溢皮下，故皮薄光亮，按之凹陷；脾虚中阳不振，故脘腹胀满，气短懒言；脾虚不运，水湿内停，故口中淡腻，食欲不振；水湿流走肠间，故大便溏薄；脾气不足，不能运化水湿，水道不利，则小便短少。治以健脾除湿，行水消肿，方予白术散。

2．B　素体阴虚，孕后血聚冲任养胎，阴血愈感不足，肝阳偏亢，水不涵木，风阳易动，上扰清窍，则头晕目眩，视物模糊，证属阴虚肝旺，治以滋阴补肾，平肝潜阳，方予杞菊地黄丸加龟甲、牡蛎、石决明。

（三）**A3 型题**

1．A　素体肝肾阴虚，孕后血聚冲任养胎，阴血更虚，肝阳益亢，故头痛眩晕；甚则肝风内动，筋脉拘急，以致两目上吊，牙关紧闭，四肢抽搐，腰背反张，息粗；风火相煽，扰犯神明，以致昏仆不知人；阴虚内热，则手足心热，颧赤。舌红或绛，苔无或花剥，脉弦细而数或弦劲有力，为阴虚阳亢，肝风内动之征。

2．C　素体肝肾阴虚，孕后血聚冲任养胎，阴血更虚，肝阳益亢，甚则肝风内动，筋脉拘急，发为子痫，治宜养阴清热，平肝息风。

（四）**B1 型题**

1．A　脾虚不运，水湿停聚，泛溢肌肤、四肢，故面浮肢肿，甚则遍身俱肿。治以健脾除湿，行水消肿。

2．B　肾阳不足，不能化气行水，水湿内停，泛溢于肌肤，故面浮肢肿，按之没指，小便不利，证属肾阳虚。治以补肾温阳，化气行水。

3．A　素体阴虚，孕后血聚冲任养胎，阴血愈感不足，肝阳偏亢，水不涵木，风阳易动，上扰清窍，则头晕目眩，视物模糊，证属阴虚肝旺。治以滋阴补肾，平肝潜阳。方予杞菊地黄丸加龟甲、牡蛎、石决明。

4．C　脾虚湿停，痰浊中阻，孕后血聚养胎，阴血益虚，肝失滋养，肝阳夹痰浊上扰清窍，故头晕眼花，头胀而重，证属脾虚肝旺。治以健脾利湿，平肝潜阳。方用半夏白术天麻汤加白蒺藜、钩藤、石决明。

二、多项选择题

1．ABC　子肿主要病机为脾虚、肾虚或气滞，导致水湿痰聚发为子肿。

2．BD　本病常用方为杞菊地黄丸加龟甲、牡蛎、石决明，半夏白术天麻汤加白蒺藜、钩藤、石决明。

3．ABC　本病常见的证型为脾虚证、肾阳虚证、气滞证。

4．ABCE　子痫为妊娠晚期，或临产时及新产后，突然眩晕倒仆，昏不知人，两目上视，牙关紧闭，四肢抽搐，腰背反张，须臾醒，醒复发，甚或昏迷不醒。

三、填空题

1. 妊娠肿胀
2. 平肝潜阳
3. 利水化湿
4. 平肝息风；安神定痉；豁痰开窍

四、名词解释

1. 子晕，又称妊娠眩晕。常发生在妊娠中晚期，以眩晕为主症。轻者，除血压升高外无明显自觉症状。重者，头晕目眩伴血压升高、面浮肢肿等症。

2. 妊娠中晚期，孕妇肢体面目发生肿胀者称为子肿。

五、简答题

1. 子肿辨证时需辨明水病和气病，病在有形之水，皮薄，色白而光亮，按之凹陷难起；病在无形之气，皮厚而色不变，随按随起。病在脾者，以四肢、面目浮肿为主；病在肾者，面浮肢肿，下肢尤甚。

2. 子痫为产科危急重症，中医治疗原则以平肝息风，安神定痉，豁痰开窍为主。西医主要是控制抽搐，纠正缺氧和酸中毒，控制血压，防治并发症，密切监测母胎状况，适时终止妊娠。

六、论述题

妊娠中晚期，孕妇肢体面目发生肿胀者，称为"子肿"，亦称"妊娠肿胀"。子肿辨证时需辨明水病和气病，病在有形之水，皮薄，色白而光亮，按之凹陷难起；病在无形之气，皮厚而色不变，随按随起。病在脾者，以四肢、面目浮肿为主；病在肾者，面浮肢肿，下肢尤甚。子肿的治疗原则以利水化湿为主，脾虚者健脾利水，肾虚者温肾利水，气滞者理气化湿，并根据"治病与安胎并举"的原则，随证加入养血安胎之品。

七、病案分析题

诊断：子晕，脾虚肝旺证。

病机分析：脾虚湿停，痰浊中阻，孕后血聚养胎，阴血益虚，肝失滋养，肝阳夹痰浊上扰清窍，故头晕眼花，头胀而重；脾失健运，水湿泛溢肌肤，故见面浮肢肿；脾虚肝旺，则见胸闷欲呕，胸胁胀满，纳差便溏。舌红，苔白腻，脉弦滑，为脾虚肝旺之征。

治法：健脾利湿，平肝潜阳。

方药：半夏白术天麻汤（方见经行眩晕）加白蒺藜、钩藤、石决明。

第十一节　胎水肿满

一、单项选择题

（一）A1 型题：每道试题下面有 A、B、C、D、E 五个备选答案。请从中选择一个最佳答案。

1. 胎水肿满亦称（　　）
   A. 子气　　　　　　　　　B. 子肿　　　　　　　　　C. 子悬
   D. 子满　　　　　　　　　E. 子痫

2. 胎水肿满的主要病机为（　　）
   A. 血气失和，胎气上逆　　B. 水湿无制，水渍胞中　　C. 脾肾阳虚，水湿痰聚
   D. 脏腑虚损，阴血不足　　E. 以上都不是

3.《备急千金药方》鲤鱼汤常用于治疗胎水肿满，其中鲤鱼的功效是（　　）
   A. 健脾利水　　　　　　　B. 行水消肿　　　　　　　C. 渗湿利水
   D. 补气利水　　　　　　　E. 行气利水

4. 胎水肿满始见于（　　）
   A.《诸病源候论》　　　　　B.《黄帝内经》　　　　　　C.《难经》
   D.《景岳全书》　　　　　　E.《丹溪心法》

5. 胎水肿满所属的西医范畴（　　）
   A. 羊水过多　　　　　　　B. 羊水过少　　　　　　　C. 巨大胎儿
   D. 葡萄胎　　　　　　　　E. 多胎妊娠

6. 孕期胎水过多，腹大异常，腹部皮肤发亮，按之有凹陷者，证属（　　）
   A. 气滞　　　　　　　　　B. 脾虚　　　　　　　　　C. 血瘀
   D. 肾虚　　　　　　　　　E. 血虚

7. 诊断胎水肿满最可靠、最直接的方法（　　）
   A. CT　　　　　　　　　　B. B超　　　　　　　　　　C. MRI
   D. 染色体检查　　　　　　E. X线

8. 若胎水肿满伴有胎儿畸形者，应（　　）
   A. 积极保胎治疗　　　　　B. 穿刺引流　　　　　　　C. 使用利尿剂
   D. 及时终止妊娠，下胎益母　　　　　　　　　　　　E. 先治子病

9. 胎水肿满气滞湿阻证可用的中成药（　　）
   A. 桂枝茯苓丸　　　　　　B. 桃棱消瘤丸　　　　　　C. 五皮丸
   D. 逍遥散　　　　　　　　E. 五苓散

10. 胎水肿满脾气虚弱证可用的中成药（　　）
   A. 桂枝茯苓丸　　　　　　B. 桃棱消瘤丸　　　　　　C. 五皮丸

D. 逍遥散　　　　　　　　　E. 五苓散

（二）A2 型题：每道试题由两个以上相关因素组成或以一个简要病例形式出现，其下面都有 A、B、C、D、E 五个备选答案。请从中选择一个最佳答案。

1. 患者，女，妊娠 5 个月余。腹大异常，肢体肿胀，皮色不变，按之压痕不显；胸膈胀满，舌红，苔白滑，脉弦滑。其证候是（　　）

A. 脾气虚弱　　　　　　　　B. 气滞湿阻　　　　　　　　C. 水湿内阻

D. 肾阳虚证　　　　　　　　E. 肝郁气滞

2. 患者，女，妊娠 5 个月余。腹部皮色发亮，下肢及阴部浮肿，按之有凹陷，神疲肢软，面色淡黄，舌淡，苔白，脉沉缓。可选方（　　）

A. 鲤鱼汤　　　　　　　　　B. 茯苓导水汤　　　　　　　C. 归脾丸

D. 五苓散　　　　　　　　　E. 参苓白术散

（三）A3 型题：以下提供若干个案例，每个案例下设若干道试题。请根据案例所提供的信息，在每一道试题下面的 A、B、C、D、E 五个备选答案中选择一个最佳答案。

1. 患者，女，妊娠 6 个月。腹大异常，腹部皮肤发亮，下肢及阴部水肿，甚或全身浮肿；食少腹胀，神疲肢软，面色淡黄；舌淡，苔白，脉沉缓。

（1）该患者辨证为（　　）

A. 脾气虚弱　　　　　　　　B. 气血不足　　　　　　　　C. 脾肾阳虚

D. 肾气不足　　　　　　　　E. 气滞湿阻

（2）该患者用药可选（　　）

A. 当归芍药散　　　　　　　B. 茯苓导水汤　　　　　　　C. 猪苓汤

D. 参苓白术散　　　　　　　E. 归脾丸

2. 患者，女，妊娠 6 个月。腹大异常，肢体肿胀，诊断为羊水过多。

（1）若 B 超示羊水最大暗区垂直深度（AFV）13cm，则为（　　）

A. 轻度羊水过多　　　　　　B. 中度羊水过多　　　　　　C. 重度羊水过多

D. 轻度羊水过少　　　　　　E. 中度羊水过少

（2）若该患者采用中药治疗，应根据什么特征加以辨证（　　）

A. 肢体和腹皮肿胀的特征　　B. 水肿程度　　　　　　　　C. 水肿部位

D. 肢体沉重与否　　　　　　E. 以上都不是

（四）B1 型题：以下每组试题共用 A、B、C、D、E 五个备选答案，备选答案在上，题干在下。请从中选择一个最佳答案，每个备选答案可能被选择一次、多次或不被选择。

A. 白术、白芍　　　　　　　B. 猪苓、泽泻　　　　　　　C. 当归、白芍

D. 槟榔、木瓜　　　　　　　E. 枳壳、防己

1. 鲤鱼汤中用以养血安胎，使水行而不上胎的药物有（　　）

2. 茯苓导水汤中用以行气除湿的药物有（　　）

A. 茯苓导水汤去槟榔　　　B. 鲤鱼汤　　　　　　C. 五皮散

D. 白术散　　　　　　　　E. 猪苓汤

3. 治疗脾气虚弱所致胎水肿满的方剂是（　　　）

4. 治疗气滞湿阻所致子满的方剂是（　　　）

二、多项选择题

每题由一个题干与 5 个备选答案组成，可从备选答案中选择多项与问题有关的答案，须全部选准方可计分。

1. 胎水肿满的病因病机（　　　）

A. 脾气虚弱　　　　　　　B. 肾阳不足　　　　　C. 气滞湿阻

D. 气血亏虚　　　　　　　E. 痰湿内阻

2. 鲤鱼汤的主治（　　　）

A. 妊娠腹大　　　　　　　B. 通身肿满　　　　　C. 胎间有水气

D. 妊娠腹中痛　　　　　　E. 喘而难卧

三、填空题

1. 胎水肿满病机多属_____。

2. 子满辨别脾虚、气滞可通过_____、_____的特征。

3. 胎水肿满脾气虚弱治宜_____，_____。

4. 胎水肿满气滞湿阻治宜_____，_____。

四、名词解释

1. 子满

2. 羊水过多

五、简答题

1. 简述子满的治疗原则。

2. 请简述子满的预后。

六、论述题

论述《备急千金要方》鲤鱼汤的方解。

七、病案分析题

患者，女，妊娠 6 个月。腹大异常，肢体肿胀，皮色不变，按之压痕不显，胸膈胀满，舌红，苔白滑，脉弦滑。体检：体温 36.7℃，脉搏 83 次/分，呼吸 18 次/分，血压 128/84mmHg。产科检查：腹围大于正常妊娠月份，皮肤张力大，伴液体震颤感，胎位不清，胎心音听不清。辅助检查：B 超检查示羊水最大暗区垂直深度（AFV）为 14cm。请写出本病的诊断、证型、证候分析、治法、方药。

参考答案

一、单项选择题

（一）A1 型题

1. D 妊娠 5～6 个月后出现腹大异常，胸膈胀满，甚或喘不得卧，称为"胎水肿满"，亦称"子满"。

2. B 胎水肿满病机主要为水湿无制，水渍胞中。其病机多属本虚标实。

3. B 鲤鱼汤（《备急千金要方》）可治疗胎水肿满脾气虚弱证。主治：妊娠腹大，胎间有水气，通身肿满。方解：方中鲤鱼善行胞中之水而消肿；白术、茯苓、生姜健脾益气渗湿以行水；当归、白芍养血安胎，使水行而不伤胎。全方共奏健脾渗湿，养血安胎之效。

4. A 胎水肿满始见于《诸病源候论·脏腑胎间水气子满体肿候》。

5. A 西医学的羊水过多可参照胎水肿满辨证治疗。

6. B 胎水肿满辨证重在分辨虚实，根据肢体和腹皮肿胀的特征进行辨证，如皮薄光亮，按之有凹陷者，一般为脾虚；皮色不变，按之压痕不显者，一般为气滞。

7. B B 超诊断胎水肿满最可靠、最直接的方法。

8. D 若胎水肿满伴有胎儿畸形者，应及时终止妊娠，下胎益母。

9. C 五皮丸每次 9g，每日 2 次，温开水送服。适用于胎水肿满气滞湿阻证。

10. E 五苓散每次 4.6g，每日 2 次，温开水送服。适用于胎水肿满脾气虚弱证。

（二）A2 型题

1. B 胎水肿满气滞湿阻证主要证候：孕期胎水过多，腹大异常，肢体肿胀，皮色不变，按之压痕不显；胸膈胀满，舌红，苔白滑，脉弦滑。治法：理气行滞，利水除湿。方药：茯苓导水汤（《医宗金鉴》）去槟榔。

2. A 胎水肿满脾气虚弱证主要证候：孕期胎水过多，腹大异常，腹皮发亮，下肢及阴部水肿，甚或全身浮肿；食少腹胀，神疲肢软，面色淡黄肿，舌淡、苔白、脉沉缓。治法：健脾渗湿，养血安胎。方药：当归芍药散（《金匮要略》）去川芎，或鲤鱼汤（《备急千金要方》）。

（三）A3 型题

1.（1）A 根据患者证候分析，属胎水肿满脾气虚弱证。

（2）A 治应首选的方剂是当归芍药散。

2.（1）B 羊水过多的标准包括羊水最大暗区垂直深度（AFV）≥8cm 诊断为羊水过多，其中 8～11cm 为轻度羊水过多，12～15cm 为中度羊水过多，＞15cm 为重度羊水过多。

（2）A　本病辨证重在分辨虚实，根据肢体和腹皮肿胀的特征进行辨证，如皮薄光亮，按之有凹陷者，一般为脾虚；皮色不变，按之压痕不显者，一般为气滞。临证时还需结合全身症状、舌苔、脉象综合分析。

（四）B1 型题

1．C　鲤鱼汤方解：方中鲤鱼善行胞中之水而消肿；白术、茯苓、生姜健脾益气渗湿以行水；当归、白芍养血安胎，使水行而不伤胎。全方共奏健脾渗湿，养血安胎之效。

2．D　茯苓导水汤方解：方中茯苓、猪苓、白术、泽泻健脾行水；木香、砂仁、紫苏叶醒脾理气；大腹皮、桑白皮、陈皮消胀行气；木瓜行气除湿。全方共奏理气行滞，利水除湿之效。

3．B　胎水肿满脾气虚弱证方药：当归芍药散（《金匮要略》)去川芎或鲤鱼汤（《备急千金要方》)。

4．A　胎水肿满气滞湿阻证方药：茯苓导水汤（《医宗金鉴》)去槟榔。

二、多项选择题

1．AC　胎水肿满病机主要：水湿无制，水渍胞中。其病机多属本虚标实。病因病机分为脾气虚弱、气滞湿阻。

2．ABC　鲤鱼汤主治：妊娠腹大，胎间有水气，通身肿满。

三、填空题

1．本虚标实
2．肢体；腹皮肿胀
3．健脾渗湿；养血安胎
4．理气行滞；利水除湿

四、名词解释

1．妊娠 5～6 个月后出现腹大异常，胸膈胀满，甚或喘不得卧，称为"胎水肿满"，亦称"子满"。

2．妊娠期间羊水量超过 2000mL 称为羊水过多。

五、简答题

1．子满的治疗原则为以利水除湿为主，佐以益气行气，消水而不伤胎。

2．①胎儿无畸形，症状较轻者，经治疗多能维持妊娠至足月。②症状严重或有妊娠合并症者，可能易出现胎盘早剥、胎膜早破及产后出血，早产及围生儿死亡率增高。③羊水过多合并胎儿畸形者，应及时终止妊娠。

六、论述题

鲤鱼汤（《备急千金要方》）可治疗胎水肿满脾气虚弱证。主治：妊娠腹大，胎间有水气，通身肿满。方解：方中鲤鱼善行胞中之水而消肿；白术、茯苓、生姜健脾益气渗湿以行水；当归、白芍养血安胎，使水行而不伤胎。全方共奏健脾渗湿，养血安胎之效。

七、病案分析题

诊断：胎水肿满（子满）气滞湿阻证。

病机分析：因气机郁滞，水湿停聚，蓄积胞中，故胎水过多，腹大异常；湿浊上迫心肺，则胸膈胀满；气滞湿郁，泛溢肌肤，故肢体肿胀，按之压痕不显。舌红，苔白滑，脉弦滑，为气滞湿阻之征。

治法：理气行滞，利水除湿。

方剂：茯苓导水汤（《医宗金鉴》）去槟榔。

主要药物：茯苓、猪苓、缩砂仁、木香、陈皮、泽泻、白术、木瓜、大腹、桑白皮、紫苏叶。

第十二节 胎气上逆

一、单项选择题

（一）A1型题：每道试题下面有A、B、C、D、E五个备选答案。请从中选择一个最佳答案。

1. 胎气上逆又名

A. 子病　　　　　　B. 子肿　　　　　　C. 子悬

D. 子淋　　　　　　E. 子满

2. 胎气上逆始见于（　　）

A.《金匮要略》　　B.《妇人大全良方》　　C.《医子心悟》

D.《景岳全书·妇人规》　　E.《傅青主女科》

3. 前人云："紫苏饮：治妊娠胎气不和，怀胎逼上胀满疼痛，谓之子悬。兼治临产惊恐气结，连日不下"出自何书（　　）

A.《金匮要略》　　B.《景岳全书·妇人规》　　C.《医学心悟》

D.《妇人大全良方》　　E.《傅青主女科》

4. 胎气上逆辨证属于肝气犯脾证，其治疗主方是（　　）

A. 紫苏饮　　　　　B. 苓术汤　　　　　C. 知柏地黄丸

D. 导赤散　　　　　E. 平胃散

5. 胎气上逆辨证属于肺胃积热证，其治疗主方是（ ）

    A. 紫苏饮   B. 苓术汤   C. 知柏地黄丸

    D. 导赤散   E. 平胃散

6. 胎气上逆肝气犯脾证的治法是（ ）

    A. 疏肝解郁，理气行滞   B. 疏肝清热，健脾和胃   C. 疏肝健脾，理气行滞

    D. 疏肝行气，理气化痰   E. 健脾和胃，降逆化痰

7. 胎气上逆肺胃积热证的治法是（ ）

    A. 清肺化痰，行气化滞   B. 疏肝健脾，理气行滞   C. 清肺和胃，化痰行滞

    D. 清肺行气，健脾和胃   E. 清肺胃热，降逆化痰

8. 紫苏饮治疗胎气上逆的证型是（ ）

    A. 肺胃积热证   B. 肝气犯脾证   C. 心火偏亢证

    D. 湿热下注证   E. 痰火上扰证

9. 苓术汤治疗胎气上逆的证型是（ ）

    A. 肝气犯脾证   B. 肺胃积热证   C. 心火偏亢证

    D. 湿热下注证   E. 痰火上扰证

10. 紫苏饮治疗胎气上逆的适应证候是（ ）

    A. 肝气犯脾证   B. 肺胃积热证   C. 心火偏亢证

    D. 湿热下注证   E. 痰火上扰证

（二）A2 型题：每道试题由两个以上相关因素组成或以一个简要病例形式出现，其下面都有 A、B、C、D、E 五个备选答案。请从中选择一个最佳答案。

1. 患者女，28 岁。妊娠期出现胸腹胀满，甚或喘急不安；烦躁易怒，食少嗳气，心悸乏力，大便溏薄，舌淡红，苔薄腻，脉弦滑，最佳治法是（ ）

    A. 疏肝清热，健脾和胃   B. 疏肝健脾，理气行滞   C. 疏肝解郁，理气行滞

    D. 疏肝行气，理气化痰   E. 健脾和胃，降逆化痰

2. 患者女，32 岁。妊娠期间出现胸腹胀满，甚或喘急，烦躁不安，咳痰黄稠，口渴口臭，小便短赤，大便秘结，舌红，苔黄，脉滑数。应首先考虑的诊断是（ ）

    A. 子肿   B. 子晕   C. 子满

    D. 子悬   E. 子淋

（三）A3 型题：以下提供若干个案例，每个案例下设若干道试题，请根据案例所提供的信息，在每一道试题下面的 A、B、C、D、E 五个备选答案中选择一个最佳答案。

1. 患者女，26 岁。妊娠期出现胸腹胀满，甚或喘急不安；烦躁易怒，食少嗳气，心悸乏力，大便溏薄，舌淡红，苔薄腻，脉弦滑。

  （1）其证候是（ ）

    A. 肝气犯脾证   B. 肺胃积热证   C. 心火偏亢证

    D. 湿热下注证   E. 痰火上扰证

  （2）其治法是（ ）

A. 疏肝解郁，理气行滞　　B. 疏肝健脾，理气行滞　　C. 疏肝清热，健脾和胃

D. 疏肝行气，理气化痰　　E. 健脾和胃，降逆化痰

（3）治疗应首选的方剂是（　　）

A. 芩术汤　　　　　　　　B. 紫苏饮　　　　　　　　C. 导赤散

D. 知柏地黄丸　　　　　　E. 平胃散

2. 患者 30 岁，妊娠期，胸腹胀满，甚或喘急不安；咳痰黄稠，口渴口臭，小便短赤，大便秘结，舌红苔黄，脉滑数。

（1）其证候是（　　）

A. 肝气犯脾证　　　　　　B. 肺胃积热证　　　　　　C. 心火偏亢证

D. 湿热下注证　　　　　　E. 痰火上扰证

（2）其治法是（　　）

A. 清肺化痰，行气化滞　　B. 疏肝健脾，理气行滞　　C. 清肺和胃，化痰行滞

D. 清肺行气，健脾和胃　　E. 清肺胃热，降逆化痰

（3）治疗应选用的方剂是（　　）

A. 紫苏饮　　　　　　　　B. 芩术汤　　　　　　　　C. 导赤散

D. 知柏地黄丸　　　　　　E. 平胃散

（四）B1 型题：以下每组试题共用 A、B、C、D、E 五个备选答案，备选答案在上，题干在下。请从中选择一个最佳答案，每个备选答案可能被选择一次、多次或不被选择。

A. 紫苏饮　　　　　　　　B. 芩术汤　　　　　　　　C. 知柏地黄丸

D. 导赤散　　　　　　　　E. 平胃散

1. 胎气上逆辨证属肝气犯脾证应首选的方剂是（　　）

2. 胎气上逆辨证属肺胃积热证应首选的方剂是（　　）

A. 疏肝清热，健脾和胃　　B. 疏肝健脾，理气行滞　　C. 清肺胃热，降逆化痰

D. 清肺化痰，行气化滞　　E. 清肺和胃，化痰行滞

3. 胎气上逆肝气犯脾证的治疗原则是（　　）

4. 胎气上逆肺胃积热证的治疗原则是（　　）

二、多项选择题

每题由一个题干与 5 个备选答案组成，可从备选答案中选择多项与问题有关的答案，须全部选准方可计分。

1. 胎气上逆的临床分型有（　　）

A. 肝气犯脾证　　　　　　B. 阴虚火旺证　　　　　　C. 肺胃积热证

D. 心火偏亢证　　　　　　E. 湿热下注证

2. 胎气上逆又名（　　）

A. 胎上逼心　　　　B. 子病　　　　　C. 子肿

D. 子悬　　　　　　E. 子满

3. 紫苏饮的药物组成（　　）

A. 紫苏、陈皮　　　B. 大腹皮、当归　　C. 白芍、川芎

D. 人参、甘草　　　E. 黄芩、白术

4. 胎气上逆肝气犯脾证的临床表现有（　　）

A. 妊娠期，胸腹胀满　　B. 或喘急不安　　C. 烦躁易怒，食少嗳气

D. 大便溏薄　　　　　　E. 心悸乏力

三、填空题

1. 胎气上逆常见辨证分型有＿＿＿＿＿、＿＿＿＿＿。

2. 胎气上逆属肝气犯脾证，治宜＿＿＿＿，＿＿＿＿。

3. 胎气上逆属肝气犯脾证，方用＿＿＿＿＿＿＿。

4. 胎气上逆属肺胃积热证，方用＿＿＿＿＿＿＿。

四、名词解释

1. 胎气上逆

2. 子悬

五、简答题

1. 简述胎气上逆肺胃积热证的证候、治法和选方。

2. 简述胎气上逆肝气犯脾证的证候、治法和选方。

六、论述题

论述胎气上逆临床常见证型、证候及治法方药。

七、病案分析题

李某，女，30岁。妊娠7个半月，患者出现胸腹胀满，甚或喘急不安，烦躁易怒，食少嗳气，心悸乏力，大便溏稀，舌淡红，苔薄腻，脉弦滑。妇科彩超：胎儿发育正常，符合孕周大小。血常规：白细胞升高。查体：肺部听诊呼吸明显减弱，湿啰音，心律明显增快，心律不齐。

请写出本病的诊断、证型、证候分析、治法、方药。

参考答案

一、单项选择题

（一）A1 型题

1. C　胎气上逆又名子悬。

2. B　胎气上逆始见于《妇人大全良方·妊娠门》。

3. D　"紫苏饮：治妊娠胎气不和，怀胎逼上胀满疼痛，谓之子悬。兼治临产惊恐气结，连日不下"，出自《妇人大全良方·妊娠门》。

4. A　胎气上逆辨证属于肝气犯脾证，治疗主方是紫苏饮。

5. B　胎气上逆辨证属于肺胃积热证，治疗主方是芩术汤。

6. C　胎气上逆肝气犯脾证的治法是疏肝健脾，理气行滞。

7. E　胎气上逆肺胃积热证的治法是清肺胃热，降逆化痰。

8. B　紫苏饮治疗胎气上逆的证型是肝气犯脾证。

9. B　芩术汤治疗胎气上逆的证型是肺胃积热证。

10. A　紫苏饮治疗胎气上逆的适应证候是肝气犯脾证。

（二）A2 型题

1. B　根据患者证候分析，属肝气犯脾证，治宜疏肝健脾，理气行滞。

2. D　根据患者临床表现，应首先考虑子悬。

（三）A3 型题

1.（1）A　根据患者证候分析，属肝气犯脾证。

（2）B　其治法是疏肝健脾，理气行滞。

（3）B　治疗应首选的方剂是紫苏饮。

2.（1）B　根据患者证候分析，属肺胃积热证。

（2）E　其治法是清肺胃热，降逆化痰。

（3）B　治疗应首选的方剂是芩术汤。

（四）B1 型题

1. A　胎气上逆辨证属肝气犯脾证时应首选的方剂是紫苏饮，治以疏肝健脾，理气行滞。

2. B　胎气上逆辨证属肺胃积热证时应首选的方剂是芩术汤，治以清肺胃热，降逆化痰。

3. B　胎气上逆，肝气犯脾证的治疗原则是疏肝健脾，理气行滞。

4. C　胎气上逆，肺胃积热证的治疗原则是清肺胃热，降逆化痰。

二、多项选择题

1. AC　胎气上逆的临床分型有肝气犯脾证、肺胃积热证。

2. AD　胎气上逆又名胎上逼心、子悬。

3. ABCD　紫苏饮的药物组成：紫苏、陈皮、大腹皮、当归、白芍、川芎、人参、甘草。

4. ABCDE　胎气上逆肝气犯脾证的临床表现有妊娠期，胸腹胀满，甚或喘急不安；烦躁易怒，食少嗳气，大便溏薄，心悸乏力。

三、填空题

1. 肝气犯脾证；肺胃积热证

2. 疏肝健脾；理气行滞

3. 紫苏饮

4. 芩术汤

四、名词解释

1. 妊娠期，胸腹胀满，甚或喘急，烦躁不安者，称为胎气上逆。

2. 妊娠期，胸腹胀满，甚或喘急，烦躁不安者，称为子悬。

五、简答题

1. 肺胃积热证的主要证候：妊娠期胸腹胀满，甚或喘急不安；咳痰黄稠，口渴口臭，小便短赤，大便秘结；舌红，苔黄，脉滑数。治宜清肺胃热，降逆化痰。方用芩术汤。

2. 肝气犯脾证的主要证候：妊娠期胸腹胀满，甚或喘急不安；烦躁易怒，食少嗳气，心悸乏力，大便溏薄；舌淡红，苔薄腻，脉弦滑。治宜疏肝健脾，理气行滞。方用紫苏饮。

六、论述题

胎气上逆的临床常见证型：①肝气犯脾证。主要证候：妊娠期胸腹胀满，甚或喘急不安；烦躁易怒，食少嗳气，心悸乏力，大便溏薄；舌淡红，苔薄腻，脉弦滑。治宜疏肝健脾，理气行滞。方选紫苏饮。②肺胃积热证。主要证候：妊娠期胸腹胀满，甚或喘息不安；咳痰黄稠，口渴口臭，小便短赤，大便秘结；舌红，苔黄，脉滑数。治宜清肺胃热，降逆化痰。方选芩术汤。

七、病案分析题

诊断：胎气上逆。

证型：肝气犯脾证。

证候分析：妊娠期间，肝气犯脾，气血失和，以致胎气上逆，壅塞于胸腹，故胸腹胀满，甚则喘急不安；肝失调达，气郁不畅，故烦躁易怒；肝气犯脾，脾失健运，故食少嗳气，乏力，大便溏稀；脾虚湿浊上犯，则心悸。舌淡红，苔薄腻，脉弦滑，均为肝气犯脾之征。

治法：疏肝健脾，理气行滞。

方剂：紫苏饮。

主要药物：紫苏、陈皮、大腹皮、当归、白芍、川芎、人参、甘草。

第十三节　妊娠小便不通

一、单项选择题

（一）**A1 型题**：每道试题下面有 A、B、C、D、E 五个备选答案。请从中选择一个最佳答案。

1. 妊娠小便不通始见于

　A.《金匮要略》　　　　B.《妇人大全良方》　　　　C.《景岳全书》

　D.《医宗金鉴》　　　　E.《傅青主女科》

2. 前人云："妇人病，饮食如故，烦热不得卧而反倚息者，何也？师曰：此名转胞，不得溺也。以胞系了戾，故致此病。但利小便则愈，宜肾气丸主之"出自何书（　　）

　A.《医宗金鉴》　　　　B.《妇人大全良方》　　　　C.《金匮要略》

　D.《景岳全书》　　　　E.《傅青主女科》

3. 转胞出自（　　）

　A.《傅青主女科》　　　B.《景岳全书》　　　　　　C.《金匮要略》

　D.《妇人大全良方》　　E.《医宗金鉴》

4. 妊娠小便不通属于肾虚证，其治疗主方是（　　）

　A. 益气导溺汤　　　　　B. 肾气丸　　　　　　　　C. 苓术汤

　D. 紫苏饮　　　　　　　E. 六味地黄丸

5. 妊娠小便不通属于气虚证，其治疗主方是（　　）

　A. 益气导溺汤　　　　　B. 肾气丸　　　　　　　　C. 苓术汤

　D. 紫苏饮　　　　　　　E. 六味地黄丸

6. 妊娠小便不通肾虚证的治法是（　　）

　A. 温肾助阳，导溺举胎　B. 补肾益气，行气利水　　C. 补中益气，导溺举胎

　D. 补肾填精，化气利水　E. 温肾助阳，化气利水

7. 妊娠小便不通气虚证的治法是（　　）

　A. 温肾助阳，行气举胎　B. 补肾益气，化气利水　　C. 补中益气，导溺举胎

D. 补肾填精，化气利水　E. 温肾助阳，化气利水

8. 肾气丸治疗妊娠小便不通的证型是（　　）

    A. 脾虚证　　　　　　　　B. 气虚证　　　　　　　　C. 肾虚证

    D. 血热证　　　　　　　　E. 血瘀证

9. 益气导溺汤治疗妊娠小便不通的证型是（　　）

    A. 气虚证　　　　　　　　B. 肾虚证　　　　　　　　C. 脾虚证

    D. 血热证　　　　　　　　E. 血瘀证

10. 转胞又叫（　　）

    A. 妊娠小便淋痛　　　　　B. 妊娠小便不通　　　　　C. 胎气上逆

    D. 胎水肿满　　　　　　　E. 子晕

（二）A2 型题：每道试题由两个以上相关因素组成或以一个简要病例形式出现，其下面都有 A、B、C、D、E 五个备选答案。请从中选择一个最佳答案。

1. 患者女，27 岁。妊娠期出现小便不通，小腹胀满而痛，坐卧不安，腰膝酸软，舌淡，苔薄润，脉沉细无力。最佳治法是（　　）

    A. 温肾助阳，导溺举胎　　B. 补肾益气，行气利水　　C. 补中益气，导溺举胎

    D. 补肾填精，化气行水　　E. 温肾助阳，化气行水

2. 患者，女，29 岁。妊娠期间出现小便不通，小腹胀急疼痛，坐卧不安，面色㿠白，神疲倦怠，头重眩晕，舌淡，苔薄白，脉虚缓。应考虑的证型是（　　）

    A. 肾虚证　　　　　　　　B. 气虚证　　　　　　　　C. 血虚证

    D. 脾虚证　　　　　　　　E. 血瘀证

（三）A3 型题：以下提供若干个案例，每个案例下设若干道试题，请根据案例所提供的信息，在每一道试题下面的 A、B、C、D、E 五个备选答案中选择一个最佳答案。

1. 患者，女，28 岁。妊娠 8 个月余出现小便不通，小腹胀满而痛，坐卧不安，腰膝酸软，舌淡，苔薄润，脉沉细无力。

  （1）其证候是（　　）

    A. 气虚证　　　　　　　　B. 脾虚证　　　　　　　　C. 肾虚证

    D. 血虚证　　　　　　　　E. 血瘀证

  （2）其治法是（　　）

    A. 温肾助阳，导溺举胎　　B. 补肾益气，行气利水　　C. 补中益气，导溺举胎

    D. 补肾填精，化气行水　　E. 温肾助阳，化气行水

  （3）治疗应首选的方剂是（　　）

    A. 益气导溺汤　　　　　　B. 肾气丸　　　　　　　　C. 苓术汤

    D. 紫苏饮　　　　　　　　E. 六味地黄丸

2. 患者女，30 岁。妊娠 4 个月余，出现小便不通，小腹胀急疼痛，坐卧不安，面色㿠白，神疲倦怠，头重眩晕，舌淡，苔薄白，脉虚缓。

  （1）其证候是（　　）

> A. 气虚证   B. 脾虚证   C. 肾虚证
> D. 血虚证   E. 血瘀证

（2）其治法是（   ）

> A. 温肾助阳，导溺举胎   B. 补肾益气，行气利水   C. 补中益气，导溺举胎
> D. 补肾填精，化气行水   E. 温肾助阳，化气行水

（3）治疗应首选的方剂是（   ）

> A. 益气导溺汤   B. 肾气丸   C. 苓术汤
> D. 紫苏饮   E. 六味地黄丸

（四）B1 型题：以下每组试题共用 A、B、C、D、E 五个备选答案，备选答案在上，题干在下。请从中选择一个最佳答案，每个备选答案可能被选择一次、多次或不被选择。

> A. 益气导溺汤   B. 苓术汤   C. 紫苏饮
> D. 肾气丸   E. 六味地黄丸

1. 妊娠小便不通辨证属肾虚证应首选的方剂是（   ）
2. 妊娠小便不通辨证属气虚证应首选的方剂是（   ）

> A. 温肾助阳，导溺举胎   B. 补肾益气，行气利水   C. 补中益气，导溺举胎
> D. 补肾填精，化气行水   E. 温肾助阳，化气行水

3. 妊娠小便不通肾虚证的治疗原则是（   ）
4. 妊娠小便不通气虚证的治疗原则是（   ）

二、多项选择题

每题由一个题干与 5 个备选答案组成，可从备选答案中选择多项与问题有关的答案，须全部选准方可计分。

1. 妊娠小便不通的临床辨证分型有（   ）

> A. 气虚证   B. 脾虚证   C. 血虚证
> D. 肾虚证   E. 血瘀证

2. 妊娠小便不通又名（   ）

> A. 转胞   B. 子悬   C. 胞转
> D. 子肿   E. 子满

3. 益气导溺汤的药物组成（   ）

> A. 党参、白术   B. 白扁豆、茯苓   C. 桂枝、升麻
> D. 桔梗、通草   E. 乌药

4. 妊娠小便不通气虚证的临床表现有（   ）

> A. 妊娠期间，小便不通   B. 小腹胀急疼痛   C. 面色㿠白，神疲倦怠
> D. 头重眩晕   E. 舌淡，苔薄白

三、填空题

1. 妊娠小便不通常见辨证分型有＿＿＿＿＿＿、＿＿＿＿＿＿＿。
2. 妊娠小便不通属肾虚证，治宜＿＿＿＿＿＿＿＿＿＿＿。
3. 妊娠小便不通属肾虚证，方用＿＿＿＿＿＿＿＿＿＿。
4. 妊娠小便不通属气虚证，方用＿＿＿＿＿＿＿＿＿＿。

四、名词解释

1. 妊娠小便不通
2. 转胞

五、简答题

1. 妊娠小便不通肾虚证的证候、治法和选方是什么？
2. 妊娠小便不通气虚证的证候、治法和选方是什么？

六、论述题

论述妊娠小便不通与妊娠小便淋痛的鉴别诊断。

七、病案分析题

张某，女，29岁。妊娠8个月，患者出现小便不通，小腹胀满而痛，坐卧不安，腰膝酸软，舌淡，苔薄润，脉沉细无力。妇科彩超：胎儿发育正常，符合孕周大小，膀胱过度充盈。尿常规：未见异常。查体：膀胱浊音区叩诊为阳性，下腹部可摸到隆起的膀胱。

请写出本病的诊断、证型、证候分析、治法、方药。

参考答案

一、单项选择题

（一）A1型题

1. A　妊娠小便不通始见于《金匮要略》。
2. C　"妇人病，饮食如故，烦热不得卧而反倚息者，何也？师曰：此名转胞，不得溺也。以胞系了戾，故致此病。但利小便则愈，宜肾气丸主之。"语出自《金匮要略》。
3. C　转胞出自《金匮要略》。
4. B　妊娠小便不通属于肾虚证，其治疗主方是肾气丸。

5. A 妊娠小便不通属于气虚证，其治疗主方是益气导溺汤。

6. E 妊娠小便不通肾虚证的治法是温肾助阳，化气行水。

7. C 妊娠小便不通气虚证的治法是补中益气，导溺举胎。

8. C 肾气丸治疗妊娠小便不通的证型是肾虚证。

9. A 益气导溺汤治疗妊娠小便不通的证型是气虚证。

10. B 转胞又叫妊娠小便不通。

（二）A2 型题

1. E 根据患者证候分析，属肾虚证，治宜温肾助阳，化气行水。

2. B 根据患者临床表现，应首先考虑的证型是气虚证。

（三）A3 型题

1.（1）C 根据患者证候分析，属肾虚证。

（2）E 其治法是温肾助阳，化气行水。

（3）B 治疗应首选的方剂是肾气丸。

2.（1）A 根据患者证候分析，属气虚证。

（2）C 其治法是补中益气，导溺举胎。

（3）A 治疗应首选的方剂是益气导溺汤。

（四）B1 型题

1. D 妊娠小便不通辨证属肾虚证应首选的方剂是肾气丸。

2. A 妊娠小便不通辨证属气虚证应首选的方剂是益气导溺汤。

3. E 妊娠小便不通肾虚证的治疗原则是温肾助阳，化气行水。

4. C 妊娠小便不通气虚证的治疗原则是补中益气，导溺举胎。

二、多项选择题

1. AD 妊娠小便不通的临床辨证分型有气虚证、肾虚证。

2. AC 妊娠小便不通又名转胞、胞转。

3. ABCDE 益气导溺汤的药物组成：有党参、白术、白扁豆、茯苓、桂枝、升麻、桔梗、通草、乌药。

4. ABCDE 妊娠小便不通气虚证的临床表现有妊娠期间，小便不通，小腹胀急疼痛，面色㿠白，神疲倦怠，头重眩晕，舌淡，苔薄白。

三、填空题

1. 肾虚证；气虚证

2. 温肾助阳，化气行水

3. 肾气丸去牡丹皮、附子，巴戟天、菟丝子

4. 益气导溺汤

四、名词解释

1. 妊娠期间，小便不通，甚至小腹胀急疼痛，心烦不得卧，称为妊娠小便不通。
2. 妊娠期间，小便不通，甚至小腹胀急疼痛，心烦不得卧，称为转胞。

五、简答题

1. 肾虚证的主要证候：妊娠期间，小便不通，或频数量少；小腹胀满而痛，坐卧不安；腰膝酸软；舌淡，苔薄润，脉沉细无力。治宜温肾助阳，化气行水。方用肾气丸去牡丹皮、附子，加巴戟天、菟丝子。

2. 气虚证的主要证候：妊娠期间，小便不通，或频数量少；小腹胀急疼痛，坐卧不安，面色㿠白，神疲倦怠，头重眩晕；舌淡，苔薄白，脉虚缓。治宜补中益气，导溺举胎。方用益气导溺汤。

六、论述题

妊娠小便不通与妊娠小便淋痛的鉴别诊断：妊娠小便淋痛以小便淋沥涩痛为主，尿常规见红细胞、白细胞及少量蛋白。妊娠小便不通以妊娠期间小腹拘急、尿液潴留为特征，无灼热疼痛，尿常规基本正常，超声显示有尿液潴留。

七、病案分析题

诊断：妊娠小便不通。

证型：肾虚证。

证候分析：肾虚系胞无力，胎压膀胱或命门火衰，不能温煦膀胱，化气行水，故小便不通或频数量少；溺蓄胞中，致小腹胀满疼痛，坐卧不安。腰膝酸软，舌淡，苔薄润，脉沉细无力，均为肾虚之征。

治法：温肾助阳，化气行水。

方剂：肾气丸去牡丹皮、附子，加巴戟天、菟丝子。

主要药物：桂枝、熟地黄、山茱萸、山药、茯苓、泽泻、巴戟天、菟丝子。

第十四节　妊娠小便淋痛

一、单项选择题

（一）**A1 型题：每道试题下面有 A、B、C、D、E 五个备选答案。请从中选择一个最佳答案。**

1. 妊娠小便淋痛始见于（　　）

    A.《金匮要略》   B.《妇人大全良方》   C.《景岳全书》

D. 《医宗金鉴》　　　　　　　E. 《傅青主女科》

2. 妊娠小便淋痛辨证属于阴虚津亏证，其治疗主方是（　　）

A. 导赤散　　　　　　　　B. 知柏地黄丸　　　　　　C. 加味五淋散

D. 六味地黄丸　　　　　　E. 肾气丸

3. 妊娠小便淋痛辨证属于心火偏亢证，其治疗主方是（　　）

A. 导赤散　　　　　　　　B. 加味五淋散　　　　　　C. 知柏地黄丸

D. 肾气丸　　　　　　　　E. 芩术汤

4. 妊娠小便淋痛辨证属于湿热下注证，其治疗主方是（　　）

A. 导赤散　　　　　　　　B. 加味五淋散　　　　　　C. 知柏地黄丸

D. 紫苏饮　　　　　　　　E. 肾气丸

5. 妊娠小便淋痛阴虚津亏证的治法是（　　）

A. 清心泻火，润燥通淋　　B. 清热利湿，润燥通淋　　C. 滋阴清热，润燥通淋

D. 温肾助阳，润燥通淋　　E. 清热利湿，化气行水

6. 妊娠小便淋痛心火偏亢证的治法是（　　）

A. 清热利湿，化气行水　　B. 清热利湿，润燥通淋　　C. 清心泻火，润燥通淋

D. 滋阴清热，润燥通淋　　E. 温肾助阳，润燥通淋

7. 妊娠小便淋痛湿热下注证的治法是（　　）

A. 清热利湿，化气行水　　B. 清热利湿，润燥通淋　　C. 滋阴清热，润燥通淋

D. 清心泻火，润燥通淋　　E. 温肾助阳，润燥通淋

8. 妊娠小便淋痛的发病机制是（　　）

A. 心火偏亢，湿热下注　　B. 膀胱郁热，气化失司　　C. 阴虚火旺，津液亏耗

D. 湿热之邪，蕴结膀胱　　E. 气血失和，胎气上逆

9. 妊娠小便淋痛又名（　　）

A. 子病　　　　　　　　　B. 子肿　　　　　　　　　C. 子悬

D. 子淋　　　　　　　　　E. 子满

10. 妊娠小便淋痛的临床表现是（　　）

A. 妊娠期胸腹胀满，甚或喘急，烦躁不安者

B. 妊娠期间小便不通，甚至小腹胀急疼痛，心烦不得卧

C. 妊娠期间腹大异常，胸膈胀满，甚或遍身浮肿，喘不得卧

D. 妊娠期间突然眩晕倒仆，昏不知人，两目上视，牙关紧闭，四肢抽搐

E. 妊娠期尿频、尿急、淋沥涩痛

（二）A2 型题：每道试题由两个以上相关因素组成或以一个简要病例形式出现，其下面都有 A、B、C、D、E 五个备选答案。请从中选择一个最佳答案。

1. 患者，32 岁。妊娠期出现小便频数，艰涩刺痛，短赤，面赤心烦，渴喜冷饮，口舌生疮，舌红，苔薄黄，脉滑数。最佳治法是（　　）

A. 滋阴清热，润燥通淋　　B. 清心泻火，润燥通淋　　C. 清热利湿，润燥通淋

D. 温肾助阳，化气行水　　E. 理气行滞，利水除湿

2. 患者，女，30 岁。妊娠期间出现小便频数，淋沥涩痛，量少色黄，午后潮热，手足心热，大便干结，颧赤唇红，舌红，少苔，脉细数。应首先考虑的诊断是（　　）

A. 子肿　　　　　　　　B. 子满　　　　　　　　C. 子悬

D. 子淋　　　　　　　　E. 子病

（三）**A3 型题**：以下提供若干个案例，每个案例下设若干道试题，请根据案例所提供的信息，在每一道试题下面的 **A、B、C、D、E** 五个备选答案中选择一个最佳答案。

1. 患者，女，24 岁。妊娠期间小便频数，淋沥涩痛，短赤，面赤心烦，渴喜冷饮，甚则口舌生疮，舌红，苔薄黄，脉滑数。

（1）其证候是（　　）

A. 阴虚津亏证　　　　　B. 心火偏亢证　　　　　C. 湿热下注证

D. 肺胃积热证　　　　　E. 痰饮证

（2）其治法是（　　）

A. 滋阴清热，润燥通淋　B. 清心泻火，润燥通淋　C. 清热利湿，润燥通淋

D. 清热利湿，化气行水　E. 温肾助阳，润燥通淋

（3）治疗应首选的方剂是（　　）

A. 导赤散　　　　　　　B. 知柏地黄丸　　　　　C. 加味五淋散

D. 六味地黄丸　　　　　E. 肾气丸

2. 患者女，27 岁。妊娠期间，出现小便频数，尿色黄赤，艰涩不利，灼热刺痛，口苦咽干，渴喜冷饮，胸闷食少，带下黄稠量多，舌红，苔黄腻，脉滑濡数。

（1）其证候是（　　）

A. 阴虚津亏证　　　　　B. 心火偏亢证　　　　　C. 湿热下注证

D. 肺胃积热证　　　　　E. 痰饮证

（2）其治法是（　　）

A. 滋阴清热，润燥通淋　B. 清心泻火，润燥通淋　C. 清热利湿，润燥通淋

D. 清热利湿，化气行水　E. 温肾助阳，润燥通淋

（3）治疗应首选的方剂是（　　）

A. 导赤散　　　　　　　B. 知柏地黄丸　　　　　C. 加味五淋散

D. 六味地黄丸　　　　　E. 肾气丸

（四）**B1 型题**：以下每组试题共用 A、B、C、D、E 五个备选答案，备选答案在上，题干在下。请从中选择一个最佳答案，每个备选答案可能被选择一次、多次或不被选择。

A. 导赤散　　　　　　　B. 知柏地黄丸　　　　　C. 加味五淋散

D. 六味地黄丸　　　　　E. 肾气丸

1. 妊娠小便淋痛辨证属心火偏亢证应首选的方剂是（　　）

2. 妊娠小便淋痛辨证属阴虚津亏证应首选的方剂是（　　）

A. 清热利湿，化气行水　　B. 清热利湿，润燥通淋　　　C. 滋阴清热，润燥通淋

D. 清心泻火，润燥通淋　　E. 温肾助阳，润燥通淋

3. 妊娠小便淋痛湿热下注证的治疗原则是（　　　）

4. 妊娠小便淋痛心火偏亢证的治疗原则是（　　　）

二、多项选择题

每题由一个题干与 5 个备选答案组成，可从备选答案中选择多项与问题有关的答案，须全部选准方可计分。

1. 妊娠小便淋痛相当于西医学（　　　）

A. 妊娠合并尿道炎　　　B. 妊娠合并膀胱炎　　　C. 妊娠合并肾盂肾炎

D. 妊娠合并尿潴留　　　E. 妊娠合并上呼吸道感染

2. 妊娠小便淋痛的临床分型有（　　　）

A. 阴虚津亏证　　　　B. 心火偏亢证　　　　C. 湿热下注证

D. 肺胃积热证　　　　E. 痰饮证

3. 妊娠小便淋痛心火偏亢证的临床表现有（　　　）

A. 妊娠期间，小便不通，小腹胀急疼痛

B. 妊娠期间，胸腹胀满，甚或喘急，烦躁不安

C. 妊娠期间，尿频

D. 妊娠期间，尿急、淋沥涩痛者

E. 妊娠期间，肢体、面目发生肿胀者

4. 妊娠小便淋痛的发病原因有（　　　）

A. 阴虚津亏　　　　　B. 心火偏亢　　　　　C. 湿热下注

D. 肺胃积热　　　　　E. 血瘀

三、填空题

1. 妊娠小便淋痛常见辨证分型有＿＿＿＿＿、＿＿＿＿＿＿、＿＿＿＿＿。

2. 妊娠小便淋痛属阴虚津亏证，方用＿＿＿＿＿＿＿＿＿。

3. 妊娠小便淋痛属心火偏亢证，方用＿＿＿＿＿＿＿＿＿。

4. 妊娠小便淋痛属湿热下注证，方用＿＿＿＿＿＿＿＿＿。

四、名词解释

1. 妊娠小便淋痛

2. 子淋

五、简答题

1. 妊娠小便淋痛心火偏亢证的证候、治法和选方是什么？
2. 妊娠小便淋痛下焦湿热证的证候、治法和选方是什么？

六、论述题

论述妊娠小便淋痛的鉴别诊断。

七、病案分析题

李某，女，26 岁。妊娠 4 个月，患者出现小便频数，艰涩刺痛，短赤；面赤心烦，渴喜冷饮，甚则口舌生疮；舌红，苔薄黄，脉滑数。妇科彩超：胎儿发育正常，符合孕周大小。尿常规：尿中可见大量白细胞，少量红细胞。

请写出本病的诊断、证型、证候分析、治法、方药。

参考答案

一、单项选择题

（一）A1 型题

1. A　妊娠小便淋痛始见于《金匮要略》。
2. B　妊娠小便淋痛辨证属于阴虚津亏证，其治疗主方是知柏地黄丸。
3. A　妊娠小便淋痛辨证属于心火偏亢证，其治疗主方是导赤散。
4. B　妊娠小便淋痛辨证属于湿热下注证，其治疗主方是加味五淋散。
5. C　妊娠小便淋痛阴虚津亏证的治法是滋阴清热，润燥通淋。
6. C　妊娠小便淋痛心火偏亢证的治法是清心泻火，润燥通淋。
7. B　妊娠小便淋痛湿热下注证的治法是清热利湿，润燥通淋。
8. B　妊娠小便淋痛发病机制是膀胱郁热，气化失司。
9. D　妊娠小便淋痛又名子淋。
10. E　妊娠小便淋痛的临床表现是妊娠期尿频、尿急、淋沥涩痛。

（二）A2 型题

1. B　根据患者证候分析，属心火偏亢证，治宜清心泻火，润燥通淋。
2. D　根据患者临床表现，应首先考虑的诊断是子淋。

（三）A3 型题

1.（1）B　根据患者证候分析，属心火偏亢证。
（2）B　其治法是清心泻火，润燥通淋。
（3）A　治疗应首选的方剂是导赤散。

2.（1）C　根据患者证候分析，属湿热下注证。

（2）C　其治法是清热利湿，润燥通淋。

（3）C　治疗应首选的方剂是加味五淋散。

（四）B1 型题

1. A　妊娠小便淋痛辨证属心火偏亢证应首选的方剂是导赤散。

2. B　妊娠小便淋痛辨证属阴虚津亏证应首选的方剂是知柏地黄丸。

3. B　妊娠小便淋痛湿热下注证的治疗原则是清热利湿，润燥通淋。

4. D　妊娠小便淋痛心火偏亢证的治疗原则是清心泻火，润燥通淋。

二、多项选择题

1. ABC　西医学的妊娠合并尿道炎、膀胱炎、肾盂肾炎等泌尿系统感染的疾病可参照妊娠小便淋痛辨证论治。

2. ABC　妊娠小便淋痛的临床分型有阴虚津亏证、心火偏亢证、湿热下注证。

3. CD　妊娠小便淋痛心火偏亢证的临床表现有妊娠期间，小便频数，艰涩刺痛，短赤；面赤心烦，渴喜冷饮，甚则口舌生疮；舌红，苔薄黄，脉滑数。

4. ABC　妊娠小便淋痛的发病原因有阴虚津亏、心火偏亢、湿热下注。

三、填空题

1. 阴虚津亏证；心火偏亢证；湿热下注证

2. 知柏地黄丸

3. 导赤散加麦冬、玄参

4. 加味五淋散

四、名词解释

1. 妊娠期间，尿频、尿急、淋沥涩痛者，称为妊娠小便淋痛。

2. 妊娠期间，尿频、尿急、淋沥涩痛者，称为子淋。

五、简答题

1. 心火偏亢证的主要证候：妊娠期间，小便频数，艰涩刺痛，短赤；面赤心烦，渴喜冷饮，甚则口舌生疮；舌红，苔薄黄，脉滑数。治宜清心泻火，润燥通淋。方用导赤散加麦冬、玄参。

2. 湿热下注证的主要证候：妊娠期间，小便频数，尿色黄赤，艰涩不利，灼热刺痛；口苦咽干，渴喜冷饮，胸闷食少，带下黄稠量多；舌红，苔黄腻，脉滑濡数。治宜清热利湿，润燥通淋。方用加味五淋散。

六、论述题

①与妊娠小便不通相鉴别：妊娠小便不通以妊娠期间小腹拘急、尿潴留为特征，无灼热疼痛。尿常规基本正常，超声显示有尿液潴留。②与妊娠遗尿相鉴别：妊娠遗尿以妊娠期间尿失禁而自行排出为主，无尿急、尿痛。尿常规检查基本正常。

七、病案分析题

诊断：妊娠小便淋痛。

证型：心火偏亢证。

证候分析：素体阳盛，孕后阴血下注冲任养胎，心火偏亢，移热小肠，传入膀胱，故小便频数，艰涩刺痛，短赤；心火上炎，则面赤心烦，口舌生疮。舌红，苔薄黄，脉滑数，为心火偏亢之征。

治法：清心泻火，润燥通淋。

方剂：导赤散加麦冬、玄参。

主要药物：生地黄、甘草梢、木通、淡竹叶、麦冬、玄参。

第十五节　妊娠咳嗽

一、单项选择题

（一）A1 型题： 每道试题下面有 A、B、C、D、E 五个备选答案。请从中选择一个最佳答案。

1. 妊娠咳嗽阴虚证，治疗应首选的方剂是（　　）

　　A. 六君子汤　　　　　　B. 百合固金汤　　　　　　C. 加减一阴煎

　　D. 桔梗散　　　　　　　E. 清金化痰汤

2. 妊娠咳嗽若未能引起足够重视，若久咳不已，或失治、误治，或原有流产甚至复发性流产病史患者，病情进一步发展，损伤胎气，乃发生（　　）

　　A. 情志异常、心悸、心痛　B. 情志异常、心悸、哮喘　C. 哮喘、失眠、胸闷

　　D. 头痛、眩晕、失眠　　　E. 胎漏、胎动不安，甚至堕胎、小产

3. 认为"胎前咳嗽，由津液聚养胎元，肺失濡润，又兼痰火上炎所致"，治疗上主张润肺为主的医家是（　　）

　　A. 张仲景　　　　　　　B. 傅山　　　　　　　　　C. 刘完素

　　D. 张从正　　　　　　　E. 朱丹溪

4. 桔梗散主治妊娠咳嗽的外感证，其方药组成是（　　）

　　A. 天冬、桑白皮、桔梗、紫苏、赤茯苓、麻黄、贝母、人参、甘草

　　B. 天冬、紫苏、赤茯苓、麻黄、贝母、人参、五味子、麦冬、甘草

C. 天冬、桑白皮、桔梗、紫苏、赤茯苓、麻黄、五味子、苍术、甘草

D. 天冬、桑白皮、桔梗、紫苏、麻黄、人参、白术、菟丝子、甘草

E. 麦冬、桑白皮、桔梗、紫苏、赤茯苓、麻黄、贝母、人参、甘草

5. 妊娠咳嗽痰饮证的治法是（　　　）

　　A. 滋肾养血，化痰止咳　　　　B. 祛风散寒，化痰止咳

　　C. 健脾除湿，化痰止咳　　　　D. 填精益髓，化痰止咳

　　E. 固肾安胎，化痰止咳

6. 下列各项，不属于妊娠咳嗽痰火证临床表现的是（　　　）

　　A. 咳痰不爽，痰液黄稠　　　　B. 咳嗽咽痒，痰稀色白

　　C. 面红口干，胸闷烦热　　　　D. 舌质偏红，苔黄腻　　　　E. 脉弦滑而数

7. 治疗妊娠咳嗽痰饮证，应首选的方剂是（　　　）

　　A. 百合固金汤　　　　　　B. 苍附导痰丸　　　　　　C. 桔梗散

　　D. 六君子汤　　　　　　　E. 清金化痰汤

8. 清金化痰汤治疗妊娠咳嗽的适应证是（　　　）

　　A. 痰火证　　　　　　　　B. 痰饮证　　　　　　　　C. 外感证

　　D. 阴虚证　　　　　　　　E. 阳虚证

9. 古人云"妊娠而嗽者，谓之子嗽"出自（　　　）

　　A.《校注妇人良方》　　　B.《景岳全书·妇人规》　　C.《女科百问·何谓子嗽》

　　D.《傅青主女科》　　　　E.《女科撮要》

10. 妊娠咳嗽病位在肺，关系到脾，其主要病机是（　　　）

　　A. 外感寒邪，肺失清肃　　B. 肺失濡润，清肃失职　　C. 气机失调，肺失肃降

　　D. 痰湿阻肺，肺失宣降　　E. 邪气干肺，肺气不清

（二）A2 型题：每道试题由两个以上相关因素组成或以一个简要病例形式出现，其下面都有 A、B、C、D、E 五个备选答案。请从中选择一个最佳答案。

1. 患者 32 岁，妊娠期间，咳嗽痰多，胸闷气促，甚则喘不得卧，神疲纳呆，舌质淡胖，苔白腻，脉濡滑。其证候是（　　　）

　　A. 外感证　　　　　　　　B. 痰火证　　　　　　　　C. 阴虚证

　　D. 痰饮证　　　　　　　　E. 脾虚证

2. 患者 28 岁，妊娠期间，咳嗽痰稀，鼻塞流涕，恶寒发热，头痛身疼，骨节酸楚，苔薄白，脉浮滑。其主要治法是（　　　）

　　A. 清热降火，化痰止咳　　B. 健脾除湿，化痰止咳　　C. 养阴润肺，止咳安胎

　　D. 祛风散寒，宣肺止咳　　E. 清热祛湿，宣肺止咳

（三）A3 型题：以下提供若干个案例，每个案例下设若干道试题。请根据案例所提供的信息，在每一道试题下面的 A、B、C、D、E 五个备选答案中选择一个最佳答案。

1. 患者 27 岁，妊娠期间，咳嗽不已，干咳无痰或少痰，甚或痰中带血；口燥咽干，手足心热；舌红，苔少，脉细滑数。

（1）其证候是（　　）

  A. 阴虚证　　　　　　　B. 肾虚证　　　　　　C. 痰饮证

  D. 痰火证　　　　　　　E. 外感证

（2）其治法是（　　）

  A. 健脾除湿，化痰止咳　　B. 清热祛湿，宣肺止咳　　C. 养阴润肺，止咳安胎

  D. 祛风散寒，宣肺止咳　　E. 清热降火，化痰止咳

（3）治疗应首选的方剂是（　　）

  A. 百合固金汤　　　　　B. 清金化痰汤　　　　C. 桑菊饮

  D. 桔梗散　　　　　　　E. 六君子汤

2. 患者 30 岁，妊娠期间，咳嗽不已，咳痰不爽，痰液黄稠；面红口干，胸闷烦热；舌质偏红，苔黄腻，脉弦滑而数。

（1）其证候是（　　）

  A. 阴虚证　　　　　　　B. 痰火证　　　　　　C. 痰饮证

  D. 脾虚证　　　　　　　E. 外感证

（2）其治法是（　　）

  A. 健脾除湿，化痰止咳　　B. 清热祛湿，宣肺止咳　　C. 养阴润肺，止咳安胎

  D. 清热降火，化痰止咳　　E. 祛风散寒，宣肺止咳

（3）治疗应首选的方剂是（　　）

  A. 百合固金汤　　　　　B. 桔梗散　　　　　　C. 桑菊饮

  D. 清金化痰汤　　　　　E. 六君子汤

（四）B1 型题：以下每组试题共用 A、B、C、D、E 五个备选答案，备选答案在上，题干在下。请从中选择一个最佳答案，每个备选答案可能被选择一次、多次或不被选择。

  A. 桔梗散　　　　　　　B. 补中益气汤　　　　C. 百合固金汤

  D. 清金化痰汤　　　　　E. 六君子汤

1. 妊娠咳嗽痰饮证治疗应首选的方剂是（　　）

2. 妊娠咳嗽外感证治疗应首选的方剂是（　　）

  A. 咳嗽痰稀，鼻塞流涕，恶寒发热，头痛身疼

  B. 咳痰不爽，痰液黄稠，面红口干，胸闷烦热

  C. 干咳无痰或少痰，甚或痰中带血，口燥咽干，手足心热

  D. 咳嗽痰多，胸闷气促，甚则喘不得卧，神疲纳呆

  E. 咳嗽痰多，食欲不振，神疲乏力，便溏

3. 妊娠咳嗽阴虚证的临床表现是（　　）

4. 妊娠咳嗽痰火证的临床表现是（　　）

二、多项选择题

每题由一个题干与5个备选答案组成，可从备选答案中选择多项与问题有关的答案，须全部选准方可计分。

1. 妊娠咳嗽的临床辨证分型有（   ）

    A. 阴虚证 　　　　　　B. 外感证 　　　　　　C. 痰饮证

    D. 痰火证 　　　　　　E. 脾虚证

2. 百合固金汤的方药组成是（   ）

    A. 麦冬、丹参、当归 　　B. 百合、熟地黄、生地黄

    C. 麦冬、玄参、当归 　　D. 白芍、贝母、桔梗、炙甘草

    E. 白芍、贝母、桔梗、生甘草

3. 痰饮证妊娠咳嗽的临床表现有（   ）

    A. 妊娠期间，咳嗽痰多 　　B. 胸闷气促，甚则喘不得卧

    C. 神疲纳呆 　　　　　　D. 舌质淡胖，苔白腻 　　E. 脉濡滑

4. 与妊娠咳嗽有关的脏腑是（   ）

    A. 心 　　　　　　　　B. 肺 　　　　　　　　C. 肝

    D. 脾 　　　　　　　　E. 肾

三、填空题

1. 妊娠咳嗽常见辨证分型有_____，_____，_____，_____。

2. 妊娠咳嗽属痰饮证者，治宜_____。

3. 外感证妊娠咳嗽，方用_____。

4. 妊娠咳嗽的主要病机是_____。

四、名词解释

1. 妊娠咳嗽

2. 子嗽

五、简答题

1. 妊娠咳嗽痰饮证的证候、治法和选方是什么？

2. 妊娠咳嗽的临床辨证分型有哪些？其选方是什么？

六、论述题

论述妊娠咳嗽的病因病机。

七、病案分析题

李某，女，31 岁，已婚。患者平素体虚，现孕 16 周，近日因起居不慎，外感风寒后出现咳嗽痰稀，鼻塞流涕，恶寒发热，头痛身疼，骨节酸楚，苔薄白，脉浮滑。血常规、痰培养、新冠病毒核酸检测等均未见异常。

请写出本病的诊断、证型、证候分析、治法、方药。

参考答案

一、单项选择题

（一）A1 型题

1. B　妊娠咳嗽辨证属于阴虚证，其治疗主方是百合固金汤（《医方集解》），治以养阴润肺，止咳安胎。

2. E　妊娠咳嗽若未能引起足够重视，久咳不已，或失治、误治，或原有流产甚至复发性流产病史患者，病情进一步发展，损伤胎气，可导致胎漏、胎动不安，甚至堕胎、小产。

3. E　朱丹溪认为"胎前咳嗽，由津液聚养胎元，肺失濡润，又兼痰火上炎所致"，治疗上主张润肺为主。

4. A　桔梗散的方药组成是天冬、桑白皮、桔梗、紫苏、赤茯苓、麻黄、贝母、人参、甘草，主治妊娠咳嗽的外感证。

5. C　妊娠咳嗽痰饮证其治法是健脾除湿，化痰止咳。

6. B　妊娠咳嗽痰火证临床表现是妊娠期间，咳嗽不已，咳痰不爽，痰液黄稠；面红口干，胸闷烦热，舌质偏红，苔黄腻，脉弦滑而数。

7. D　治疗妊娠咳嗽痰饮证，应首选的方剂是六君子汤，治以健脾除湿，化痰止咳。

8. A　清金化痰汤治疗妊娠咳嗽的适应证候是痰火证。

9. C　《女科百问·何谓子嗽》曰："妊娠而嗽者，谓之子嗽。"

10. B　妊娠咳嗽病位在肺，关系到脾，主要病机是肺失濡润，清肃失职。

（二）A2 型题

1. D　根据患者证候分析，属痰饮证，治宜健脾除湿，化痰止咳。

2. D　根据患者证候分析，属外感证，治宜祛风散寒，宣肺止咳。

（三）A3 型题

1.（1）A　根据患者证候分析，属阴虚证。

（2）C　其治法是养阴润肺，止咳安胎。

（3）A　治疗应首选的方剂是百合固金汤。

2.（1）B　根据患者证候分析，属痰火证。

（2）D　其治法是清热降火，化痰止咳。

（3）D　治疗应首选的方剂是清金化痰汤。

（四）B1 型题

1. E　妊娠咳嗽辨属痰饮证宜选用的主方是六君子汤，治以健脾除湿，化痰止咳。

2. A　妊娠咳嗽辨属外感证宜选用的主方是桔梗散，治以祛风散寒，宣肺止咳。

3. C　妊娠咳嗽阴虚证的临床表现是干咳无痰或少痰，甚或痰中带血，口燥咽干，手足心热。

4. B　妊娠咳嗽痰火证的临床表现是咳痰不爽，痰液黄稠，面红口干，胸闷烦热。

二、多项选择题

1. ABCD　妊娠咳嗽的临床分型有阴虚证、痰饮证、痰火证、外感证。

2. BCE　百合固金汤的药物组成：百合、熟地黄、生地黄、麦冬、玄参、当归、白芍、贝母、桔梗、生甘草。

3. ABCDE　痰饮证妊娠咳嗽的临床表现有妊娠期间，咳嗽痰多，胸闷气促，甚则喘不得卧；神疲纳呆；舌质淡胖，苔白腻，脉濡滑。

4. BD　与妊娠咳嗽有关的脏腑是肺、脾。病位在肺，关系到脾。

三、填空题

1. 阴虚证；痰饮证；痰火证；外感证

2. 健脾除湿，化痰止咳

3. 桔梗散

4. 肺失濡润，清肃失职

四、名词解释

1. 妊娠咳嗽指妊娠期间，咳嗽不已，亦称"子嗽""子咳"。

2. 子嗽指妊娠期间，咳嗽不已，亦称"子咳"。

五、简答题

1. 妊娠咳嗽痰饮证的主要证候：妊娠期间，咳嗽痰多，胸闷气促，甚则喘不得卧；神疲纳呆；舌质淡胖，苔白腻，脉濡滑。治宜健脾除湿，化痰止咳。方选六君子汤。

2. 妊娠咳嗽的临床分型：①阴虚证，方选百合固金汤。②痰饮证，方选六君子汤。③痰火证，方选清金化痰汤。④外感证，方选桔梗散。

六、论述题

本病病位在肺，关系到脾，主要病机是肺失濡润，清肃失职。常由阴虚、痰饮、痰火、外感所致。若素体阴虚，孕后阴血下聚养胎，阴血愈亏，虚火内生，灼伤肺津，肺失濡润，肃降失职而成咳嗽。若素体脾胃虚弱，痰湿内生，孕后饮食失宜伤脾，脾失健运，水湿内停，聚湿生痰，上犯于肺发为咳嗽。若素有痰湿，郁久生热化火，加之孕后阴血下聚养胎，阳气偏亢，两因相感，火邪刑金，肺失宣降，发为咳嗽。若孕妇体虚，腠理不密，起居不慎，外感风邪，外邪伤肺，肺失宣降而致咳嗽。

七、病案分析题

诊断：妊娠咳嗽外感证。

病机分析：风寒犯肺，郁遏气道，肺气不宣咳嗽，鼻塞流涕；正邪交争，则恶寒发热，头痛身疼；风寒束于肌表，寒性凝滞鼻塞，阳郁不达，故骨节酸楚。苔薄白，脉浮滑，为风寒在表之征。

治法：祛风散寒，宣肺止咳。

方剂：桔梗散。

主要药物：天冬、桑白皮、桔梗、紫苏、赤茯苓、麻黄、贝母、人参、甘草。

第十章　临产病 ▷▷▷

概　述

一、单项选择题

（一）**A1 型题**：每道试题下面有 A、B、C、D、E 五个备选答案。请从中选择一个最佳答案。

1. 下列关于临产病发病机制的描述，错误的是（　　）
 A. 先天不足　　　　B. 房事不节　　　　C. 饮食失节
 D. 感受外邪　　　　E. 情志不畅

2. 临产病的处理原则（　　）
 A. 养心安神　　　　B. 调理冲任　　　　C. 活血化瘀
 D. 清热解毒　　　　E. 疏肝解郁

3. 临产常见病有（　　）
 A. 小产　　　　　　B. 堕胎　　　　　　C. 难产
 D. 恶露不绝　　　　E. 子痫

（二）**B 型题**：以下每组试题共用 A、B、C、D、E 五个备选答案，备选答案在上，题干在下。请从中选择一个最佳答案，每个备选答案可能被选择一次、多次或不被选择。

 A. 气血失调难产　　B. 胎肥难产　　　　C. 产时血崩
 D. 子死腹中　　　　E. 胎位异常难产

1. 湿浊内停可致（　　）
2. 气虚失摄可致（　　）

二、多项选择题

每题由一个题干与 5 个备选答案组成，可从备选答案中选择多项与问题有关的答案，须全部选准方可计分。

临产病的显著特点是（　　）
 A. 出现突然　　　　B. 来势较缓　　　　C. 处理不当可危及母子生命

D. 来势急　　　　　　E. 病情轻

三、填空题

妊娠足月，出现_____至_____期间，发生的与分娩有关的疾病，称临产病。

四、名词解释

临产病

参考答案

一、单项选择题

（一）A1 型题

1. D　临产病的发病机制比较复杂，主要有先天不足，房事不节，损伤肾气；饮食失节，劳逸过度，损伤脾气，中气不足；素多抑郁，情志不畅，气滞血瘀等，影响了冲任、胞宫的功能，导致了临产病的发生。

2. B　临产病的处理原则除按中医辨证论治给予补肾填精、健脾益气、疏肝理血等调理冲任治疗外，还应配合必要的手法或手术治疗。

3. C　常见临产病有气血失调难产、交骨不开难产、胎位异常难产、胎儿异常难产、胞衣先破、胞衣不下、产时晕厥、产时血崩、产时痫证、子死腹中等病。

（二）B 型题

1. B　湿浊内停，可致胎肥（巨大胎儿）难产。

2. C　气虚失摄，可致产时血崩或产时晕厥。

二、多项选择题

ACD　临产病有两个显著特点：一是出现突然，来势急；二是处理不当可危及母子生命。

三、填空题

分娩征兆；产程结束

四、名词解释

妊娠足月，出现分娩征兆至产程结束期间，发生的与分娩有关的疾病，称临产病。

第一节　难　产

一、单项选择题

（一）A1 型题：每道试题下面有 A、B、C、D、E 五个备选答案。请从中选择一个最佳答案。

1. 难产气血虚弱证，治疗应首选的方剂是（　　）

　A. 佛手散加人参、龟甲　　　B. 催生顺气饮　　　C. 神效达生散

　D. 脱花煎　　　E. 补中益气汤

2. 难产的机理主要是（　　）

　A. 痰湿阻滞　　　B. 气血失调　　　C. 湿热瘀结

　D. 感受外邪　　　E. 情志所伤

3. 前人云："产难者，或先因漏胎，去血脏躁，或子脏宿夹癥病，或触禁忌，或始觉腹痛，产时未到，便即惊动，秽露早下，致子道干涩，产妇力疲，皆令难也"语出于何书（　　）

　A.《金匮要略》　　　B.《诸病源候论·产难候》

　C.《景岳全书·妇人规》　　　D.《校注妇人良方》

　E.《傅青主女科》

4. 催生顺气饮主治难产气滞血瘀证，其方药组成是（　　）

　A. 紫苏梗、当归、白芍、甘草、川芎、枳壳、苍术、陈皮、贝母、大腹皮、冬葵子

　B. 紫苏梗、白芍、甘草、丹参、枳壳、白术、陈皮、贝母、大腹皮、冬葵子、葱白

　C. 紫苏梗、当归、白芍、甘草、川芎、枳壳、白术、陈皮、贝母、冬葵子、葱白

　D. 紫苏梗、当归、白芍、甘草、川芎、枳壳、白术、陈皮、贝母、大腹皮、葱白

　E. 紫苏梗、当归、白芍、甘草、川芎、枳壳、白术、陈皮、贝母、大腹皮、冬葵子、葱白

5. 难产气滞湿郁证的治法是（　　）

　A. 补气养血，润胎催产　　　B. 填精益髓，润胎催产

　C. 理气化湿，滑胎催产　　　D. 滋肾养血，润胎催产

　E. 行气化瘀，滑胎催产

6. 治疗难产气血虚弱证，应首选的方剂是（　　）

　A. 催生顺气饮　　　B. 佛手散加人参、龟甲　　　C. 神效达生散

　D. 补中益气汤　　　E. 生化汤

7. 神效达生散治疗难产的适应证候是（　　）

A. 气血虚弱证　　　　　　B. 气滞血瘀证　　　　　　C. 气滞湿郁证

D. 肾阳虚证　　　　　　　E. 脾虚证

8. 前人云："难产治法，或开滑子宫，或通调上下之气，或滋养气血，当随机应变"语出自（　　　）

A.《傅青主女科》　　　　B.《诸病源候论·产难候》　C.《达生篇》

D.《女科精要·胎产门》　E.《妇人大全良方·产难门》

9. 难产的治疗原则是（　　　）

A. 行气导滞　　　　　　　B. 填精益髓　　　　　　　C. 滋阴补阳

D. 调和气血　　　　　　　E. 健脾除湿

10. 治疗难产气滞血瘀证，应首选的方剂是（　　　）

A. 催生顺气饮　　　　　　B. 佛手散加人参、龟甲　　C. 神效达生散

D. 补中益气汤　　　　　　E. 生化汤

（二）**A2 型题**：每道试题由两个以上相关因素组成或以一个简要病例形式出现，其下面都有 **A、B、C、D、E** 五个备选答案。请从中选择一个最佳答案。

1. 患者 28 岁，产时阵痛微弱，宫缩持续时间短，间歇时间长，宫缩不强，努责无力，产程进展缓慢；神疲乏力，心悸气短，面色苍白；舌质淡，苔薄，脉虚大或细弱，最佳的治法是（　　　）

A. 补气养血，润胎催产　　　B. 填精益髓，润胎催产

C. 行气化瘀，滑胎催产　　　D. 理气化湿，滑胎催产

E. 滋肾养血，润胎催产

2. 患者 32 岁，产时腹持续胀痛，子宫收缩不协调，宫缩虽强，但间歇不均，无推力，久产不下；精神紧张，烦躁不安，胸闷脘胀，时欲呕恶，面色紫暗；舌暗红，苔薄白，脉弦涩。其证候是（　　　）

A. 气滞血瘀证　　　　　　B. 肝郁气滞证　　　　　　C. 气血虚弱证

D. 痰湿阻滞证　　　　　　E. 气滞湿郁证

（三）**A3 型题**：以下提供若干个案例，每个案例下设若干道试题。请根据案例所提供的信息，在每一道试题下面的 **A、B、C、D、E** 五个备选答案中选择一个最佳答案。

1. 患者 22 岁，产时腰腹持续胀痛，疼痛剧烈，宫缩虽强，但无规律，无推力，久产不下，面浮肢肿，头晕目眩，心悸气短，胸腹满闷，恶心呕吐，舌质暗，苔白腻，脉弦滑或滑大。

（1）其证候是（　　　）

A. 气滞湿郁证　　　　　　B. 气滞血瘀证　　　　　　C. 气血虚弱证

D. 肾阳虚证　　　　　　　E. 脾虚证

（2）其治法是（　　　）

A. 补气养血，润胎催产　　　B. 滋肾养血，润胎催产

C. 行气化瘀，滑胎催产　　　D. 理气化湿，滑胎催产

E. 填精益髓，润胎催产

（3）治疗应首选的方剂是（　　）

A. 生化汤　　　　　　　B. 佛手散加人参、龟甲　　C. 神效达生散

D. 补中益气汤　　　　　E. 催生顺气饮

2. 患者 33 岁，产时阵痛微弱，宫缩持续时间短，间歇时间长，宫缩不强，努责无力，产程进展缓慢；神疲乏力，心悸气短，面色苍白；舌质淡，苔薄，脉虚大或细弱。

（1）其证候是（　　）

A. 气滞湿郁证　　　　　B. 气滞血瘀证　　　　　C. 气血虚弱证

D. 肾阳虚证　　　　　　E. 脾虚证

（2）其治法是（　　）

A. 补气养血，润胎催产　　　　B. 滋肾养血，润胎催产

C. 行气化瘀，滑胎催产　　　　D. 理气化湿，滑胎催产

E. 填精益髓，润胎催产

（3）治疗应首选的方剂是（　　）

A. 生化汤　　　　　　　B. 佛手散加人参、龟甲　　C. 神效达生散

D. 补中益气汤　　　　　E. 催生顺气饮

（四）B1 型题：以下每组试题共用 A、B、C、D、E 五个备选答案，备选答案在上，题干在下。请从中选择一个最佳答案，每个备选答案可能被选择一次、多次或不被选择。

A. 生化汤　　　　　　　B. 佛手散加人参、龟甲　　C. 神效达生散

D. 催生顺气饮　　　　　E. 补中益气汤

1. 难产气滞血瘀证治疗应首选的方剂是（　　）

2. 难产气滞湿郁证治疗应首选的方剂是（　　）

A. 补气养血，润胎催产　　　　B. 滋肾养血，润胎催产

C. 理气化湿，滑胎催产　　　　D. 行气化瘀，滑胎催产

E. 填精益髓，润胎催产

3. 难产气血虚弱证的治法是（　　）

4. 难产气滞血瘀证的治法是（　　）

二、多项选择题

每题由一个题干与 5 个备选答案组成，可从备选答案中选择多项与问题有关的答案，须全部选准方可计分。

1. 难产的主要病因是（　　）

A. 气血虚弱　　　　　　B. 气滞血瘀　　　　　　C. 肾阴阳俱虚

D. 气滞湿郁　　　　　　E. 肝郁气滞

2. 催生顺气饮的方药组成是（　　）

 A. 熟地黄、山药、山茱萸 B. 当归、川芎、肉桂

 C. 木香、乌药、陈皮   D. 枳壳、冬葵子、红花

 E. 车前子、生芝麻

3. 难产气滞湿郁证的临床表现有（　　）

 A. 产时腰腹持续胀痛，疼痛剧烈

 B. 宫缩虽强，但无规律，无推力，久产不下

 C. 面浮肢肿，头晕目眩，心悸气短

 D. 胸腹满闷，恶心呕吐

 E. 舌质暗，苔白腻，脉弦滑或滑大

4. 难产气血虚弱证的临床表现有（　　）

 A. 产时阵痛微弱，宫缩持续时间短，间歇时间长

 B. 宫缩不强，努责无力，产程进展缓慢

 C. 神疲乏力，心悸气短，面色苍白

 D. 舌质淡，苔薄，脉虚大或细弱

 E. 产时腰腹持续胀痛，疼痛剧烈

三、填空题

1. 难产常见分型有_____，_____，_____。

2. 难产属气血虚弱证者，治宜_____。

3. 难产属气滞血瘀证者，治宜_____。

4. 难产属气滞湿郁证者，方用_____。

四、名词解释

1. 难产

2. 假临产

五、简答题

1. 难产气血虚弱证的证候、治法和选方是什么？

2. 难产的临床分型有哪些？其选方是什么？

六、论述题

简述难产的病因病机

七、病案分析题

张某，女，29 岁，已婚。患者孕期情志不畅，多抑郁，产时出现腰腹持续胀痛，

子宫收缩不协调，宫缩虽强，但间歇不均，无推力，久产不下；精神紧张，烦躁不安，胸闷脘胀，时欲呕恶，面色紫暗；舌暗红，苔薄白，脉弦涩。产科检查：宫高35cm，腹围101cm，头先露，胎心音142次/分，骨盆外测量23-26-19-9cm，子宫收缩时子宫壁坚硬，不协调，无规律，宫口未扩张，胎先露未下降，下腹部有压痛，监测胎心尚规律。胎儿超声检查：单活胎，头位，胎盘Ⅱ级，脐动脉频谱及测值未见明显异常。完善相关检查排除胎位异常、胎儿异常、产道异常。

请写出本病的诊断、证型、证候分析、治法、方药。

参考答案

一、单项选择题

（一）A1 型题

1. A 难产属于气血虚弱证的治疗主方是佛手散加人参、龟甲，治以补气养血，润胎催产。

2. B 难产的机理主要是气血失调，可分为虚、实两方面，虚者是无力运胎而难产，常由气血虚弱而致；实者为湿瘀阻滞碍胎外出而难产。

3. B "产难者，或先因漏胎，去血脏躁，或子脏宿夹癥病，或触禁忌，或始觉腹痛，产时未到，便即惊动，秽露早下，致子道干涩，产妇力疲，皆令难也。"出自《诸病源候论·产难候》。

4. E 催生顺气饮方药组成是紫苏梗、当归、白芍、甘草、川芎、枳壳、白术、陈皮、贝母、大腹皮、冬葵子、葱白，主治难产的气滞血瘀证。

5. C 难产气滞湿郁证的治法是理气化湿，滑胎催产。

6. B 治疗难产气血虚弱证应首选的方剂是佛手散加人参、龟甲，治以补气养血，润胎催产。

7. C 神效达生散治疗难产的适应证候是气滞湿郁证。

8. D "难产治法，或开滑子宫，或通调上下之气，或滋养气血，当随机应变。"出自《女科精要·胎产门》。

9. D 难产治疗以调和气血为大法。

10. A 治疗难产气滞血瘀证，应首选的方剂是催生顺气饮，治以行气化瘀，滑胎催产。

（二）A2 型题

1. A 根据患者证候分析，属难产气血虚弱证，治宜补气养血，润胎催产。

2. A 根据患者证候分析，属难产气滞血瘀证，治宜行气化瘀，滑胎催产。

（三）A3 型题

1. （1）B 根据患者证候分析，属气滞湿郁证。

（2）D 其治法是理气化湿，滑胎催产。

（3）C 治疗应首选的方剂是神效达生散。

2.（1）C 根据患者证候分析，属气血虚弱证。

（2）A 其治法是补气养血，润胎催产。

（3）B 治应首选的方剂是佛手散加人参、龟甲。

（四）B1 型题

1. D 难产气滞血瘀证应首选的方剂是催生顺气饮，治以行气化瘀，滑胎催产。

2. C 难产气滞湿郁证应首选的方剂是神效达生散，治以理气化湿，滑胎催产。

3. A 难产气血虚弱证的治法是补气养血，润胎催产。

4. D 难产气滞血瘀证的治法是行气化瘀，滑胎催产。

二、多项选择题

1. ABD 难产的主要病因包括气血虚弱、气滞血瘀、气滞湿郁。

2. BCDE 催生顺气饮的药物组成：当归、川芎、肉桂、木香、乌药、陈皮、枳壳、冬葵子、红花、车前子、生芝麻。

3. ABCDE 难产气滞湿郁证的临床表现：产时腰腹持续胀痛，疼痛剧烈，宫缩虽强，但无规律，无推力，久产不下，面浮肢肿，头晕目眩，心悸气短，胸腹满闷，恶心呕吐，舌质暗，苔白腻，脉弦滑或滑大。

4. ABCD 难产气血虚弱证的临床表现：产时阵痛微弱，宫缩持续时间短，间歇时间长，宫缩不强，努责无力，产程进展缓慢，神疲乏力，心悸气短，面色苍白，舌质淡，苔薄，脉虚大或细弱。

三、填空题

1. 气血虚弱证；气滞血瘀证；气滞湿郁证

2. 补气养血，润胎催产

3. 行气化瘀，滑胎催产

4. 神效达生散

四、名词解释

1. 难产指妊娠足月临产时，胎儿不能顺利娩出。

2. 假临产指孕妇仅有轻微腰酸或下坠腹痛，子宫收缩不规则，间歇时间长且不规律，持续时间短于 30 秒，常在夜间出现，清晨逐渐减弱或消失，宫颈不扩张，给予强镇静剂盐酸哌替啶肌内注射，宫缩可停止。

五、简答题

1. 气血虚弱证的主要证候：产时阵痛微弱，宫缩持续时间短，间歇时间长，宫缩不强，努责无力，产程进展缓慢；神疲乏力，心悸气短，面色苍白；舌质淡，苔薄，脉虚大或细弱。治宜补气养血，润胎催产。方选佛手散加人参、龟甲。

2. 难产的临床分型：①气血虚弱证，方选佛手散加人参、龟甲。②气滞血瘀证，方选催生顺气饮。③气滞湿郁证，方选神效达生散。

六、论述题

难产的机理主要为气血失调，可分为虚、实两方面。虚者是无力运胎而难产，常由气血虚弱而致；实者为湿瘀阻滞碍胎外出而难产。若孕妇素体虚弱，气血不足，产时用力过早耗气伤力，汗出伤津，气血大伤，冲任不足，胞宫无力运胎；或临产胞水早破，浆干液竭，滞涩难产。若素性忧郁，或产前安逸过度，气血运行不畅，或临产过度忧惧紧张，气结血滞，或产时感寒，寒凝血滞，气机不利，皆使冲任失畅，胞宫瘀滞，碍胎外出，以致难产。若孕妇素多抑郁，气机不畅，孕后胎体渐大，阻碍气机升降，易致气滞湿郁，湿停冲任，壅塞胞宫，不能运胎，以致难产。

七、病案分析题

诊断：难产之气滞血瘀证。

病机分析：气滞血瘀，瘀血阻滞胞宫，气血紊乱，冲任失畅，胎儿欲娩不出，故产时腰腹持续胀痛，子宫收缩不协调，宫缩虽强，但间歇不均，无推力，久产不下；素多忧郁，气机不利，故使精神紧张，烦躁不安，胸闷脘胀；气机逆乱，升降失调，则时欲呕恶。面色紫暗，舌暗红，苔薄白，脉弦涩，为气滞血瘀之征。

治法：行气化瘀，滑胎催产。

方剂：催生顺气饮。

主要药物：当归、川芎、肉桂、木香、乌药、陈皮、枳壳、冬葵子、红花、车前子、生芝麻。

第二节　胞衣不下

一、单项选择题

（一）A1 型题：每道试题下面有 A、B、C、D、E 五个备选答案。请从中选择一个最佳答案。

1. 胞衣不下的主要病机为（　　）

　　A. 气虚、血瘀、寒凝　　　B. 气虚、血瘀、痰湿　　　C. 气滞、血瘀、寒凝

　　D. 气滞、血虚、寒凝　　　E. 气虚、血瘀、血热

2. 胞衣不下血瘀证的治法是（　　）

　　A. 补气养血，理气下胞　　B. 养阴清热，凉血调经　　C. 活血化瘀，通利下胞

D. 温经行滞，活血下胞   E. 温肾固冲，止血调经

3. 胞衣不下气虚证适用的方剂是（   ）

    A. 四物汤   　　　　B. 归脾汤   　　　　C. 八味黑神散

    D. 生化加参汤   　　E. 牛膝汤

4. 八味黑神散可以治疗胞衣不下寒凝证，该方出自（   ）

    A.《景岳全书·妇人规》   B.《校注妇人良方》   C.《卫生家宝产科备要》

    D.《妇人大全良方》   　　E.《傅青主女科》

5. 生化加参汤主治胞衣不下气虚证，其方药组成为（   ）

    A. 人参、当归、川芎、白芍、香附

    B. 太子参、当归、川芎、白术、香附

    C. 人参、当归、川芎、白术、香附

    D. 人参、当归、川芎、白芍、陈皮

    E. 太子参、当归、川芎、白术、陈皮

6. 胞衣不下始见于以下哪本中医古籍（   ）

    A.《金匮要略》   　　B.《丹溪心法》   　　C.《医宗金鉴》

    D.《备急千金要方》   E.《诸病源候论》

7. 胞衣不下寒凝证，其治法是（   ）

    A. 补气养血，理气下胞   B. 养阴清热，凉血调经   C. 活血化瘀，通利下胞

    D. 温经行滞，活血下胞   E. 温肾固冲，止血调经

8. 下列各项，不属于胞衣不下发病机制的是（   ）

    A. 气滞运行不畅   　B. 气虚不能传送   C. 血瘀阻碍

    D. 寒凝血滞   　　　E. 以上都不是

9. 治疗胞衣不下血瘀证，应首选的方剂是（   ）

    A. 四物汤   　　　　B. 归脾汤   　　　　C. 八味黑神散

    D. 生化加参汤   　　E. 牛膝汤

10. 胞衣不下治疗以为主（   ）

    A. 补气   　　　　　B. 下胞   　　　　　C. 养血

    D. 活血   　　　　　E. 化瘀

（二）**A2 型题**：每道试题由两个以上相关因素组成或以一个简要病例形式出现，其下面都有 A、B、C、D、E 五个备选答案。请从中选择一个最佳答案。

1. 程某，26 岁。产儿后，胞衣久不娩出，小腹坠胀，有包块，按之不硬，阴道流血量多色淡，或有血块，神倦乏力，头晕眼花，心悸气短，面色苍白。舌淡，苔白，脉缓弱。其治疗首选方（   ）

    A. 四物汤   　　　　B. 归脾汤   　　　　C. 八味黑神散

    D. 生化加参汤   　　E. 牛膝汤

2. 患者，女，30 岁。产儿后，胞衣久不下，小腹冷痛，有包块拒按，得温痛减，

阴道流血量少，血色暗红，形寒肢冷，面色青白；舌暗，苔白，脉沉紧。其治疗原则是（　）

    A. 补气养血，理气下胞　　　B. 养阴清热，凉血调经　　　C. 活血化瘀，通利下胞

    D. 温经行滞，活血下胞　　　E. 温肾固冲，止血调经

（三）**A3 型题**：以下提供若干个案例，每个案例下设若干道试题。请根据案例所提供的信息，在每一道试题下面的 A、B、C、D、E 五个备选答案中选择一个最佳答案。

1. 程某，33 岁。产儿后，胞衣久不娩出，小腹坠胀，有包块，按之不硬，阴道流血量多色淡，或有血块，神倦乏力，头晕眼花，面色苍白。舌淡，苔白，脉缓弱。

（1）患者所属证型是（　）

    A. 气虚　　　　　　　　　　B. 血瘀　　　　　　　　　　C. 寒凝

    D. 气滞　　　　　　　　　　E. 痰湿

（2）其治法是（　）

    A. 补气养血，理气下胞　　　B. 养阴清热，凉血调经　　　C. 活血化瘀，通利下胞

    D. 温经行滞，活血下胞　　　E. 温肾固冲，止血调经

（3）治疗应首选的方剂是（　）

    A. 四物汤　　　　　　　　　B. 归脾汤　　　　　　　　　C. 八味黑神散

    D. 生化加参汤　　　　　　　E. 牛膝汤

2. 患者，女，27 岁。产儿后，胞衣久不娩出，小腹疼痛，有包块拒按，阴道出血量多，色暗有块，血块下后痛减；舌紫暗，苔薄，脉弦涩有力。

（1）患者所属证型是（　）

    A. 气虚　　　　　　　　　　B. 血瘀　　　　　　　　　　C. 寒凝

    D. 气滞　　　　　　　　　　E. 痰湿

（2）其治法是（　）

    A. 补气养血，理气下胞　　　B. 养阴清热，凉血调经　　　C. 活血化瘀，通利下胞

    D. 温经行滞，活血下胞　　　E. 温肾固冲，止血调经

（3）治疗应首选的方剂是（　）

    A. 四物汤　　　　　　　　　B. 归脾汤　　　　　　　　　C. 八味黑神散

    D. 生化加参汤　　　　　　　E. 牛膝汤

（四）**B1 型题**：以下每组试题共用 A、B、C、D、E 五个备选答案，备选答案在上，题干在下。请从中选择一个最佳答案，每个备选答案可能被选择一次、多次或不被选择。

    A. 补气养血，理气下胞　　　B. 养阴清热，凉血调经　　　C. 活血化瘀，通利下胞

    D. 温经行滞，活血下胞　　　E. 温肾固冲，止血调经

1. 胞衣不下血瘀证的治法（　）

2. 胞衣不下寒凝证的治法（　）

A. 四物汤　　　　　　B. 归脾汤　　　　　　C. 八味黑神散

D. 生化加参汤　　　　E. 牛膝汤

3. 胞衣不下气虚证适用的方剂是（　　）

4. 胞衣不下血瘀证适用的方剂是（　　）

二、多项选择题

每题由一个题干与 5 个备选答案组成，可从备选答案中选择多项与问题有关的答案，须全部选准方可计分。

1. 胞衣不下的证型有（　　）

A. 气虚　　　　　　　B. 血瘀　　　　　　　C. 寒凝

D. 气滞　　　　　　　E. 痰湿

2. 胞衣不下的治疗法则有（　　）

A. 补气养血，理气下胞　B. 养阴清热，凉血调经　C. 活血化瘀，通利下胞

D. 温经行滞，活血下胞　E. 温肾固冲，止血调经

3. 西医学中可参照胞衣不下辨证治疗的是（　　）

A. 胎盘滞留　　　　　B. 胎盘嵌顿　　　　　C. 胎盘粘连

D. 部分妊娠组织物残留　E. 胎盘植入

三、填空题

1. 胎儿娩出后，经过＿＿＿＿＿＿胎盘不能自然娩出者，称为胞衣不下。

2. 《诸病源候论》："有产儿下，苦胞衣不落者，世谓之＿＿＿＿＿＿。"

3. 胞衣，即今之＿＿＿＿＿＿与＿＿＿＿＿＿的总称。

4. 胞衣不下的病因病机主要有＿＿＿＿＿＿、＿＿＿＿＿＿、＿＿＿＿＿＿。

四、名词解释

1. 胞衣不下

2. 胞衣

五、简答题

1. 胞衣不下的临床分型有哪些？其治法和选方是什么？

2. 胞衣不下的临床分型有哪些？其选方是什么？

六、论述题

胞衣不下血瘀证的临床表现、证候分析及治法方药。

七、病案分析题

孙某，女，29 岁。产儿后，胞衣久不下，小腹冷痛，有包块拒按，得温痛减，阴道流血量少，血色暗红，形寒肢冷，面色青白；舌暗，苔白，脉沉紧。

请写出本病的诊断、证型、证候分析、治法、方药。

参考答案

一、单项选择题

（一）A1 型题

1．A　胞衣不下的病机是气虚、血瘀、寒凝。

2．C　胞衣不下血瘀证的治法是活血化瘀，通利下胞。

3．D　胞衣不下气虚证适用的方剂是生化加参汤。

4．C　八味黑神散出自《卫生家宝产科备要》。

5．C　生化加参汤的组成为人参、当归、川芎、白术、香附。

6．E　胞衣不下始见于《诸病源候论》。

7．D　胞衣不下寒凝证的治法为温经行滞，活血下胞。

8．A　胞衣不下的机制，虚者由于气虚不能传送，实者由于血瘀阻碍，或寒凝血滞，以致胞衣不下。

9．E　胞衣不下血瘀证适用的方剂是牛膝汤。

10．B　胞衣不下的治疗以下胞为主。

（二）A2 型题

1．D　依据临床症状辨证为胞衣不下的气虚证，故选生化加参汤。

2．D　依据临床症状辨证为胞衣不下的寒凝证，宜温经行滞，活血下胞。

（三）A3 型题

1．（1）A　证候分析：产妇素体虚弱，产后中气更虚，冲任虚衰，无力运胞外出，故胞衣不下；气虚下陷，故小腹坠胀；气虚胞宫缩复无力，故小腹有块，按之不硬；气虚不能摄血，故阴道流血量多；血失气化，故色淡；气虚运血无力，血行迟滞而有血块；气虚中阳不振，故神倦乏力；清阳不升，则头晕眼花，面色苍白。舌淡，苔白，脉缓弱，为气虚之征。

（2）A　治法：活血化瘀，通利下胞。

（3）D　方药：生化加参汤。

2．（1）B　证候分析：冲任不畅，胞宫瘀血阻滞，故使胞衣不下；瘀血内停，故小腹疼痛，有块拒按；瘀血内停，血不归经，则阴道出血量多，色暗有块；血块下后瘀滞稍通，故使痛减。舌紫暗，苔薄，脉弦涩有力，为血瘀之征。

（2）C　治法：活血化瘀，通利下胞。

（3）E　方药：牛膝汤。

（四）B1 型题

1. C　胞衣不下血瘀证的治法是活血化瘀，通利下胞。

2. D　胞衣不下寒凝证的治法是温经行滞，活血下胞。

3. D　胞衣不下气虚证适用的方剂是生化加参汤。

4. E　胞衣不下血瘀证适用的方剂是牛膝汤。

二、多项选择题

1. ABC　胞衣不下的证型有气虚、血瘀、寒凝。

2. ACD　胞衣不下的治疗法则有补气养血，理气下胞；活血化瘀，通利下胞；温经行滞，活血下胞。

3. ABCDE　西医学胎盘滞留、胎盘嵌顿、胎盘粘连、部分妊娠组织物残留、胎盘植入等可参照胞衣不下辨证治疗。

三、填空题

1. 半小时

2. 息胞

3. 胎盘；胎膜

4. 气虚；血瘀；寒凝

四、名词解释

1. 胎儿娩出后，经过半小时胎盘不能自然娩出者，称为胞衣不下。

2. 胞衣即今之胎盘与胎膜的总称。

五、简答题

1. 气虚证，治法为补气养血，理气下胞，方选生化加参汤。血瘀证，治法为活血化瘀，通利下胞，方选牛膝汤。寒凝证，治法为温经行滞，活血下胞，方选八味黑神散。

2. 胞衣不下的临床分型：①气虚证，方选生化加参汤。②血瘀证，方选牛膝汤。③寒凝证，方选八味黑神散。

六、论述题

胞衣不下血瘀证的临床表现：产儿后，胞衣久不娩出，小腹疼痛，有包块拒按，阴道出血量多，色暗有块，血块下后痛减；舌紫暗，或有瘀斑、瘀点，苔薄，脉弦涩有力。证候分析：冲任不畅，胞宫瘀血阻滞，故使胞衣不下；瘀血内停，故小腹疼痛，有块拒按；瘀血内停，血不归经，则阴道出血量多，色暗有块；血块下后瘀滞稍通，故使痛减。舌紫暗，或有瘀斑、瘀点，苔薄，脉弦涩有力，为血瘀之征。治法：活血化瘀，通利下胞。方药：牛膝汤。药物组成：牛膝、瞿麦、当归、通草、滑石、葵子。

七、病案分析题

诊断：胞衣不下寒凝证。

证候分析：寒凝冲任，胞宫瘀滞，故使胞衣不下，小腹冷痛，有包块拒按；得温则瘀滞稍通，故使痛减；血为寒凝，故使阴道流血量少，血色暗红；寒伤阳气，则形寒肢冷，面色青白。舌暗，苔白，脉沉紧，为寒凝之征。

治法：温经行滞，活血下胞。

方药：八味黑神散。

药物组成：熟地黄、白芍、当归、干姜、肉桂、蒲黄、黑大豆、炙甘草。

第三节　子死腹中

一、单项选择题

（一）A1 型题：每道试题下面有 A、B、C、D、E 五个备选答案。请从中选择一个最佳答案。

1. 气血虚弱子死腹中的首选方是（　　）
   A. 脱花煎　　　　　　　　B. 救母丹　　　　　　　　C. 佛手散
   D. 神效达生散　　　　　　E. 催生顺气饮

2. 气滞血瘀子死腹中的首选方是（　　）
   A. 脱花煎　　　　　　　　B. 佛手散　　　　　　　　C. 桂枝茯苓丸
   D. 救母丹　　　　　　　　E. 泰山磐石散

3. 救母丹出自（　　）
   A.《太平惠民和剂局方》　　B.《中医学新编》　　　　C.《景岳全书》
   D.《妇科玉尺》　　　　　　E.《傅青主女科》

4. 脱花煎出自（　　）
   A.《妇科玉尺》　　　　　　B.《傅青主女科》　　　　C.《景岳全书》
   D.《妇人大全良方》　　　　E.《医学衷中参西录》

5. 下列各药，不属于救母丹的是（　　）
   A. 荆芥穗　　　　　　　　B. 川芎　　　　　　　　　C. 益母草、赤石脂
   D. 丹参、赤芍　　　　　　E. 人参、当归

6. 下列各药，不属于脱花煎的是（　　）
   A. 桔梗、生姜　　　　　　B. 车前子　　　　　　　　C. 川牛膝

D. 当归、川芎　　　　　　　E. 红花、肉桂

7. 救母丹和脱花煎共有的药是（　　　）

A. 肉桂、人参　　　　B. 荆芥穗、当归　　　　C. 人参、川芎

D. 川牛膝、车前子　　E. 当归、川芎

8. 气滞血瘀子死腹中的治法是（　　　）

A. 补气养血，理气下胞　　B. 行气活血，祛瘀下胎　　C. 理气化湿，滑胎催产

D. 行气化瘀，滑胎催产　　E. 温经行滞，活血下胞

9. 气血虚弱子死腹中的治法是（　　　）

A. 补气养血，润胎催产　　B. 理气活血，祛瘀下胎　　C. 益气养血，活血下胎

D. 散寒除湿，逐水化瘀下胎　　　　　　　　　　E. 活血化瘀，通利下胞

10. 下列各项，不属于子死腹中诊断要点的是（　　　）

A. 妊娠足月或近足月　　B. 腹中异物感　　　　C. 胎动消失

D. 一侧下腹撕裂样疼痛　　E. 胎死数日不产

（二）A2 型题：每道试题由两个以上相关因素组成或以一个简要病例形式出现，其下面都有 A、B、C、D、E 五个备选答案。请从中选择一个最佳答案。

1. 患者 30 岁，临产前 1 天，子死腹中，自述小腹隐痛，疲倦乏力，头晕眼花，心悸气短，面色苍白，舌暗淡，苔薄白，脉虚大，现阶段的处理原则是（　　　）

A. 催产下胎　　　　B. 调和气血　　　　C. 补肾固冲

D. 杀胚消癥，活血止痛　　E. 以下胞为主，佐以活血化瘀

2. 患者 34 岁，产程中胎儿宫内死亡，久产不下，小腹胀痛剧烈，精神紧张，烦躁不安，时欲呕恶，口干不欲饮，面色紫暗，舌青黑，苔白腻，脉弦涩有力，其可能的中医诊断是（　　　）

A. 鬼胎　　　　B. 难产　　　　C. 胎动不安

D. 胞衣不下　　　　E. 子死腹中

（三）A3 型题：以下提供若干个案例，每个案例下设若干道试题。请根据案例所提供的信息，在每一道试题下面的 A、B、C、D、E 五个备选答案中选择一个最佳答案。

1. 患者临产前子死腹中，小腹隐痛，疲倦乏力，头晕眼花，心悸气短，面色苍白，舌暗淡，苔薄白，脉虚大。

（1）其证候是（　　　）

A. 瘀血阻滞　　　　B. 痰浊凝滞　　　　C. 肾气虚弱

D. 跌仆伤胎　　　　E. 气血虚弱

（2）其治法是（　　　）

A. 益气祛瘀　　　　B. 化痰除湿，行气下胎　　C. 散寒除湿，逐水化瘀下胎

D. 益气养血，活血下胎　　E. 补肾益气固冲

（3）治疗应首选的方剂是（　　　）

A. 脱花煎　　　　B. 救母丹　　　　C. 芫花散

    D. 神效达生散　　　　　　　E. 生化加参汤

2. 患者临产前子死腹中，小腹胀痛剧烈，精神紧张，烦躁不安，时欲呕恶，口干不欲饮，面色紫暗，舌青黑，苔白腻，脉弦涩有力。

（1）其证候是（　　　）

    A. 癥瘕伤胎　　　　　　B. 气滞湿郁　　　　　　C. 气滞血瘀

    D. 寒湿瘀滞　　　　　　E. 痰浊凝滞

（2）其治法是（　　　）

    A. 行气活血，祛瘀下胎　　B. 活血祛瘀，燥湿行气　　C. 补益气血养胎

    D. 滋阴清热，养血育胎　　E. 祛瘀下胎

（3）治疗应首选的方剂是（　　　）

    A. 荡鬼汤　　　　　　　B. 牛膝汤　　　　　　　C. 救母丹

    D. 脱花煎　　　　　　　E. 八味黑神散

（四）B1 型题：以下每组试题共用 A、B、C、D、E 五个备选答案，备选答案在上，题干在下。请从中选择一个最佳答案，每个备选答案可能被选择一次、多次或不被选择。

    A. 气血大伤，冲任不足，胞宫无力运胎

    B. 气血虚弱，胎儿缺少气血供应

    C. 气滞血瘀，阻滞气血供应

    D. 寒凝而冲任瘀阻，胞衣凝滞

    E. 气滞湿郁，湿停冲任，壅塞胞宫

1. 气血虚弱子死腹中的病机是（　　　）

2. 气滞血瘀子死腹中的病机是（　　　）

    A. 久产不下，小腹胀痛剧烈，精神紧张，烦躁不安，时欲呕恶，口干不欲饮，面色紫暗

    B. 产时阵痛微弱，宫缩持续时间短，间歇时间长，宫缩不强，努责无力，产程进展缓慢；神倦乏力，心悸气短，面色苍白

    C. 胞衣久不下，小腹冷痛，有包块拒按，得温痛减，阴道流血量少，血色暗红，形寒肢冷，面色青白

    D. 久产不下，小腹冷感，疲倦乏力，头晕眼花，心悸气短，面色苍白

    E. 产时腰腹持续胀痛，疼痛剧烈，宫缩虽强，但无规律，无推力，久产不下，面浮肢肿，头晕目眩，心悸气短，胸腹满闷，恶心呕吐

3. 气血虚弱子死腹中的证候是（　　　）

4. 气滞血瘀子死腹中的证候是（　　　）

二、多项选择题

每题由一个题干与 **5** 个备选答案组成，可从备选答案中选择多项与问题有关的答案，须全部选准方可计分。

1. 子死腹中的常见证型有（   ）
   A. 气血虚弱　　　　　B. 气滞血瘀　　　　　C. 热病伤胎
   D. 寒湿瘀滞　　　　　E. 痰浊凝滞

2. 下列各项，不属于子死腹中临床表现的是（   ）
   A. 久产不下　　　　　B. 喘不得卧　　　　　C. 胎动消失
   D. 腹大异常　　　　　E. 孕早中期阴道不规则流血

3. 救母丹的药物组成是（   ）
   A. 人参　　　　　　　B. 当归、川芎　　　　C. 益母草
   D. 荆芥穗　　　　　　E. 赤石脂

4. 脱花煎的药物组成是（   ）
   A. 当归　　　　　　　B. 车前子　　　　　　C. 川牛膝
   D. 肉桂　　　　　　　E. 川芎、红花

三、填空题

1. 子死腹中的机制不外虚实两方面，虚者_____，_____；实者_____，_____，最后导致子死腹中。

2. 一旦子死腹中确诊，应积极行_____，促进胎儿尽快娩出。由于胎儿已死，不宜采取损害产妇健康的手术助产（如剖宫产），应尽可能_____。

3. 产难则秽沃下，产时未到，秽露已尽，而胎枯燥，故_____。

4. 子死腹中的处理原则是_____。

四、名词解释

1. 子死腹中
2. 息胞

五、简答题

1. 简答子死腹中气血虚弱证的病机。
2. 简答子死腹中气滞血瘀证的病机。

六、论述题

简述子死腹中气血虚弱证的主要证候并分析其机制。

七、病案分析题

李某，女，31 岁，已婚。患者平素常喜叹息，情志抑郁，临产前胎儿死于腹中，胎死数日不产，乳房松软变小，小腹胀痛剧烈，精神紧张，烦躁不安，食欲不振，恶心，面色紫暗，舌青黑，苔白腻，脉弦涩有力。产科检查：胎动消失，胎心音消失。

请写出本病的诊断、证型、证候分析、治法、方药。

参考答案

一、单项选择题

（一）A1 型题

1. B 救母丹益气养血，活血下胎，适用于子死腹中气血虚弱证。

2. A 脱花煎行气活血，祛瘀下胎，适用于子死腹中气滞血瘀证。

3. E 救母丹出自《傅青主女科》。

4. C 脱花煎出自《景岳全书》。

5. D 救母丹药物组成：人参、当归、川芎、益母草、赤石脂、荆芥穗。

6. A 脱花煎药物组成：当归、川芎、红花、肉桂、川牛膝、车前子。

7. E 救母丹和脱花煎共同的药物是当归和川芎。

8. B 子死腹中气滞血瘀证，对应治法为行气活血，祛瘀下胎。

9. C 子死腹中气血虚弱证，对应治法为益气养血，活血下胎。

10. D 子死腹中诊断：妊娠足月或近足月，或临产后的产程进行中，孕妇可自觉胎动停止，胎儿死于腹中。胎死数日不产，胎动消失，乳房松软变小，食欲不振，恶心，畏寒，腹中异物感。

（二）A2 型题

1. A 处理原则是催产下胎。一旦子死腹中确诊，应积极行药物引产，促进胎儿尽快娩出。由于胎儿已死，不宜采取损害产妇健康的手术助产（如剖宫产），应尽可能从阴道分娩。

2. E 妊娠足月，临产前或产程中子死腹中，历时过久，不能自行产出者，称为子死腹中。

（三）A3 型题

1.（1）E 根据患者证候分析，属气血虚弱证。

（2）D 其治法是益气养血，活血下胎。

（3）B 治疗应首选的方剂是救母丹。

2.（1）C 根据患者证候分析，属气滞血瘀证。

（2）A 其治法是行气活血，祛瘀下胎。

（3）D　治疗应首选的方剂是脱花煎。

（四）B1型题

1. B　子死腹中的机制不外虚实两方面，虚者气血虚弱，胎儿缺少气血供应，导致子死腹中。

2. C　子死腹中的机制分虚实两方面，其中实者气滞血瘀，阻滞气血供应，最后导致子死腹中。

3. D　子死腹中气血虚弱证的主要证候：临产前或临产中子死腹中，久产不下，小腹隐痛或冷感，疲倦乏力，头晕眼花，心悸气短，或阴道流血量多，色淡，面色苍白，舌暗淡，苔薄白，脉虚大。

4. A　子死腹中气滞血瘀证的主要证候：临产前或临产中子死腹中，久产不下，小腹胀痛剧烈，并感冷凉，精神紧张，烦躁不安，时欲呕恶，口干不欲饮，面色紫暗，舌青黑，苔白腻，脉弦涩有力。

二、多项选择题

1. AB　子死腹中的常见证型包括气血虚弱证和气滞血瘀证。

2. BDE　子死腹中临床主要症状表现：胎死数日不产，胎动消失，乳房松软变小，食欲不振，恶心，畏寒，腹中异物感。

3. ABCDE　救母丹药物组成：人参、当归、川芎、益母草、赤石脂、荆芥穗。

4. ABCDE　脱花煎药物组成：当归、川芎、红花、肉桂、川牛膝、车前子。

三、填空题

1. 气血虚弱；胎儿缺少气血供应；气滞血瘀；阻滞气血供应

2. 药物引产；从阴道分娩

3. 子死腹中

4. 催产下胎

四、名词解释

1. 妊娠足月，临产前或产程中子死腹中，历时过久，不能自行产出者，称为子死腹中。

2. 胎儿娩出后，经过半小时胎盘不能自然娩出者，称为"胞衣不下"，又称"胞衣不出""息胞"。

五、简答题

1. 孕期久病体弱，气血不足，或产程过长，耗伤气血，致气血虚弱，冲任气血衰少，不能送胎养胎，故令久产不下，子死腹中。

2. 素多抑郁，或临产忧虑紧张，气结血滞，或产时感寒，冲任血瘀气滞，以致阻碍胎儿，久产不下，加之气滞血瘀阻碍气血养胎，故令子死腹中。

六、论述题

主要证候：临产前或临产中子死腹中，久产不下，小腹隐痛或冷感，疲倦乏力，头晕眼花，心悸气短，或阴道流血量多，色淡，面色苍白，舌暗淡，苔薄白，脉虚大。证候分析：临产耗气伤血，冲任气血虚弱，无力送胎养胎，故久产不下，子死腹中；气血虚弱，努责无力，故小腹隐痛；子死腹内，故小腹冷感；气虚，中气不足而气短，不达四肢则疲倦乏力；血虚，内不荣脏腑而心悸，上不荣清窍则头晕眼花，面色苍白。舌暗淡，苔薄白，脉虚大，为气血两虚，子死腹中之征。

七、病案分析题

诊断、证型：子死腹中之气滞血瘀证。

证候分析：情志抑郁，以致冲任气血瘀滞，阻碍气血养胎送胎，故使子死腹中，久产不下，小腹胀痛剧烈；气机不畅，疼痛刺激，故使精神紧张，烦躁不安；血瘀气逆，故食欲不振，恶心。面色紫暗，舌青黑，苔白腻，脉弦涩有力，为气滞血瘀，子死腹中之征。

治法：行气活血，祛瘀下胎。

方剂：脱花煎加枳壳、厚朴。

主要药物：当归、川芎、红花、肉桂、川牛膝、车前子、枳壳、厚朴。

第十一章　产后病 ▷▷▷▷

概　述

一、单项选择题

（一）A1 型题：每道试题下面有 A、B、C、D、E 五个备选答案。请从中选择一个最佳答案。

1.“新产后”是指产后（　　）日内。

　　A. 1　　　　　　　　　B. 3　　　　　　　　C. 5
　　D. 7　　　　　　　　　E. 9

2. 产后病的病机特点是（　　）

　　A. 气血两虚　　　　　B. 亡血伤津　　　　　C. 多虚多瘀
　　D. 元气受损　　　　　E. 阴阳两虚

3.《金匮要略·妇人产后病脉证治》中提到亡血伤津所致的“新产三病”，分别为（　　）

　　A. 病痉，病郁冒，大便难　　　　　　B. 冲心，冲胃，冲肺
　　C. 呕吐，盗汗，泄泻　　　D. 腹痛，恶露不绝，大便难
　　E. 小便不通，恶露不绝，小便淋痛

4.“新产三病”主要是由导致的（　　）

　　A. 亡血伤津　　　　　B. 感受外邪　　　　　C. 瘀血内阻
　　D. 元气受损　　　　　E. 饮食房劳所伤

5. 产后“三审”是指（　　）

　　A. 有无呕吐、有无盗汗、有无泄泻
　　B. 小腹痛与不痛、大便通与不通、乳汁行与不行和饮食多少
　　C. 恶露多少、乳汁是否充足、饮食多少
　　D. 小腹痛与不痛、小便是否正常、大便通与不通
　　E. 有无产后抽搐、乳汁是否充足、小便困难与否

6. 产后病的特有治疗原则（　　）

　　A. 大补气血　　　　　B. 虚者补之，实者泻之　　C. 寒者热之，热者寒之

    D. 平补平泻   E. 勿拘于产后，亦勿忘于产后

7. 产后"三禁"是指（   ）

    A. 禁风寒、禁辛辣、禁房劳

    B. 禁大汗、禁峻下、禁通利小便

    C. 禁大补、禁解表、禁峻下

    D. 禁攻伐、禁发汗、禁大补

    E. 禁过喜、禁过悲、禁房劳

8. 产后病的诊断中，审大便通与不通的目的在于（   ）

    A. 辨恶露有无停滞   B. 辨脏腑功能有无受损   C. 验津液的盛衰

    D. 审察胃气的强弱   E. 辨有无湿热蕴结

9. 产后病的诊断中，审小腹痛与不痛的目的在于（   ）

    A. 辨恶露有无停滞   B. 验津液的盛衰   C. 辨脏腑功能有无受损

    D. 审察胃气的强弱   E. 辨有无湿热蕴结

10. 产后病的诊断中，审乳汁行与不行和饮食多少的目的在于（   ）

    A. 辨恶露有无停滞   B. 辨脏腑功能有无受损   C. 验津液的盛衰

    D. 辨有无湿热蕴结   E. 审察胃气的强弱

11. 产后"三冲"是指

    A. 冲心，冲胃，冲肺   B. 呕吐，盗汗，泄泻

    C. 病痉，病郁冒，大便难   D. 腹痛，恶露不绝，大便难

    E. 冲肺，冲肝，冲胃

12. 产后"三急"是指（   ）

    A. 病痉，病郁冒，大便难   B. 冲心，冲胃，冲肺   C. 呕吐，盗汗，泄泻

    D. 腹痛，恶露不绝，大便难

    E. 小便不通，恶露不绝，小便淋痛

13. 从胎盘娩出至产妇全身各器官（除乳腺外）恢复至孕前状态的一段时期，称为

（   ）

    A. 新产后   B. 产褥期   C. 围生期

    D. 哺乳期   E. 产褥早期

14. "产褥期"是指（   ）

    A. 产后1周内   B. 产后4周内   C. 产后5周内

    D. 产后6周内   E. 产后10周内

15. 产后用发汗之法，易导致（   ）

    A. 气虚   B. 亡阴   C. 亡阳

    D. 亡津液   E. 亡血

16. 产后用峻下之法，易导致（   ）

    A. 气虚   B. 亡阴   C. 亡阳

D. 亡津液　　　　　　　　E. 亡血

17. 产后通利小便，易导致（　　）

    A. 气虚　　　　　　　　B. 亡阴　　　　　　　C. 亡阳

    D. 亡津液　　　　　　　　E. 亡血

（二）**B1 型题**：以下每组试题共用 **A、B、C、D、E** 五个备选答案，备选答案在上，题干在下。请从中选择一个最佳答案，每个备选答案可能被选择一次、多次或不被选择。

    A. 冲心，冲肺，冲胃　　B. 呕吐，盗汗，泄泻　　C. 痉，郁冒，大便难

    D. 大汗，峻下，通利小便　E. 大汗，血崩，下利

1.《金匮要略》所云新产妇人有"三病"是指（　　）

2.《张氏医通》所论的产后"三冲"是指（　　）

3.《张氏医通》指出的产后"三急"是指（　　）

4. 产后"三禁"是指（　　）

    A. 以辨有无恶露的停滞　　B. 以辨有无瘀血内停　　C. 以验津液之盛衰

    D. 以验气血的盛衰　　　　E. 以察胃气之强弱

5. 审乳汁行与不行，以及饮食之多少的目的是（　　）

6. 审小腹痛与不痛的目的是（　　）

二、多项选择题

每题由一个题干与 5 个备选答案组成，可从备选答案中选择多项与问题有关的答案，须全部选准方可计分。

1. 下列哪些为产后病的主要发病机制（　　）

    A. 亡血伤津　　　　　　B. 元气受损　　　　　C. 瘀血内阻

    D. 肝气郁滞　　　　　　E. 外感六淫或饮食房劳所伤

2. 产后病的常用治法主要有（　　）

    A. 补气养血　　　　　　B. 活血化瘀　　　　　C. 益气固表

    D. 疏肝解郁　　　　　　E. 勿忘于产后，勿拘于产后

3. 下列哪些疾病与产后亡血伤津有关（　　）

    A. 产后血晕　　　　　　B. 产后发热　　　　　C. 产后痉证

    D. 产后大便难　　　　　E. 产后乳汁自出

4. 下列哪些疾病为产后危急重症（　　）

    A. 产后腹痛　　　　　　B. 产后发热　　　　　C. 产后身痛

    D. 产后痉证　　　　　　E. 产后血晕

三、填空题

1.《金匮要略·妇人产后病脉证并治》曰："新产妇人有三病，一者_____，二者_____，三者_____。"

2. 产后"三审"，即先审_____，以辨恶露有无停滞；次审_____，以验津液之盛衰；再审_____，以察胃气的强弱。

3. 产后用药"三禁"，即禁____以防亡阳，禁____以防亡阴，禁____以防亡津液。

4. 产后"三冲"是指____，____，____。

5. 产后亡血伤津，元气受损，瘀血内阻形成的_____病机特点，是产后病发生的基础和内因。

6. 产后病的常用治法为____，____。掌握补虚不____，攻邪不_____的原则，勿犯"虚虚实实"之戒。

四、名词解释

1. 产后病
2. 产褥期
3. 产后三审
4. 产后三禁
5. 产后三冲

五、简答题

1. 如何理解产后病病机特点为多虚多瘀？
2. 如何调护以预防产后病的发生？
3. 产后病的治疗原则和常用治法是什么？

六、论述题

论述产后病的治疗原则及选方用药需注意什么？

参考答案

一、单项选择题

（一）A1 型题

1. D　产后 7 日内，称为新产后。

2. C　产后病的病因病机主要有亡血伤津、元气受损、瘀血内阻、外感六淫或饮食房劳所伤四个方面。总以"虚""瘀"居多，故形成了产后"多虚多瘀"的病机特点。

而 A 气血两虚、B 亡血伤津、D 元气受损、E 阴阳两虚均不全面。

3. A　《金匮要略·妇人产后病脉证治》曰："新产妇人有三病，一者病痉，二者病郁冒，三者大便难。"冲心、冲胃、冲肺是产后"三冲"；呕吐、盗汗、泄泻为产后"三急"。

4. A　《金匮要略·妇人产后病脉证治》曰："新产妇人有三病，一者病痉，二者病郁冒，三者大便难。"论述了亡血伤津所致的"新产三病"。新产血虚、多出汗、喜中风，故令病痉；亡血复汗、寒多，故令郁冒；亡津液，胃燥，故大便难。

5. B　产后"三审"包括：先审小腹痛与不痛，以辨恶露有无停滞；次审大便通与不通，以验津液之盛衰；再审乳汁行与不行和饮食多少，以察胃气的强弱。

6. E　产后病的治疗应根据亡血伤津、元气受损、瘀血内阻、多虚多瘀的特点，本着"勿拘于产后，亦勿忘于产后"的原则。A."大补气血"为具体治法，B."虚者补之，实者泻之"，D"平补平泻"，C"寒者热之，热者寒之"均为中医治病的共有原则，而非产后病特有治疗原则。

7. B　产后用药"三禁"：禁大汗以防亡阳，禁峻下以防亡阴，禁通利小便以防亡津液。

8. C　产后"三审"包括：先审小腹痛与不痛，以辨恶露有无停滞；次审大便通与不通，以验津液之盛衰；再审乳汁行与不行和饮食多少，以察胃气的强弱。

9. A　产后"三审"包括：先审小腹痛与不痛，以辨恶露有无停滞；次审大便通与不通，以验津液之盛衰；再审乳汁行与不行和饮食多少，以察胃气的强弱。

10. E　产后"三审"包括：先审小腹痛与不痛，以辨恶露有无停滞；次审大便通与不通，以验津液之盛衰；再审乳汁行与不行和饮食多少，以察胃气的强弱。

11. A　《张氏医通·妇人门》云："败血上冲有三，或歌舞谈笑，或怒骂坐卧，甚者逾墙上屋，口咬拳打，山腔野调，号佛名神，此败血冲心，多死……若饱闷呕恶，腹满胀痛者曰冲胃……面赤呕逆欲死曰冲肺。"

12. C　《张氏医通·妇人门》指出，"呕吐、盗汗、泄泻"均可加重亡血伤津，故称其为产后"三急"。

13. B　从胎盘娩出至产妇全身各器官（除乳腺外）恢复至孕前状态的一段时期，称为产褥期，通常是 6 周。A."新产后"为产后 1 周内；C."围生期"是指妊娠 28 周到产后 1 周前后的一段时期；D."哺乳期"是指产妇进行母乳喂养婴儿的这段时期；E."产褥早期"一般是指产后 10 天左右。

14. D　从胎盘娩出至产妇全身各器官（除乳腺外）恢复至孕前状态的一段时期，称为产褥期，通常是 6 周。

15. C　《病机机要》云："治胎产之病，当从厥阴证论之，宜无犯胃气及上二焦，是为三禁，谓不可汗，不可下，不可利小便。发其汗则同伤寒下早之证；利大便则脉数而伤脾；利小便则内亡津液，胃中结燥。"因此产后用药"三禁"，即禁大汗，以防亡阳；禁峻下以防亡阴；禁通利小便以防亡津液。

16. B　《病机机要》云："治胎产之病，当从厥阴证论之，宜无犯胃气及上二焦，是为三禁，谓不可汗，不可下，不可利小便。发其汗则同伤寒下早之证；利大便则脉数而伤脾；利小便则内亡津液，胃中结燥。"因此产后用药"三禁"，即禁大汗，以防亡阳；禁峻下以防亡阴；禁通利小便以防亡津液。

17. D　《病机机要》云："治胎产之病，当从厥阴证论之，宜无犯胃气及上二焦，是为三禁，谓不可汗，不可下，不可利小便。发其汗则同伤寒下早之证；利大便则脉数而伤脾；利小便则内亡津液，胃中结燥。"因此产后用药"三禁"，即禁大汗，以防亡阳；禁峻下以防亡阴；禁通利小便以防亡津液。

（二）B1 型题

1. C　产后"三病"是指病痉、病郁冒、大便难。

2. A　产后"三冲"是指产后败血冲心、冲胃、冲肺。

3. B　产后"三急"是指呕吐、盗汗、泄泻。

4. D　产后"三禁"是指禁大汗以防亡阳；禁峻下以防亡阴；禁通利小便以防亡津液。

5. E　产后三审是指先审小腹痛与不痛，以辨恶露有无停滞；次审大便通与不通，以辨津液之盛衰；再审乳汁的行与不行和饮食多少，以察胃气的强弱。

6. A　产后三审是指先审小腹痛与不痛，以辨恶露有无停滞；次审大便通与不通，以辨津液之盛衰；再审乳汁的行与不行和饮食多少，以察胃气的强弱。

二、多项选择题

1. ABCE　产后病的主要发病机制：亡血伤津、元气受损、瘀血内阻、外感六淫或饮食房劳所伤。

2. AB　产后病的常用治法是补气养血，活血化瘀。益气固表及疏肝解郁不是常用治法；勿忘于产后，勿拘于产后，是治疗原则。

3. ABCD　产后阴血暴亡，心神失守导致产后血晕。阴血暴虚，阳无所附，以致虚阳浮越于外引起产后发热。由于失血伤津，筋脉失养，阴虚风动引起产后痉证。产后血虚津亏，肠燥失于濡润导致产后大便难。其均与产后亡血伤津有关。产后乳汁自出则由胃气不固，气虚失摄或肝经郁热，迫乳外溢引起，与亡血伤津无关。

4. BDE　产后危急重症有产后血晕、产后痉证、产后发热等，治不及时均有致产妇死亡的危险。

三、填空题

1. 病痉；病郁冒；大便难

2. 小腹痛与不痛；大便通与不通；乳汁行与不行和饮食多少

3. 大汗；峻下；通利小便

4. 冲心；冲胃；冲肺

5. 多虚、多瘀

6. 补气养血；活血化瘀；滞邪；伤正

四、名词解释

1. 产妇在产褥期内发生与分娩或产褥有关的疾病，称为产后病。

2. 从胎盘娩出至产妇全身各器官（除乳腺外）恢复至孕前状态的一段时期，称为产褥期，通常为6周。

3. 先审小腹痛与不痛，以辨恶露有无停滞；次审大便通与不通，以验津液之盛衰；再审乳汁行与不行和饮食多少。以察胃气的强弱。

4. 禁大汗以防亡阳，禁峻下以防亡阴，禁通利小便以防亡津液，此为产后三禁。

5. 产后三冲指败血冲心、冲胃、冲肺。

五、简答题

1. 产后多虚：由于分娩用力、出汗、产创出血而使产妇阴血骤虚，甚至暴亡，阳气浮散，加上产时用力耗气或失血过多、气随血耗、元气受损，故有产后百脉空虚。产后多瘀：分娩创伤，脉络受损，血溢脉外，离经成瘀；或分娩后，余血浊液或胎衣、胎盘残留易滞于子宫；或因虚而运血无力亦可致瘀。

2. 居室宜寒温适宜，空气流通，阳光充足；衣着宜温凉合适，厚薄得当，以防受凉或中暑；饮食宜清淡，富含营养，容易消化，不宜过食生冷、辛辣、肥腻和煎炒之品；注意劳逸结合，以免耗气伤血；保持心情舒畅，以防情志致病。产后百日内不宜交合，以防房劳所伤，哺乳期注意避孕；保持外阴清洁，以防邪毒滋生和非意愿妊娠。

3. 产后病治疗原则：应根据亡血伤津、元气受损、瘀血内阻、多瘀多虚的特点，本着"勿拘于产后，亦勿忘于产后"的原则，结合病情进行辨证论治。掌握补虚不滞邪、攻邪不伤正的原则，勿犯"虚虚实实"之戒。产后病的常用治法：补气养血，活血化瘀。

六、论述题

产后病治疗原则：应根据亡血伤津、元气受损、瘀血内阻、多瘀多虚的特点，本着"勿拘于产后，亦勿忘于产后"的原则，结合病情进行辨证论治。掌握补虚不滞邪、攻邪不伤正的原则，勿犯"虚虚实实"之戒。产后病的常用治法：补气养血，活血化瘀。选方用药必须照顾气血。行气勿过于耗散，化瘀勿过于攻逐；寒证不宜过用温燥，热证不宜过用寒凉；解表不过于发汗，攻里不过于削伐。同时应掌握产后用药"三禁"，即禁大汗以防亡阳；禁峻下以防亡阴；禁通利小便以防亡津液。

第一节　产后血晕

一、单项选择题

（一）A1 型题：每道试题下面有 A、B、C、D、E 五个备选答案。请从中选择一个最佳答案。

1. 著作对产后血晕从辨证施治的角度进行了阐述，指出本病分虚实两端（　　）

    A.《诸病源候论》   B.《妇人大全良方》   C.《经效产宝》

    D.《景岳全书》   E.《傅青主女科》

2. 产后血晕的辨证以为纲（　　）

    A. 阴阳   B. 寒热   C. 虚实

    D. 表里   E. 气血

3. 治疗产后血晕瘀阻气闭证的代表方剂是（　　）

    A. 夺命散   B. 参附汤   C. 生化汤

    D. 桃红四物汤   E. 清魂散

4. 治疗产后血晕血虚气脱证的代表方剂是（　　）

    A. 参附汤   B. 生化汤   C. 当归补血汤

    D. 桃红四物汤   E. 夺命散

5. 下列不属于产后血晕特点的有（　　）

    A. 产妇分娩后突然头晕眼花

    B. 产妇分娩后昏迷不省人事

    C. 产后四肢抽搐   D. 产后心烦不安   E. 产后恶心呕吐

6. 产后血晕属虚证的病机是（　　）

    A. 阴血暴亡，心神失守   B. 瘀血上攻，扰乱心神   C. 血虚气脱

    D. 瘀阻气闭   E. 血虚血瘀

7. 下列关于产后血晕说法错误的是（　　）

    A. 产后血晕以产后突然头晕目眩，甚或神志不清为特点

    B. 产后血晕临证应首辨虚实

    C.《傅青主女科·正产血晕不语》中记载了针药并用治疗产后血晕的方法

    D. 瘀阻气闭证应用参附汤加减治疗

    E. 血虚气脱证应治以益气固脱

8. 夺命散主治瘀阻气闭证的产后血晕，其组成主要是（　　）

    A. 血竭、没药   B. 三七、血竭   C. 乳香、没药

    D. 当归、川芎   E. 当归、血竭

9. 产后血晕如何辨虚实（　　）

A. 分辨有无心胸满闷　　　B. 分辨有无头晕眼花　　　C. 分辨有无神志昏迷

D. 分辨有无心烦不安　　　E. 分辨闭证、脱证

10. 下列属于产后血晕的是（　　）

A. 产妇分娩后突然头晕眼花，不能起坐，或心胸满闷，恶心呕吐，痰涌气急，心烦不安，甚则神昏口噤，不省人事

B. 产褥期内，突然发生四肢抽搐，项背强直，甚则口噤不开，角弓反张者

C. 发生在妊娠中晚期，以眩晕为主症

D. 妊娠晚期、临产时，或新产后，突然发生眩晕倒仆，昏不知人，两目上视，牙关紧闭，四肢抽搐，全身强直，须臾醒，醒后复发，甚或昏迷不醒者

E. 在产褥期间出现发热持续不退，或突然高热寒战者

（二）**A2 型题：每道试题由两个以上相关因素组成或以一个简要病例形式出现，其下面都有 A、B、C、D、E 五个备选答案。请从中选择一个最佳答案。**

1. 某女，31 岁。经阴道顺产，生产时出血量多，3 小时后，突发眩晕眼花不能坐起，面色苍白，心悸愤闷，舌淡，无苔，脉微欲绝，此时首选方是（　　）

A. 参附汤　　　　　B. 扶阳救脱汤　　　　　C. 夺命散

D. 黑神散　　　　　E. 当归补血汤

2. 某女，31 岁。经阴道顺产，生产时出血量多，3 小时后，少腹疼痛拒按，突然头晕眼花，不能起坐，甚则心下急满，气粗喘促，痰涌气急，神昏口噤，不省人事，两手握拳，牙关紧闭，面色青紫，唇舌紫暗，脉涩，辨证为（　　）

A. 血热证　　　　　B. 气虚证　　　　　C. 瘀阻气闭证

D. 血虚气脱证　　　E. 气滞证

3. 某女，27 岁。经阴道顺产，顺产 3 小时后，突发眩晕眼花不能坐起，面色苍白，心悸愤闷，舌淡，无苔，脉微欲绝，最佳治法为（　　）

A. 益气固脱　　　　B. 行血逐瘀　　　　C. 益气补血

D. 温经散寒　　　　E. 养阴清热

4. 患者分娩后，突然头晕眼花，心悸愤闷，昏不知人。不属于其急症处理措施的是（　　）

A. 立即将产妇置于头高脚低的仰卧位

B. 补充血容量　　　C. 针刺眉心、人中、涌泉等穴位

D. 保持产妇体温　　E. 根据病因进行中西医结合抢救

（三）**A3 型题：以下提供若干个案例，每个案例下设若干道试题。请根据案例所提供的信息，在每一道试题下面的 A、B、C、D、E 五个备选答案中选择一个最佳答案。**

1. 某女，28 岁。顺产 2 小时后，突然晕眩，眼花不能坐起，面色苍白，心悸愤闷，昏不知人，眼闭口开，手撒肢冷，舌淡，无苔，脉微欲绝。

（1）依据上述信息，可诊断为（　　）

A. 产后发热　　　　B. 产后血晕　　　　C. 产后血劳

    D. 产后郁冒   E. 产后痉证

（2）辨证为（   ）

    A. 血热证   B. 气虚证   C. 瘀阻气闭证

    D. 血虚气脱证   E. 气滞证

（3）最佳选方为（   ）

    A. 夺命散   B. 参附汤   C. 生化汤

    D. 桃红四物汤   E. 清魂散

    2. 某女，31 岁。顺产分娩 3 小时后，少腹疼痛拒按，突然头晕眼花，不能起坐，甚则心下急满，气粗喘促，痰涌气急，神昏口噤，不省人事，两手握拳，牙关紧闭，面色青紫，唇舌紫暗，脉涩。

（1）依据上述信息，可诊断为（   ）

    A. 产后血劳   B. 产后血晕   C. 产后发热

    D. 产后郁冒   E. 产后痉证

（2）辨证为（   ）

    A. 气虚证   B. 血热证   C. 瘀阻气闭证

    D. 血虚气脱证   E. 气滞证

（3）最佳治法为（   ）

    A. 益气固脱   B. 行血逐瘀   C. 益气补血

    D. 温经散寒   E. 养阴清热

    3. 某女，25 岁。顺产 2 小时后，阴道出血，突然晕眩，眼花不能坐起，面色苍白，昏不知人，眼闭口开，手撒肢冷，舌淡，无苔，脉微欲绝。

（1）依据上述信息，可辨证为（   ）

    A. 血虚气脱证   B. 气虚证   C. 瘀阻气闭证

    D. 血虚证   E. 气滞证

（2）最佳治法为（   ）

    A. 益气固脱   B. 行血逐瘀   C. 益气补血

    D. 温经散寒   E. 养阴清热

（3）若仍有阴道下血不止，可加（   ）

    A. 黑芥穗、姜炭   B. 黄芪、党参   C. 生地黄、玄参

    D. 黄芩、黄柏   E. 人参、白术

    4. 某女，31 岁。顺产分娩 3 小时后，少腹疼痛拒按，突然头晕眼花，不能起坐，甚则心下急满，气粗喘促，痰涌气急，神昏口噤，不省人事，两手握拳，牙关紧闭，面色青紫，唇舌紫暗，脉涩。

（1）依据上述信息，可诊断为（   ）

    A. 产后发热   B. 产后血晕   C. 产后痉证

    D. 产后郁冒   E. 产后血劳

（2）最佳选方为（　　）

    A. 夺命散　　　　　　B. 参附汤　　　　　　C. 生化汤

    D. 桃红四物汤　　　　E. 清魂散

（3）若兼胸闷呕哕者，可加（　　）

    A. 姜半夏、胆南星　　B. 百部、紫菀　　　　C. 陈皮、甘草

    D. 蒲公英、连翘　　　E. 川贝母、浙贝母

（四）B1 型题： 以下每组试题共用 A、B、C、D、E 五个备选答案，备选答案在上，题干在下。请从中选择一个最佳答案，每个备选答案可能被选择一次、多次或不被选择。

    A. 参附汤　　　　　　B. 生化汤　　　　　　C. 当归补血汤

    D. 桃红四物汤　　　　E. 夺命散

1. 产后血晕辨属血虚气脱证时宜选用的主方是（　　）

2. 产后血晕辨属瘀阻气闭证时宜选用的主方是（　　）

    A. 瘀阻气闭证　　　　B. 气滞证　　　　　　C. 气虚证

    D. 血虚气脱证　　　　E. 血热证

3. 患者产后失血过多，突然晕眩，面色苍白，心悸愦闷，甚则昏不知人，眼闭口开，手撒肢冷，冷汗淋漓；舌淡无苔，脉微欲绝。其证候是（　　）

4. 患者产后恶露不下，少腹疼痛拒按，突然头晕眼花，不能起坐，甚则心下急满，气粗喘促，痰涌气急，神昏口噤，不省人事，两手握拳，牙关紧闭，面色青紫，唇舌紫暗，脉涩。其证候是（　　）

二、多项选择题

每题由一个题干与 5 个备选答案组成，可从备选答案中选择多项与问题有关的答案，须全部选准方可计分。

1. 产后血晕的病机有（　　）

    A. 血虚气脱　　　　　B. 感染邪毒　　　　　C. 瘀阻气闭

    D. 肾阳虚衰　　　　　E. 寒客胞中

2. 产后血晕中治疗瘀阻气闭证的主要药物有（　　）

    A. 没药　　　　　　　B. 血竭　　　　　　　C. 当归

    D. 川芎　　　　　　　E. 党参

3. 下列属于产后血晕特点的有（　　）

    A. 产妇分娩后突然头晕眼花　　　　　　B. 昏迷不省人事

    C. 四肢抽搐　　　D. 颈项强直　　　E. 面目肢体浮肿

4. 治疗产后血晕的常用方有（　　）

    A. 当归芍药散　　　　B. 桃红四物汤　　　　C. 参附汤

D. 生化汤　　　　　　　　E. 夺命散

三、填空题

1. 产后血晕的辨证分型：_____、_____。
2. 血虚气脱型产后血晕之主方为_____；瘀阻气闭型产后血晕之主方为_____。
3. 本病主要病机不外虚、实两端，虚者多为_____；实者多因_____。
4. 血虚气脱者，治法以_____为主；瘀阻气闭者，治法以_____为主。

四、名词解释

1. 产后血晕
2. 产后血运

五、简答题

1. 简述产后血晕的病因病机。
2. 简述产后血晕的辨证施治。

六、论述题

试述产后血晕、产后痉证、产后子痫之鉴别。

七、病案分析题

张某，女，30 岁，已婚。7 月 14 日 12：58 分经阴道分娩一女婴，体重约 4250g，分娩时因失血约 1500mL，心率 120 次/分，血压 84/60mmHg，突然晕眩，面色苍白，心悸惯闷，昏不知人，眼闭口开，手撒肢冷，舌淡，无苔，脉微欲绝。

请写出本病的诊断、证型、证候分析、治法、方药。

参考答案

一、单项选择题

（一）A1 型题

1. D　《诸病源候论·产后血运闷候》中基本概括了虚实两类血晕之病因病机、症状鉴别及预后。《经效产宝·产后血晕闷绝方论》首见"产后血晕"一词，从病机论治方面进行论述。《妇人大全良方》中主张下血多而晕者，补血清心药治之，下血少而晕者，破血行血药治之，并载治本病方药颇多，如夺命丹内服、烧干漆闻烟、醋酒煎熏气。《傅青主女科·正产血晕不语》说："急用银针刺其眉心，得血出则语矣，然后以人参一两煎汤灌之。无不生者。"针药并用。张景岳在《景岳全书·妇人规》中提出产后血晕分虚实两端，应辨证施治的论述。

2. C　产后血晕的病机主要是血虚气脱和瘀阻气闭。虚者多为阴血暴亡，心神失守。实者多因瘀血上攻，扰乱心神。故辨证应以虚实为纲。

3. A　夺命散功效为行血祛瘀，原方主治血瘀气逆之闭证，且药少而效捷，故是产后血晕瘀阻气闭证的最佳方剂。参附汤主治血虚气脱证，方中人参大补元气，固脱生津；附子温里散寒，回阳救逆。生化汤功效养血祛瘀、温经止痛，主治血虚寒凝，瘀血阻滞证。症见产后恶露不行，小腹冷痛。临床上用于治疗产后诸疾属血虚寒凝，瘀血内阻者。桃红四物汤功效为养血活血，为调经要方之一，该方由四物汤加味桃仁、红花而成，也称加味四物汤。清魂散出自《医方集解》，（严氏）治产后恶露已尽，忽昏晕不知人（产后气血虚弱，又感风邪也）。

4. A　参附汤主治血虚气脱证。方中人参大补元气，固脱生津，附子温里散寒，回阳救逆，是产后血晕血虚气脱证的最佳方剂。

5. C　产后血晕的特点为产妇分娩后突然头晕眼花，不能起坐，或心胸满闷，恶心呕吐，痰涌气急，心烦不安，甚则神昏口噤，不省人事。产后血晕无抽搐之症，这也是产后血晕与其他有抽搐的病证（如产后子痫、产后癫痫、产后痉证）的必要鉴别点。

6. A　产后血晕首辨虚实，虚者多因阴血暴亡，心神失守；实者多因瘀血上攻，扰乱心神。产后病的病因病机可以概括为四方面：亡血伤津，元气受损，瘀血内阻，易被外感六淫饮食房劳所伤。总之，产后病特点为多虚多瘀。瘀阻气闭证属于产后血晕辨证论治实证。

7. D　产后血晕的特点为产妇分娩后突然头晕眼花，不能起坐，或心胸满闷，恶心呕吐，痰涌气急，心烦不安，甚则神昏口噤，不省人事。产后血晕首辨虚实，虚者多因阴血暴亡，心神失守；实者多因瘀血上攻，扰乱心神。产后血晕分为血虚气脱及瘀阻气闭证。血虚气脱证应益气固脱治疗，选用参附汤大补元气，回阳救逆；瘀阻气闭证应行血祛瘀，方用夺命散活血理气，逐瘀止痛。《傅青主女科·正产血晕不语》说："急用银针刺其眉心，得血出则语矣，然后以人参一两煎汤灌之。无不生者。"其提到了针药并用的治疗方法。

8. A　夺命散组成为没药与血竭。

9. E　产后血晕是指产妇分娩后突然头晕眼花，不能起坐，或心胸满闷，恶心呕吐，痰涌气急，心烦不安，甚则神昏口噤，不省人事。ABCD均为产后血晕的临床表现，无法据此分辨虚实。产后血晕虚者为脱证，实者为闭证。脱证多见于产时、产后大出血，面色苍白，冷汗淋漓，心悸愦闷，甚则昏厥，目闭口开，手撒肢冷；闭证多见恶露量少或不下，面色紫暗，心腹胀痛，神昏口噤，两手握拳。

10. A　产后血晕是指产妇分娩后突然头晕眼花，不能起坐，或心胸满闷，恶心呕吐，痰涌气急，心烦不安，甚则神昏口噤，不省人事。产后血晕无抽搐之症，这也是产后血晕与其他有抽搐的病证（如产后子痫、产后癫痫、产后痉证）的必要鉴别点。子晕是指发生在妊娠中晚期，以眩晕为主症。子痫是指妊娠晚期、临产时，或新产后，突然发生眩晕倒仆，昏不知人，两目上视，牙关紧闭，四肢抽搐，全身强直，须臾醒，醒后复发，甚或昏迷不醒者。产后发热是指在产褥期间出现发热持续不退，或突然高热寒战，并伴有其他症状者。

（二）A2 型题

1．A　依据症状及舌脉可辨证为产后血晕血虚气脱证，常选用参附汤益气固脱。

2．C　依据症状以及舌脉可辨证为产后血晕瘀阻气闭证。

3．A　依据症状以及舌脉可辨证为产后血晕血虚气脱证，常选用参附汤，益气固脱。

4．A　应是头低脚高位，增加回心血量，减少休克的风险。

（三）A3 型题

1．（1）B　依据题干中症状出现的时间在产后 2 小时，突然晕眩，眼花不能坐起，可诊断为产后血晕。

（2）D　患者产后突然晕眩，眼花不能坐起，面色苍白，为血虚之象。心悸愦闷，昏不知人，眼闭口开，手撒肢冷，舌淡，无苔，脉微欲绝，均属于血虚气脱之征。根据其症状表现可以判断其属于血虚气脱证。

（3）B　参附汤主治阳气暴脱之证。方中人参大补元气，固脱生津；附子温里散寒，回阳救逆，急则治其标。

2．（1）B　依据题干中症状出现的时间在产后 3 小时，突然晕眩，不能起坐，可诊断为产后血晕。

（2）C　产后冲任瘀滞，上攻于心，扰乱神明，故神昏，不省人事；上攻于肺，肺失清肃，故心下急满，气粗喘促，痰涌气急；瘀血内停，经络阻滞，故两手握拳，口噤。面色青紫，唇舌紫暗，脉涩，为瘀阻气闭之征。

（3）B　依据症状及舌脉可辨证为产后血晕瘀阻气闭证，常选用夺命散行血逐瘀。

3．（1）A　因产后血虚，心失所养，神明不守，则令昏眩，心悸愦闷，甚则昏不知人；阴血暴脱，不能上荣于目，则眼闭；气随血脱，脾阳衰微，故面色苍白，口开，手撒肢冷；营阴暴脱，阴不内守，孤阳外泄，则冷汗淋漓。舌淡，无苔，脉微欲绝或浮大而虚，为血虚气脱之征。

（2）A　依据症状及舌脉可辨证为产后血晕血虚气脱证，常选用参附汤，益气固脱。

（3）A　若仍有阴道下血不止，可加黑芥穗、姜炭，急则治其标；黄芪、党参、人参、白术补气健脾，生地、玄参滋阴清热，黄芩、黄柏清热利湿，都与下血不止无关。

4．（1）B　依据题干中症状出现产后 3 小时，突然晕眩，不能起坐，可诊断为产后血晕。

（2）A　依据症状以及舌脉可选用夺命散，行血逐瘀。夺命散功效为行血祛瘀，原方主治血瘀气逆之闭证，且药少而效捷，故是产后血晕瘀阻气闭证的最佳方剂。

（3）A　若兼胸闷呕哕者，可加姜半夏、胆南星降逆化痰止呕；B 百部、紫菀，化痰止咳，止咳力量强一些；C 陈皮、甘草，理气健脾、燥湿化痰；D 蒲公英、连翘，清热解毒；E 川贝母、浙贝母，润肺化痰，不能治疗呕吐症状。

（四）B1 型题

1．A 参附汤主治血虚气脱证。方中人参大补元气，固脱生津；附子温里散寒，回阳救逆。

2．E 夺命散主治血瘀气逆之闭证。方中没药、血竭活血理气，逐瘀止痛。瘀去则气机调畅，逆气可平，晕厥亦除，则神自清。

3．D 产时或产后失血过多，突然晕眩，面色苍白，心悸愦闷，甚则昏不知人，眼闭口开，手撒肢冷，冷汗淋漓；舌淡无苔，脉微欲绝或浮大而虚。属产后血晕血虚气脱证。

4．A 产后恶露不下，或下亦甚少，少腹疼痛拒按，突然头晕眼花，不能起坐，甚则心下急满，气粗喘促，痰涌气急，神昏口噤，不省人事，两手握拳，牙关紧闭，面色青紫；唇舌紫暗，脉涩。属产后血晕中瘀阻气闭证。

二、多项选择题

1．AC 产后血晕病主要病机不外虚、实两端，虚者多为阴血暴亡，心神失守；实者多因瘀血上攻，扰乱心神。

2．ABCD 产后血晕瘀阻气闭证主方为夺命散，原方治血瘀气逆之闭证。方中没药、血竭活血理气，逐瘀止痛；加当归、川芎以增强行血逐瘀之力。瘀去则气机调畅，逆气可平，晕厥亦除，则神自清。

3．AB 产后血晕的特点为产妇分娩后突然头晕眼花，不能起坐，或心胸满闷，恶心呕吐，痰涌气急，心烦不安，甚则神昏口噤，不省人事。

4．CE 产后血晕常见病因有血虚气脱和瘀阻气闭。临床上治疗这两种病证分别以参附汤和夺命散为主。夺命散功效为行血祛瘀，原方主治血瘀气逆之闭证，且药少而效捷，故是产后血晕瘀阻气闭证的最佳方剂。参附汤益气固脱用于治疗产后血晕中的血虚气脱证。当归芍药散是疏肝健脾的常用方，主治妊娠腹痛。桃红四物汤中有强劲的破血之品桃仁、红花，方子以祛瘀为核心，是调经要方之一。生化汤是产后方，组成是当归、川芎、桃仁、干姜、甘草。活血化瘀，祛瘀新生。主要治疗产后血虚受寒，瘀阻胞宫所至的腹痛。以上三方均不适用于产后血晕。

三、填空题

1．血虚气脱型；瘀阻气闭型

2．参附汤；夺命散

3．阴血暴亡，心神失守；瘀血上攻，扰乱心神

4．益气固脱；行血逐瘀

四、名词解释

1．产后血晕指产妇分娩后突然头晕眼花，不能起坐，或心胸满闷，恶心呕吐，痰

涌气急，心烦不安，甚则神昏口噤，不省人事，又称"产后血运"。

2. 产后血运指产妇分娩后突然头晕眼花，不能起坐，或心胸满闷，恶心呕吐，痰涌气急，心烦不安，甚则神昏口噤，不省人事。

五、简答题

1. 本病主要病机不外虚、实两端。虚者多为阴血暴亡，心神失守；实者多因瘀血上攻，扰乱心神。常见病因有血虚气脱和瘀阻气闭。①血虚气脱：产妇素体气血虚弱，复因产时失血过多，以致营阴下夺，气失所附，阳气虚脱，而致血晕。②瘀阻气闭：产后胞脉空虚，因产感寒，血为寒凝；或情志不遂，气滞血瘀，瘀滞冲任；或产后元气亏虚，运血无力，滞而成瘀，以致恶露涩少，血瘀气逆，上扰神明，而致血晕。

2. 产后突然晕眩，眼花不能坐起，面色苍白，心悸愦闷，昏不知人，眼闭口开，手撒肢冷，舌淡，无苔，脉微欲绝，证属血虚气脱。治法：益气固脱。方用参附汤。产后突然头晕眼花，不能起坐，甚则心下急满，气粗喘促，痰涌气急，神昏口噤，不省人事，两手握拳，牙关紧闭，面色青紫，唇舌紫暗，脉涩，证属瘀阻气闭。治法：行血逐瘀。方用夺命散。

六、论述题

产后血晕、产后痉证、产后子痫均发生于新产之际，均以晕厥或昏迷为特征，均属产后急危重症，临证当仔细鉴别。

具体如下表：

病证	病因病机	主要症状
产后血晕	产后阴血暴亡，心神失守	头晕目眩，神昏口噤，或晕厥，甚者昏迷不醒或瘀血上攻，扰乱心神
产后痉证	产后亡血伤精，筋脉失养	四肢抽搐，项背强直，角弓反张
产后子痫	肝风内动，或痰火上扰	产前有头晕目眩、面目肢体浮肿、高血压、蛋白尿等病史，产后突然四肢抽搐、神志不清

七、病案分析题

西医诊断：产后出血。

中医诊断：产后血晕。

证型：血虚气脱证。

证候分析：因产时或产后失血过多，心失所养，神明不守，则令昏眩，心悸愦闷，甚则昏不知人；阴血暴脱，不能上荣于目，则眼闭；气随血脱，脾阳衰微，故面色苍白，口开，手撒肢冷；营阴暴脱，阴不内守，孤阳外泄，则冷汗淋漓。舌淡，无苔，脉微欲绝或浮大而虚，为血虚气脱之征。

治法：益气固脱。

方药：参附汤。

主要药物：人参、附子。

第二节　产后痉证

一、单项选择题

（一）A1 型题：每道试题下面有 A、B、C、D、E 五个备选答案。请从中选择一个最佳答案。

1. 产后痉证感染邪毒，直窜经络者为西医学的（　　）

　　A. 产褥感染　　　　　　B. 产后破伤风　　　　　C. 羊水栓塞

　　D. 产后失血性休克　　　E. 产后虚脱

2. 感染邪毒产后痉证的治法是解毒镇痉，理血祛风，应选方为（　　）

　　A. 玉真散　　　　　　　B. 撮风散　　　　　　　C. 三甲复脉汤

　　D. 华佗愈风散　　　　　E. 解毒活血汤

3. 阴血亏虚型产后痉证的治则法则为（　　）

　　A. 育阴潜阳，平肝清火　　B. 镇肝息风，清热解毒　　C. 解毒镇痉，理血祛风

　　D. 解毒镇痉，豁痰清火　　E. 滋阴养血，柔肝息风

4. 阴血亏虚型产后痉证的应选方为（　　）

　　A. 三甲复脉汤　　　　　B. 撮风散　　　　　　　C. 解毒活血汤

　　D. 玉真散　　　　　　　E. 华佗愈风散

5. 产后痉证与产后子痫的鉴别要点是（　　）

　　A. 是否发生在产后 24 小时之内　　　　　　　B. 是否意识清楚

　　C. 是否四肢抽搐　　　D. 是否有项背强直，角弓反张

　　E. 是否有高血压病史

6. 产后痉证的证候有（　　）

　　A. 阴血亏虚、邪毒感染　　B. 阴血亏虚、气虚血瘀　　C. 阴血亏虚、阴虚阳亢

　　D. 邪毒感染、气虚血瘀　　E. 邪毒感染、阴虚阳亢

7. 关于产后痉证的防治，下列说法错误的是（　　）

　　A. 对产后痉证的预防应提高手术质量，减少分娩过程中的出血

　　B. 对于生产过程中存在感染破伤风风险的产妇，免疫接种破伤风类病毒是预防产后痉证的有效方法

　　C. 在接产过程中严格执行无菌操作

　　D. 产后痉证的治疗在临床中应首辨其寒热，而后立法施治

　　E. 产后痉证患者用药不可过用辛温之品，以防燥血伤津，致生他变

8. 产后痉证是指（　　）

　　A. 产妇突然发生四肢抽搐，项背强直，甚则口噤不开，角弓反张

B. 产妇分娩后突然头晕眼花，不能起坐，或心胸满闷，恶心呕吐，痰涌气急，心烦不安，甚则神昏口噤，不省人事

C. 产褥期内，出现发热持续不退，或低热持续，或突然高热寒战，并伴有其他症状者

D. 产妇在产褥期，发生与分娩或产褥有关的小腹疼痛

E. 妊娠晚期、临产时，或新产后，突然发生眩晕倒仆，昏不知人，两目上视，牙关紧闭，四肢抽搐，全身强直，须臾醒，醒后复发，甚或昏迷不醒者

9. 产后痉证属于（   ）

A. 新产三病　　　　B. 产后三急　　　　C. 产后三审

D. 产后三禁　　　　E. 产后发热

10. 产后痉证无此症状的是（   ）

A. 口角搐动，四肢抽搐　B. 项背强直，牙关紧闭　C. 角弓反张，面色苍白

D. 意识清楚　　　　E. 意识不清

（二）A2 型题：每道试题由两个以上相关因素组成或以一个简要病例形式出现，其下面都有 A、B、C、D、E 五个备选答案。请从中选择一个最佳答案。

1. 张某，29 岁，职员。产后 4 小时出血量多，其后出现手足拘挛，面色苍白，脉虚，本病证的治法是（   ）

A. 滋阴养血，柔肝息风　B. 补气养血，祛邪解毒　C. 解毒镇痉，理血祛风

D. 补气养血，调和营卫　E. 养血祛风，解毒镇痉

2. 刘某，31 岁。产后头项强痛，发热恶寒，牙关紧闭，口角抽动，面呈苦笑，继而项背强直，角弓反张，舌质淡红，苔薄白，脉弦大而浮，治宜（   ）

A. 解毒镇痉，理血祛风　B. 解毒镇痉，活血化瘀　C. 芳香开窍，理血祛风

D. 滋阴养血，柔肝息风　E. 镇肝息风，活血化瘀

3. 赵某，42 岁。产后出血较多，手足拘挛，面色苍白，舌淡红，苔少，脉细无力，其治疗首选方为（   ）

A. 三甲复脉汤加味　B. 镇肝息风汤加味　C. 补中益气汤加味

D. 天麻钩藤饮加味　E. 羚角钩藤汤加味

4. 王某，产时失血较多，分娩后突发手足抽搐，头项强直，牙关紧闭，面色苍白，舌淡无苔，脉虚细。辨证为（   ）

A. 邪毒感染证　　　B. 气血虚弱证　　　C. 阴血亏虚证

D. 瘀阻气闭证　　　E. 肝经郁热证

（三）A3 型题：以下提供若干个案例，每个案例下设若干道试题。请根据案例所提供的信息，在每一道试题下面的 A、B、C、D、E 五个备选答案中选择一个最佳答案。

1. 某女性患者，35 岁。产后失血过多，突然头项强直，牙关紧闭，四肢抽搐，面色苍白，舌质淡红，少苔，脉虚细。

（1）本病的证候为（   ）

  A. 感染邪毒　　　　　　B. 外感风寒　　　　　C. 瘀血闭阻

  D. 阴血亏虚　　　　　　E. 以上都不是

（2）治疗宜选用的最佳治法（　　　）

  A. 解毒镇痉，理血祛风　B. 解毒镇痉，活血化瘀　C. 芳香开窍，理血祛风

  D. 滋阴养血，柔肝息风　E. 镇肝息风，活血化瘀

（3）治疗本病证的首选方剂（　　　）

  A. 生脉散　　　　　　　B. 三甲复脉汤加减　　　C. 玉真散加减

  D. 补中益气汤加减　　　E. 大补阴丸

  2. 患者，女，32岁。产后头项强痛，发热恶寒，牙关紧闭，口角抽动，面呈苦笑，继而项背强直，角弓反张；舌质淡红，苔薄白，脉浮而弦。

（1）导致本病的证候为（　　　）

  A. 邪毒感染　　　　　　B. 外感风寒　　　　　C. 瘀血闭阻

  D. 阴血亏虚　　　　　　E. 以上都不是

（2）治疗宜选用的最佳治法（　　　）

  A. 芳香开窍，理血祛风　B. 解毒镇痉，活血化瘀　C. 解毒镇痉，理血祛风

  D. 滋阴养血，柔肝息风　E. 镇肝息风，活血化瘀

（3）治疗本病证的首选方剂（　　　）

  A. 生脉散　　　　　　　B. 大补阴丸　　　　　C. 三甲复脉汤加减

  D. 补中益气汤加减　　　E. 玉真散加减

  3. 魏某，女，32岁，农民。于1年前生第二胎以后，经常出现两手抽搐，后逐渐加重，发展至全身痉挛，当地医院诊为低血钙性抽搐，后经某省级医院诊断为甲状腺功能减退。近来发作频繁，每日数次，发作时两手紧握，口噤不开，目睛直视，每次持续3分钟，现患者面色憔悴，身体瘦弱，脉细弱，舌淡苔薄。

（1）中医辨病为（　　　）

  A. 产后痉证　　　　　　B. 产后血虚　　　　　C. 产后发热

  D. 产后情志异常　　　　E. 产后身痛

（2）本病病机为（　　　）

  A. 感染邪毒，正邪相争　B. 阴血暴亡，心神失守　C. 亡血失津，筋脉失养

  D. 瘀血上攻，扰乱心神　E. 气血运行不畅

（3）治法应当（　　　）

  A. 芳香开窍，理血祛风　B. 滋阴养血，柔肝息风　C. 解毒镇痉，理血祛风

  D. 解毒镇痉，活血化瘀　E. 镇肝息风，活血化瘀

  4. 钱某，女，36岁。产后失血过多，手足拘挛，头项强痛，牙关紧闭，口角抽动；舌质淡红，苔少，脉细弱无力。

（1）导致本病的证候为（　　　）

  A. 邪毒感染证　　　　　B. 外感风寒证　　　　C. 瘀血闭阻证

D. 阴血亏虚证　　　　　　　　E. 以上都不是

（2）若患者出现汗多症状宜加（　　　）

A. 山茱萸、莲子、黄芩　　　　　　　　B. 玉竹、麦冬、天冬

C. 浮小麦、麻黄根、山茱萸　　　　　　D. 芡实、椿皮、百合

E. 墨旱莲、女贞子、白芍

（3）关于此病的预防与防治，下列说法中错误的是（　　　）

A. 预防应提高手术质量，减少分娩过程中的出血

B. 免疫接种破伤风类病毒是预防此病的有效方法

C. 在接产过程中严格执行无菌操作

D. 此病治疗在临床中应首辨其寒热，而后立法施治

E. 患者用药不可过用辛温之品，以防燥血伤津，致生他变

（四）B1 型题： 以下每组试题共用 A、B、C、D、E 五个备选答案，备选答案在上，题干在下。请从中选择一个最佳答案，每个备选答案可能被选择一次、多次或不被选择。

A. 三甲复脉汤　　　　　　B. 生化汤　　　　　　C. 当归补血汤

D. 桃红四物汤　　　　　　E. 玉真散

1. 产后痉证辨属阴血亏虚证时宜选用的主方是（　　　）

2. 产后痉证辨属邪毒感染证时宜选用的主方是（　　　）

A. 瘀阻气闭证　　　　　　B. 阴血亏虚证　　　　　　C. 邪毒感染证

D. 血虚气脱证　　　　　　E. 血热证

3. 患者产后失血过多，突然发痉，头项强直，四肢抽搐，牙关紧闭，面色苍白或萎黄，舌淡红，少苔或无苔。其证候是（　　　）

4. 患者产后头项强直，牙关紧闭，口角抽搐，发热恶寒，面呈苦笑，继而项背强直，角弓反张，舌质正常，苔薄白，脉浮弦。其证候是（　　　）

二、多项选择题

每题由一个题干与 5 个备选答案组成，可从备选答案中选择多项与问题有关的答案，须全部选准方可计分。

1. 产后痉证的常见病因有（　　　）

A. 肝阳内动　　　　　　B. 感染邪毒　　　　　　C. 瘀火上扰

D. 阴血亏虚　　　　　　E. 寒客胞中

2. 产后痉证中邪毒感染证的辨证要点有（　　　）

A. 头项强痛　　　　　　B. 面呈苦笑　　　　　　C. 恶寒发热

D. 面色苍白　　　　　　E. 脉虚细

3. 下列不属于产后痉证治法的有（　　　）

A. 滋阴养血　　　　B. 理血祛风　　　　C. 柔肝息风

D. 行血祛瘀　　　　E. 平肝潜阳

4. 治疗产后痉证的常用方剂有（　　　）

A. 三甲复脉汤　　　B. 桃红四物汤　　　C. 参附汤

D. 生化汤　　　　　E. 玉真散

三、填空题

1. 新产三病是指_____，_____，_____。

2. 产后痉证的常见病因有_____，_____。

3. 产后痉证的治疗原则以_____为主。阴血亏虚者，以_____为主；感染邪毒者，以_____为要。

4. 新产血虚，多汗出，喜中风，故令_____。

四、名词解释

1. 产后痉证

2. 新产三病

五、简答题

1. 试述产后痉证的病因病机。

2. 产后痉证应与哪些病证相鉴别？

六、论述题

论述治疗产后痉证的治疗原则及选方用药。

七、病案分析题

某女性患者，35岁。产后失血过多，突然头项强直，牙关紧闭，手足抽搐，面色苍白，舌质淡红，少苔，脉虚细。

请写出本病的诊断、证型、证候分析、治法、方药。

参考答案

一、单项选择题

（一）A1 型题

1. B　产后痉证感染邪毒，多因接生不慎，或产创护理不洁，以致邪毒入侵，临床表现近似于西医学的产后破伤风。

2．A　产后痉证之邪毒感染证的首选方剂为玉真散。玉真散有解毒化痰、息风镇痉、祛风定搐之效，使邪毒清、痰得化、抽搐止。撮风散主治小儿急惊、脐风、口撮。三甲复脉汤有滋阴养血、育阴潜阳、柔肝息风、镇痉开窍之功，使津充血足，筋脉得养，诸证自愈，治疗产后痉证阴血亏虚证。华佗愈风散主治妇人产后，中风口噤，牙关紧急，手足瘛疭如角弓状或血晕，四肢强直，不省人事者。解毒活血汤主治温暑痧邪，深入营分，转筋吐下，肢厥汗多，脉伏溺无，口渴腹痛，面黑目陷，势极可危之症。

3．E　产后痉证之阴血亏虚证的最佳治法为滋阴养血，柔肝息风。

4．A　产后痉证之阴血亏虚型的首选方剂为三甲复脉汤。三甲复脉汤有滋阴养血、育阴潜阳、柔肝息风、镇痉开窍之功，使津充血足，筋脉得养，诸证自愈，治疗产后痉证阴血亏虚证。

5．B　产后痉证表现为产妇突然发生四肢抽搐，项背强直，甚则口噤不开，角弓反张，意识清楚；产后子痫主要表现为抽搐、血压升高、昏迷等。故意识清楚与否是二者鉴别要点。

6．A　产后痉证的发生，主要是亡血伤津，筋脉失养；或感染邪毒，直窜筋脉所致。故证型为阴血亏虚、邪毒感染。

7．D　产后痉证在临证中应辨虚实，而后立法。

8．A　B选项为产后血晕；C选项为产后发热；D选项为产后腹痛；E选项为子痫。

9．A　新产三病有产后病痉、产后郁冒、产后大便难。产后三急指呕吐、产后盗汗、产后泄泻。产后三审指：先审小腹痛与不痛，以辨有无恶露的停滞，次审大便通与不通，以验津液之盛衰，三审乳汁的行与不行及饮食之多少，以查胃气的强弱。产后三禁指禁大汗以防亡阳，禁峻下以防亡阴，禁通利小便以防亡津液。产后发热是指产褥期间内，出现发热持续不退，或低热持续并伴其他症状者。

10．E　产后痉证患者意识清楚。

（二）A2型题

1．A　根据患者临床表现产后失血量多，亡血失津，筋脉失养，血虚肝风内动，则出现手足拘挛，不能上荣于面，故面色苍白，脉虚为产后痉证阴血亏虚证，治法宜为滋阴养血，柔肝息风。

2．A　根据患者临床表现，产后血气亏损，百脉亏虚，易感外邪，初起邪在肌肤，正邪交争，故导致头项强痛，发热恶寒；继而邪窜经脉致使牙关紧闭，口角抽动，面呈苦笑；继而邪毒入里致使项背强直，角弓反张，舌质正常；苔薄白，脉弦大而浮，为产后痉证邪毒感染证。治法宜为解毒镇痉，理血祛风。

3．A　根据患者临床表现辨证为产后痉证阴血亏虚证，应首选方剂为三甲复脉汤加味。

4．C　根据患者产时失血较多，亡血失津，筋脉失养，血虚肝风内动，则出现手足抽搐，头项强直，牙关紧闭；血虚不能上荣于面，故面色苍白，舌淡无苔，脉虚细。临床表现辨证为产后痉证之阴血亏虚证。

（三）A3 型题

1.（1）D 根据患者产后失血过多，突然头项强直，牙关紧闭，四肢抽搐，面色苍白，舌质淡红，少苔，脉虚细可诊断为产后痉证之阴血亏虚证。

（2）D 治法当以滋阴养血，柔肝息风。

（3）B 首选方剂为三甲复脉汤加减，主治温病热邪久羁下焦，阴血亏虚之证。

2.（1）A 根据患者证候分析属产后痉证邪毒感染证。

（2）C 治以解毒镇痉，理血祛风。

（3）E 首选方剂为玉真散加减，主治破伤风，为创伤之后，感受风毒之邪。

3.（1）A 患者于1年前生第二胎以后，经常出现两手抽搐，后逐渐加重，近来发作频繁，每日数次，发作时两手紧握，口噤不开，目睛直视，现患者面色憔悴，身体瘦弱，脉细弱，舌淡苔薄，症状分析属产后痉证。

（2）C 根据患者证候分析，由于产后亡血失津，筋脉失养，血虚肝风内动所致。

（3）B 治法宜以滋阴养血，柔肝息风。

4.（1）D 根据患者证候分析属阴血亏虚证。

（2）C 阴血亏虚证，需加浮小麦、山茱萸、麻黄根收敛止汗。

（3）D 产后痉证在临床中应首辨虚实，而后立法。

（四）B1 型题

1. A 三甲复脉汤主治阴血亏虚证，有滋阴养血，平肝潜阳，息风镇痉之效。

2. E 玉真散主治邪毒感染证，有祛风化痰，定搐止痉之功效，临床常用于治疗破伤风、面神经炎、舞蹈病等风痰内窜筋脉者。

3. B 产后失血过多，突然发痉，头项强直，四肢抽搐，牙关紧闭，面色苍白或萎黄，舌淡红，少苔或无苔。属产后痉证阴血亏虚证。

4. C 产后头项强直，牙关紧闭，口角抽搐，发热恶寒，面呈苦笑，继而项背强直，角弓反张，舌质正常，苔薄白，脉浮弦。属产后痉证邪毒感染证。

二、多项选择题

1. BD 产后痉证发病机理有二：一是亡血伤津，阴血亏虚，筋脉失养；二是邪毒感染，直窜筋脉。

2. ABC 产后痉证分阴血亏虚、感染邪毒证。临证时以产后手足拘挛，或四肢抽搐，牙关紧闭，面色苍白为阴血亏虚证特点；恶寒发热，头项强痛，口角抽动，面呈苦笑，项背强直，角弓反张，为感染邪毒证特点。

3. DE 产后痉证阴血亏虚证的治法为滋阴养血，柔肝息风；产后痉证邪毒感染证的治法为解毒镇痉，理血祛风。

4. AE 产后痉证主要证型有阴血亏虚证和邪毒感染证。临床上治疗这两种病证分别以三甲复脉汤和玉真散为主。

三、填空题

1. 病痉；病郁冒；大便难
2. 阴血亏虚；感染邪毒
3. 息风镇痉；养血息风；解毒镇痉
4. 病痉

四、名词解释

1. 产后痉证指产褥期内，产妇突然发生四肢抽搐，项背强直，甚则口噤不开，角弓反张。
2. 新产三病是指痉、郁冒、大便难，分别为产后痉证、产后郁冒、产后大便难。

五、简答题

1. 病因病机。阴血亏虚：素禀阴血不足，因产重虚，失血伤津，营阴耗损，津液虚竭，筋脉失养，阴虚风动，而致发痉。邪毒感染：多因接生不慎，或产创护理不洁，邪毒乘虚而入，损伤脉络，直窜筋脉，以致筋脉拘急而发痉。

2.（1）与产后子痫相鉴别：产后子痫多发生于产后 24 小时以内，患者既往有妊高征病史，临床上多有妊娠期水肿、血压升高史，产后常先出现头晕眼花之先兆，继而发生眩晕倒仆，昏不知人，两目上视，牙关紧闭，四肢抽搐，全身强直，须臾醒，醒复发。产后痉证多在产后数日后发病，可有产时、产后失血过多或不洁接产史，在出现四肢抽搐、角弓反张等症状时，神志清楚。

（2）与癫痫产后发作相鉴别：产妇既往有癫痫病史。以突然倒仆、抽搐、神志不清、口吐白沫、或发出异常叫声、移时苏醒如常人为特征；产后痉证患者无既往癫痫抽搐史，常有产时、产后失血过多或不洁接产史，表现为四肢拘挛或抽搐，或面呈苦笑，无异常叫声，神志清醒。

六、论述题

产后痉证的治疗原则以息风镇痉为主。阴血亏虚者，以养血息风为主；感染邪毒者，以解毒镇痉为要。

阴血亏虚证治以滋阴养血，柔肝息风。方用三甲复脉汤加减。

主要药物：阿胶、白芍、鳖甲、龟甲、牡蛎、麦冬、干地黄、火麻仁、炙甘草、天麻、钩藤、石菖蒲。

邪毒感染证治以解毒镇痉，理血祛风。方用玉真散加减。

主要药物：白附子、天南星、天麻、羌活、防风、白芷。

七、病案分析题

中医诊断：产后痉证。

辨证分型：阴血亏虚证。

证候分析：因本患者产时失血过多，亡血伤津，筋脉失养，血虚肝风内动，则头项强直，手足抽搐；手三阳之筋皆结于额颊，风若乘之入额颊，则牙关紧闭；血虚不能上荣于面，故面色苍白。舌淡红，少苔，脉虚细，为阴血亏虚之征。

治法：滋阴养血，柔肝息风。

方药：三甲复脉汤加减。

主要药物：阿胶、白芍、鳖甲、龟甲、牡蛎、麦冬、干地黄、火麻仁、炙甘草、天麻、钩藤、石菖蒲。

第三节 产后发热

一、单项选择题

（一）A1 型题：每道试题下面有 A、B、C、D、E 五个备选答案。请从中选择一个最佳答案。

1. 治疗产后发热感染邪毒证应首选的方剂是（ ）
   A. 解毒活血汤   B. 银翘散   C. 大黄牡丹汤
   D. 生化汤   E. 五味消毒饮

2. 不属于产后感染邪毒发热，热毒与瘀血互结，阳明腑实的临床表现的是（ ）
   A. 下腹胀痛   B. 恶露不畅   C. 壮热不退
   D. 斑疹隐隐   E. 苔黄而燥

3. 前人云："产后之法……当如虚怯人病邪而治，总之无犯实实虚虚之禁"语出于何书（ ）
   A.《金匮要略》   B.《景岳全书·妇人规》
   C.《外感温热篇》   D.《温疫论》   E.《素问》

4. 产后发热感染邪毒证的发热特点是（ ）
   A. 产后高热寒战，恶露臭秽   B. 产后恶寒发热，鼻流清涕
   C. 产后低热不退，腹痛绵绵   D. 产后寒热时作，恶露不下
   E. 产后午后潮热，烦躁不安

5. 治疗产后发热若外邪客于少阳之半表半里，应首选的方剂是（ ）
   A. 银翘散   B. 小柴胡汤   C. 清暑益气汤
   D. 四逆散   E. 柴胡疏肝散

6. 最早论述产后发热病因病机的古医籍是（ ）

A.《金匮要略》　　　　　B.《诸病源候论》　　　C.《医宗金鉴》

D.《备急千金要方》　　　E.《景岳全书》

7. 产后发热外感风寒证的治法是（　　　）

　　A. 养血祛风，散寒解表　　B. 辛温解表，疏散风寒　C. 养血益气，和营除热

　　D. 解表散寒，疏风解肌　　E. 养血祛风，活血化瘀

8. 治疗产后发热感染邪毒证之热入营血，应首选的方剂是（　　　）

　　A. 安宫牛黄丸　　　　　B. 清营汤　　　　　　C. 五味消毒饮

　　D. 解毒活血汤　　　　　E. 犀角地黄汤

9. 治疗产后发热血瘀证，应首选的方剂是（　　　）

　　A. 少腹逐瘀汤　　　　　B. 血府逐瘀汤　　　　C. 生化汤加味

　　D. 解毒活血汤　　　　　E. 桃红四物汤

10. 下列各项，不属于产后发热感染邪毒证临床表现的是（　　　）

　　A. 小腹疼痛拒按　　　　　B. 产后高热寒战，热势不退

　　C. 肢体酸痛，无汗　　　　D. 恶露量或多或少，色紫暗如败酱，气臭秽

　　E. 心烦口渴，尿少色黄，大便燥结

11. 治疗产后发热血虚证，应首选的方剂是（　　　）

　　A. 十全大补汤　　　　　B. 八珍汤　　　　　　C. 补中益气汤

　　D. 桃红四物汤　　　　　E. 当归补血汤

12. 下列哪项不符合产后发热的病因病机（　　　）

　　A. 败血停滞，营卫不通　　B. 经脉不通，营卫不和　C. 感染邪毒，正邪交争

　　D. 外邪袭表，营卫不和　　E. 阴血骤虚，阳气外散

13. 产后发热血瘀证的发热特点是（　　　）

　　A. 产后高热寒战，恶露臭秽　　　B. 产后恶寒发热，鼻流清涕

　　C. 产后低热不退，腹痛绵绵　　　D. 产后乍寒乍热，恶露不下

　　E. 产后午后潮热，烦躁不安

14. 治疗产后发热外感风寒证，应首选的方剂是（　　　）

　　A. 荆穗四物汤　　　　　B. 参苏饮　　　　　　C. 小柴胡汤

　　D. 桑菊饮　　　　　　　E. 八珍汤

15. 产后发热血瘀证的主要证候，下列哪项是错误的（　　　）

　　A. 寒热时作　　　　　　B. 恶露不下　　　　　C. 恶露量少，色紫暗

　　D. 小腹隐痛，喜按　　　E. 舌质紫暗，脉弦涩

　（二）A2 型题：每道试题由两个以上相关因素组成或以一个简要病例形式出现，其下面都有 A、B、C、D、E 五个备选答案。请从中选择一个最佳答案。

　1. 患者新产后，低热不退，腹痛绵绵，喜按，恶露量少，色淡质稀，自汗，头晕心悸；舌质淡，苔薄白，脉细数。其治法是（　　　）

　　A. 活血化瘀，和营除热　　B. 养血益气，和营退热　C. 养血祛风，疏解表邪

D. 养血清热、化瘀退热　　　　E. 滋阴养血，清热凉血

2. 患者产后 24 小时，恶寒发热，鼻流清涕，头痛，肢体酸痛，无汗；舌苔薄白，脉浮紧。治疗应首选方剂是（　　）

    A. 荆穗四物汤　　　　　　B. 生化汤加味　　　　　　C. 补中益气汤

    D. 五味消毒饮　　　　　　E. 参苏饮

3. 患者新产后，持续高热，小腹疼痛剧烈，拒按，恶露不畅，秽臭如脓，烦渴引饮，大便燥结；舌紫暗，苔黄而燥，脉数。其证候是（　　）

    A. 热毒瘀血互结证　　　　B. 血瘀证　　　　　　　　C. 外感风热证

    D. 邪入少阳证　　　　　　E. 外感暑热证

4. 患者新产后，高热寒战，热势不退，小腹疼痛拒按，恶露量多，色紫暗如败酱，气臭秽；心烦口渴；舌红苔黄，脉数有力。其证候是（　　）

    A. 热入营血证　　　　　　B. 感染邪毒证　　　　　　C. 外感证

    D. 血瘀证　　　　　　　　E. 血虚证

（三）A3 型题：以下提供若干个案例，每个案例下设若干道试题。请根据案例所提供的信息，在每一道试题下面的 A、B、C、D、E 五个备选答案中选择一个最佳答案。

1. 患者新产后，发热恶寒，或高热寒战，小腹疼痛拒按，恶露初时量多，继则量少，色紫暗，质如败酱，其气臭秽；心烦不宁，口渴喜饮，小便短赤，大便燥结；舌红，苔黄而干，脉数有力。

（1）其证候是（　　）

    A. 外感风热证　　　　　　B. 血虚证　　　　　　　　C. 血瘀证

    D. 感染邪毒证　　　　　　E. 热入营血证

（2）其治法是（　　）

    A. 辛凉解表，疏风清热　　B. 清营解毒，凉血养阴　C. 清热解毒，凉血化瘀

    D. 活血祛瘀，和营除热　　E. 养血益气，和营退热

（3）治疗应首选的方剂是（　　）

    A. 解毒活血汤加减　　　　B. 八珍汤加减　　　　　　C. 生化汤加减

    D. 银翘散加减　　　　　　E. 清营汤加减

2. 患者新产后发热，微汗或汗出恶风；头痛，咳嗽或有黄痰，咽痛口干，口渴，恶露正常，无下腹痛；舌红，苔薄黄，脉浮数。

（1）其证候是（　　）

    A. 感染邪毒证　　　　　　B. 外感风热证　　　　　　C. 热入营血证

    D. 血虚证　　　　　　　　E. 血瘀证

（2）其治法是（　　）

    A. 清营解毒，凉血养阴　　B. 清热解毒，凉血化瘀　C. 辛凉解表，疏风清热

    D. 活血祛瘀，和营除热　　E. 养血益气，和营退热

（3）治疗应首选的方剂是（　　）

A. 生化汤   B. 清营汤   C. 银翘散

D. 八珍汤   E. 五味消毒饮

3. 患者产时、产后失血过多，身有微热；头晕眼花，心悸少寐，恶露或多或少，色淡质稀，小腹绵绵作痛，喜按；舌淡红，苔薄白，脉细弱。

（1）其证候是（　　）

A. 血虚证   B. 感染邪毒证   C. 外感风寒证

D. 热入营血证   E. 血瘀证

（2）其治法是（　　）

A. 养血益气，和营退热 B. 活血祛瘀，和营除热 C. 清热解毒，凉血化瘀

D. 清营解毒，凉血养阴 E. 养血祛风，散寒解表

（3）治疗应首选的方剂是（　　）

A. 荆穗四物汤   B. 五味消毒饮   C. 清营汤

D. 生化汤   E. 八珍汤

4. 患者产后乍寒乍热，恶露量少，色紫暗有块，小腹疼痛拒按；舌紫暗，有瘀点，苔薄白，脉弦涩。

（1）其证候是（　　）

A. 感染邪毒证   B. 外感风热证   C. 热入营血证

D. 血虚证   E. 血瘀证

（2）其治法是（　　）

A. 清营解毒，凉血养阴 B. 清热解毒，凉血化瘀 C. 辛凉解表，疏风清热

D. 活血祛瘀，和营除热 E. 养血益气，和营退热

（3）治疗应首选的方剂是（　　）加味

A. 生化汤   B. 清营汤   C. 银翘散

D. 八珍汤   E. 解毒活血汤

（四）B1 型题：以下每组试题共用 A、B、C、D、E 五个备选答案，备选答案在上，题干在下。请从中选择一个最佳答案，每个备选答案可能被选择一次、多次或不被选择。

A. 荆穗四物汤   B. 清营汤   C. 王氏清暑益气汤

D. 小柴胡汤   E. 清营汤送服安宫牛黄丸

1. 产后感染邪毒发热热入心包证应首选的方剂是（　　）

2. 产后感染邪毒发热邪入少阳证应首选的方剂是（　　）

A. 血瘀证   B. 血虚证   C. 外感证

D. 热毒瘀血互结证 E. 气滞证

3. 患者产后乍寒乍热，恶露不下，色紫暗有块，小腹刺痛拒按；舌紫暗，苔薄，脉涩。其证候是（　　）

4. 患者产后持续高热，下腹胀痛，痛而拒按，恶露不畅，秽臭如脓，大便燥结；舌紫暗，苔黄燥，脉弦数。其证候是（　　）

    A. 乍寒乍热，恶露不下　　　B. 高热不退，斑疹隐隐　C. 高热寒战，恶露臭秽

    D. 恶寒发热，头身疼痛　　　E. 低热不退，腹痛绵绵

5. 产后发热，感染邪毒证的主要临床表现是（　　）

6. 产后发热，热入营血证的主要临床表现是（　　）

    A. 养血祛风，散寒解表　　　B. 辛温散寒，调和营卫　C. 养血益气，和营退热

    D. 辛凉解表，疏风清热　　　E. 活血祛瘀，和营除热

7. 产后发热，外感风寒证的治疗原则是（　　）

8. 产后发热，血虚证的治疗原则是（　　）

    A. 大黄牡丹汤加败酱草、蒲公英、连翘

    B. 解毒活血汤加金银花、黄芩

    C. 银翘散　　　　　　　　　D. 清营汤加蒲公英、败酱草、紫花地丁

    E. 清营汤送服安宫牛黄丸

9. 患者新产后，感染邪毒，持续高热，神昏谵语，甚则昏迷，面色苍白，四肢厥冷，脉微欲绝。治疗应首选的方剂是（　　）

10. 患者新产后，高热寒战，热势不退，小腹疼痛拒按，恶露色紫暗如败酱，气臭秽；心烦口渴，尿少色黄，大便燥结，舌红苔黄而干，脉数有力。治疗应首选的方剂是（　　）

    A. 解毒活血汤　　　　　　　B. 解毒活血汤合白虎加人参汤

    C. 大黄牡丹汤　　　　　　　D. 清营汤　　　　　　　E. 四妙勇安汤

11. 产后发热，若高热不退，烦渴汗多，尿少色黄，脉虚大而数，治疗应首选的方剂是（　　）

12. 产后发热，若伴下肢持续疼痛，水肿，局部压痛或触及硬索状，皮肤发白，治疗应首选的方剂是（　　）

二、多项选择题

每题由一个题干与 5 个备选答案组成，可从备选答案中选择多项与问题有关的答案，须全部选准方可计分。

1. 产后发热的主要病机是（　　）

    A. 感染邪毒　　　　　　　B. 外感　　　　　　　C. 血瘀

    D. 气虚　　　　　　　　　E. 血虚

2. 产后发热的主要辨证要点是（　　）

    A. 发热特点　　　　　　　B. 恶露　　　　　　　C. 小腹疼痛

    D. 舌脉　　　　　　　　　E. 伴随症状

3. 产后发热的主要治疗原则有（　　）

    A. 扶正祛邪　　　　　　　B. 调气血　　　　　　C. 和营卫

    D. 苦寒清热　　　　　　　E. 益气固表

4. 产后发热感染邪毒证的临床表现有（　　）

    A. 小腹疼痛拒按　　　　　B. 产后寒战高热，热势不退

    C. 肢体酸痛，无汗　　　　D. 恶露量或多或少，色紫暗如败酱，气臭秽

    E. 心烦口渴，尿少色黄，大便燥结

5. 解毒活血汤的药物组成有（　　）

    A. 金银花、连翘、葛根　　B. 柴胡、红花、桃仁　　C. 枳壳、当归、赤芍

    D. 生地黄、葛根、连翘　　E. 枳实、虎杖、甘草

6. 下列属于产后发热的病因是（　　）

    A. 产后气血耗伤，血室正开

    B. 素体阴血不足，产时、产后失血过多

    C. 产后情志不遂，或为寒邪所客

    D. 不禁房事，邪毒乘虚而入

    E. 产后耗伤气血，百脉空虚，腠理不密

三、填空题

1. 产后发热常见证型有＿＿＿＿＿、＿＿＿＿＿、＿＿＿＿＿、＿＿＿＿＿。

2. 产后发热属外感风寒证者，治宜＿＿＿＿＿，＿＿＿＿＿。

3. 产后发热属感染邪毒证者，方用＿＿＿＿＿。

4. 产后发热属血虚证者，方用＿＿＿＿＿。

5. 产后发热的治疗总以扶正祛邪、调气血、＿＿＿＿＿为主。

6. 产后发热属血瘀证者，治宜活血祛瘀，＿＿＿＿＿。

四、名词解释

1. 产后发热

2. 蒸乳发热

五、简答题

1. 产后发热常见的病因有哪些？

2. 产后发热与蒸乳发热如何鉴别？

3. 产后发热如何预防和调护？

六、论述题

1. 试述产后发热的辨证要点。

2. 产后发热最严重的证型是哪种？出现危重证时应如何救治？

七、病案分析题

1. 王某，女，25 岁，已婚。产后 7 日，发热 3 天。患者 7 日前经会阴侧切足月分娩一子，产程顺利，近 3 日忽觉发烧，有时体温高达 39℃，恶露淋漓，血量忽多忽少，色黑如败酱，有污臭气味，小腹疼痛拒按，口干口苦，喜冷饮，面色红赤，大便干燥，小便色黄而短。舌质红，苔黄腻，脉洪数。既往体健，无特殊病史。无特殊经带胎产史。查体温 38.5℃。妇科检查：外阴侧切处略显红肿，宫颈光滑，阴道内可见暗红色血迹，有臭味，黏膜充血，触及子宫压痛明显，活动受阻，左侧附件增厚，右侧附件正常。血常规：红细胞 $3.8 \times 10^{12}/L$，白细胞 $12 \times 10^9/L$，中性粒细胞百分比 86%，淋巴细胞百分比 14%。

请写出本病的诊断、证型、证候分析、治法、方药。

2. 张某，女，28 岁，已婚。时值季秋，于产后第 12 天，因不慎寒暖，将息失宜，初觉形寒不适，体温不高，翌日恶寒高热，无汗身楚，恶露减少，小腹切痛，头痛身疼，鼻塞流涕，咳嗽，无汗；舌淡，苔薄白，脉浮紧。妇检：外阴（-），阴道畅，少量暗红色血液，无臭味；宫口已闭，子宫前位，增大，无明显压痛，双附件无异常。

请写出本病的诊断、证型、证候分析、治法、方药。

参考答案

一、单项选择题

（一）A1 型题

1. A 产后发热辨证属于感染邪毒证，其治疗主方是解毒活血汤，治以清热解毒，凉血化瘀。

2. D 产后感染邪毒发热若症见壮热不退，下腹胀痛，痛而拒按，恶露不畅，秽臭如脓，大便燥结，苔黄而燥，脉弦数，此乃热毒与瘀血互结胞中，阳明腑实。若正不胜邪，热入营血，则高热不退，心烦汗出，斑疹隐隐，舌红绛，苔黄燥，脉弦细数。

3. C "产后之法……当如虚怯人病邪而治，总之无犯实实虚虚之禁。"出自叶天士《外感温热篇》。

4. A 产后发热感染邪毒证的主要证候是产后发热恶寒，或高热寒战，小腹疼痛拒按，恶露初时量多，继则量少，色紫暗，质如败酱，其气臭秽；心烦不宁，口渴喜饮，小便短赤，大便燥结；舌红，苔黄而干，脉数有力。

5．B　产后发热若外邪客于少阳之半表半里，治以和解表里，方用小柴胡汤。

6．B　古医籍中最早论述产后发热病因病机的是《诸病源候论》。

7．A　产后发热外感风寒证的治法是养血祛风，散寒解表。

8．B　产后发热感染邪毒证之热入营血，治宜清营解毒，凉血养阴，应首选的方剂清营汤。

9．C　治疗产后发热血瘀证，应首选生化汤加丹皮、丹参、益母草等以活血祛瘀，和营除热。

10．C　产后发热感染邪毒证的主要证候是产后发热恶寒，或高热寒战，小腹疼痛拒按，恶露初时量多，继则量少，色紫暗，质如败酱，其气臭秽；心烦不宁，口渴喜饮，小便短赤，大便燥结；舌红，苔黄而干，脉数有力。

11．B　治疗产后发热血虚证，应首选八珍汤加减以养血益气，和营退热。

12．B　产后发热的病因病机有感染邪毒，正邪交争；外邪袭表，营卫不和；阴血骤虚，阳气外散；败血停滞，营卫不通。

13．D　产后发热血瘀证的发热特点为产后乍寒乍热，恶露不下，或下亦甚少，色紫暗有块，小腹疼痛拒按。

14．A　治疗产后发热外感风寒证，应首选荆穗四物汤加减以养血祛风，散寒解表。

15．D　产后发热血瘀证的主要证候是产后乍寒乍热，恶露不下，或下亦甚少，色紫暗有块，小腹疼痛拒按；舌紫暗，或有瘀点、瘀斑，苔薄，脉弦涩有力。

（二）A2 型题

1．B　根据患者证候分析，属血虚证，治宜养血益气，和营退热。

2．A　根据患者证候分析，属外感风寒证，治宜养血祛风，散寒解表，方用荆穗四物汤加减。

3．A　根据患者证候分析，属热毒与瘀血互结胞中，阳明腑实，治宜清热解毒，化瘀通腑，方用大黄牡丹皮汤加减。

4．B　根据患者证候分析，属感染邪毒证，治宜清热解毒，凉血化瘀。

（三）A3 型题

1．（1）D　根据患者证候分析，属感染邪毒证。

（2）C　其治法是清热解毒，凉血化瘀。

（3）A　治疗应首选的方剂是解毒活血汤加减。

2．（1）B　根据患者证候分析，属外感风热证。

（2）C　其治法是辛凉解表，疏风清热。

（3）C　治应首选的方剂是银翘散。

3．（1）A　根据患者证候分析，属血虚证。

（2）A　其治法是养血益气，和营退热。

（3）E　治疗应首选的方剂是八珍汤加减。

4.（1）E　根据患者证候分析，属血瘀证。

（2）D　其治法是活血祛瘀，和营除热。

（3）A　治疗应首选的方剂是生化汤加减。

（四）B1 型题

1. E　产后发热辨属热入心包证时宜选用的主方是清营汤送服安宫牛黄丸或紫雪散，治以凉血解毒，清心开窍。

2. D　产后发热辨属邪入少阳证时宜选用的主方是小柴胡汤，治以和解表里。

3. A　根据患者证候分析，属血瘀证。

4. D　根据患者证候分析，属热毒瘀血互结证。

5. C　产后发热，感染邪毒证的临床表现是高热寒战，恶露臭秽。

6. B　产后发热，热入营血证的临床表现是高热不退，斑疹隐隐。

7. A　产后发热，外感风寒证的治疗原则是养血祛风，散寒解表。

8. C　产后发热，血虚证的治疗原则是养血益气，和营退热。

9. E　根据患者证候分析，属若热入心包，热深厥深，治宜凉血解毒，清心开窍，方用清营汤送服安宫牛黄丸。

10. B　根据患者证候分析，属感染邪毒证，治宜清热解毒，化瘀通腑，方用解毒活血汤加金银花、黄芩。

11. B　根据患者证候分析，属感染邪毒，热入气分，耗气伤津证，治宜清热解毒，凉血化瘀，养阴生津液，方用解毒活血汤合白虎加人参汤。

12. E　根据患者证候分析，属感染邪毒证伴股白肿，治宜清热解毒，活血止痛，方用四妙勇安汤。

二、多项选择题

1. ABCE　产后发热的主要病机包括感染邪毒、外感、血瘀、血虚。

2. ABCDE　产后发热，临证应根据发热的特点、恶露、小腹疼痛等情况及伴随症状，综合分析明辨。

3. ABC　产后发热的治疗总以扶正祛邪、调气血、和营卫。

4. ABDE　产后发热感染邪毒证的主要证候是产后发热恶寒，或高热寒战，小腹疼痛拒按，恶露初时量多，继则量少，色紫暗，质如败酱，其气臭秽；心烦不宁，口渴喜饮，小便短赤，大便燥结；舌红，苔黄而干，脉数有力。

5. BCD　解毒活血汤的药物组成：连翘、葛根、柴胡、枳壳、当归、赤芍、生地黄、红花、桃仁、甘草。

6. ABCDE　产后发热病因为产后气血耗伤，血室正开，若产时接生不慎，或产后护理不洁，或不禁房事，邪毒乘虚而入，稽留冲任、胞脉，正邪交争，因而发热。

三、填空题

1. 感染邪毒；外感；血瘀；血虚
2. 养血祛风；散寒解表
3. 解毒活血汤
4. 八珍汤
5. 和营卫
6. 和营除热

四、名词解释

1. 产褥期内，出现发热持续不退，或突然高热寒战，并伴有其他症状者，称为产后发热。

2. 产后3~4天泌乳期出现低热，可自然消失，为蒸乳发热，俗称"蒸乳"，不属于病理范畴。

五、简答题

1. 素体虚弱，营养不良；孕期贫血、子痫、阴道炎，孕晚期不禁房事；分娩产程过长，胎膜早破，产后出血，剖宫产、助产手术及产道损伤或胎盘、胎膜残留，消毒不严，产褥不洁等；产时、产后当风感寒，不避暑热，或情志不畅。

2. 蒸乳发热为产后3~4天泌乳期见低热，可自然消失，俗称"蒸乳"，不属病理范畴。产后发热为产后发热持续不退，且伴有小腹疼痛或恶露异常。

3. ①加强孕期保健，注意均衡营养，增强体质，孕晚期应禁房事。②正确处理分娩，产程中严格无菌操作，尽量避免产道损伤和产后出血，及时仔细缝合伤口。③产褥期应避风寒，慎起居，保持外阴清洁，严禁房事，以防外邪入侵。④产后取半卧位，有利于恶露排出。⑤防患于未然，凡有产道污染、产道手术、胎膜早破、产后出血等有感染可能者，给予抗生素或清热解毒之品，预防病邪入侵。

六、论述题

1. 产后发热，虚实轻重有别，临证应根据发热的特点、恶露、小腹痛等情况及伴随症状，综合分析明辨。若高热寒战，持续不退，恶露紫暗秽臭，小腹疼痛拒按，心烦口渴，舌红苔黄，脉数有力，多属感染邪毒；若恶寒发热，头痛身痛，苔薄白，脉浮，为外感发热；如正值盛夏炎热季节，高热多汗，口渴心烦，体倦少气，为外感暑热发热；寒热时作，恶露量少，色暗有块，小腹疼痛拒按，舌紫暗，脉弦涩，属血瘀发热；若低热不退，恶露量少，色淡，腹痛绵绵，头晕心悸，舌淡，苔薄白，脉细数，乃血虚发热。

2. 产后发热最严重的证型是感染邪毒证。感染邪毒所致的产后发热，是产科危急重症，若治疗不当或延误治疗可使病情进一步发展，邪毒内传，热入营血，或热陷心包，甚则发展至热深厥脱的危重之候。此时，应积极进行中西医救治。①支持疗法：加强营养，纠正水、电解质平衡紊乱，病情严重者或贫血者，多次少量输新鲜血或血浆。②热入营血：治宜解毒清营，凉血养阴。清营汤加味，或用清开灵注射液滴注，以清热解毒、醒神开窍。③热入心包：治宜凉血托毒，清心开窍。清营汤送服安宫牛黄丸或紫雪丹，或醒脑静点滴。④热深厥脱：急当回阳救逆，方用独参汤、生脉散或参附汤，或用参附注射液肌内注射或静注。此时病情复杂，势急症重，必须根据病情，配合西医治疗，给予足量、有效的抗生素或糖皮质激素，抗感染、纠正电解质紊乱、抗休克。若有会阴伤口、腹部伤口感染或盆腔脓肿，应及时切开引流。当病情稳定后，应检查原因，及时对症处理。

七、病案分析题

1. 诊断：产后发热。

证型：感染邪毒证。

证候分析：新产血室正开，胞脉空虚，邪毒乘虚直犯胞宫，正邪交争急剧，故高热39℃；邪毒入胞，与瘀血互结，胞脉阻滞不通，故小腹疼痛拒按，恶露淋漓，血量忽多忽少，色黑如败酱；热毒熏蒸，故恶露有污臭气味；热盛于内，灼伤津液，则口干口苦，喜冷饮，面色红赤，大便干燥，小便色赤而短。舌质红，苔黄腻，脉洪数，为毒热内盛之征。

治法：清热解毒，凉血化瘀。

方药：解毒活血汤加减。

主要药物：连翘、葛根、柴胡、枳壳、当归、赤芍、生地黄、红花、桃仁、金银花、黄芩、甘草。

2. 诊断：产后发热。

证型：外感风寒证。

证候分析：产后元气虚弱，卫阳失固，腠理不实，风寒袭表，正邪交争，则恶寒发热，头痛身疼；肺与皮毛相表里，肺气失宣，则鼻塞流涕，咳嗽。无汗，舌淡，苔薄白，脉浮紧，为风寒表实之征。

治法：养血祛风，散寒解表。

方药：荆穗四物汤加减。

主要药物：荆芥穗、川芎、当归、白芍、熟地黄、防风、苏叶、甘草。

第四节　产后腹痛

一、单项选择题

（一）A1 型题：每道试题下面有 A、B、C、D、E 五个备选答案。请从中选择一个最佳答案。

1. 治疗产后腹痛血瘀证应首选的方剂是（　　　）

    A. 生化汤　　　　　　　　B. 肠宁汤　　　　　　　　C. 少腹逐瘀汤

    D. 大黄牡丹汤　　　　　　E. 温经汤

2. 产后腹痛的记载始见于（　　　）

    A.《金匮要略》　　　　　B.《妇人大全良方》　　　C.《傅青主女科》

    D.《经效产宝》　　　　　E.《伤寒论》

3. 前人云："产后腹痛，最当辨察虚实。血有留瘀而痛者，实痛也；无血而痛者，虚痛也"语出于何书（　　　）

    A.《金匮要略》　　　　　B.《女科撮要》　　　　　C.《景岳全书·妇人规》

    D.《校注妇人良方》　　　E.《傅青主女科》

4. 肠宁汤的方药组成除人参、熟地黄、麦冬、肉桂、甘草外，尚有（　　　）

    A. 当归、生地黄、川芎、白芍

    B. 山药、续断、阿胶、当归

    C. 阿胶、黄芪、生地黄、山药

    D. 白芍、山药、当归、茯苓

    E. 续断、杜仲、山萸肉、赤芍

5. 儿枕痛是指（　　　）

    A. 产后小便癃闭不通　　　B. 产后腹痛　　　　　　　C. 妊娠腹痛

    D. 产后头痛　　　　　　　E. 产后身痛

6. 产后腹痛血虚证的治法是（　　　）

    A. 养血温中，缓急止痛　　B. 养血滋阴，缓急止痛　　C. 扶脾健中，缓急止痛

    D. 补血益气，缓急止痛　　E. 补肾养肝，缓急止痛

7. 产后腹痛热结证的治法是（　　　）

    A. 泻热逐瘀，活血止痛　　B. 凉血祛瘀，泻热通腑　　C. 急下存阴，逐瘀止痛

    D. 活血化瘀，通经止痛　　E. 理气行滞，清热凉血

8. 下列各项，不属于产后腹痛血瘀证临床表现的是（　　　）

    A. 产后小腹隐痛而拒按　　B. 恶露量少，涩滞不畅，色紫暗有块

    C. 形寒肢冷　　　　　　　D. 舌质紫暗　　　　　　　E. 脉沉紧或弦涩

9. 治疗产后腹痛热结证，应首选的方剂是（　　　）

A. 大柴胡汤 B. 大黄牡丹汤 C. 小承气汤

D. 生化汤 E. 肠宁汤

10. 大黄牡丹汤方的药组成是（　　）

A. 大黄、牡丹皮、桃仁、红花、甘草

B. 大黄、牡丹皮、芒硝、川芎、红花

C. 大黄、牡丹皮、桃仁、冬瓜仁、芒硝

D. 大黄、牡丹皮、当归、芍药、冬瓜仁

E. 大黄、牡丹皮、芒硝、香附、当归

（二）A2 型题：每道试题由两个以上相关因素组成或以一个简要病例形式出现，其下面都有 A、B、C、D、E 五个备选答案。请从中选择一个最佳答案。

1. 患者 36 岁。产后小腹疼痛拒按，恶露量少，色紫暗有块，胸胁胀痛，形寒肢冷。舌质紫暗，脉沉紧。应首选的方剂是（　　）

A. 少腹逐瘀汤 B. 血府逐瘀汤 C. 温经汤

D. 膈下逐瘀汤 E. 生化汤加味

2. 患者，女。新产后一周，小腹隐隐作痛，数日不止，喜揉喜按，恶露量少，色淡、质稀、无块，面色无华，头晕，眼花，心悸怔忡。舌淡红，苔薄白，脉细。其治法是（　　）

A. 补血益气，缓急止痛 B. 补血活血，化瘀止痛 C. 补血益气，温经止痛

D. 补血益气，暖宫止痛 E. 温经散寒，化瘀止痛

（三）A3 型题：以下提供若干个案例，每个案例下设若干道试题。请根据案例所提供的信息，在每一道试题下面的 A、B、C、D、E 五个备选答案中选择一个最佳答案。

1. 患者 26 岁。产后一周，仍感小腹疼痛，拒按，恶露时多时少，色紫暗，气臭秽，口渴，小便短赤，大便秘结。舌红，苔黄燥，脉弦数。

（1）其证候是（　　）

A. 血瘀证 B. 血热证 C. 热结证

D. 血虚证 E. 气滞证

（2）治疗应首选的方剂是（　　）

A. 少腹逐瘀汤 B. 肠宁丸 C. 生化汤加益母草

D. 大黄牡丹汤 E. 当归芍药散

2. 患者 27 岁，产后 5 天，不慎受寒后出现恶露量少，色紫暗有块，小腹触之有块，疼痛拒按，得热痛减，面色青白，四肢不温。舌质紫暗，脉沉紧。

（1）其证候是（　　）

A. 血瘀证 B. 血热证 C. 热结证

D. 血虚证 E. 气滞证

（2）其治法是（　　）

A. 补血益气，缓急止痛 B. 活血化瘀，温经止痛 C. 泻热逐瘀，活血止痛

D. 养血活血，缓急止痛　　E. 温经散寒，理气行滞

（3）治疗应首选的方剂是（　　）

A. 少腹逐瘀汤　　　　　B. 肠宁丸　　　　　C. 生化汤加味

D. 大黄牡丹皮汤　　　　E. 当归芍药散

（四）**B1 型题**：以下每组试题共用 A、B、C、D、E 五个备选答案，备选答案在上，题干在下。请从中选择一个最佳答案，每个备选答案可能被选择一次、多次或不被选择。

A. 少腹逐瘀汤　　　　　B. 肠宁汤

C. 生化汤加乌药、延胡索、川楝子　　　　D. 大黄牡丹汤

E. 当归芍药散

1. 产后腹痛血虚证应首选的方剂是（　　）

2. 产后腹痛血瘀证应首选的方剂是（　　）

A. 血虚证　　　　　B. 血瘀证　　　　　C. 热结证

D. 气滞证　　　　　E. 血热证

3. 患者产后，小腹隐痛，喜揉，恶露量少，色淡质稀，头晕眼花，面色无华，心悸怔忡。舌淡红，苔薄白，脉细弱。其证候是（　　）

4. 患者产后，小腹疼痛，拒按，恶露时多时少，色紫暗，气臭秽，口渴，小便短赤，大便秘结。舌红，苔黄燥，脉弦数。其证候是（　　）

A. 小腹刺痛，恶露不畅　B. 小腹隐痛，头晕眼花　C. 小腹灼痛，大便秘结

D. 小腹胀痛，腰膝酸软　E. 小腹坠痛，面色无华

5. 产后腹痛，血瘀证的临床表现是（　　）

6. 产后腹痛，热结证的临床表现是（　　）

A. 补血益气，缓急止痛　B. 活血化瘀，温经止痛　C. 泻热逐瘀，活血止痛

D. 养血活血，缓急止痛　E. 温经散寒，理气行滞

7. 产后腹痛，血虚证的治疗原则是（　　）

8. 产后腹痛，热结证的治疗原则是（　　）

二、多项选择题

每题由一个题干与 5 个备选答案组成，可从备选答案中选择多项与问题有关的答案，须全部选准方可计分。

1. 产后腹痛的主要病机是（　　）

A. 血瘀　　　　　B. 血虚　　　　　C. 风寒

D. 肾虚　　　　　E. 热结

2. 生化汤的药物组成中有（　　）

    A. 当归　　　　　　　　B. 川芎　　　　　　　C. 桃仁

    D. 赤芍　　　　　　　　E. 炙甘草

3. 血瘀证产后腹痛的临床表现有（　　）

    A. 小腹刺痛或冷痛，喜温喜按

    B. 恶露量少，色紫暗有块　　　　　C. 形寒肢冷，面色青白

    D. 小便清长，大便秘结　　　　　　E. 恶露如败酱，其气臭秽

4. 肠宁汤的药物组成有（　　）

    A. 熟地黄、山药、山萸　　B. 当归、阿胶、人参　　C. 续断、麦冬、肉桂

    D. 当归、芍药、桂枝　　　E. 熟地黄、山药、甘草

三、填空题

1. 产后腹痛常见分型有_____、_____、_____。

2. 产后腹痛治疗原则是重在_____。

3. 产后腹痛属血虚者，方用_____。

4. 产后腹痛属热结者，治宜_____、_____。

四、名词解释

1. 产后腹痛

2. 儿枕痛

五、简答题

1. 血虚证产后腹痛的证候、治法和选方是什么？

2. 产后腹痛的定义、病因病机是什么？

六、论述题

简述产后腹痛的辨证要点和治疗原则。

七、病案分析题

张某，女，28岁。产后1周小腹仍隐隐作痛，喜按，恶露量少色淡，无臭味，头晕耳鸣，大便干燥，无发热恶寒。舌淡红，苔薄白，脉虚细。妇科检查：宫体前位，宫底于脐下两横指，附件未见异常。

请写出本病的诊断、证型、证候分析、治法、方药。

参考答案

一、单项选择题

（一）A1 型题

1．A　产后腹痛辨证属于血瘀证，其治疗主方是生化汤，治以活血化瘀，温经止痛。

2．A　产后腹痛始见于《金匮要略》。

3．C　语出自《景岳全书·妇人规》。

4．B　肠宁汤的方药组成是当归、熟地黄、阿胶、人参、山药、续断、麦冬、肉桂、甘草，主治血虚证的产后腹痛。

5．B　产后腹痛是指产妇在产褥期，发生与分娩或产褥有关的小腹疼痛，又称"儿枕痛""儿枕腹痛""产后腹中痛"等。

6．D　产后腹痛血虚证，其治疗主方是肠宁汤，治以补血益气，缓急止痛。

7．A　产后腹痛热结证，其治疗主方是大黄牡丹汤，治以泻热逐瘀，活血止痛。

8．A　产后腹痛血瘀证的主要证候为产后小腹刺痛或冷痛，拒按，得热痛减；恶露量少，涩滞不畅，色紫暗有块；面色青白，形寒肢冷，或胸胁胀痛；舌质紫暗，脉沉紧或弦涩。

9．B　产后腹痛热结证，其治疗主方是大黄牡丹汤，治以泻热逐瘀，活血止痛。

10．C　大黄牡丹汤的方药组成是大黄、牡丹皮、桃仁、冬瓜仁、芒硝，主治热结证的产后腹痛。

（二）A2 型题

1．E　根据患者证候分析，属血瘀证，治疗主方是生化汤，治宜活血化瘀，温经止痛。

2．A　根据患者证候分析，属血虚证，治疗主方是肠宁汤，治宜补血益气，缓急止痛。

（三）A3 型题

1．（1）C　根据患者证候分析，属热结证。

（2）D　治疗应首选的方剂是大黄牡丹汤。

2．（1）A　根据患者证候分析，属血瘀证。

（2）B　其治法是活血化瘀，温经止痛。

（3）C　治应首选的方剂是生化汤加味。

（四）B1 型题

1．B　产后腹痛属血虚证时宜选用的主方是肠宁汤，治以补血益气，缓急止痛。

2．C　产后腹痛属血瘀证时宜选用的主方是生化汤加乌药、延胡索、川楝子，治以活血化瘀，温经止痛。

3. A 根据患者证候分析，属血虚证，治疗主方是肠宁汤，治宜补血益气，缓急止痛。

4. C 根据患者证候分析，属热结证，治疗主方是大黄牡丹汤，治宜泻热逐瘀，活血止痛。

5. A 产后腹痛，血瘀证的临床表现是小腹刺痛，恶露不畅。

6. C 产后腹痛，热结证的临床表现是小腹灼痛，大便秘结。

7. A 产后腹痛之血虚证的治法是补血益气，缓急止痛。

8. C 产后腹痛之热结证的治法是泻热逐瘀，活血止痛。

二、多项选择题

1. ABE 产后腹痛主要病机是冲任胞脉失于濡养所致的不荣而痛或冲任胞宫气血运行不畅所致的不通而痛。常因血虚、血瘀和热结导致。

2. ABCE 生化汤的方药组成是当归、川芎、桃仁、炮姜、炙甘草。

3. BC 血瘀证产后腹痛临床表现有小腹刺痛或冷痛，拒按，得热痛缓；恶露量少，色紫暗有块；面色青白，形寒肢冷。

4. BCE 肠宁汤的方药组成是当归、熟地黄、阿胶、人参、山药、续断、麦冬、肉桂、甘草。

三、填空题

1. 血虚；血瘀；热结
2. 调畅气血
3. 肠宁汤
4. 泻热逐瘀；活血止痛

四、名词解释

1. 产妇在产褥期，发生与分娩或产褥有关的小腹疼痛，称为产后腹痛。
2. "儿枕痛"即"儿枕腹痛""产后腹中痛""产后腹痛"，指产妇在产褥期，发生与分娩或产褥有关的小腹疼痛。

五、简答题

1. 血虚证的主要证候：产后小腹隐痛，喜揉喜按，恶露量少，色淡质稀，头晕眼花，面色无华，心悸怔忡。舌淡红，苔薄白，脉细弱。治宜补血益气，缓急止痛。方选肠宁汤。

2. 产后腹痛是指产妇在产褥期，发生与分娩或产褥有关的小腹疼痛，又称"儿枕痛""儿枕腹痛""产后腹中痛"等。本病主要病机是冲任胞脉失于濡养所致的不荣而痛或冲任胞宫气血运行不畅所致的不通而痛。病有虚实两端。常因血虚、血瘀和热结导致。

六、论述题

辨证要点：产后腹痛应根据腹痛性质和程度、恶露性状及伴随症状以辨虚实。一般实痛拒按，虚痛喜按。治疗原则：治疗重在调畅气血。虚者补而调之，实者通而调之，促使气充血畅，胞脉流通则腹痛自除。用药特点：根据产后多虚多瘀的特点，药贵平和，补虚不可碍实，泻实不可伤正，忌用攻下破血之品。

七、病案分析题

诊断：产后腹痛。

证型：血虚证。

证候分析：产后营血亏虚，胞脉失养，故小腹隐痛，喜按；阴血亏虚，冲任血少，则恶露量少色淡。血虚上不荣清窍，则头晕眼花；血虚津亏，肠道失于濡润，故大便秘结；舌淡红、苔薄白，脉虚细为血虚之征。

治法：补血益气，缓急止痛。

方剂：肠宁汤加减。

主要药物：当归、熟地黄、阿胶、人参、山药、续断、麦冬、肉桂、甘草。

第五节 产后恶露不绝

一、单项选择题

（一）A1 型题：每道试题下面有 A、B、C、D、E 五个备选答案。请从中选择一个最佳答案。

1. 产后恶露不绝的发病机理，下列哪项是错误的（　　）

　A. 脾虚气陷，冲任不固，不能摄血

　B. 阴虚内热，下扰冲任，迫血妄行

　C. 肝郁化热，热扰冲任，迫血妄行

　D. 瘀血内阻，冲任失畅，血不归经

　E. 以上都不是

2. 在痛经、崩漏、产后腹痛和恶露不绝等病中，若阴道下血，色暗有块，块下痛减者，多属（　　）

　A. 血寒　　　　　　　B. 血瘀　　　　　　　C. 气滞

　D. 气滞血瘀　　　　　E. 以上都不是

3. 产后恶露不绝，量多色紫，质稠臭秽，面红口燥，舌红脉虚细数，方用（　　）

　A. 生化汤　　　　　　B. 保阴煎　　　　　　C. 银翘散

D. 清营汤   E. 补中益气汤

4. 产后恶露淋漓，涩滞不畅，色紫暗，小腹疼痛拒按，舌紫暗，脉涩，方用（   ）

     A. 八珍汤   B. 生化汤   C. 五味消毒饮

     D. 补中益气汤   E. 以上都不是

5. "产后恶露不绝"一病首见于（   ）

     A.《金匮要略·妇人产后病脉证治》   B.《备急千金要方》

     C.《妇人大全良方》   D.《诸病源候论》   E.《傅青主女科》

6. 产后恶露不绝的主要病机是（   ）

     A. 感染邪毒，正邪交争

     B. 亡血伤津，筋脉失养

     C. 气血运行不畅，不通则痛

     D. 胞宫藏泻失度，冲任不固，气血运行失常

     E. 以上都不是

7. 产后恶露不绝的治疗原则是（   ）

     A. 急则治标，缓则治本   B. 益气固冲，清热止血   C. 疏肝补肾，调和冲任

     D. 虚者补之，瘀者攻之，热者清之   E. 活血化瘀，理血归经

8. 产后恶露过期不止，淋漓量少，或突然量多，色暗有块，或伴小腹疼痛拒按，块下痛减；舌紫暗，或有瘀点，苔薄，脉弦涩。治法是（   ）

     A. 活血化瘀，理血归经   B. 养阴清热，凉血止血   C. 疏肝解郁，清热止血

     D. 行气活血，化瘀止痛   E. 益气摄血，化瘀止痛

9. 产后血性恶露持续 10 天以上，仍淋漓不尽者，称为（   ）

     A. 产后腹痛   B. 产后发热   C. 产后恶露不绝

     D. 产后血晕   E. 产后身痛

10. 产后恶露过期不止，量多，色淡红，质稀，无臭味。治法为（   ）

     A. 益气摄血固冲   B. 补益肾气，固冲止血   C. 补血化瘀，调畅气血

     D. 活血化瘀，理血归经   E. 养阴清热，凉血止血

（二）A2 型题：每道试题由两个以上相关因素组成或以一个简要病例形式出现，其下面都有 A、B、C、D、E 五个备选答案。请从中选择一个最佳答案。

1. 患者，女，28 岁。产后 15 天，恶露量多，色淡红，质稀，无臭味，精神倦怠，气短懒言，小腹空坠不适，舌淡，苔薄白，脉缓弱。方选（   ）

     A. 补中益气汤   B. 生化汤   C. 归脾汤

     D. 四物汤   E. 保阴煎

2. 患者，女，26 岁。产后 30 天，恶露量时多时少，色暗有块，小腹时感疼痛拒按、时感坠痛，舌紫暗，边稍有瘀斑，脉沉涩。方选（   ）

     A. 保阴煎加减   B. 生化汤加减   C. 补中益气汤加减

D. 丹栀逍遥散加减　　　E. 八珍汤加减

（三）**A3 型题**：以下提供若干个案例，每个案例下设若干道试题。请根据案例所提供的信息，在每一道试题下面的 A、B、C、D、E 五个备选答案中选择一个最佳答案。

1. 患者沈某，32 岁。产后近 3 个月，恶露间歇不止，色或暗或鲜，质黏稠，少腹略有胀痛，乳汁不多。胃纳不佳，腰酸乏力。脉细数，苔薄黄，舌质红。复查：外阴正常，宫颈光滑，阴道内见少量血液，宫体大小正常，附件（一）。

（1）该患者最可能的证型是（　　　）

A. 气虚　　　　　　　B. 血瘀　　　　　　　C. 血热

D. 气滞　　　　　　　E. 血寒

（2）若患者少腹、乳房胀痛甚，伴心烦易怒，恶露夹较多血块，治疗应选（　　　）

A. 丹栀逍遥散　　　　B. 柴胡疏肝散　　　　C. 生化汤

D. 保阴煎　　　　　　E. 血府逐瘀汤

2. 患者王某，32 岁。顺产后 20 余天，恶露量多，色淡，质稀，无臭味；神疲乏力，气短懒言，小腹空坠；舌淡，苔薄白，脉缓弱。

（1）该患者最可能的诊断是（　　　）

A. 产后恶露不绝血热证

B. 产后恶露不绝血瘀证

C. 产后恶露不绝气虚证

D. 产后恶露不绝肾气虚证

E. 产后腹痛气血两虚证

（2）若患者伴有腰膝酸软，头晕耳鸣，治疗应加（　　　）

A. 旱莲草、茜草、续断　　　　　　　　　B. 三七、益母草

C. 菟丝子、续断、枸杞子、巴戟天

D. 枸杞子、白芍、熟地黄　　　　　　　　E. 以上均可

（四）**B 型题**：以下每组试题共用 A、B、C、D、E 五个备选答案，备选答案在上，题干在下。请从中选择一个最佳答案，每个备选答案可能被选择一次、多次或不被选择。

A. 地榆、黄连　　　　B. 党参、黄芪　　　　C. 紫草、马齿苋

D. 生地黄、旱莲草　　E. 菟丝子、巴戟天

1. 产后恶露不绝，若瘀久化热，恶露臭秽，兼口干咽燥，应加（　　　）

2. 产后恶露不绝，若气虚明显，伴小腹空坠者，应加（　　　）

A. 冲任不固，血失统摄　　B. 冲任损伤，不能制约经血

C. 血热气逆，冲任失调　　D. 热伤冲任，迫血妄行

E. 冲任损伤，气血运行失常

3. 倒经的发病机理是（　　　）

4. 产后恶露不绝的发病机理是（　　）

二、多项选择题

每题由一个题干与 **5** 个备选答案组成，可从备选答案中选择多项与问题有关的答案，全部选对，方可得分。

1. 产后恶露不绝的发病因素有（　　）
　　A. 肾虚　　　　　　　　B. 血热　　　　　　　　C. 气虚
　　D. 血虚　　　　　　　　E. 血瘀

2. 生化汤的药物组成是（　　）
　　A. 炮姜、炙甘草　　　　B. 当归　　　　　　　　C. 桃仁、红花
　　D. 益母草　　　　　　　E. 桃仁、川芎

3. 因气虚导致的产后病有（　　）
　　A. 产后腹痛　　　　　　B. 产后恶露不绝　　　　C. 产后身痛
　　D. 产后自汗　　　　　　E. 产后排尿异常

4. 产后恶露不绝的常见证型是（　　）
　　A. 气虚证　　　　　　　B. 血热证　　　　　　　C. 血瘀证
　　D. 湿热证　　　　　　　E. 血虚证

三、填空题

1. 恶露主要包括＿＿＿＿＿、＿＿＿＿＿、＿＿＿＿＿三种类型。
2. 产后恶露不绝始见于＿＿＿＿＿。
3. 产后恶露不绝的治则为＿＿＿＿＿，＿＿＿＿＿，＿＿＿＿＿。
4. 产后恶露不绝的常见证型为＿＿＿＿＿，＿＿＿＿＿，＿＿＿＿＿。

四、名词解释

恶露不绝

五、简答题

1. 试述产后恶露不绝的病因病机。
2. 简述产后恶露不绝虚实证的辨证治疗。

六、论述题

产后血瘀常导致哪些疾病？病机、治法、方药有何异同？

七、病案分析题

患者李某，女，26 岁，已婚。产后 1 个月余，恶露量时多时少，色暗，夹血块，

伴小腹疼痛拒按，块下痛减。诊见舌质紫暗，边有瘀斑，苔薄，脉沉涩。

请写出本病的诊断、证型、证候分析、治法、方药。

参考答案

一、单项选择题

（一）A1 型题

1. E　恶露出于胞宫，乃血所化，而血源于脏腑，注于冲任，故本病的发病机制主要为冲任不固，胞宫藏泻失度，气血运行失常，主要病因有气虚、血热、血瘀。

2. B　产后恶露不绝主要病因有气虚、血热、血瘀。气虚证见恶露量多，色淡红，质稀，无臭味；血热证见恶露量较多，色鲜红，质黏稠；血热证见恶露淋漓量少，或突然量多，色暗有块，或伴小腹疼痛拒按，块下痛减。

3. B　产后恶露不绝，量多色紫，质稠臭秽，为产后恶露不绝血热证，治疗首选保阴煎以养阴清热，凉血止血。

4. B　产后恶露淋漓不尽，色紫暗，伴小腹疼痛拒按，为产后恶露不绝血瘀证，治疗首选生化汤以活血化瘀，理血归经。

5. A　产后恶露不绝首见于《金匮要略·妇人产后病脉证治》，《诸病源候论·产后崩中恶露不尽候》明确了本病的病因病机。

6. D　恶露出于胞中，乃血所化，而血源于脏腑，注于冲任，故产后恶露不绝的主要发病机制是胞宫藏泻失度，冲任不固，气血运行失常。

7. D　产后恶露不绝的主要病因为气虚、血热、血瘀，辨证应以恶露的量、色、质、气味等为主，结合全身症状辨别寒热、虚实，故治疗应遵循虚者补之，瘀者攻之，热者清之的原则辨证施治。

8. A　产后恶露过期不止，色暗有块，或伴小腹疼痛拒按，块下痛减，结合舌脉辨证为血瘀证，治以活血化瘀，理血归经，方选生化汤加益母草、茜草、三七、蒲黄。

9. C　产后血性恶露持续 10 天以上，仍淋漓不尽者，称为产后恶露不绝。

10. A　产后恶露过期不止，量多，色淡红，质稀，无臭味，辨证为产后恶露不绝气虚证，治以益气摄血固冲，方选补中益气汤加阿胶、艾叶、乌贼骨。

（二）A2 型题

1. A　女子产后血性恶露持续 15 天仍未尽，故为产后恶露不绝，且伴气短懒言、精神倦怠等气虚证候，故为气虚证，方选补中益气汤加减。

2. B　患者产后 30 天，恶露量时多时少，色暗有块，诊断为产后恶露不绝，瘀血内阻，不通则痛，故小腹疼痛据按，块下痛减，辨证为血瘀证，方选生化汤加减。

（三）A3 型题

1.（1）C　患者产后近 3 个月，恶露仍间歇不止，色或暗或鲜，为产后恶露不绝，且恶露伴有秽臭味，附件压痛，为产后恶露不绝血热证。

（2）A 若患者少腹、乳房胀痛甚，伴心烦易怒，恶露夹较多血块，此属肝郁血热之证，治宜疏肝解郁，清热止血，方用丹栀逍遥散加生地黄、旱莲草、茜草清热凉血止血。

2.（1）C 患者产后 20 余天，恶露量仍多，色淡，质稀，无异味，诊断为产后恶露不绝，且患者伴有神疲乏力，小腹空坠，辨证为产后恶露不绝气虚证。

（2）C 若伴有腰膝酸软，头晕耳鸣，为肝肾不足，酌加菟丝子、金樱子、续断、枸杞子、巴戟天等补肝肾、固冲任。

（四）B 型题

1. C 紫草、马齿苋具清热凉血解毒之效，若瘀久化热，恶露臭秽，兼口干咽燥，应加紫草、马齿苋以清热化瘀。

2. B 气虚明显者应加党参、黄芪补气摄血。

3. C 倒经的发病机理是血热气逆，冲任失调。

4. E 产后恶露不绝的发病机理是胞宫藏泻失度，冲任损伤，气血运行失常。

二、多项选择题

1. BCE 产后恶露不绝的发病机制主要为胞宫藏泻失度，冲任不固，气血运行失常，发病因素有气虚、血热、血瘀。

2. ABE 生化汤的药物组成为当归、川芎、桃仁、炮姜、炙甘草。

3. ABDE 产后身痛的主要病因有血虚、血瘀、外感、肾虚，故因气虚导致的产后病主要有产后恶露不绝，产后自汗，产后小便异常，产后腹痛，产后大便难，产后乳汁异常等。

4. ABC 产后恶露不绝的常见证型是气虚证、血热证、血瘀证。

三、填空题

1. 血性恶露；浆液性恶露；白恶露
2. 《金匮要略·妇人产后病脉证治》
3. 虚者补之；瘀者攻之；热者清之
4. 气虚证；血热证；血瘀证

四、名词解释

恶露不绝指产后血性恶露持续 10 天以上，仍淋漓不尽者，又称"产后恶露不尽""产后恶露不止"。

五、简答题

1. 恶露出于胞中，乃血所化，而血源于脏腑，注于冲任，本病发病机制主要为冲任不固，胞宫藏泻失度，气血运行失常。①气虚：素体气虚，正气不足，复因产时气随血耗，或产后操劳过早，劳倦伤脾，中气不足，冲任不固，血失统摄以致恶露日久不止。②血热：素体阴虚，因产后亡血伤津，营阴更亏，阴虚则内热；或产后感受热邪；或因情志不遂，肝郁化热，热扰冲任，迫血妄行，而致恶露不绝。③血瘀：产后胞宫、胞脉空虚，寒邪乘虚而入，血为寒凝，结而成瘀；或七情内伤，气滞而血瘀，瘀阻冲任，血不归经，以致恶露淋漓不尽。

2. 产后恶露不绝气虚证的主要证候：产后恶露过期不止，量多，色淡红，质稀，无臭味，伴有气虚证候，治以益气摄血固冲，方选补中益气汤加阿胶、艾叶、乌贼骨。产后恶露不绝血热证的主要证候：产后恶露过期不止，量较多，色鲜红，质黏稠，伴血热证候，治以养阴清热、凉血止血，方选保阴煎加煅牡蛎、地榆。产后恶露不绝血瘀证的主要证候：产后恶露过期不止，淋漓量少，或突然量多，色暗有块，或伴小腹疼痛拒按，块下痛减，伴有血瘀证候，治以活血化瘀、理血归经，方选生化汤加益母草、茜草、三七、蒲黄。

六、论述题

产后血瘀常导致产后发热、产后恶露不绝、产后身痛、产后小便不通、产后情志异常、产后血晕、产后腹痛等病。①产后发热。病机：产后情志不遂，或为寒邪所客，瘀阻冲任，恶露不下，败血停滞，阻碍气机，营卫不通，而致发热。治法：活血祛瘀，和营除热。方药：生化汤加牡丹皮、丹参、益母草。②产后恶露不绝。病机：产后胞宫、胞脉空虚，寒邪乘虚而入，血为寒凝，结而成瘀；或七情内伤，气滞而血瘀，瘀阻冲任，血不归经，以致恶露淋漓不尽。治法：活血化瘀，理血归经。方药：生化汤加益母草、茜草、三七、蒲黄。③产后身痛。病机：产伤血瘀，或产后恶露去少，余血未净，瘀血留滞经络、筋骨之间，气血运行受阻，以致产后身痛。治法：养血活络，行瘀止痛。方药：身痛逐瘀汤加益母草、木瓜。④产后小便不通。病机：多因滞产，膀胱受压过久，血瘀内伤，或产后恶露不下，败血停滞，气血运行不畅，膀胱气化不利，而致小便不通，瘀久化热，瘀热互结，影响膀胱气化功能，亦可导致小便不通。治法：养血活血，祛瘀利尿。方药：加味四物汤。⑤产后情志异常。病机：产后元气亏虚，复因劳倦耗气，气虚无力运血，血滞成瘀，或产时、产后感寒，寒凝血瘀，或产后胞宫瘀血停滞，败血上攻，扰乱心神，神明失常，而致产后情志异常。治法：活血化瘀，镇静安神。方药：癫狂梦醒汤加龙骨、牡蛎、酸枣仁。⑥产后血晕。病机：产后胞脉空虚，因产感寒，血为寒凝；或情志不遂，气滞血瘀，瘀滞冲任；或产后元气亏虚，运血无力，滞而成瘀，以致恶露涩少，血瘀气逆，上扰神明，而致血晕。治法：行气逐瘀。方药：夺命散加当归、川芎。⑦产后腹痛。病机：a. 产后情志不畅，肝气郁结，疏泄失常，气滞则血瘀，瘀血内停，阻滞冲任、子宫，"不通则痛"；b. 素体阳虚，阴寒内生，因产重虚，胞脉失于温煦，气血运行不畅，或因产后起居不慎，感受寒邪，风寒乘虚而入，血为寒凝，胞脉受阻，发生腹痛。a. 治法：活血化瘀，温经止痛；方药：生化汤加乌药、延胡索、川楝子。b. 治法：温经散寒，化瘀止痛；方药：少腹逐瘀汤。

七、病案分析题

诊断：产后恶露不绝之血瘀证。

证候分析：产后胞宫、胞脉空虚，寒邪乘虚而入，血为寒凝，结而成瘀；或七情内伤，气滞而血瘀，瘀阻冲任，血不归经，以致恶露淋漓不尽。

治法：活血化瘀，理血归经。

方剂：生化汤加益母草、茜草、三七、蒲黄。

主要药物：当归、川芎、桃仁、炮姜、炙甘草、益母草、茜草、三七、蒲黄。

第六节　产后身痛

一、单项选择题

（一）A1 型题： 每道试题下面有 A、B、C、D、E 五个备选答案。请从中选择一个最佳答案。

1. 引起产后腹痛和产后身痛的共同病因病机是（　　　）

   A. 血虚　　　　　　　　B. 血寒　　　　　　　　C. 外感

   D. 肾虚　　　　　　　　E. 气虚

2. 下列何方用于血虚产后身痛欠妥（　　　）

   A. 黄芪桂枝五物汤加秦艽、鸡血藤　　　　　　B. 八珍汤加秦艽、鸡血藤

   C. 圣愈汤加秦艽、鸡血藤

   D. 人参滋血汤加秦艽、鸡血藤　　　　　　　　E. 独活寄生汤加鸡血藤

3. 下列证候哪一项不属于外感产后身痛（　　　）

   A. 遍身关节疼痛，屈伸不利　　　　　　　　　B. 痛无定处，恶寒畏风

   C. 痛有定处，疼痛剧烈，宛如针刺

   D. 肢体肿胀，麻木重着，活动不便　　　　　　E. 腰酸空痛，足跟痛

4. 产后周身关节疼痛，屈伸不利，痛无定处，麻木重着，步履艰难，得热则舒，苔薄白，舌淡，脉细缓，首选方（　　　）

   A. 黄芪建中汤　　　　　B. 黄芪桂枝五物汤　　　C. 温经汤

   D. 黄芪当归散　　　　　E. 独活寄生汤

5. 产后身痛的主要治法是（　　　）

   A. 养血益气，通络止痛　　B. 调和营卫，通络止痛　　C. 补肾强腰，通络止痛

   D. 大补气血，调和营卫　　E. 补肾壮骨，化瘀止痛

6. 下列各项，不属于产后身痛的是（　　　）

   A. 产后痛风　　　　　　B. 产后关节痛　　　　　C. 产后痹证

D. 产后痉证   E. 产后风

7. 治疗产后身痛外感证，应首选的方剂是（   ）

A. 桂枝汤   B. 黄芪桂枝五物汤   C. 参苏饮

D. 独活寄生汤   E. 人参败毒散

8. 产后身痛血瘀证的中医治法是（   ）

A. 养血活血，化瘀祛湿   B. 益气养血，活血祛瘀   C. 养血活络，行瘀止痛

D. 活血化瘀，温经通络   E. 益气活血，化瘀通经

9. 治疗产后身痛肾虚证，首选方剂是（   ）

A. 归肾丸   B. 金匮肾气丸   C. 养荣壮肾汤

D. 右归丸   E. 左归丸

10. 以下不属于产后身痛病因病机的是（   ）

A. 血虚   B. 血瘀   C. 外感

D. 肾虚   E. 湿热

（二）A2 型题：每道试题由两个以上相关因素组成或以一个简要病例形式出现，其下面都有 A、B、C、D、E 五个备选答案。请从中选择一个最佳答案。

1. 患者，女，28 岁。产后 3 个月余，恶露已净，母乳喂养，月经尚未来潮，腰膝酸软、足跟痛，艰于仰俯，头晕耳鸣，夜尿多，舌淡暗，苔薄，脉沉细。其治法为（   ）

A. 补肾填精，强腰壮骨   B. 养血祛风，散寒除湿   C. 养血活络，行瘀止痛

D. 补血益气，通络止痛   E. 温经散寒，化瘀止痛

2. 患者，女，30 岁。产后 1 周，昨日出现恶寒发热，肢体、关节疼痛，屈伸不利，怕冷恶风，舌淡，苔薄白，脉浮紧。治疗方选（   ）

A. 独活寄生汤   B. 生化汤加桂枝   C. 黄芪桂枝五物汤加味

D. 养荣壮肾汤加秦艽   E. 人参再造丸

（三）A3 型题：以下提供若干个案例，每个案例下设若干道试题。请根据案例所提供的信息，在每一道试题下面的 A、B、C、D、E 五个备选答案中选择一个最佳答案。

1. 患者罗某，女性，25 岁。产时出血 500mL 左右，现产后 50 天左右，遍身疼痛，肢体麻木，关节酸楚，面色萎黄，头晕心悸，舌淡，苔薄白，脉细无力。

（1）该患者最可能的证型是（   ）

A. 血虚证   B. 血瘀证   C. 气虚证

D. 外感证   E. 肾虚证

（2）治疗所选的方药是（   ）

A. 身痛逐瘀汤   B. 独活寄生汤   C. 四物汤

D. 黄芪桂枝五物汤   E. 养荣壮肾汤

2. 患者王某，27 岁。顺产后 45 天，于 2 周前洗澡后出现遍身疼痛，项背不舒，关节不利，肢体麻木，伴有恶风畏寒，舌淡，苔薄白，脉浮紧。

（1）该患者最可能的诊断是（   ）

A. 产后身痛血虚证　　　B. 产后身痛血瘀证　　　C. 产后身痛外感证

D. 产后身痛肾虚证　　　E. 产后身痛寒湿痹阻证

（2）若患者关节重着麻木明显，治疗应加（　　）

A. 羌活、防风　　　　　B. 青风藤、伸筋草　　　C. 苍术、木瓜

D. 秦艽、益母草　　　　E. 以上均可

（四）**B型题**：以下每组试题共用 A、B、C、D、E 五个备选答案，备选答案在上，题干在下。请从中选择一个最佳答案，每个备选答案可能被选择一次、多次或不被选择。

A. 黄芪桂枝五物汤　　　B. 身痛逐瘀汤　　　C. 独活寄生汤

D. 生化汤　　　　　　　E. 小活络丹

1. 产后身痛，证属外感证，方选（　　）

2. 产后身痛，证属血瘀证，方选（　　）

A. 养血益气，温经通络　　B. 养血活络，行瘀止痛　　C. 养血祛风，散寒除湿

D. 补肾、强腰、壮筋骨　　E. 补益气血，通络止痛

3. 产后遍身疼痛，肢体麻木，关节酸楚，面色萎黄，舌淡红，少苔，脉细弱。其中医治法为（　　）

4. 产后遍身疼痛，或关节刺痛，按之痛甚，恶露量少、色暗，小腹疼痛拒按，舌紫暗，苔薄白，脉弦涩。其中医治法为（　　）

二、多项选择题

每题由一个题干与 5 个备选答案组成，可从备选答案中选择多项与问题有关的答案，全部选对，方可得分。

1. 产后身痛的治法有（　　）

A. 补血益气，通络止痛　　B. 清热除湿，祛风通络　　C. 养血祛风，散寒除湿

D. 补肾填精，强腰壮骨　　E. 养血活络，行瘀止痛

2. 产后瘀血内阻，可导致以下哪些疾病（　　）

A. 产后血晕　　　　　　B. 产后腹痛　　　　　　C. 产后发热

D. 产后身痛　　　　　　E. 产后排尿异常

3. 因血虚导致的产后病有（　　）

A. 产后腹痛　　　　　　B. 产后痉证　　　　　　C. 产后身痛

D. 产后自汗　　　　　　E. 产后大便难

4. 产后身痛又称之为（　　）

A. 产后痹证　　　　　　B. 产后痉证　　　　　　C. 产后关节痛

D. 产后痛风　　　　　　E. 产后遍身疼痛

三、填空题

1. 产后身痛发病的内在因素是_____，外在因素是_____。

2. 产后身痛的常见证型有_____、_____、_____、_____。

3. 产后身痛的治法为_____为主，兼_____，_____。

4. 产后身痛始见于_____。

四、名词解释

产后身痛

五、简答题

1. 试述产后身痛的特点。

2. 简述产后身痛的辨证论治。

六、论述题

基于产后身痛血虚证，讨论其加减。

七、病案分析题

患者杜某，女，30 岁。现产后 15 日左右，遍身疼痛，伴关节刺痛，屈伸不利，按之痛甚；恶露量少色暗，伴小腹疼痛拒按。诊见舌质紫暗，苔薄，脉弦涩。

请写出本病的诊断、证型、证候分析、治法、方药。

参考答案

一、单项选择题

（一）A1 型题

1. A 产后腹痛的病因病机多为血虚、血瘀、热结，而产后身痛的病因病机多为血虚、血瘀、外感、肾虚，故二者共同病因病机为血虚、血瘀。

2. E 黄芪桂枝五物汤、八珍汤、圣愈汤、人参滋血汤均有补益气血之功，可用于产后身痛者血虚证；而独活寄生汤则有养血祛风、散寒除湿之功，多用于产后身痛外感证。

3. E 外感产后身痛主要证候为产后遍身疼痛，项背不舒，关节不利，或痛处游走不定，或冷痛剧烈，恶风畏寒，或关节肿胀、重着，或肢体麻木。腰酸空痛、足跟痛属肾虚产后身痛。

4. E 产后周身关节疼痛，屈伸不利，痛无定处，麻木重着，步履艰难，得热则舒，苔薄白，舌淡，脉细缓，属外感证，治以养血祛风、散寒除湿，用以独活寄生汤。

5．A 产后身痛以内伤气血为主，治疗当以养血益气，补肾为主，兼活血通络，祛风止痛。

6．D 产后身痛又称产后关节痛、产后遍身疼痛、产后痹证、产后痛风，俗称"产后风"。

7．D 产后身痛外感证的治疗首选独活寄生汤加减，以养血祛风，散寒除湿。

8．C 产后身痛血瘀证病机为瘀血留滞经络、筋骨之间，气血运行受阻，不通则痛，故治疗原则为养血活络，行瘀止痛。

9．C 治疗产后身痛肾虚证，首选方剂为养荣壮肾汤加减。

10．E 产后身痛主要的病因病机为血虚、血瘀、外感、肾虚。

（二）A2 型题

1．A 腰为肾之外府，膝属肾，足跟为肾经所过，患者素体肾虚，因产伤肾气，耗伤精血，肾之精血亏虚，失于濡养，故腰膝、足跟疼痛；头晕耳鸣，夜尿多，舌淡暗，苔薄，脉沉细均为肾虚之征。故应以补肾填精、强腰壮骨为治法。

2．A 产后失血耗气，腠理不密，百骸空虚，摄生不慎，风、寒、湿邪乘虚内侵，稽留于肌肤、经络、关节之间，阻痹气血运行，则肢体、关节疼痛，屈伸不利，为产后身痛外感证的表现，治疗首选独活寄生汤。

（三）A3 型题

1．（1）A 患者产时有出血，加之产后百脉空虚，气血不足，血虚经脉失养，则遍身疼痛肢体麻木，关节酸楚；血虚不能上濡于面，则面色萎黄；血虚不能上养于心、不能充养髓海，则头晕心悸，故患者诊断为产后身痛血虚证。

（2）D 血虚证多用黄芪桂枝五物汤。

2．（1）C 产后失血耗气，腠理不密，百骸空虚，摄生不慎，风、寒、湿邪乘虚内侵，稽留于肌肤、经络、关节之间，阻痹气血运行，则出现遍身疼痛，项背不舒，关节不利，肢体麻木；以冷痛偏甚者，恶风畏寒；舌淡，苔薄白，脉浮紧均为外感邪气之征，故辨证为产后身痛外感证。

（2）C 患者关节重着麻木明显者，以湿邪较甚，故加苍术、木瓜以除湿。

（四）B 型题

1．C 产后身痛外感证当用独活寄生汤，治以养血法风，散寒除湿。

2．B 产后身痛血瘀证当用身痛逐瘀汤，治以养血活络，行瘀止痛。

3．E 辨证为产后身痛血虚证，治以补血益气，通络止痛，方选黄芪桂枝五物汤。

4．B 辨证为产后身痛血瘀证，治以养血活络，行瘀止痛，方选身痛逐瘀汤。

二、多项选择题

1．ACDE 产后身痛的主要证候有血虚证、血瘀证、外感证、肾虚证，故相应的治法当为补血益气、通络止痛；养血活络，行瘀止痛；养血祛风，散寒除湿；补肾填精，强腰壮骨。

2. ABCDE　产后瘀血内阻，可导致产后血晕、产后腹痛、产后发热、产后身痛、产后小便不通。

3. ABCE　因血虚导致的产后病有产后腹痛、产后痉证、产后身痛、产后大便难。

4. ACDE　产后身痛又称产后关节痛、产后遍身疼痛、产后痹证、产后痛风、俗称"产后风"。

三、填空题

1. 产后百脉空虚，气血不足；风、寒、湿之邪乘虚而入

2. 血虚证；血瘀证；外感证；肾虚证

3. 养血益气补肾；活血通络；祛风止痛

4.《诸病源候论·妇人产后病诸候》

四、名词解释

产后身痛指产妇在产褥期内，出现肢体、关节酸痛、麻木、重着者，局部无红肿热痛。

五、简答题

1. 产后身痛的特点是产褥期间出现肢体关节酸楚、疼痛、麻木、重着，甚至活动不利，关节肿胀，或痛处游走不定，或关节刺痛，或腰腿疼痛，局部无红肿热痛。

2.（1）血虚证。主要证候：产后遍身酸痛，肢体麻木，关节酸楚；面色萎黄，头晕心悸；舌淡，苔薄白，脉细无力。治法：补血益气，通络止痛。方药：黄芪桂枝五物汤（《金匮要略》）加秦艽、当归、丹参、鸡血藤。

（2）血瘀证。主要证候：产后遍身疼痛，或关节刺痛，屈伸不利，按之痛甚；恶露量少色暗，或小腹疼痛拒按；舌紫暗，苔薄白，脉弦涩。治法：养血活络，行瘀止痛。方药：身痛逐瘀汤（《医林改错》）加益母草、木瓜。

（3）外感证。主要证候：产后遍身疼痛，项背不舒，关节不利，或痛处游走不定，或冷痛剧烈，恶风畏寒，或关节肿胀、重着，或肢体麻木；舌淡，苔薄白，脉浮紧。治法：养血祛风，散寒除湿。方药：独活寄生汤（《备急千金要方》）。

（4）肾虚证。主要证候：产后腰膝、足跟疼痛，艰于俯仰，头晕耳鸣，夜尿多；舌淡暗，苔薄，脉沉细弦。治法：补肾填精，强腰壮骨。方药：养荣壮骨汤（《叶氏女科证治》）加熟地黄、秦艽、山茱萸。

六、论述题

血虚证的主要证候：产后遍身酸痛，肢体麻木，关节酸楚；面色萎黄，头晕心悸；

舌淡，苔薄白，脉细无力。

证候分析：因产失血过多，百骸空虚，血虚经脉失养，则遍身疼痛、肢体麻木，关节酸楚；血虚不能上濡于面，则面色萎黄；血虚不能养心则心悸，上不荣髓海则头晕。舌淡，苔薄白，脉细无力，为血虚之征。

治法：补血益气，通络止痛。

方药：黄芪桂枝五物汤（《金匮要略》）加秦艽、当归、丹参、鸡血藤。

黄芪桂枝五物汤：黄芪、桂枝、白芍、生姜、大枣。

黄芪桂枝五物汤主治气血不足，营卫虚滞之痹证。方中黄芪益气固表，补益卫气，为君药；桂枝温通血脉，白芍养血补血，共为臣药；生姜温阳散寒，大枣益气补中，化生气血，并调和诸药；秦艽祛风湿，舒筋络；当归、丹参养血活血；鸡血藤补血、活血、通络，共为佐使药。全方共奏益气和营，温经通痹之功。

若关节疼痛较重兼有外邪者，加威灵仙、羌活、独活以疏风活络止痛；若上肢疼痛为主，加桑枝宣络止痛；下肢疼痛加怀牛膝补肝肾、强筋骨，引药下行。

七、病案分析题

诊断：产后身痛之血瘀证。

证候分析：产后多瘀，恶露不畅，瘀血稽留肌肤、经络、骨节之间，脉络瘀阻，气血运行不畅，则产后遍身疼痛，伴关节刺痛，按之痛甚；瘀血留滞，胞脉不利，则恶露量少色暗，伴小腹疼痛拒按。舌紫暗、苔薄白，脉弦涩，为瘀血内阻之征。

治法：养血活络，行瘀止痛。

方剂：身痛逐瘀汤加益母草、木瓜。

主要药物：川芎、桃仁、秦艽、红花、甘草、羌活、没药、当归、香附、五灵脂、牛膝、地龙。

第七节 产后自汗、盗汗

一、单项选择题

（一）**A1 型题：每道试题下面有 A、B、C、D、E 五个备选答案。请从中选择一个最佳答案。**

1. 下列各项，其中哪项是产后汗证的致病因素（　　）

A. 血虚　　　　　　　B. 气虚　　　　　　　C. 外感风热

D. 血热　　　　　　　E. 血瘀

2. 生脉散可治疗下列哪项病证（　　）

A. 产后汗证气虚证　　B. 产后血晕血虚气脱证　　C. 产后发热血虚证

D. 产后恶露不绝气虚证　E. 以上都不是

3. 产后自汗的代表方是（　　）

　　A. 黄芪散　　　　　　　　B. 生脉散　　　　　　　C. 玉屏风散

　　D. 补中益气汤　　　　　　E. 黄芪汤

4. 生脉散加煅牡蛎、浮小麦可以治疗（　　）

　　A. 产后盗汗　　　　　　　B. 产后自汗　　　　　　C. 产后乳汁自出

　　D. 产后恶露不尽　　　　　E. 产后抑郁

5.《经效产宝》中记载治疗产后汗证的方药为（　　）

　　A. 黄芪汤　　　　　　　　B. 生脉散　　　　　　　C. 玉屏风散

　　D. 桂枝汤　　　　　　　　E. 白虎汤

6. 产后汗证的主要病机是（　　）

　　A. 气阴两虚，津液外泄　　B. 阳气过盛，津液外泄　C. 感染邪毒，正邪交争

　　D. 营卫不和　　　　　　　E. 脾肺不足

7. 产后三急是（　　）

　　A. 息胞、下血、昏迷　　B. 心悸、气短、抽搐　　C. 发热、腹痛、乳胀

　　D. 呕吐、泄泻、盗汗　　E. 尿闭、便难、冷汗

8. 下列产后病，除（　　）以外，均与气虚有关

　　A. 产后痉证　　　　　　　B. 胞衣不下　　　　　　C. 产后排尿异常

　　D. 恶露不绝　　　　　　　E. 产后自汗

9. 下列何种产后病，其病机与血虚无关（　　）

　　A. 产后腹痛　　　　　　　B. 产后发热　　　　　　C. 产后痉证

　　D. 产后汗证　　　　　　　E. 产后身痛

10. 下列何种病证不宜用补气法治疗（　　）

　　A. 产后身痛　　　　　　　B. 乳汁自出　　　　　　C. 缺乳

　　D. 产后自汗　　　　　　　E. 产后小便淋痛

（二）**A2 型题**：每道试题由两个以上相关因素组成或以一个简要病例形式出现，其下面都有 A、B、C、D、E 五个备选答案。请从中选择一个最佳答案。

1. 患者，女，24 岁。产后 10 日，汗出较多，动则加剧，气短懒言，倦怠乏力，舌质淡，苔薄，脉细弱。其证候是（　　）

　　A. 气虚证　　　　　　　　B. 血虚证　　　　　　　C. 阳虚证

　　D. 阴虚证　　　　　　　　E. 阴阳两虚证

2. 患者产后半月，时有睡中汗出，醒后即止，面色潮红，伴头晕耳鸣，口燥咽干，渴不思饮，五心烦热，腰膝酸软，舌红苔少，脉细数。本病诊断为（　　）

　　A. 产后盗汗　　　　　　　B. 产后自汗　　　　　　C. 产后发热

　　D. 产后血晕　　　　　　　E. 产后中暑

（三）**A3 型题**：以下提供若干个案例，每个案例下设若干道试题。请根据案例所提供的信息，在每一道试题下面的 A、B、C、D、E 五个备选答案中选择一个最佳答案。

1. 患者女性，25 岁。产后出血较多，现产后 30 天，自汗涔涔，动则加剧，倦怠乏力，舌淡，苔薄，脉细弱。

（1）该患者最可能的诊断是（　　）

A. 气虚型产后盗汗　　　B. 阴虚型产后自汗　　　C. 气虚型产后自汗

D. 阴虚型产后盗汗　　　E. 阳虚型产后自汗

（2）治疗的首选方为（　　）

A. 补中益气汤　　　B. 黄芪汤　　　C. 八珍汤

D. 生脉散　　　E. 参附汤

2. 患者王某，32 岁。现产后 35 日，恶露已尽，睡中汗出，醒后即止；面色潮红，头晕耳鸣，口燥咽干，渴不思饮；舌质红，苔少，脉细数。

（1）该患者最可能的诊断是（　　）

A. 产后自汗气虚证　　　B. 产后盗汗气虚证　　　C. 产后自汗阴虚证

D. 产后盗汗阴虚证　　　E. 产后发热血热证

（2）若患者五心烦热甚者，治疗应加（　　）

A. 旱莲草、茜草、续断　　B. 白薇、地骨皮、生地黄

C. 石斛、玉竹　　　D. 五味子、浮小麦　　　E. 以上均可

（四）B 型题：以下每组试题共用 A、B、C、D、E 五个备选答案，备选答案在上，题干在下。请从中选择一个最佳答案，每个备选答案可能被选择一次、多次或不被选择。

A. 补中益气汤　　　B. 生脉散　　　C. 参附汤

D. 黄芪汤　　　E. 八珍汤

1. 气虚型产后自汗治疗的首选方为（　　）

2. 阴虚型产后盗汗治疗的首选方为（　　）

A. 浮小麦、麻黄根　　B. 党参、何首乌　　　C. 石斛、玉竹

D. 生地黄、栀子　　　E. 阿胶、五味子

3. 产后自汗者出现汗出过多者，治疗应加（　　）

4. 产后盗汗者出现口燥咽干较甚者，治疗应加（　　）

二、多项选择题

每题由一个题干与 5 个备选答案组成，可从备选答案中选择多项与问题有关的答案，全部选对，方可得分。

1. 因气虚导致的产后病有（　　）

A. 产后腹痛　　　B. 恶露不绝　　　C. 产后身痛

D. 产后自汗　　　E. 产后排尿异常

2. 产后汗证的病因病机有（　　）

A. 气虚   B. 阴虚   C. 血虚

D. 血瘀   E. 阳虚

3. 产后盗汗五心烦热甚者，加（　　）

A. 白薇   B. 地骨皮   C. 生地黄

D. 栀子   E. 石斛

4. 产后汗证应与下列哪些疾病进行鉴别诊断（　　）

A. 产后发热   B. 产后身痛   C. 产后中暑

D. 产后血晕   E. 产后痉证

三、填空题

1. 产后汗出过多，不能自止者属＿＿＿＿病，多辨证为＿＿＿＿，方选＿＿＿＿。

2. 产后睡中汗出过多，甚则湿透衣衫者属＿＿＿＿病，多辨证为＿＿＿＿，方选＿＿＿＿。

3. 产后汗证包括＿＿＿＿和＿＿＿＿，通常以出汗的＿＿＿＿加以区分。

4. 首立"产后汗出不止候"的是＿＿＿＿。

四、名词解释

1. 产后自汗

2. 产后盗汗

3. 产后汗证

五、简答题

1. 产后自汗、盗汗如何区别。

2. 产后自汗、盗汗临证如何辨证治疗。

六、论述题

为何产妇"勿汗"？请分析其机理。

七、病案分析题

患者王某，女，29岁，已婚，工人。现产后3个月余，寐中汗出、醒来自止1周左右。患者1周前出现睡中汗出，甚则湿透衣衫，醒后即止，伴口燥咽干，五心烦热。诊见舌质红，苔少，脉细数。

请写出本病的诊断、证型、证候分析、治法、方药。

参考答案

一、单项选择题

（一）A1 型题

1. B　产时伤气耗血，气虚益甚，卫阳不固，腠理不实，气不敛阴，阴津外泄，乃致自汗不止。

2. E　生脉散具有益气生津，敛阴止汗之功效，用于治疗产后汗证之阴虚证。

3. E　黄芪汤以黄芪为君，有益气固表敛汗之功。

4. A　生脉散益气养阴，煅牡蛎、浮小麦固卫敛汗，共治产后盗汗。

5. C　《经效产宝》中记载治疗产后汗证的方药为玉屏风散。

6. A　气虚、阴虚为产后汗证的主要病因，多由素体虚弱，产后耗气伤血，气虚腠理不密；或阴血骤虚，阳气外越，迫津外泄而致。

7. D　产后三急是呕吐、泄泻、盗汗。

8. A　产后痉证的主要病因为阴血亏虚，感染邪毒。

9. D　产后汗证的主要病因为气虚、阴虚。

10. E　产后小便淋痛的主要病因病机为湿热蕴结、肾阴亏虚、肝经郁热导致膀胱气化失司，水道不利，故不宜用补气法治疗。

（二）A2 型题

1. A　本病患者为产褥期女性，汗出不止，并伴有气短乏力等气虚症状，故辨证属气虚证。

2. A　患者为产褥期女性，每于睡中汗出，醒后即止，并伴有口燥咽干，五心烦热等阴虚症状，故本病诊断为产后盗汗，证属阴虚证。

（三）A3 型题

1. （1）C　患者产后伤血，气随血耗，腠理不密，卫阳不固，故自汗，动则耗气，故动则汗出加剧；气虚阳衰，故倦怠乏力。舌质淡，苔薄白，脉细弱，均为气虚之象，故诊断为气虚型产后自汗。

（2）B　黄芪汤主治卫气不固自汗证。

2. （1）D　患者因产伤血，营阴耗损，阴虚生内热，热迫汗出，故睡中汗出；醒后阳出于阴，卫表得固，故汗出可止；阴虚阳浮于上，故面色潮红，头晕耳鸣；虚热灼阴，津不上乘，故口燥咽干，渴不思饮；舌质红，苔少，脉细数均为阴虚内热之象。故辨证为阴虚证。

（2）B　若患者五心烦热甚，治疗应加白薇、地骨皮、生地黄、栀子以滋阴清热除烦。

（四）B 型题

1. D 黄芪汤主治卫气不固自汗证。
2. B 生脉散具有益气生津，敛阴止汗之功效，故为产后盗汗治疗首选方。
3. A 产后自汗者出现汗出过多者，治疗应加浮小麦、麻黄根、五味子固涩敛汗。
4. C 产后盗汗者出现口燥咽干较甚，治疗应加石斛、玉竹生津滋液。

二、多项选择题

1. BDE 素体气虚，正气不足，复因产时气随血耗，卫阳不固，腠理不实，阳不敛阴，阴津外泄，乃致自汗不止；若产后操劳，劳倦伤脾，冲任不固，血失统摄，致恶露不绝；若产后忧思劳累过度，脾肺之气亦虚，不能通调水道，膀胱气化不利，致小便不通。

2. AB 产后汗证的病因病机有气虚、阴虚。

3. ABCD 产后盗汗五心烦热甚者，加白薇、地骨皮、生地黄、栀子滋阴清热除烦。

4. AC 产后汗证应与产后发热、中暑等所致的出汗相鉴别。

三、填空题

1. 产后自汗；气虚证；黄芪汤加减
2. 产后盗汗；阴虚证；生脉散加减
3. 产后自汗；产后盗汗；时间
4. 《诸病源候论》

四、名词解释

1. 产妇于产后涔涔汗出，持续不止，动则益甚者，称为产后自汗。
2. 产妇于产后寐中汗出湿衣，醒来自止者，为产后盗汗。
3. 产妇于产后涔涔汗出，持续不止，动则益甚者，称为产后自汗；产妇于产后寐中汗出湿衣，醒来自止者，为产后盗汗。二者统称为产后汗证。

五、简答题

1. 产妇于产后涔涔汗出，持续不止，动则益甚者，称为产后自汗。产妇于产后寐中汗出湿衣，醒来自止者，为产后盗汗。

2. 根据出汗发生时间之不同分自汗和盗汗。白昼汗多，动则尤甚为气虚自汗；寐中出汗，醒后即止为阴虚盗汗。气虚者，治以益气固表，和营止汗；阴虚者，治以益气养阴，生津敛汗。

六、论述题

产后气血骤虚、腠理不密而致汗多。若再发汗，不仅亡其津液，气随津脱，严重者可致阴损及阳，出现亡阴亡阳之危候。

七、病案分析题

诊断：产后盗汗之阴虚证。

证候分析：因产伤血，营阴耗损，阴虚生内热，热迫汗出，故产后睡中汗出，甚则湿透衣衫；醒后阳出于阴，卫表得固，故汗出可止；虚热灼阴，津不上乘，故口燥咽干，渴不思饮，五心烦热。舌质红，苔少，脉细数，均为阴虚内热之征。

治法：益气养阴，生津敛汗。

方剂：生脉散加煅牡蛎、浮小麦、山茱萸、糯稻根。

主要药物：人参、麦冬、五味子、煅牡蛎、浮小麦、山萸肉、糯稻根。

第八节　产后大便难

一、单项选择题

（一）A1 型题：每道试题下面有 A、B、C、D、E 五个备选答案。请从中选择一个最佳答案。

1. 产后大便难的病机是（　　）

    A. 膀胱气化失司　　　　　　B. 血虚津亏，脾肺气虚，阳明腑实

    C. 肾阳不振，气化失司　　　D. 气机阻滞，清浊升降失常

    E. 膀胱失约

2. 产后大便难的病因是（　　）

    A. 素体阴血亏虚，产时或产后失血过多　　　　B. 产后多汗，津液亏耗

    C. 阴虚内热，肠失濡润或素体气虚，因产失血耗气

    D. 复伤饮食，食热内结　　　　　　　　　　　E. 以上均是

3. 产后大便难的辨证要点是（　　）

    A. 辨其在气、在血　　　B. 辨其在气　　　　C. 辨其在血

    D. 辨其在营　　　　　　E. 辨其在表、在里

4. 产后大便难辨证属于血虚津亏证，其治疗主方是（　　）

    A. 四物汤　　　　　　B. 润燥汤　　　　　C. 玉烛散

    D. 六磨汤　　　　　　E. 加减一阴煎

5. 产后大便难辨证属于阳明腑实证，其治疗主方是（　　）

    A. 四物汤　　　　　　B. 润燥汤　　　　　C. 玉烛散

    D. 六磨汤　　　　　　E. 加减一阴煎

6. 玉烛散主治阳明腑实证的产后大便难，其方药组成是（　　）

    A. 熟地黄、当归、白芍、川芎、大黄、芒硝、甘草

  B. 熟地黄、当归、白芍、大黄、芒硝、甘草

  C. 熟地黄、当归、赤芍、黄柏、大黄、芒硝、甘草

  D. 熟地黄、当归、白芍、黄柏、大黄、芒硝、甘草

  E. 熟地黄、当归、白芍、川芎、大黄、甘草

 7. 古医籍对产后大便难有专篇记载的是（ ）

  A.《金匮要略》   B.《丹溪心法》   C.《医宗金鉴》

  D.《备急千金要方》 E. 以上都不是

 8. 产后大便难脾肺气虚证的治法是（ ）

  A. 滋阴养血，润肠通便 B. 补脾益肺，润肠通便 C. 气血双补，润肠通便

  D. 通腑泻热，养血通便 E. 健脾温肾，润肠通便

 9. 下列各项，不属于产后大便难脾肺气虚证临床表现的是（ ）

  A. 烘热汗出，烦躁易怒 B. 大便数日未解   C. 神倦乏力

  D. 气短汗多   E. 舌淡，苔薄白，脉缓弱

 10. 产后大便难辨证属于脾肺气虚证，应首选的方剂是（ ）

  A. 四物汤   B. 润燥汤   C. 玉烛散

  D. 六磨汤   E. 加减一阴煎

 11. 润燥汤加减治疗产后大便难的适应证候是（ ）

  A. 肾阴虚证   B. 肾阴阳两虚证   C. 脾肺气虚证

  D. 肾阳虚证   E. 脾虚证

 （二）**A2 型题**：每道试题由两个以上相关因素组成或以一个简要病例形式出现，其下面都有 A、B、C、D、E 五个备选答案。请从中选择一个最佳答案。

 1. 患者，女，28 岁。产后大便干燥，数日不解，或解时艰涩难下，腹无胀痛；饮食正常，或伴心悸少寐，肌肤不润，面色萎黄；舌淡，苔薄白，脉细弱。其证候是（ ）

  A. 血虚津亏证   B. 脾肺气虚证   C. 阳明腑实证

  D. 血瘀证   E. 气滞血瘀证

 2. 患者，女，24 岁。产后大便艰结，多日不解；身微热，脘腹胀满疼痛，或时有矢气臭秽，口臭或口舌生疮；舌红，苔黄或黄燥，脉弦数。宜选用以下什么方（ ）

  A. 四物汤   B. 润燥汤   C. 玉烛散

  D. 两地汤   E. 桃红四物汤

 （三）**A3 型题**：以下提供若干个案例，每个案例下设若干道试题。请根据案例所提供的信息，在每一道试题下面的 A、B、C、D、E 五个备选答案中选择一个最佳答案。

 1. 患者，女，28 岁。产后大便干燥，数日不解，或解时艰涩难下，腹无胀痛；饮食正常，或伴心悸少寐，肌肤不润，面色萎黄；舌淡，苔薄白，脉细弱。

 （1）其证候是（ ）

  A. 血虚津亏证   B. 脾肺气虚证   C. 阳明腑实证

  D. 血瘀证   E. 气滞血瘀证

（2）其治法是（　　）

　　A. 滋阴养血，润肠通便　　B. 补脾益肺，润肠通便　　C. 气血双补，润肠通便

　　D. 通腑泻热，养血通便　　E. 健脾温肾，润肠通便

（3）治疗应首选的方剂是（　　）

　　A. 四物汤　　　　　　　　B. 润燥汤　　　　　　　　C. 玉烛散

　　D. 两地汤　　　　　　　　E. 桃红四物汤

2. 患者 50 岁，产后大便数日不解，或努责难出；神倦乏力，气短汗多；舌淡，苔薄白，脉缓弱。

（1）其证候是（　　）

　　A. 血虚津亏证　　　　　　B. 脾肺气虚证　　　　　　C. 阳明腑实证

　　D. 血瘀证　　　　　　　　E. 气滞血瘀证

（2）其治法是（　　）

　　A. 滋阴养血，润肠通便　　B. 补脾益肺，润肠通便　　C. 气血双补，润肠通便

　　D. 通腑泻热，养血通便　　E. 健脾温肾，润肠通便

（3）治疗应首选的方剂是（　　）

　　A. 四物汤　　　　　　　　B. 润燥汤　　　　　　　　C. 玉烛散

　　D. 两地汤　　　　　　　　E. 桃红四物汤

（四）B1 型题：以下每组试题共用 A、B、C、D、E 五个备选答案，备选答案在上，题干在下。请从中选择一个最佳答案，每个备选答案可能被选择一次、多次或不被选择。

　　A. 四物汤　　　　　　　　B. 润燥汤　　　　　　　　C. 玉烛散

　　D. 两地汤　　　　　　　　E. 桃红四物汤

1. 产后大便难辨属脾肺气虚证应首选的方剂是（　　）

2. 产后大便难辨属阳明腑实证应首选的方剂是（　　）

　　A. 血虚津亏证　　　　　　B. 脾肺气虚证　　　　　　C. 阳明腑实证

　　D. 血瘀证　　　　　　　　E. 气滞血瘀证

3. 患者 30 岁。产后大便数日不解，或努责难出；神倦乏力，气短汗多；舌淡，苔薄白，脉缓弱。其证候是（　　）

4. 患者，女，28 岁。产后大便干燥，数日不解，或解时艰涩难下，腹无胀痛；饮食正常，或伴心悸少寐，肌肤不润，面色萎黄；舌淡，苔薄白，脉细弱。其证候是（　　）

二、多项选择题

每题由一个题干与 5 个备选答案组成，可从备选答案中选择多项与问题有关的答案，须全部选准方可计分。

1. 产后大便难的证型有（　　）

A. 湿热蕴结证　　　　B. 血虚津亏证　　　　C. 脾肺气虚证

D. 阳明腑实证　　　　E. 气滞血瘀证

2. 产后大便难的病因有（　　　）

A. 素体阴血亏虚，产时或产后失血过多　　　B. 产后多汗，津液亏耗

C. 阴虚内热，肠失濡润　　　　　　　　　　D. 复伤饮食，食热内结

E. 素体气虚，因产失血耗气

3. 产后大便难脾肺气虚证的临床表现有（　　　）

A. 烘热汗出，烦躁易怒　　B. 大便数日未解　　C. 神倦乏力

D. 气短汗多　　　　　　　E. 舌淡，苔薄白，脉缓弱

4. 玉烛散的药物组成（　　　）

A. 熟地黄、当归　　　　B. 白芍、川芎　　　　C. 大黄、芒硝

D. 甘草　　　　　　　　E. 赤芍、川芎

三、填空题

1. 产后大便难常见分型有＿＿＿＿＿、＿＿＿＿＿、＿＿＿＿＿。

2. 产后大便难证属脾肺气虚者，治宜＿＿＿＿＿。

3. 产后大便难证属血虚津亏者，治宜＿＿＿＿＿。

4. 脾肺气虚产后大便难，方用＿＿＿＿＿。

四、名词解释

产后大便难

五、简答题

1. 产后大便难的病机要点是什么？

2. 产后大便难的辨证思路是什么？

六、论述题

阐述产后大便难的病机。

七、病案分析题

患者女，25 岁。产后大便干燥，数日不解，或解时艰涩难下，腹无胀痛；饮食正常，或伴心悸少寐，肌肤不润，面色萎黄；舌淡，苔薄白，脉细弱。要求对该病案进行分析。

请写出本病的诊断、证型、证候分析、治法、方药。

参考答案

一、单项选择题

（一）A1 型题

1．B 产后大便难的主要病机为血虚津亏，肠燥失润；或脾肺气虚，传导无力；或阳明腑实，肠道阻滞。

2．E 产后大便难的病因：素体阴血亏虚，因产时或产后失血过多，或产后多汗，津液亏耗，或阴虚内热，火灼津液；素体气虚，因产失血耗气，脾肺之气益虚；或因产正气耗伤，复伤饮食，食热内结。

3．A 产后大便难的辨证要点：辨证重在辨其在气、在血。大便干燥，艰涩难下者，多属阴血亏虚；大便不坚，努责难解者，多属气虚；脘腹胀满，大便燥结不下，属阳明腑实。

4．A 产后大便难辨证属于血虚津亏证，其治疗主方是四物汤。

5．C 产后大便难辨证属于阳明腑实证，其治疗主方是玉烛散。

6．A 玉烛散主治阳明腑实证的产后大便难，其方药组成是熟地黄、当归、白芍、川芎、大黄、芒硝、甘草。

7．A 产后大便难见于《金匮要略·妇人产后病脉证治》，其曰："新产妇人有三病，一者病痉，二者病郁冒，三者大便难……亡津液胃燥，故大便难。"

8．B 产后大便难脾肺气虚证的治法是补脾益肺，润肠通便。

9．A 产后大便难脾肺气虚证的临床表现是产后大便数日不解，或努责难出；神倦乏力，气短汗多；舌淡，苔薄白，脉缓弱。

10．B 产后大便难辨证属于脾肺气虚证，应首选的方剂是润燥汤。

11．C 润燥汤加减治疗产后大便难的适应证候是脾肺气虚证。

（二）A2 型题

1．A 根据患者证候分析，属血虚津亏证，治宜滋阴养血，润肠通便。

2．C 根据患者证候分析，属阳明腑实证，治宜通腑泻热，养血通便。方用玉烛散。

（三）A3 型题

1．（1）A 根据患者证候分析，属血虚津亏证。

（2）A 其治法是滋阴养血，润肠通便。

（3）A 治疗应首选的方剂是四物汤。

2．（1）B 根据患者证候分析，属脾肺气虚证。

（2）B 其治法是补脾益肺，润肠通便。

（3）B 治疗应首选的方剂是润燥汤。

（四）B1 型题

1. B　产后大便难辨属脾肺气虚证应首选的方剂是润燥汤，治以补脾益肺，润肠通便。

2. C　产后大便难辨属阳明腑实证应首选的方剂是玉烛散，治以通腑泻热，养血通便。

3. B　患者30岁。产后大便数日不解，或努责难出；神倦乏力，气短汗多；舌淡，苔薄白，脉缓弱。其证候是脾肺气虚证。

4. A　患者，女，28岁。产后大便干燥，数日不解，或解时艰涩难下，腹无胀痛；饮食正常，或伴心悸少寐，肌肤不润，面色萎黄；舌淡，苔薄白，脉细弱。其证候是血虚津亏证。

二、多项选择题

1. BCD　产后大便难的证型有血虚津亏证、脾肺气虚证、阳明腑实证。

2. ABCDE　产后大便难的病因：素体阴血亏虚，因产时或产后失血过多，或产后多汗，津液亏耗，或阴虚内热，火灼津液；素体气虚，因产失血耗气，脾肺之气益虚；或因产正气耗伤，复伤饮食，食热内结。

3. BCDE　产后大便难脾肺气虚证的临床表现是产后大便数日不解，或努责难出；神倦乏力，气短汗多；舌淡，苔薄白，脉缓弱。

4. ABCD　玉烛散的药物组成：熟地黄、当归、白芍、川芎、大黄、芒硝、甘草。

三、填空题

1. 血虚津亏证；脾肺气虚证；阳明腑实证
2. 补脾益肺，润肠通便
3. 滋阴养血，润肠通便
4. 润燥汤

四、名词解释

产后饮食如常，大便数日不解，或艰涩难以排出者，称为产后大便难，又称"产后大便不通""产后便秘"。

五、简答题

1. 产后大便难的主要病机为血虚津亏，肠燥失润；或脾肺气虚，传导无力；或阳明腑实，肠道阻滞。

2. 产后大便难的辨证重在辨其在气、在血。大便干燥，艰涩难下者，多属阴血亏虚；大便不坚，努责难解者，多属气虚；脘腹胀满，大便燥结不下，属阳明腑实。

六、论述题

本病主要病机为血虚津亏，肠燥失润；或脾肺气虚，传导无力；或阳明腑实，肠道阻滞。①血虚津亏：素体阴血亏虚，因产时或产后失血过多，或产后多汗，津液亏耗，或阴虚内热，火灼津液，肠失濡润，无水行舟，故令大便难，甚至不通。②脾肺气虚：素体气虚，因产失血耗气，脾肺之气益虚，脾气虚则升降无力，肺气虚则肃降失司，大肠传送无力，致令大便难解。③阳明腑实：因产正气耗伤，复伤饮食，食热内结，糟粕壅滞，肠道阻滞，阳明腑实，以致大便艰涩。

七、病案分析题

诊断：产后大便难。

证型：血虚津亏证。

证候分析：素体血虚，营阴不足，因产重虚，血虚津伤，肠道失于濡润，而致大便干燥，数日不解；非里实之证，故腹无胀痛；血虚不能上奉于心，心神失养，则心悸少寐；血虚不能外荣于头面肌肤，故面色萎黄，肌肤不润。舌淡，苔薄白，脉细弱，为血虚之征。

治法：滋阴养血，润肠通便。

方剂：四物汤加味。

主要药物：当归、川芎、白芍、熟地黄、肉苁蓉、柏子仁、火麻仁。

第九节　产后小便不通

一、单项选择题

（一）A1 型题：每道试题下面有 A、B、C、D、E 五个备选答案。请从中选择一个最佳答案。

1. 产后小便不通辨证属于气虚证，其治疗主方是（　　）

    A. 六味地黄丸　　　　　　B. 补气通脬饮　　　　　　C. 济生肾气丸

    D. 木通散　　　　　　　　E. 加味四物汤

2. 产后小便不通辨证属于血瘀证，其治疗主方是（　　）

    A. 六味地黄丸　　　　　　B. 补气通脬饮　　　　　　C. 济生肾气丸

    D. 木通散　　　　　　　　E. 加味四物汤

3. 产后小便不通始见于（　　）

    A.《金匮要略》　　　　　　B.《诸病源候论》　　　　　C.《景岳全书·妇人规》

    D.《校注妇人良方》　　　　E.《傅青主女科》

4. 补气通脬饮主治气虚的产后小便不通，其方药组成是（　　）

A. 黄芪、麦冬、通草　　B. 黄芪、麦冬　　　　C. 黄芪、通草

D. 党参、麦冬、黄芪、通草

E. 党参、黄芪、通草

5. 产后小便不通肾虚证其治法是（　　）

A. 温肾壮阳　　　　　　B. 填精益髓　　　　　C. 阴阳双补

D. 补肾温阳，化气利水　E. 健脾温肾

6. 下列各项，不属于产后小便不通气虚证临床表现的是（　　）

A. 烘热汗出，烦躁易怒　B. 小便不通，小腹胀痛　C. 精神萎靡，气短懒言

D. 倦怠乏力，面色少华　E. 舌淡，苔薄白，脉缓弱

7. 治疗产后小便不通肾虚证，应首选的方剂是（　　）

A. 六味地黄丸　　　　　B. 补气通脬饮　　　　C. 济生肾气丸

D. 木通散　　　　　　　E. 加味四物汤

8. 木通散加减治疗产后小便不通的适应证候是（　　）

A. 肾虚证　　　　　　　B. 气滞证　　　　　　C. 血瘀证

D. 气虚证　　　　　　　E. 脾虚证

9. 补气通脬饮加减治疗产后小便不通的适应证候是（　　）

A. 肾虚证　　　　　　　B. 气滞证　　　　　　C. 血瘀证

D. 气虚证　　　　　　　E. 脾虚证

10. 产后小便不通的发病机理是（　　）

A. 膀胱气化失司　　　　B. 脾肺气虚，不能通调水道

C. 肾阳不振，气化失司　D. 气机阻滞，清浊升降失常

E. 膀胱失约

（二）A2 型题：每道试题由两个以上相关因素组成或以一个简要病例形式出现，其下面都有 A、B、C、D、E 五个备选答案。请从中选择一个最佳答案。

1. 患者，女，28 岁。产后小便不通，小便胀急疼痛，坐卧不宁；腰膝酸软，面色晦暗；舌淡，苔白，脉沉细无力，尺脉弱。最佳的治法是（　　）

A. 益气生津，宣肺行水　B. 补肾温阳，化气利水　C. 疏肝理气，行水利尿

D. 滋肾益阴，育阴潜阳　E. 养血活血，祛瘀利尿

2. 患者，女，35 岁。产后小便不通，小便胀急疼痛；精神萎靡，气短懒言，倦怠乏力，面色少华；舌淡，苔薄白，脉缓弱。其证候是（　　）

A. 气虚证　　　　　　　B. 肾虚证　　　　　　C. 气滞证

D. 血瘀证　　　　　　　E. 气滞血瘀证

（三）A3 型题：以下提供若干个案例，每个案例下设若干道试题。请根据案例所提供的信息，在每一道试题下面的 A、B、C、D、E 五个备选答案中选择一个最佳答案。

1. 患者，女，30 岁。产后小便不通，小便胀急疼痛；精神萎靡，气短懒言，倦怠乏力，面色少华；舌淡，苔薄白，脉缓弱。

（1）其最有可能诊断是（　　　）

A. 产后小便不通　　　　B. 产后小便淋痛　　　　C. 产后大便不通

D. 产后小便异常　　　　E. 产后腹痛

（2）其证候是（　　　）

A. 气虚证　　　　　　　B. 肾虚证　　　　　　　C. 气滞证

D. 血瘀证　　　　　　　E. 气滞血瘀证

（3）其治法是（　　　）

A. 益气生津，宣肺行水　B. 补肾温阳，化气利水　C. 疏肝理气，行水利尿

D. 滋肾益阴，育阴潜阳　E. 养血活血，祛瘀利尿

2. 患者，女，28 岁。产后小便不通，小便胀急疼痛，坐卧不宁；腰膝酸软，面色晦暗；舌淡，苔白，脉沉细无力，尺脉弱。

（1）其证候是（　　　）

A. 气虚证　　　　　　　B. 肾虚证　　　　　　　C. 气滞证

D. 血瘀证　　　　　　　E. 气滞血瘀证

（2）其治法是（　　　）

A. 益气生津，宣肺行水　B. 补肾温阳，化气利水　C. 疏肝理气，行水利尿

D. 滋肾益阴，育阴潜阳　E. 养血活血，祛瘀利尿

（3）其治疗首选的方剂是（　　　）

A. 六味地黄丸　　　　　B. 补气通脬饮　　　　　C. 济生肾气丸

D. 木通散　　　　　　　E. 加味四物汤

（四）B1 型题：以下每组试题共用 A、B、C、D、E 五个备选答案，备选答案在上，题干在下。请从中选择一个最佳答案，每个备选答案可能被选择一次、多次或不被选择。

A. 六味地黄丸　　　　　B. 补气通脬饮　　　　　C. 济生肾气丸

D. 木通散　　　　　　　E. 加味四物汤

1. 产后小便不通辨属肾虚证应首选的方剂是（　　　）

2. 产后小便不通辨属血瘀证应首选的方剂是（　　　）

A. 益气生津，宣肺行水　B. 补肾温阳，化气利水　C. 疏肝理气，行水利尿

D. 滋肾益阴，育阴潜阳　E. 养血活血，祛瘀利尿

3. 患者 35 岁，产程不顺，产时损伤膀胱，产后小便不通或点滴而下，尿色略浑浊带血丝；小腹胀满刺痛，乍寒乍热；舌暗，苔薄白，脉沉涩。其治法是（　　　）

4. 患者 29 岁，产后小便不通，小腹胀痛；情志抑郁，或胸胁、乳房胀痛，烦闷不安；舌淡红，苔薄白，脉弦。其治法是（　　　）

二、多项选择题

每题由一个题干与5个备选答案组成，可从备选答案中选择多项与问题有关的答案，须全部选准方可计分。

1. 产后小便不通的主要病机是（　　）

A. 气虚　　　　　　　　　B. 肾虚　　　　　　　　　C. 气滞

D. 血瘀　　　　　　　　　E. 气滞血瘀

2. 与产后小便不通有关的脏腑是（　　）

A. 心　　　　　　　　　　B. 肺　　　　　　　　　　C. 膀胱

D. 脾　　　　　　　　　　E. 肾

3. 气虚证产后小便不通的临床表现有（　　）

A. 烘热汗出，烦躁易怒　　B. 小便不通，小便胀痛　　C. 精神萎靡，气短懒言

D. 倦怠乏力，面色少华　　E. 舌淡，苔薄白，脉缓弱

4. 木通散的药物组成（　　）

A. 枳壳、槟榔　　　　　　B. 木通、滑石　　　　　　C. 冬葵子、甘草

D. 枳实、槟榔　　　　　　E. 通草、白术

三、填空题

1. 产后小便不通常见分型有_____、_____、_____、_____。

2. 产后小便不通属肾虚者，治宜_____。

3. 产后小便不通属气虚者，治宜_____。

4. 血瘀证产后小便不通，方用_____。

四、名词解释

产后小便不通

五、简答题

1. 简述产后小便不通的临床分型有哪些？其选方是什么？

2. 气虚证产后小便不通的证候、治法和选方是什么？

六、论述题

产后小便不通的病机要点是什么？

七、病案分析题

患者，女，28岁。产后小便不通，小便胀急疼痛，坐卧不宁；腰膝酸软，面色晦暗；舌淡，苔白，脉沉细无力，尺脉弱。妇科检查：宫体前位，正常大小，附件未见

异常。

请写出本病的诊断、证型、证候分析、治法、方药。

参考答案

一、单项选择题

（一）A1 型题

1. B 产后小便不通辨证属于气虚证，其治疗主方是补气通脬饮。

2. E 产后小便不通辨证属于血瘀证，其治疗主方是加味四物汤。

3. B 产后小便不通始见于《诸病源候论·产后小便不通候》，其曰："因产动气，气冲于胞，胞转屈辟，不得小便故也。亦有小肠本夹于热，因产水血俱下，津液竭燥，胞内热结，则小便不通也。然胞转则小腹胀满，气急绞痛，若虚热津液竭燥者，则不甚胀急，但不通，津液生，气和，则小便也。"

4. A 补气通脬饮主治气虚的产后小便不通，其方药组成是黄芪、麦冬、通草。

5. D 产后小便不通肾虚证的治法是补肾温阳，化气利水。

6. A 产后小便不通气虚证的表现是产后小便不通，小便胀急疼痛；精神萎靡，气短懒言，倦怠乏力，面色少华；舌淡，苔薄白，脉缓弱。

7. C 治疗产后小便不通肾虚证，应首选的方剂是济生肾气丸。

8. B 木通散加减治疗产后小便不通的适应证候是气滞证。

9. D 补气通脬饮加减治疗产后小便不通的适应证候是气虚证。

10. A 小便的正常排出，有赖于膀胱的气化调节、肺气的通调、脾气的转输和肾气的开合失调，影响膀胱气化功能，而致小便不通为其主要病机。常由气虚、肾虚、气滞、血瘀所致。

（二）A2 型题

1. B 根据患者证候分析，属肾虚证，治宜补肾温阳，化气利水。

2. C 根据患者证候分析，属气虚证。

（三）A3 型题

1.（1）A 根据患者证候分析，诊断为产后小便不通。

（2）A 其证候是气虚证。

（3）A 其治法是益气生津，宣肺行水。

2.（1）B 根据患者证候分析，属肾虚证。

（2）B 其治法是补肾温阳，化气利水。

（3）C 治应首选的方剂是济生肾气丸。

（四）B1 型题

1. C 产后小便不通辨属肾虚证应首选的方剂是济生肾气丸，治以补肾温阳，化气利水。

2. E　产后小便不通辨属血瘀证应首选的方剂是加味四物汤，治以养血活血，祛瘀利尿。

3. E　患者 35 岁，产程不顺，产时损伤膀胱，产后小便不通或点滴而下，尿色略浑浊带血丝；小腹胀满刺痛，乍寒乍热；舌暗，苔薄白，脉沉涩。其治法是养血活血，祛瘀利尿。

4. C　患者 29 岁，产后小便不通，小腹胀痛；情志抑郁，或胸胁、乳房胀痛，烦闷不安；舌淡红，苔薄白，脉弦。其治法是疏肝理气，行水利尿。

二、多项选择题

1. ABCD　产后小便不通的主要病机是气虚、肾虚、气滞、血瘀。

2. BCDE　小便的正常排出，有赖于膀胱的气化调节。肺气的通调、脾气的转输和肾气的开合也有重要作用。

3. BCDE　产后小便不通气虚证的表现是产后小便不通，小便胀急疼痛；精神萎靡，气短懒言，倦怠乏力，面色少华；舌淡，苔薄白，脉缓弱。

4. ABC　木通散的药物组成：枳壳、槟榔、木通、滑石、冬葵子、甘草。

三、填空题

1. 气虚证；肾虚证；气滞证；血瘀证

2. 补肾温阳，化气利水

3. 益气生津，宣肺行水

4. 加味四物汤

四、名词解释

新产后产妇发生排尿困难，小便点滴而下，甚或闭塞不通，小腹胀急疼痛者，称为产后小便不通，又称"产后癃闭"。

五、简答题

1. 产后小便不通的临床分型主要为气虚证、肾虚证、气滞证、血瘀证；其选方分别是：补气通脬饮、济生肾气丸、木通散、加味四物汤。

2. 主要证候：产后小便不通，小便胀急疼痛；精神萎靡，气短懒言，倦怠乏力，面色少华；舌淡，苔薄白，脉缓弱。治法：益气生津，宣肺行水。选方：补气通脬饮。

六、论述题

小便的正常排出，有赖于膀胱的气化调节，肺气的通调、脾气的转输和肾气的开合失调，影响膀胱气化功能，而致小便不通为其主要病机。常由气虚、肾虚、气滞、血瘀所致。①气虚证：素体虚弱，肺脾气虚，或产时耗气伤血，或新产后忧思劳累过度，脾肺之气亦虚，不能通调水道，使膀胱气化不利，而致小便不通。②肾虚证：素禀薄弱，元气不足，复因产时劳伤肾气，以致肾阳不振，失于温煦，气化失司，膀胱气化不利，致令小便不通。素体肾阴虚，产时耗血伤津，阴虚更甚，虚热移于膀胱，州都气化失常，溺不得出。③气滞证：素性抑郁，或产后情志不遂，肝失疏泄，气机阻滞，膀胱气化不利，而致小便不通。④血瘀证：多因滞产，膀胱受压过久，血瘀内伤，或产后恶露不下，败血停滞，气血运行不畅，膀胱气化不利，而致小便不通。瘀久化热，瘀热互结，影响膀胱气化功能亦可导致小便不通。

七、病案分析题

诊断：产后小便不通。

证型：肾虚证。

证候分析：肾阳不足，不能温煦膀胱，膀胱气化不利，故令小便不通；尿蓄于膀胱不得出，故令小腹胀急疼痛，坐卧不宁；腰为肾之外府，肾主骨，肾虚失养，则腰膝酸软，面色晦暗。舌淡，苔白，脉沉细无力，尺脉弱，为肾阳虚之征。

治法：补肾温阳，化气利水。

方剂：济生肾气丸。

主要药物：炮附子、茯苓、泽泻、山茱萸、山药、车前子、牡丹皮、桂枝、川牛膝、熟地黄。

第十节　产后小便淋痛

一、单项选择题

（一）A1型题：每道试题下面有 A、B、C、D、E 五个备选答案。请从中选择一个最佳答案。

1. 产后小便淋痛辨证属于湿热蕴结证，其治疗主方是（　　）
   A. 六味地黄丸　　　　　B. 沉香散　　　　　C. 知柏地黄丸
   D. 加味五淋散　　　　　E. 加味四物汤

2. 产后小便淋痛辨证属于肾阴亏虚证，其治疗主方是（　　）
   A. 六味地黄丸　　　　　B. 沉香散　　　　　C. 知柏地黄丸
   D. 加味五淋散　　　　　E. 加味四物汤

3. 产后小便淋痛始见于（　　）
   A.《金匮要略》　　　　B.《诸病源候论》　　　C.《景岳全书·妇人规》
   D.《校注妇人良方》　　E.《傅青主女科》

4. 沉香散主治肝经郁热的产后小便淋痛，其方药组成是（　　）

A. 沉香、石韦、滑石、瞿麦、冬葵子、当归、王不留行、赤芍、白术、甘草

B. 沉香、石韦、滑石、瞿麦、冬葵子、当归、赤芍、白术、甘草

C. 沉香、石韦、滑石、瞿麦、冬葵子、当归、白芍、白术、甘草

D. 沉香、石韦、滑石、瞿麦、冬葵子、当归、王不留行、赤芍、白术

E. 沉香、石韦、滑石、瞿麦、冬葵子、当归、王不留行、白芍、白术

5. 产后小便淋痛肾阴亏虚证的治法是（　　）

    A. 清热利湿通淋　　　　　B. 滋肾养阴通淋　　　　　C. 阴阳双补通淋

    D. 补肾温阳通淋　　　　　E. 疏肝清热通淋

6. 下列各项，不属于产后小便淋痛湿热蕴结证临床表现的是（　　）

    A. 突感小便频急，淋沥不畅

    B. 小便不通，小便胀痛

    C. 灼热刺痛，小腹疼痛胀急

    D. 尿黄赤或浑浊；口渴不欲饮

    E. 舌红，苔黄腻，脉滑数

7. 治疗产后小便淋痛肝经郁热证，应首选的方剂是（　　）

    A. 六味地黄丸　　　　　　B. 沉香散　　　　　　　　C. 知柏地黄丸

    D. 加味五淋散　　　　　　E. 加味四物汤

8. 沉香散加减治疗产后小便淋痛的适应证候是（　　）

    A. 湿热蕴结证　　　　　　B. 肾阴亏虚证　　　　　　C. 气滞血瘀证

    D. 肝经郁热证　　　　　　E. 脾虚湿滞证

9. 知柏地黄丸加减治疗产后小便淋痛的适应证候是（　　）

    A. 湿热蕴结证　　　　　　B. 肾阴亏虚证　　　　　　C. 气滞血瘀证

    D. 肝经郁热证　　　　　　E. 脾虚湿滞证

10. 产后小便淋痛的发病机理是（　　）

    A. 膀胱气化失司，水道不利

    B. 脾肺气虚，不能通调水道

    C. 肾阳不振，气化失司

    D. 气机阻滞，清浊升降失常

    E. 膀胱失约

（二）A2 型题：每道试题由两个以上相关因素组成或以一个简要病例形式出现，其下面都有 A、B、C、D、E 五个备选答案。请从中选择一个最佳答案。

1. 患者，女，35 岁。产时不顺，产后突感小便频急，淋沥不畅，灼热刺痛，小腹疼痛胀急，尿黄赤或混浊；口渴不欲饮，心烦；舌红，苔黄腻，脉滑数。其证候是（　　）

    A. 湿热蕴结证　　　　　　B. 肾阴亏虚证　　　　　　C. 气滞血瘀证

    D. 肝经郁热证　　　　　　E. 脾虚湿滞证

2. 患者，女，28 岁。产后小便频数淋沥，尿道灼热疼痛，尿少，尿色深黄；五心

烦热，腰膝酸软，头晕耳鸣；舌红，少苔，脉细数。方药应选（　　）

    A. 六味地黄丸　　　　　B. 沉香散　　　　　　C. 知柏地黄丸

    D. 加味五淋散　　　　　E. 加味四物汤

（三）A3 型题：以下提供若干个案例，每个案例下设若干道试题。请根据案例所提供的信息，在每一道试题下面的 A、B、C、D、E 五个备选答案中选择一个最佳答案。

1. 患者，女，30 岁。产后小便艰涩而痛，余沥不尽，尿色红赤；情志抑郁或心烦易怒，小腹胀满，甚或两胁胀痛，口苦咽干，大便干结；舌红，苔黄，脉弦数。

（1）其最有可能诊断是

    A. 产后小便不通　　　　B. 产后小便淋痛　　　C. 产后大便不通

    D. 产后小便异常　　　　E. 产后腹痛

（2）其证候是（　　）

    A. 湿热蕴结证　　　　　B. 肾阴亏虚证　　　　C. 气滞血瘀证

    D. 肝经郁热证　　　　　E. 脾虚湿滞证

（3）其治法是（　　）

    A. 清热利湿通淋　　　　B. 滋肾养阴通淋　　　C. 阴阳双补通淋

    D. 补肾温阳通淋　　　　E. 疏肝清热通淋

2. 患者，女，33 岁。产后小便频数淋沥，尿道灼热疼痛，尿少，尿色深黄；五心烦热，腰膝酸软，头晕耳鸣；舌红，少苔，脉细数。

（1）其证候是（　　）

    A. 湿热蕴结证　　　　　B. 肾阴亏虚证　　　　C. 气滞血瘀证

    D. 肝经郁热证　　　　　E. 脾虚湿滞证

（2）其治法是（　　）

    A. 清热利湿通淋　　　　B. 滋肾养阴通淋　　　C. 阴阳双补通淋

    D. 补肾温阳通淋　　　　E. 疏肝清热通淋

（3）若虚火内盛，潮热明显者，原方应加用（　　）

    A. 地骨皮、生地黄　　　B. 酸枣仁、柏子仁　　C. 白茅根、小蓟

    D. 玄参、白茅根　　　　E. 熟地黄、酸枣仁

（四）B1 型题：以下每组试题共用 A、B、C、D、E 五个备选答案，备选答案在上，题干在下。请从中选择一个最佳答案，每个备选答案可能被选择一次、多次或不被选择。

    A. 六味地黄丸　　　　　B. 沉香散　　　　　　C. 知柏地黄丸

    D. 加味五淋散　　　　　E. 加味四物汤

1. 产后小便淋痛辨属肝经郁热证应首选的方剂是（　　）

2. 产后小便淋痛辨属湿热蕴结证应首选的方剂是（　　）

    A. 清热利湿通淋　　　　B. 滋肾养阴通淋　　　C. 阴阳双补通淋

D. 补肾温阳通淋　　　　　E. 疏肝清热通淋

3. 产后小便淋痛辨属肾阴亏虚证者的治法是（　　）

4. 产后小便淋痛辨属湿热蕴结证者的治法是（　　）

二、多项选择题

每题由一个题干与 5 个备选答案组成，可从备选答案中选择多项与问题有关的答案，须全部选准方可计分。

1. 产后小便淋痛的主要病机是（　　）

A. 湿热蕴结证　　　　　B. 肾阴亏虚证　　　　　C. 气滞血瘀证

D. 肝经郁热证　　　　　E. 脾虚湿滞证

2. 与产后小便淋痛有关的脏腑是（　　）

A. 心　　　　　　　　　B. 肺　　　　　　　　　C. 膀胱

D. 肝　　　　　　　　　E. 肾

3. 肾阴亏虚证产后小便淋痛的临床表现有（　　）

A. 小便频数淋沥　　　　B. 尿道灼热疼痛，尿少，尿色深黄

C. 五心烦热，腰膝酸软　D. 头晕耳鸣　　　　　　　E. 舌红，少苔，脉细数

4. 沉香散的药物组成（　　）

A. 沉香、石韦　　　　　B. 滑石、瞿麦　　　　　C. 冬葵子、当归

D. 王不留行、赤芍　　　E. 通草、白术

三、填空题

1. 产后小便淋痛常见分型有_____、_____、_____。

2. 产后小便淋痛属肾阴亏虚者，治宜_____。

3. 产后小便淋痛属肝经郁热者，治宜_____。

4. 肝经郁热证产后小便淋痛，方用_____。

四、名词解释

产后小便淋痛

五、简答题

1. 简述产后小便淋痛的临床分型有哪些？其选方是什么？

2. 湿热蕴结产后小便淋痛的证候、治法和选方是什么？

六、论述题

产后小便淋痛的病机要点是什么？

七、病案分析题

患者，女，33岁。产时不顺，产后突感小便频急，淋沥不畅，灼热刺痛，小腹疼痛胀急，尿黄赤或浑浊；口渴不欲饮，大便难解，心烦；舌红，苔黄腻，脉滑数。妇科检查：宫体前位，正常大小，附件未见异常。

请写出本病的诊断、证型、证候分析、治法、方药。

参考答案

一、单项选择题

（一）A1 型题

1. D　产后小便淋痛辨证属于湿热蕴结证，其治疗主方是加味五淋散。

2. C　产后小便淋痛辨证属于肾阴亏虚证，治以滋肾养阴通淋，其治疗主方是知柏地黄丸加减。

3. B　产后小便淋痛早在《诸病源候论·产后淋候》就有记载。其指出："因产虚损，而热气客胞内，虚则起数，热则泄少，故成淋也。"

4. A　沉香散主治肝经郁热的产后小便淋痛，其方药组成是沉香、石韦、滑石、瞿麦、冬葵子、当归、王不留行、赤芍、白术、甘草。

5. B　产后小便淋痛肾阴亏虚证的治法是滋肾养阴通淋。

6. B　产后小便淋通湿热蕴结证的表现是产时不顺，产后突感小便频急，淋沥不畅，灼热刺痛，小腹疼痛胀急，尿黄赤或浑浊；口渴不欲饮，心烦；舌红，苔黄腻，脉滑数。

7. B　治疗产后小便淋痛肝经郁热证，应首选的方剂是沉香散。

8. D　沉香散加减治疗产后小便淋痛的适应证候是肝经郁热证。

9. B　知柏地黄丸加减治疗产后小便淋痛的适应证候是肾阴亏虚证。

10. A　产后小便淋痛的发病机理是膀胱气化失司，水道不利。

（二）A2 型题

1. A　根据患者证候分析，属湿热蕴结证，治宜清热利湿通淋。

2. C　根据患者证候分析，属肾阴亏虚证，治宜滋肾养阴通淋，方选知柏地黄丸。

（三）A3 型题

1.（1）B　根据患者证候分析，诊断为产后小便淋痛。

（2）D　其证候是肝经郁热证。

（3）E　其治法是疏肝清热通淋。

2.（1）B　根据患者证候分析，属肾阴亏虚证。

（2）B　其治法是滋肾养阴通淋。

（3）A 若虚火内盛，潮热明显者，原方应加用地骨皮、生地黄。

（四）B1 型题

1. B 产后小便淋痛辨属肝经郁热证应首选的方剂是沉香散，治以疏肝清热通淋。

2. D 产后小便淋痛辨属湿热蕴结证应首选的方剂是加味五淋散，治以清热利湿通淋。

3. B 产后小便淋痛辨属肾阴亏虚证者的治法是滋肾养阴通淋。

4. A 产后小便淋痛辨属湿热蕴结证者的治法是清热利湿通淋。

二、多项选择题

1. ABD 产后小便淋痛的主要病机是湿热蕴结证、肾阴亏虚证、肝经郁热证。

2. CDE 与产后小便淋痛有关的脏腑是膀胱、肝、肾。

3. ABCDE 肾阴亏虚证产后小便淋痛的临床表现有产后小便频数淋沥，尿道灼热疼痛，尿少，尿色深黄；五心烦热，腰膝酸软，头晕耳鸣；舌红，少苔，脉细数。

4. ABCD 沉香散的药物组成是沉香、石韦、滑石、瞿麦、冬葵子、当归、王不留行、赤芍、白术、甘草。

三、填空题

1. 湿热蕴结证；肾阴亏虚证；肝经郁热证

2. 滋肾养阴通淋

3. 疏肝清热通淋

4. 沉香散

四、名词解释

产后出现尿频、尿急、淋沥涩痛等症状，称为产后小便淋痛，又称"产后淋""产后溺淋"。

五、简答题

1. 产后小便淋痛的临床分型主要为湿热蕴结证、肾阴亏虚证、肝经郁热证；其选方分别是：加味五淋散、知柏地黄丸、沉香散。

2. 主要证候：产时不顺，产后突感小便频急，淋沥不畅，灼热刺痛，小腹疼痛胀急，尿黄赤或浑浊；口渴不欲饮，心烦；舌红，苔黄腻，脉滑数。治法：清热利湿通淋。选方：加味五淋散。

六、论述题

产后小便淋痛的主要病机是膀胱气化失司，水道不利。①湿热蕴结：产后血室正开，胞脉空虚，若摄生不慎，外阴不洁，或多次导尿消毒不严，或产时不顺，阴部创伤，秽浊湿热之邪乘虚入侵膀胱，或过食辛辣肥甘厚腻，酿成湿热，流注膀胱，气化不利，致小便淋痛。②肾阴亏虚：素体肾虚，复因产时产后失血伤阴，肾阴亏虚，虚火旺盛，热灼膀胱，气化不利而小便淋痛。③肝经郁热：素体肝旺，复因产后失血伤阴，肝失所养，或产后情志所伤，肝失条达，气机郁滞，郁而化火，气火郁于下焦，热移膀胱，气化失司，致小便淋痛。

七、病案分析题

诊断：产后小便淋痛。

证型：湿热蕴结证。

证候分析：产后血室正开，胞脉空虚，若多次导尿或摄生不慎，外阴不洁，感染湿热之邪，或过食辛辣肥厚之品，积湿生热，湿热下注膀胱，致小便淋痛，小腹疼痛胀急，尿黄赤或浑浊；湿热熏蒸，则口渴，心烦。舌红，苔黄腻，脉滑数。

方剂：加味五淋散。

主要药物：栀子、赤茯苓、当归、白芍、黄芩、甘草、生地黄、泽泻、车前子、滑石、木通。

第十一节　产后乳汁异常

一、单项选择题

（一）A1 型题：每道试题下面有 A、B、C、D、E 五个备选答案。请从中选择一个最佳答案。

1. 下列各项，不属血瘀致病的是（　　）

　　A. 产后腹痛　　　　　　B. 产后发热　　　　　　C. 产后恶露不绝

　　D. 产后身痛　　　　　　E. 产后缺乳

2. 产后乳汁自出的病因病机是（　　）

　　A. 气血虚弱、痰浊中阻　　B. 脾虚肝郁、阴虚火旺　　C. 气虚失摄、肝经郁热

　　D. 脾虚气亏、肝气郁结　　E. 气血不足、肝经湿热

3. 治疗缺乳气血虚弱证，应首选的方剂是（　　）

　　A. 四君子汤　　　　　　B. 四物汤　　　　　　　C. 下乳涌泉散

　　D. 人参养荣汤　　　　　E. 通乳丹

4. 缺乳与乳汁自出的共同病机是（　　）

　　A. 血瘀　　　　　　　　B. 痰浊　　　　　　　　C. 阴虚

　　D. 气虚　　　　　　　　E. 肾虚

5. 产后缺乳肝郁气滞证的主要证候是（　　）

　　A. 产后乳汁甚少，乳房柔软

B. 产后乳汁甚少，乳房胀硬、疼痛

C. 产后乳汁甚少，乳房红肿热痛

D. 产后乳汁甚少，乳汁清稀

E. 产后乳汁甚少，乳房硕大或下垂不胀满

6. 产后缺乳气血虚弱证的治法是（　　）

A. 益气养阴下乳　　　　B. 健脾益胃通乳　　　　C. 补脾疏肝下乳

D. 健脾滋阴通乳　　　　E. 补气养血，佐以通乳

7. 气虚失摄证乳汁自出的治法是（　　）

A. 补气益血　　　　　　B. 固摄敛乳　　　　　　C. 健脾固冲

D. 补中益气　　　　　　E. 补气养血，佐以固摄

8. 患者产后乳汁分泌由少变无，乳房胀硬、疼痛，伴胸胁胀满，情志抑郁，食欲不振，时有微热。舌质正常，苔薄黄，脉弦。本病的治法是（　　）

A. 补肾健脾　　　　　　B. 疏肝补肾　　　　　　C. 养血柔肝

D. 行气活血　　　　　　E. 疏肝解郁，通络下乳

9. 患者分娩 1 周后，乳汁时有自行流出，量少质稀，乳房柔软无胀感，少气懒言，舌淡苔薄，脉细弱。治疗本病的代表方是（　　）

A. 补中益气汤　　　　　B. 四物汤　　　　　　　C. 六味地黄丸

D. 八珍汤　　　　　　　E. 大补元煎

10. 治疗缺乳肝郁气滞证，应首选的方剂是（　　）

A. 四君子汤　　　　　　B. 四物汤　　　　　　　C. 下乳涌泉散

D. 人参养荣汤　　　　　E. 通乳丹

11. 产后缺乳气血虚弱证的主要证候是（　　）

A. 产后乳汁甚少，乳房柔软

B. 产后乳汁甚少，乳房胀硬、疼痛

C. 产后乳汁甚少，乳房红肿热痛

D. 产后乳汁甚少，乳房凹陷

E. 产后乳汁甚少，乳房硕大或下垂不胀满

12. 产后缺乳肝郁气滞证的治法是（　　）

A. 益气养阴下乳　　　　B. 健脾益胃通乳　　　　C. 补脾疏肝下乳

D. 健脾滋阴通乳　　　　E. 疏肝解郁，通络下乳

13. 肝经郁热证乳汁自出的治法是（　　）

A. 补气益血　　　　　　B. 固摄敛乳　　　　　　C. 健脾固冲

D. 补中益气　　　　　　E. 疏肝解郁，清热敛乳

14. 治疗乳汁自出气虚失摄证，应首选的方剂是（　　）

A. 四君子汤　　　　　　B. 补中益气汤　　　　　C. 下乳涌泉散

D. 人参养荣汤　　　　　E. 通乳丹

15. 治疗乳汁自出肝经郁热证，应首选的方剂是（　　）

    A. 丹栀逍遥散　　　　　B. 补中益气汤　　　　　C. 人参养荣汤

    D. 六味地黄丸　　　　　E. 通乳丹

（二）A2 型题：每道试题由两个以上相关因素组成或以一个简要病例形式出现，其下面都有 A、B、C、D、E 五个备选答案。请从中选择一个最佳答案。

1. 患者，女，30 岁。产后乳汁分泌少，胸胁胀闷，情志抑郁，苔薄黄，脉弦细。治疗应首选的方剂是（　　）

    A. 通乳丹　　　　　　　B. 逍遥散　　　　　　　C. 柴胡疏肝散

    D. 下乳涌泉散　　　　　E. 当归芍药散

2. 患者，女，30 岁。产后乳汁少，不够喂养婴儿，乳汁清稀，乳房柔软无胀感，面色无华，倦怠乏力，食欲不振，舌淡，苔白，脉细弱。其治法是（　　）

    A. 补肾益气通乳　　　　B. 疏肝解郁通乳　　　　C. 健脾化痰通乳

    D. 补气养血通乳　　　　E. 活血化瘀通乳

3. 患者，女，38 岁。产后乳汁少，质清稀，乳房柔软无胀感，面色无华，倦怠乏力，食欲不振，舌淡，苔白，脉细弱。其证候是（　　）

    A. 气血虚弱证　　　　　B. 肝肾不足证　　　　　C. 肝气郁结证

    D. 痰湿阻滞证　　　　　E. 肝脾不和证

4. 患者，女，25 岁。产后乳汁自出，量较多质浓稠，乳房胀硬疼痛，胸胁胀满，烦躁起急，口苦咽干，便秘，尿黄，舌质红，苔薄黄，脉弦细数。其证候是（　　）

    A. 气虚失摄证　　　　　B. 肝肾不足证　　　　　C 肝经郁热证

    D. 痰湿阻滞证　　　　　E. 肝脾不和证

（三）A3 型题：以下提供若干个案例，每个案例下设若干道试题。请根据案例所提供的信息，在每一道试题下面的 A、B、C、D、E 五个备选答案中选择一个最佳答案。

1. 患者，女，35 岁。产后乳汁分泌少，乳汁清稀，乳房柔软；面色少华，倦怠无力；舌质淡，苔薄白，脉细弱。

（1）其证候是（　　）

    A. 气血虚弱证　　　　　B. 肝肾不足证　　　　　C. 肝气郁结证

    D. 痰湿阻滞证　　　　　E. 肝脾不和证

（2）其治法是（　　）

    A. 补肾益气通乳　　　　B. 疏肝解郁通乳　　　　E. 健脾化痰通乳

    D. 补气养血通乳　　　　E. 活血化瘀通乳

（3）治疗应首选的方剂是（　　）

    A. 通乳丹　　　　　　　B. 逍遥散　　　　　　　C. 柴胡疏肝散

    D. 下乳涌泉散　　　　　E. 当归芍药散

2. 患者，女，30 岁。产后乳汁少；乳汁浓稠，乳房胀硬、疼痛；胸胁胀满，情志抑郁；舌淡，苔薄黄，脉弦数。

（1）其证候是（　　）

A. 气血虚弱证　　　　　B. 肝肾不足证　　　　　C. 肝气郁结证

D. 痰湿阻滞证　　　　　E. 肝脾不和证

（2）其治法是（　　）

A. 补肾益气通乳　　　　B. 疏肝解郁通乳　　　　C. 健脾化痰通乳

D. 补气养血通乳　　　　E. 活血化瘀通乳

（3）治疗应首选的方剂是（　　）

A. 通乳丹　　　　　　　B. 逍遥散　　　　　　　C. 柴胡疏肝散

D. 下乳涌泉散　　　　　E. 当归芍药散

3. 患者，女，28岁。产后乳汁自出；量少，质清稀，乳房柔软无胀感；面色少华，神疲乏力；舌质淡，苔薄白，脉细弱。

（1）其证候是（　　）

A. 气虚失摄证　　　　　B. 肝肾不足证　　　　　C. 肝经郁热证

D. 痰湿阻滞证　　　　　E. 肝脾不和证

（2）其治法是（　　）

A. 补气养血，佐以固摄　B. 健脾益气，清热敛乳　C. 疏肝健脾，补中益气

D. 疏肝解郁，清热敛乳　E. 健脾补肾，益气敛乳

（3）治疗应首选的方剂是（　　）

A. 丹栀逍遥散　　　　　B. 补中益气汤　　　　　C. 人参养荣汤

D. 六味地黄丸　　　　　E. 通乳丹

4. 患者，女，33岁。量多，质稠，乳房胀痛；胸胁胀满，情志抑郁或烦躁易怒，口苦咽干，便秘尿黄；舌质红，苔薄黄，脉弦数。

（1）其证候是（　　）

A. 气虚失摄证　　　　　B. 肝肾不足证　　　　　C. 肝经郁热证

D. 痰湿阻滞证　　　　　E. 肝脾不和证

（2）其治法是（　　）

A. 补气养血，佐以固摄　B. 健脾益气，清热敛乳　C. 疏肝健脾，补中益气

D. 疏肝解郁，清热敛乳　E. 健脾补肾，益气敛乳

（3）治疗应首选的方剂是（　　）

A. 丹栀逍遥散　　　　　B. 补中益气汤　　　　　C. 人参养荣汤

D. 六味地黄丸　　　　　E. 通乳丹

（四）B1型题：以下每组试题共用A、B、C、D、E五个备选答案，备选答案在上，题干在下。请从中选择一个最佳答案，每个备选答案可能被选择一次、多次或不被选择。

A. 通乳丹　　　　　　　B. 逍遥散　　　　　　　C. 柴胡疏肝散

D. 下乳涌泉散　　　　　E. 当归芍药散

1. 产后缺乳辨属气血虚弱证应首选的方剂是（　　）

2. 产后缺乳辨属肝郁气滞证应首选的方剂是（　　）

    A. 丹栀逍遥散　　　　　　B. 补中益气汤　　　　　　C. 人参养荣汤

    D. 六味地黄丸　　　　　　E. 通乳丹

3. 产后乳汁自出辨属气虚失摄证应首选的方剂是（　　）

4. 产后乳汁自出辨属肝经郁热证应首选的方剂是（　　）

    A. 产后乳汁甚少，乳房柔软

    B. 产后乳汁甚少，乳房胀硬、疼痛

    C. 产后乳汁甚少，乳房红肿热痛

    D. 产后乳汁甚少，乳房凹陷

    E. 产后乳汁甚少，乳房硕大或下垂不胀满

5. 产后缺乳气血虚弱证的主要证候是（　　）

6. 产后缺乳肝郁气滞证的主要证候是（　　）

二、多项选择题

每题由一个题干与 5 个备选答案组成，可从备选答案中选择多项与问题有关的答案，须全部选准方可计分。

1. 产后缺乳的主要病机是（　　）

    A. 肝郁气滞　　　　　　　B. 气血虚弱　　　　　　　C. 气阴两虚

    D. 气滞血瘀　　　　　　　E. 脾肾两虚

2. 产后乳汁自出的主要病机是（　　）

    A. 气虚失摄　　　　　　　B. 脾肾两虚　　　　　　　C. 肝经郁热

    D. 肝郁气滞　　　　　　　E. 气滞血瘀

3. 以下情况可以导致产后缺乳的是（　　）

    A. 肝郁气滞　　　　　　　B. 气血虚弱　　　　　　　C. 劳逸失常

    D. 营养不良　　　　　　　E. 哺乳方法不当

4. 产后缺乳可有以下病史（　　）

    A. 素体气血不足　　　　　B. 脾胃虚弱　　　　　　　C. 素性抑郁

    D. 产后情志不遂　　　　　E. 产时产后失血过多

5. 产后乳汁自出可有以下病史（　　）

    A. 劳倦过度　　　　　　　B. 素体脾胃虚弱　　　　　C. 素性抑郁

    D. 五志过极化火　　　　　E. 素体阳虚

6. 下列哪些是通乳丹的药物组成（　　）

    A. 人参　　　　　　　　　B. 黄芪　　　　　　　　　C. 当归

D. 麦冬   E. 猪蹄

三、填空题

1. 产后缺乳的主要病机为_____或_____。
2. 产后缺乳的常见证型是_____和_____。
3. 产后乳汁自出的主要病机为_____或_____。
4. 产后乳汁自出的常见证型是_____和_____。
5. 产后缺乳的治疗以_____，_____为主。
6. 产后乳汁自出的治法，虚者宜_____，实者宜_____。

四、名词解释

1. 缺乳
2. 漏乳
3. 乳泣

五、简答题

1. 简述产后缺乳和乳痈的鉴别要点。
2. 简述产后乳汁自出和乳泣的鉴别要点。
3. 简述产后乳汁自出和闭经泌乳综合征的鉴别要点。

六、论述题

1. 论述产后缺乳虚证与实证的辨证要点及治法、方药。
2. 论述产后乳汁自出的辨证要点及治法、方药。

七、病案分析题

1. 患者，女，30 岁。产后 2 天，乳汁不经婴儿吸吮而自然流出，量少质稀，乳房柔软而无胀感，神疲乏力，面色不华，饮食减少。舌淡，苔薄白，脉细弱。

请写出本病的诊断、证型、证候分析、治法、方药。

2. 患者，女，35 岁。与老公吵架后乳汁减少，乳汁浓稠，乳房胀硬、疼痛，胸胁胀满，情志抑郁。舌淡，苔薄黄，脉弦数。

请写出本病的诊断、证型、证候分析、治法、方药。

参考答案

一、单项选择题

(一) A1 型题

1. E 产后缺乳病因是气血虚弱和肝郁气滞，不属血瘀致病。

2. C 产后乳汁自出的病因病机是气虚失摄和肝经郁热。

3. E 治疗缺乳气血虚弱证，应首选的方剂是通乳丹。

4. D 产后缺乳病因是气血虚弱和肝郁气滞。产后乳汁自出的病因病机是气虚失摄和肝经郁热。缺乳与乳汁自出的共同病机是气虚。

5. B 产后缺乳肝郁气滞证的主要证候是产后乳汁甚少，乳房胀硬、疼痛。

6. E 产后缺乳气血虚弱证的治法是补气养血，佐以通乳。

7. E 气虚失摄证乳汁自出的治法是补气养血，佐以固摄。

8. E 根据患者证候分析，属肝郁气滞证。治法是疏肝解郁，通络下乳。

9. A 根据患者证候分析，属气虚失摄证。代表方是补中益气汤。

10. C 治疗缺乳肝郁气滞证，应首选的方剂是下乳涌泉散。

11. A 产后缺乳气血虚弱证的主要证候是产后乳汁甚少，乳汁清稀，乳房柔软。

12. E 产后缺乳肝郁气滞证的治法是疏肝解郁，通络下乳。

13. E 肝经郁热证乳汁自出的治法是疏肝解郁，清热敛乳。

14. B 气虚失摄证乳汁自出的代表方是补中益气汤。

15. A 肝经郁热证乳汁自出的代表方是丹栀逍遥散。

(二) A2 型题

1. D 根据患者证候分析，属产后缺乳肝郁气滞证。代表方是下乳涌泉散。

2. D 根据患者证候分析，属产后缺乳气血虚弱证。治法是补气养血，佐以通乳。

3. A 根据患者证候分析，属产后缺乳气血虚弱证。

4. C 根据患者证候分析，属产后乳汁自肝经郁热证

(三) A3 型题

1. (1) A 根据患者证候分析，属产后缺乳气血虚弱证。

(2) D 产后缺乳气血虚弱证的治法是补气养血通乳。

(3) A 治疗缺乳气血虚弱证，应首选的方剂是通乳丹。

2. (1) C 根据患者证候分析，属产后缺乳肝郁气滞证。

(2) B 产后缺乳肝郁气滞证的治法是疏肝解郁通乳。

(3) D 治疗缺乳肝郁气滞证，应首选的方剂是下乳涌泉散。

3. (1) A 根据患者证候分析，属产后乳汁自出气虚失摄证。

(2) A 乳汁自出气虚失摄证的治法是补气养血，佐以固摄。

（3）B 乳汁自出气虚失摄证的代表方是补中益气汤。

4.（1）C 根据患者证候分析，属产后乳汁自出肝经郁热证。

（2）D 乳汁自出肝经郁热证的治法是疏肝解郁，清热敛乳。

（3）A 乳汁自出肝经郁热证的代表方是丹栀逍遥散。

（四）B1 型题

1. A 治疗缺乳气血虚弱证，应首选的方剂是通乳丹。

2. D 治疗缺乳肝郁气滞证，应首选的方剂是下乳涌泉散。

3. B 治疗乳汁自出气虚失摄证的代表方是补中益气汤。

4. A 治疗乳汁自出肝经郁热证的代表方是丹栀逍遥散。

5. A 产后缺乳气血虚弱证的主要证候是产后乳汁甚少，乳房柔软。

6. B 产后缺乳肝郁气滞证的主要证候是产后乳汁甚少，乳房胀硬、疼痛。

二、多项选择题

1. AB 产后缺乳的病因是气血虚弱和肝郁气滞。

2. AC 产后乳汁自出的病因病机是气虚失摄和肝经郁热。

3. ABCDE 产后缺乳病因是气血虚弱和肝郁气滞。此外，精神紧张、劳逸失常、营养不良或哺乳方法不当等，也可造成乳汁分泌不足。

4. ABCDE 产后缺乳病史：素体气血不足，或脾胃虚弱，或素性抑郁，或产后情志不遂，或产时、产后失血过多等。

5. ABCD 产后乳汁自出病史：素体脾胃虚弱，劳倦过度，或素性抑郁，五志过极化火。

6. ABCDE 通乳丹组成：人参、黄芪、当归、麦冬、木通、桔梗、猪蹄。

三、填空题

1. 乳汁化源不足，无乳可下；乳汁运行受阻，乳不得下

2. 气血虚弱证；肝郁气滞证

3. 胃气不固，气虚失摄；肝经郁热，迫乳外溢

4. 气虚失摄证；肝经郁热证

5. 调理气血；通络下乳

6. 补气摄乳；清热敛乳

四、名词解释

1. 哺乳期内，产妇乳汁甚少，或无乳可下，称为"缺乳"，又称"乳汁不足""乳汁不行"。

2. 哺乳期内，产妇乳汁不经婴儿吸吮而自然流出者，称"乳汁自出"，亦称"漏乳"。

3. 乳泣指妊娠期间乳汁自然溢出。

五、简答题

1. 哺乳期内，产妇乳汁甚少，或无乳可下，称为缺乳。缺乳有虚实两端，虚证时乳汁清稀，乳房柔软，多为气血虚弱；实证时乳汁浓稠，乳房胀硬疼痛，多为肝郁气滞。乳痈有初起乳房红、肿、热、痛，恶寒发热，继之化脓成痈等特征。

2. 哺乳期内，产妇乳汁不经婴儿吸吮而自然流出者，称乳汁自出，发生在哺乳期，即产后。乳泣为妊娠期间乳汁自然溢出，发生在产前而非产后。

3. 哺乳期内，产妇乳汁不经婴儿吸吮而自然流出者，称乳汁自出，发生在哺乳期。闭经泌乳综合征是指产后停止哺乳仍长时间溢乳，常同时伴有闭经；或非妊娠、非产后以泌乳与闭经同时出现为特征，与垂体功能异常有关。

六、论述题

1. 产后缺乳有虚实两端。如乳汁清稀，乳房柔软，属虚证，多为气血虚弱，治法是补气养血通乳。应首选的方剂是通乳丹。若乳汁浓稠，乳房胀硬疼痛，属实证，多为肝郁气滞，治法是疏肝解郁通乳。应首选的方剂是下乳涌泉散。

2. 产后乳汁自出分虚实两端。应根据乳房有无胀痛、是否柔软及乳汁稀稠进行辨证。乳汁清稀，乳房柔软者，为气虚失摄，治法是补气养血，佐以固摄，代表方是补中益气汤。乳汁浓稠，乳房胀痛者，为肝经郁热，治法是疏肝解郁，清热敛乳，代表方是丹栀逍遥散。

七、病案分析题

1. 诊断：产后乳汁自出之气虚失摄证。

证候分析：产后气血虚弱，中气不足，胃气不固，摄纳无权，乳汁失约，故乳汁自出；气血不足，乳汁化源匮乏，故乳少，质清稀；乳汁外溢，乳房空虚，故乳房柔软无胀感；气虚血少，不能上荣于面，故面色少华；中气不足，则神疲乏力。舌质淡，苔薄白，脉细弱，均为气血虚弱之征。

治法：补气养血，佐以固摄

方剂：补中益气汤加芡实、五味子。

主要药物：人参、白术、黄芪、当归、甘草、陈皮、升麻、柴胡、芡实、五味子。

2. 诊断：产后缺乳之肝郁气滞证。

证候分析：情志不舒，肝气郁结，气机不畅，乳络受阻，故乳汁少或全无；乳汁壅滞，运行受阻，故乳房胀满而痛，乳汁浓稠；肝经布胁肋，肝气郁结，疏泄不利，故胸胁胀满；肝气不疏，故情志抑郁；肝气犯胃，脾胃受累，故食欲不振。舌质正常，苔薄黄，脉弦或弦数，均为肝郁气滞之征。

治法：疏肝解郁，通络下乳。

方剂：下乳涌泉散。

主要药物：柴胡、青皮、当归、白芍、川芎、生地黄、天花粉、白芷、穿山甲、王不留行、漏芦、通草、桔梗、甘草。

第十二节 产后情志异常

一、单项选择题

（一）A1 型题： 每道试题下面有 A、B、C、D、E 五个备选答案。请从中选择一个最佳答案。

1. 心血不足型产后情志异常的治法为（　　）

　　A. 养血益气，镇静安神　　B. 养血柔肝，镇静安神　　C. 养血滋阴，补心安神

　　D. 交通心肾，补心安神　　E. 以上都不是

2. 血瘀型产后情志异常的治疗最佳选方为（　　）

　　A. 生化汤　　　　　　　B. 血府逐瘀汤　　　　　　C. 通窍活血汤

　　D. 癫狂梦醒汤　　　　　E. 天王补心丹

3. 产后情志异常治疗应以何为主（　　）

　　A. 调和气血，安神定志　　B. 运脾化痰，调血行气　　C. 补益肾气，养血填精

　　D. 清热化痰，宁心安神　　E. 滋阴降火，补肾宁心

4. 前人语："产后血气俱虚，受风邪入并于阴则癫忽发……邪入并于阳则狂，发则言语倒错，或自高贤，或骂詈不避尊卑是也"出自何书（　　）

　　A.《金匮要略》　　　　　B.《诸病源候论》　　　　　C.《景岳全书·妇人规》

　　D.《校注妇人良方》　　　E.《傅青主女科》

5. 逍遥散治疗肝气郁结型产后情志异常，其方药组成是（　　）

　　A. 柴胡、当归、白芍、白术、茯苓、生姜、薄荷、炙甘草

　　B. 柴胡、丹参、白芍、白术、茯苓、干姜、薄荷、炙甘草

　　C. 柴胡、当归、香附、白术、茯苓、生姜、薄荷、炙甘草

　　D. 柴胡、当归、赤芍、陈皮、茯苓、干姜、薄荷、炙甘草

　　E. 柴胡、白芍、丹参、陈皮、茯苓、生姜、薄荷、炙甘草

6. 产后情志异常发生过程中，主要涉及哪两脏（　　）

　　A. 肝脾　　　　　　　　B. 心脾　　　　　　　　　C. 脾肾

　　D. 心肝　　　　　　　　E. 心肾

7. 治疗心血不足型产后情志异常应首选的方剂是（　　）

　　A. 归脾汤　　　　　　　B. 八珍汤　　　　　　　　C. 甘麦大枣汤

　　D. 癫狂梦醒汤　　　　　E. 天王补心丹

8. 下列各项，属于产后情志异常临床表现的是（　　）

A. 精神抑郁，沉默寡言　　B. 情绪低落，心烦不安　　C. 失眠多梦，神志错乱

D. 狂言妄语，喜怒无常　　E. 以上都是

9. 产后情志异常肝气郁结证的治法是（　　）

A. 疏肝解郁，镇静安神　　B. 滋肾养血，镇静安神　　C. 活血化瘀，镇静安神

D. 养血滋阴，补心安神　　E. 健脾温肾，补心安神

10. 癫狂梦醒汤加减治疗产后情志异常的适应证是（　　）

A. 血瘀证　　　　　　　　B. 肝气郁结证　　　　　　C. 心血不足证

D. 痰热扰心证　　　　　　E. 脾虚证

（二）A2 型题：每道试题由两个以上相关因素组成或以一个简要病例形式出现，其下面都有 A、B、C、D、E 五个备选答案。请从中选择一个最佳答案。

1. 刘某，女，36 岁。产后 20 天，精神抑郁，沉默寡言，情绪低落，悲伤欲哭，心神不宁，失眠多梦，神疲乏力，面色苍白，舌质淡，苔薄白，脉细弱。治疗首选方为（　　）

A. 八珍汤　　　　　　　　B. 逍遥散　　　　　　　　C. 生化汤

D. 癫狂梦醒汤　　　　　　E. 天王补心丹

2. 张某，30 岁。患者产后 1 个月，近半个月患者沉默寡言，情绪低落，遇事心烦易怒，心神不安，夜间失眠多梦，惊恐易醒，胸胁乳房胀痛，善太息，舌淡红，苔薄，脉弦。辨证属于（　　）

A. 心血不足证　　　　　　B. 肝气郁结证　　　　　　C. 血瘀证

D. 痰湿凝滞证　　　　　　E. 心肾不交证

3. 患者，女，28 岁。产后 14 天，近日郁郁寡欢，神思恍惚，失眠多梦，乳汁不多，恶露不畅，色紫暗，有血块，小腹疼痛，拒按，面色晦暗；舌质紫暗，有瘀斑，苔白，脉弦涩。其治法是（　　）

A. 疏肝解郁，镇静安神　　B. 健脾温肾，补心安神　　C. 活血化瘀，镇静安神

D. 养血滋阴，补心安神　　E. 滋肾养血，镇静安神

（三）A3 型题：以下提供若干个案例，每个案例下设若干道试题。请根据案例所提供的信息，在每一道试题下面的 A、B、C、D、E 五个备选答案中选择一个最佳答案。

1. 孙某，女，28 岁。产后半月，心情抑郁，心烦易怒，失眠多梦，惊恐易醒，恶露量少，色紫暗，有血块，胸胁乳房胀痛，善太息，舌淡红，苔薄，脉弦。

（1）患者所属证型是（　　）

A. 心血不足证　　　　　　B. 血瘀证　　　　　　　　C. 肝气郁结证

D. 痰火上扰证　　　　　　E. 痰热瘀结证

（2）该患者治法是（　　）

A. 活血化瘀，镇静安神　　B. 疏肝解郁，镇静安神　　C. 豁痰开窍，清心安神

D. 养血滋阴，补心安神　　E. 平肝潜阳，安神定志

（3）首选方是（　　）

A. 柴胡疏肝散 B. 逍遥散 C. 丹栀逍遥散

D. 癫狂梦醒汤 E. 天王补心丹

2. 王某，女，32岁。已婚，教师，患者顺产后40天，患者精神抑郁1个月余，产后恶露量偏多，近1个月沉默寡言，情绪低落，悲伤欲哭，心神不宁，失眠多梦，健忘心悸，神疲乏力，面色苍白；舌质淡，苔薄白，脉细弱。

（1）患者所属证型是（   ）

A. 心血不足证 B. 血瘀证 C. 肝气郁结证

D. 痰火上扰证 E. 痰热瘀结证

（2）治法为（   ）

A. 活血化瘀，镇静安神 B. 疏肝解郁，镇静安神 C. 豁痰开窍，清心安神

D. 养血滋阴，补心安神 E. 平肝潜阳，安神定志

（3）治疗应首选的方剂是（   ）

A. 半夏厚朴汤 B. 逍遥散 C. 丹栀逍遥散

D. 癫狂梦醒汤 E. 天王补心丹

（四）B1型题：以下每组试题共用A、B、C、D、E五个备选答案，备选答案在上，题干在下。请从中选择一个最佳答案，每个备选答案可能被选择一次、多次或不被选择。

A. 八珍汤 B. 逍遥散 C. 生化汤

D. 癫狂梦醒汤 E. 天王补心丹

1. 心血不足型产后情志异常的首选方药为（   ）

2. 血瘀型产后情志异常的首选方药为（   ）

A. 心血不足证 B. 血瘀证 C. 肝气郁结证

D. 痰火上扰证 E. 痰热瘀结证

3. 患者产后心情抑郁，心神不安，夜不入寐，惊恐易醒；恶露量不多，色紫暗，有血块，胸胁乳房胀痛，善太息；舌淡红，苔薄，脉弦细。其证候是（   ）

4. 患者产后郁郁寡欢，默默不语，神思恍惚，失眠多梦，喜怒无常，哭笑不休；恶露不下，色紫暗，有血块，小腹疼痛，拒按，面色晦暗；舌质紫暗，有瘀斑，苔白，脉弦涩。其证候是（   ）

二、多项选择题

每题由一个题干与5个备选答案组成，可从备选答案中选择多项与问题有关的答案，须全部选准方可计分。

1. 产后情志异常的临床分型有（   ）

A. 心血不足证 B. 肝气郁结证 C. 血瘀证

D. 痰湿凝滞证 E. 心肾不交证

2. 以下对产后情志异常描述恰当的是（　　）

A. 产褥期精神综合征的最常见类型

B. 分娩后出现的抑郁症状

C. 通常在产后 2 周内出现症状

D. 通常需要治疗，包括心理治疗和药物治疗

E. 通常预后良好，多数患者 1 年内治愈，再次妊娠，少数可复发

3. 与产后情志异常密切相关的脏腑是（　　）

A. 心　　　　　　　　B. 肺　　　　　　　　C. 肝

D. 脾　　　　　　　　E. 肾

4. 天王补心丹的药物组成有（　　）

A. 人参、玄参、丹参　　B. 茯苓、桔梗、远志　　C. 当归、五味子、麦冬

D. 熟地黄、西洋参、天冬　E. 柏子仁、炒酸枣仁、生地黄

三、填空题

1. 产后情志异常的常见病因有_____、_____、_____。

2. 产后情志异常治法应以_____、_____为主，同时应注意配合_____。

3. 产后情志异常证属肝气郁结者，治宜_____，_____。

4. 血瘀产后情志异常，方用_____。

四、名词解释

1. 产后情志异常

2. 脏躁

五、简答题

1. 心血不足产后情志异常的证候、治法和选方是什么？

2. 产后情志异常的主要临床表现有哪些？

3. 产后情志异常的临床分型有哪些？其选方是什么？

六、论述题

1. 简述产后情志异常的病因病机。

2. 简述产后情志异常的证型、各证证候及治法方药。

七、病案分析题

张某，女，34 岁，已婚，职员。患者产后 1 个月，近半个月患者沉默寡言，情绪低落，遇事心烦易怒，心神不安，夜间失眠多梦，惊恐易醒，胸胁乳房胀痛，善太息，舌淡红，苔薄，脉弦。

请写出本病的诊断、证型、证候分析、治法、方药。

参考答案

一、单项选择题

（一）A1 型题

1. C 产妇素体血虚，或产后失血过多，或产后思虑太过，所思不遂，心血暗耗，心血不足，血不养心，心神失养，故宜养血滋阴，补心安神。

2. D 产后胞宫瘀血停滞，败血上攻，扰乱心神，神明失常，而致产后情志异常，癫狂梦醒汤具有活血化瘀，镇静安神，能够豁痰活血，调畅气血，故选癫狂梦醒汤。

3. A 本病主要发病机制为产后多虚，心血不足，心神失养；或情志所伤，肝气郁结，肝血不足，魂失潜藏；或产后多瘀，瘀血停滞，上攻于心，多属于气血失和，情志异常。治疗以调和气血，安神定志为主，同时配合心理治疗。

4. B "产后血气俱虚，受风邪入并于阴则癫忽发……邪入并于阳则狂，发则言语倒错，或自高贤，或骂詈不避尊卑是也。"出自《诸病源候论》。

5. A 逍遥散的方药组成：柴胡、当归、白芍、白术、茯苓、生姜、薄荷、炙甘草。

6. D 产后情志异常主要涉及心肝两脏。

7. E 治疗心血不足型产后情志异常应首选的方剂是天王补心丹。

8. E 产后情志异常的临床表现包括：精神抑郁，沉默寡言，情绪低落，或心烦不安，失眠多梦，或神志错乱，狂言妄语等，故以上都是。

9. A 产后情志异常肝气郁结证的治法是疏肝解郁，镇静安神。

10. A 癫狂梦醒汤加龙骨、牡蛎、酸枣仁镇静安神，治疗产后情志异常血瘀证，起到活血化瘀，镇静安神作用。

（二）A2 型题

1. E 患者产后 20 天，属产后病。主要表现为精神抑郁，沉默寡言，情绪低落，悲伤欲哭，心神不宁，失眠多梦，诊断为产后情志异常。神疲乏力，面色苍白，舌质淡，苔薄白，脉细弱，为心气不足，血虚之征，故选用天王补心丹。

2. B 患者主因产后心情抑郁半个月，其中胸胁乳房胀痛，善太息，舌淡红，苔薄，脉弦，属肝气郁结证。

3. C 患者产后心情抑郁，伴有恶露不畅，色紫暗，有血块，小腹疼痛，拒按，面色晦暗及舌脉均为血瘀之征，治宜活血化瘀，镇静安神。

（三）A3 型题

1. （1）C 产后心情抑郁，肝郁胆虚，魂不归藏，故夜难入寐，梦多而易惊醒；肝郁气滞，气机失畅，故胸闷纳呆，善太息，肝郁化火，则心烦易怒；肝气郁结，疏泄失调，故恶露量少，色紫暗，有血块；脉弦为肝气郁结之象。

（2）B 其治法是疏肝解郁，镇静安神。

（3）B 治疗可首选疏肝解郁之经典方逍遥散加夜交藤、合欢皮、磁石、柏子仁。

2.（1）A 根据患者证候分析，患者产后，所思不遂，心血暗耗，心失所养，神明不守，血虚不能养神，神不足则悲，故产后精神抑郁，沉默寡言，情绪低落，悲伤欲哭，心神不宁，失眠多梦，健忘心悸；血虚气弱，肌肤失养，故神疲乏力，面色苍白；舌脉均为心血不足之征。

（2）D 因所思不遂，心血暗耗，心失所养，神明不守，血虚不能养神，故其治法是应以养血滋阴，补心安神为主。

（3）E 治应首选的方剂是天王补心丹。

（四）B1 型题

1. E 心血不足型产后情志异常的首选方药为天王补心丹。

2. D 血瘀型产后情志异常的首选方药为癫狂梦醒汤。

3. C 根据患者证候分析，属肝郁气结证。

4. B 根据患者证候分析，属血瘀证。

二、多项选择题

1. ABC 产后情志异常的临床分型有心血不足证、血瘀证、肝气郁结证。

2. ABCDE 产后情志异常是产妇在产褥期出现精神抑郁，沉默寡言，情绪低落，或心烦不安，失眠多梦，或神志错乱，狂言妄语等症者，通常在产后 2 周内出现症状，治疗以调和气血，安神定志为主，同时配合心理治疗和药物治疗，本病初起，经过药物及心理治疗，预后良好，再次妊娠约有 20％复发率。

3. AC 产后情志异常主要涉及心肝两脏。

4. ABC 天王补心丹的药物组成：人参、玄参、丹参、茯苓、桔梗、远志、当归、五味子、麦冬。

三、填空题

1. 心血不足；血瘀；肝气郁结

2. 调和气血；安神定志；心理治疗

3. 疏肝解郁；镇静安神

4. 癫狂梦醒汤

四、名词解释

1. 产后情志异常指产妇在产褥期出现精神抑郁，沉默寡言，情绪低落，或心烦不安，失眠多梦，或神志错乱，狂言妄语等症者。

2. 妇女精神忧郁，烦躁不宁，无故悲泣，哭笑无常，喜怒无定，呵欠频作，不能自控者，称脏躁。

五、简答题

1. 产后情志异常心血不足证的主要证候：产后精神抑郁，沉默寡言，情绪低落，悲伤欲哭，心神不宁，失眠多梦，健忘心悸，恶露量多；神疲乏力，面色苍白或萎黄；舌质淡，苔薄白，脉细弱。治宜养血滋阴，补心安神。方选天王补心丹。

2. 产后情志异常主要表现为精神抑郁、情绪低落、伤心落泪、默默不语，悲观厌世，失眠多梦，易感疲乏无力，或内疚、焦虑、易怒，甚则狂言妄语，如见鬼神，喜怒无常，哭笑不休，登高弃衣，不认亲疏等。严重者甚至绝望，有自杀或杀婴倾向。

3. 产后情志异常的临床分型及选方：①心血不足证，方选天王补心丹。②肝气郁结证，方选逍遥散加夜交藤、合欢皮、磁石、柏子仁。③血瘀证，方选癫狂梦醒汤加龙骨、牡蛎、酸枣仁。

六、论述题

1. 本病主要发病机制：①产后多虚，心血不足，血不养心，心神失养。②情志所伤，肝气郁结，肝血不足，魂失潜藏。③产后多瘀，产后元气亏虚，复因劳倦耗气，气虚无力运血，瘀血停滞，或产时、产后感寒，寒凝血瘀，或产后胞宫瘀血停滞，败血上攻，扰乱心神，神明失常，而致产后情志异常。

2. ①心血不足证。主要证候：产后精神抑郁，沉默寡言，情绪低落，悲伤欲哭，心神不宁，失眠多梦，健忘心悸，恶露量多；神疲乏力，面色苍白或萎黄；舌质淡，苔薄白，脉细弱。治宜：养血滋阴，补心安神。方选天王补心丹。②血瘀证。主要证候：产后郁郁寡欢，默默不语，神思恍惚，失眠多梦；或神志错乱，狂言妄语，如见鬼神，喜怒无常，哭笑不休；恶露不下，或下而不畅，色紫暗，有血块，小腹疼痛，拒按，面色晦暗；舌质紫暗，有瘀斑，苔白，脉弦或涩。治宜：活血化瘀，镇静安神。方选癫狂梦醒汤加龙骨、牡蛎、酸枣仁。③肝气郁结证。主要证候：产后心情抑郁，或心烦易怒，心神不安，夜不入寐，或噩梦纷纭，惊恐易醒；恶露量或多或少，色紫暗，有血块；胸胁乳房胀痛，善太息；舌淡红，苔薄，脉弦或弦细。治宜：疏肝解郁，镇静安神。方选逍遥散加夜交藤、合欢皮、磁石、柏子仁。

七、病案分析题

诊断：产后情志异常；肝气郁结证

证候分析：产妇在产褥期出现精神抑郁，沉默寡言等症者，称为"产后情志异常"。患者产后情志所伤，肝郁胆虚，魂不归藏，故心神不安，夜难入寐，梦多而易惊醒；肝郁气滞，气机失畅，故胸闷纳呆，善太息，肝郁化火，则心烦易怒；脉弦为肝气郁结之象。

治法：疏肝解郁，镇静安神。

方剂：逍遥散加夜交藤、合欢皮、磁石、柏子仁。

药物：白芍、茯苓、当归、柴胡、白术、甘草、薄荷、生姜、夜交藤、合欢皮、磁石、柏子仁。

第十二章 妇科杂病 ▷▷▷▷

概 述

一、单项选择题

（一）A1 型题：每道试题下面有 A、B、C、D、E 五个备选答案。请从中选择一个最佳答案。

1. 关于妇科杂病，下列说法错误的是（ ）
   A. 凡不属经、带、胎、产和前阴疾病范畴的，称为"妇科杂病"
   B. 妇科杂病病情多变，治疗必须以脏腑、经络、气血为核心，辨证施治
   C. 阴挺宜补气升提为主，夹湿热者又宜清热渗湿
   D. 脏腑气血阴阳失调可致妇科杂病的发生
   E. 癥瘕宜理气散结，破血消瘀，然必察正气盛衰，酌用攻补

2. 以下属于妇科杂病的是（ ）
   A. 产后发热　　　　　B. 妇人腹痛　　　　　C. 带下过少
   D. 经行腹痛　　　　　E. 异位妊娠

3. 关于妇科杂病的病因，下列说法错误的是（ ）
   A. 起居不慎，感受外邪　　B. 脏腑、经络、气血、阴阳失调
   C. 禀赋不足，或后天失养　　D. 情志不调等心理因素
   E. 环境因素与本病关联较小

4. 关于妇科杂病的治疗要点，下列说法正确的是（ ）
   A. 不孕症宜温养肾气、调理冲任气血为主
   B. 癥瘕治疗务须根据正气盛衰用攻伐
   C. 妇人腹痛宜清热化湿为主
   D. 阴挺宜清热解毒为主
   E. 癥瘕宜通调气血为主，必须按寒、热、虚、实用药

5. 妇科杂病不包括（ ）
   A. 阴挺　　　　　　　B. 癥瘕　　　　　　　C. 不孕症
   D. 阴痒　　　　　　　E. 妇人腹痛

（二）**B1 型题**：下面以下每组试题共用 A、B、C、D、E 五个选项，备选答案在上，题干在下。请从中选择一个最佳答案，每个备选答案可能被选择一次、多次或不被选择。

A. 通调气血为主　　　　B. 温养肾气、调理冲任气血为主

C. 理气散结，破血消癥为主　　　　D. 补气升提为主

E. 清热利湿为主

1. 癥瘕治疗要点是（　　）

2. 阴挺治疗要点是（　　）

3. 不孕症治疗要点是（　　）

二、多项选择题

每题由一个题干与 5 个备选答案组成，可从备选答案中选择多项与问题有关的答案，全部选对，方可得分。

1. 下列属于妇科杂病病因的是（　　）

A. 起居不慎，感受外邪　　B. 禀赋不足　　　　C. 脏腑气血阴阳失调

D. 情志因素　　　　E. 心理因素

2. 下列说法正确的是（　　）

A. 妇人腹痛，宜温养肾气、调理冲任气血为主

B. 癥瘕，宜理气散结，破血消癥，然必察正气盛衰，酌用攻补

C. 阴挺，宜补气升提为主，夹湿热者又宜清热渗湿

D. 妇科杂病的治疗，要从整体观念出发，施以辨证

E. 常见的妇科杂病有不孕症、妇人腹痛、癥瘕、阴挺、阴疮等

三、填空题

1. 常见的妇科杂病有＿＿＿＿、＿＿＿＿、＿＿＿＿、＿＿＿＿等。

2. 妇科杂病病情多变，治疗必须以＿＿＿＿、＿＿＿＿、＿＿＿＿为核心，辨证施治。

3. 不孕症治疗宜＿＿＿＿为主；阴挺治疗宜＿＿＿＿为主。

四、名词解释

妇科杂病

五、简答题

简述妇科杂病的常见病因。

六、论述题

简述妇科杂病的治疗要点。

参考答案

一、单项选择题

(一) A1 型题

1. A　妇科杂病指凡不属经、带、胎、产和前阴疾病范畴，而又与女性解剖、生理特点有密切关系的疾病。

2. B　常见的妇科杂病有不孕症、妇人腹痛、癥瘕、阴挺等。

3. E　起居不慎、感受外邪，或脏腑气血阴阳失调，或禀赋不足、情志因素、心理因素、环境刺激等病因均可导致妇科杂病的产生。

4. A　不孕症的治疗宜温养肾气、调理冲任气血为主。癥瘕宜理气散结，破血消瘀，然必察正气盛衰，酌用攻补。盆腔炎性疾病宜根据病情的急慢性之不同，分别施以清热化湿、活血化瘀等。阴挺治疗宜补气升提为主。癥瘕的治疗宜理气散结、破血消瘀，首察正气之盛衰，酌用攻补。

5. D　妇科杂病包括不孕症、妇人腹痛、癥瘕、阴挺等。

(二) B1 型题

1. C　癥瘕的治疗宜理气散结、破血消瘀，首察正气之盛衰，酌用攻补。

2. D　阴挺的治疗宜补气升提为主。

3. B　不孕症的治疗宜温养肾气、调理冲任气血为主。

二、多项选择题

1. ABCDE　妇科杂病的病因可归纳为起居不慎、感受外邪，或脏腑气血阴阳失调，或禀赋不足、情志因素、心理因素、环境刺激等因素。

2. BCD　妇人腹痛的治疗宜通调气血为主，必须按寒、热、虚、实用药。A 选项为不孕症的治疗要点，故错误。阴疮属于前阴病，故 E 选项错误。

三、填空题

1. 不孕症；妇人腹痛；癥瘕；阴挺
2. 脏腑；经络；气血
3. 温养肾气、调理冲任气血；补气升提

四、名词解释

妇科杂病指凡不属经、带、胎、产和前阴疾病范畴，而又与女性解剖、生理特点有密切关系的疾病。常见的妇科杂病有不孕症、妇人腹痛、癥瘕、阴挺等。

五、简答题

妇科杂病临床证候不同，病因病机各异。病因可总结为以下三点：其一，起居不慎，感受外邪；其二，脏腑气血阴阳失调；其三，禀赋不足，或情志因素、心理因素、环境刺激等导致疾病的产生。总病机不离机体的脏腑、经络、气血功能失调，发而为病。

六、论述题

1. 不孕症的治疗宜温养肾气、调理冲任气血为主。

2. 妇人腹痛的治疗宜通调气血为主，必须按寒、热、虚、实用药。

3. 癥瘕的治疗宜理气散结、破血消瘀，首察正气之盛衰，酌用攻补。

4. 阴挺的治疗宜补气升提为主，夹湿热者又宜清热渗湿。

总之，对于妇科杂病的治疗，必须从整体观念出发，施以辨证治疗，可以收到满意疗效。

第一节　不孕症

一、单项选择题

（一）A1 型题：每道试题下面有 A、B、C、D、E 五个备选答案。请从中选择一个最佳答案。

1. 不孕之名，首载于（　　）

　A.《周易》　　　　　　　B.《左传》　　　　　　C.《黄帝内经》

　D.《神农本草经》　　　　E.《诸病源候论》

2. "督脉者……此生病……其女子不孕"语出（　　）

　A.《素问》　　　　　　　B.《妇人大全良方》　　C.《格致余论》

　D.《傅青主女科》　　　　E.《妇人规》

3. 毓麟珠的组成不包括（　　）

　A. 人参、白术、茯苓　　B. 白芍、川芎、当归　　C. 熟地黄、杜仲、川椒

　D. 丹参、香附、紫河车　E. 菟丝子、鹿角霜、炙甘草

4. 不孕症辨证属于肾阳虚证，其治疗主方是（　　）

　A. 毓麟珠　　　　　　　B. 加减苁蓉菟丝子丸　　C. 温胞饮

D. 大补元煎　　　　　　　　E. 归肾丸

5. 开郁种玉汤治疗不孕症的适应证候是（　　　）

　　A. 肾阴虚证　　　　　　　B. 瘀滞胞宫证　　　　　C. 肝气郁结证

　　D. 痰湿内阻证　　　　　　E. 肾阳虚证

6. 养精种玉汤治疗不孕症的适应证候是（　　　）

　　A. 肾阳虚证　　　　　　　B. 瘀滞胞宫证　　　　　C. 肝气郁结证

　　D. 痰湿内阻证　　　　　　E. 肾阴虚证

7. 养精种玉汤主治肾阴虚证不孕症，其方药组成是（　　　）

　　A. 当归、枸杞子、熟地黄、白芍

　　B. 当归、白芍、熟地黄、山茱萸

　　C. 菟丝子、枸杞子、熟地黄、白芍

　　D. 当归、生地黄、熟地黄、山茱萸

　　E. 熟地黄、白芍、枸杞子、山茱萸

8. 不孕症肾气虚证的治法是（　　　）

　　A. 固肾益气，养血调经　　B. 补益肾气，填精益髓　　C. 补益肾气，调补冲任

　　D. 滋肾养血，调补冲任　　E. 健脾温肾，理血调经

9. 不孕症辨证属于肾气虚证，其治疗主方是（　　　）

　　A. 毓麟珠　　　　　　　　B. 加减苁蓉菟丝子丸　　　C. 温胞饮

　　D. 固下益气汤　　　　　　E. 内补丸

10. 下列各项，不属于不孕症肝气郁结证主要证候的是（　　　）

　　A. 经行腹痛　　　　　　　B. 腰膝酸冷　　　　　　C. 烦躁易怒

　　D. 月经先后不定期　　　　E. 舌淡红，苔薄白

11. 少腹逐瘀汤治疗不孕症的适应证候是（　　　）

　　A. 肾阳虚证　　　　　　　B. 瘀滞胞宫证　　　　　C. 肝气郁结证

　　D. 痰湿内阻证　　　　　　E. 肾阴虚证

12. 苍附导痰丸治疗不孕症的适应证候是（　　　）

　　A. 肾阳虚证　　　　　　　B. 瘀滞胞宫证　　　　　C. 肝气郁结证

　　D. 痰湿内阻证　　　　　　E. 肾阴虚证

13. 不孕症痰湿内阻证的治法是（　　　）

　　A. 燥湿化痰，止痛调经　　B. 燥湿化痰，疏肝调经　　C. 祛痰宁心，理气调经

　　D. 行气化痰，活血调经　　E. 燥湿化痰，理气调经

14. 治疗不孕症肝气郁结证，应首选的方剂是（　　　）

　　A. 毓麟珠　　　　　　　　B. 养精种玉汤　　　　　C. 开郁种玉汤

　　D. 一贯煎　　　　　　　　E. 清肝引经汤

15. 下列各项，属于不孕症肾阳虚证主要证候的是（　　　）

　　A. 形体肥胖　　　　　　　B. 腰膝酸冷　　　　　　C. 经行腹痛

D. 带下量多　　　　　　　　E. 脉弦涩

16.《神农本草经》中记载治疗"女子风寒在子宫，绝孕十年无子"的药物是（　　）

A. 当归　　　　　　　B. 肉苁蓉　　　　　　C. 阿胶

D. 桑寄生　　　　　　E. 紫石英

17. 不孕症辨证属于瘀滞胞宫证，其治疗主方是（　　）

A. 膈下逐瘀汤　　　　B. 少腹逐瘀汤　　　　C. 血府逐瘀汤

D. 身痛逐瘀汤　　　　E. 通窍活血汤

18. 下列各项，不属于"五不女"的是（　　）

A. 变　　　　　　　　B. 螺　　　　　　　　C. 纹

D. 鼓　　　　　　　　E. 角

19. 不孕症辨证属于痰湿内阻证，其治疗主方是（　　）

A. 毓麟珠　　　　　　B. 二仙汤　　　　　　C. 养精种玉汤

D. 苍附导痰丸　　　　E. 温胞饮

20. 从未妊娠者，《备急千金要方》称为（　　）

A. 断绪　　　　　　　B. 暗产　　　　　　　C. 全不产

D. 胞阻　　　　　　　E. 不月

（二）A2 型题：每道试题由两个以上相关因素组成或以一个简要病例形式出现，其下面都有 A、B、C、D、E 五个备选答案。请从中选择一个最佳答案。

1. 患者，女，33 岁。婚后 5 年不孕，月经周期后延，量少，带下量多，色白质黏；形体肥胖，心悸头晕；舌淡胖，苔白腻，脉滑。其证候是（　　）

A. 不孕症肾阴虚证　　B. 不孕症肝气郁结证　　C. 不孕症瘀滞胞宫证

D. 不孕症肾虚肝郁证　　E. 不孕症痰湿内阻证

2. 某女，32 岁。婚后 3 年未孕。月经周期提前，经量偏少，色鲜红无血块，形体消瘦，头晕耳鸣，腰酸膝软，五心烦热，失眠多梦。舌红少苔，脉细数。其治法是（　　）

A. 滋肾宁心，调补冲任　　B. 滋肾补肾，调补冲任　　C. 滋养肝肾，调补冲任

D. 滋阴清热，调补冲任　　E. 滋肾养血，调补冲任

3. 吕某，女，28 岁。婚后 2 年未孕，月经周期 50～60 天，量少，色淡，质稀，带下量多，清稀如水；腰膝酸冷，性欲淡漠，面色晦暗，大便溏薄，小便清长；舌淡苔白，脉沉迟。其证候是（　　）

A. 不孕症肾阳虚证　　B. 不孕症肝气郁结证　　C. 不孕症瘀滞胞宫证

D. 不孕症肾气虚证　　E. 不孕症痰湿内阻证

4. 齐某，女，30 岁。婚后 4 年不孕，月经周期先后不定，量少，色暗，有血块，经行腹痛，经前胸胁、乳房胀痛；情志抑郁；舌淡红，苔薄白，脉弦。首选方剂是（　　）

A. 毓麟珠　　　　　　B. 养精种玉汤　　　　C. 温胞饮

D. 开郁种玉汤　　　　E. 少腹逐瘀汤

5. 孙某，女，28 岁。婚后 4 年不孕，月经后期，量少，色紫黑，有血块，伴痛经；

平素少腹疼痛，肛门坠胀不适；舌质紫暗，边有瘀点，脉弦涩。其病机是（　　）

    A. 肾阳虚　　　　　　　B. 瘀滞胞宫　　　　　　　C. 肝气郁结

    D. 肾虚肝郁　　　　　　E. 痰湿内阻

6. 董某，女，38岁。婚后7年不孕，月经后期，量少，色紫黑，有血块，伴痛经；平素少腹疼痛，肛门坠胀不适；舌质紫暗，边有瘀点，脉弦涩。首选方剂是（　　）

    A. 毓麟珠　　　　　　　B. 养精种玉汤　　　　　　C. 温胞饮

    D. 开郁种玉汤　　　　　E. 少腹逐瘀汤

7. 某女，30岁。婚后5年未孕。月经常提前，经量偏少，2天净，色鲜红无血块，形体消瘦，头晕耳鸣，腰酸膝软，五心烦热，失眠多梦。舌红少苔，脉细数。其病机是（　　）

    A. 肾阳虚　　　　　　　B. 瘀滞胞宫　　　　　　　C. 肝气郁结

    D. 肾阴虚　　　　　　　E. 痰湿内阻

（三）A3型题： 以下提供若干个案例，每个案例下设若干道试题。请根据案例所提供的信息，在每一道试题下面的A、B、C、D、E五个备选答案中选择一个最佳答案。

1. 患者，女，28岁。婚后3年不孕，月经停闭3个月，腰酸膝软，头晕耳鸣，精神疲倦，小便清长；舌淡，苔薄白，脉沉细，两尺尤甚。

  （1）其证候是（　　）

    A. 肾阴虚证　　　　　　B. 肾阳虚证　　　　　　　C. 肾气虚证

    D. 脾气虚证　　　　　　E. 肝气郁证

  （2）其治法是（　　）

    A. 疏肝解郁，理血调经　B. 温肾助阳，调补冲任　C. 健脾温肾，理血调经

    D. 滋肾养血，调补冲任　E. 补益肾气，调补冲任

  （3）治疗应首选的方剂是（　　）

    A. 毓麟珠　　　　　　　B. 养精种玉汤　　　　　　C. 温胞饮

    D. 开郁种玉汤　　　　　E. 少腹逐瘀汤

2. 患者，女，33岁。结婚3年未孕，初潮15岁，月经周期40～60天，量少色淡质稀，带下量多，清稀如水；腰膝酸冷，性欲淡漠，面色晦暗，小便清长；舌淡苔白，脉沉迟。

  （1）其证候是（　　）

    A. 肾阴虚证　　　　　　B. 肾阳虚证　　　　　　　C. 肾气虚证

    D. 肝肾亏虚证　　　　　E. 脾肾两虚证

  （2）其治法是（　　）

    A. 补益肾气，调补冲任　B. 温肾助阳，调补冲任　C. 滋肾养血，调补冲任

    D. 益肾养肝，调补冲任　E. 温养脾肾，调补冲任

  （3）治疗应首选的方剂是（　　）

    A. 毓麟珠　　　　　　　B. 养精种玉汤　　　　　　C. 开郁种玉汤

D. 温胞饮　　　　　　　E. 健固汤

3. 患者，女，32岁。既往孕8周自然流产1次。因左侧输卵管妊娠行腹腔镜下左侧输卵管切除术后1年余，未避孕未再孕。平素月经周期28～30天，经期5天，量略少，色黑，有血块，伴小腹坠痛，舌质紫暗，脉弦涩。

（1）该病诊断为（　　）

A. 原发性不孕　　　　　B. 绝对性不孕　　　　　C. 继发性不孕

D. 痛经　　　　　　　　E. 月经过少

（2）应首选的辅助检查是（　　）

A. 基础体温测定　　　　B. 子宫输卵管碘液造影术　C. 子宫内膜活检

D. 子宫颈黏液结晶检查　E. 抗精子抗体检查

（3）古代医籍对本病的诊断可见于（　　）

A. 全不产　　　　　　　B. 滑胎　　　　　　　　C. 堕胎

D. 断绪　　　　　　　　E. 子病

4. 患者，女，38岁。5年前剖宫产1女。后因异位妊娠2次分别行腹腔镜下左侧输卵管及右侧输卵管切除术。平素月经周期29～32天，量少，色暗，有血块，小腹坠痛，舌质紫暗，脉弦涩。

（1）其证候是（　　）

A. 肾阴虚证　　　　　　B. 肾阳虚证　　　　　　C. 肾气虚证

D. 肝气郁结证　　　　　E. 瘀滞胞宫证

（2）治疗应首选的方剂是（　　）

A. 少腹逐瘀汤　　　　　B. 养精种玉汤　　　　　C. 开郁种玉汤

D. 温胞饮　　　　　　　E. 毓麟珠

（3）患者有生育愿望，建议采取的治疗方法是（　　）

A. 导管介入　　　　　　B. 中药外敷　　　　　　C. 辅助生殖技术

D. 穴位离子导入　　　　E. 促排卵治疗

5. 患者，女，28岁。结婚3年未孕，初潮14岁，月经周期20～45天，量时多时少，色暗，有血块，经行腹痛，经前胸胁、乳房胀痛；烦躁易怒；舌淡红，苔薄白，脉弦。

（1）其证候是（　　）

A. 肾阴虚证　　　　　　B. 肾阳虚证　　　　　　C. 脾肾阳虚证

D. 肝气郁结证　　　　　E. 肝肾亏虚证

（2）其治法是（　　）

A. 补益肾气，调补冲任　B. 疏肝解郁，理血调经　C. 滋肾疏肝，止痛调经

D. 益肾养肝，调补冲任　E. 温养脾肾，调补冲任

（3）治疗应首选的方剂是（　　）

A. 毓麟珠　　　　　　　B. 养精种玉汤　　　　　C. 开郁种玉汤

D. 温胞饮　　　　　　　　　E. 右归丸

6. 石女士，28 岁。婚后 3 年未孕。月经周期 22～25 天，经量少，3 天净，色鲜红无血块，形体消瘦，头晕耳鸣，腰酸膝软，五心烦热，失眠多梦。舌红少苔，脉细数。

（1）其证候是（　　）

A. 肾阴虚证　　　　　　B. 肾阳虚证　　　　　C. 肾气虚证

D. 脾气虚证　　　　　　E. 肝气郁证

（2）其治法是（　　）

A. 疏肝解郁，理血调经　　B. 温肾助阳，调补冲任　　C. 健脾温肾，理血调经

D. 滋肾养血，调补冲任　　E. 补益肾气，调补冲任

（3）治疗应首选的方剂是（　　）

A. 毓麟珠　　　　　　　B. 养精种玉汤　　　　　C. 温胞饮

D. 开郁种玉汤　　　　　E. 少腹逐瘀汤

7. 患者，40 岁。小产后未避孕 3 年未孕。月经周期 22～23 天，经量少，3 天净，色鲜红无血块，形体消瘦，头晕耳鸣，腰酸膝软，失眠多梦。舌红少苔，脉细数。

（1）其诊断是（　　）

A. 月经先期　　　　　　B. 不孕症　　　　　　C. 不寐

D. 月经愆期　　　　　　E. 小产

（2）其病机是（　　）

A. 肾阴虚　　　　　　　B. 肾阳虚　　　　　　C. 肾气虚

D. 脾气虚　　　　　　　E. 肝气郁

（3）治疗药物是（　　）

A. 当归、白芍、生地黄、山茱萸

B. 黄芪、白芍、熟地黄、山茱萸

C. 当归、白芍、熟地黄、山茱萸

D. 当归、川芎、熟地黄、山茱萸

E. 当归、白芍、川芎、山茱萸

8. 患者，女，32 岁。婚后 5 年不孕。月经周期经常后延，现月经停闭 3 个月，带下量多，色白质黏，形体肥胖，胸闷呕恶，舌淡胖，苔白腻，脉滑。

（1）其证候是（　　）

A. 肾阴虚证　　　　　　B. 肾阳虚证　　　　　C. 瘀滞胞宫证

D. 肝气郁结证　　　　　E. 痰湿内阻证

（2）应首选的辅助检查是（　　）

A. 卵巢功能检查　　　　B. 子宫输卵管碘液造影术　C. 免疫因素检查

D. 宫腔镜检查　　　　　E. 腹腔镜检查

（3）治疗应首选的方剂是（　　）

A. 毓麟珠　　　　　　　B. 养精种玉汤　　　　　C. 温胞饮

D. 苍附导痰丸　　　　　E. 少腹逐瘀汤

（四）B1 型题：以下每组试题共用 A、B、C、D、E 五个备选答案，备选答案在上，题干在下。请从中选择一个最佳答案，每个备选答案可能被选择一次、多次或不被选择。

A. 左归丸　　　　　　B. 温胞饮　　　　　　C. 养精种玉汤

D. 毓麟珠　　　　　　E. 举元煎

1. 不孕症肾阴虚证应首选的方剂是（　　　）

2. 不孕症肾气虚证应首选的方剂是（　　　）

A. 毓麟珠　　　　　　B. 温胞饮　　　　　　C. 养精种玉汤

D. 开郁种玉汤　　　　E. 少腹逐瘀汤

3. 不孕症肝气郁结证应首选的方剂是（　　　）

4. 不孕症瘀滞胞宫证应首选的方剂是（　　　）

A. 肾气虚证　　　　　B. 肾阳虚证　　　　　C. 肾阴阳俱虚证

D. 肾阴虚证　　　　　E. 脾气虚证

5. 婚久不孕，月经不调，量少，色淡暗质稀；腰酸膝软，头晕耳鸣，精神疲倦，小便清长；舌淡，苔薄白，脉沉细，两尺尤甚。其证候是（　　　）

6. 婚久不孕，初潮延迟，月经后期，量少色淡质稀，带下量多，清稀如水；腰膝酸冷，性欲淡漠，面色晦暗，大便溏薄，小便清长；舌淡苔白，脉沉迟。其证候是（　　　）

A. 疏肝解郁，理血调经　　B. 疏肝理气，填精养血　　C. 滋肾益阴，育阴潜阳

D. 清肝泻火，理气调经　　E. 燥湿化痰，理气调经。

7. 不孕症肝气郁结证的治疗原则是（　　　）

8. 不孕症痰湿内阻证的治疗原则是（　　　）

A. 当归、熟地黄、白芍、川芎、人参、白术、茯苓、菟丝子、杜仲、鹿角霜、川椒

B. 巴戟天、补骨脂、菟丝子、肉桂、附子、杜仲、白术、山药、芡实、人参

C. 地黄、山药、山萸肉、泽泻、茯苓、丹皮、桂枝、附子

D. 当归、白芍、牡丹皮、香附、白术、茯苓、天花粉

E. 菟丝子、白芍、当归、熟地黄、山药、白茯苓、炒芥穗、柴胡

9. 开郁种玉汤的药物组成是（　　　）

10. 温胞饮的药物组成是（　　　）

二、多项选择题

每题由一个题干与 5 个备选答案组成，可从备选答案中选择多项与问题有关的答案，须全部选准方可计分。

1. 肾阳虚证不孕症的临床表现有（　　）

 A. 婚久不孕   B. 月经后延，甚至闭经 C. 月经量少，色淡质稀

 D. 腰膝酸冷，性欲淡漠 E. 舌淡，苔白，脉沉迟

2. 出自《傅青主女科》的方剂是（　　）

 A. 养精种玉汤   B. 开郁种玉汤   C. 毓麟珠

 D. 温胞饮   E. 少腹逐瘀汤

3. 不孕症的临床分型有（　　）

 A. 肾阴虚证   B. 肾阳虚证   C. 肾气虚证

 D. 痰湿内阻证   E. 肝气郁结证

4. 肝气郁结证不孕症的临床表现有（　　）

 A. 婚久不孕   B. 月经先后不定期 C. 月经量或多或少

 D. 经前胸胁，乳房胀痛 E. 舌淡红，苔薄白，脉弦

5. 与不孕症预后关系密切的有（　　）

 A. 年龄   B. 病史   C. 病因

 D. 民族   E. 病程

6. 痰湿内阻证不孕症的临床表现有（　　）

 A. 婚久不孕   B. 月经后延，甚至闭经 C. 带下量多质黏

 D. 胸闷呕恶，头晕心悸 E. 舌紫暗有瘀点，脉弦涩

7.《诸病源候论》提出夹疾无子，包括（　　）

 A. 月水不利无子   B. 月水不通无子 C. 子脏冷无子

 D. 带下无子   E. 结积无子

8. 不孕症的常见病机是（　　）

 A. 肾虚   B. 脾胃气虚   C. 瘀滞胞宫

 D. 痰湿内阻   E. 肝气郁结

三、填空题

1. 从未妊娠者为原发性不孕，《备急千金要方》称为＿＿＿＿＿＿。

2. 不孕症的主要病机为＿＿＿＿＿＿。

3. 不孕症肾气虚证的首选治疗方剂是＿＿＿＿＿＿。

4. 不孕症肾阴虚证的首选治疗方剂是＿＿＿＿＿＿。

5. 不孕症肝气郁结证的首选治疗方剂是＿＿＿＿＿＿。

6. 不孕症痰湿内阻证的治法是＿＿＿＿＿＿。

7. 不孕症瘀滞胞宫证的治法是_____。

8. "五不女"是指_____。

9. "种子之方，本无定轨，因人而药，各有所宜"，语出_____。

四、名词解释

1. 不孕症

2. 断绪

3. 全不产

4. 原发性不孕

5. 继发性不孕

五、简答题

1. 简答肝气郁结证不孕症的主要证候、治法及代表方剂。

2. 肾虚为何导致不孕？

3. 简答瘀滞胞宫证不孕症的主要证候、治法及代表方剂。

4. 试析《傅青主女科》养精种玉汤与开郁种玉汤的配伍及临证应用要点。

5. 简答肾气虚证不孕症的主要证候、治法及代表方剂。

六、论述题

1. 请论述中医药在不孕症治疗中的优势和特色（可举例说明）。

2. 试述肾虚证不孕症常见分型、治法及代表方剂。

3. 试述不孕症的诊断检查步骤。

七、病案分析题

1. 魏某，女，32 岁。结婚 3 年，夫妇同居，性生活正常，未避孕未孕。月经 16 岁初潮，4～5 天/28～30 天，量多，色紫黑，有血块，伴痛经。平素小腹、少腹疼痛，肛门坠胀不适，舌质紫暗，边有瘀点，脉弦涩。孕 0 产 0。家族史、个人史无特殊。B 超：子宫及双侧附件区未探及异常。

请写出中医诊断、中医辨证、证候分析、治法及方药。

2. 郭某，女，35 岁。患者结婚 3 年，夫妇同居，性生活正常，未避孕未孕。初潮年龄 18 岁，平素月经周期易后延，4～5 天/35～45 天，经量少，经色暗红，质稀。带下量多，清稀如水，性欲冷淡，素畏寒。腰膝酸冷，面色晦暗，大便溏薄，2～3 次/日，小便清长。舌淡，苔白，脉沉迟。孕 0 产 0。家族史、个人史无特殊。B 超：子宫及双侧附件区未探及异常。

请写出中医诊断、中医辨证、证候分析、治法及方药。

3. 刘女士，26 岁。结婚 3 年，夫妇同居，性生活正常，未避孕而至今未孕。月经

16 岁初潮，平素月经后延，甚至闭经，5～7 天/30～45 天，量多，色暗。带下量多，色白质黏，形体肥胖，胸闷呕恶，心悸头晕，舌淡胖，苔白腻，脉滑。孕 0 产 0。家族史、个人史无特殊。B 超：双侧卵巢多囊样改变。

请写出中医诊断、中医辨证、证候分析、治法及方药。

参考答案

一、单项选择题

（一）A1 型题

1. A　不孕之名首载于《周易》，其曰："妇三岁不孕。"

2. A　《素问·骨空论》阐述女性不孕症的发病机理。

3. D　毓麟珠方中四物补血，四君益气，菟丝子、杜仲、鹿角霜温养肝肾，佐以川椒温督脉。

4. C　温胞饮出自《傅青主女科》，原书主治下部冰冷不孕。适用于不孕症肾阳虚证。

5. C　开郁种玉汤出自《傅青主女科》，主治肝气郁结证不孕。

6. E　养精种玉汤出自《傅青主女科》，主治肾阴虚证不孕。

7. B　养精种玉汤组成包括当归、白芍、熟地黄、山茱萸，方中当归、白芍养血柔肝；熟地黄补益肾精；山茱萸滋养肝肾。全方具滋肾养血填精之功。

8. C　先天不足，或房劳多产，或久病大病，或年逾五七，肾气亏虚，精不化血，则冲任虚衰，难以受孕，故治以补益肾气，调补冲任。

9. A　毓麟珠出自《景岳全书》，原书主治妇人血气俱虚，经脉不调。全方既温养先天肾气以生精，又培补后天脾胃以生血，精血充足，胎孕乃成。

10. B　不孕症肝气郁结证的主要证候包括婚久不孕，月经周期先后不定，量或多或少，色暗，有血块，经行腹痛，或经前胸胁、乳房胀痛；情志抑郁，或烦躁易怒；舌淡红，苔薄白，脉弦。腰膝酸冷为肾阳虚外府失煦的表现。

11. B　少腹逐瘀汤出自《医林改错》，主治瘀滞胞宫证不孕。

12. D　苍附导痰丸具燥湿化痰，理气调经之效，主治痰湿内阻证不孕。

13. E　思虑劳倦，伤及脾阳，健运失司，水湿内停，湿聚成痰，冲任壅滞，而致不孕；或素体肥胖，嗜食肥甘，躯脂满溢，痰湿内盛，胞脉受阻，致令不孕，故治宜燥湿化痰，理气调经。

14. C　开郁种玉汤出自《傅青主女科》，具疏肝健脾，养血种子之功。

15. B　不孕症肾阳虚证主要证候：婚久不孕，初潮延迟，月经后期，量少，色淡质稀，甚至停闭，带下量多，清稀如水；腰膝酸冷，性欲淡漠，面色晦暗，大便溏薄，小便清长；舌淡，苔白，脉沉迟。

16. E　《神农本草经》中有紫石英治疗"女子风寒在子宫，绝孕十年无子"的记载。

17. B　少腹逐瘀汤出自《医林改错》，具活血化瘀，止痛调经之功。

18. A　《广嗣纪要·择配篇》提及"五不女"（螺、纹、鼓、角、脉），认识到女子先天生理缺陷和生殖器官畸形可致不孕。

19. D　苍附导痰丸出自《叶氏女科证治》，主治痰湿内阻证不孕。

20. C　从未妊娠者为原发性不孕，《备急千金要方》称为"全不产"。

（二）A2 型题

1. E　根据患者证候分析，素体脾虚，聚湿成痰，或肥胖之体，躯脂满溢，痰湿内盛，壅滞冲任，故婚久不孕，属不孕症痰湿内阻证。

2. E　肾阴素虚，或久病耗损真阴，天癸乏源，胞宫失养，冲任血海空虚，乃致不孕，治宜滋肾养血，调补冲任。

3. A　素体阳虚或寒湿伤肾，肾阳不足，胞宫失煦，则冲任虚寒，不能成孕。

4. D　根据患者证候分析，属肝气郁结证，治宜疏肝解郁，理血调经，方选开郁种玉汤。

5. B　经行摄生不慎，邪入胞宫致瘀；或寒凝血瘀，或热灼血瘀，或气虚运血无力致瘀，瘀滞冲任、胞宫，以致不孕。

6. E　少腹逐瘀汤出自《医林改错》，主治瘀滞胞宫证不孕。

7. D　肾阴素虚，或久病耗损真阴，天癸乏源，胞宫失养，冲任血海空虚，乃致不孕。

（三）A3 型题

1.（1）C　根据患者证候分析，属肾气虚证。

（2）E　其治法是补益肾气，调补冲任。

（3）A　治疗应首选的方剂是毓麟珠。

2.（1）B　根据患者证候分析，属肾阳虚证。

（2）B　其治法是温肾助阳，调补冲任。

（3）D　治应首选的方剂是温胞饮。

3.（1）C　患者曾孕育后未避孕 1 年余而未孕，病史及症状符合继发性不孕的诊断。

（2）B　患者有输卵管妊娠病史，并已切除左侧输卵管，应首选输卵管通畅试验以评估输卵管情况。

（3）D　曾经有过妊娠继而未避孕 1 年以上未孕者，《备急千金要方》称为"断绪"。

4.（1）E　患者瘀血内停，冲任阻滞，胞脉不通，故致不孕；冲任气血不畅，故月经量少，色黑，有血块；血瘀气滞，不通则痛，故经行腹痛；舌质紫暗，脉弦涩均为血瘀之象。

（2）A　少腹逐瘀汤出自《医林改错》，主治瘀滞胞宫证不孕。

（3）C　患者双侧输卵管均已切除，符合体外受精胚胎移植指征，建议辅助生殖技术治疗。

5.（1）D　根据患者证候分析，属肝气郁结证。

（2）B　其治法是疏肝解郁，理血调经。

（3）C　治疗应首选的方剂是开郁种玉汤。

6.（1）A　根据患者证候分析，属肾阴虚证。

（2）D　其治法是滋肾养血，调补冲任。

（3）B　治疗应首选的方剂是养精种玉汤。

7.（1）B　女子未避孕，性生活正常，与配偶同居1年而未孕者，称为不孕症。

（2）A　其病机是肾阴虚。

（3）C　治疗应首选的方剂是养精种玉汤，药物组成是当归、白芍、熟地黄、山茱萸。

8.（1）E　根据患者证候分析，属痰湿内阻证。

（2）A　患者月经不调，应首选卵巢功能检查以了解排卵情况。

（3）D　治疗应首选的方剂是苍附导痰丸。

（四）B1 型题

1. C　不孕症辨属肾阴虚证时宜选用的主方是养精种玉汤，治以滋肾养血，调补冲任。

2. D　不孕症辨属肾气虚证时宜选用的主方是毓麟珠，治以补益肾气，调补冲任。

3. D　不孕症辨属肝气郁结证时宜选用的主方是开郁种玉汤，治以疏肝解郁，理血调经。

4. E　不孕症辨属瘀滞胞宫证时宜选用的主方是少腹逐瘀汤，治以活血化瘀，止痛调经。

5. A　根据患者证候分析，属肾气虚证。肾气不足，冲任虚衰，不能摄精成孕，而致不孕；冲任不调，血海失司，故月经不调，量少；肾主骨生髓，腰为肾之府，肾虚则腰酸膝软，神疲肢倦；肾开窍于耳，脑为髓海，髓海不足，则头晕耳鸣；气化失常，则小便清长；经色淡暗质稀，舌淡，苔薄白，脉沉细均为肾气虚之象。

6. B　根据患者证候分析，属肾阳虚证。肾阳不足，冲任虚寒，胞宫失煦，故婚久不孕；阳虚内寒，天癸迟至，冲任血海空虚，故初潮延迟，月经后期；阳虚水泛，湿注任带，故带下量多，清稀如水；肾阳虚外府失煦，则腰膝酸冷，火衰则性欲淡漠；火不暖土，脾阳不足则大便不实；膀胱失约则小便清长；肾阳虚衰，血失温养，脉络拘急，血行不畅，故面色晦暗；经少色淡质稀，舌淡苔白，脉沉迟均为肾阳虚之象。

7. A　不孕症肝气郁结证的治疗原则是疏肝解郁，理血调经。

8. E　不孕症痰湿内阻证的治疗原则是燥湿化痰，理气调经。

9. D　开郁种玉汤的药物组成是当归、白芍、牡丹皮、香附、白术、茯苓、天花粉。

10．B　温胞饮的药物组成是巴戟天、补骨脂、菟丝子、肉桂、附子、杜仲、白术、山药、芡实、人参。

二、多项选择题

1．ABCDE　肾阳不足，命门火衰，冲任虚寒，胞宫失煦，故婚久不孕；阳虚内寒，天癸不充，冲任血海空虚，故月经后期，量少色淡，甚至闭经；腰为肾之府，肾虚则腰膝酸软，火衰则性欲淡漠；舌淡苔白，脉沉迟均为肾阳不足之征。

2．ABD　养精种玉汤、开郁种玉汤、温胞饮出自《傅青主女科》，毓麟珠出自《景岳全书》，少腹逐瘀汤出自《医林改错》。

3．ABCDE　不孕症常见的证型有肾阴虚证、肾阳虚证、肾气虚证、肝气郁结证、痰湿内阻证、瘀滞胞宫证。

4．ABCDE　肝气郁结证不孕症的临床表现有婚久不孕，月经周期先后不定，量或多或少，色暗，有血块，经行腹痛，或经前胸胁、乳房胀痛；情志抑郁，或烦躁易怒；舌淡红，苔薄白，脉弦。

5．ABCE　不孕症的预后与患者年龄、病史、病因及病程关系较为密切。年龄较轻、病因单一、病程短者疗效较好；年龄偏大、病因复杂、病程长者疗效欠佳。

6．ABCD　痰湿内阻证不孕症的临床表现有婚久不孕，月经后期，甚或闭经，带下量多，色白质黏；形体肥胖，胸闷呕恶，心悸头晕；舌淡胖，苔白腻，脉滑。

7．ABCDE　《诸病源候论》提出夹疾无子，包括有月水不利无子、月水不通无子、子脏冷无子、带下无子、结积无子。

8．ACDE　不孕症主要病机为肾气不足、冲任气血失调，可分为肾虚、瘀滞胞宫、肝气郁结、痰湿内阻。

三、填空题

1．全不产
2．肾气不足，冲任气血失调
3．毓麟珠
4．养精种玉汤
5．开郁种玉汤
6．燥湿化痰，理气调经
7．活血化瘀，止痛调经
8．螺、纹、鼓、角、脉
9．《景岳全书·妇人规》

四、名词解释

1．女子未避孕，性生活正常，与配偶同居 1 年而未孕者，称为不孕症。

2. 女子未避孕，性生活正常，与配偶同居 1 年而未孕者，称为不孕症。有过妊娠者为继发性不孕，《备急千金要方》称为"断绪"。

3. 女子未避孕，性生活正常，与配偶同居 1 年而未孕者，称为不孕症。从未妊娠者为原发性不孕，《备急千金要方》称为"全不产"。

4. 女子未避孕，性生活正常，与配偶同居 1 年而未孕者，称为不孕症。从未妊娠者为原发性不孕。

5. 女子未避孕，性生活正常，与配偶同居 1 年而未孕者，称为不孕症，有过妊娠者为继发性不孕。

五、简答题

1. 肝气郁结证不孕症的主要证候：婚久不孕，月经周期先后不定，量或多或少，色暗，有血块，经行腹痛，或经前胸胁、乳房胀痛；情志抑郁，或烦躁易怒；舌淡红，苔薄白，脉弦。治法：疏肝解郁，理血调经。代表方：开郁种玉汤。

2. 先天不足，或房劳多产，或久病大病，或年逾五七，肾气亏虚，精不化血，则冲任虚衰，难以受孕；素体阳虚或寒湿伤肾，肾阳不足，胞宫失煦，则冲任虚寒，不能成孕；肾阴素虚，或久病耗损真阴，天癸乏源，胞宫失养，冲任血海空虚，或阴虚内热，热扰冲任，致令不孕。

3. 瘀滞胞宫证不孕症的主要证候：婚久不孕，月经后期，量或多或少，色紫黑，有血块，可伴痛经；平素小腹或少腹疼痛，或肛门坠胀不适；舌质紫暗，边有瘀点，脉弦涩。治法：活血化瘀，止痛调经。代表方：少腹逐瘀汤。

4.（1）养精种玉汤：①组成：当归、白芍、熟地黄、山茱萸。②配伍特点：方中当归、白芍养血柔肝；熟地黄补益肾精；山茱萸滋养肝肾。全方具滋肾养血填精之功。③治法：滋肾养血，调补冲任。④适用于不孕症肾阴虚证。主要证候：婚久不孕，月经先期，量少，色红质稠，甚或闭经，或带下量少，阴中干涩；腰酸膝软，头晕耳鸣，形体消瘦，五心烦热，失眠多梦；舌淡或舌红，少苔，脉细或细数。

（2）开郁种玉汤：①组成：当归、白芍、牡丹皮、香附、白术、茯苓、天花粉。②配伍特点：方中当归、白芍养血柔肝；白术、茯苓健脾培土；牡丹皮凉血活血；香附理气解郁；天花粉清热生津。全方共成疏肝健脾，养血种子之功。③治法：疏肝解郁，理血调经。④适用于不孕症肝气郁结证。主要证候：婚久不孕，月经周期先后不定，量或多或少，色暗，有血块，经行腹痛，或经前胸胁、乳房胀痛；情志抑郁，或烦躁易怒；舌淡红，苔薄白，脉弦。

5. 肾气虚证不孕症的主要证候：婚久不孕，月经不调或停闭，量多或少，色淡暗质稀；腰酸膝软，头晕耳鸣，精神疲倦，小便清长；舌淡，苔薄白，脉沉细，两尺尤甚。治法：补益肾气，调补冲任。代表方：毓麟珠。

六、论述题

1. ①病证结合治疗：中医辨证与西医辨病相结合，加强治疗的针对性，如排卵障碍性不孕多责之于肾虚，涵盖的病种有异常子宫出血、多囊卵巢综合征、高催乳素血症、未破裂卵泡黄素化综合征及早发性卵巢功能不全等，治疗以补肾为主，兼以疏肝、化痰、活血；输卵管性不孕可由气滞、湿热、寒凝、痰湿等所致，治以活血化瘀通络，内服外治兼施；免疫性不孕以脾肾虚为本，痰瘀互结为标，补益脾肾、祛瘀化痰可取得较好的临床疗效。②中西医结合治疗：关键在于把握结合治疗的切入点，如中西医联合诱导排卵能提高临床妊娠率且降低副作用，宫腹腔镜联合中医药治疗子宫内膜异位症及输卵管性不孕症，中医药联合辅助生殖技术亦展现出良好的应用前景，在提高卵细胞质量及改善子宫内膜容受性等方面均取得了长足的发展，对高龄不孕、反复种植失败等困扰助孕技术的瓶颈问题亦积累了较丰富的临床经验。

2. 肾虚证不孕症分为肾气虚证、肾阴虚证、肾阳虚证。

（1）肾气虚证。①主要证候：婚久不孕，月经不调或停闭，量多或少，色淡暗质稀；腰酸膝软，头晕耳鸣，精神疲倦，小便清长；舌淡，苔薄白，脉沉细，两尺尤甚。②治法：补益肾气，调补冲任。③代表方：毓麟珠。

（2）肾阳虚证。①主要证候：婚久不孕，初潮延迟，月经后期，量少，色淡质稀，甚至停闭，带下量多，清稀如水；腰膝酸冷，性欲淡漠，面色晦暗，大便溏薄，小便清长；舌淡，苔白，脉沉迟。②治法：温肾助阳，调补冲任。③代表方：温胞饮。

（3）肾阴虚证。①主要证候：婚久不孕，月经先期，量少，色红质稠，甚或闭经，或带下量少，阴中干涩；腰酸膝软，头晕耳鸣，形体消瘦，五心烦热，失眠多梦；舌淡或舌红，少苔，脉细或细数。②治法：滋肾养血，调补冲任。③代表方：养精种玉汤。

3.（1）病史询问：询问患者年龄、婚史、同居时间、配偶健康状况、性生活情况、月经史及产育史，还需了解既往史及家族史，尤需注意有无结核、甲状腺疾病、糖尿病及盆腹腔手术史。

（2）症状：未避孕，性生活正常，同居1年，或曾孕育后未避孕1年而未孕。

（3）检查：①体格检查，观察身高、体重、第二性征发育、体毛分布及有无溢乳等。②妇科检查，注意内外生殖器有无发育畸形、炎症及包块等。③卵巢功能检查，了解排卵及黄体功能状态，包括基础体温测定、B超监测排卵、子宫颈黏液结晶检查、子宫内膜活检、血清生殖内分泌激素测定等。④输卵管通畅试验，常用子宫输卵管碘液造影术、子宫输卵管超声造影术及核磁共振子宫输卵管影像术。⑤免疫因素检查，包括生殖相关抗体，如抗精子抗体、抗子宫内膜抗体等。⑥宫腔镜检查，了解宫腔情况，诊断宫腔粘连、黏膜下肌瘤、内膜息肉、子宫畸形等。⑦腹腔镜检查，用于盆腔情况的诊断，直接观察子宫、输卵管、卵巢有无病变或粘连，直视下可行输卵管亚甲蓝通液，了解输卵管通畅度，且检查与治疗可同时进行。

七、病案分析题

1. 中医诊断：不孕症。

证型：瘀滞胞宫证。

证候分析：瘀血内停，冲任阻滞，胞脉不通，故致不孕；冲任气血不畅，血海不能按时满溢，故月经周期延后，量少，色紫黑；瘀阻冲任，血不归经，则月经量多，有血块；血瘀气滞，不通则痛，故经行腹痛，或小腹、少腹疼痛，肛门坠胀不适；舌质紫暗，边有瘀点，脉弦涩均为血瘀之象。

治法：活血化瘀，止痛调经。

方剂：少腹逐瘀汤。

主要药物：小茴香、干姜、延胡索、没药、当归、川芎、肉桂、赤芍、蒲黄、五灵脂。

2. 中医诊断：不孕症。

证型：肾阳虚证。

证候分析：肾阳不足，冲任虚寒，胞宫失煦，故婚久不孕；阳虚内寒，天癸迟至，冲任血海空虚，故初潮延迟，月经后期；阳虚水泛，湿注任带，故带下量多，清稀如水；肾阳虚外府失煦，则腰膝酸冷，火衰则性欲淡漠；火不暖土，脾阳不足，则大便溏薄；膀胱失约，则小便清长；肾阳虚衰，血失温养，脉络拘急，血行不畅，则面色晦暗，经少色淡质稀。舌淡，苔白，脉沉迟，均为肾阳虚之象。

治法：温肾助阳，调补冲任。

方剂：温胞饮。

主要药物：巴戟天、补骨脂、菟丝子、肉桂、附子、杜仲、白术、山药、芡实、人参。

3. 中医诊断：不孕症。

证型：痰湿内阻证。

证候分析：素体肥胖，躯脂满溢，痰湿内盛，壅滞冲任，故婚久不孕；痰阻冲任、胞宫，气机不畅，故月经后期，甚或闭经；湿浊下注，则带下量多，质黏稠；痰浊内阻，饮停心下，清阳不升，则胸闷呕恶，头晕心悸。舌淡胖，苔白腻，脉滑，均为痰湿内停之象。

治法：燥湿化痰，理气调经。

方剂：苍附导痰丸。

主要药物：茯苓、半夏、陈皮、甘草、苍术、香附、南星、枳壳、生姜、神曲。

第二节　妇人腹痛

一、选择题

（一）A1 型题：每道试题下面有 A、B、C、D、E 五个备选答案。请从中选择一个最佳答案。

1. "妇人腹痛"一病始见于（　　）
    A.《黄帝内经》　　　　B.《伤寒杂病论》　　　　C.《金匮要略方论》
    D.《妇人大全良方》　　E.《傅青主女科》

2. 关于"妇人腹痛"一病，下列说法错误的是（　　）
    A. 不在经期或妊娠时发生　　　B. 疼痛部位为小腹或少腹
    C. 痛甚时常连及腰骶　　　　　D. 可在产褥期间发生
    E. 又称为"妇人腹中痛"

3. 下列哪条原文描述的病种与"妇人腹痛"一致（　　）
    A. "假令妊娠腹中痛，为胞阻，胶艾汤主之"
    B. "若产妇脏腑风冷，使血凝滞在小腹，不能流通，令结聚疼痛"
    C. "妇人腹中诸疾病，当归芍药散主之"
    D. "凡妇人经行作痛，夹虚者多，全实者少"
    E. "少腹满痛，经一月再见"

4. 以下不属于"妇人腹痛"病因的是（　　）
    A. 寒湿凝聚　　　B. 感染邪毒　　　C. 气滞血瘀
    D. 血虚失荣　　　E. 肝肾虚损

5. 下列关于肾阳虚衰所致"妇人腹痛"的病因错误的是（　　）
    A. 禀赋不足，肾气素虚　　B. 房劳多产，命门火衰
    C. 经期感邪，入里伤阳　　D. 虚寒内生，肾阳不温　　E. 冲任血虚，胞脉失养

6. 肾阳虚衰型妇人腹痛，其治疗的主方为（　　）
    A. 温胞饮　　　B. 温经汤　　　C. 胶艾汤
    D. 右归丸　　　E. 圣愈汤

7. 肾阳虚衰型妇人腹痛，其腹痛的特征为（　　）
    A. 小腹隐痛，喜按　　B. 小腹冷痛，喜温喜按　　C. 小腹冷痛，拒按
    D. 小腹疼痛拒按，有灼热感　　E. 小腹胀痛，拒按

8. 妇人腹痛的治疗原则为（　　）
    A. 温肾养气　　　B. 理气化湿　　　C. 通调冲任气血
    D. 活血化瘀　　　E. 散结镇痛

9. 牡丹散主要用于治疗妇人腹痛中何种证型（　　）

A. 寒湿凝滞证   B. 感染邪毒证   C. 血虚失荣证

D. 气滞血瘀证   E. 湿热瘀结证

10. 妇人腹痛常见的虚证病因有（   ）

A. 血虚失荣   B. 脾胃虚弱   C. 阴虚火旺

D. 肾阴亏虚   E. 脾肾阳虚

11. 《金匮要略方论》在"卷中"提到妇人腹中痛何方主之（   ）

A. 当归芍药散   B. 牡丹散   C. 小建中汤

D. 大建中汤   E. 当归建中汤

12. 温胞饮的药物组成有（   ）

A. 熟地黄、肉桂、山药、山茱萸、菟丝子、鹿角胶、枸杞子、当归、杜仲

B. 吴茱萸、当归、川芎、芍药、人参、桂枝、阿胶、生姜、丹皮、甘草、半夏、麦冬

C. 当归、川芎、芍药、桂心、丹皮、莪术、人参、牛膝、甘草

D. 当归、桂枝、芍药、甘草、生姜、大枣、饴糖

E. 巴戟天、补骨脂、菟丝子、肉桂、附子、杜仲、白术、山药、芡实、人参

13. 不属于湿热瘀结型妇人腹痛常见的临床表现有（   ）

A. 小腹疼痛拒按   B. 带下量多，色黄，质稠，有臭味

C. 胸胁乳房胀痛，烦躁易怒   D. 舌红，苔黄腻，脉弦滑

E. 腰骶胀痛，低热起伏

14. 妇人腹痛辨证属于寒湿凝滞证，其中医治法为（   ）

A. 行气活血，化瘀止痛   B. 温肾助阳，暖宫止痛   C. 散寒除湿，化瘀止痛

D. 益气健脾，化湿止痛   E. 补血养营，和中止痛

15. 关于妇人腹痛的辨治要点，下列说法正确的是（   ）

A. 月经的经、量、色、质等改变为辨证之首要指标

B. 辨明疼痛的部位、性质、程度及发作时间至关重要

C. 如患者病势急、病情重，常采用中药保留灌肠法

D. 考虑到本病病位较局限，因此辨证时无须结合全身症状

E. 临床以急性腹痛多见，多为实证

16. 妇人腹痛对应的西医疾病有（   ）

A. 异位妊娠   B. 急性阑尾炎   C. 卵巢囊肿蒂扭转

D. 盆腔炎性疾病及其后遗症   E. 宫颈癌

17. 女性因房事不节或阴部手术感染而致邪毒乘虚而入、直犯胞宫而发腹痛，临证时其治疗方药为（   ）

A. 少腹逐瘀汤   B. 牡丹散   C. 清热调血汤

D. 当归建中汤   E. 解毒活血汤

18. 寒湿凝滞型妇人腹痛治疗的主方是（   ）

A. 血府逐瘀汤   B. 少腹逐瘀汤   C. 温经汤

D. 温胞饮   E. 黄芪建中汤

19. 关于治疗湿热瘀结型妇人腹痛的药物分析不正确的是（   ）

A. 莪术、延胡索行气活血止痛

B. 黄连、薏苡仁清热除湿

C. 红藤、败酱草清热解毒

D. 生地黄、白芍清热凉血，缓急止痛

E. 当归、川芎、桃仁、红花、丹皮活血祛瘀通经

20. 关于中药保留灌肠治疗妇人腹痛说法，错误的是（   ）

A. 通常采用浓煎剂

B. 保留灌肠剂量为 100～150mL

C. 经期时亦可隔天使用

D. 每日 1 次，灌肠前可先排便以利于药物吸收

E. 常用药物有金银花、连翘、地丁、红藤、败酱草、乳香、没药等

（二）A2 型题：每道试题由两个以上相关因素组成或以一个简要病例形式出现，其下面都有 A、B、C、D、E 五个备选答案。请从中选择一个最佳答案。

1. 患者 51 岁，绝经 1 年，取环术后 1 周出现少腹疼痛拒按，时有发热，日晡而作，带下量多臭秽，心烦易怒，渴欲饮水，大便干结难解，小便短赤。其中医诊断是（   ）

A. 胎动不安   B. 产后腹痛   C. 痛经

D. 妇人腹痛   E. 癥瘕

2. 患者 42 岁，近 3 年劳累后下腹痛反复发作，伴灼热感，痛及腰骶，带下量多，色黄质稠，小便短黄，舌红，苔黄腻，脉滑数。其辨证是（   ）

A. 气滞血瘀证   B. 湿热瘀结证   C. 感染邪毒证

D. 肾阳虚衰证   E. 血虚失荣证

3. 患者输卵管通液术后 2 天，全腹满痛，高热不退，烦渴引饮，大便燥结，神昏谵语，舌质紫暗，苔黄而燥。其治疗主方是（   ）

A. 桃核承气汤   B. 清营汤   C. 解毒活血汤

D. 清热调血汤   E. 牡丹散

4. 患者 28 岁，产后半年小腹冷痛时作，痛处固定不移，得寒痛剧，得温痛减，平素带下量多，色白质稀，畏寒肢冷，舌淡，苔白腻，脉沉紧。其治疗的主方是（   ）

A. 血府逐瘀汤   B. 少腹逐瘀汤   C. 温经汤

D. 温胞饮   E. 黄芪建中汤

5. 患者 35 岁，人流术后 4 个月，小腹隐痛时作，喜按，头晕眼花，心悸少寐，面色萎黄，舌淡，苔少，脉细。其治疗的主方是（   ）

A. 四物汤   B. 八珍汤   C. 当归建中汤

D. 泰山磐石散　　　　　E. 滋血汤

6. 患者 25 岁，人流术后 2 个月，左下腹隐痛时作，带下量多，色黄，质稠，有臭味。妇科检查：子宫轻压痛，左侧附件区轻压痛。妇科 B 超未见异常；尿妊娠试验阴性。根据患者病史、症状及体征，其主要的西医诊断是（　　　）

A. 黄体破裂　　　　　　B. 异位妊娠　　　　　　C. 盆腔炎性疾病

D. 卵巢囊肿蒂扭转　　　E. 阑尾炎

7. 患者 32 岁，放置宫内节育器术后 2 个月，少腹胀痛，拒按，胸胁乳房胀痛，脘腹胀满，食欲欠佳，烦躁易怒，舌质紫暗，脉弦涩。其中医治法是（　　　）

A. 行气活血，化瘀止痛　　B. 温肾助阳，暖宫止痛　　C. 散寒除湿，化瘀止痛

D. 益气健脾，化湿止痛　　E. 补血养营，和中止痛

8. 患者 30 岁，房事不节后出现小腹疼痛拒按，伴灼热感，腰骶胀痛，低热起伏，带下量多，质稠，有臭味，小便短黄，舌红，苔黄腻，脉弦滑而数。其治疗主方是（　　　）

A. 丹栀逍遥散　　　　　B. 解毒活血汤　　　　　C. 清热调血汤

D. 牡丹散　　　　　　　E. 五味消毒饮

（三）A3 型题：以下提供若干个案例，每个案例下设若干道试题。请根据案例所提供的信息，在每一道试题下面的 A、B、C、D、E 五个备选答案中选择一个最佳答案。

1. 患者 46 岁，已婚，人流术后 10 年，小腹冷痛时作，得温则缓，喜按，腰膝酸软，头晕耳鸣，畏寒肢冷，小便频数，夜尿量多，大便不成形，日行 2～3 次。舌淡，苔白滑，脉沉弱。

（1）其证候是（　　　）

A. 肾阳虚证　　　　　　B. 肾阴虚证　　　　　　C. 肾气虚证

D. 脾虚证　　　　　　　E. 血虚证

（2）其治法是（　　　）

A. 补血养营，和中止痛　　B. 健脾益气，养血止痛　　C. 补益肾气，活血止痛

D. 滋肾养阴，调经止痛　　E. 温肾助阳，暖宫止痛

（3）治疗应首选的方剂是（　　　）

A. 十全大补丸　　　　　B. 温胞饮　　　　　　　C. 右归丸

D. 左归丸　　　　　　　E. 温经汤

2. 患者 29 岁，末次堕胎后出现小腹疼痛拒按，伴寒热往来，日晡时热甚，带下量多，臭秽如脓，心烦口渴，溺少便秘，舌红，苔黄而干，脉弦数。

（1）其证候是（　　　）

A. 感染邪毒证　　　　　B. 外感风热证　　　　　C. 湿热内蕴证

D. 湿热瘀结证　　　　　E. 气滞血瘀证

（2）治疗应首选的方剂是（　　　）

A. 当归建中汤　　　　　B. 桃核承气汤　　　　　C. 牡丹散

D. 解毒活血汤　　　　　E. 清热调血汤加败酱草、薏苡仁、土茯苓

3. 患者 34 岁，已婚，小腹隐痛间作 1 年，喜按，头晕眼花，心悸心慌，夜寐欠安，面色萎黄，大便燥结，舌淡，苔少，脉细。

（1）其治法是（　　）

A. 温肾助阳，暖宫止痛　　B. 散寒除湿，化瘀止痛　　C. 补血养营，和中止痛

D. 清热除湿，化瘀止痛　　E. 行气活血，化瘀止痛

（2）治疗应首选的方剂是（　　）

A. 温经汤　　　　　　　　B. 温胞饮　　　　　　　　C. 右归丸

D. 当归建中汤　　　　　　E. 黄芪建中汤

4. 患者 31 岁，产后淋雨后出现小腹冷痛，固定不移，得温痛减，经期加重，时有肛门坠胀感，带下量多，质稀如水，色白，手足冰凉，面色青白，舌淡，苔白腻，脉沉紧。

（1）其治法是（　　）

A. 温肾助阳，暖宫止痛　　B. 散寒除湿，化瘀止痛　　C. 补血养营，和中止痛

D. 清热除湿，化瘀止痛　　E. 清热解毒，化瘀止痛

（2）若患者病久出现小腹灼痛，拒按，月经量多，色红，质黏有块，舌红，苔黄，脉滑数。其治法是（　　）

A. 温肾助阳，暖宫止痛　　B. 散寒除湿，化瘀止痛　　C. 补血养营，和中止痛

D. 清热除湿，化瘀止痛　　E. 清热解毒，化瘀止痛

5. 患者 40 岁，少腹胀痛反复发作 2 年余，胸胁乳房胀痛，经前加重，食欲欠佳，易于腹胀，烦躁易怒，舌紫暗，脉弦涩。

（1）其证候是（　　）

A. 脾肾阳虚证　　　　　　B. 气滞血瘀证　　　　　　C. 血虚失荣证

D. 肝郁脾虚证　　　　　　E. 心肝火旺证

（2）其治法是（　　）

A. 行气活血，化瘀止痛　　B. 散寒除湿，化瘀止痛　　C. 补血养营，和中止痛

D. 清热除湿，化瘀止痛　　E. 清热解毒，化瘀止痛

（3）治疗应首选的方剂是（　　）

A. 牡丹散　　　　　　　　B. 温胞饮　　　　　　　　C. 香砂六君子汤

D. 逍遥丸　　　　　　　　E. 天王补心丹

6. 患者 42 岁，小腹疼痛坠胀，得温则缓，头晕耳鸣，畏寒肢冷，小便清长频数，大便溏薄。舌质淡，苔白滑，脉沉弱。

（1）其治疗主方出自（　　）

A.《妇人大全良方》　　　B.《黄帝内经》　　　　　　C.《千金翼方》

D.《傅青主女科》　　　　E.《金匮要略方论》

（2）关于其用药，错误的是（　　）

A. 巴戟天、补骨脂、菟丝子、盐杜仲补肾助阳

B. 肉桂、附子温肾助阳以化阴

C. 人参、白术健脾益气以除湿

D. 山药、芡实补肾涩精以止带

E. 莪术、香附、延胡索行气活血以止痛

7. 患者 26 岁，小腹疼痛拒按，时有灼热感，伴腰骶酸胀不适，带下量多，色黄质稠，小便短黄，舌红，苔黄腻，脉弦滑而数。

（1）其证候是（　　）

A. 湿热瘀结证　　　　B. 气滞血瘀证　　　　C. 感染邪毒证

D. 阴虚火旺证　　　　E. 心肝火旺证

（2）其治法是（　　）

A. 清热解毒，化瘀止痛　　B. 行气活血，化瘀止痛　　C. 清热除湿，化瘀止痛

D. 温中健脾，益气止痛　　E. 温肾助阳，暖宫止痛

（3）治疗应首选的方剂是（　　）

A. 清热调血汤　　　　B. 五味消毒饮　　　　C. 桃核承气汤

D. 牡丹散　　　　　　E. 少腹逐瘀汤

8. 患者 30 岁，经期外阴不洁后出现全腹满痛，高热不退，大便燥结，阴道大量下血，神昏谵语，舌质紫暗，苔黄而燥。

（1）治疗应首选的方剂是（　　）

A. 清热调血汤　　　　B. 五味消毒饮　　　　C. 桃核承气汤

D. 牡丹散　　　　　　E. 清营汤

（2）若出现高热汗出，烦躁不安，腹痛不减，斑疹隐隐，舌红绛，苔少，脉弦细而数，治疗应首选的方剂是（　　）

A. 清热调血汤　　　　B. 五味消毒饮　　　　C. 桃核承气汤

D. 牡丹散　　　　　　E. 清营汤

（四）B 型题：下面以下每组试题共用 A、B、C、D、E 五个选项，备选答案在上，题干在下。请从中选择一个最佳答案，每个备选答案可能被选择一次、多次或不被选择。

A. 肾阳虚衰证　　　　B. 血虚失荣证　　　　C. 感染邪毒证

D. 湿热瘀结证　　　　E. 气滞血瘀证

1. 妇人腹痛，症见少腹及胸胁乳房胀痛，脘腹胀满，情绪易怒，时欲太息，舌暗边有瘀点，脉弦涩，辨证属（　　）

2. 妇人腹痛，症见小腹疼痛拒按，时有灼热感，伴腰骶酸胀不适，带下量多，色黄质稠，小便短黄，舌红，苔黄腻，脉弦滑而数，辨证属（　　）

3. 妇人腹痛，症见小腹隐痛间作，喜按，头晕眼花，心悸心慌，夜寐欠安，面色萎黄，大便燥结，舌淡，苔少，脉细，辨证属（　　）

A. 少腹逐瘀汤   B. 当归建中汤   C. 牡丹散

D. 解毒活血汤   E. 清热调血汤

4. 妇人腹痛辨属肾阳虚衰证应首选的方剂是（   ）

5. 妇人腹痛辨属感染邪毒证应首选的方剂是（   ）

6. 妇人腹痛辨属气滞血瘀证应首选的方剂是（   ）

A. 解毒活血汤加金银花、黄芩

B. 桃核承气汤加生地黄、小蓟、生地榆

C. 清营汤

D. 清热调血汤加败酱草、薏苡仁、土茯苓

E. 清营汤送服安宫牛黄丸或紫雪丹

7. 妇人感染邪毒而发腹痛，若热邪入里，症见全腹满痛，高热不退，烦渴引饮，大便燥结，阴道大量下血，神昏谵语，舌质紫暗，苔黄焦老起刺者。其治疗主方是（   ）

8. 妇人感染邪毒而发腹痛，若热陷心包，症见高热不退，神昏谵语，甚至昏迷，面色苍白，四肢厥冷，舌红绛，脉细数。其治疗主方是（   ）

A. 巴戟天、菟丝子、补骨脂、肉桂、附子、杜仲、白术、山药、芡实、人参

B. 连翘、葛根、柴胡、枳壳、当归、赤芍、生地黄、红花、桃仁、甘草

C. 丹皮、黄连、生地黄、当归、白芍、川芎、红花、桃仁、莪术、香附、延胡索

D. 当归、桂枝、白芍、甘草、生姜、大枣、饴糖

E. 丹皮、桂心、当归、延胡索、莪术、牛膝、赤芍、三棱

9. 妇人腹痛辨属血虚失荣证应首选的方药是（   ）

10. 妇人腹痛辨属湿热瘀结证应首选的方药是（   ）

二、多项选择题

每题由一个题干与 5 个备选答案组成，可从备选答案中选择多项与问题有关的答案，全部选对，方可得分。

1. 下列关于妇人腹痛的说法，正确的是（   ）

A. 本病始见于《傅青主女科》

B. 在行经、妊娠及产褥期间发生

C. 主要机制为冲任虚衰、胞脉失养及冲任阻滞、胞脉失畅

D. 有时痛及腰骶

E. 西医上的卵巢囊肿蒂扭转可参照本病辨证治疗

2. 妇人腹痛的常见病因有（   ）

A. 肾阳虚衰   B. 血虚失荣   C. 湿热瘀结

D. 气滞血瘀   E. 寒湿凝滞

3. 妇人腹痛的诊断要点有（   ）

A. 育龄期妇女

B. 曾有生产、流产、宫腔内手术史，或放置节育器等

C. 腹痛于经前或经期加重，常伴有肛门阴道坠痛

D. 严重者可表现为突发一侧下腹撕裂样疼痛，多有休克

E. 妇科检查示子宫体有压痛，或后穹隆触痛明显，或宫颈举痛

4. 湿热瘀结型妇人腹痛的主要证候有（   ）

A. 小腹疼痛拒按，有灼热感   B. 低热起伏

C. 带下量多，黄稠，有臭味   D. 小便短黄

E. 舌红，苔黄腻，脉弦滑而数

5. 妇人腹痛的辨证要点，应首辨其疼痛的（   ）

A. 部位   B. 性质   C. 程度

D. 发作时间   E. 持续时间

6. 关于妇人腹痛辨属肾阳虚衰证，下列说法正确的是（   ）

A. 本证多由于肾阳虚衰，冲任失于温煦，胞脉虚寒所致

B. 症见患者小腹隐痛，喜按，头晕眼花，心悸少寐，面色萎黄，舌淡，苔少，脉细弱

C. 中医治法为温肾助阳，暖宫止痛

D. 治疗主方出自《金匮要略方论》

E. 方中巴戟天、补骨脂、菟丝子、杜仲补肾助阳而益精气

7. 关于妇人腹痛辨属感染邪毒证，下列说法正确的是（   ）

A. 症见小腹突发一侧撕裂样疼痛，常伴休克

B. 症见寒热往来，发热恶寒，或持续高热，日晡热甚

C. 主方选用清热调血汤加减

D. 若带下量多臭秽如脓，可酌加黄柏、鱼腥草、败酱草以清热解毒，燥湿止带

E. 若热入营血，方用清营汤加减

8. 下列哪些是寒湿凝滞型妇人腹痛的常见临床表现（   ）

A. 痛处不移   B. 得温痛减   C. 头晕耳鸣

D. 形寒肢冷   E. 舌淡，苔白腻，脉沉紧

9. 妇人腹痛辨属湿热瘀结证，其治疗主方是清热调血汤加（   ）

A. 败酱草   B. 金银花   C. 薏苡仁

D. 黄芩   E. 土茯苓

10. 关于感染邪毒型妇人腹痛的治疗，下列说法正确的是（   ）

A. 治疗主方为解毒活血汤加金银花、黄芩

B. 若热入营血，治宜清营解毒，散瘀泻热

C. 若热陷心包，可用清营汤送服安宫牛黄丸或紫雪丹以清心开窍

D. 若热邪入里（阳明病），为热入血室之重症，宜急下存阴，兼予止血

E. 本证属危急重症，应采用中西医结合方法治疗

三、填空题

1. 本病始见于《_____》，其"卷下"中曰："妇人腹中诸疾病，_____主之""妇人腹中痛，_____主之"。

2. 妇人不在_____、_____及_____期间发生小腹或少腹疼痛，甚则痛连腰骶者，称为妇人腹痛。

3. 妇人腹痛的主要机制为_____"不荣则痛"，及_____"不通则痛"。

4. 本病首先应辨疼痛的部位、_____、_____及发作时间，结合全身症状、_____及_____的改变，以审其寒、热、虚、实。

5. 妇人腹痛的治疗原则以_____为主，对于发病急、重者，必要时可采用_____方法治疗。

6. 妇人腹痛的常见证型有_____、_____、_____、_____、_____、_____。

7. 妇人腹痛辨属感染邪毒证者，若热邪入里（阳明病），方用_____加减；若热入营血，方用_____加减；若热陷心包，则用_____送服安宫牛黄丸或紫雪丹以清心开窍。

8. 妇人腹痛辨属肾阳虚衰证主方为_____，出自_____，其中_____、_____、_____等药可起补肾助阳而益精气之效。

四、名词解释

1. 妇人腹中痛
2. 卵巢囊肿蒂扭转
3. 中药保留灌肠
4. 热陷心包

五、简答题

1. 简述妇人腹痛的诊断要点？
2. 简述妇人腹痛的辨证要点？
3. 简述气滞血瘀型妇人腹痛的主要证候、治法及选方？
4. 简述寒湿凝滞型妇人腹痛的主要证候、治法及选方？
5. 中药保留灌肠用于治疗妇人腹痛常采用哪些药物（列出 5 种）？请简述具体用法？

六、论述题

1. 简述妇人腹痛的病因病机。

2. 简述肾阳虚衰型妇人腹痛的临床表现、证候分析及治法方药。

3. 简述感染邪毒型妇人腹痛及其变证的临床表现及治法方药。

七、病案分析题

1. 于某，女，38 岁，已婚。患者 4 年前取环后出现左下腹隐痛，喜按，时感头晕眼花，心悸心慌，夜寐欠安，面色萎黄，大便燥结，舌淡，苔少，脉细。妇科检查：宫体后位，质中，常大，无压痛；左附件区片状增厚，无压痛，右附件未及异常。妇科 B 超提示子宫、附件未见明显异常。

请写出本病的中医诊断、证型、证候分析、治法、方药、药物组成。

2. 袁某，女，27 岁，已婚。患者 3 个月前行人工流产术，术后下腹痛反复发作，伴灼热感，甚则痛及腰骶。平素月经量稍多，色鲜红，有异味，带下量多，色黄质稠，伴外阴瘙痒，舌红，边有瘀点，苔黄腻，脉弦滑微数。妇科检查：宫体前位，质中，略大，活动欠佳，轻压痛明显；双侧附件未及异常。白带常规：清洁度Ⅲ，脓细胞＞30/HP。血常规未见异常。

请写出本病的中医诊断、证型、证候分析、治法、方药、药物组成。

3. 张某，女，34 岁，已婚。患者足月产后半年，宫内放置节育器后一周，小腹疼痛，拒按，伴发热恶寒，日晡时热甚，最高达 38.2℃，带下量多，臭秽如脓，心烦口渴，大便秘结，小便短赤，舌质红，苔黄而干，脉弦数。妇科检查：宫体前位，质中，常大，活动欠佳，压痛明显；双侧附件增厚，压痛明显。白带常规：清洁度Ⅳ，脓细胞＞30/HP。血常规：白细胞 $10×10^9$/L，中性粒细胞百分比 74％，血红蛋白 115g/L。妇科 B 超提示双侧输卵管积液。

请写出本病的中医诊断、证型、证候分析、治法、方药、药物组成。

参考答案

一、单项选择题

（一）A1 型题

1. C　妇人腹痛一病始见于《金匮要略方论》。

2. D　妇女不在行经、妊娠及产褥期间发生小腹或少腹疼痛，甚则痛连腰骶者，称为妇人腹痛。

3. C　A 选项出自《金匮要略》，为妊娠腹痛；B 选项为《女科经纶》引大全之言，为产后腹痛；C 选项出自《金匮要略》"卷中"，为妇人腹痛；D 选项出自《景岳全书·

妇人规》，为经行腹痛；E选项出自《金匮要略》，为痛经。

4. E　妇人腹痛的病因为肾阳虚衰、血虚失荣、感染邪毒、湿热瘀结、气滞血瘀和寒湿凝滞。

5. E　肾阳虚衰而致本病的病因病机为禀赋肾气不足，或久病伤阳，或房事过度，命门火衰，或经期摄生不慎，感受风寒，寒邪入里，损伤肾阳，冲任胞脉失于温煦而痛，或虚寒内生，以致腹痛。

6. A　温胞饮为治疗妊娠腹痛肾阳虚衰证之主方。

7. A　肾阳虚衰型妇人腹痛的特征：小腹冷痛下坠，喜温喜按。

8. C　妇人腹痛的治疗原则以通调冲任气血为主。

9. D　牡丹散的组成为丹皮、桂心、当归、延胡索、莪术、牛膝、赤芍、三棱，主治气滞血瘀型妇人腹痛。

10. A　妇人腹痛常见的虚证病因有血虚失荣、肾阳虚衰。

11. C　《金匮要略方论》："妇人腹中痛，小建中汤主之。"

12. E　温胞饮的药物组成有巴戟天、补骨脂、菟丝子、肉桂、附子、杜仲、白术、山药、芡实、人参。

13. C　湿热瘀结型妇人腹痛的主要证候有小腹疼痛拒按，有灼热感，或有积块，伴腰骶胀痛，低热起伏，带下量多，黄稠，有臭味，小便短黄，舌红，苔黄腻，脉弦滑而数。C是气滞血瘀型妇人腹痛的主要证候。

14. C　妇人腹痛辨证属寒湿凝滞证者，治法为散寒除湿、化瘀止痛，常选用少腹逐瘀汤加苍术、茯苓。

15. B　本病首先应辨其疼痛的部位、性质、程度及发作时间，结合全身症状、月经及带下的改变，以审其寒、热、虚、实；临床以慢性腹痛多见，多为虚中夹实；腹满痛伴高热的急重症较为少见，必要时可采用中西医结合方法治疗。

16. D　西医学的盆腔炎性疾病及其后遗症、盆腔淤血综合征、慢性盆腔痛等引起的腹痛可参照"妇人腹痛"辨证论治，异位妊娠、急性阑尾炎、卵巢囊肿蒂扭转均为其鉴别诊断。

17. E　本题辨证属感染邪毒证，代表方为解毒活血汤加金银花、黄芩。

18. B　本题辨证属寒湿凝滞证，代表方为少腹逐瘀汤加苍术、茯苓

19. A　湿热瘀结型妇人腹痛的代表方为清热调血汤。方中黄连、薏苡仁清热除湿；红藤、败酱草清热解毒；当归、川芎、桃仁、红花、牡丹皮活血祛瘀通经；莪术、香附、延胡索行气活血止痛；生地黄、白芍药凉血清热，缓急止痛。

20. C　中药保留灌肠应在经期停用。

（二）A2 型题

1. D　患者取环术后出现少腹疼痛，符合妇人腹痛诊断。

2. B　根据患者症状及反复发作的特点，辨为湿热瘀结证。

3. A　感染邪毒若热邪入里（阳明病），症见全腹满痛，高热不退，烦渴引饮，大

便燥结，阴道大量下血，神昏谵语，舌质紫暗，苔黄而燥或焦老芒刺者，为热入血室之重症，宜急下存阴，兼予止血。方用桃核承气汤。

4. B　根据主要证候，主要诊断为妇人腹痛（寒湿凝滞证），治疗代表方为少腹逐瘀汤。

5. C　根据主要证候，主要诊断为妇人腹痛（血虚失荣证），治法补血养营，和中止痛，代表方当归建中汤。

6. C　根据综合患者病史、症状、妇检及 B 超检查，目前诊断为盆腔炎性疾病。

7. A　根据主要证候，主要诊断为妇人腹痛（气滞血瘀证），中医治法是行气活血，化瘀止痛。

8. C　根据主要证候，主要诊断为妇人腹痛（湿热瘀结证），治疗代表方清热调血汤。

（三）A3 型题

1.（1）A　患者辨证属肾阳虚衰证。

（2）E　治疗法则为温肾助阳，暖宫止痛。

（3）B　主方首选《傅青主女科》的温胞饮。

2.（1）A　患者辨证属感染邪毒证。

（2）D　方选解毒活血汤加金银花、黄芩以清热解毒，凉血化瘀。

3.（1）C　患者辨证属血虚失荣证，治法为补血养营，和中止痛。

（2）D　治疗首选当归建中汤加减。

4.（1）B　根据患者病史、症状及舌脉，辨证属寒湿凝滞证。治法为散寒除湿，化瘀止痛。

（2）E　若血瘀日久化热者，症见小腹灼痛，拒按，月经量多，色红，质黏有块。舌红，苔黄，脉滑数。治宜清热解毒，化瘀止痛。

5.（1）B　根据患者病史、症状及舌脉，考虑诊断为妇人腹痛气滞血滞证。

（2）A　辨证属气滞血瘀证，治以行气活血，化瘀止痛。

（3）A　选用牡丹散以行气活血，化瘀止痛。

6.（1）D　患者辨证属肾阳虚衰证，主方首选《傅青主女科》的温胞饮。

（2）E　方中巴戟天、补骨脂、菟丝子、盐杜仲补肾助阳而益精气，肉桂、附子温肾助阳以化阴，人参、白术健脾益气以除湿，山药、芡实补肾涩精以止带，全方共奏温肾助阳、填精助孕之效。

7.（1）A　患者辨证属湿热瘀结证。

（2）C　治疗法则为清热除湿，化瘀止痛。

（3）A　主方首选清热调血汤加败酱草、薏苡仁、土茯苓。

8.（1）C　患者辨证属感染邪毒，热邪入里，宜急下存阴，兼予止血，方用桃核承气汤。

（2）E　若热入营血，治宜清营解毒，散瘀泻热，方用清营汤。

（四）B 型题

1．E　根据症状及舌脉，辨证属气滞血瘀证。

2．D　根据症状及舌脉，辨证属湿热瘀结证。

3．B　根据症状及舌脉，辨证属血虚失荣证。

4．A　辨属寒湿凝滞证首选方剂为少腹逐瘀汤。

5．D　辨属感染邪毒证首选方剂为解毒活血汤加金银花、黄芩。

6．C　辨属气滞血瘀证首选方剂为牡丹散。

7．B　此为妇人腹痛感染邪毒证之变证，为热入血室之重症，急选用桃核承气汤加减以急下存阴，兼予止血。

8．E　此为妇人腹痛感染邪毒证之危急重证，急用清营汤送服安宫牛黄丸或紫雪丹以清心开窍。

9．D　A 选项为温胞饮药物组成，主治肾阳虚衰证；B 选项为解毒活血汤加减，主治感染邪毒证；C 选项为清热调血汤加减，主治湿热瘀结证；D 选项为当归建中汤药物组成，主治血虚失荣证；E 选项为牡丹散药物组成，主治气滞血瘀证。

10．C　解析同上。

二、多项选择题

1．CD　妇人腹痛始见于《金匮要略方论》，故 A 错误；定义为不在行经、妊娠及产褥期间发生的小腹或少腹疼痛，甚则痛连腰骶，故 B 错误、D 正确；本病主要机制为冲任虚衰，胞脉失养，"不荣则痛"及冲任阻滞，胞脉失畅，"不通则痛"，故 C 正确；卵巢囊肿蒂扭转为本病的鉴别诊断，不归属于本病范畴内，故 E 错误。

2．ABCDE　妇人腹痛的病因包括肾阳虚衰、血虚失荣、感染邪毒、湿热瘀结、气滞血瘀、寒湿凝滞。

3．ABCE　D 选项为异位妊娠的临床表现，故不选；其他均符合妇人腹痛的诊断要点。

4．ABCDE　湿热瘀结型妇人腹痛的证候：小腹疼痛拒按，有灼热感，或有积块，伴腰骶胀痛，低热起伏，带下量多，黄稠，有臭味，小便短黄，舌红，苔黄腻，脉弦滑而数。

5．ABCD　本病首应辨其疼痛的部位、性质、程度及发作时间，持续时间关联性较少。

6．ACE　B 选项为妇人腹痛辨属血虚失荣证的临床表现，故错误；D 选项肾阳虚衰证的主方为温胞饮，出自《傅青主女科》，故错误。

7．BDE　A 选项为异位妊娠的临床表现，不属于妇人腹痛一病范畴，故错误；C 选项感染邪毒证主方为解毒活血汤加金银花、黄芩，故错误。

8．ABDE　C 选项"头晕耳鸣"为肾阳虚衰证的临床表现，故错误；其余各项均符合寒湿凝滞证的表现。

9. ACE　妇人腹痛辨属湿热瘀结证，其主方为清热调血汤加薏苡仁、败酱草、土茯苓。

10. ABCDE　感染邪毒型妇人腹痛治疗代表方为解毒活血汤加金银花、黄芩。若热邪入里（阳明病），为热入血室之重症，宜急下存阴，兼予止血。若热入营血，治宜清营解毒，散瘀泻热。若热陷心包，可用清营汤送服安宫牛黄丸或紫雪丹以清心开窍。本证属危急重症，应采用中西医结合方法治疗。

三、填空题

1. 金匮要略方论；当归芍药散；小建中汤

2. 行经；妊娠；产褥

3. 冲任虚衰、胞脉失养；冲任阻滞、胞脉失畅

4. 性质；程度；月经；带下

5. 通调冲任气血；中西医结合

6. 肾阳虚衰证；血虚失荣证；感染邪毒证；湿热瘀结证；气滞血瘀证；寒湿凝滞证

7. 桃核承气汤；清营汤；清营汤

8. 温胞饮；《傅青主女科》；巴戟天、补骨脂、菟丝子、杜仲（写出 3 种即可）

四、名词解释

1. 妇人腹中痛又称为"妇人腹痛"，指妇人不在行经、妊娠及产褥期间发生小腹或少腹疼痛，甚则痛连腰骶者。

2. 卵巢囊肿蒂扭转指因患者突然改变体位或妊娠期、产褥期子宫大小及位置改变时发生卵巢囊肿蒂急性扭转后，静脉回流受阻，瘤内极度充血或血管破裂瘤内出血，致使瘤体迅速增大，后因动脉血流受阻，肿瘤发生坏死变为紫黑色，可破裂和继发感染的妇科急腹症。

3. 中药保留灌肠又称肛肠纳药法，指将中药煎剂或加以散剂，自肛门灌入，保留在直肠结肠内，通过肠黏膜吸收治疗疾病的一种方法。具有清热解毒、软坚散结、活血化瘀等作用。

4. 热陷心包指邪热炽盛，侵入心包，闭阻心窍，以致机窍失灵而出现的证候，临床表现为发热口渴、神志昏迷、谵语狂乱、面赤气粗、舌红苔黄、脉滑数。

五、简答题

1.（1）病史：育龄期妇女，曾有生产、流产、宫腔内手术史，或放置有宫内节育器等。

（2）症状：下腹部疼痛，或伴发热，经前或经期加重，体倦易疲劳；阴道肛门坠

痛；经前乳房胀痛，有排便痛；腹痛每在劳累、久站或性交后加重；月经频发或经量过多；带下量多，色黄，有臭气，或质地清稀；严重者高热寒战。

（3）检查：①妇科检查。宫颈肥大，紫蓝色，或有糜烂；宫体略大，有压痛，活动受限或粘连固定；或后穹隆触痛明显，或宫颈举痛，或盆底肌有疼痛触发点；宫旁及附件区压痛明显，或扪及片状增厚，或有条索状物，或触及包块等。②实验室检查。宫颈黏液脓性分泌物，或阴道分泌物生理盐水湿片中见到大量白细胞，或可见红细胞沉降率、C反应蛋白升高，或宫颈淋病奈瑟菌或沙眼衣原体阳性。③其他检查。如B超、腹腔镜、盆腔CT、磁共振、盆腔静脉造影术或血管造影等。

2. 妇人腹痛首先应辨其疼痛的部位、性质、程度及发作时间，结合全身症状、月经及带下的改变，以审其寒、热、虚、实。

3. ①证候：小腹或少腹胀满，拒按，胸胁乳房胀痛，脘腹胀满，食欲欠佳，烦躁易怒，时欲太息，舌质紫暗或有瘀点，脉弦涩。②治法：行气活血，化瘀止痛。③方药：牡丹散（丹皮、桂心、当归、延胡索、莪术、牛膝、赤芍、三棱）。

4. ①证候：小腹冷痛，痛处不移，得温痛减，带下量多，色白质稀，形寒肢冷，面色青白，舌淡，苔白腻，脉沉紧。②治法：散寒除湿，化瘀止痛。③方药：少腹逐瘀汤加苍术、茯苓（小茴香、干姜、延胡索、没药、当归、川芎、肉桂、赤芍、蒲黄、五灵脂、苍术、茯苓）。

5. ①常用药物为金银花、连翘、地丁、红藤、败酱草、乳香、没药、延胡索、丹皮、皂角刺等（写出5种即可）。②用法：以上药物酌情选用，浓煎100～150mL保留灌肠，每日1次，经期停用。

六、论述题

1. 本病的主要病理机制为冲任虚衰，胞脉失养，"不荣则痛"，以及冲任阻滞，胞脉失畅，"不通则痛"。具体病因分述如下：

（1）肾阳虚衰：禀赋肾气不足，或久病伤阳，或房事过度，命门火衰；或经期摄生不慎，感受风寒，寒邪入里，损伤肾阳，冲任胞脉失于温煦而痛，或虚寒内生，以致腹痛。

（2）血虚失荣：素体虚弱，血虚气弱，或饮食不节，或忧思太过，或劳役过度，损伤脾胃，化源匮乏；或大病久病，耗伤血气，以致冲任血虚，胞脉失养而痛；且血虚气弱，运化无力，血行迟滞，亦可致腹痛。

（3）感染邪毒：经期产后，血室正开，或房事不节，或外阴不洁，或阴部手术感染，致使邪毒乘虚而入，直犯胞宫，稽留于冲任、胞脉，血行不畅，不通则痛，以致腹痛，若营卫失调，可致发热。

（4）湿热瘀结：经期产后，余血未尽，感受湿热之邪，湿热与血搏结，瘀阻冲任、胞宫，或宿有湿热内蕴，流注下焦，阻滞气血，瘀积冲任、胞宫，血行不畅，不通则痛，而致腹痛。

（5）气滞血瘀：素性抑郁，或愤怒过度，肝失调达，气机不利，气滞而血瘀；或经期产后，余血未尽，感受寒热之邪，以致邪与血结，血瘀气滞，冲任阻滞，胞脉不畅，不通则痛，导致腹痛。

（6）寒湿凝滞：经期产后，余血未尽，冒雨涉水，感寒饮冷，或久居寒湿之地，血为寒湿所凝，冲任阻滞，胞脉不畅，不通则痛，致使腹痛。

2. ①临床表现：小腹冷痛下坠，喜温喜按，腰膝酸软，头晕耳鸣，畏寒肢冷，小便频数，夜尿量多，大便不实，舌质淡，苔白滑，脉沉弱。②证候分析：肾阳虚衰，冲任失于温煦，胞脉虚寒，故见小腹冷痛下坠、喜温喜按；阳虚不能外达，故畏寒肢冷；肾虚精血不足，髓海及外府失荣，则头晕耳鸣、腰膝酸软；肾阳虚衰，膀胱气化失常，则小便频数，夜尿量多；火不暖土，则大便不实。舌质淡，苔白滑，脉沉弱俱为肾阳虚衰之征。③治法：温肾助阳，暖宫止痛。方药：温胞饮。

3. 感染邪毒证：①临床表现：小腹或全腹疼痛，拒按，寒热往来，发热恶寒，或持续高热，日晡时热甚，带下量多，臭秽如脓，或带中夹血，心烦口渴，甚则神昏谵语，大便秘结，小便短赤，舌红，苔黄而干，脉弦数。②治法：清热解毒，凉血化瘀。③方药：解毒活血汤加金银花、黄芩（连翘、葛根、柴胡、枳壳、当归、赤芍、生地黄、红花、桃仁、甘草、金银花、黄芩）。

变证：①若热邪入里（阳明病），症见全腹满痛，高热不退，烦渴引饮，大便燥结，阴道大量下血，神昏谵语，舌质紫暗，苔黄而燥或焦老芒刺者，为热入血室之重症，宜急下存阴，兼予止血。方用桃核承气汤酌加枳壳、生地黄、小蓟、生地榆、仙鹤草。②若热入营血，症见高热汗出、烦躁不安、腹痛不减，斑疹隐隐，舌红绛，苔少或花剥，脉弦细而数者，治宜清热解毒，散瘀泻热。方用清营汤加减。③若热陷心包，症见高热不退，神昏谵语，甚至昏迷，面色苍白，四肢厥冷，舌红绛，脉细而数，甚则脉微欲绝者，用清营汤送服安宫牛黄丸或紫雪丹以清心开窍。本证属危急重症，应采用中西医结合方法治疗。

七、病案分析题

1. 中医诊断：妇人腹痛。

证型：血虚失荣证。

证候分析：血虚气弱，冲任失于濡养，气弱运血无力，故小腹隐痛，喜按，月经量少而色淡；血虚不能上荣清窍，故头晕眼花；血虚心神失养，则心悸心慌，夜寐欠安；血虚津液不足，肠道失濡，致大便燥结难解；舌质淡，苔少，脉细为血虚之征。

治法：补血养营，和中止痛。

方药：当归建中汤加减。

主要药物：当归、白芍、桂枝、生姜、甘草、大枣、饴糖。

2. 中医诊断：妇人腹痛。

证型：湿热瘀结证。

证候分析：患者术后湿热之邪与血搏结，瘀阻冲任，血行不畅，故小腹疼痛拒按，有灼热感；瘀停胞脉，胞脉系于肾，故伴随腰骶胀痛；湿热之邪伤及任带，故见带下量多，黄稠，有臭味；湿热壅遏下焦，故小便短黄；舌质红，边有瘀点，苔黄腻，脉弦滑数均为湿热瘀结之征。

治法：清热除湿，化瘀止痛。

方药：清热调血汤加败酱草、薏苡仁、土茯苓。

主要药物：黄连、薏苡仁、红藤、败酱草、当归、川芎、桃仁、红花、丹皮、莪术、香附、延胡索、生地黄、白芍、败酱草、薏苡仁、土茯苓。

3. 中医诊断：妇人腹痛。

证型：感染邪毒证。

证候分析：产后体虚，宫内置环操作或致邪毒内侵，与血搏结，直伤胞宫、冲任，瘀阻胞脉，而致小腹疼痛；邪毒入里化热，正邪交争，故见发热恶寒，日晡热甚；热毒伤及任带，湿毒下注且迫血妄行，以致带下量多，臭秽如脓；热盛伤阴则口渴，大便秘结，小便短赤；舌红，苔黄而干，脉弦数均为邪毒在里之征。

治法：清热解毒，凉血化瘀。

方药：解毒活血汤加金银花、黄芩。

主要药物：连翘、葛根、柴胡、枳壳、当归、赤芍、生地黄、红花、桃仁、甘草、金银花、黄芩。

第三节　癥　瘕

一、单项选择题

（一）A1 型题：每道试题下面有 A、B、C、D、E 五个备选答案。请从中选择一个最佳答案。

1. 癥瘕首次并称出自（　　）

    A.《内经》　　　　　　　B.《神农本草经》　　　　　C.《诸病源候论》

    D.《备急千金要方》　　　E.《外台秘要》

2. 癥瘕的病因不包括（　　）

    A. 七情内伤　　　　　　B. 正气不足　　　　　　　C. 外邪内侵

    D. 房事不节　　　　　　E. 劳逸失度

3. 癥瘕的病机不包括（　　）

    A. 气滞血瘀　　　　　　B. 痰湿瘀结　　　　　　　C. 湿热下注

    D. 湿热瘀阻　　　　　　E. 肾虚血瘀

4. 癥瘕治疗大法遵《素问·阴阳应象大论》"血实宜决之"，还应遵《内经》之（　　）

    A. 补法　　　　　　　　B. 消法　　　　　　　　　C. 清法

D. 下法 　　　　　E. 和法

5. 下列哪项不是妇人癥瘕的临床表现（　　）

A. 下腹部胀满 　　B. 下腹部疼痛 　　C. 下腹部结块

D. 腰骶部疼痛 　　E. 月经异常

6. 少腹逐瘀汤治疗癥瘕，适用于（　　）

A. 气滞血瘀 　　　B. 痰湿瘀结 　　　C. 湿热瘀阻

D. 寒凝血瘀 　　　E. 肾虚血瘀

7. 下列说法不正确的是（　　）

A. 瘕者，积块不坚，推之可移，痛无定处

B. 癥者，坚硬成块，固定不移，痛有定处 　　C. 癥属血病

D. 瘕属气病 　　　E. 癥多为恶性，瘕多为良性

8. 癥瘕痰湿瘀结证治宜（　　）

A. 祛湿化痰，活血消癥 　B. 清利痰湿，活血消瘀 　C. 清利痰湿，活血消癥

D. 化痰除湿，活血消癥 　E. 化痰利湿，活血破血

9. 癥瘕为病应首辨（　　）

A. 脏腑 　　　　　B. 表里 　　　　　C. 气血

D. 虚实 　　　　　E. 善恶

10. 气滞血瘀证癥瘕的首选方是（　　）

A. 血府逐瘀汤 　　B. 香棱丸 　　　　C. 银甲丸

D. 失笑散 　　　　E. 大黄䗪虫丸

11. 下列哪一项不属于癥瘕临床常见证型（　　）

A. 痰湿瘀结 　　　B. 肾虚血瘀 　　　C. 气滞血瘀

D. 气虚血瘀 　　　E. 毒热瘀结

12. 某女，下腹胞中积块坚硬，固定不移，疼痛拒按，肌肤少泽，口干不欲饮，舌有瘀点，脉沉涩，应首选（　　）

A. 血府逐瘀汤 　　B. 桂枝茯苓丸 　　C. 失笑散

D. 大黄䗪虫丸 　　E. 香棱丸

13. 妇科癥瘕的发病部位常见于（　　）

A. 胃脘部 　　　　B. 两胁部 　　　　C. 脐周围

D. 下腹部 　　　　E. 脐上

14. 最早专篇描述癥瘕的是哪本书（　　）

A.《内经》 　　　　B.《伤寒论》 　　　C.《诸病源候论》

D.《金匮要略》 　　E.《妇人大全良方》

15. 癥瘕之病多为瘀血，其易与何邪互结（　　）

A. 肝郁 　　　　　B. 湿热 　　　　　C. 痰饮

D. 表邪 　　　　　E. 寒湿

16. 下列各项，不属于癥瘕痰湿瘀结证临床表现的是（　　）

　　A. 月经质稠，后期或闭经　B. 面色晦暗，手足不温

　　C. 下腹部包块按之不坚，小腹或胀或满

　　D. 形体肥胖，胸脘痞闷　　E. 苔白腻，脉弦滑

17. 卵巢囊肿可以参照中医何病辨证治疗（　　）

　　A. 结核　　　　　　　　　B. 气瘿　　　　　　　C. 瘰疬

　　D. 痞症　　　　　　　　　E. 癥瘕

18. 癥瘕肾虚血瘀证的中医治法是（　　）

　　A. 补肾活血，消癥散结　B. 补肾益气，活血消癥　C. 行气活血，化瘀消癥

　　D. 化痰除湿，活血消癥　E. 补肾益气，化瘀消癥

19. 癥瘕的治疗大法为（　　）

　　A. 健脾化湿，理气化痰　B. 疏肝理气，行气消聚　C. 虚则补之，实则泻之

　　D. 活血化瘀，软坚散结　E. 温中健脾，降气和胃

20. 治疗湿热瘀阻型癥瘕的首选方是（　　）

　　A. 大黄牡丹汤　　　　　　B. 大黄䗪虫丸　　　　C. 银甲丸

　　D. 清热调血汤　　　　　　E. 龙胆泻肝汤

（二）A2 型题：每道试题由两个以上相关因素组成或以一个简要病例形式出现，其下面都有 A、B、C、D、E 五个备选答案。请从中选择一个最佳答案。

1. 某患者，下腹部触及如拳大肿块，小腹胀满不适，经血量多，有块，紫暗，胸闷不舒，脉沉涩，证属（　　）

　　A. 肾虚血瘀　　　　　　　B. 痰湿瘀结　　　　　C. 气滞血瘀

　　D. 湿热瘀阻　　　　　　　E. 寒凝血瘀

2. 某女，下腹部肿块，疼痛 2 个月余，伴低热，经行量多，赤白带下。妇检盆腔右侧触及鸭卵大包块，形不整，触压痛（＋）。舌红，苔黄厚，脉弦滑数。最佳治法是（　　）

　　A. 清热利湿，化瘀消癥　B. 清热利湿，消癥止痛　C. 清热利湿，止血调经

　　D. 清热利湿，缓急止痛　E. 清热解毒，利湿止带

3. 患者下腹部肿块，疼痛 2 个月余，伴低热，月经量多。妇检：盆腔右侧触及鸭卵大包块，形状不规整，触压痛（＋）；舌红，苔黄厚，脉弦滑，其证候是（　　）

　　A. 肾虚血瘀　　　　　　　B. 痰湿瘀结　　　　　C. 气滞血瘀

　　D. 湿热瘀阻　　　　　　　E. 寒凝血瘀

4. 患者下腹部结块，触痛（＋）；月经量多，经行腹痛，经色紫暗有块，婚久不孕；腰酸膝软，头晕耳鸣；舌暗，脉弦细。治疗应首选的方剂是（　　）

　　A. 少腹逐瘀汤　　　　　　B. 肾气丸合桂枝茯苓丸　C. 香棱丸

　　D. 桃核承气汤　　　　　　E. 大黄牡丹汤

5. 某患者，27 岁。已婚已育，近 2 个月下腹部胀痛，带下量多色黄，月经量多，

身热口渴，心烦不宁，大便秘结，舌暗红，苔黄腻，脉滑数，其证候是（　　）

    A. 肾虚血瘀 　　　　　B. 痰湿瘀结 　　　　　C. 气滞血瘀

    D. 湿热瘀阻 　　　　　E. 寒凝血瘀

6. 某女未婚，小腹部包块如鹅卵大，面色无华，气短懒言，倦怠嗜卧，纳少便溏；舌质暗淡，苔薄白，脉细涩。治疗应首选的方剂是（　　）

    A. 肾气丸合桂枝茯苓丸 　B. 补肾祛瘀方 　　　　C. 香棱丸

    D. 理冲汤 　　　　　　　E. 大黄牡丹汤

7. 患者月经延后，带下量多，小腹胀满，按之不坚，体形肥胖，胸脘痞闷，舌暗淡，边见瘀点或瘀斑，苔白腻，脉沉滑。最佳治法是（　　）

    A. 清热利湿，化瘀消癥 　B. 清热利湿，消癥止痛 　C. 化痰利湿，活血破血

    D. 化痰除湿，活血消癥 　E. 清热解毒，利湿止带

8. 患者，女，50岁。下腹包块质硬，小腹冷痛，喜温，面色晦暗，形寒肢冷，手足不温；舌质淡暗，边见瘀点或瘀斑，苔白，脉弦紧其证候是（　　）

    A. 肾虚血瘀 　　　　　B. 痰湿瘀结 　　　　　C. 气滞血瘀

    D. 湿热瘀阻 　　　　　E. 寒凝血瘀

（三）A3 型题： 以下提供若干个案例，每个案例下设若干道试题。请根据案例所提供的信息，在每一道试题下面的 A、B、C、D、E 五个备选答案中选择一个最佳答案。

1. 某患者下腹包块，疼痛拒按，带多色黄或呈脓样，黏腻而臭，胸闷烦躁，高热口渴，尿少色黄。舌质红，苔黄腻，脉滑数。

（1）其证候是（　　）

    A. 痰湿瘀结 　　　　　B. 气滞血瘀 　　　　　C. 肾虚血瘀

    D. 湿热瘀阻 　　　　　E. 以上都不是

（2）最佳处选方为（　　）

    A. 棱莪消积汤 　　　　B. 银翘红酱解毒汤 　　C. 大黄牡丹汤

    D. 清热调血汤 　　　　E. 芩连四物汤

2. 某妇45岁，下腹部如拳大包块，常感下腹部胀痛，月经后期，腰膝酸软，小便清长，夜尿多；舌质淡暗，苔白润，脉沉涩。

（1）中医辨证为哪一型（　　）

    A. 肾虚血瘀 　　　　　B. 痰湿瘀结 　　　　　C. 气滞血瘀

    D. 湿热瘀阻 　　　　　E. 寒凝血瘀

（2）最佳选方为（　　）

    A. 棱莪消积汤 　　　　B. 银翘红酱解毒汤 　　C. 大黄牡丹汤

    D. 清热调血汤 　　　　E. 肾气丸合桂枝茯苓丸

3. 某患者，27岁，已婚已育，近2个月下腹部胀痛，带下量多色黄，月经量多，身热口渴，心烦不宁，大便秘结，舌暗红，苔黄腻，脉滑数。妇检：右下腹部触及鹅卵石大包块，边界整齐，触痛（＋）。

（1）其证候是（　　）

 A. 肾虚血瘀   B. 痰湿瘀结   C. 气滞血瘀

 D. 湿热瘀阻   E. 寒凝血瘀

（2）最佳治法是（　　）

 A. 清热利湿，化瘀消癥 B. 清热利湿，消癥止痛 C. 清热利湿，止血调经

 D. 清热利湿，缓急止痛 E. 清热解毒，利湿止带

4. 患者，女，50 岁。下腹包块质硬，小腹冷痛，喜温，面色晦暗，形寒肢冷，手足不温；舌质淡暗，边见瘀点或瘀斑，苔白，脉弦紧。

（1）其证候是（　　）

 A. 肾虚血瘀   B. 痰湿瘀结   C. 气滞血瘀

 D. 湿热瘀阻   E. 寒凝血瘀

（2）治疗应首选的方剂是（　　）

 A. 肾气丸合桂枝茯苓丸 B. 少腹逐瘀汤   C. 香棱丸

 D. 理冲汤   E. 大黄牡丹汤

5. 某女士，47 岁。下腹部肿块疼痛 2 个月余，伴低热，经行量多，赤白带下，身热口渴，心烦不宁。妇检：盆腔左侧触及鸭卵大包块，形不整，触压痛（＋）。舌红，苔黄腻，脉弦滑数。

（1）其证候为（　　）

 A. 肾虚血瘀   B. 寒凝血瘀   C. 气滞血瘀

 D. 湿热瘀阻   E. 痰湿瘀结

（2）最佳治法是（　　）

 A. 清利湿热，化瘀消癥 B. 清热利湿，消癥散结 C. 清热利湿，止血调经

 D. 清热利湿，调经止痛 E. 清热解毒，利湿止带

（3）治疗首选方剂为（　　）

 A. 大黄牡丹汤   B. 肾气丸合桂枝茯苓丸 C. 清热调血汤

 D. 四妙汤   E. 棱莪消积汤

6. 患者 48 岁，下腹部结块，空坠感，平素面色无华，少气懒言，倦怠嗜卧，月经量多，色淡红，纳少便溏，舌淡暗，苔薄白，脉细涩。

（1）其证型是（　　）

 A. 肾虚血瘀   B. 寒凝血瘀   C. 气滞血瘀

 D. 气虚血瘀   E. 痰湿瘀结

（2）其治法为（　　）

 A. 行气活血，化瘀消癥 B. 补气活血，消癥散结 C. 补气活血，化瘀消癥

 D. 清热利湿，化瘀消癥 E. 化痰除湿，活血消癥

（3）其最佳选方为（　　）

 A. 补中益气汤   B. 肾气丸合桂枝茯苓丸 C. 固冲汤

　　D. 安冲汤　　　　　　　E. 理冲汤

　　7. 患者 50 岁，下腹部结块，按之不坚，月经后期，色暗，夹少许血块，形体肥胖，倦怠嗜卧，纳少便溏，舌淡暗，苔白，脉弦滑。妇检子宫体如 2 个月妊娠大小，质硬，不规则。

　　（1）其证型是（　　　）

　　A. 肾虚血瘀　　　　　　　B. 寒凝血瘀　　　　　　　C. 气滞血瘀
　　D. 气虚血瘀　　　　　　　E. 痰湿瘀结

　　（2）其治法为（　　　）

　　A. 化痰除湿，活血消癥　　B. 化痰散痞，活血化瘀　　C. 健脾除湿，活血消癥
　　D. 清热利湿，化瘀消癥　　E. 补气活血，化瘀消癥

　　（3）其方剂可为（　　　）

　　A. 苍附导痰丸合桂枝茯苓丸　　　　　　　　　　B. 开郁二陈汤
　　C. 礞石滚痰丸　　　　　D. 清热调血汤　　　　　E. 龙胆泻肝汤

　　8. 患者 50 岁，发现下腹部包块 2 个月余，包块质硬，平时月经后期，量少，色暗淡，平素怕冷，手足不温；舌质淡暗，边见瘀点或瘀斑，苔白，脉弦紧。

　　（1）其证型是（　　　）

　　A. 肾虚血瘀　　　　　　　B. 寒凝血瘀　　　　　　　C. 气滞血瘀
　　D. 气虚血瘀　　　　　　　E. 痰湿瘀结

　　（2）其治法为（　　　）

　　A. 温经散寒，祛瘀消癥　　B. 温经散寒，活血化瘀　　C. 健脾除湿，活血消癥
　　D. 清热利湿，化瘀消癥　　E. 补气活血，化瘀消癥

　　（3）其方剂可为（　　　）

　　A. 苍附导痰丸合桂枝茯苓丸　　　　　　　　　　B. 吴茱萸汤
　　C. 少腹逐瘀汤　　　　　D. 温经汤　　　　　　　E. 理冲汤

　　（四）B1 型题：以下每组试题共用 A、B、C、D、E 五个备选答案，备选答案在上，题干在下。请从中选择一个最佳答案，每个备选答案可能被选择一次、多次或不被选择。

　　A. 理气行滞，活血化瘀　　B. 行气活血，化瘀消癥　　C. 利湿祛痰，化瘀消癥
　　D. 清热利湿，活血破血　　E. 清利湿热，化瘀消癥

　　1. 气滞血瘀癥瘕治宜（　　　）

　　2. 湿热瘀阻癥瘕治宜（　　　）

　　A. 苍附导痰丸合桂枝茯苓丸
　　B. 肾气丸合桂枝茯苓丸
　　C. 大黄䗪虫丸　　　　　D. 香棱丸　　　　　　　E. 大黄牡丹汤

　　3. 治疗癥瘕痰湿瘀结证，应首选的方剂是（　　　）

4. 治疗癥瘕湿热瘀阻证，应首选的方剂是（　　）

  A. 癥瘕　　　　　　　B. 痰核　　　　　　　C. 阴挺

  D. 阴疮　　　　　　　E. 阴菌

5. 子宫肌瘤可参照中医的（　　）辨证治疗

6. 盆腔炎性疾病可参照中医的（　　）辨证治疗

  A. 理气行滞为主　　　B. 破瘀散结为主　　　C. 先攻后补

  D. 先补后攻　　　　　E. 攻补兼施

7. 病在气者，治宜（　　）

8. 病在血者，治宜（　　）

9. 新病体质较强者，治疗宜用（　　）

10. 久病体质较弱者，治疗宜用（　　）

二、多项选择题

每题由一个题干与 5 个备选答案组成，可从备选答案中选择多项与问题有关的答案，须全部选准方可计分。

1. 下列属于癥瘕的是（　　）

  A. 子宫肌瘤　　　　　B. 卵巢肿瘤　　　　　C. 盆腔炎性包块

  D. 陈旧性宫外孕　　　E. 盆腔结核性包块

2. 根据癥瘕临床特点的不同，古代医家曾分别称为（　　）

  A. 积聚　　　　　　　B. 肠覃　　　　　　　C. 石瘕

  D. 癥　　　　　　　　E. 瘕

3. 下列癥瘕含义，哪些是正确的（　　）

  A. 妇女下腹内有结块，伴有或痛，或胀，或满者

  B. 有形可征，上推之不移，痛有定处为癥

  C. 聚散无常，推之可移，痛无定处为瘕

  D. 瘕即癌症　　　　　E. 预后都较差

4. 癥瘕常见的证型有（　　）

  A. 肾虚血瘀　　　　　B. 寒凝血瘀　　　　　C. 气滞血瘀

  D. 气虚血瘀　　　　　E. 肝郁血瘀

5. 香棱丸的药物组成（　　）

  A. 木香　　　　　　　B. 丁香　　　　　　　C. 小茴香

  D. 川楝子　　　　　　E. 青皮

6. 下列关于癥瘕的辨证要点，哪一项是正确的（　　）

  A. 辨病之在气在血　　B. 辨病之虚实　　　　C. 辨病之善恶

D. 辨病之在脏在腑　　　E. 辨病之在表在里

7. 下列说法正确的是（　　）

A. 瘕者，积块不坚，推之可移，痛无定处

B. 癥者，坚硬成块，固定不移，痛有定处

C. 癥属血病，瘕属气病

D. 妇人下腹结块，或痛，或胀，或满

E. 癥多为恶性，瘕多为良性

8. 癥瘕气滞血瘀证的临床表现（　　）

A. 精神抑郁　　　　　B. 胸脘痞闷　　　　　C. 经期延长

D. 带下量多　　　　　E. 纳少便溏

三、填空题

1. 癥瘕辨证要点一是_____；二是_____。

2. 癥瘕是指妇女小腹内的结块，伴有或_____，或_____，或_____的疾病。

3. 癥瘕湿热瘀阻证治宜_____，_____。

4. 《诸病源候论·瘕病诸候》云："其病不动者，直名为_____。若病虽有结块而可推移者，名为_____。"

5. 癥瘕治疗大法为_____，_____，但治疗又需遵《内经》_____之原则。

6. 癥瘕痰湿瘀结证治宜_____，_____。

7. 癥瘕病因病机包括_____，_____，_____，_____，_____，_____。

8. 癥者，坚硬成块，固定不移，痛有定处，病属_____；瘕者，积块不坚，推之可移，痛无定处，病属_____。

四、名词解释

1. 癥瘕
2. 癥
3. 瘕
4. 和法
5. 石瘕

五、简答题

1. 肾虚血瘀证癥瘕的主要临床表现、治法及代表方。
2. 简述癥与瘕的鉴别要点。

3. 简述癥瘕的治疗原则。

4. 简述癥瘕的常见证型。

5. 妇科癥瘕的辨证要点。

六、论述题

1. 试述癥瘕的诊断要点。

2. 试述妇科癥瘕的预后与转归。

3. 试述癥瘕的病因及病机。

七、病案分析题

1. 某女，38岁，已婚。2个月来无明显诱因出现阵发性小腹部胀满不适，月经经期延长，持续8～9天方能干净，色暗，伴情志抑郁，胸闷不舒，舌质暗，边见瘀点或瘀斑，苔薄白，脉弦涩。外阴阴道经产型，宫颈光滑，活动正常，宫体正常大小，后倾，右外方触及鸭卵大囊性肿块，表面光滑，可活动、触压痛（＋）。B超：右侧卵巢见3cm×5cm大小无回声光团。

请写出本病的诊断（中医、西医）、证型、证候分析、治法、方药（主方名及处方）。

2. 某患者，女，43岁。近几个月自觉小腹胀满，带下量多，色白质黏稠，胸脘痞闷，时欲呕恶，肢体困倦，月经时常延后。舌质淡暗，苔白腻，脉沉滑。妇科检查：子宫大小正常，左侧附件区可及3cm×4cm包块，囊性，可活动，压痛不明显，右侧未及异常，B超提示左侧卵巢囊肿。

请写出本病的诊断、证型、证候分析、治法、方药（主方名及处方）。

3. 某患者，女，48岁。发现左附件包块2年余，平素月经量多，经色淡，气短懒言，语声低微，倦怠嗜卧，纳少便溏；舌质暗淡，舌边有瘀点或瘀斑，苔薄白，脉细涩。

请写出本病的诊断、证型、证候分析、治法、方药（主方名及处方）。

参考答案

一、单项选择题

（一）A1型题

1. B 《神农本草经》论述卷柏、龟甲、乌贼骨等的主治时，首提癥瘕。癥瘕并称首见于《神农本草经》。

2. E 癥瘕的发生主要是机体正气不足，风寒湿热之邪内侵或七情、房事、饮食所伤，脏腑功能失调致体内气滞、瘀血、痰湿、湿热等病理产物聚结于冲任、胞宫、胞脉，久而聚以成癥瘕。

3．C　癥瘕的病因病机见于气滞血瘀、痰湿瘀结、湿热瘀阻、肾虚血瘀、气虚血瘀、寒凝血瘀，不包括湿热下注。

4．E　癥瘕治疗大法为活血化瘀，软坚散结，即《素问·阴阳应象大论》云："血实宜决之。"然而癥瘕病机复杂，常病势迁延，顽固不化，治疗又需遵《内经》"和法"之原则，"必先五胜，疏其血气，令其调达，而致和平"。

5．D　妇人癥瘕的主症是下腹部结块，胀满、疼痛及异常出血仅是或然症，不必悉俱。

6．D　少腹逐瘀汤具有温经散寒，祛瘀消癥的作用，故适用于寒凝血瘀癥瘕。

7．E　癥瘕有良性和恶性之分。

8．D　痰湿瘀结证癥瘕治宜化痰除湿，活血消癥。

9．E　临床治疗癥瘕应首辨善恶，良性癥瘕一般生长缓慢，质地较软，边界清楚，活动良好；恶性癥瘕一般生长较快，质地坚硬，边界不清，并伴消瘦、腹水等。

10．B　气滞血瘀癥瘕应用香棱丸行气活血，化瘀消癥。

11．E　癥瘕临床常见证型：痰湿瘀结、肾虚血瘀、气滞血瘀、寒凝血瘀、气虚血瘀、湿热瘀阻。

12．E　根据"下腹胞中积块坚硬，固定不移，疼痛拒按，肌肤少泽，口干不欲饮，舌有瘀点，脉沉涩"辨证为气滞血瘀，应用香棱丸行气活血，化瘀消癥。

13．D　癥瘕是指妇女小腹内的结块，伴有或胀，或痛，或满，并常致月经或带下异常，甚至影响生育的疾病。

14．C　《内经》中有肠覃和石瘕的记载。《金匮要略》中有血瘕的描述，但都不是专篇描述癥瘕的篇章。巢元方所著的《诸病源候论·癥篇》中有专篇论述癥瘕的。

15．C　痰饮为黏腻之邪，易恋或着而不去，若痰与瘀相搏结，阻碍气机升降，促使癥瘕形成，故癥瘕多夹痰饮。

16．B　癥瘕寒凝血瘀证主要证候：下腹包块质硬，小腹冷痛，喜温，月经后期，量少，经行腹痛。色暗淡，有血块；面色晦暗，形寒肢冷，手足不温。

17．E　结核是"结聚成核之意"（《圣济总录》）。生于皮里膜外，结如果核，坚而不痛，多生于四肢或胸腹部为多。气瘿是以其状而命名，多生于颈部结喉正中之处；局部色白漫肿不痛，皮膜不急，按之软绵者称气瘿（似为甲状腺囊肿）。其结节能随吞咽而上下，始终不溃者称肉瘿（如甲状腺腺瘤）。瘰疬因其结核累累如串珠状，故名，小者为瘰，大者为疬，多生于颈侧、腋下、腹股沟等处，属阴症，类似淋巴结核或慢性淋巴结炎。痞症见于《伤寒论》，"心下痞，按之濡"，是指无形的邪热结于心（胃脘部）。子宫肌瘤为生长在女子胞（子宫）的肿瘤，其有形可癥，固定于胞宫，应属癥瘕范围。

18．A　肾虚血瘀证主要证候：下腹部结块，触痛；月经量多或少，经行腹痛较剧，经色紫暗有块，婚久不孕或曾反复流产；腰酸膝软，头晕耳鸣；舌暗，脉弦细。治法：补肾活血，消癥散结。

19．D　癥瘕的治疗大法为活血化瘀，软坚散结。

20．A　癥瘕湿热瘀阻证的主要证候：下腹部肿块，热痛起伏，触之痛剧，痛连腰骶，经行量多，经期延长，带下量多，色黄如脓，或赤白兼杂；兼见身热口渴，心烦不宁，大便秘结，小便黄赤；舌暗红，有瘀斑，苔黄，脉弦滑数。治法：清热利湿，化瘀消癥。方药：大黄牡丹汤。

（二）A2 型题

1．C　其证候表现属气滞血瘀。

2．A　根据其证候及妇科检查所见，病为癥瘕，证属湿热瘀阻，治法应针对病机，清热利湿，化瘀消癥。

3．D　根据患者症状辨证为湿热瘀阻。

4．B　肾虚血瘀，阻于胞宫、冲任，日久成癥，肾虚血瘀，冲任不畅，故经行腹痛，经色紫暗有块，婚久不孕，腰酸膝软，头晕耳鸣，舌暗。应治以补肾活血，消癥散结。方用肾气丸合桂枝茯苓丸。

5．D　湿热之邪与余血搏结，瘀阻冲任、胞宫、胞脉，日久成癥。湿热下注，损伤带脉，则带下量多色黄；邪热留恋伤津，则身热口渴，心烦，便结；舌暗红，苔黄腻，脉弦滑数，皆为湿热瘀阻之征。

6．D　气虚运血无力，瘀血结于冲任、胞宫、胞脉，日久积块成癥。面色无华，气短懒言，语声低微，倦怠嗜卧，纳少便溏等，均为气虚之象。舌暗淡，脉细涩，均为气虚血瘀之征。治疗应首选的方剂是理冲汤。

7．D　痰湿蕴塞，冲任气血运行不畅，故见月经后期或闭经。痰湿下聚，任带失约，故见带下量多。舌暗淡，边见瘀点或瘀斑，苔白腻，脉沉滑，均为痰湿瘀结之征。治法：化痰除湿，活血消癥。

8．E　寒凝血瘀，结于冲任、胞宫、胞脉，日久聚以成癥。冲任气血运行不畅，故见小腹冷痛。寒邪内盛，郁遏阳气，故面色晦暗，形寒肢冷，手足不温。舌质淡暗，边见瘀点或瘀斑，苔白，脉弦紧，均为寒凝血瘀之征。

（三）A3 型题

1．（1）E　本患者下腹疼痛拒按，为瘀血阻滞之体征，根据伴随症状带多呈脓性而臭，发热烦躁，口渴尿黄。苔黄腻，舌质红，脉滑数为湿热癥瘕之症。故本例辨证既不是血瘀也不是单纯的湿热，而是湿热夹瘀癥瘕。本病例诊断为湿热癥瘕（西医诊断为急性盆腔炎）。系由湿热之毒夹瘀积聚胞宫、胞脉而致。

（2）C　治疗应首选大黄牡丹皮汤加红藤、败酱草、桃仁、炙山甲等。

2．（1）A　根据患者症状，辨证为肾虚血瘀。

（2）E　其治疗应首选肾气丸合桂枝茯苓丸。

3．（1）D　根据患者症状，辨证为湿热瘀阻。

（2）A　其最佳治法为清热利湿，化瘀消癥。

4．（1）E　根据患者症状，辨证为寒凝血瘀。

（2）B　其治疗应首选少腹逐瘀汤。

5.（1）D　根据患者症状，辨证为湿热瘀阻。

（2）A　其最佳治法为清热利湿，化瘀消癥。

（3）A　其治疗应首选大黄牡丹汤。

6.（1）D　根据患者症状，辨证为气虚血瘀。

（2）C　其最佳治法为补气活血，化瘀消癥。

（3）E　其治疗应首选理冲汤。

7.（1）E　根据患者症状，辨证为痰湿瘀结。

（2）A　其最佳治法为化痰除湿，活血消癥。

（3）A　其治疗应首选苍附导痰丸合桂枝茯苓丸。

8.（1）B　根据患者症状，辨证为寒凝血瘀证。

（2）A　其最佳治法为温经散寒，祛瘀消癥。

（3）C　其治疗应首选少腹逐瘀汤。

（四）B1 型题

1. B　气滞血瘀癥瘕治宜行气活血，化瘀消癥。

2. E　湿热瘀阻癥瘕治宜清利湿热，化瘀消癥。

3. A　治疗癥瘕痰湿瘀结证应首选苍附导痰丸合桂枝茯苓丸。

4. E　治疗癥瘕湿热瘀阻证应首选大黄牡丹汤。

5. A　西医学内生殖器官良性肿瘤、盆腔炎性疾病后遗症、子宫内膜异位症、陈旧性宫外孕等可参照癥瘕辨证治疗。

6. A　西医学内生殖器官良性肿瘤、盆腔炎性疾病后遗症、子宫内膜异位症、陈旧性宫外孕等可参照癥瘕辨证治疗。

7. A　癥瘕的治疗应分清病之在气在血，病在气者，治以理气行滞为主。

8. B　气与血有密切的关系，气行则血行，气滞则血也滞，总由气滞血瘀凝结而成，其有偏于气滞者，有偏于血凝者。病在血者，治以破瘀散结为主。

9. C　新病体质较强者，治疗宜先攻后补。

10. E　久病体质较弱者，治疗宜攻补兼施。

二、多项选择题

1. ABCDE　全部备选答案符合妇人下腹部结块，伴有或胀，或痛，或满，或异常出血的妇科疾病，都可参照癥瘕辨证治疗。

2. BCDE　积聚病位非限指下腹部。《灵枢·水胀》论述的肠覃、石瘕皆属妇科肿瘤。古代医家曾对妇人下腹部结块，根据临床特点不同，分别称为癥和瘕，亦有七癥八瘕之分。

3. ABC　癥瘕是指妇女小腹内的结块，伴有或胀，或痛，或满，并常致月经或带下异常，甚至影响生育的疾病。癥者，坚硬成块，固定不移，痛有定处，病属血分；瘕者，积块不坚，推之可移，痛无定处，病属气分。由于癥瘕的产生，常先气聚成瘕，日久则血瘀成癥，二者不易分开，故古今多以癥瘕并称，预后良好。

4. ABCD 癥瘕常见的证型有肾虚血瘀证、寒凝血瘀证、湿热瘀阻证、痰湿瘀结证、气滞血瘀证和气虚血瘀证。

5. ABCDE 香棱丸的药物组成：木香、丁香、三棱、枳壳、青皮、川楝子、小茴香、莪术。

6. BC 癥瘕的辨证要点：一辨善恶：即辨癥瘕之良恶性。良性癥瘕一般生长缓慢，质地较软，边界清楚，活动良好；恶性癥瘕一般生长较快，质地坚硬，边界不清，并伴消瘦、腹水等。二辨虚实：即辨虚实的属性。

7. ABCD 癥与瘕，虽然都是结块的一类病证，但其性质不同。癥者，坚硬成块，固定不移，痛有定处，病属血分；瘕者，积块不坚，推之可移，痛无定处，病属气分。癥瘕有良性和恶性之分。

8. ABC 癥瘕气滞血瘀证的主要证候：下腹包块质硬，下腹或胀或痛，经期延长，或经量多，经色暗夹血块，经行小腹疼痛；精神抑郁，善太息，胸胁胀闷、乳房胀痛，面色晦暗，肌肤不润；舌质暗，边见瘀点或瘀斑，苔薄白，脉弦涩。

三、填空题

1. 辨善恶；辨虚实
2. 胀；痛；满
3. 清利湿热；化瘀消癥
4. 癥；瘕
5. 活血化瘀；软坚散结；和法
6. 化痰除湿；活血消癥
7. 气滞血瘀；痰湿瘀结；湿热瘀阻；肾虚血瘀；气虚血瘀；寒凝血瘀
8. 血分；气分

四、名词解释

1. 妇人下腹结块，伴有或胀，或痛，或满，或异常出血者，称为癥瘕。
2. 癥者，坚硬成块，固定不移，痛有定处，病属血分。
3. 瘕者，积块不坚，推之可移，痛无定处，病属气分。
4. 和法为治疗学名词。系八法之一，亦称和解法。是利用药物的疏通调和作用，以达到解除病邪的目的。分为和解少阳、调和肝脾、调和肝胃等方法。
5. 石瘕指女子寒瘀积滞胞宫所致瘕块。

五、简答题

1. 主要临床表现：下腹部积块，下腹或胀或痛，月经后期，量或多或少，经色紫暗，有血块，面色晦暗，婚久不孕，腰膝酸软，小便清长，夜尿多；舌质淡暗，边见瘀点或瘀斑，苔白润，脉沉涩。

治法：补肾活血，消癥散结。

代表方：肾气丸合桂枝茯苓丸。

2. 癥与瘕，虽然都是结块的一类病证，但其性质不同。癥者，坚硬成块，固定不移，痛有定处，病属血分；瘕者，积块不坚，推之可移，痛无定处，病属气分。由于癥瘕的产生，常先气聚成瘕，日久则血瘀成癥，二者不易分开，故古今多以癥瘕并称。

3. 癥瘕治疗大法为活血化瘀，软坚散结，即《素问·阴阳应象大论》云："血实宜决之。"然而癥瘕病机复杂，常病势迁延，顽固不化，治疗又需遵《内经》"和法"之原则，"必先五胜，疏其血气，令其调达，而致和平"。《景岳全书·新方八阵》云："和之义广矣。亦犹土兼四气，其于补泻温凉之用，无所不及，务在调平元气，不失中和之为贵也。"此即临床上宜根据患者寒热虚实属性之不同，结合体质及病程长短而酌用攻补，以期达到阴阳平和之目的。

4. 癥瘕常见证型有气滞血瘀证、痰湿瘀结证、湿热瘀阻证、肾虚血瘀证、气虚血瘀证、寒凝血瘀证。

5. 一辨善恶：即辨癥瘕之良恶性。良性癥瘕一般生长缓慢，质地较软，边界清楚，活动良好；恶性癥瘕一般生长较快，质地坚硬，边界不清，并伴消瘦、腹水等。二辨虚实：即辨虚实的属性。实邪多属瘀、痰、寒、湿、热等。一般包块固定、质硬，痛有定处，舌质暗或有瘀点者属瘀；包块质地软，舌淡苔腻者属痰；小腹冷痛喜温者属寒；带下色黄，舌苔黄腻者属湿热。虚者以气虚、肾虚多见，一般小腹空坠，气短懒言属气虚；腰膝酸软，夜尿频多属肾虚。

六、论述题

1.（1）病史：有情志抑郁，经行产后感受外邪，月经不调，带下异常等病史。亦有部分患者无明显病史。

（2）症状：妇人可有异常子宫出血，如月经量多或经期延长等；或有异常带下；或有小腹胀满，或疼痛，或经期小腹疼痛等，亦有部分患者无明显症状。

（3）检查：①妇科检查。盆腔内可触及异常包块，或子宫附件大小、质地、活动度异常改变。②辅助检查。a. 影像学检查：对子宫肌瘤、子宫腺肌病、子宫内膜异位症、子宫恶性肿瘤、卵巢肿瘤、输卵管肿瘤、异位妊娠等，行超声、CT、MRI 等影像学检查有助于诊断。b. 腹腔镜检查：对盆腔内包块有助于诊断，通过病理检查可明确诊断。c. 宫腔镜检查：对宫腔内肿块有助于诊断，通过活检有助于确定肿块性质。

2. 中医药治疗良性肿瘤大多有效，预后良好。中医药治疗强调整体调治，对改善症状、控制或缩小瘤体、调经助孕、孕后安胎等有较好效果。有些癥瘕随着妇女绝经，冲任气血衰减而积块渐消。当然也应注意，有少数患者有长期情志抑郁或其他不良刺激，也有恶变可能。

3. 病因：本病的发生主要是机体正气不足，风寒湿热之邪内侵或七情、房事、饮食所伤，脏腑功能失调，致体内气滞、瘀血、痰湿、湿热等病理产物聚结于冲任、胞宫、胞脉，久而聚以成癥瘕。

病机：①气滞血瘀：七情内伤，肝气郁结，阻滞经脉，血行不畅，气滞血瘀，积而成块，日久成癥。②寒凝血瘀：寒邪客于冲任、胞宫、胞脉，血脉凝涩不行，瘀血乃生，积而成块，日久则成癥瘕。③痰湿瘀结：素体脾虚，或饮食所伤，脾失健运，水湿不化，凝而为痰，痰湿与瘀血相搏，痰瘀互结，积聚成块，久而成癥瘕。④气虚血瘀：素体脾虚，或积劳成疾，气虚行血无力，血行不畅，瘀血内停，积而成块，日久成癥瘕。⑤肾虚血瘀：肾藏精，主生殖，为人体阴阳之根本。若先天肾气不足或后天伤肾，肾虚则脏腑之气失于资助，故血行无力，停滞为瘀，积而成块，日久为癥瘕。⑥湿热瘀阻：经行产后，胞脉空虚，湿热之邪入侵，与气血相搏，或痰湿蕴结日久化热，结于冲任胞宫胞脉，日久成癥瘕。

七、病案分析题

1. 诊断。中医：癥瘕；西医：卵巢囊肿。

证型：气滞血瘀证。

证候分析：情志内伤，肝气郁结，经脉气机不畅，血行瘀阻，凝结于胞脉，则瘕聚成癥。胞脉气机阻滞，血失约制，则经期延长。肝气郁结不畅，则胸闷不舒，小腹胀满。舌脉所见亦为气滞血瘀之象。

治法：行气活血，化瘀消癥。

方剂：香棱丸。

主要药物：木香、丁香、京三棱、枳壳、青皮、川楝子、茴香、莪术。

2. 诊断：癥瘕。

证型：痰湿瘀结证。

证候分析：痰湿内结，阻于胞宫、胞脉、冲任，积久成块，痰湿内聚，故见包块，感小腹胀满；痰湿蕴塞，冲任气血运行不畅，故见月经后期。经质黏稠、夹血块；痰湿下聚，任带失约，故见带下量多、色白质黏稠。舌质淡暗，苔白腻，脉沉滑，均为痰湿瘀阻之征。

治法：化痰除湿，活血消癥。

方剂：苍附导痰丸合桂枝茯苓丸。

主要药物：苍术、香附、陈皮、南星、枳壳、半夏、川芎、滑石、神曲、桂枝、茯苓、丹皮、桃仁、赤芍。

3. 诊断：癥瘕。

证型：气虚血瘀证。

证候分析：气虚运血无力，瘀血结于冲任、胞宫、胞脉，日久积块成癥。气虚冲任不固，经血失于制约，故见月经量多；气血阳弱不能化血为赤，且血运无力，故见经色淡；气短懒言，语声低微，倦怠嗜卧，纳少便溏等，均为气虚之象。舌质暗淡，舌边有瘀点或瘀斑，苔薄白，脉细涩，均为气虚血瘀之征。

治法：补气活血，化瘀消癥。

方剂：理冲汤。

主要药物：生黄芪、党参、白术、生山药、天花粉、知母、三棱、莪术、生鸡内金。

第四节　阴　挺

一、单项选择题

（一）A1 型题：每道试题下面有 A、B、C、D、E 五个备选答案。请从中选择一个最佳答案。

1. 妇女阴中有物下坠，突出阴道口外，中医诊断为（　　）

    A. 阴蚀　　　　　　　　B. 阴茧　　　　　　　　C. 阴挺

    D. 阴疮　　　　　　　　E. 阴肿

2. 下列不属于子宫脱垂中医病名的是（　　）

    A. 阴脱　　　　　　　　B. 阴菌　　　　　　　　C. 阴肿

    D. 阴痔　　　　　　　　E. 产肠不收

3. 下列各项，不属引起子宫脱垂原因的是（　　）

    A. 产后过早过重劳动　　B. 慢性咳嗽　　　　　　C. 产育过多史

    D. 便秘　　　　　　　　E. 剖宫产

4. "升补元气，固涩真阴"的治疗原则，出自何书（　　）

    A.《诸病源候论·妇人杂病诸候》

    B.《肘后备急方》　　　C.《景岳全书·妇人规》

    D.《校注妇人良方》　　E.《傅青主女科》

5. 下列不属于阴挺病机的是（　　）

    A. 气虚下陷　　　　　　B. 湿热下注　　　　　　C. 肾虚不固

    D. 带脉提摄无力　　　　E. 包络受损

6. 女性阴中有物突出，劳则加剧，小腹下坠，四肢乏力，身倦懒言，面色少华，小便频数，带下量多，舌淡，苔薄，脉缓弱。治疗应首选的方剂是（　　）

    A. 大补元煎　　　　　　B. 四君子汤　　　　　　C. 补中益气汤

    D. 归脾汤　　　　　　　E. 举元煎

7. 下列不属于阴挺治疗原则及治法的是（　　）

    A. 虚者补之　　　　　　B. 陷者举之　　　　　　C. 脱者固之

    D. 益气升提　　　　　　E. 化浊升清

8. 治疗阴挺气虚证的首选方是（   ）

    A. 举元煎   B. 人参归脾汤   C. 归脾汤

    D. 大补元煎   E. 补中益气汤

9. 大补元煎治疗阴挺的适应证候是（   ）

    A. 肾虚证   B. 脾虚证   C. 气虚证

    D. 血虚证   E. 气脱证

10. 宫颈脱出阴道口，宫体仍在阴道内，属于子宫脱垂（   ）

    A. Ⅰ度轻型   B. Ⅰ度重型   C. Ⅱ度轻型

    D. Ⅱ度重型   E. Ⅲ度

11. Ⅰ度重型子宫脱垂，可见（   ）

    A. 宫颈外口距处女膜缘＜4cm

    B. 部分宫体脱出阴道口

    C. 宫颈与宫体全部脱出阴道口外

    D. 宫颈脱出阴道口，宫体仍在阴道内

    E. 宫颈已达处女膜缘，阴道口可见子宫颈

12. 阴挺肾虚证治法为（   ）

    A. 温肾助阳，益气升提   B. 补肾固脱，益气升提   C. 补中益气，升阳举陷

    D. 补肾益气，升阳举陷   E. 补肾健脾，益气升提

13. 阴挺气虚证治法为（   ）

    A. 温肾助阳，益气升提   B. 健脾益气，升阳举陷   C. 补中益气，升阳举陷

    D. 补肾益气，升阳举陷   E. 补肾健脾，益气升提

14. 宫颈和宫体全部脱出阴道口是子宫脱垂（   ）度

    A. Ⅰ度轻型   B. Ⅰ度重型   C. Ⅱ度轻型

    D. Ⅱ度重型   E. Ⅲ度

15. 补中益气汤主治气虚型阴挺，其方药组成是（   ）

    A. 黄芪、白术、陈皮、升麻、柴胡、当归、人参、甘草

    B. 黄芪、苍术、陈皮、升麻、柴胡、当归、人参、甘草

    C. 黄芪、白术、陈皮、升麻、柴胡、当归、西洋参、甘草

    D. 黄芪、白术、陈皮、柴胡、当归、人参、甘草

    E. 黄芪、白术、陈皮、升麻、柴胡、人参、甘草

（二）A2 型题：每道试题由两个以上相关因素组成或以一个简要病例形式出现，其下面都有 A、B、C、D、E 五个备选答案。请从中选择一个最佳答案。

1. 患者阴中有物突出，劳则加剧，小腹下坠，四肢乏力，身倦懒言，面色少华，小便频数，带下量多，舌淡，苔薄，脉缓弱。治疗应首选的方剂是（   ）

    A. 大补元煎   B. 四君子汤   C. 补中益气汤

    D. 归脾汤   E. 举元煎

2. 患者阴中有物突出，劳则加剧，小腹下坠，头晕耳鸣，小便频数，入夜尤甚，舌淡，苔薄，脉沉弱。最佳的治法是（　　）

　　A. 补中益气，升阳举陷　　B. 滋阴益肾　　　　　C. 温肾暖宫

　　D. 补肾固脱，益气升提　　E. 行气活血

3. 患者 56 岁，自觉有物自阴道下坠，站立过久或劳累后症状明显，日久不愈，头晕耳鸣，伴小腹下坠，尿频。妇科检查：宫颈及部分宫体脱出阴道口外，双附件无异常。诊断子宫脱垂的程度为（　　）

　　A. Ⅰ度重型　　　　　　　B. Ⅱ度轻型　　　　　C. Ⅰ度轻型

　　D. Ⅱ度重型　　　　　　　E. Ⅲ度

4. 患者 50 岁，阴中有物突出，劳则加剧，小腹下坠，四肢乏力，身倦懒言，面色少华，小便频数，带下量多，舌淡，苔薄，脉缓弱。其证型是（　　）

　　A. 肾虚证　　　　　　　　B. 脾虚证　　　　　　C. 气虚证

　　D. 血虚证　　　　　　　　E. 气脱证

（三）A3 型题：以下提供若干个案例，每个案例下设若干道试题。请根据案例所提供的信息，在每一道试题下面的 A、B、C、D、E 五个备选答案中选择一个最佳答案。

1. 患者，女，39 岁。阴道脱出一物 3 年，日久不愈，头晕耳鸣，腰膝酸软冷痛，小腹下坠，小便频数，入夜尤甚，带下清稀，舌淡红，苔薄，脉沉弱。妇科检查：宫颈已脱出至阴道口外，宫体在阴道内，双附件无异常，诊断为子宫脱垂。

（1）子宫脱垂程度诊断为（　　）

　　A. Ⅰ度重型　　　　　　　B. Ⅱ度轻型　　　　　C. Ⅰ度轻型

　　D. Ⅱ度重型　　　　　　　E. Ⅲ度

（2）治疗应首选的方剂是（　　）

　　A. 大补元煎　　　　　　　B. 十全大补丸　　　　C. 右归丸

　　D. 固阴煎　　　　　　　　E. 肾气丸

（3）其治法是（　　）

　　A. 补肾固脱，益气升提　　B. 健脾益气，升阳举陷　　C. 补中益气，升阳举陷

　　D. 补肾益气，升阳举陷　　E. 补肾健脾，益气升提

2. 陈某，女，35 岁。于 2 年前二胎产后，因不善调养，满月刚过即提重物，渐觉有物下坠于阴道之中，可自行回纳，时好时犯。近半年来日渐加重，并伴见气短乏力，小便频急，带下量多，色白质稀，面白不华，舌淡苔白，脉来虚缓。

（1）其中医诊断是（　　）

　　A. 带下过多　　　　　　　B. 阴疮　　　　　　　C. 阴痒

　　D. 阴挺　　　　　　　　　E. 盆腔炎性疾病后遗症

（2）其证型是（　　）

　　A. 湿热证　　　　　　　　B. 气虚证　　　　　　C. 肾虚证

　　D. 实证　　　　　　　　　E. 血虚证

（3）治疗应首选的方剂是（　　）

　　A. 大补元煎　　　　　　B. 四君子汤　　　　　　C. 补中益气汤

　　D. 归脾汤　　　　　　　E. 举元煎

3. 患者女，30 岁。自觉阴中有物突出，劳累后明显，伴小腹下坠，乏力，面色少华，带下量多，色白，舌淡，苔薄，脉缓弱。妇科检查：宫颈外口已达处女膜缘，阴道口可见宫颈。

（1）其中医诊断是（　　）

　　A. 阴蚀　　　　　　　　B. 阴茧　　　　　　　　C. 阴挺

　　D. 阴疮　　　　　　　　E. 阴肿

（2）其子宫脱垂程度应属于（　　）

　　A. Ⅰ度轻型　　　　　　B. Ⅱ度轻型　　　　　　C. Ⅰ度重型

　　D. Ⅱ度重型　　　　　　E. Ⅲ度

（3）其治法为（　　）

　　A. 补中益气，升阳举陷　　B. 补肾固脱，益气升提　　C. 疏肝健脾，益气升提

　　D. 滋阴养血，补益脾气　　E. 调补肝肾，升阳举陷

4. 患者，女，70 岁。自觉阴中有物突出 5 年，不能自行回纳。头晕耳鸣，腰膝酸软冷痛，小腹下坠，小便频数，入夜尤甚，带下清稀，舌淡红，苔薄，脉沉弱。妇科检查：宫颈与宫体全部脱出阴道口外。

（1）其子宫脱垂程度应属于（　　）

　　A. Ⅰ度轻型　　　　　　B. Ⅱ度轻型　　　　　　C. Ⅰ度重型

　　D. Ⅱ度重型　　　　　　E. Ⅲ度

（2）治疗应首选（　　）

　　A. 手术治疗　　　　　　B. 盆底肌肉锻炼和物理疗法

　　C. 针灸治疗　　　　　　D. 中医口服　　　　　　E. 放置子宫托

（3）其证型是（　　）

　　A. 肾虚证　　　　　　　B. 脾虚证　　　　　　　C. 气虚证

　　D. 血虚证　　　　　　　E. 气脱证

（四）B1 型题：以下每组试题共用 A、B、C、D、E 五个备选答案，备选答案在上，题干在下。请从中选择一个最佳答案，每个备选答案可能被选择一次、多次或不被选择。

　　A. Ⅰ度重型　　　　　　B. Ⅱ度轻型　　　　　　C. Ⅰ度轻型

　　D. Ⅱ度重型　　　　　　E. Ⅲ度

1. 宫颈外口已达处女膜缘，阴道口可见宫颈，其子宫脱垂程度属于（　　）

2. 宫颈与宫体全部脱出于阴道口外，其子宫脱垂程度属于（　　）

　　A. 举元煎　　　　　　　B. 补中益气汤　　　　　　C. 大补元煎

D. 归脾汤 　　　　　　　　E. 人参归脾汤

3. 治疗阴挺气虚证，应首选的方剂是（　　　）

4. 治疗阴挺肾虚证，应首选的方剂是（　　　）

A. 补中益气，升阳举陷　　B. 补肾固脱，益气升提　　C. 疏肝健脾，益气升提

D. 滋阴养血，补益脾气　　E. 调补肝肾，升阳举陷

5. 阴挺气虚证的治疗原则是（　　　）

6. 阴挺肾虚证的治疗原则是（　　　）

二、多项选择题

每题由一个题干与 **5** 个备选答案组成，可从备选答案中选择多项与问题有关的答案，须全部选准方可计分。

1. 下列各项中，属于子宫脱垂中医病名的是（　　　）

A. 产肠不收　　　　　　　B. 阴挺　　　　　　　　　C. 阴菌

D. 阴脱　　　　　　　　　E. 阴茧

2. 下列属子宫脱垂非手术治疗的是（　　　）

A. 保持大便通畅　　　　　B. 治疗慢性疾病　　　　　C. 增强体质，加强营养

D. 使用子宫托　　　　　　E. 脱垂子宫悬吊

3. 关于子宫脱垂的描述，正确的是（　　　）

A. 一旦诊断子宫脱垂均应手术治疗

B. 子宫脱垂常合并阴道前后壁膨出

C. 子宫颈脱在阴道口以外，但子宫体在阴道内者为子宫脱垂Ⅱ度轻型

D. 子宫脱垂应与阴道壁肿物、子宫黏膜下肌瘤等鉴别

E. 产后禁止参加重体力劳动是预防子宫脱垂的关键

4. 下列属于阴挺病机的是（　　　）

A. 气虚下陷　　　　　　　B. 湿热下注　　　　　　　C. 肾虚不固

D. 带脉提摄无力　　　　　E. 包络受损

5. 下列属于阴挺肾虚证主要证候的是（　　　）

A. 小腹下坠　　　　　　　B. 头晕耳鸣　　　　　　　C. 少气懒言

D. 四肢乏力　　　　　　　E. 面色少华

6. 下列属于阴挺治疗原则的是（　　　）

A. 虚者补之　　　　　　　B. 实者泻之　　　　　　　C. 脱者固之

D. 陷者举之　　　　　　　E. 清热利湿

三、填空题

1. 妇女子宫下脱，甚则脱出_____之外，或_____，统称为阴挺。

2. Ⅰ度轻型子宫脱垂为宫颈口距处女膜缘_____。

3. 阴挺主要为_____证和_____证。

4. 子宫脱垂肾虚证，治法为_____，_____，方选_____。

5. 阴挺主要病机为_____与_____致胞络受损，带脉提摄无力，而子宫脱出。

6. 子宫脱垂常合并_____及_____。

四、名词解释

1. 阴挺

2. 产肠不收

3. Ⅲ度子宫脱垂

五、简答题

1. 阴挺的病因病机及治疗原则是什么？

2. 肾虚证阴挺的证候、治法和选方是什么？

3. 气虚证阴挺的证候、治法和选方是什么？

六、论述题

1. 论述阴挺临床常见证型、各证证候及治法方药？

2. 子宫脱垂如何分度？

七、病案分析题

1. 患者，女，63 岁，孕 5 产 3。阴中有物突出近 1 年，劳则加剧，下腹下坠，乏力易困倦，小便频数，大便溏，舌淡，苔薄白，脉虚细。

请写出本病的诊断、证型、证候分析、治法、方药。

2. 患者女，59 岁。自述外阴可触及一肿块，小腹坠胀，平素腰部酸困，耳鸣，夜间尤甚，小便频数，带下量少，舌淡，苔薄，脉沉弱。妇科检查：宫颈及部分宫体脱出阴道口外。

请写出本病的诊断、证型、证候分析、治法、方药。

参考答案

一、单项选择题

（一）A1 型题

1. C　妇女阴中有物下坠，突出阴道口外，中医诊断为阴挺。

2．C　子宫脱垂中医病名为"阴脱"，又称"阴脱"。根据突出形态的不同有"阴菌""阴痔""葫芦颓"等名称。多由分娩损伤所致，故又有"产肠不收"之称。

3．E　多有分娩损伤史；产后过早操劳；产育过多史；慢性疾病，如长期咳嗽、便秘史；年老体弱，营养不良等。

4．C　《景岳全书·妇人规》提出"升补元气，固涩真阴"的治疗原则。

5．B　本病主要病机为气虚下陷与肾虚不固致胞络受损，带脉提摄无力，而子宫脱出。

6．C　女性阴中有物突出，劳则加剧，小腹下坠，四肢乏力，身倦懒言，面色少华，小便频数，带下量多，舌淡，苔薄，脉缓弱。诊断为阴挺，证属气虚证，治疗应首选的方剂是补中益气汤。

7．E　根据"虚者补之，陷者举之，脱者固之"的治疗原则，治法以益气升提，补肾固脱为主，兼湿热者，佐以清热利湿。

8．E　治疗阴挺气虚证首选方是补中益气汤，治以补中益气，升阳举陷。

9．A　治疗阴挺肾虚证首选方是大补元煎，治以补肾固脱，益气升提。

10．C　宫颈脱出阴道口，宫体仍在阴道内，属于子宫脱垂Ⅱ度轻型。

11．E　Ⅰ度重型子宫脱垂，可见宫颈已达处女膜缘，阴道口可见子宫颈。

12．B　阴挺肾虚证治法为补肾固脱，益气升提，治疗首选方是大补元煎。

13．C　阴挺气虚证治法为补中益气，升阳举陷，治疗首选方是补中益气汤。

14．E　宫颈和宫体全部脱出阴道口是子宫脱垂Ⅲ度。

15．A　补中益气汤主治气虚型阴挺，其方药组成是黄芪、白术、陈皮、升麻、柴胡、当归、人参、甘草。

（二）**A2 型题**

1．C　根据患者证候分析，属气虚证，治宜补中益气，升阳举陷，方选补中益气汤。

2．D　根据患者证候分析，属肾虚证，治宜补肾固脱，益气升提，方选大补元煎。

3．D　根据妇科检查，诊断子宫脱垂的程度为Ⅲ度重型，宫颈及部分宫体脱出阴道口外。

4．C　根据患者证候分析，属气虚证，治宜补中益气，升阳举陷。

（三）**A3 型题**

1．(1) B　根据妇科检查，诊断子宫脱垂的程度为Ⅱ度轻型：宫颈脱出阴道口外，宫体仍在阴道内。

(2) B　治疗应首选的方剂是大补元煎。

(3) A　其治法是补肾固脱，益气升提。

2．(1) D　其诊断是阴挺。

(2) B　其证型是气虚证。

(3) C　治应首选的方剂是补中益气汤。

3．(1) C　其诊断是阴挺。

(2) C　根据妇科检查，诊断子宫脱垂的程度为Ⅰ度重型，宫颈外口已达处女膜缘，阴道口可见宫颈。

（3）A 根据患者证候分析，属气虚证，其治法是补中益气，升阳举陷。

4.（1）E 根据妇科检查，诊断子宫脱垂的程度为Ⅲ度，宫颈与宫体全部脱出于阴道口外。

（2）A 治疗应首选手术治疗。

（3）A 根据患者证候分析，属肾虚证，其治法是补肾固脱，益气升提。

（四）B1 型题

1. A 子宫脱垂的程度为Ⅰ度重型：宫颈外口已达处女膜缘，阴道口可见宫颈。

2. E 子宫脱垂的程度为Ⅲ度：宫颈与宫体全部脱出于阴道口外。

3. B 治疗阴挺气虚证，应首选的方剂是补中益气汤。

4. C 治疗阴挺肾虚证，应首选的方剂是大补元煎。

5. A 治疗阴挺气虚证，治疗原则是补中益气，升阳举陷。

6. B 治疗阴挺肾虚证，治疗原则是补肾固脱，益气升提。

二、多项选择题

1. ABCD 下列属于子宫脱垂中医病名的是产肠不收、阴挺、阴菌、阴脱。

2. ABCD 属子宫脱垂的非手术治疗的是保持大便通畅、治疗慢性疾病、增强体质，加强营养、使用子宫托。

3. BCDE 对脱垂超出处女膜且有症状者可考虑手术治疗。

4. ACDE 阴挺主要病机为气虚下陷与肾虚不固致胞络受损，带脉提摄无力，而致子宫脱出。

5. AB 阴挺肾虚证主要证候为子宫下移或脱出于阴道口外，劳则加剧；小腹下坠，腰膝酸软，头晕耳鸣，小便频数，入夜尤甚；舌淡，苔薄，脉沉弱。

6. ACD 阴挺的治疗原则是虚者补之，陷者举之，脱者固之。

三、填空题

1. 阴户；阴道壁膨出

2. <4cm

3. 气虚；肾虚

4. 补肾固脱；益气升提；大补元煎

5. 气虚下陷；肾虚不固

6. 阴道前壁膨出；阴道后壁膨出

四、名词解释

1. 妇女子宫下脱，甚则脱出阴户之外，或阴道壁膨出，统称阴挺，又称"阴脱"。

2. 妇女子宫下脱，甚则脱出阴户之外，或阴道壁膨出，统称阴挺。因多由分娩损伤所致，故又有"产肠不收"之称。

3. 以患者平卧用力向下屏气时子宫下降最低点为分度标准，将子宫脱垂分为 3 度。Ⅲ度子宫脱垂为宫颈与宫体全部脱出于阴道口外。

五、简答题

1. 阴挺主要病机为气虚下陷与肾虚不固致胞络受损，带脉提摄无力，而子宫脱出。治疗原则为虚者补之，陷者举之，脱者固之。

2. 肾虚证阴挺的主要证候：子宫下移或脱出于阴道口外，劳则加剧；小腹下坠，腰膝酸软，头晕耳鸣，小便频数，入夜尤甚；舌淡，苔薄，脉沉弱。治宜补肾固脱，益气升提。方选大补元煎。

3. 气虚证阴挺的主要证候：子宫下移或脱出于阴道口外，劳则加剧；小腹下坠，少气懒言，四肢乏力，面色少华，小便频数，或带下量多，色白质稀；舌淡苔薄，脉虚细。治宜补中益气，升阳举陷。方选补中益气汤。

六、论述题

1. 阴挺临床常见证型有：①肾虚证。主要证候：子宫下移或脱出于阴道口外，劳则加剧；小腹下坠，腰膝酸软，头晕耳鸣，小便频数，入夜尤甚；舌淡，苔薄，脉沉弱。治宜补肾固脱，益气升提。方选大补元煎。②气虚证。主要证候：子宫下移或脱出于阴道口外，劳则加剧；小腹下坠，少气懒言，四肢乏力，面色少华，小便频数，或带下量多，色白质稀；舌淡苔薄，脉虚细。治宜补中益气，升阳举陷。方选补中益气汤。

2. 患者取膀胱截石位后，检查判断子宫脱垂的程度、阴道前后壁膨出及会阴撕裂的程度。以患者平卧用力向下屏气时子宫下降最低点为分度标准，将子宫脱垂分为 3 度。Ⅰ度：轻型为宫颈外口距处女膜缘＜4cm，未达到处女膜；重型为宫颈外口已达处女膜缘，阴道口可见宫颈。Ⅱ度：轻型为宫颈脱出阴道口外，宫体仍在阴道内；重型为宫颈及部分宫体脱出阴道口外。Ⅲ度：宫颈与宫体全部脱出于阴道口外。

七、病案分析题

1. 诊断：阴挺气虚证。

证候分析：脾虚气弱，中气下陷，提摄无力，故子宫脱垂，小腹下坠；脾主肌肉、四肢，脾虚中阳不振，则四肢乏力，少气懒言，面色少华；下元气虚，膀胱失约，故小便频数；湿浊下注，则带下量多，质清稀。舌淡苔薄，脉虚细，均为气虚之征。

治法：补中益气，升阳举陷。

方剂：补中益气汤加减。

主要药物：黄芪、白术、陈皮、升麻、柴胡、当归、人参、甘草、金樱子、杜仲、续断。

2. 诊断：阴挺肾虚证。

证候分析：胞络者系于肾，肾虚则冲任不固，胞络损伤，提摄无力，故子宫脱垂，腰膝酸软，小腹下坠；肾虚膀胱气化失司，故小便频数，夜间尤甚；肾精不足，髓海失养，故头晕耳鸣。舌淡，苔薄，脉沉弱，均为肾虚之征。

治法：补肾固脱，益气升提。

方剂：大补元煎加减。

主要药物：人参、山药、熟地黄、杜仲、当归、山茱萸、枸杞子、炙甘草、黄芪。

第十三章 前阴病 ▷▷▷▷

概　述

一、单项选择题

（一）A1 型题：每道试题下面有 A、B、C、D、E 五个备选答案。请从中选择一个最佳答案。

1. 将妇人诸疾分为九类，其中前阴疾患称为"前阴类"出自（　　）

　　A.《内经》　　　　　　　B.《景岳全书》　　　　　　　C.《诸病源候论》

　　D.《备急千金要方》　　　E.《外台秘要》

2. 前阴病不包括（　　）

　　A. 阴痒　　　　　　　　B. 阴肿　　　　　　　　　　C. 阴挺

　　D. 阴疮　　　　　　　　E. 阴吹

（二）B1 型题：以下每组试题共用 A、B、C、D、E 五个备选答案，备选答案在上，题干在下。请从中选择一个最佳答案，每个备选答案可能被选择一次、多次或不被选择。

　　A. 阴痒　　　　　　　　B. 阴肿　　　　　　　　　　C. 阴挺

　　D. 阴疮　　　　　　　　E. 阴吹

1. 前阴病不包括（　　）

2. 前阴病中以痒为主要特征的是（　　）

二、填空题

1. 前阴者，_____，太阴阳明之所合也。

2. 前阴病的治疗大法有二：一是_____；二是_____。

三、名词解释

前阴病

参考答案

一、单项选择题

（一）A1 型题
1. B　张介宾在《景岳全书·妇人规》中将妇人诸疾分为九类，其中前阴疾患称为"前阴类"。
2. C　前阴病常见的有阴痒、阴肿、阴疮、阴吹等。阴挺属于妇人杂病类。

（二）B1 型题
1. C　前阴病常见的有阴痒、阴肿、阴疮、阴吹等。阴挺属于妇人杂病类。
2. A　前阴病中以痒为主要特征的是阴痒。

二、填空题
1. 宗筋之所聚
2. 内治法；外治法

三、名词解释

前阴病是指发生于女性前阴（包括阴户、玉门、阴道）部位的病变，常见的有阴痒、阴肿、阴疮、阴吹等。

第一节　阴　痒

一、单项选择题

（一）**A1 型题**：每道试题下面有 A、B、C、D、E 五个备选答案。请从中选择一个最佳答案。

1. 下列各项，属于阴痒常见病机的是（　　）
   A. 痰火上扰　　　　　B. 脾虚下陷　　　　　C. 血热伤津
   D. 心火内扰　　　　　E. 肝肾阴虚

2. 阴痒一证，当首先辨别（　　）
   A. 阴阳　　　　　　　B. 虚实　　　　　　　C. 寒热
   D. 善恶　　　　　　　E. 气血

3. 治疗阴痒湿热下注证首选的方剂是（　　）
   A. 萆薢渗湿汤　　　　B. 易黄汤　　　　　　C. 龙胆泻肝汤
   D. 止带汤　　　　　　E. 知柏地黄丸

4. 首次记载治疗"阴痒汁出""阴痒生疮"的方药，出自何书（　　）

    A.《金匮要略》　　　　　　B.《肘后备急方》　　　　　C.《景岳全书·妇人规》

    D.《校注妇人良方》　　　　E.《傅青主女科》

5. 龙胆泻肝汤加减治疗阴痒的适应证候是（　　）

    A. 湿热下注证　　　　　　B. 肝肾阴虚证　　　　　　C. 肾精亏虚证

    D. 湿虫滋生证　　　　　　E. 脾虚证

6. 治疗阴痒肝肾阴虚证应首选的方剂是（　　）

    A. 完带汤　　　　　　　　B. 易黄汤　　　　　　　　C. 温经汤

    D. 止带汤　　　　　　　　E. 知柏地黄丸

7. 妇女阴部瘙痒，如虫行状，甚则奇痒难忍，灼热疼痛，带下量多，色黄，呈泡沫状，或色白如豆渣状，臭秽；舌红，苔黄腻，脉滑数。可选用（　　）

    A. 萆薢渗湿汤　　　　　　B. 易黄汤　　　　　　　　C. 龙胆泻肝汤

    D. 止带汤　　　　　　　　E. 知柏地黄丸

8. 下列哪项为阴痒肝肾阴虚证的主要证候（　　）

    A. 烘热汗出，腰酸膝软　　B. 口苦咽干，心烦不宁

    C. 舌红，苔黄腻，脉弦滑而数

    D. 带下量多，色黄，呈泡沫状

    E. 阴部瘙痒，如虫行状，甚则奇痒难忍

9. 阴痒治疗以何为主（　　）

    A. 祛湿　　　　　　　　　B. 健脾　　　　　　　　　C. 止痒

    D. 清热　　　　　　　　　E. 解毒

10. 阴痒又称（　　）

    A. 阴蚀　　　　　　　　　B. 阴疮　　　　　　　　　C. 阴菌

    D. 阴茧　　　　　　　　　E. 阴门瘙痒

11. 阴痒湿热下注证，其治法是（　　）

    A. 调补肝肾，滋阴降火　　B. 泻肝清热，除湿止痒　　C. 调补肝肾，滋阴降火

    D. 健脾益气，祛湿止带　　E. 疏肝健脾，理气化滞

12. 下列各项，不能参照阴痒治疗的是（　　）

    A. 外阴瘙痒症　　　　　　B. 外阴炎　　　　　　　　C. 外阴色素减退性疾病

    D. 阴道炎　　　　　　　　E. 外阴溃疡

13. 下列各项，不属于阴痒病因病机的是（　　）

    A. 肝肾阴虚，精血亏损　　B. 外阴失养　　　　　　　C. 脾气下陷

    D. 湿虫浸渍阴中　　　　　E. 肝经湿热下注

14. 下列对阴痒描述正确的是（　　）

    A. 女性外阴及阴道瘙痒，甚则痒痛难忍，坐卧不宁，或伴带下增多者，称为"阴痒"

    B. 阴痒肝肾阴虚型用龙胆泻肝汤

C. 阴痒湿热下注型用萆薢渗湿汤

D. 阴痒多见于实证　　　　E. 阴痒多见于虚证

15. 阴痒的发病主要由何脏腑功能失调引起（　　）

A. 心、肝、肾　　　　B. 肝、脾、肾　　　　C. 脾、肺、肾

D. 心、肝　　　　E. 肺、脾

（二）A2 型题：每道试题由两个以上相关因素组成或以一个简要病例形式出现，其下面都有 A、B、C、D、E 五个备选答案。请从中选择一个最佳答案。

1. 患者女，45 岁。阴部瘙痒难忍，皮肤皲裂破溃，干涩灼热，五心烦热，头晕目眩，耳鸣腰酸，舌红，少苔，脉细数无力。治疗应首选的方剂是（　　）

A. 萆薢渗湿汤　　　　B. 易黄汤　　　　C. 二妙丸

D. 止带汤　　　　E. 知柏地黄丸

2. 患者女，40 岁。外阴瘙痒灼痛，带下量多，色黄如脓，稠黏臭秽；头晕目眩，口苦咽干，心烦不宁，便秘溲赤；舌红，苔黄腻，脉弦滑而数。治疗应首选（　　）

A. 萆薢渗湿汤　　　　B. 龙胆泻肝汤　　　　C. 二妙丸

D. 止带汤　　　　E. 知柏地黄丸

3. 患者女，35 岁。阴部瘙痒，如虫行状，甚则奇痒难忍，灼热疼痛，带下量多，色黄，呈泡沫状，或色白如豆渣状，臭秽；心烦少寐，胸闷呃逆，口苦咽干，小便短赤；舌红，苔黄腻，脉滑数。其证候是（　　）

A. 湿热下注证　　　　B. 肝肾阴虚证　　　　C. 肝气郁滞证

D. 湿虫滋生证　　　　E. 热毒炽盛证

4. 患者女，38 岁。阴部瘙痒，如虫行状，甚则奇痒难忍，带下量多，色黄，色白如豆渣状，臭秽；心烦少寐，胸闷呃逆，口苦咽干，小便短赤；舌红，苔黄腻，脉滑数。其治法是（　　）

A. 调补肝肾，滋阴降火　　B. 泻肝清热，除湿止痒　　C. 清热利湿，解毒杀虫

D. 滋肾益阴，育阴潜阳　　E. 疏肝解郁，理气化火

（三）A3 型题：以下提供若干个案例，每个案例下设若干道试题。请根据案例所提供的信息，在每一道试题下面的 A、B、C、D、E 五个备选答案中选择一个最佳答案。

1. 郭某，女，29 岁。自述外阴瘙痒难忍，带下色偏黄且气秽，大便干结，小便短赤，口苦黏腻，心烦不宁，舌红苔黄腻，脉弦数。

（1）其诊断是（　　）

A. 带下过多　　　　B. 阴疮　　　　C. 阴痒

D. 阴挺　　　　E. 盆腔炎

（2）其证型是（　　）

A. 湿热下注　　　　B. 脾气虚　　　　C. 肝肾阴虚

D. 毒热炽盛　　　　E. 湿虫滋生

（3）治疗应首选的方剂是（　　）

A. 知柏地黄丸   B. 龙胆泻肝汤   C. 补中益气汤

D. 归脾汤   E. 举元煎

2. 徐某，女，25 岁。自述外阴瘙痒难忍，如虫行状，伴灼热疼痛，带下量多色黄且臭秽，心烦少寐，口苦咽干，小便短赤，舌红，苔黄腻，脉滑数。

（1）其证型是（   ）

A. 肝肾阴虚   B. 心火内扰   C. 湿热下注

D. 脾虚湿盛   E. 湿虫滋生

（2）治疗应首选的方剂是（   ）

A. 萆薢渗湿汤   B. 易黄汤   C. 二妙丸

D. 止带汤   E. 知柏地黄丸

（3）其治法是（   ）

A. 调补肝肾，滋阴降火   B. 泻肝清热，除湿止痒   C. 清热利湿，解毒杀虫

D. 滋肾益阴，育阴潜阳   E. 疏肝解郁，理气化火

3. 患者 40 岁，近 1 个月无明显诱因出现外阴瘙痒、干涩，外阴局部皮肤变白萎缩，因瘙痒搔抓而有多处破溃，伴头晕目眩，五心烦热，时有烘热汗出，腰酸腿软，舌红，苔少，脉弦细而数。

（1）其诊断是（   ）

A. 带下过多   B. 阴疮   C. 阴痒

D. 阴挺   E. 盆腔炎

（2）其证型是（   ）

A. 湿热下注   B. 脾气虚   C. 肝肾阴虚

D. 毒热炽盛   E. 湿虫滋生

（3）治疗应首选的方剂是（   ）

A. 知柏地黄丸   B. 龙胆泻肝汤   C. 补中益气汤

D. 归脾汤   E. 举元煎

4. 患者 30 岁，近 2 个月自觉阴部瘙痒灼痛，带下量多，色黄如脓，稠黏臭秽；头晕目眩，口苦咽干，心烦不宁，便秘溲赤；舌红，苔黄腻，脉弦滑而数。

（1）其病机为（   ）

A. 湿热下注   B. 脾气虚   C. 肝肾阴虚

D. 毒热炽盛   E. 湿虫滋生

（2）治疗应首选的方剂是（   ）

A. 知柏地黄丸   B. 龙胆泻肝汤   C. 补中益气汤

D. 归脾汤   E. 举元煎

（四）B1 型题：以下每组试题共用 A、B、C、D、E 五个备选答案，备选答案在上，题干在下。请从中选择一个最佳答案，每个备选答案可能被选择一次、多次或不被选择。

A. 调补肝肾，滋阴降火　　B. 泻肝清热，除湿止痒　　C. 清热利湿，解毒杀虫

D. 清热解毒，凉血止痒　　E. 解毒利湿，清热止带

1. 肝肾阴虚证阴痒的治法是（　　）

2. 湿虫滋生证阴痒的治法是（　　）

A. 萆薢渗湿汤　　　　　　B. 龙胆泻肝汤　　　　　　C. 二妙丸

D. 止带汤　　　　　　　　E. 知柏地黄丸

3. 阴痒肝肾阴虚证应首选的方剂是（　　）

4. 阴痒湿虫滋生证应首选的方剂是（　　）

A. 五心烦热，腰酸膝软　　B. 口苦咽干，便秘溲赤　　C. 心烦少寐，胸闷呃逆

D. 阴部瘙痒，如虫行状　　E. 带下量多，色黄，呈泡沫状

5. 阴痒肝肾阴虚证的临床表现是（　　）

6. 阴痒湿热下注证的临床表现是（　　）

二、多项选择题

每题由一个题干与5个备选答案组成，可从备选答案中选择多项与问题有关的答案，须全部选准方可计分。

1. 阴痒应着重调理（　　）

A. 肝　　　　　　　　　　B. 心　　　　　　　　　　C. 肺

D. 脾　　　　　　　　　　E. 肾

2. 阴痒的临床分型有（　　）

A. 肝郁气滞　　　　　　　B. 肝肾阴虚　　　　　　　C. 痰湿

D. 湿热下注　　　　　　　E. 热毒炽盛

3. 阴痒发病机制中属虚的有（　　）

A. 肝肾阴虚　　　　　　　B. 肝经湿热下注　　　　　C. 湿热生虫

D. 精血亏损　　　　　　　E. 外阴失养

4. 龙胆泻肝汤的药物组成有（　　）

A. 龙胆草、车前子、泽泻　B. 白术、薏苡仁、柴胡　　C. 栀子、黄芩、生地黄

D. 山药、山茱萸、泽泻　　E. 木通、当归、甘草

5. 阴痒湿虫滋生证的临床表现为（　　）

A. 阴部瘙痒，如虫行状，甚则奇痒难忍

B. 五心烦热，腰膝酸软

C. 带下量多，色黄，呈泡沫状

D. 带下色白如豆渣状，臭秽

E. 舌红，苔黄腻，脉滑数

6. 阴痒肝肾阴虚证临床表现为（　　）

    A. 带下量多，色黄如脓，稠黏臭秽

    B. 阴部干涩，奇痒难忍

    C. 阴部皮肤变白、增厚或萎缩，皲裂破溃

    D. 舌红苔少，脉弦细而数

    E. 舌红，苔黄腻，脉弦滑而数

三、填空题

1. 阴痒治疗以＿＿＿＿＿为主，实者宜＿＿＿＿＿，虚者宜＿＿＿＿＿。

2. 阴痒常见分型有＿＿＿＿＿，＿＿＿＿＿，＿＿＿＿＿。

3. 阴痒属湿热下注者，治宜＿＿＿＿＿。

4. 湿虫滋生型阴痒，方用＿＿＿＿＿。

5. 阴痒要着重调理＿＿＿＿＿、＿＿＿＿＿、＿＿＿＿＿的功能。

6. 阴痒发病机制有＿＿＿＿＿、＿＿＿＿＿两个方面。

四、名词解释

1. 阴痒

2. 股癣

3. 湿疹

五、简答题

1. 简述阴痒的病因病机。

2. 肝肾阴虚证阴痒的证候、治法和选方是什么？

3. 湿热下注证阴痒的证候、治法和选方是什么？

六、论述题

1. 简述临床常见证型、各证证候及治法方药。

2. 简述阴痒辨证要点及治疗原则。

七、病案分析题

1. 田某，女，42岁。于半年前无明显诱因出现外阴瘙痒、干涩，外阴局部皮肤变白萎缩，因瘙痒搔抓而有多处破溃，伴头晕目眩，五心烦热，时有烘热汗出，腰酸腿软，舌红，苔少，脉弦细而数。

请写出本病的诊断、证型、证候分析、治法、方药。

2. 马某，女，30岁。近3个月自觉阴部瘙痒灼痛，带下量多，色黄如脓，稠黏臭秽；头晕目眩，口苦咽干，心烦不宁，便秘溲赤；舌红，苔黄腻，脉弦滑而数。

请写出本病的诊断、证型、证候分析、治法、方药。

参考答案

一、单项选择题

（一）A1 型题

1．E 阴痒者，内因脏腑虚损，肝肾功能失常，精血亏损，外阴失养，则至阴部干涩，奇痒难忍；外因多见会阴局部损伤，带下尿液停积，湿蕴而生热，湿热生虫，虫毒侵蚀，则致外阴痒痛难忍。常见病因有湿热下注、肝肾阴虚、湿虫滋生。

2．B 阴痒主要发病机制有虚、实两个方面。虚者因肝肾阴虚，精血亏损，生风化燥，外阴失养而致阴痒；实证因肝经湿热下注，蕴结阴部，或湿热生虫，虫扰阴部，发为阴痒。

3．C 治疗阴痒湿热下注证，应首选的方剂是龙胆泻肝汤，治以泻肝清热，除湿止痒。

4．B 《肘后备急方》首载治疗"阴痒汁出""阴痒生疮"的方药。

5．A 治疗阴痒湿热下注证，应首选的方剂是龙胆泻肝汤，治以泻肝清热，除湿止痒。

6．E 治疗阴痒肝肾阴虚证，应首选的方剂是知柏地黄丸，治以调补肝肾，滋阴降火。

7．A 阴痒湿虫滋生证临床表现为阴部瘙痒，如虫行状，甚则奇痒难忍，灼热疼痛，带下量多，色黄，呈泡沫状，或色白如豆渣状，臭秽；心烦少寐，胸闷呃逆，口苦咽干，小便短赤；舌红，苔黄腻，脉滑数。

8．A 阴痒肝肾阴虚证临床表现为阴部干涩，奇痒难忍，或阴部皮肤变白、增厚或萎缩，皲裂破溃；五心烦热，头晕目眩，时有烘热汗出，腰酸膝软；舌红苔少，脉弦细而数。

9．C 阴痒治疗以止痒为主，实者宜清热利湿，杀虫止痒；虚者宜滋阴养血止痒。

10．E 阴痒又称"阴门瘙痒"。

11．B 阴痒湿热下注证的治法是泻肝清热，除湿止痒。

12．E 西医学外阴瘙痒症、外阴炎、阴道炎及外阴色素减退性疾病等出现阴痒症状者，均可参照本病辨证治疗。

13．C 本病主要发病机制有虚、实两个方面。因肝肾阴虚、精血亏损、外阴失养而致阴痒者，属虚证；因肝经湿热下注，带下浸渍阴部，或湿热生虫，虫蚀阴中以致阴痒者，为实证。

14．A 女性外阴及阴道瘙痒，甚则痒痛难忍，坐卧不宁，或伴带下增多者，称为"阴痒"。

15．B 阴痒要着重调理肝、肾、脾三脏的功能。

（二）A2 型题

1．E 根据患者证候分析，属肝肾阴虚证。治宜调补肝肾，滋阴降火。方选知柏地黄丸。

2．B　根据患者证候分析，属湿热下注证。治宜泻肝清热，除湿止痒。方选龙胆泻肝汤。

3．D　根据患者证候分析，属湿虫滋生证，治宜清热利湿，解毒杀虫。

4．C　根据患者证候分析，属湿虫滋生证，治宜清热利湿，解毒杀虫。

（三）A3 型题

1．（1）C　根据患者症状及体征，诊断为阴痒。

（2）A　根据患者证候分析，为湿热下注之证。

（3）B　治疗应首选的方剂是龙胆泻肝汤加减。

2．（1）E　根据患者证候分析，属阴痒湿虫滋生证。

（2）A　治应首选的方剂是萆薢渗湿汤。

（3）C　其治法是清热利湿，解毒杀虫

3．（1）C　根据患者症状及体征，诊断为阴痒。

（2）C　根据患者证候分析，属肝肾阴虚证

（3）A　治疗应首选的方剂是知柏地黄丸。

4．（1）A　根据患者证候分析，其病机为湿热下注。

（2）B　治疗应首选的方剂是龙胆泻肝汤。

（四）B1 型题

1．A　肝肾阴虚证阴痒治法是调补肝肾，滋阴降火，方药首选知柏地黄丸加减。

2．C　湿虫滋生证阴痒治法是清热利湿，解毒杀虫，方药首选萆薢渗湿汤加减。

3．E　肝肾阴虚证阴痒治法是调补肝肾，滋阴降火，方药首选知柏地黄丸加减。

4．A　湿虫滋生证阴痒治法是清热利湿，解毒杀虫，方药首选萆薢渗湿汤加减。

5．A　肝肾阴虚证临床表现是五心烦热，腰酸膝软。

6．B　湿热下注证临床表现是口苦咽干，便秘溲赤。

二、多项选择题

1．ADE　阴痒应着重调理肝脾肾。

2．BD　阴痒的临床分型有肝肾阴虚、湿热下注、湿虫滋生。

3．ADE　阴痒发病机制中属虚的有肝肾阴虚、精血亏损、外阴失养。

4．ACE　龙胆泻肝汤药物组成有龙胆草、栀子、黄芩、柴胡、生地黄、车前子、泽泻、木通、甘草、当归。

5．ACDE　湿虫滋生证阴痒的临床表现有阴部瘙痒，如虫行状，甚则奇痒难忍；带下量多，色黄，呈泡沫状；或色白如豆渣状，臭秽；舌红，苔黄腻，脉滑数。

6．BCD　肝肾阴虚证阴痒的临床表现有阴部干涩，奇痒难忍，或阴部皮肤变白、增厚或萎缩，皲裂破溃；舌红苔少，脉弦细而数。

三、填空题

1. 止痒；清热利湿，杀虫止痒；滋阴养血止痒
2. 肝肾阴虚；湿热下注；湿虫滋生
3. 泻肝清热，除湿止痒
4. 萆薢渗湿汤
5. 肝；脾；肾
6. 虚；实

四、名词解释

1. 女性外阴及阴道瘙痒，甚则痒痛难忍，坐卧不宁，或伴带下增多者，称为阴痒。
2. 发生于股内侧及会阴部，由皮肤真菌感染所致的体癣，病灶呈堤状，清晰可见，表面有鳞屑，有明显的炎症改变，称为股癣。
3. 皮肤病变分布呈对称性，易复发，水洗或食鱼腥虾蟹往往使病情加重，且可以发生在全身任何部位，称为湿疹。

五、简答题

1. 阴痒患者可见外阴及阴道瘙痒，甚则痒痛难忍。其主要发病机制有虚、实两个方面。因肝肾阴虚、精血亏损、外阴失养而致阴痒者，属虚证；因肝经湿热下注，带下浸渍阴部，或湿热生虫，虫蚀阴中以致阴痒者，为实证。①肝肾阴虚：素体肝肾不足；或年老体衰、久病不愈，致肝肾阴虚。肝脉过阴器，肾司二阴，肝肾阴虚，精血亏少，阴部肌肤失养，阴虚生风，风动则痒，导致阴痒。②湿热下注：郁怒伤肝，肝郁化热，脾虚湿盛，以致湿热互结，流注下焦，浸淫阴部，导致阴痒。③湿虫滋生：外阴不洁，或久居阴湿之地，湿虫滋生，虫蚀阴中，均可导致阴痒。

2. 肝肾阴虚证的主要证候：阴部干涩，奇痒难忍，或阴部皮肤变白、增厚或萎缩，皲裂破溃；五心烦热，头晕目眩，时有烘热汗出，腰酸膝软；舌红苔少，脉弦细而数。治法：调补肝肾，滋阴降火。方药：知柏地黄丸酌加何首乌、白鲜皮。

3. 湿热下注证的主要证候：阴部瘙痒灼痛，带下量多，色黄如脓，稠黏臭秽；头晕目眩，口苦咽干，心烦不宁，便秘溲赤；舌红，苔黄腻，脉弦滑而数。治法：泻肝清热，除湿止痒。方药：龙胆泻肝汤酌加虎杖、苦参。

六、论述题

1. 阴痒临床常见证型：①肝肾阴虚证。主要证候：阴部干涩，奇痒难忍，或阴部皮肤变白、增厚或萎缩，皲裂破溃；五心烦热，头晕目眩，时有烘热汗出，腰酸膝软；舌红苔少，脉弦细而数。治宜调补肝肾，滋阴降火。方选知柏地黄丸酌加何首乌、白鲜皮。②湿热下注证。主要证候：阴部瘙痒灼痛，带下量多，色黄如脓，稠黏臭秽；头晕

目眩，口苦咽干，心烦不宁，便秘溲赤；舌红，苔黄腻，脉弦滑而数。治宜泻肝清热，除湿止痒。方选龙胆泻肝汤酌加虎杖、苦参。③湿虫滋生证。主要证候：阴部瘙痒，如虫行状，甚则奇痒难忍，灼热疼痛，带下量多，色黄，呈泡沫状，或色白如豆渣状，臭秽；心烦少寐，胸闷呃逆，口苦咽干，小便短赤；舌红，苔黄腻，脉滑数。治宜清热利湿，解毒杀虫。方选萆薢渗湿汤加白头翁、苦参、防风。

2. 阴痒辨证要点：根据阴部瘙痒的情况，带下的量、色、质、气味及全身症状进行辨证。治疗原则以止痒为主，实者宜清热利湿，杀虫止痒；虚者宜滋阴养血止痒。要着重调理肝、肾、脾的功能，遵循"治外必本诸内"的原则，将内服与外治、整体与局部相结合进行施治。

七、病案分析题

1. 诊断：阴痒肝肾阴虚证。

证候分析：肝肾阴虚，精血两亏，冲任血虚，血燥生风，风动则痒；肝脉过阴器，肾司二阴，故阴户干涩，奇痒难忍；风盛则肿，故阴部皮肤增厚；阴部肌肤失养，则皮肤变白、萎缩、皲裂、破溃；阴虚内热，故五心烦热；肝阳偏亢，则烘热汗出；肾虚，则腰酸膝软。舌红苔少，脉弦细而数，为肝肾阴虚之征。

治法：调补肝肾，滋阴降火。

方剂：知柏地黄丸加减。

主要药物：熟地黄、山药、山茱萸、茯苓、丹皮、泽泻、知母、黄白、何首乌、白鲜皮。

2. 诊断：阴痒湿热下注证。

证候分析：肝经湿热下注，损伤任带，故使带下量多，色黄如脓，稠黏臭秽；湿热浸渍，则阴部瘙痒，甚则灼痛；湿热熏蒸，则头晕目眩，口苦咽干；热扰心神，则心烦不宁；湿热伤津，则便秘溲赤。舌红，苔黄腻，脉弦滑而数，为肝经湿热之征。

治法：泻肝清热，除湿止痒。

方剂：龙胆泻肝汤加减。

主要药物：龙胆草、栀子、黄芩、柴胡、生地黄、车前子、泽泻、木通、甘草、当归、虎杖、苦参。

第二节　阴　肿

一、单项选择题

（一）A1 型题：每道试题下面有 A、B、C、D、E 五个备选答案。请从中选择一个最佳答案。

1. 肝经湿热型阴肿的治法是（　　）

A. 清肝利湿，消肿止痛　　B. 温经化痰，活血消肿　　C. 活血化瘀，消肿止痛

D. 清热利湿，解毒消疮　　E. 以上都不是

2. 外伤型阴肿的治疗首选方是（　　）

A. 龙胆泻肝汤　　　　　B. 血府逐瘀汤　　　　　C. 通窍活血汤

D. 仙方活命饮　　　　　E. 阳和汤

3. 阴肿始见于（　　）

A.《金匮要略》　　　　　B.《诸病源候论》　　　　C.《景岳全书·妇人规》

D.《校注妇人良方》　　　E.《傅青主女科》

4. 前人云："夫妇人阴肿者，是虚损受风邪所为，胞经虚而有风邪客之，风气乘于阴，与血气相搏，令气血否涩，腠理壅闭，不得泄越，故令阴肿也"出自（　　）

A.《金匮要略》　　　　　B.《女科撮要》　　　　　C.《景岳全书·妇人规》

D.《诸病源候论》　　　　E.《傅青主女科》

5. 肝经湿热型阴肿，其治疗主方是（　　）

A. 龙胆泻肝汤　　　　　B. 血府逐瘀汤　　　　　C. 通窍活血汤

D. 仙方活命饮　　　　　E. 阳和汤

6. 痰湿凝滞型阴肿的治法为（　　）

A. 清肝利湿，消肿止痛　　B. 温经化痰，活血消肿　　C. 活血化瘀，消肿止痛

D. 清热利湿，解毒消疮　　E. 活血消肿，解毒除湿

7. 痰湿凝滞型阴肿的首选方是（　　）

A. 龙胆泻肝汤　　　　　B. 血府逐瘀汤　　　　　C. 通窍活血汤

D. 仙方活命饮　　　　　E. 阳和汤

8. 阳和汤主治痰湿凝滞型阴肿，其方药组成是（　　）

A. 熟地黄、肉桂、升麻、鹿角胶、白附子、生姜、甘草

B. 生地黄、附子、麻黄、鹿角胶、白附子、炮姜、甘草

C. 熟地黄、细辛、升麻、鹿角胶、白芥子、干姜、甘草

D. 熟地黄、肉桂、麻黄、鹿角胶、白芥子、炮姜、甘草

E. 生地黄、附子、麻黄、鹿角胶、白芥子、干姜、甘草

9. 阴肿经及时治疗，可好转及痊愈，部分治疗不当，可转为（　　）

A. 阴肿　　　　　　　　B. 阴挺　　　　　　　　C. 阴疮

D. 阴痔　　　　　　　　E. 阴茧

10. 外伤型阴肿，其治法为（　　）

A. 清肝利湿，消肿止痛　　B. 温经化痰，活血消肿　　C. 活血化瘀，消肿止痛

D. 清热利湿，解毒消疮　　E. 温经活血，化瘀止痛

11. 阴肿病的主要治疗原则是（　　）

A. 清肝利湿　　　　　　B. 温经化痰　　　　　　C. 消肿止痛

D. 解毒消疮　　　　　　E. 解毒除湿

12. 妇人一侧外阴红肿疼痛者，称为（　　）

 A. 阴肿   B. 阴挺   C. 阴疮

 D. 阴痔   E. 阴蚀

13. 妇人外阴血肿继续扩大并出现化脓，下一步处理（　　）

 A. 金黄膏局部外敷 B. 大黄与玄明粉研末外敷

 C. 湿热敷   D. 切开引流   E. 继续观察

14. 龙胆泻肝汤主治肝经湿热型阴肿，其方药组成是（　　）

 A. 龙胆草、黄芩、栀子、泽泻、木通、车前子、当归、生地黄、柴胡、生甘草

 B. 龙胆草、黄柏、栀子、茯苓、木通、桃仁、红花、生地黄、柴胡、炙甘草

 C. 龙胆草、黄芩、栀子、泽泻、木通、桃仁、红花、当归、柴胡、生甘草

 D. 龙胆草、黄柏、栀子、泽泻、木通、车前子、当归、熟地黄、柴胡、生甘草

 E. 龙胆草、黄柏、栀子、枳壳、木通、车前子、当归、熟地黄、柴胡、炙甘草

15. 阳和汤治疗痰湿凝滞型阴肿，该方出自（　　）

 A.《金匮要略》   B.《外科证治全生集》 C.《景岳全书·妇人规》

 D.《诸病源候论》   E.《傅青主女科》

（二）A2 型题：每道试题由两个以上相关因素组成或以一个简要病例形式出现，其下面都有 A、B、C、D、E 五个备选答案。请从中选择一个最佳答案。

1. 刘某，女，25 岁，未婚。形体肥胖，患者 3 日前出现一侧外阴肿胀疼痛，肤色正常，诉带下量多，色白质黏无臭，时有头晕心悸，胸闷泛恶，苔白腻，脉滑。治宜选用（　　）

 A. 龙胆泻肝汤   B. 血府逐瘀汤   C. 通窍活血汤

 D. 仙方活命饮   E. 阳和汤

2. 王某，女，30 岁，已婚。进食辛辣刺激食物后左侧外阴出现红肿胀痛，间有低热，两胁胀痛，口苦咽干，小便短赤，大便不爽，舌红，苔黄而腻，脉弦数。辨证属于（　　）

 A. 肝经湿热证   B. 血瘀证   C. 肝气郁结证

 D. 痰湿凝滞证   E. 外伤

3. 患者，女，45 岁。因骑跨伤后，左侧外阴肿胀疼痛，局部血肿，甚至不能行走，舌淡红，苔薄白，脉沉细。最佳的治法是（　　）

 A. 清肝利湿，消肿止痛 B. 温经化痰，活血消肿 C. 活血化瘀，消肿止痛

 D. 清热利湿，解毒消疮 E. 温经活血，化瘀止痛

4. 某女士，30 岁。外阴红肿胀痛，两胁胀痛，口苦咽干，小便短赤，大便不爽，舌红，苔黄而腻，脉弦数，其病机是（　　）

 A. 肝经湿热   B. 气滞血瘀   C. 肝气郁结

 D. 痰湿凝滞   E. 心肝火旺

（三）A3 型题：以下提供若干个案例，每个案例下设若干道试题。请根据案例所提

供的信息，在每一道试题下面的 **A、B、C、D、E** 五个备选答案中选择一个最佳答案。

1. 任某，女，32 岁。患者左侧外阴肿胀疼痛，肤色如常，形体肥胖，时有头晕心悸，胸闷泛恶，伴有带下量多，色白质黏稠，苔白腻，脉滑。

（1）患者所属证型是（   ）

    A. 肝经湿热证   B. 血瘀证   C. 肝气郁结证

    D. 痰湿凝滞证   E. 外伤

（2）治法为（   ）

    A. 清肝利湿，消肿止痛   B. 温经化痰，活血消肿   C. 活血化瘀，消肿止痛

    D. 清热利湿，解毒消疮   E. 以上都不是

（3）选用何方治疗（   ）

    A. 龙胆泻肝汤   B. 血府逐瘀汤   C. 柴胡疏肝散

    D. 仙方活命饮   E. 阳和汤

2. 张某，女，39 岁。因骑跨伤后，左侧外阴肿胀疼痛，局部血肿，甚至不能行走，舌脉正常。

（1）辨病属于（   ）

    A. 阴肿   B. 阴挺   C. 阴疮

    D. 阴痔   E. 阴茧

（2）治法为（   ）

    A. 清肝利湿，消肿止痛   B. 温经化痰，活血消肿   C. 活血化瘀，消肿止痛

    D. 清热利湿，解毒消疮   E. 活血消肿，解毒除湿

（3）选用何方治疗（   ）

    A. 龙胆泻肝汤   B. 血府逐瘀汤   C. 柴胡疏肝散

    D. 仙方活命饮   E. 阳和汤

3. 患者，女，48 岁。左侧外阴出现红肿胀痛，两胁胀痛，口苦咽干，小便短赤，大便不爽，舌红，苔黄厚，脉弦数。

（1）患者所属证型是（   ）

    A. 肝经湿热证   B. 血瘀证   C. 肝气郁结证

    D. 痰湿凝滞证   E. 外伤

（2）治法为（   ）

    A. 清热利湿，解毒消疮   B. 温经化痰，活血消肿   C. 活血化瘀，消肿止痛

    D. 清肝利湿，消肿止痛   E. 以上都不是

（3）选用何方治疗（   ）

    A. 血府逐瘀汤   B. 龙胆泻肝汤   C. 柴胡疏肝散

    D. 仙方活命饮   E. 阳和汤

4. 患者，女，36 岁。患者右侧外阴局部红肿热痛，触痛，伴有带下量多，口苦咽干，小便短赤，舌红，苔黄厚，脉弦数。

（1）辨病属于（　　）

　　A. 阴挺　　　　　　　B. 阴肿　　　　　　　C. 阴疮

　　D. 阴痔　　　　　　　E. 阴蛪

（2）中医治法为（　　）

　　A. 清肝利湿，消肿止痛　　B. 温经化痰，活血消肿　　C. 活血化瘀，消肿止痛

　　D. 清热利湿，解毒消疮　　E. 活血消肿，解毒除湿

（3）近 2 日患者外阴血肿继续扩大，触痛明显，有波动感，接下来的最佳处理方案是（　　）

　　A. 金黄膏局部外敷　　　　B. 大黄、玄明粉研末外敷

　　C. 湿热敷　　　　　　　　D. 切开引流　　　　　　　E. 继续观察

（四）B1 型题：以下每组试题共用 A、B、C、D、E 五个备选答案，备选答案在上，题干在下。请从中选择一个最佳答案，每个备选答案可能被选择一次、多次或不被选择。

　　A. 龙胆泻肝汤　　　　　B. 血府逐瘀汤　　　　　C. 柴胡疏肝散

　　D. 仙方活命饮　　　　　E. 阳和汤

1. 治疗痰湿凝滞型阴肿的首选方药为（　　）

2. 治疗外伤型阴肿的首选方药为（　　）

　　A. 清肝利湿，消肿止痛　　B. 温经化痰，活血消肿　　C. 活血化瘀，消肿止痛

　　D. 清热利湿，解毒消疮　　E. 活血消肿，解毒除湿

3. 肝经湿热型阴肿的治法为（　　）

4. 痰湿凝滞型阴肿的治法为（　　）

　　A. 阴肿　　　　　　　　B. 阴挺　　　　　　　C. 阴疮

　　D. 阴痔　　　　　　　　E. 阴蛪

5. 妇人外阴部肿胀疼痛者，称为（　　）

6. 妇人外阴局部红肿热痛，溃烂流脓，脓水淋漓者，称为（　　）

二、多项选择题

每题由一个题干与 5 个备选答案组成，可从备选答案中选择多项与问题有关的答案，须全部选准方可计分。

1. 阴肿的常见病因病机有（　　）

　　A. 肝经湿热　　　　　　B. 寒凝血瘀　　　　　　C. 肝气郁结

　　D. 痰湿凝滞　　　　　　E. 外伤

2. 阴肿临床上可见于哪些疾病（　　）

　　A. 外阴炎　　　　　　　B. 前庭大腺炎　　　　　C. 前庭大腺囊肿

    D. 前庭大腺脓肿　　　　　　E. 外阴血肿

3. 妇人一侧外阴局部血肿，肿胀疼痛，其治法有（　　）

    A. 金黄膏局部外敷　　　　　B. 大黄、玄明粉研末外敷

    C. 湿热敷　　　　　　　　　D. 化脓时可切开引流　　　E. 口服中药

4. 阴肿临床常见证型有（　　）

    A. 肝经湿热证　　　　　　　B. 血瘀证　　　　　　　　C. 肝气郁结证

    D. 痰湿凝滞证　　　　　　　E. 外伤

5. 阴肿常见治法包括（　　）

    A. 清肝利湿，消肿止痛　　　B. 温经化痰，活血消肿　　C. 活血化瘀，消肿止痛

    D. 清热利湿，解毒消疮　　　E. 活血消肿，解毒除湿

6. 阳和汤治疗痰湿凝滞型阴肿，其方药组成包括（　　）

    A. 熟地黄、肉桂　　　　　　B. 麻黄、鹿角胶　　　　　C. 白芥子、炮姜

    D. 生地黄、附子　　　　　　E. 干姜、苏子

三、填空题

1. 阴肿的常见病因病机有_____，_____，_____。

2. 阴肿的治疗原则是以_____为主，可配合_____，

3. 当外阴前庭大腺囊肿化脓时需_____。

4. 阴肿属血瘀者，治宜_____。

5. 阴肿属痰湿凝滞者，方用_____。

6. 阴肿进一步溃腐生疮，可发展为_____。

四、名词解释

1. 阴肿

2. 阴疮

五、简答题

1. 痰湿凝滞型阴肿的证候、治法和选方是什么？

2. 肝经湿热型阴肿的证候、治法和选方是什么？

3. 阴肿的临床分型有哪些？其选方是什么？

六、论述题

1. 简述阴肿临床常见证型、各证证候及治法方药。

2. 简述阴肿痰湿凝滞证的主要证候、证候分析及治法方药。

七、病案分析题

1. 季某，女，30岁，已婚，职员。3天前进食辛辣刺激食物后出现左侧外阴红肿胀痛，间有低热，两胁胀痛，口苦咽干，小便短赤，大便不爽，舌红，苔黄而腻，脉弦数。

请写出本病的诊断、证型、证候分析、治法、方药。

2. 张某，女，39岁。因骑跨伤后，左侧外阴肿胀疼痛，局部血肿，甚至不能行走，脉正常，舌稍暗。

请写出本病的诊断、证型、证候分析、治法、方药。

参考答案

一、单项选择题

（一）A1 型题

1. A　因肝经湿热，肝郁化热，肝木乘脾，脾虚湿盛，湿热互结，下注冲任，壅滞前阴，经脉失畅，不通则痛，治宜清肝利湿，消肿止痛。

2. B　跌仆闪挫，损伤阴户，气血瘀滞，冲任瘀阻，阴部经脉瘀滞，以致阴肿，应选用血府逐瘀汤，活血化瘀，消肿止痛。

3. B　阴肿始见于《诸病源候论》。

4. D　《诸病源候论》"卷四十"云："夫妇人阴肿者，是虚损受风邪所为，胞经虚而有风邪客之，风气乘于阴，与血气相搏，令气血否涩，腠理壅闭，不得泄越，故令阴肿也。"

5. A　肝经湿热型阴肿首选胆泻肝汤，以清肝利湿，消肿止痛。

6. B　痰湿凝滞型阴肿的治法为温经化痰，活血消肿。

7. E　痰湿凝滞型阴肿的首选方是阳和汤，以温经化痰，活血消肿。

8. D　阳和汤药物组成：熟地黄、肉桂、麻黄、鹿角胶、白芥子、炮姜、甘草。

9. C　阴肿失治误治，溃腐成疮，可转为阴疮。

10. C　外伤型阴肿，病因外伤所起，以致气血紊乱，血不循经而离走，以致瘀血停滞，故应活血化瘀，消肿止痛。

11. C　阴肿病的主要治疗原则是消肿止痛。

12. A　妇人外阴部及外阴一侧或两侧肿胀疼痛者，称为阴肿。

13. D　阴肿患者当外阴血肿继续扩大并出现化脓，可切开引流。

14. A　龙胆泻肝汤组成：龙胆草、黄芩、栀子、泽泻、木通、车前子、当归、生地黄、柴胡、生甘草。

15. B　阳和汤方出自《外科证治全生集》

（二）A2 型题

1．E　根据临床表现，中医诊断为阴肿，患者证候分析，属痰湿凝滞证，治方选阳和汤。

2．A　根据临床表现，中医诊断为阴肿，因患者食辛辣刺激，致湿热互结，下注冲任，壅滞前阴，经脉失畅；两胁胀痛，口苦咽干，小便短赤，大便不爽，舌红，苔黄而腻，脉弦数，均属肝经湿热之证候。

3．C　外伤型阴肿，法宜活血化瘀，消肿止痛。

4．A　根据患者证候表现，两胁胀痛，口苦咽干，小便短赤，大便不爽，舌红，苔黄而腻，脉弦数，此为肝经湿热，下注前阴的表现。

（三）A3 型题

1．（1）D　根据患者证候分析，属痰湿凝滞证。

（2）B　其治法是温经化痰，活血消肿。

（3）E　治疗应首选的方剂是阳和汤。

2．（1）A　根据患者症状及体征，诊断阴肿。

（2）C　根据患者证候分析，属外伤型，其治法是活血化瘀，消肿止痛。

（3）B　治应首选的方剂是血府逐瘀汤。

3．（1）A　根据患者证候分析，属肝经湿热证。

（2）D　其治法是清肝利湿，消肿止痛。

（3）B　治疗应首选的方剂是龙胆泻肝汤。

4．（1）B　根据患者症状及体征，诊断阴肿。

（2）A　根据患者证候分析，属肝经湿热证，其治法是清肝利湿，消肿止痛。

（3）D　阴肿患者外阴血肿继续扩大，可切开引流。

（四）B1 型题

1．E　治疗痰湿凝滞型阴肿的方药为阳和汤。

2．B　治疗外伤型阴肿的首选方药为血府逐瘀汤。

3．A　肝经湿热型阴肿的治法为清肝利湿，消肿止痛。

4．B　痰湿凝滞型阴肿的治法为温经化痰，活血消肿。

5．A　妇人外阴部肿胀疼痛者，称为阴肿。

6．C　妇人外阴局部红肿热痛，溃烂流脓，脓水淋漓者，称为阴疮，阴肿溃腐亦可发展为阴疮。

二、多项选择题

1．ADE　阴肿的常见病因病有肝经湿热、痰湿凝滞和外伤。

2．ABCDE　西医学的外阴炎、前庭大腺炎、前庭大腺囊肿、前庭大腺脓肿、外阴血肿等病可参照本病辨证治疗。

3．ABCDE　临床中医治疗阴肿包括内治法和外治法。内治法：中药口服。外治法：①金黄膏，局部外敷，每日1次，血肿破裂者不用。②大黄、玄明粉，研末，外敷患处。③蒲公英、乳香、没药、黄连，水煎，湿热敷。④切开引流，外阴前庭大腺脓肿，或外阴血肿继续扩大或化脓，可切开引流。

4．ADE　阴肿临床常见证型有：肝经湿热证、痰湿凝滞证、外伤。

5．ABC　阴肿常见治法包括：肝经湿热证治宜清肝利湿，消肿止痛；痰湿凝滞证治宜温经化痰，活血消肿；外伤证治宜活血化瘀，消肿止痛。

6．ABC　阳和汤方药组成包括：熟地黄、肉桂、麻黄、鹿角胶、白芥子、炮姜。

三、填空题

1．肝经湿热；痰湿凝滞；外伤
2．消肿止痛；外治法
3．切开引流
4．活血化瘀，消肿止痛
5．阳和汤
6．阴疮

四、名词解释

1．妇人外阴部及外阴一侧或两侧肿胀疼痛者，称为阴肿，又称"阴户肿痛"。
2．妇人阴户生疮，甚则溃疡，脓水淋漓，局部肿痛者，称为阴疮，又称"阴蚀"。

五、简答题

1．痰湿凝滞证的主要证候：外阴肿胀疼痛，肤色正常，形体肥胖，带下量多，色白质黏无臭，头晕心悸，胸闷泛恶，苔白腻，脉滑。治宜：温经化痰，活血消肿。方选阳和汤加半夏、皂角刺。

2．肝经湿热证的主要证候：外阴红肿胀痛，或伴有发热，两胁胀痛，口苦咽干，小便短赤，大便不爽，舌红，苔黄而腻或黄厚，脉弦数或濡数。治宜：清肝利湿，消肿止痛。方选龙胆泻肝汤加蒲公英、紫花地丁。

3．阴肿的临床分型：①肝经湿热证，方选龙胆泻肝汤加蒲公英、紫花地丁。②痰湿凝滞证，方选阳和汤加半夏、皂角刺。③外伤型，方选血府逐瘀汤加三七。

六、论述题

1．阴肿的临床常见证型：①肝经湿热证。主要证候：外阴红肿胀痛，或伴有发热，两胁胀痛，口苦咽干，小便短赤，大便不爽，舌红，苔黄而腻或黄厚，脉弦数或濡数。治宜：清肝利湿，消肿止痛。方选龙胆泻肝汤加蒲公英、紫花地丁。②痰湿凝滞证。主要证候：外阴肿胀疼痛，肤色正常，形体肥胖，带下量多，色白质黏无臭，头晕心悸，胸闷泛恶，苔白腻，脉滑。治宜：温经化痰，活血消肿。方选阳和汤加半夏、皂角刺。③外伤型。主要证候：外阴红肿热痛，或局部血肿，有外伤史，舌正常或稍暗，脉正常。治宜：活血化瘀，消肿止痛。方选血府逐瘀汤加三七。

2. 主要证候：外阴肿胀疼痛，肤色正常，形体肥胖，带下量多，色白质黏无臭，头晕心悸，胸闷泛恶，苔白腻，脉滑。证候分析：肥胖之人，痰湿内盛，湿浊流注下焦，滞于冲任，前阴经脉失畅，则为阴肿；痰湿中阻，清阳不升，则头晕；痰湿停于心下，则心悸，胸闷泛恶；湿浊下注，故白带量多，色白质黏无臭。苔白腻，脉滑，为痰湿内蕴之征。治法：温经化痰，活血消肿。方药：阳和汤加半夏、皂角刺。

七、病案分析题

1. 诊断：阴肿肝经湿热证。

证候分析：患者食辛辣之品，以致湿热内蕴，湿热互结，下注冲任，壅滞前阴，经脉失畅，而致外阴红肿胀痛；湿热停滞，脉络失宣，营卫不通，阴阳不和，故间断发热；肝经布于两胁，肝经湿热郁阻，故两胁胀痛，口苦咽干；湿热停滞大肠，故大便不爽；热移于小肠，故小便短赤。舌红，苔黄而腻，脉弦数，为湿热之征。

治法：清肝利湿，消肿止痛。

方剂：龙胆泻肝汤加蒲公英、紫花地丁。

主要药物：龙胆草、黄芩、栀子、泽泻、木通、车前子、当归、生地黄、柴胡、生甘草、蒲公英、紫花地丁。

2. 诊断：阴肿外伤型。

证候分析：患者因起居不慎，骑跨伤损伤后，以致局部气血紊乱，血不循经而离走，以致瘀血停滞，故左侧外阴肿胀疼痛，局部血肿；病因外伤所起，故脉无异常；舌稍暗，为有瘀之征。

治法：活血化瘀，消肿止痛。

方剂：血府逐瘀汤加三七。

主要药物：桃仁、红花、当归、生地黄、牛膝、川芎、桔梗、赤芍、枳壳、甘草、柴胡、三七。

第三节　阴　疮

一、单项选择题

（一）**A1 型题**：每道试题下面有 A、B、C、D、E 五个备选答案。请从中选择一个最佳答案。

1. 治疗热毒证阴疮，首选的方剂应是（　　）

　　A. 阳和汤　　　　　B. 龙胆泻肝汤　　　　C. 补中益气汤

　　D. 血府逐瘀汤　　　E. 萆薢渗湿汤

2. 治疗阴疮寒湿证，首选的方剂应是（　　）

    A. 阳和汤　　　　　　　B. 龙胆泻肝汤　　　　　C. 托里消毒散

    D. 八正散　　　　　　　E. 萆薢渗湿汤

3. 不属于阴疮临床表现的是（　　　）

    A. 阴户生疮　　　　　　B. 结块红肿热痛　　　　C. 溃疡如虫蚀

    D. 阴道中时时气出有声　E. 结块化脓溃烂，黄水淋漓

4. 阴疮相当于西医学哪种疾病（　　　）

    A. 前庭大腺炎　　　　　B. 急性阴道炎　　　　　C. 外阴瘙痒症

    D. 外阴色素减退性疾病　E. 泌尿系统疾患

5. 阴疮日久，治疗以何为主（　　　）

    A. 清热解毒　　　　　　B. 活血化瘀　　　　　　C. 消肿止痛

    D. 扶正祛邪　　　　　　E. 补中益气

6. 不属于初期热毒证阴疮治法的是（　　　）

    A. 清热　　　　　　　　B. 活血　　　　　　　　C. 解毒

    D. 扶正　　　　　　　　E. 消肿

7. 热毒证阴疮的主要证候为（　　　）

    A. 阴部生疮，灼热结块　B. 阴疮坚硬，皮色不变　C. 疼痛绵绵

    D. 稀水淋漓，日久不愈　E. 神疲倦怠，食少纳呆

8. 寒湿证阴疮的主要证候为（　　　）

    A. 阴部生疮，灼热结块　B. 溃烂流脓，黏稠臭秽　C. 疼痛心烦不宁，便秘尿黄

    D. 阴疮坚硬，皮色不变　E. 发热不退，渴喜冷饮

9. 热毒证阴疮的主要治法为（　　　）

    A. 清热利湿，活血化瘀　B. 清热利湿，解毒消疮　C. 清热利湿，活血止痛

    D. 散寒除湿，活血化瘀　E. 清热利湿，软坚散结

10. 寒湿证阴疮的主要治法为（　　　）

    A. 清热凉血，活血化瘀　B. 散寒利湿，解毒消疮　C. 散寒利湿，行气止痛

    D. 散寒除湿，活血散结　E. 散寒除湿，活血解毒

11. 阴疮初期多为（　　　）

    A. 阴证　　　　　　　　B. 阳证　　　　　　　　C. 虚证

    D. 寒证　　　　　　　　E. 里证

12. 阴疮日久多为（　　　）

    A. 阴证　　　　　　　　B. 表证　　　　　　　　C. 热证

    D. 实证　　　　　　　　E. 阳证

13. 属于阴疮别名的是（　　　）

    A. 阴蚀　　　　　　　　B. 阴吹　　　　　　　　C. 阴痒

    D. 阴肿　　　　　　　　E. 阴虱

14. 阴疮初期预后为（　　　）

A. 多发生癌变　　　　B. 多不易治愈　　　C. 一定会转变成慢性

D. 多可自行痊愈，不必治疗

E. 及时治疗，多可在短期内痊愈

15. 阴疮辨证当首先辨阴阳，其次辨（　　）

A. 表里　　　　　　　B. 寒热　　　　　　C. 虚实

D. 善恶　　　　　　　E. 大小

（二）A2 型题：每道试题由两个以上相关因素组成或以一个简要病例形式出现，其下面都有 A、B、C、D、E 五个备选答案。请从中选择一个最佳答案。

1. 王某，女，28 岁。外阴部皮肤局限性焮红肿胀，伴有溃烂 7 日，加重 3 日。症见外阴局部灼热结块，破溃糜烂，脓苔黏稠；身热心烦，口干纳少，便秘尿黄；舌红苔黄腻，脉弦滑数。其治法是（　　）

A. 清热解毒，利水消肿　B. 温经散寒，除湿消疮　C. 清热利湿，解毒消疮

D. 滋阴清热，养血消疮　E. 健脾利湿，解毒消疮

2. 赵某，女，43 岁。自觉阴部生疮坚硬，皮色不变已 1 个月余。患处疼痛绵绵，稀水淋漓，日久不愈；神疲倦怠，食少纳呆；舌淡，苔白腻，脉细弱。其适宜的方剂是（　　）

A. 阳和汤　　　　　　B. 龙胆泻肝汤　　　　C. 补中益气汤

D. 血府逐瘀汤　　　　E. 萆薢渗湿汤

3. 孙某，女，53 岁。阴部生疮，日久不敛，已 1 个月余。初期创面红肿，溃烂流脓。曾于外院予龙胆泻肝汤加减治疗。因患者未按时服药，致疮疡日久不敛，伴清水淋漓，心悸气短。治法当选（　　）

A. 清热凉血，活血化瘀　B. 散寒利湿，解毒消疮　C. 散寒利湿，行气止痛

D. 散寒除湿，活血散结　E. 托里消毒，益气生肌

4. 钱某，女，35 岁。发现外阴部皮肤局限性焮红肿胀溃烂 5 日。症见外阴局部灼热结块，破溃流脓臭秽；身热心烦，口干喜冷饮，便秘尿黄；舌红苔黄腻，脉弦滑数。其首选方剂是（　　）

A. 阳和汤　　　　　　B. 龙胆泻肝汤　　　　C. 补中益气汤

D. 血府逐瘀汤　　　　E. 萆薢渗湿汤

（三）A3 型题：以下提供若干个案例，每个案例下设若干道试题。请根据案例所提供的信息，在每一道试题下面的 A、B、C、D、E 五个备选答案中选择一个最佳答案。

1. 赵某，女，32 岁。因左侧大小阴唇灼热肿胀、溃烂流脓 3 天就诊。刻诊：左侧大小阴唇灼热红肿、溃烂流脓，其味臭味，高热不退，头晕口苦，心烦不宁，舌红，苔黄，脉滑数。T38.8℃。

（1）该患者的诊断是（　　）

A. 阴痒　　　　　　　B. 阴疮　　　　　　C. 阴吹

D. 阴挺　　　　　　　E. 带下过多

（2）该患者的首选方药是（　　）

A. 仙方活命饮   B. 阳和汤   C. 托里消毒散

D. 补中益气汤   E. 大补元煎

（3）该病预后如何（   ）

A. 多缠绵难愈   B. 多发生癌变   C. 多可在短期内治愈

D. 多可因气血衰败而致死亡   E. 多可自愈，无须治疗

2. 周某，女，47 岁。因发现阴部生疮，日久不破溃 1 个月余而就诊。刻诊见：阴部生疮，按之坚硬，皮色不变，隐隐作痛，稀水淋漓，日久不愈，神疲乏力，食少纳呆；舌淡，苔白腻，脉细弱。

（1）该患者可能诊断是（   ）

A. 阴痒   B. 阴疮   C. 阴吹

D. 阴挺   E. 带下过多

（2）该患者辨证为（   ）

A. 寒湿   B. 湿热   C. 实热

D. 虚热   E. 表里俱寒

（3）该患者首选方药是（   ）

A. 仙方活命饮   B. 阳和汤   C. 托里消毒散

D. 补中益气汤   E. 大补元煎

3. 吴某，女，50 岁。阴部生疮破溃，日久不敛已 20 余天。初期创面红肿，溃烂流脓。自行于家中服用清热解毒类药物。现疮疡不敛，清水淋漓，心悸气短。

（1）该患者当诊断为（   ）

A. 热毒证阴疮   B. 寒湿证阴疮   C. 血瘀证阴疮

D. 正虚邪盛证阴疮   E. 痰湿证阴疮

（2）首选方剂是（   ）

A. 仙方活命饮   B. 阳和汤   C. 托里消毒散

D. 补中益气汤   E. 大补元煎

4. 李某，女，42 岁。阴部生疮，溃烂流脓已 5 天。患者自觉恶寒发热，口干喜饮，胸闷心烦，便秘溲赤，舌红，苔黄，脉滑数。

（1）该患者当诊断为（   ）

A. 阴痒   B. 阴疮   C. 阴吹

D. 阴挺   E. 带下过多

（2）该患者可辨为证型（   ）

A. 血瘀   B. 痰湿   C. 寒湿

D. 气虚   E. 热毒

（3）该患者的治法是（   ）

A. 清热利湿，活血化瘀   B. 清热利湿，解毒消疮   C. 清热利湿，活血止痛

D. 散寒除湿，活血化瘀   E. 清热利湿，软坚散结

（四）B1 型题：以下每组试题共用 A、B、C、D、E 五个备选答案，备选答案在上，题干在下。请从中选择一个最佳答案，每个备选答案可能被选择一次、多次或不被选择。

A. 红肿热痛　　　　　　　B. 结块红肿　　　　　　　C. 化脓腐烂，黄水淋漓

D. 阴户生疮，坚硬成块，皮色不变，稀水淋漓　　　E. 白带量多，色黄，异味

1. 不属于阴疮表现的是（　　　）

2. 属于寒湿型阴疮表现的是（　　　）

A. 龙胆泻肝汤　　　　　　B. 阳和汤　　　　　　　　C. 托里消毒散

D. 补中益气汤　　　　　　E. 血府逐瘀汤

3. 热毒证阴疮应首选方剂为（　　　）

4. 寒湿证阴疮应首选方剂为（　　　）

5. 正虚邪盛证阴疮首选方剂为（　　　）

二、多项选择题

每题由一个题干与 5 个备选答案组成，可从备选答案中选择多项与问题有关的答案，须全部选准方可计分。

1. 阴疮的辨证要点是（　　　）

A. 首先辨别阴阳、寒热。初期为阳证，日久属阴证

B. 一般而言，红肿热痛，发病急骤，脓稠臭秽，或伴全身发热者，为实为热

C. 肿块坚硬，皮色不变，日久不消，形体虚羸者，为虚为寒

D. 其次要辨善恶，若疮疡溃腐，久不收敛，脓水淋漓，恶臭难闻，多为气血衰败之恶候

E. 首先辨别阴阳、寒热。初期为阴证，日久属阳证

2. 热毒证阴疮的主要表现有（　　　）

A. 阴部生疮，焮红肿胀　　B. 灼热结块，甚则溃烂流脓

C. 恶寒发热，口苦咽干　　D. 舌红，苔黄，脉滑数　　E. 阴疮坚硬，皮色不变

3. 寒湿证阴疮的主要表现有（　　　）

A. 阴疮坚硬，皮色不变　　B. 疼痛绵绵，稀水淋漓　　C. 日久不愈

D. 神疲倦怠，食少纳呆　　E. 舌淡，苔白腻，脉细弱

4. 热毒证阴疮的治法包括（　　　）

A. 清热　　　　　　　　　B. 利湿　　　　　　　　　C. 解毒

D. 散寒　　　　　　　　　E. 消疮

5. 寒湿证阴疮的治法包括（　　　）

A. 除湿　　　　　　　　　B. 清热　　　　　　　　　C. 散结

D. 散寒　　　　　　　　　E. 活血

6. 阴疮初期属热毒者治疗原则以（　　　）为主

A. 清热解毒　　　　　　B. 活血化瘀　　　　　　C. 消肿止痛

D. 散寒　　　　　　　　E. 托里消毒

三、填空题

1. 阴疮的病因病机主要包括热毒和_____。

2. 阴疮又称为阴蚀或_____。

3. 阴疮相当于现代医学_____、_____、_____等。

4. 阴疮初期应辨别_____、_____。

5. 阴疮初辨阴阳、寒热，还应辨_____。

6. 阴疮初起治疗原则为_____，_____，_____。

四、名词解释

1. 阴疮

2. 阴蚀

3. 阴蚀

五、简答题

1. 热毒证阴疮的主要证候是什么？

2. 寒湿证阴疮的主要证候是什么？

3. 阴疮的临床分型有哪些？其选方是什么？

六、病案分析题

1. 李某，女，已婚。主诉：外阴疼痛伴有溃疡半月余。现病史：患者半月前外出使用公用浴盆后，出现左侧外阴疼痛肿胀，近 7 日自行破溃流脓，淋漓难愈。曾在外院行抗生素静滴及局部庆大霉素软膏外涂，效果不显。既往月经规律，现为经净后 1 周。平素神疲乏力，四肢不温，带下量多、色白质稀、无异味。妇科检查：左侧大小阴唇皆肿胀，可见一约 2.0cm×1.5cm 溃疡面，深约 0.5cm；疮面皮色不变，溃烂流脓，脓水稀薄，无异味。阴道通畅，分泌物量多，色白质稀如水样。宫颈光滑，无抬举痛。子宫常大、前位，活动可，无压痛。双附件未扪及异常。舌淡，苔白腻，脉沉细。

请写出该病的诊断、证型、治法、方药。

2. 胡某，女，21 岁，未婚。患者使用不合格卫生巾后出现阴部生疮，灼热肿胀 4 天。自觉阴部灼热疼痛，口苦咽干，心烦不宁，便秘尿黄。舌红，苔黄，脉滑数。妇科检查：双侧大小阴唇皆肿胀，左侧可见一约 1.0cm×1.0cm 溃疡面，深约 0.5cm；疮面溃烂，流脓臭秽。内诊因未婚未查。

请写出本病的诊断、证候、治法、方药。

参考答案

一、单项选择题

（一）A1 型题

1. B 热毒证阴疮，首选的方剂为龙胆泻肝汤。

2. A 阴疮寒湿证，首选方剂为阳和汤。

3. D 不属于阴疮临床表现的是阴道中时时气出有声。

4. A 阴疮相当于西医学外阴溃疡、前庭大腺炎、前庭大腺脓（囊）肿。

5. D 阴疮日久，治疗以扶正祛邪为主。

6. D 初期热毒证阴疮治以清热活血，解毒消肿。

7. A 热毒证阴疮的主要证候：阴部生疮，焮红肿胀，灼热结块，甚则溃烂流脓，黏稠臭秽。

8. D 寒湿证阴疮的主要证候为阴疮坚硬，皮色不变，疼痛绵绵，稀水淋漓，日久不愈。

9. B 热毒证阴疮的主要治法为清热利湿，解毒消疮。

10. D 寒湿证阴疮的主要治法为散寒除湿，活血散结。

11. B 阴疮初期多为阳证。

12. A 阴疮日久多为阴证。

13. A 阴疮别名"阴蚀""阴蛋"。

14. E 阴疮初期及时治疗，多可在短期内痊愈。

15. D 阴疮辨证当首先辨阴阳，其次辨善恶。

（二）A2 型题

1. C 根据患者证候分析，属热毒证阴疮，治宜清热利湿，解毒消疮。

2. A 根据患者证候分析，属寒湿证阴疮，方用阳和汤。

3. E 根据患者证候分析，为正虚邪盛，治法当选托里消毒，益气生肌。

4. B 根据患者证候分析，属热毒证阴疮，方用龙胆泻肝汤。

（三）A3 型题

1.（1）B 根据患者临床症状，诊断为阴疮。

（2）A 根据患者证候分析，属热毒壅盛，方用仙方活命饮。

（3）C 患者多可在短期内治愈。

2.（1）B 根据患者临床症状，诊断为阴疮。

（2）A 根据患者证候分析，属寒湿证。

（3）B 根据患者证候分析，属寒湿证，方用阳和汤。

3.（1）D 根据患者证候分析，诊断为正虚邪盛证阴疮。

（2）C 其首先方剂为托里消毒散。

4.（1）B 根据患者临床症状，诊断为阴疮。

（2）E 根据患者证候分析，属热毒证。

（3）B 其治法为清热利湿，解毒消疮。

（四）B1 型题

1. E 阴疮临床症状见外阴红肿、热痛，积结成块，或化脓腐烂，脓水淋漓，甚则溃疡如虫蚀者，或凝结成块，触之坚硬，稀水淋漓，不能敛口，或者肿块位于阴道边侧，如有蚕茧。

2. D 寒湿证阴疮临床见阴疮坚硬，皮色不变，疼痛绵绵，稀水淋漓，日久不愈。

3. A 热毒证阴疮治疗首选龙胆泻肝汤。

4. B 寒湿证阴疮治疗首选阳和汤。

5. C 正虚邪盛型阴疮治疗首选托里消毒散。

二、多项选择题

1. ABCD 阴疮辨证首先辨别阴阳、寒热。初期为阳证，日久属阴证。一般而言，红肿热痛，发病急骤，脓稠臭秽，或伴全身发热者，为实为热；肿块坚硬，皮色不变，日久不消，形体虚羸者，为虚为寒。其次要辨善恶，若疮疡溃腐，久不收敛，脓水淋漓，恶臭难闻，多为气血衰败之恶候。

2. ABCD 热毒证阴疮的主要证候：阴部生疮，焮红肿胀，灼热结块，甚则溃烂流脓，黏稠臭秽；恶寒发热，头晕目眩，口苦咽干，心烦不宁，便秘尿黄；舌红，苔黄，脉滑数。

3. ABCDE 寒湿证阴疮的主要证候：阴疮坚硬，皮色不变，疼痛绵绵，稀水淋漓，日久不愈；神疲倦怠，食少纳呆；舌淡，苔白腻，脉细弱。

4. ABCE 热毒证阴疮的主要治法为清热利湿，解毒消疮。

5. ACDE 寒湿证阴疮的主要治法为散寒除湿，活血散结。

6. ABC 阴疮初期治疗属热毒者，以清热解毒、活血化瘀、消肿止痛为主。

三、填空题

1. 寒湿

2. 阴茧

3. 外阴溃疡；前庭大腺炎；前庭大腺脓（囊）肿

4. 阴阳；寒热

5. 善恶

6. 清热解毒；活血化瘀；消肿止痛

四、名词解释

1. 妇人阴户生疮，结块红肿、热痛，或化脓腐烂，黄水淋漓，甚则溃疡如虫蚀，或者肿块位于阴道边侧，如有蚕茧，称为"阴疮""阴蚀""阴茧"。

2. 妇人阴户生疮，结块红肿、热痛，或化脓腐烂，黄水淋漓，甚则溃疡如虫蚀，或者肿块位于阴道边侧，如有蚕茧，称为"阴疮""阴蚀""阴茧"。

3. 妇人阴户生疮，结块红肿、热痛，或化脓腐烂，黄水淋漓，甚则溃疡如虫蚀，或者肿块位于阴道边侧，如有蚕茧，称为"阴疮""阴蚀""阴茧"。

五、简答题

1. 阴部生疮，焮红肿胀，灼热结块，甚则溃烂流脓，黏稠臭秽；恶寒发热，头晕目眩，口苦咽干，心烦不宁，便秘尿黄；舌红，苔黄，脉滑数。

2. 阴疮坚硬，皮色不变，疼痛绵绵，稀水淋漓，日久不愈；神疲倦怠，食少纳呆；舌淡，苔白腻，脉细弱。

3. 阴疮分为热毒证，方用龙胆泻肝汤；寒湿证，方用阳和汤。

六、病案分析题

1. 诊断：阴疮。

证型：寒湿证。

治法：散寒除湿，活血散结。

方药：阳和汤。

主要药物：熟地黄、鹿角胶、炮姜、肉桂、麻黄、白芥子、生甘草。

2. 诊断：阴疮。

证型：热毒证。

治法：清热利湿，解毒消疮。

方药：龙胆泻肝汤加减。

主要药物：龙胆草、柴胡、栀子、黄芩、车前子、木通、泽泻、生地黄、当归、甘草。

第四节　阴　吹

一、单项选择题

（一）A1 型题：每道试题下面有 A、B、C、D、E 五个备选答案。请从中选择一个最佳答案。

1. 妇人阴道中时时出气，或气出有声，状如矢气者，属于（　　）

A. 阴痒   B. 阴疮   C. 阴吹

D. 阴挺   E. 带下过多

2. 阴吹属于实证者，治法为（ ）

A. 补中益气，升清降浊 B. 疏肝解郁，行气导滞 C. 泻热润燥，通腑导滞

D. 健脾化湿，行气祛痰 E. 通腑导滞，疏通谷道

3. 阴吹的治疗原则为（ ）

A. 补中益气，升清降浊 B. 疏肝解郁，行气导滞 C. 泻热润燥，通腑导滞

D. 健脾化湿，行气祛痰 E. 陷者升之，塞者通之

4. 气虚证阴吹的治法是（ ）

A. 补中益气，升清降浊 B. 疏肝解郁，行气导滞 C. 泻热润燥，通腑导滞

D. 健脾化湿，行气祛痰 E. 通腑导滞，疏通谷道

5. 胃燥证阴吹的治法是（ ）

A. 补中益气，升清降浊 B. 疏肝解郁，行气导滞 C. 泻热润燥，通腑导滞

D. 健脾化湿，行气祛痰 E. 通腑导滞，疏通谷道

6. 气郁证阴吹的治法是（ ）

A. 补中益气，升清降浊 B. 疏肝解郁，行气导滞 C. 泻热润燥，通腑导滞

D. 健脾化湿，行气祛痰 E. 通腑导滞，疏通谷道

7. 痰湿证阴吹的治法是（ ）

A. 补中益气，升清降浊 B. 疏肝解郁，行气导滞 C. 泻热润燥，通腑导滞

D. 健脾化湿，行气祛痰 E. 通腑导滞，疏通谷道

8. 关于阴吹的描述，最早见于（ ）

A.《金匮要略》   B.《伤寒杂病论》   C.《妇人大全良方》

D.《傅青主女科》   E.《景岳全书》

9. 阴吹声高，伴大便秘结者多为（ ）

A. 虚证   B. 实证   C. 虚实夹杂证

D. 正虚邪盛证   E. 阴阳两虚证

10. 阴吹声低，兼虚坐努责者多为（ ）

A. 虚证   B. 实证   C. 虚实夹杂证

D. 正虚邪盛证   E. 阴阳两虚证

（二）**A2 型题：每道试题由两个以上相关因素组成或以一个简要病例形式出现，其下面都有 A、B、C、D、E 五个备选答案。请从中选择一个最佳答案。**

1. 某女士，女，23 岁。自然分娩后 1 个月开始出现阴道中时时出气，状如矢气，已 3 个月。患者平素神倦乏力，气短懒言，小腹下坠，虚坐努责；舌淡，苔白，脉缓弱。该患者可诊断为（ ）

A. 气虚证阴吹   B. 胃燥证阴吹   C. 气郁证阴吹

D. 痰湿证阴吹   E. 寒凝证阴吹

2. 某女士，女，34 岁。近日自觉阴中有气排出，状如矢气，喧响有声；口燥咽干，腹部胀满，大便燥结；舌红，苔黄或黄糙，脉滑数。该患可诊断为（　　）

    A. 气虚证阴吹   B. 胃燥证阴吹   C. 气郁证阴吹

    D. 痰湿证阴吹   E. 寒凝证阴吹

（三）A3 型题：以下提供若干个案例，每个案例下设若干道试题。请根据案例所提供的信息，在每一道试题下面的 A、B、C、D、E 五个备选答案中选择一个最佳答案。

1. 某女士，30 岁。阴中有气排出，状如矢气，喧响有声 1 年余。平素口燥咽干，腹部胀满，大便燥结；舌红，苔黄，脉滑数。

  （1）该患者可能的诊断是

    A. 阴痒   B. 阴疮   C. 阴吹

    D. 阴挺   E. 带下过多

  （2）该患者的首选方药是（　　）

    A. 补中益气汤   B. 麻子仁丸   C. 逍遥散

    D. 橘半桂苓枳姜汤   E. 大补元煎

  （3）关于本病说法错误的是（　　）

    A. 可配合阴道局部功能锻炼

    B. 经年便秘者，要注意养成定时排便，保持大便通畅的生活习惯

    C. 对于症状明显的阴吹患者，应注重心理调节，避免讳疾忌医，加重精神负担

    D. 本病证治疗当以泻热润燥，通腑导滞为主

    E. 本病与排便正常与否无关

2. 某女士，55 岁。阴中有气排出，状如矢气，声音低沉，时断时续；神倦乏力，气短懒言，小腹下坠，虚坐努责；舌淡，苔白，脉缓弱。

  （1）该患者可能的诊断是（　　）

    A. 阴痒   B. 阴疮   C. 阴吹

    D. 阴挺   E. 带下过多

  （2）该患者首选方药是（　　）

    A. 补中益气汤   B. 麻子仁丸   C. 逍遥散

    D. 橘半桂苓枳姜汤   E. 大补元煎

  （3）该患者的治法是（　　）

    A. 补中益气，升清降浊   B. 疏肝解郁，行气导滞   C. 泻热润燥，通腑导滞

    D. 健脾化湿，行气祛痰   E. 通腑导滞，疏通谷道

（四）B1 型题：以下每组试题共用 A、B、C、D、E 五个备选答案，备选答案在上，题干在下。请从中选择一个最佳答案，每个备选答案可能被选择一次、多次或不被选择。

    A. 补中益气汤   B. 麻子仁丸   C. 逍遥散

    D. 橘半桂苓枳姜汤   E. 血府逐瘀汤

1. 气虚证阴吹方药首选（　　）
2. 气郁证阴吹方药首选（　　）
3. 胃燥证阴吹方药首选（　　）
4. 痰湿证阴吹方药首选（　　）

二、多项选择题

每题由一个题干与 5 个备选答案组成，可从备选答案中选择多项与问题有关的答案，须全部选准方可计分。

1. 属于气郁证阴吹的表现是（　　）

　　A. 阴中有气排出，状如矢气，气出有声，时轻时重

　　B. 精神抑郁，烦躁易怒

　　C. 胸胁、少腹胀痛，嗳气食少，时欲叹息

　　D. 舌质正常，苔薄白，脉弦

　　E. 带下量多，色白黏腻，胸脘痞闷

2. 属于胃燥证阴吹的表现是（　　）

　　A. 阴中有气排出，状如矢气，喧响有声　　B. 口燥咽干

　　C. 腹部胀满　　　　　　　　　　　　　　D. 大便燥结

　　E. 舌红，苔黄或黄糙，脉滑数

3. 属于气郁证阴吹的表现是（　　）

　　A. 阴中气出有声，时轻时重　　　　　　　B. 精神抑郁，烦躁易怒

　　C. 嗳气食少，时欲叹息　　　　　　　　　D. 带下量多，色白黏腻

　　E. 舌质正常，苔薄白，脉弦或弦涩

4. 属于痰湿证阴吹的表现是（　　）

　　A. 阴中有气排出，状如矢气，或簌簌有声　　B. 带下量多，色白黏腻

　　C. 胸脘痞闷，或呕吐痰涎　　D. 口中淡腻　　E. 舌淡，苔白腻，脉缓滑

三、填空题

1. 气虚证阴吹的治法是＿＿＿＿＿＿，＿＿＿＿＿＿。
2. 胃燥证阴吹的治法是＿＿＿＿＿＿，＿＿＿＿＿＿。
3. 气郁证阴吹的治法是＿＿＿＿＿＿，＿＿＿＿＿＿。
4. 痰湿证阴吹的治法是＿＿＿＿＿＿，＿＿＿＿＿＿。

四、名词解释

阴吹

五、简答题

1. 阴吹的辨证要点是什么？
2. 阴吹的总体治疗原则是什么？

六、论述题

气虚证阴吹的主要证候、证候分析及治法方药是什么？

七、病案分析题

胡某，女，45岁。患者自觉阴中有气排出，簌簌有声，已半年余，加重1个月。素体肥胖，带下量多，色白黏腻，胸脘痞闷，或呕吐痰涎，口中淡腻；舌淡，苔白腻，脉缓滑。妇科检查：宫体前位，正常大小，附件未见异常。

请写出本病的诊断、证型、证候分析、治法、方药。

参考答案

一、单项选择题

（一）A1 型题

1. C 妇人阴道中时时出气，或气出有声，状如矢气者，称为阴吹。
2. E 阴吹属于实证者，治法以通腑导滞、疏通谷道为主。
3. E 阴吹治疗当分清虚实，以"陷者升之""塞者通之"为原则。
4. A 气虚证阴吹的治法是补中益气，升清降浊。
5. C 胃燥证阴吹的治法是泻热润燥，通腑导滞。
6. B 气郁证阴吹的治法是疏肝解郁，行气导滞。
7. D 痰湿证阴吹的治法是健脾化湿，行气祛痰。
8. A 阴吹的描述，最早见于《金匮要略》。
9. B 阴吹声高，伴大便秘结者多为实证。
10. A 阴吹声低，兼虚坐努责者多为虚证。

（二）A2 型题

1. A 根据患者证候分析，属气虚证阴吹。
2. B 根据患者证候分析，属胃燥证阴吹。

（三）A3 型题

1.（1）C 根据患者证候分析，诊断为胃燥证阴吹；
（2）B 其治疗选麻子仁丸。
（3）E 本病证治疗当以泻热润燥，通腑导滞为主，可配合阴道局部功能锻炼。经年便秘者，要注意养成定时排便、保持大便通畅的生活习惯。对于症状明显的阴吹患者，应注重心理调节，避免讳疾忌医，加重精神负担。

2.（1）C　根据患者证候分析，诊断为气虚证阴吹。

（2）A　其治疗选补中益气汤。

（3）A　治法为补中益气，升清降浊。

（四）B1 型题

1. A　气虚证阴吹方药首选补中益气汤。

2. C　气郁证阴吹方药首选逍遥散。

3. B　胃燥证阴吹方药首选麻子仁丸。

4. D　痰湿证阴吹方药首选橘半桂苓枳姜汤。

二、多项选择题

1. ABCD　气郁证阴吹的主要证候：阴中有气排出，状如矢气，气出有声，时轻时重；精神抑郁，烦躁易怒，胸胁、少腹胀痛，嗳气食少，时欲叹息；舌质正常，苔薄白，脉弦或弦涩。

2. ABCDE　胃燥证阴吹的主要证候：阴中有气排出，状如矢气，喧响有声；口燥咽干，腹部胀满，大便燥结；舌红，苔黄或黄糙，脉滑数。

3. ABCE　气郁证阴吹的主要证候：阴中有气排出，状如矢气，气出有声，时轻时重；精神抑郁，烦躁易怒，胸胁、少腹胀痛，嗳气食少，时欲叹息；舌质正常，苔薄白，脉弦或弦涩。

4. ABCDE　痰湿证阴吹的主要证候：阴中有气排出，状如矢气，或簌簌有声；带下量多，色白黏腻，胸脘痞闷，或呕吐痰涎，口中淡腻；舌淡，苔白腻，脉缓滑。

三、填空题

1. 补中益气；升清降浊

2. 泻热润燥；通腑导滞

3. 疏肝解郁；行气导滞

4. 健脾化湿；行气祛痰

四、名词解释

妇人阴道中时时出气，或气出有声，状如矢气者，称为阴吹。

五、简答题

1. 本病治疗须辨别虚实，可根据阴中出气的声音及全身证候进行辨证。一般阴吹声高，伴大便秘结者为实证，见于气郁或胃燥；若吹声低沉，兼虚坐努责者为虚证，见于气虚；形体肥胖，脘痞倦怠者多属痰湿，为虚中夹实证。

2. 阴吹治疗当分清虚实。本着"陷者升之""塞者通之"的原则，属于虚证者，宜补中升提，使气走常道；属于实证者，以通腑导滞、疏通谷道为主。

六、论述题

主要证候：阴中有气排出，状如矢气，声音低沉，时断时续；神倦乏力，气短懒言，小腹下坠，虚坐努责；舌淡，苔白，脉缓弱。

证候分析：脾虚气弱，中气下陷，腑气逆走前阴，则致阴吹；脾虚中气不足，故阴吹时断时续，声音低沉；中阳不振，则神倦乏力，气短懒言；气虚失于提挈，则小腹空坠；气虚肠道传导无力，则虚坐努责；舌淡，苔白，脉缓弱，为气虚之征。

治法：补中益气，升清降浊。

方药：补中益气汤加枳壳。

七、病案分析题

诊断：阴吹。

证型：痰湿证。

证候分析：脾阳素虚，或嗜食肥甘，痰湿停聚，盘踞中焦，谷气不能行于常道而迫走前阴，故阴吹；痰湿下注任带，则带下量多，色白质腻；痰湿阻于中焦，气机升降失常，则胸脘痞闷，呕吐痰涎，口中淡腻；舌淡，苔白腻，脉滑缓，为痰湿内停之征。

治法：健脾化湿，行气祛痰。

方剂：橘半桂苓枳姜汤（《温病条辨》）加白术。

主要药物：桂枝、茯苓、生姜、橘皮、制半夏、枳实、白术。

第十四章　女性生殖系统解剖 ▷▷▷▷

一、单项选择题

（一）A1 型题：每道试题下面有 A、B、C、D、E 五个备选答案。请从中选择一个最佳答案。

1. 下列各项，其中属于女性内生殖器的是（　　）

  A. 前庭大腺　　　　　　B. 尿道外口　　　　　　C. 阴蒂

  D. 子宫颈　　　　　　　E. 阴阜

2. 下列各项，其中哪项对子宫的描述是正确的（　　）

  A. 宫颈外口是宫颈癌的好发部位

  B. 子宫的正常位置完全依靠于子宫韧带的支托

  C. 子宫位于盆腔前方与膀胱相邻

  D. 任何原因引起盆底组织结构破坏或功能障碍，均可导致子宫脱垂

  E. 成年妇女的子宫重 20~30g，容量 2mL

3. 下列各项，其中哪项对骨盆的描述是正确的（　　）

  A. 骨盆入口平面呈圆形　　　　B. 骨盆入口平面是骨盆腔最狭窄的部分

  C. 中骨盆横径平均长约 11.5cm

  D. 骨盆出口平面是一个三角形

  E. 中骨盆平面是骨盆最小平面

4. 下列各项，哪项对骨盆分界的描述是正确的（　　）

  A. 骨盆上部分为假骨盆（大骨盆）

  B. 骨盆上部分为真骨盆（大骨盆）

  C. 骨盆下部分为假骨盆（小骨盆）

  D. 骨盆下部分为真骨盆（大骨盆）

  E. 骨盆上部分为假骨盆（小骨盆）

5. 下列各项，其中哪项不属于骨盆分型（　　）

  A. 女型　　　　　　　　B. 扁平型　　　　　　　C. 椭圆型

  D. 男型　　　　　　　　E. 类人猿型

6. 下列各项，哪项对骨盆出口平面的描述是正确的（　　）

  A. 为骨盆腔下口

B. 后三角平面顶端为耻骨联合下缘，侧边为耻骨降支

C. 前三角平面顶端为骶尾关节，两侧为骶结节韧带

D. 有 4 条径线

E. 出口横径平均长约 11cm，是胎先露部通过骨盆出口的径线

7. 下列各项，哪项对骨盆轴的描述是正确的（　　）

A. 下段向下　　　　　　　B. 确实存在　　　　　　　C. 上段向下向前

D. 中段向后　　　　　　　E. 骨盆轴亦称产轴

8. 下列各项，哪项对骨盆底位置的描述是正确的（　　）

A. 两侧坐骨结节前缘的连线将骨盆底分为左、右两个三角区

B. 骨盆底下方向前为尾骨尖

C. 骨盆底两侧为耻骨联合和耻骨弓

D. 骨盆底前面为耻骨降支、坐骨升支及坐骨结节

E. 骨盆底由多层肌肉及筋膜组成

9. 下列各项，哪项对阴道的描述是错误的（　　）

A. 排出月经及娩出胎儿的通道

B. 位于子宫及外阴之间　　　C. 上端包绕子宫颈

D. 下端开口于阴道前庭后部　E. 前壁长 6～8cm，后壁长 12～14cm

10. 下列各项，其中哪项对子宫的描述是错误的（　　）

A. 子宫是产生月经及孕育胚胎、胎儿的器官

B. 位于盆腔中央，前方为膀胱，后为直肠

C. 下端接阴道，两侧有输卵管和卵巢

D. 子宫韧带全面支托起子宫的正常位置

E. 任何原因引起盆底组织结构破坏或功能障碍，均可导致子宫脱垂

（二）**A2 型题：每道试题由两个以上相关因素组成或以一个简要病例形式出现，其下面都有 A、B、C、D、E 五个备选答案。请从中选择一个最佳答案。**

1. 患者李某，女，30 岁。在产程中要了解胎头下降的情况应当首要关注（　　）

A. 入口前后径　　　　　　B. 入口横径　　　　　　　C. 中骨盆前后径

D. 中骨盆横径　　　　　　E. 出口前后径

2. 患者李某，女，30 岁。妊娠 38 周，胎儿大小正常，下列哪种情况胎儿可正常自阴道娩出（　　）

A. 出口横径为 7cm，出口后矢状径为 6cm

B. 出口横径为 7.5cm，出口后矢状径为 6cm

C. 出口横径为 7.5cm，出口后矢状径为 6.5cm

D. 出口横径为 7.5cm，出口后矢状径为 7cm

E. 出口横径为 8.5cm，出口后矢状径为 8.5cm

3. 患者李某，女，20 岁。检查患者子宫状况均正常，以下几项是错误的（　　）

A. 子宫长 7.5cm　　　　B. 子宫宽 4.5cm　　　　C. 子宫厚 2cm

D. 子宫容量 6mL　　　　E. 子宫体与子宫颈之比为 2∶1

（三）**A3 型题：以下提供若干个案例，每个案例下设若干道试题。请根据案例所提供的信息，在每一道试题下面的 A、B、C、D、E 五个备选答案中选择一个最佳答案。**

1. 患者女性，28 岁。孕 38 周，骨盆入口呈横椭圆形，入口横径较前后径稍长。骨盆侧壁直，坐骨棘不突出，耻骨弓较宽。

（1）该患者最可能的骨盆类型是（　　　）

A. 女型　　　　　　　　B. 男型　　　　　　　　C. 扁平型

D. 椭圆型　　　　　　　E. 类人猿型

（2）该患者坐骨棘间径最可能为（　　　）

A. 8cm　　　　　　　　B. 8.5cm　　　　　　　　C. 9cm

D. 9.5cm　　　　　　　E. 10cm

2. 患者女性，28 岁。孕 38 周，骨盆入口略呈三角形，两侧壁内聚，坐骨棘突出，耻骨弓较窄，坐骨切迹窄，呈高弓形，骶骨较直而前倾。

（1）该患者最可能的骨盆类型是（　　　）

A. 女型　　　　　　　　B. 男型　　　　　　　　C. 扁平型

D. 圆型　　　　　　　　E. 类人猿型

（2）该患者骨盆类型在我国妇女骨盆类型占比中最可能为（　　　）

A. 1%～1.7%　　　　　B. 1%～2.7%　　　　　C. 1%～3.7%

D. 1%～4.7%　　　　　E. 1%～5.7%

（四）**B1 型题：以下每组试题共用 A、B、C、D、E 五个备选答案，备选答案在上，题干在下。请从中选择一个最佳答案，每个备选答案可能被选择一次、多次或不被选择。**

A. 10cm　　　　　　　　B. 11cm　　　　　　　　C. 11.5cm

D. 12.75cm　　　　　　E. 13cm

1. 中骨盆横径平均长约（　　　）

2. 入口前后径平均长约（　　　）

3. 中骨盆前后径平均长约（　　　）

4. 出口前后径平均长约（　　　）

二、多项选择题

每题由一个题干与 5 个备选答案组成，可从备选答案中选择多项与问题有关的答案，须全部选准方可计分。

1. 输卵管分为下列哪几部分（　　　）

A. 间质部　　　　　　　B. 峡部　　　　　　　　C. 底部

D. 壶腹部　　　　　　　E. 伞部

2. 卵巢的功能有（　　）

　　A. 产生卵子　　　　　　　　B. 排出卵子　　　　　　　　C. 分泌甾体激素

　　D. 分泌免疫调节因子　　　　E. 促进生殖器官发育

3. 下列关于骨盆分界正确的是（　　）

　　A. 以耻骨联合上缘、髂耻缘和骶岬上缘连线为界

　　B. 上部分为假骨盆（大骨盆），下部分为真骨盆（小骨盆）

　　C. 假骨盆的前方为腹壁下部组织，两侧为髂骨翼，后方为第 5 腰椎

　　D. 假骨盆与产道无直接关系，但其某些径线的长短可作为了解真骨盆大小的参考

　　E. 真骨盆是胎儿娩出的骨产道，可分为 3 个部分：骨盆入口、骨盆腔及骨盆出口

4. 下列关于阴道前庭正确的是（　　）

　　A. 阴道前庭为两侧小阴唇之间的菱形区域，前为阴蒂，后为阴唇系带，两侧为小阴唇

　　B. 阴道口与阴唇系带之间有一浅窝，称为舟状窝

　　C. 前庭球又称球海绵体，位于前庭两侧，前部与阴蒂相连，后部与前庭大腺相邻

　　D. 前庭大腺又称巴多林腺，简称巴氏腺。位于大阴唇后前方，如黄豆大小，左右各一

　　E. 阴道口位于尿道外口后方的前庭后部

三、填空题

1. 子宫是产生月经及孕育胚胎、胎儿的器官，位于盆腔中央，前方为＿＿＿＿＿，后为＿＿＿＿＿，下端接＿＿＿＿＿，两侧有输卵管和卵巢。

2. 输卵管为一对细长而弯曲的肌性管道，为＿＿＿＿＿的通道。

四、名词解释

1. 直肠子宫陷凹

2. 解剖学内口

3. 组织学内口

五、简答题

1. 请简述子宫体壁的分层。

2. 请简述骨盆底组织结构。

六、论述题

子宫韧带的位置和作用是什么？

参考答案

一、单项选择题

（一）A1 型题

1. D 女性内生殖器位于真骨盆内，包括阴道、子宫、输卵管及卵巢。

2. D 宫颈外口柱状上皮与鳞状上皮交界处是宫颈癌的好发部位。子宫的正常位置依靠子宫韧带及骨盆底肌和筋膜的支持，任何原因引起盆底组织结构破坏或功能障碍，均可导致子宫脱垂。子宫是产生月经及孕育胚胎、胎儿的器官，位于盆腔中央，前方为膀胱，后为直肠，下端接阴道，两侧有输卵管和卵巢。成年妇女的子宫重 50～70g，长 7～8cm，宽 4～5cm，厚 2～3cm，容量约 5mL。

3. E 骨盆入口平面呈横椭圆形。中骨盆平面是骨盆腔最狭窄的部分，亦是骨盆最小平面，在产科有重要临床意义。骨盆出口平面为骨盆腔下口，实际上是由前后两个不在同一平面的三角形所组成。中骨盆横径即坐骨棘间径，为两坐骨棘间的距离，平均长约 10cm。

4. A 骨盆的分界以耻骨联合上缘、髂耻缘和骶岬上缘连线为界，骨盆分成两部分。上部分为假骨盆（大骨盆），下部分为真骨盆（小骨盆）。

5. C 根据骨盆的形状，分为 4 种类型，即女型、扁平型、类人猿型及男型。

6. A 骨盆出口平面为骨盆腔下口，实际上是由前后两个不在同一平面的三角形所组成的，前三角平面顶端为耻骨联合下缘，侧边为耻骨降支；后三角平面顶端为骶尾关节，两侧为骶结节韧带。其有 3 条径线。出口横径也称坐骨结节间径，是两坐骨结节间的距离，平均长约 9cm，是胎先露部通过骨盆出口的径线。

7. E 骨盆轴亦称产轴，是连接骨盆各个平面中心点所形成的一条假想曲线，其上段向下向后，中段向下，下段向前向下。

8. D 骨盆底由多层肌肉及筋膜组成，骨盆底前面为耻骨联合和耻骨弓，后面为尾骨尖，两侧为耻骨降支、坐骨升支及坐骨结节。两侧坐骨结节前缘的连线将骨盆底分为前、后两个三角区。

9. E 阴道是性交器官，也是排出月经及娩出胎儿的通道。其位于子宫及外阴之间，上端包绕子宫颈，下端开口于阴道前庭后部。子宫颈与阴道间的圆周状隐窝，称为阴道穹隆，按其位置分为前、后、左、右 4 部分，其中后穹隆最深。前壁长 7～9cm，阴道后壁长 10～12cm。

10. D 子宫是产生月经及孕育胚胎、胎儿的器官，位于盆腔中央，前方为膀胱，后为直肠，下端接阴道，两侧有输卵管和卵巢。子宫的正常位置依靠子宫韧带及骨盆底肌和筋膜的支托。

（二）**A2 型题**

1. D　中骨盆横径即坐骨棘间径，为两坐骨棘间的距离，平均长约 10cm。两侧坐骨棘连线为产程中了解胎头下降的重要标志。

2. E　出口后矢状径为骶尾关节至坐骨结节间径中点间的距离，平均长约 8.5cm，后矢状径在产科临床上其为重要，当出口横径稍短，而出口横径与后矢状径之和＞15cm 时，一般正常大小胎儿可通过后三角区经阴道娩出。

3. D　成年妇女的子宫重 50～70g，长 7～8cm，宽 4～5cm，厚 2～3cm，容量约 5mL。子宫体与子宫颈的比例因年龄和卵巢功能而异，青春期前为 1∶2，育龄妇女为 2∶1，绝经后为 1∶1。

（三）**A3 型题**

1.（1）A　女型骨盆入口呈横椭圆形，入口横径较前后径稍长。骨盆侧壁直，坐骨棘不突出，耻骨弓较宽，坐骨棘间径≥10cm。此型最常见，为女性正常骨盆，最适宜分娩，我国妇女占 52％～58.9％。女型骨盆的典型特征是盆腔浅而宽，入口、出口均比男型骨盆大，耻骨联合短而宽，耻骨弓角度较大，骶岬突出较小，骶骨宽而短，弯度小。

（2）E　女型骨盆入口呈横椭圆形，入口横径较前后径稍长。骨盆侧壁直，坐骨棘不突出，耻骨弓较宽，坐骨棘间径≥10cm。

2.（1）B　男型骨盆入口略呈三角形，两侧壁内聚，坐骨棘突出，耻骨弓较窄，坐骨切迹窄，呈高弓形，骶骨较直而前倾，致出口后矢状径较短。骨盆腔呈漏斗形，往往造成难产。此型少见，我国妇女仅占 1％～3.7％。

（2）C　男型骨盆入口略呈三角形，两侧壁内聚，坐骨棘突出，耻骨弓较窄，坐骨切迹窄，呈高弓形，骶骨较直而前倾，致出口后矢状径较短。骨盆腔呈漏斗形，往往造成难产。此型少见，我国妇女仅占 1％～3.7％。

（四）**B1 型题**

1. A　中骨盆横径即坐骨棘间径，为两坐骨棘间的距离，平均长约 10cm。

2. B　入口前后径称真结合径。耻骨联合上缘中点至骶岬前缘正中间的距离，平均长约 11cm，其长短与分娩关系密切。

3. C　中骨盆前后径指耻骨联合下缘中点通过两侧坐骨棘连线中点至骶骨下端间的距离，平均长约 11.5cm。

4. C　出口前后径指耻骨联合下缘至骶尾关节间的距离，平均长约 11.5cm。

二、多项选择题

1. ABDE　输卵管为一对细长而弯曲的肌性管道，为卵子与精子结合场所及运送受精卵的通道。其内侧与子宫角相连，外端游离，长 8～14cm。根据输卵管的形态，由内向外分为 4 部分：①间质部：潜行于子宫壁内的部分，长约 1cm，管腔最窄。②峡部：位于间质部外侧，细而较直，管腔较窄，长 2～3cm。③壶腹部：位于峡部外侧，壁薄，管腔宽大且弯曲，长 5～8cm，内含丰富皱襞，受精常发生于此。④伞部：为输卵管末端，开口于腹腔，长 1～1.5cm，管口处有许多指状突起，有拾卵作用。

2. ABC　卵巢为一对扁椭圆形的性腺，是产生与排出卵子并分泌甾体激素的性器官。

3. ABCDE　以耻骨联合上缘、髂耻缘和骶岬上缘连线为界，骨盆分成两部分。上部分为假骨盆（大骨盆），下部分为真骨盆（小骨盆）。假骨盆的前方为腹壁下部组织，两侧为髂骨翼，后方为第 5 腰椎。假骨盆与产道无直接关系，但其某些径线的长短可作为了解真骨盆大小的参考。真骨盆是胎儿娩出的骨产道，可分为 3 个部分：骨盆入口、骨盆腔及骨盆出口。骨盆腔为一前壁短、后壁长的弯曲管道，前壁是耻骨联合和耻骨支，后壁是骶骨与尾骨，两侧为坐骨、坐骨棘及骶棘韧带。

4. ABCE　阴道前庭为两侧小阴唇之间的菱形区域，前为阴蒂，后为阴唇系带，两侧为小阴唇。阴道口与阴唇系带之间有一浅窝，称为舟状窝。此区域有以下结构：①前庭球：又称球海绵体，位于前庭两侧，前部与阴蒂相连，后部与前庭大腺相邻，表面为球海绵体肌覆盖。②尿道外口：位于阴蒂及阴道口之间，圆形，边缘折叠而合拢。③前庭大腺：又称巴多林腺，简称巴氏腺。位于大阴唇后下方，如黄豆大小，左右各一。④阴道口及处女膜：阴道口位于尿道外口后方的前庭后部。

三、填空题

1. 膀胱；直肠；阴道
2. 卵子与精子结合场所及运送受精卵

四、名词解释

1. 子宫颈与阴道间的圆周状隐窝，称为阴道穹窿，按其位置分为前、后、左、右 4 部分，其中后穹窿最深。后穹窿与直肠之间是腹腔的最低部位，称为直肠子宫陷凹。

2. 子宫体与子宫颈之间最狭窄的部位，称为子宫峡部，在非孕期长约 1cm，其上端因解剖学上狭窄，称为解剖学内口。

3. 子宫体与子宫颈之间最狭窄的部位，称为子宫峡部，在非孕期长约 1cm，其下端因子宫内膜转变为子宫颈黏膜，称为组织学内口。

五、简答题

1. 子宫体壁由外层的浆膜层、中间的肌层及内层的内膜层构成：①子宫内膜层：衬于宫腔表面，无内膜下层组织。②子宫肌层：较厚，由大量平滑肌组织、少量弹力纤维与胶原纤维所组成，肌束排列交错，外层纵行，内层环形，中层交叉排列。③子宫浆膜层：为覆盖子宫底部及前后面的脏腹膜。

2. 骨盆底组织分为 3 层，即外层、中层和内层。外层由会阴浅层筋膜及深面的 3 对肌肉与肛门外括约肌组成。中层即泌尿生殖膈。内层即盆膈，为骨盆底最里层且最坚韧的一层。肛提肌有加强盆底托力的作用，又因部分肌纤维在阴道及直肠周围密切交织，还有加强肛门与阴道括约肌的作用。

六、论述题

子宫韧带包括：①圆韧带：呈圆索状，由平滑肌和结缔组织构成，起于子宫角两侧的前面，输卵管近端的下方，在阔韧带前叶的覆盖下向前外侧走行达到两侧骨盆壁后，再经腹股沟管止于大阴唇前端，有维持子宫呈前倾位置的作用。②阔韧带：位于子宫两侧的一对翼状的双层腹膜皱襞，由覆盖子宫前后的腹膜自子宫侧缘向外伸展达到骨盆侧壁，能够限制子宫向两侧倾斜，并将骨盆腔分为前后两部分。韧带的上缘呈游离状，其内侧 2/3 包绕输卵管（伞端无腹膜遮盖），外侧 1/3 包绕卵巢动静脉由输卵管伞端向骨盆壁延伸，称为骨盆漏斗韧带，具有支持卵巢的作用，又称卵巢悬韧带，内有卵巢血管通过。阔韧带内有丰富的血管、神经、淋巴管及大量疏松结缔组织，统称为宫旁组织，阔韧带基底部还有子宫动静脉及输尿管穿过。③主韧带：又称子宫颈横韧带。在阔韧带的下部，横行于子宫颈两侧和骨盆侧壁之间，为一对坚韧的平滑肌和结缔组织纤维束，是固定子宫颈位置、防止子宫下垂的主要结构。④宫骶韧带：起自子宫体和子宫颈交界处后面的上侧方，伸向两旁，绕过直肠终止在第 2、3 骶椎前面的筋膜，韧带外覆腹膜，内含平滑肌、结缔组织和支配膀胱的神经，宫骶韧带短厚有力，向后向上牵引宫颈，维持子宫前倾位置。

第十五章　女性生殖系统生理 ▷▷▷▷

一、单项选择题

（一）A1 型题：每道试题下面有 **A、B、C、D、E** 五个备选答案。请从中选择一个
最佳答案。

1. 卵子自卵巢排出后未受精，黄体开始萎缩是在排卵后的（　　）

   A. 4～5 天　　　　　　　B. 9～10 天　　　　　　C. 11～12 天

   D. 13～14 天　　　　　　E. 15～16 天

2. 关于排卵期的宫颈黏液状态，说法正确的是（　　）

   A. 黏稠　　　　　　　　B. 量少　　　　　　　　C. 水分少

   D. 拉丝度大　　　　　　E. 镜下可见椭圆体

3. 在下列各项中，（　　）是雌激素和孕激素协同作用的结果

   A. 输卵管蠕动　　　　　B. 乳房发育　　　　　　C. 子宫收缩

   D. 子宫颈黏液变化　　　E. 基础体温升高

4. 关于雌激素、孕激素的周期性变化，下列哪项是正确的（　　）

   A. 孕激素在周期中有两个高峰

   B. 雌激素在周期中有一个高峰

   C. 雌激素于排卵后 7～8 天出现高峰

   D. 月经来潮时孕激素水平开始下降

   E. 雌激素、孕激素出现高峰的时间完全吻合

5. 下列叙述中，哪项是错误的（　　）

   A. 丘脑下部具有神经内分泌功能

   B. 卵巢合成的激素只有雌二醇、雌三醇及雌酮

   C. 卵巢能分泌少量雄激素　　D. 雌孕激素属甾体激素

   E. 垂体前叶受丘脑下部的控制

6. 以下不属于甾体激素的是（　　）

   A. 雌二醇　　　　　　　B. 雌酮　　　　　　　　C. 黄体酮

   D. 睾酮　　　　　　　　E. 卵泡刺激素

7. 以下有关月经，描述错误的是（　　）

   A. 月经期剥落的子宫内膜为功能层

B. 手术破坏内膜的基底层导致闭经

C. 增生期和分泌期的主要区别在于腺体层

D. 排卵发生在月经的第 14 日

E. 月经周期的长短由卵泡期决定

8. 雌激素的作用（　　）

A. 使宫颈口松弛，扩张

B. 加快阴道上皮细胞脱落

C. 促进乳腺小叶及腺泡发育

D. 抑制输卵管平滑肌收缩频率和振幅

E. 宫颈黏液变稠厚

9. 月经周期 28 天，有排卵的妇女，于月经周期第 22 日诊刮，病理检查子宫内膜应为（　　）

A. 增生期中期　　　　　　B. 增生期晚期　　　　　　C. 分泌期早期

D. 分泌期中期　　　　　　E. 分泌期晚期

10. 女性，14 岁。13 岁月经初潮，现月经周期无规律性，以下错误的是（　　）

A. 可能因为雌激素水平不足以引起 LH 的高峰

B. 初潮后最初 2 年无排卵型月经周期常见

C. 已初步具有生育能力，生殖系统功能发育已完善

D. FSH 可逐渐升高出现正反馈

E. 该患者无须用药物治疗

11. 女性，28 岁。14 岁初潮，月经周期规律，周期 35 日，持续 6 日，预测排卵日期应在月经周期的（　　）

A. 第 14 日　　　　　　　B. 第 17 日　　　　　　　C. 第 21 日

D. 第 25 日　　　　　　　E. 第 29 日

12. 女性，50 岁。月经周期紊乱 2 年，现停经 40 日，基础体温单相，宫颈黏液呈典型羊齿植物叶状结晶，相应的子宫内膜表现应是（　　）

A. 增殖期图像　　　　　　B. 分泌期早期图像　　　　C. 分泌期中期图像

D. 分泌期晚期图像　　　　E. 萎缩型图像

13. 47 岁妇女，近一年月经周期不规则，目前该妇女处于（　　）

A. 性成熟期　　　　　　　B. 绝经前期　　　　　　　C. 绝经过渡期

D. 绝经期　　　　　　　　E. 绝经后期

14. 绝经过渡期妇女的卵巢状况为（　　）

A. 卵巢功能属于成熟阶段　　B. 常为有排卵型月经

C. 卵巢内卵泡已完全耗竭　　D. 卵巢内剩余卵泡完全丧失对垂体促性腺激素的反应

E. 卵巢内卵泡数明显减少且易发生卵泡发育不良

（二）B1 型题：以下每组试题共用 A、B、C、D、E 五个备选答案，备选答案在上，

题干在下。请从中选择一个最佳答案，每个备选答案可能被选择一次、多次或不被选择。

　　A. 雌激素　　　　　　　B. 孕激素　　　　　　　C. LH/FSH

　　D. 雄激素　　　　　　　E. 甲状腺激素

1. 在排卵前 24 小时左右出现峰值的是（　　　）

2. 在排卵前呈低值，排卵后出现峰值的是（　　　）

　　A. 雌激素　　　　　　　B. 孕激素　　　　　　　C. 雄激素

　　D. FSH　　　　　　　　E. LH

3. 活化颗粒细胞内芳香化酶的是（　　　）

4. 使子宫内膜由增殖期变为分泌期的是（　　　）

　　A. 绝经过渡期　　　　　B. 绝经期　　　　　　　C. 围绝经期

　　D. 绝经后期　　　　　　E. 老年期

5. 卵巢功能开始衰退直至绝经后 1 年内的时间称（　　　）

6. 卵巢功能开始衰退直至最后一次月经的时期称（　　　）

二、多项选择题

每题由一个题干与 5 个备选答案组成，可从备选答案中选择多项与问题有关的答案，须全部选准方可计分。

1. 垂体分泌的激素包括（　　　）

　　A. 卵泡刺激素　　　　　B. 黄体生成素　　　　　C. 泌乳素

　　D. 泌乳素抑制激素　　　E. 促甲状腺激素释放激素

2. 卵泡的发育与成熟经历了哪些阶段（　　　）

　　A. 始基卵泡　　　　　　B. 原始卵泡　　　　　　C. 窦卵泡

　　D. 窦前卵泡　　　　　　E. 成熟卵泡

3. 雌、孕激素的拮抗作用表现在（　　　）

　　A. 子宫收缩　　　　　　B. 宫颈黏液变化　　　　C. 输卵管蠕动

　　D. 生殖器官与乳房的发育　　E. 阴道上皮角化和脱落

4. 关于月经，正确的是（　　　）

　　A. 月经是指有规律的、周期性的子宫出血

　　B. 月经是生殖功能成熟的外在标志之一

　　C. 有月经表示有排卵

　　D. 第一次月经来潮称月经初潮

　　E. 月经血的特点是不凝固

5. 关于月经周期调节的描述，正确的是（　　　）

A. 月经是子宫内膜周期性变化的临床表现

B. 子宫内膜的周期性变化受卵巢激素的影响

C. 卵巢周期性变化直接受垂体、下丘脑的控制

D. 孕激素对下丘脑产生正负反馈调节

E. 雌激素对下丘脑产生正负反馈调节

6. 卵巢周期性变化的描述，错误的是（　　　）

A. 成熟卵泡是卵泡发育的最后阶段

B. 颗粒细胞层血管丰富　　　C. 卵泡内膜层无血管存在

D. 卵泡外膜与卵巢间质有明显界限

E. 卵泡内膜细胞衍变为放射冠

三、填空题

1. 卵巢周期性变化时所产生的两种主要激素是＿＿＿＿＿和＿＿＿＿＿。

2. 正常排卵周期黄体功能限于＿＿＿＿＿日。

3. 女性从胎儿形成到衰老是生理上渐进的过程，也是＿＿＿＿＿轴功能发育、成熟和衰退的过程。

4. 两次月经第1天的间隔时间为1个＿＿＿＿＿＿；每次月经持续的天数称＿＿＿＿＿＿。

5. 女性第一次月经来潮称＿＿＿＿＿，是青春期的重要标志。

6. ＿＿＿＿＿是卵巢生殖功能与内分泌功能最旺盛的时期。

四、名词解释

1. 黄体

2. 青春期

3. 卵巢周期

五、简答题

1. 简述子宫内膜组织学的周期性变化。

2. 简述雌、孕激素对子宫的生理作用。

3. 简述孕激素的周期性变化。

六、论述题

1. 请简述雌激素与孕激素的协同和拮抗作用。

2. 请简述月经的生理现象。

参考答案

一、单项选择题

(一) A1 型题

1. B 卵子未受精，则黄体于排卵后 9～10 天开始萎缩。

2. D 排卵期黏液可拉到 7～10cm 而不断。

3. B 雌激素与孕激素协同，促进乳腺的发育和增加乳头乳晕的着色。

4. C 雌激素在月经周期 21 天左右，形成第二个高峰。

5. B 卵巢合成雌激素主要包括雌二醇、雌三醇、雌酮。卵巢主要生产雌激素、孕激素及少量雄激素。

6. E 女性的甾体激素主要是雌激素、孕激素、雄激素。卵泡刺激素不属于甾体激素。

7. D 排卵发生在下次月经前 14 天，月经周期长短由性轴调节控制分泌激素决定。月经剥落的是子宫内膜的功能层，不破坏基底层，一旦破坏可导致功能层再生障碍引起闭经。子宫内膜增生期和分泌期的主要区别在于腺体层，腺体在增生期数目增多，变长稍有弯曲，在分泌期开始出现分泌现象。

8. A 雌激素的主要生理作用：促进子宫肌细胞增生和肥大，使肌层增厚；增进血运，促使和维持子宫发育；增加子宫平滑肌对缩宫素的敏感性。使子宫内膜腺体和间质增生、修复。使宫颈口松弛、扩张，宫颈黏液分泌增加，性状变稀薄，富有弹性，易拉成丝状。促进输卵管肌层发育及上皮的分泌活动，并可加强输卵管肌节律性收缩的振幅。使阴道上皮细胞增生和角化，黏膜变厚，并增加细胞内糖原含量，使阴道维持酸性环境。使阴唇发育、丰满、色素加深。促使乳腺管增生，乳头、乳晕着色，促进其他第二性征的发育。协同 FSH 促进卵泡发育。通过对下丘脑和垂体的正负反馈调节，控制促性腺激素的分泌。促进肝脏高密度脂蛋白合成，抑制低密度脂蛋白合成，降低循环中胆固醇水平；维持和促进骨基质代谢。

9. D 月经周期 28 天，有排卵的妇女，分泌期中期在月经周期第 20～23 日。

10. C 青春期虽已初步具有生育能力，但整个生殖系统的功能尚未完善。

11. C 在月经周期规律的情况下，排卵多发生在下次月经来潮前 14 日左右，所以月经周期为 35 日的妇女排卵日期应为周期第 21 日。

12. A 子宫颈黏液受较高水平雌激素作用时，涂片检查可见清晰而典型的羊齿植物叶状结晶，此时子宫内膜受雌激素作用表现为增殖期内膜图像。

13. C 绝经过渡期指从开始出现绝经趋势直至最后一次月经的时期，此时卵巢功能开始衰退，常表现为月经不规律。

14. E 绝经过渡期妇女卵巢功能逐渐衰退，卵巢内卵泡数目明显减少且易发生卵泡发育不全，因而月经不规律，常为无排卵月经；最终会发展至卵巢内卵泡耗竭或剩余卵泡完全丧失对垂体促性腺激素的反应，导致卵巢功能衰竭并绝经。

（二）B1 型题

1. C　在排卵前 24 小时左右出现峰值的是 LH/FSH。

2. B　在排卵前呈低值，排卵后出现峰值的是孕激素。

3. D　FSH 的主要生理作用是直接促进窦前卵泡及窦状卵泡的生长发育；激活颗粒细胞芳香化酶，促进雌二醇的合成与分泌等。LH 的主要生理作用是在卵泡期刺激卵泡膜细胞合成雄激素，排卵前促使卵母细胞进一步成熟及排卵等。

4. B　使子宫内膜由增殖期变为分泌期的是孕激素。

5. C　卵巢功能开始衰退直至绝经后 1 年内的时间称围绝经期。

6. A　卵巢功能开始衰退直至最后一次月经的时期称绝经过渡期。

二、多项选择题

1. ABC　垂体分泌的激素包括卵泡刺激素、黄体生成素、泌乳素。

2. ACDE　卵泡的发育与成熟经历了始基卵泡、窦卵泡、窦前卵泡、成熟卵泡这几个阶段。

3. ABCE　雌、孕激素拮抗作用表现：雌激素促进子宫内膜增生与修复，孕激素则限制子宫内膜过度增生，使增生期子宫内膜转变为分泌期内膜，为孕卵植入做准备。此外，在子宫收缩、输卵管蠕动、宫颈黏液变化、阴道上皮角化和脱落，以及钠和水的潴留与排泄等方面，均表现拮抗作用。

4. ABDE　无排卵型功能性子宫出血表现为无排卵型月经。

5. ABCE　孕激素对下丘脑和垂体只产生负反馈调节，不产生正反馈调节；而雌激素对下丘脑和垂体可产生正负反馈调节。

6. BCDE　颗粒细胞层无血管存在；卵泡内膜层血管丰富；卵泡外膜与卵巢间质无明显界限；直接围绕卵细胞的一层颗粒细胞呈放射状排列，称为放射冠。

三、填空题

1. 雌激素；孕激素

2. 14

3. 下丘脑–垂体–卵巢

4. 月经周期；经期

5. 月经初潮

6. 性成熟期

四、名词解释

1. 排卵后卵泡液流出，卵泡壁塌陷，卵泡壁的卵泡颗粒细胞和卵泡内膜细胞向内侵入，周围由结缔组织的卵泡外膜包围，共同形成黄体。

2. 青春期是儿童期到成人的转变期，是生殖器、内分泌、体格逐渐发育至成熟的阶段。世界卫生组织（WHO）将青春期规定为 10～19 岁。

3. 卵巢的周期性变化主要发生于青春期以后至绝经以前，这种变化包括卵巢形态和功能上的周期性变化，称为卵巢周期，又称性周期。

五、简答题

1. 在卵泡期（月经周期的第 5～14 日）雌激素作用下，子宫内膜腺体和间质细胞呈增生状态，为增殖期。在黄体形成后（月经周期的第 15～28 日），孕激素作用下，子宫内膜呈分泌反应，成为分泌期内膜。接着雌孕激素水平骤降，子宫内膜剥脱出血为月经期（月经周期的第 1～4 日）。

2. 雌激素能促使子宫发育，肌层变厚，血运增加，使子宫收缩力增强和增加子宫平滑肌对缩宫素的敏感性，使子宫内膜腺体和间质增殖、修复；使子宫颈口松弛，子宫颈黏液分泌增多，变稀薄，易拉成丝状。孕激素在雌激素作用的基础上发挥效应，能降低子宫平滑肌兴奋性和降低妊娠子宫对缩宫素的敏感性；有利于胚胎及胎儿在宫腔内生长发育。

3. 排卵后孕激素分泌量开始增多，在排卵后 7～8 日黄体成熟时出现仅有的一个高峰，以后逐渐下降，至月经来潮时恢复至排卵前的低水平。

六、论述题

1. 雌激素使子宫内膜呈增殖期改变，孕激素使增殖期内膜转化为分泌期变化；雌激素使乳腺腺管增生，孕激素在雌激素影响的基础上，促进乳腺腺泡发育。可见上述两个方面显示雌、孕激素的协同作用。显示雌孕激素的拮抗作用包括雌激素使子宫收缩力增强；加强输卵管肌节律性收缩的振幅；子宫颈黏液分泌增多，变稀薄，拉丝度大；使阴道上皮细胞增生和角化；促进钠和水的潴留。孕激素使子宫肌纤维兴奋性降低；抑制输卵管肌节律性收缩的振幅；子宫颈黏液分泌减少，变黏稠，拉丝度减小，使阴道上皮细胞脱落加快；促进钠和水的排泄。

2. 月经是生育期女性重要的生理现象，具有周期性。月经是指伴随卵巢周期性变化所引起的子宫内膜周期性脱落和流血。规律月经的出现是生殖系统功能成熟的重要标志。第 1 次月经来潮称为月经初潮，初潮年龄多在 13～14 岁，可早至 11 岁，或晚至 16 岁。两次月经第 1 天的间隔时间为 1 个月经周期，正常月经周期一般为 21～35 天，平均 28 天；每次月经持续的天数称经期，一般为 2～8 天，平均 4～6 天；一次月经的总失血量称为经量，一般 20～60mL，超过 80mL 为月经过多。月经血多呈暗红色，除血液外，尚有子宫内膜碎片、宫颈黏液及脱落的阴道上皮细胞。因经血中纤维蛋白溶酶对纤维蛋白的溶解作用，使得月经血不凝，在出血量多或速度快的情况下可出现凝血块。部分妇女于经前或经期可出现下腹及腰骶部坠胀不适，或子宫收缩痛，或乳房轻微胀痛，并可出现轻度恶心、腹泻或便秘等胃肠功能紊乱症状，少数患者可有头痛及轻度神经系统不稳定症状，若这些症状不影响正常生活，可视为生理现象。

第十六章　正常妊娠 ▷▷▷▷

一、单项选择题

（一）A1 型题：每道试题下面有 A、B、C、D、E 五个备选答案。请从中选择一个最佳答案。

1. 精子和次级卵母细胞结合形成受精卵的过程多在排卵后（　　）内发生
   A. 6 小时　　　　　　　　B. 8 小时　　　　　　　　C. 10 小时
   D. 12 小时　　　　　　　E. 24 小时

2. 初级卵母细胞开始第一次成熟分裂的时间是（　　）
   A. 排卵前 4～6 小时　　　B. 排卵前 6～8 小时　　　C. 排卵前 8～12 小时
   D. 排卵前 12～36 小时　　E. 排卵前 36～48 小时

3. 卵裂发生在受精后（　　）
   A. 12 小时　　　　　　　B. 20 小时　　　　　　　C. 24 小时
   D. 30 小时　　　　　　　E. 36 小时

4. 桑椹胚形成在受精后（　　）
   A. 30 小时　　　　　　　B. 48 小时　　　　　　　C. 60 小时
   D. 72 小时　　　　　　　E. 80 小时

5. 通常以（　　）作为一个孕龄单位描述胚胎及胎儿发育的特征
   A. 1 周　　　　　　　　B. 2 周　　　　　　　　C. 4 周
   D. 1 个月　　　　　　　E. 2 个月

6. 妊娠（　　）后胎盘替代黄体功能
   A. 5 周　　　　　　　　B. 6 周　　　　　　　　C. 8 周
   D. 9 周　　　　　　　　E. 10 周

7. 心排出量至妊娠（　　）达高峰
   A. 28～30 周　　　　　　B. 30～32 周　　　　　　C. 32～34 周
   D. 34～36 周　　　　　　E. 36～40 周

8. 血容量至妊娠（　　）达高峰
   A. 28～30 周　　　　　　B. 30～32 周　　　　　　C. 32～34 周
   D. 34～36 周　　　　　　E. 36～40 周

9. 白细胞至妊娠（　　）达高峰

A. 16 周   B. 20 周   C. 24 周

D. 28 周   E. 30 周

10. 凝血因子于妊娠末期可达（   ）

A. 3g/L   B. 3.5g/L   C. 4g/L

D. 4.5g/L   E. 5g/L

11. 妊娠期，肾小球滤过率（GFR）约增加（   ）

A. 45%   B. 47.5%   C. 50%

D. 55%   E. 60%

12. 妊娠期腺垂体（   ）

A. 缩小 0.5～1 倍   B. 缩小 1～1.5 倍   C. 增大 1～1.5 倍

D. 增大 1～2 倍   E. 增大 1.5～2 倍

13. 妊娠中期是指妊娠（   ）

A. 8～12 周   B. 12～18 周   C. 16～22 周

D. 14～27 周   E. 20～22 周

14. 通常受精后（   ）即可在血清中检测到 HCG 升高

A. 5～7 日   B. 6～9 日   C. 8～10 日

D. 9～11 日   E. 10～12 日

15. 正常妊娠晚期，孕妇每周体重增长不应超过（   ）

A. 350g   B. 400g   C. 500g

D. 600g   E. 800g

（二）**A2 型题**：每道试题由两个以上相关因素组成或以一个简要病例形式出现，其下面都有 **A、B、C、D、E** 五个备选答案。请从中选择一个最佳答案。

1. 赵某，28 岁。约孕 10 周，下列各项对患者描述错误的是（   ）

A. 胚胎渐具人形，可以看到眼、耳、口、鼻，四肢已具雏形

B. 患者血容量较妊娠前增加

C. 此时患者血液呈高凝状态

D. 患者白细胞较妊娠前增加

E. 患者单核细胞和嗜酸性粒细胞较妊娠前显著增加

2. 张某，28 岁。约孕 10 周，大约几周后张某能感受到胎动（   ）

A. 4 周   B. 6 周   C. 8 周

D. 10 周   E. 12 周

3. 王某，28 岁。约孕 10 周，其泌尿系统与未怀孕时相比，下列各项错误的是（   ）

A. 肾脏大小基本不变

B. 肾血浆流量比非孕时增加

C. 肾小球滤过率约增加 50%

D. 孕妇饭后可出现妊娠生理性糖尿病

E. 排尿次数增多

4. 宋某，28 岁。确认妊娠 15 周，患者的消化系统与未怀孕时相比，下列各项错误的是（　　）

　　A. 齿龈肥厚，易患齿龈炎　B. 牙齿易松动及出现龋齿　C. 易出现上腹部饥饿感

　　D. 痔疮患病率增加　　　　E. 胆囊炎及胆结石患病率增加

5. 孙某，28 岁。确认妊娠 28 周，B 超胎儿位置正常，则胎儿最可能的胎产式是（　　）

　　A. 纵产式　　　　　　　　B. 横产式　　　　　　　　C. 斜产式

　　D. 立产式　　　　　　　　E. 曲产式

（三）A3 型题：以下提供若干个案例，每个案例下设若干道试题。请根据案例所提供的信息，在每一道试题下面的 A、B、C、D、E 五个备选答案中选择一个最佳答案。

1. 患者王某，女性，28 岁，孕 6 周。

（1）下列各项描述正确的是（　　）

　　A. 阴道超声还不能探测到妊娠囊

　　B. 阴道超声仅能探测到妊娠囊

　　C. 腹部超声能探测到原始心管搏动

　　D. 阴道超声能探测到原始心管搏动

　　E. 阴道超声不能探测到卵黄囊

（2）患者几周后可以感觉到胎动（　　）

　　A. 10 周　　　　　　　　B. 12 周　　　　　　　　C. 14 周

　　D. 16 周　　　　　　　　E. 18 周

2. 患者，女性，28 岁，足月生产。

（1）分娩后检查胎盘与脐带正常应该有（　　）

　　A. 两条静脉一条动脉　　B. 一条静脉一条动脉　　C. 一条静脉两条动脉

　　D. 两条静脉两条动脉　　E. 三条静脉两条动脉

（2）胎儿的附属物包括（　　）

　　A. 胎盘、胎膜、脐带与蜕膜

　　B. 胎盘、胎膜、脐带与羊水

　　C. 胎盘、羊膜、脐带与羊水

　　D. 胎盘、胎膜、脐带

　　E. 胎盘、胎膜、蜕膜、脐带与羊水

（3）后期妊娠时羊水主要来源于（　　）

　　A. 羊膜腔的透析液　　　B. 母体血液渗透　　　　C. 胎儿血液渗透

　　D. 胎儿的尿液　　　　　E. 以上都不是

（四）B1 型题：以下每组试题共用 A、B、C、D、E 五个备选答案，备选答案在上，

题干在下。请从中选择一个最佳答案，每个备选答案可能被选择一次、多次或不被选择。

A. 12 小时　　　　　　B. 30 小时　　　　　　C. 72 小时

D. 3~4 日　　　　　　E. 11~12 日

1. 受精多发生在排卵（　　　）后

2. 卵裂多发生在受精（　　　）后

3. 桑椹胚形成于受精（　　　）后

4. 晚期囊胚形成于受精（　　　）后

5. 完成着床过程多发生在受精（　　　）后

6. 孕卵进入子宫腔多发生在受精（　　　）后

二、多项选择题

每题由一个题干与 5 个备选答案组成，可从备选答案中选择多项与问题有关的答案，须全部选准方可计分。

1. 妊娠期（　　　）分泌增多明显

A. 催乳素　　　　　　B. 促性腺激素　　　　　C. 糖皮质激素

D. 盐皮质激素　　　　E. 雄激素

2. 羊水的功能是（　　　）

A. 气体交换　　　　　B. 有助于产程进展　　　C. 保护胎儿

D. 保持胎儿周围环境温度恒定　　　　　　　　　E. 营养供应

3. 早期妊娠临床表现有（　　　）

A. 停经　　　　　　　B. 头晕嗜睡、食欲不振、恶心呕吐

C. 尿频　　　　　　　D. 乳房开始增大，可有胀痛

E. 孕妇面部、乳头、乳晕及腹壁正中线有色素沉着

4. 中期及晚期妊娠临床表现有（　　　）

A. 妊娠 18~20 周用听诊器经孕妇腹壁可听到胎心音

B. 妊娠 18~20 周可听到胎心音如钟表的"滴答"声，每分钟 80~120 次

C. 妊娠 20 周后，可经腹壁触到胎体

D. 妊娠 32~34 周胎动达高峰

E. 妊娠 38 周后胎动逐渐减少

5. 头先露分为（　　　）

A. 枕先露　　　　　　B. 前囟先露　　　　　　C. 额先露

D. 面先露　　　　　　E. 肩先露

6. 下列关于胎方位正确的是（　　　）

A. 胎儿先露部的指示点与母体髋骨的关系称为胎方位

B. 枕先露以枕骨为指示点

C. 肩先露以肩胛骨为指示点

D. 面先露以颏骨为指示点

E. 臀先露以骶骨为指示点

三、填空题

1. 枕先露以枕骨、面先露以_____、臀先露以_____、肩先露以_____为指示点。

2. 妊娠 20 周时应检查 1 次，妊娠 28 周前每_____检查 1 次，妊娠 28 周后每 2 周检查 1 次，妊娠 36 周后每_____检查 1 次。

3. B 超于妊娠_____后可显示胎体、胎动、胎心搏动、胎头及胎盘等完整图像。

4. 推算预产期从末次月经第 1 日起计算，月份_____，日数_____，所得日期即为预产期。

5. 孕妇血压正常指不超过_____或与基础血压相比不超过 30/15mmHg。

6. 产前检查坐骨棘与骶骨下部间的距离，若能容纳_____为正常，否则属中骨盆狭窄。

四、名词解释

1. 顶体反应

2. 精子的获能

3. 胎头可塑性

五、简答题

1. 产前检查中产科检查的内容是什么？

2. 胎儿附属物的形成及其功能是什么？

3. 妊娠期内分泌系统的变化是什么？

六、论述题

1. 中期及晚期妊娠的临床表现有哪些？

2. 中期及晚期妊娠需行哪些辅助检查？

参考答案

一、单项选择题

（一）A1 型题

1. D 精子和次级卵母细胞结合形成受精卵的过程称为受精，多在排卵 12 小时内发生于输卵管壶腹部。

2. E　卵巢中的卵泡刚一成熟，在排卵前 36～48 小时，初级卵母细胞开始了第一次成熟分裂，即减数分裂。

3. D　受精后 30 小时，受精卵随着输卵管蠕动和输卵管上皮纤毛推动向宫腔方向移动，同时开始进行有丝分裂，称为卵裂。

4. D　受精后 72 小时，细胞分裂形成含有 16 个细胞的实心细胞团，称为桑椹胚。

5. C　妊娠第 10 周（受精后 8 周）内的胚体称为胚胎，是主要器官完成分化的时期；自妊娠第 11 周起至分娩前称胎儿，是各器官进一步发育渐趋成熟的时期。通常以 4 周为一个孕龄单位描述胚胎及胎儿发育的特征。

6. E　黄体功能于妊娠 10 周后由胎盘取代。黄体在妊娠 3～4 个月时开始萎缩。

7. C　心排出量自妊娠 8～10 周开始增加，至妊娠 32～34 周达高峰。

8. C　血容量于妊娠 6～8 周开始增加，至妊娠 32～34 周达高峰，增加 40%～45%，平均约增加 1450mL，维持此水平直至分娩。

9. E　白细胞从妊娠 7～8 周开始轻度增加，至妊娠 30 周达高峰，为 $(5\sim12)\times10^9/L$，有时可达 $(14\sim16)\times10^9/L$。

10. D　妊娠期血液处于高凝状态，血浆纤维蛋白原含量比非妊娠期增加 40%～50%，于妊娠末期可达 4.5g/L。

11. C　肾脏妊娠期略增大，肾血浆流量（RPF）比非妊娠期约增加 35%，肾小球滤过率（GFR）约增加 50%。

12. D　妊娠期腺垂体增大 1～2 倍。嗜酸细胞肥大、增多，形成"妊娠细胞"。

13. D　临床上常将妊娠全过程分为 3 个时期，妊娠 13 周末称为早期妊娠，第 14～27 周末称为中期妊娠，第 28 周及其后称为晚期妊娠。

14. C　通常受精后 8～10 日即可在血清中检测到 HCG 升高。

15. C　正常妊娠晚期，孕妇每周体重增长不应超过 500g。

（二）A2 型题

1. E　约在孕 8 周时（受精后 6 周）胚胎渐具人形，其头部大，可以看到眼、耳、口、鼻，四肢已具雏形。故 A 正确。血容量于妊娠 6～8 周开始增加，至妊娠 32～34 周达高峰，增加 40%～45%，平均约增加 1450mL，维持此水平直至分娩。故 B 正确。妊娠期血液处于高凝状态。血浆纤维蛋白原含量比非孕妇增加 40%～50%，于妊娠末期可达 4.5g/L，红细胞沉降率加快，可高达 100mm/h。故 C 正确。白细胞从妊娠 7～8 周开始轻度增加，至妊娠 30 周达高峰，为 $(5\sim12)\times10^9/L$，有时可达 $(14\sim16)\times10^9/L$，主要为中性粒细胞增多，淋巴细胞增加不多，而单核细胞和嗜酸性粒细胞几乎无改变。故 D 正确，E 错误。

2. D　孕妇多在 20 周后自觉胎儿在子宫内活动，此称胎动。

3. A　①肾脏妊娠期略增大，肾血浆流量（RF）比非孕时约增加 35%，肾小球滤过率（GFR）约增加 50%。由于 CFR 增加，肾小管对葡萄糖再吸收能力不能相应增加，约 15％孕妇饭后可出现妊娠生理性糖尿病。②输尿管受孕激素影响，增粗及蠕动减弱，尿流缓慢，且右侧输尿管受右旋妊娠子宫压迫，可致右侧肾盂积水更明显，易患急性肾盂肾炎。③膀胱妊娠期受增大子宫压迫，造成孕妇排尿次数增多。

4. C　消化系统的变化：受大量雌激素影响，孕妇齿龈肥厚，易患齿龈炎，致齿龈出血。牙齿易松动及出现龋齿。妊娠期胃肠平滑肌张力降低，贲门括约肌松弛；胃内酸性内容物可反流至食管下部，产生"烧心感"。胃酸及胃蛋白酶分泌量减少，胃排空时间延长，容易出现上腹部饱满感。肠蠕动减弱，出现便秘，常引起痔疮或使原有痔疮加重。肝脏不增大，肝功能无明显改变。胆囊排空时间延长，胆道平滑肌松弛，胆汁稍黏稠，使胆汁淤积，易诱发胆囊炎及胆结石。

5. A　在足月胎儿中约 99.75％是纵产式，斜产式是暂时的，在分娩过程中可转成纵产式或横产式。

（三）A3 型题

1.（1）D　阴道超声较腹部超声可提前近 1 周确定早期妊娠。妊娠囊是早期妊娠的超声标志，阴道超声最早在妊娠 4～5 周即可探测到，早期妊娠囊易与宫腔积血或积液混淆，探及卵黄囊方可确定宫内妊娠，妊娠 6 周后则能探测到原始心管搏动，测定头臀长度可较准确地估计孕周。

（2）C　孕妇多在 20 周后自觉胎儿在子宫内活动，此称胎动。妊娠 18 周后超声检查可发现。

2.（1）C　脐带是连接胎儿与胎盘的条索状结构。妊娠足月胎儿的脐带长度为30～100cm，平均约 55cm，直径 0.8～2cm。脐带内有一条脐静脉，两条脐动脉。

（2）B　胎儿的附属物包括胎盘、胎膜、脐带与羊水。

（3）D　羊水为充满在羊膜腔内的液体。足月妊娠时羊水量为 800mL，呈碱性或中性。妊娠早期羊水主要是母体血清经胎膜进入羊膜腔的透析液，妊娠后期主要来源于胎儿的尿液。

（四）B1 型题

1. A　受精多在排卵 12 小时内发生于输卵管壶腹部。

2. B　卵裂多发生在受精 30 小时后。

3. C　已受精后 72 小时，细胞分裂形成含有 16 个细胞的实心细胞团，称为桑椹胚。

4. E　桑椹胚在子宫腔内游离 3～4 日，细胞继续分裂并按一定规律排列，细胞间出现间隙呈囊状，称为囊胚或胚泡。在受精后 5～6 日早期囊胚透明带消失，体积迅速增大，受精 11～12 日形成晚期囊胚。

5. E　受精 11～12 日形成晚期囊胚，晚期囊胚经过定位、黏附和穿透 3 个阶段植入子宫内膜，完成着床过程。

6. C　受精后 72 小时，细胞分裂形成含有 16 个细胞的实心细胞团，称为桑椹胚。此时孕卵已进入子宫腔。

二、多项选择题

1. ACD 催乳素从妊娠 7 周开始增多，妊娠足月分娩前达高峰，为非孕期的 10 倍。故 A 正确。促性腺激素：在妊娠期间雌、孕激素抑制下丘脑及腺垂体使 FSH 和 LH 分泌减少，卵泡不再发育成熟，也无排卵。故 B 错误。皮质醇为主要的糖皮质激素。因妊娠期雌激素大量增加，使中层束状带分泌的皮质醇增多 3 倍。故 C 正确。醛固酮为主要的盐皮质激素，外层球状带分泌的醛固酮于妊娠期增加 3～5 倍。故 D 正确。妊娠期，内层网状带分泌睾酮略有增加，表现为孕妇阴毛及腋毛增多、增粗。故 E 错误。

2. BCD 羊水能防止羊膜与胎儿体表粘连；保持胎儿免受外来的伤害；使胎儿周围环境温度保持恒定；临产后羊水还可传导宫腔压力，促使子宫颈口扩张；破膜时羊水还有冲洗产道的作用，可减少感染。

3. ABCD 早期妊娠临床表现：①停经：已婚育龄妇女，平时月经周期规则，一旦停经，应首先考虑妊娠。②早孕反应：一般在停经 6 周后有头晕嗜睡、食欲不振、恶心、轻度呕吐及乏力等现象，称为早孕反应。孕 12 周后多自行消失。③尿频：因妊娠子宫增大，压迫膀胱，出现尿频，当增大的子宫越出盆腔时，症状即逐渐消失。④乳房变化：从妊娠第 8 周起，乳房开始增大，可有胀痛，初孕妇较明显。乳头和乳晕着色加深。⑤妇科检查：阴道及宫颈松软，呈紫蓝色。有时子宫峡部特别柔软，宫颈和宫体似不相连，称为黑加征。妊娠 6 周后，宫体呈圆球形，以后子宫逐渐增大，12 周后子宫底越出盆腔时，可在耻骨联合上方触及。⑥脉象：停经 12 周以上，六脉滑利，尺脉按之不绝，可考虑为妊娠。

4. ACDE 妊娠 18～20 周用听诊器经孕妇腹壁可听到胎心音，如钟表的"滴答"每分钟 110～160 次，以在胎儿背部听诊最清楚。故 A 正确，B 错误。妊娠 20 周后，可经腹壁触到胎体，妊娠 24 周后更为清楚，可区分圆而硬的胎头有浮球感，宽而软的胎臀形状不规则，宽而平坦的胎背和小而不规则的四肢。故 C 正确。妊娠 32～34 周胎动达高峰，妊娠 38 周后胎动逐渐减少。故 D、E 正确。

5. ABCD 头先露因胎头屈伸程度不同可分为枕先露、前囟先露、额先露和面先露。

6. BCDE 胎儿先露部的指示点与母体骨盆的关系称为胎方位。枕先露以枕骨、面先露以颏骨、臀先露以骶骨、肩先露以肩胛骨为指示点。

三、填空题

1. 颏骨；骶骨；肩胛骨

2. 4 周；1 周

3. 15 周

4. 加 9 或减 3；加 7（农历日数加 14）

5. 130/90mmHg

6. 3 横指（5.5~6cm）

四、名词解释

1. 精子进入女性生殖道与卵子在输卵管壶腹部相遇，精子头部的外膜与顶体前膜融合、破裂，释放出顶体酶溶解外周的放射冠和透明带，称为顶体反应。

2. 当精子经宫颈管进入宫腔及输卵管腔时，其顶体表面的糖蛋白被阴道分泌物中的 α、β 淀粉酶降解，同时顶体膜结构中的固醇与磷脂比率和膜电位发生变化，促使顶体膜稳定性降低，此时精子具有受精能力为获能。

3. 颅缝和囟门都有软组织覆盖，使颅骨有一定活动余地，分娩时颅骨在颅缝处可以重叠，以缩小胎头体积，有利于胎儿娩出，此称胎头可塑性。

五、简答题

1. ①腹部检查：主要了解子宫大小及胎位，检查前先排空小便。②骨盆测量：了解骨盆的大小及形态，预测足月胎儿能否顺利通过产道。③B超检查：对胎位不清、听不清胎心者，应行B超检查。④羊水检查：可诊断胎儿畸形、遗传性疾病、胎儿胎盘功能、胎儿成熟度等。⑤阴道检查：了解软产道有无畸形、狭窄或其他异常。⑥肛门检查：可了解先露部、坐骨棘及骶尾关节活动度。

2. （1）胎盘：胎盘介于母体与胎儿之间，由底蜕膜、叶状绒毛膜和羊膜构成。胎盘可使胎儿与母体进行气体交换，供给胎儿发育的营养物质，排泄胎儿的代谢废物，防御病毒、细菌毒素及化学毒物、药物对胎儿的伤害；胎盘滋养层细胞产生免疫抑制因子，同时机械地阻断细胞抗原，使胎儿不被母体排斥而具免疫功能；同时具有内分泌功能而产生数种激素。

（2）胎膜：由外层的平滑绒毛膜和内层的羊膜组成。胎膜在分娩发动上有一定作用。另外，胎膜可防止细菌进入宫腔，故早期破膜容易引起宫腔感染。

（3）脐带：是连接胎儿与胎盘的条索状结构。妊娠足月胎儿的脐带长度为30~100cm，平均约55cm，直径0.8~2cm。脐带内有一条脐静脉，两条脐动脉。其为母体与胎儿气体交换、营养物质供应和代谢产物排出的重要通道。

（4）羊水：羊水为充满在羊膜腔内的液体。足月妊娠时羊水量为800mL，呈碱性或中性。妊娠早期羊水主要是母体血清经胎膜进入羊膜腔的透析液，妊娠后期主要来源于胎儿尿液。羊水能防止羊膜与胎儿体表粘连；保护胎儿免受外来的伤害；使胎儿周围环境温度保持恒定；临产后羊水还可传导宫腔压力，促使子宫颈口扩张；破膜时羊水还有冲洗产道的作用，可减少感染。

3. （1）垂体：①促性腺激素：在妊娠期间雌、孕激素抑制下丘脑及腺垂体，使FSH和LH分泌减少，卵泡不再发育成熟，也无排卵。②催乳素：从妊娠7周开始增多，妊娠足月分娩前达高峰，为非孕期的10倍，为产后泌乳做准备。

（2）肾上腺皮质：①皮质醇：皮质醇增多3倍，进入血液循环后，90％与血浆蛋白结合，血循环中皮质醇虽大量增加，但血中游离皮质醇不多，故孕妇无肾上腺皮质功能亢进表现。②醛固酮：外层球状带分泌的醛固酮于妊娠期增加3～5倍，但起活性作用的游离醛固酮较少，故不致引起过多水钠潴留。③睾酮：略有增加，表现为孕妇阴毛及腋毛增多、增粗。

（3）甲状腺：妊娠期甲状腺呈均匀增大，甲状腺素水平自妊娠8周开始增高，至妊娠18周达平台期，维持至分娩。

（4）甲状旁腺：孕早期甲状旁腺素水平降低，随着妊娠进展，血浆钙浓度降低；妊娠中晚期，甲状旁腺素水平逐渐升高，有利于为胎儿提供钙。

六、论述题

1.（1）子宫增大：随着妊娠的发展，子宫逐渐增大，孕妇也自觉腹部膨胀，并可根据子宫底高度判断妊娠月份。

（2）胎动：孕妇多在妊娠20周后自觉胎儿在子宫内活动，此称胎动。妊娠18周后超声检查可发现。妊娠32～34周胎动达高峰，妊娠38周后胎动逐渐减少。

（3）胎儿心音：妊娠18～20周用听诊器经孕妇腹壁可听到胎心音，如钟表的"滴答"，每分钟110～160次，以在胎儿背部听诊最清楚。

（4）胎体：妊娠20周后，可经腹壁触到胎体，妊娠24周后更为清楚，可区分圆而硬的胎头有浮球感，宽而软的胎臀形状不规则，宽而平坦的胎背和小而不规则的四肢。

（5）皮肤变化：在孕妇面部、乳头、乳晕及腹壁正中线有色素沉着。

2.（1）超声检查：A型示波法可探出胎心及胎动反射。B型显像法于妊娠15周后可显示胎体、胎动、胎心搏动、胎头及胎盘等完整图像，可确诊为妊娠，并证实为活胎。

（2）胎儿心电图：常用间接法检测胎儿心电图，通常于妊娠12周后即能显示较规律的图形，于妊娠20周后的成功率更高，其对诊断胎心异常有一定价值。

第十七章　正常分娩 ▷▷▷

第一节　决定分娩的因素

一、单项选择题

（一）**A1 型题**：每道试题下面有 **A、B、C、D、E** 五个备选答案。请从中选择一个最佳答案。

1. 有关分娩的概念描述正确的是（　　）

　A. 分娩过程是指从先兆临产到胎儿及其附属物全部从母体娩出的过程

　B. 早产是指 28～34 周期间的分娩

　C. 分娩是指妊娠 24 周及以后，胎儿及其附属物从母体娩出的过程

　D. 妊娠满 37 周至 41^{+6} 周分娩为足月产

　E. 妊娠达到及超过 41 周的分娩为过期产

2. 促进分娩的主要力量是（　　）

　A. 宫缩　　　　　　B. 膈肌收缩力　　　　C. 腹壁肌收缩力

　D. 肛提肌收缩力　　E. 胎儿

3. 子宫收缩力的特点不包括（　　）

　A. 节律性　　　　　B. 对称性　　　　　　C. 极性

　D. 持续性　　　　　E. 缩复

4. 第二产程时促使胎儿娩出的重要辅助力量是（　　）

　A. 宫缩　　　　　　B. 腹压　　　　　　　C. 胎儿旋转力

　D. 肛提肌收缩力　　E. 产妇精神心理因素

5. 关于软产道的组成，正确的是（　　）

　A. 由子宫体、宫颈、阴道及外阴构成的弯曲管道

　B. 由子宫底、宫颈、阴道及骨盆底组织构成的弯曲管道

　C. 由子宫体、子宫下段、宫颈及阴道构成的弯曲管道

　D. 由子宫下段、宫颈、阴道及骨盆底组织构成的弯曲管道

　E. 由宫底、宫颈、阴道及外阴构成的弯曲管道

（二）**B1** 型题：以下每组试题共用 A、B、C、D、E 五个备选答案，备选答案在上，题干在下。请从中选择一个最佳答案，每个备选答案可能被选择一次、多次或不被选择。

A. 妊娠满 28 周至 36^{+6} 周 B. 妊娠满 28 周至 37^{+6} 周
C. 妊娠满 38 周至 40^{+6} 周 D. 妊娠满 37 周至 40^{+6} 周
E. 妊娠满 37 周至 41^{+6} 周

1. 早产是指分娩发生于（　　）
2. 足月产是指分娩发生于（　　）

二、多项选择题

每题由一个题干与 5 个备选答案组成，可从备选答案中选择多项与问题有关的答案，须全部选准方可计分。

1. 影响分娩的因素包括（　　）

A. 子宫收缩力 B. 骨盆大小及形态 C. 腹压
D. 胎儿大小及胎产式 E. 产妇精神心理因素

2. 在第二产程胎儿娩出过程中所需产力包括（　　）

A. 子宫收缩力 B. 腹肌收缩力 C. 膈肌收缩力
D. 肛提肌收缩力 E. 会阴浅横肌收缩力

三、填空题

1. 决定分娩的因素有＿＿＿＿＿、＿＿＿＿＿、＿＿＿＿＿和＿＿＿＿＿。
2. 产道包括＿＿＿＿＿和＿＿＿＿＿。

四、名词解释

1. 分娩
2. 产力

五、简答题

简述临产后子宫收缩力的作用及特点。

六、论述题

试述决定分娩的因素。

参考答案

一、单项选择题

（一）A1 型题

1. D　分娩是妊娠达到及超过 28 周后，胎儿及其附属物从临产开始至全部从母体娩出的过程。妊娠满 28 周至 36^{+6} 周分娩称为早产；妊娠满 37 周至 41^{+6} 周分娩称为足月产；妊娠达到及超过 42 周分娩称为过期产。

2. A　子宫收缩力即宫缩是促进分娩的主要力量。

3. D　子宫收缩力的特点包括节律性、对称性、极性与缩复，并不具持续性。

4. B　腹压即腹肌及膈肌收缩力，是第二产程时胎儿娩出的重要辅助力量。

5. D　软产道是由子宫下段、宫颈、阴道及骨盆底组织构成的弯曲管道。

（二）B1 型题

1. A　妊娠满 28 周至 36^{+6} 周分娩称早产。

2. E　妊娠满 37 周至 41^{+6} 周分娩称足月产。

二、多项选择题

1. ABCDE　影响分娩的因素有产力、产道、胎儿和精神心理因素。其中产力包括子宫收缩力、腹压和肛提肌收缩力。

2. ABCD　胎儿娩出过程中除依赖子宫收缩力外，还需膈肌及腹壁肌和肛提肌收缩力的作用。

三、填空题

1. 产力；产道；胎儿；社会心理因素

2. 骨产道；软产道

四、名词解释

1. 分娩是妊娠达到及超过 28 周，胎儿及其附属物从临产开始至全部从母体娩出的过程。

2. 产力是将胎儿及其附属物从子宫内逼出的力量，包括子宫收缩力、腹肌及膈肌收缩力和肛提肌收缩力。

五、简答题

子宫收缩力简称宫缩，是临产后的主要产力，贯穿于整个分娩过程中。临产后宫缩的主要作用是使宫颈管消失、宫口扩张、胎先露部下降、胎盘和胎膜娩出；临产后正常宫缩的特点有节律性、对称性、极性与缩复作用。

六、论述题

答案：决定分娩的因素有产力、产道、胎儿和精神心理因素。

（1）产力：是将胎儿及其附属物从子宫内逼出的力量，包括子宫收缩力、腹肌及膈肌收缩力和肛提肌收缩力。其中子宫收缩力是临产后的主要力量，贯穿于分娩全过程，能使宫颈管消失、宫口扩张、胎先露下降、胎盘和胎膜娩出。腹肌及膈肌收缩力简称腹压，是第二产程的重要辅助作用，第三产程时能迫使已剥离胎盘娩出。肛提肌收缩力可协助胎先露部在骨盆腔进行内旋转，当胎头枕部位于耻骨弓下时，能协助胎头仰伸及娩出，第三产程协助胎盘娩出。

（2）产道：是胎儿娩出的通道，分为骨产道和软产道两部分。骨产道指真骨盆，是产道的重要部分，其形状、大小与分娩关系密切。软产道是由子宫下段、宫颈、阴道及骨盆底软组织组成的管道。

（3）胎儿：胎儿的大小、胎位及有无畸形是影响分娩过程的重要因素。

（4）社会心理因素：产妇精神心理因素可通过影响产力影响分娩过程。因此，应对产妇进行分娩前的健康教育，缓解产妇焦虑和恐惧心理，以利于顺利分娩。

第二节　分娩机制

一、单项选择题

（一）A1 型题：每道试题下面有 A、B、C、D、E 五个备选答案。请从中选择一个最佳答案。

1. 临床上最常见的胎方位是（　　）
   A. 枕左前　　　　　　　B. 枕右前　　　　　　　C. 骶左前
   D. 骶右前　　　　　　　E. 肩左前

2. 分娩机制中，贯穿于分娩全过程的动作是（　　）
   A. 衔接　　　　　　　　B. 俯屈　　　　　　　　C. 下降
   D. 内旋转　　　　　　　E. 外旋转

3. 枕先露时，胎头衔接后，胎头在俯屈下降过程中将以下列哪条最小径线衔接（　　）
   A. 枕额径　　　　　　　B. 枕颏径　　　　　　　C. 双顶径
   D. 枕下前囟径　　　　　E. 额颞径

4. 分娩机制过程中，胎头下降至阴道外口时，因宫缩、腹压及盆底肌收缩力的共同作用，使胎头发生（　　）
   A. 俯屈　　　　　　　　B. 内旋转　　　　　　　C. 外旋转

D. 复位　　　　　　　　　　E. 仰伸

（二）**B1 型题**：以下每组试题共用 A、B、C、D、E 五个备选答案，备选答案在上，题干在下。请从中选择一个最佳答案，每个备选答案可能被选择一次、多次或不被选择。

A. 衔接　　　　　　　　　B. 复位　　　　　　　　　C. 内旋转

D. 外旋转　　　　　　　　E. 下降

1. 胎头娩出后，胎头枕部向母体左外旋转 45°，称（　　　）

2. 胎头娩出后，当胎儿双肩径与骨盆出口前后径恢复一致方向后，在此基础上，胎头枕部继续向母体左外侧旋转 45°，称（　　　）

A. 枕额径　　　　　　　　B. 枕颏径　　　　　　　　C. 双顶径

D. 枕下前囟径　　　　　　E. 额颞径

3. 枕左前位，胎头进入骨盆入口时衔接的径线是（　　　）

4. 枕先露，胎头俯屈后胎头衔接的最小径线是（　　　）

二、多项选择题

每题由一个题干与 5 个备选答案组成，可从备选答案中选择多项与问题有关的答案，须全部选准方可计分。

下列关于分娩的机制，说法正确的是（　　　）

A. 初产妇可在分娩前 1～2 周开始胎头衔接

B. 胎头进入骨盆入口时呈俯屈状态

C. 下降贯穿分娩全过程　　　D. 胎头在到达阴道外口时进行内旋转

E. 胎头娩出后发生复位及外旋转

三、填空题

1. 胎头衔接是指胎头双顶径进入骨盆入口平面，颅骨最低点达到＿＿＿＿＿时。

2. 胎头沿骨盆轴前进的动作称＿＿＿＿＿。

四、名词解释

1. 分娩机制

2. 衔接

3. 内旋转

五、简答题

简述枕先露的分娩机制。

参考答案

一、单项选择题

（一）A1 型题

1．A　枕左前是临床上最常见的胎方位。

2．C　分娩机制中，下降是贯穿于分娩全过程的动作。

3．D　枕先露时，胎头衔接后，胎头在俯屈下降过程中由原来的枕额径衔接转为最小径线的枕下前囟径衔接。

4．E　分娩机制过程中，胎头下降至阴道外口时，因宫缩、腹压及盆底肌收缩力的共同作用，使胎头沿骨盆轴方向，枕骨以耻骨弓为支点逐渐向前仰伸，该动作称为仰伸。

（二）B1 型题

1．B　胎头娩出后，为使胎头与胎肩恢复正常解剖关系，胎头枕部向母体左外旋转45°，以回到原来方向，称复位。

2．D　胎头娩出后，当胎儿双肩径与骨盆出口前后径恢复一致方向后，在此基础上，胎头枕部继续向母体左外侧旋转45°，以保持胎头与胎肩的垂直关系，称外旋转。

3．A　枕左前位，胎头进入骨盆入口时衔接的径线是枕额径。

4．D　枕先露，胎头俯屈后胎头衔接的最小径线是枕下前囟径。

二、多项选择题

ACE　胎头呈半俯屈状态进入骨盆入口平面，胎头在到达阴道外口时发生仰伸，内旋转发生在胎头降至骨盆底时。

三、填空题

1．坐骨棘水平

2．下降

四、名词解释

1．分娩机制是指胎先露部在通过产道时，为适应骨盆各平面的不同形态，被动地进行一系列适应性转动，以其最小径线通过产道的全过程。

2．胎头双顶径进入骨盆入口平面，颅骨最低点达到坐骨棘水平时，称为衔接。

3．当胎头下降至骨盆底遇到阻力时，胎头为适应前后径长、横径短的特点，枕部向母体中线方向旋转45°达耻骨联合后方，使矢状缝与中骨盆及骨盆出口前后径相一致的动作即内旋转。

五、简答题

分娩机制是指胎先露部在通过产道时，为适应骨盆各平面的不同形态，被动地进行一系列适应性转动，以其最小径线通过产道的全过程。临床以枕先露左前位最多见，故以枕左前位为例说明分娩机制，分别包括衔接、下降、俯屈、内旋转、仰伸、复位及外旋转、胎肩娩出及胎儿娩出等动作。其中下降贯穿分娩全程，是胎儿娩出的首要条件，各动作呈连续性进行，最终完成分娩全过程。

第三节　分娩的临床经过与处理

一、单项选择题

（一）A1 型题：每道试题下面有 A、B、C、D、E 五个备选答案。请从中选择一个最佳答案。

1. 分娩即将开始的比较可靠的征象是（　　）

　　A. 规律宫缩　　　　　　B. 见红　　　　　　C. 胎儿下降感

　　D. 不规律宫缩　　　　　E. 胎先露部下降

2. 关于产程的描述正确的是（　　）

　　A. 产程是指从先兆临产开始至胎儿、胎盘娩出的全过程

　　B. 第一产程是指从规律宫缩开始到宫口开至 8cm

　　C. 第一产程分缓慢期和加速期

　　D. 第二产程可指导产妇运用腹压

　　E. 第三产程通常需 30～60 分钟

3. 第二产程开始的主要标志（　　）

　　A. 胎头着冠后　　　　　B. 胎儿娩出后　　　　C. 宫口开全后

　　D. 胎膜破裂后　　　　　E. 规律宫缩后

4. 第二产程处理时，开始注意保护会阴的时机是（　　）

　　A. 宫口开全时　　　　　B. 胎头可见时　　　　C. 胎头着冠时

　　D. 胎头延伸时　　　　　E. 胎头拨露时

5. 新生儿娩出后，下列处理错误的是（　　）

　　A. 保持新生儿呼吸道通畅　　B. 轻拍新生儿背部或足底

　　C. 胎盘及胎膜娩出后断脐　　D. 新生儿阿普加评分　　　E. 检查有无软产道损伤

（二）B1 型题：以下每组试题共用 A、B、C、D、E 五个备选答案，备选答案在上，题干在下。请从中选择一个最佳答案，每个备选答案可能被选择一次、多次或不被选择。

　　A. 衔接　　　　　　　　B. 复位　　　　　　　C. 内旋转

D. 胎头拨露　　　　　　　E. 胎头着冠

1. 胎头于宫缩时露出阴道口，间歇时又缩回阴道内时称（　　　）

2. 胎头双顶径越过骨盆出口，宫缩间歇时胎头也不再缩回阴道时称（　　　）

A. 第一产程潜伏期　　　B. 第一产程活跃期　　　C. 第二产程
D. 第二产程延长　　　　E. 第三产程

3. 某初产妇，临产后 16 小时，宫口开至 3cm，此时应属（　　　）

4. 某初产妇，无分娩镇痛，宫口开全后 2 小时仍未分娩，此时应属（　　　）

二、多项选择题

每题由一个题干与 5 个备选答案组成，可从备选答案中选择多项与问题有关的答案，须全部选准方可计分。

1. 临产开始的标志包括（　　　）
   A. 规律且逐渐增强的子宫收缩　　　　　　B. 见红
   C. 宫颈管逐渐消失　　　D. 宫口扩张　　　E. 胎先露部下降

2. 下列各项接产过程中处理正确的是（　　　）
   A. 向产妇做好分娩解释工作，取得产妇配合
   B. 消毒外阴的顺序，依次是阴阜、大阴唇、小阴唇、会阴、肛周及大腿内 1/3
   C. 胎头拨露时即开始注意保护会阴
   D. 胎头娩出后无须继续保护会阴
   E. 宫缩很强时也可嘱产妇继续使用腹压

3. 下列属于新生儿阿普加评分的是（　　　）
   A. 皮肤颜色　　　B. 体温　　　C. 呼吸
   D. 心率　　　　　E. 喉反射

三、填空题

1. 第一产程又称_____，第二产程又称_____，第三产程又称_____。

2. 根据宫口扩展变化将第一产程分为_____和_____。

四、名词解释

1. 总产程
2. 先兆临产

五、简答题

1. 简述第一产程及其临产表现。
2. 简述临产开始的标志。

参考答案

一、单项选择题

（一）A1 型题

1. B　见红是分娩即将开始的比较可靠的征象。

2. D　产程是指从规律宫缩开始至胎儿、胎盘娩出的全过程。第一产程又称宫颈扩张期，从规律宫缩开始到子宫颈口开全（10cm），根据宫口扩展变化将第一产程分为潜伏期和活跃期。第二产程为胎儿娩出期，此期可指导产妇运用腹压。第三产程为胎盘娩出期，通常不超过 30 分钟。

3. C　第二产程是从宫口开全到胎儿娩出的过程，宫口开全是其开始的标志。

4. E　当胎头拨露时会阴后联合张力较紧，即可开始注意保护会阴。

5. C　新生儿出生 1 分钟后可以结扎脐带，通常在新生儿啼哭后即可处理脐带，不应等待至胎盘及胎膜娩出后断脐。

（二）B1 型题

1. D　胎头于宫缩时露出阴道口，间歇时又缩回阴道内时称胎头拨露。

2. E　胎头双顶径越过骨盆出口，宫缩间歇时胎头也不再缩回阴道时称胎头着冠。

3. A　第一产程指从规律宫缩开始到宫口开全 10cm 的过程，分潜伏期和活跃期。潜伏期为宫口扩张的缓慢阶段，初产妇一般不超过 20 小时，经产妇不超过 14 小时；活跃期为宫口扩张的加速阶段，可在宫口开至 4～5cm，最迟至 6cm 进入活跃期，直至宫口开全 10cm。据此判断该产妇应属第一产程潜伏期。

4. C　第二产程是从宫口开全至胎儿娩出的过程，未实施硬膜外麻醉者，初产妇最长不应超过 3 小时，经产妇不应超过 2 小时，故该产妇尚处第二产程。

二、多项选择题

1. ACDE　临产开始的标志包括规律且逐渐增强的子宫收缩，持续 30 秒或以上，间歇 5～6 分钟，并伴进行性宫颈管消失、宫口扩张和胎先露部下降。见红属先兆临产。

2. AC　消毒外阴的顺序：依次是阴唇、阴阜、大腿内上 1/3、会阴及肛门周围；胎头娩出后，右手仍然注意保护会阴，协助胎肩、胎体的娩出；宫缩很强时，除右手保护会阴外，可嘱产妇张口哈气，不用腹压，同时以手抵压枕部，让胎头缓缓仰伸，如此可减少会阴破裂的机会。

3. ACDE　新生儿阿普加评分（Apgar score）用以判断有无新生儿窒息及窒息严重程度，评价新生儿出生时的状况。它主要由心率、呼吸、肌张力、喉反射及皮肤颜色共 5 项组成。

三、填空题

1. 宫颈扩张期；胎儿娩出期；胎盘娩出期
2. 潜伏期；活跃期

四、名词解释

1. 从规律宫缩开始至胎儿、胎盘娩出的全过程，即分娩全过程，称为总产程，分 3 个过程：第一产程（宫口扩张期）、第二产程（胎儿娩出期）和第三产程（胎盘娩出期）。

2. 分娩发动前出现的一些预示即将临产的症状，称为先兆临产。它包括不规律宫缩、胎儿下降感和见红。

五、简答题

1. 第一产程又称宫颈扩张期，是从规律宫缩开始到子宫颈开全（10cm）的过程。第一产程主要表现为规律宫缩、宫口扩张、胎先露下降和胎膜破裂，其中根据宫口扩展的变化将第一产程分为潜伏期和活跃期。

2. 临产开始的标志为规律且逐渐增强的子宫收缩，持续 30 秒或以上，间歇 5～6 分钟，并伴有进行性宫颈管消失、宫口扩张和胎先露部下降。用镇静药物不能抑制临产。

第四节　产褥期的临床表现与处理

一、单项选择题

（一）**A1 型题**：每道试题下面有 **A、B、C、D、E** 五个备选答案。请从中选择一个最佳答案。

1. 产褥期通常为产后（　　）

A. 1 周　　　　　　　　B. 4 周　　　　　　　　C. 6 周

D. 8 周　　　　　　　　E. 12 周

2. 下列关于产褥期处理错误的是（　　）

A. 保持外阴清洁　　　　B. 观察恶露的量色质味

C. 产后 24 小时内尽量卧床休息

D. 哺乳期内无须避孕　　E. 鼓励产妇尽早排尿

（二）**B1 型题**：以下每组试题共用 **A、B、C、D、E** 五个备选答案，备选答案在上，题干在下。请从中选择一个最佳答案，每个备选答案可能被选择一次、多次或不被选择。

A. 血性恶露　　　　B. 浆液性恶露　　　　C. 白色恶露

D. 混合性恶露　　　　E. 红色恶露

1. 恶露色鲜红，含大量血液、蜕膜组织及黏液，属（　　）

2. 恶露色淡红，含较多坏死组织、宫腔渗出液及宫颈黏液，以及少量血液与细菌，属（　　）

A. 1 天　　　　B. 5 天　　　　C. 7 天

D. 10 天　　　　E. 42 天

3. 产褥期内，子宫缩复至耻骨联合上，一般需（　　）

4. 产褥期内，子宫缩复至骨盆腔内，一般需（　　）

二、多项选择题

每题由一个题干与 5 个备选答案组成，可从备选答案中选择多项与问题有关的答案，须全部选准方可计分。

1. 关于产褥期，下列哪项说法是正确的（　　）

A. 产后 24 小时内体温可略有升高，一般不超过 38℃

B. 产后宫缩痛多见于经产妇

C. 产后恶露一般需 4～6 周干净

D. 产后可见尿量增加

E. 产后一周内子宫可降至骨盆腔内

2. 某初产妇，24 岁，足月顺产后第 1 天，体温 37.3℃，下腹轻微阵痛，宫底平脐，无压痛，恶露正常。下列做法正确的是（　　）

A. 抗生素治疗　　　　B. 按摩子宫　　　　C. 饮食清淡、富有营养

D. 让新生儿勤吸吮双乳　　E. 定时消毒擦洗外阴，保持会阴部清洁干燥

三、填空题

1. 产褥期通常为_____。

2. 产褥初期由于子宫收缩而引起的下腹阵发性剧烈疼痛，称为_____，多见于_____。

3. 产后恶露分为_____、_____、_____。

四、名词解释

1. 产褥期

2. 恶露

五、简答题

简述产后恶露的变化。

参考答案

一、单项选择题

（一）A1 型题

1. C 产褥期的时间通常为产后 6 周。
2. D 哺乳期内可有排卵，因此哺乳期内仍需避孕。

（二）B1 型题

1. A 恶露色鲜红，含大量血液、蜕膜组织及黏液，属血性恶露。
2. B 恶露色淡红，含较多坏死组织、宫腔渗出液及宫颈黏液，以及少量血液与细菌，属浆液性恶露。
3. C 产褥期内，子宫缩复至耻骨联合上，一般需 1 周。
4. D 产褥期内，子宫缩复至骨盆腔内，一般需 10 天。

二、多项选择题

1. ABCD 产后 10 日，子宫可降至骨盆腔内，腹部检查触不到宫底。
2. BCDE 产妇产后第 1 天体温轻微升高，未超过 38℃，其他无异常，属正常生理现象，无须抗感染治疗。

三、填空题

1. 6 周
2. 产后宫缩痛；经产妇
3. 血性恶露；浆液恶露；白色恶露

四、名词解释

1. 从胎盘娩出至全身各器官（除乳腺外）恢复至正常未孕状态所需时间，称为产褥期，通常为 6 周。
2. 产后子宫蜕膜脱落，内含血液、坏死的蜕膜组织等经阴道排出，称为恶露，可分为 3 种：血性恶露、浆液恶露和白色恶露。

五、简答题

恶露分为血性恶露、浆液恶露和白色恶露 3 种。①血性恶露：色鲜红，含血液、蜕膜组织及少量胎膜，持续 3～4 日，后逐渐减少，浆液增加，转为浆液恶露。②浆液恶露：色淡红，镜下见较多坏死蜕膜组织、宫腔渗出液及宫颈黏液，并有细菌，持续 10 天左右，逐渐转为白色恶露。③白色恶露：色白，含有大量白细胞及细菌，以及坏死退化蜕膜和表皮细胞，约 3 周干净。正常恶露血腥味，不臭，倘若子宫复旧不全，有胎盘残留或感染时，恶露多，持续时间长且有臭味。

第十八章 妇科检查及妇产科常用特殊检查 ▷▷▷▷

一、单项选择题

（一）A1 型题：每道试题下面有 A、B、C、D、E 五个备选答案。请从中选择一个最佳答案。

1. 下列各项，不属于宫颈锥形切除术适应证的是（ ）

    A. 宫颈活检为原位癌，而临床可疑为浸润癌

    B. 镜下早期浸润癌，为明确手术范围者

    C. 宫颈刮片多次找到癌细胞，而宫颈多处活检未发现病变

    D. 宫颈刮片多次找到癌细胞，而分段诊刮病理检查均阴性者

    E. 宫颈息肉

2. 疑有宫颈管病变时，应采取的措施是（ ）

    A. 清宫术   B. 取适量内膜活检   C. 测基础体温

    D. 经行 24～48 小时刮宫 E. 分段诊刮

3. 早早孕诊断试纸可检出尿中 HCG 的最低量（ ）

    A. 15U/L   B. 25U/L   C. $10\mu g/mL$

    D. $30\mu g/mL$ E. $50\mu g/mL$

4. 关于孕激素测定的临床应用，错误的是（ ）

    A. 了解卵巢有无排卵   B. 了解黄体功能   C. 了解妊娠状态

    D. 了解有无流产先兆   E. 可用于协助诊断多囊卵巢综合征

5. 下列属于人绒毛膜促性腺激素临床应用的是（ ）

    A. 诊断子宫内膜异位症   B. 诊断盆腔炎

    C. 妊娠滋养细胞肿瘤的诊断和监测

    D. 诊断子宫肌瘤   E. 诊断多囊卵巢综合征

6. 妇科检查时，检查者以下行为不严谨的是（ ）

    A. 态度严肃   B. 语言亲切   C. 检查仔细

    D. 动作轻柔   E. 面带微笑

7. 下列妇科检查时的基本要求错误的是（ ）

    A. 检查者应做到态度严肃、语言亲切、检查仔细、动作轻柔

    B. 检查前应嘱患者排空膀胱，必要时导尿

C. 垫单或纸单应一人一换

D. 患者取膀胱截石位　　E. 对无性生活史者可行阴道窥器检查

8. 下列各项对外阴检查的描述正确的是（　　）

A. 不需要观察外阴发育　　B. 粗略观察有无溃疡灶即可

C. 查看尿道口周围黏膜色泽及有无赘生物

D. 有性生活者阴道口仅可容纳1指

E. 无性生活者阴道口可容2指通过

9. 下列不属于外阴活检术适应证是（　　）

A. 外阴赘生物需明确诊断者

B. 久治不愈的溃疡需明确诊断者

C. 确定外阴色素减退疾病的类型

D. 月经期和可疑恶性黑色素瘤者

E. 外阴特异性感染

10. 下列属于宫颈活组织检查适应证的是（　　）

A. 宫颈细胞脱落学涂片检查正常

B. 宫颈细胞脱落学涂片检查巴氏Ⅱ级，经抗感染治疗后仍Ⅱ级

C. 宫颈细胞脱落学涂片检查巴氏Ⅰ级

D. 宫颈炎　　　　　　　　E. 阴道炎

11. 下列不属于输卵管通液术适应证的是（　　）

A. 不孕症疑输卵管堵塞者

B. 评估输卵管绝育术的效果

C. 评估输卵管形成术、再通术的效果

D. 输卵管黏膜轻度粘连需疏通者

E. 有输卵管炎症者

12. 下列属于经阴道后穹隆穿刺术适应证的是（　　）

A. 盆腔严重粘连　　　　　B. 直肠子宫陷凹被较大肿块完全占据者

C. 疑有肠管与子宫后壁粘连者

D. 临床高度怀疑恶性肿瘤者

E. 疑有腹腔内出血时

13. 下列关于基础体温的描述正确的是（　　）

A. 排卵后可使体温上升0.4～0.7℃

B. 体温在经前1～3日或月经第1日，可降至原来水平

C. 监测基础体温可指导避孕或备孕，协助诊断妊娠，协助诊断月经失调

D. 夜间睡前用口表测体温，可了解卵巢功能

E. "双相型体温"表示有排卵，正常黄体期不少于5天

14. 下列属于孕激素临床应用的是（　　）

A. 肾上腺皮质肿瘤　　　B. 肾上腺皮质增生　　　C. 监测卵泡发育

D. 女性多毛症　　　　　E. 评估黄体功能

15. 下列属于雄激素临床应用的是（　　　）

A. 判断闭经原因　　　　B. 诊断多囊卵巢综合征　　C. 监测卵泡发育

D. 诊断女性性早熟　　　E. 评估黄体功能

（二）**B1 型题**：以下每组试题共用 A、B、C、D、E 五个备选答案，备选答案在上，题干在下。请从中选择一个最佳答案，每个备选答案可能被选择一次、多次或不被选择。

A. 清宫术　　　　　　　B. 取适量内膜活检　　　C. 测基础体温

D. 经行 24～48 小时刮宫　E. 分段诊刮

1. 疑有宫颈管病变时，应采取的措施是（　　　）

2. 疑有人流术后残留时，应采取的措施是（　　　）

A. 诊断性刮宫　　　　　B. 雌激素止血　　　　　C. 血 HCG 测定

D. 子宫内膜切除术　　　E. 后穹隆穿刺

3. 患者女，49 岁。持续阴道流血 15 天，最近较多，伴有乏力。查体：贫血貌，子宫正常大小，双侧附件无异常。诊断为更年期功血，最正确的处理为（　　　）

4. 患者女，30 岁。停经 3 个月，下腹痛 2 天，今晨出现阴道流血量多于月经量。查：子宫如孕 3 个月大小，宫口开大 2cm，宫口曾流出一烂肉物，最有助于诊断的检查是（　　　）

A. 子宫内节育器嵌顿　　B. 探查异位妊娠　　　　C. 了解输卵管通畅情况

D. 探查黄体功能　　　　E. 子宫内膜异位症分期

5. B 超检查的适应证为（　　　）

6. 输卵管通液术的适应证为（　　　）

二、多项选择题

每题由一个题干与 5 个备选答案组成，可从备选答案中选择多项与问题有关的答案，须全部选准方可计分。

1. 经腹壁羊膜穿刺术的并发症有（　　　）

A. 母体损伤　　　　　　B. 损伤胎儿、胎盘及脐带　　C. 羊水渗漏

D. 流产或早产　　　　　E. 宫内继发感染

2. 诊断性刮宫的适应证包括（　　　）

A. 子宫内膜癌　　　　　B. 宫颈癌　　　　　　　　C. 子宫内膜结核

D. 排卵障碍性异常子宫出血　　　　　　　　　　　E. 宫腔内组织残留

3. 下列属于雌激素临床应用的是（　　　）

A. 判断闭经原因　　　　B. 检测胎儿-胎盘单位功能　　C. 监测卵泡发育

D. 诊断女性性早熟　　　E. 评估黄体功能

4. 下列属于孕激素临床应用的是（　　）

A. 监测排卵　　　　　　B. 了解妊娠状态　　　　　　C. 监测卵泡发育

D. 诊断女性性早熟　　　E. 评估黄体功能

5. 下列属于雄激素临床应用的是（　　）

A. 协助诊断卵巢男性化肿瘤　　　　　　　　B. 多囊卵巢综合征

C. 肾上腺皮质增生或肿瘤　　　　　　　　　D. 女性多毛症

E. 评估黄体功能

6. 下列关于基础体温，描述正确的有（　　）

A. 排卵后可使体温上升 0.3～0.5℃

B. 体温在经前1～2日或月经第1日，可降至原来水平

C. 监测基础体温可指导避孕或备孕，协助诊断妊娠，协助诊断月经失调

D. 早晨醒后用口表测体温，可了解卵巢功能

E. "双相型体温"表示有排卵，正常黄体期不少于12天

三、填空题

1. 监测基础体温应选择在＿＿＿＿＿（时间点）用口表测体温，并记录绘成曲线。

2. 在排卵后体温上升＿＿＿＿＿℃。

3. 临床监测排卵时，血孕酮大于＿＿＿＿＿nmol/L，提示有排卵。

4. 血人绒毛膜促性腺激素测定，至妊娠＿＿＿＿＿周血清浓度达到最高峰。

5. 若患者疑有宫颈管病变时，应采取的措施是＿＿＿＿＿。

6. 若患者血 HCG 水平异常增高，甚至大于 100kU/L，子宫明显超过孕周大小，血 HCG 维持高水平不降，考虑是＿＿＿＿＿。

四、名词解释

1. 三合诊
2. 垂体催乳素

五、简答题

1. 简述输卵管造影术的适应证。
2. 简述超声检查的临床应用。
3. 简述诊断性子宫颈锥切术的适应证。

六、论述题

1. 论述雌激素的临床应用。

2. 论述孕激素的临床应用。

参考答案

一、单项选择题

(一) A1 型题

1. E 宫颈锥切术的适应证：宫颈刮片细胞学检查多次找到恶性细胞，而宫颈多处活检及分段诊刮病理检查均阴性者。宫颈活检为原位癌或镜下早期浸润癌，而临床可疑为浸润癌，为明确病变累及程度及决定手术范围者。宫颈活检证实有高级别鳞状上皮内病变者。

2. E 诊刮术是刮取子宫内膜进行病理检查，以明确诊断以指导治疗。对于疑有颈管病变的，需进行分段诊刮。分段诊刮，是诊断宫腔疾病采用的重要操作之一，其目的是刮取腔内容物（子宫内膜和其他组织）进行病理检查。

3. B 早早孕诊断试纸检出尿中 HCG 最低量为 25U/L。

4. E 孕激素的临床应用：①监测排卵，血孕酮＞15.9nmol/L，提示有排卵。②黄体期孕酮水平低于生理值，提示黄体功能不足；月经来潮 4~5 日血孕酮仍高于生理水平，提示黄体萎缩不全。③了解妊娠状态，排卵后，若卵子受精，黄体继续分泌孕酮。自妊娠第 7 周开始，胎盘分泌孕酮在数量上超过卵巢黄体。妊娠期胎盘功能减退时，血中孕酮水平下降。异位妊娠时孕酮水平较低。先兆流产时，孕酮值若有下降趋势，有发生流产的可能。

5. C 妊娠滋养细胞肿瘤的诊断和监测属于人绒毛膜促性腺激素的临床应用。

6. E 妇科检查时，检查者应态度严肃、语言亲切、检查仔细、动作轻柔。

7. E 对无性生活史者禁行阴道窥器检查及双合诊检查，应行直肠-腹部诊。确有检查必要时，应先征得患者及其家属同意，方可进行。

8. C 观察外阴发育及阴毛多少和分布情况，有无畸形、皮炎、溃疡、赘生物或肿块，注意皮肤和黏膜色泽及质地变化，有无增厚、变薄或萎缩。分开小阴唇，暴露阴道前庭，观察尿道口和阴道口。查看尿道口周围黏膜色泽及有无赘生物。无性生活的处女膜一般完整未破，其阴道口勉强可容食指；已有性生活的阴道口能容 2 指通过；经产妇的处女膜仅余残痕或可见会阴后一侧切瘢痕。检查时还应让患者用力向下屏气，观察有无阴道前壁或后壁膨出、子宫脱垂或尿失禁等。

9. D 月经期和可疑恶性黑色素瘤者属于外阴活检术的禁忌证。

10. B 宫颈细胞脱落学涂片检查巴氏Ⅱ级经抗感染治疗后仍Ⅱ级属于宫颈活组织检查的适应证。

11. D 术前必须确定无内、外生殖器官炎症，有输卵管炎症者需治疗后再进行手术。

12. E 疑患者有盆腔内出血时，行阴道后穹隆穿刺术，对抽出物行肉眼观察，化验病理检查可协助临床诊断。

13．C 监测基础体温可指导避孕或备孕，协助诊断妊娠，协助诊断月经失调。

14．E 评估黄体功能属于孕激素的临床应用。

15．B 诊断多囊卵巢综合征属于雄激素的临床应用。

（二）B1 型题

1．E 需鉴别子宫内膜癌和宫颈癌，应做分段刮宫。先不探查宫腔深度，以免将宫颈管组织带入宫腔，混淆诊断。

2．A 若人流术后有残留，则建议行清宫术。

3．A 患者围绝经期女性，持续阴道流血数天，查体无器质性病变，诊断为无排卵型子宫出血，现患者存在贫血，诊断性刮宫既可以达到止血的目的，也可以通过子宫内膜送检找到病因。

4．C 患者育龄期，有停经史、下腹痛、阴道流血史，结合妇科检查考虑不全流产，应首先检查血 HCG 确定是否怀孕。

5．B 当探查异位妊娠时，应进行 B 超检查。

6．C 了解输卵管通畅情况是输卵管通液术的临床应用之一。

二、多项选择题

1．ABCDE 经腹壁羊膜穿刺术的并发症有母体损伤，损伤胎儿、胎盘及脐带，羊水渗漏，流产或早产，宫内继发感染等。

2．ABCDE 诊断性刮宫的适应证：异常子宫出血或阴道排液，需证实或排除子宫内膜癌、宫颈管癌，或其他病变如流产、子宫内膜炎等；不孕症需了解有无排卵或子宫内膜结核；月经失调如排卵障碍性异常子宫出血或闭经，需了解子宫内膜变化及其对性激素的反应；因宫腔内有组织残留或排卵障碍性异常子宫出血时间过长或量多时。

3．ABCD 评估黄体功能属于孕激素的临床应用。

4．ABE 监测排卵、了解妊娠状态、评估黄体功能属于孕激素的临床应用。

5．ABCD 协助诊断卵巢男性化肿瘤、多囊卵巢综合征、肾上腺皮质增生或肿瘤、女性多毛症属于雄激素的临床应用。评估黄体功能属于孕激素的临床应用。

6．ABCDE 以上针对基础体温的描述都正确。

三、填空题

1．早晨醒后

2．0.3～0.5

3．15.9

4．8～10

5．分段诊刮术

6．妊娠滋养细胞肿瘤

四、名词解释

1. 经直肠、阴道、腹部联合检查，称为三合诊。

2. 垂体催乳素是由腺垂体催乳激素细胞分泌的一种多肽蛋白激素，主要功能是促进乳房发育及泌乳，以及与卵巢类固醇激素共同作用促进分娩前乳房导管及腺体发育。

五、简答题

1. 了解输卵管是否通畅及其形态、阻塞部位；了解宫腔形态，确定有无子宫畸形及类型，有无宫腔粘连、子宫黏膜下肌瘤、子宫内膜息肉及异物等；内生殖器结核非活动期；不明原因的习惯性流产，了解宫颈内口是否松弛，宫颈及子宫有无畸形。

2. 检测途径有经腹部和阴道两种。在产科方面，可用于诊断早期妊娠，鉴别胎儿是否存活；测定胎盘位置、胎盘成熟度及羊水量，有无畸形胎儿；还可诊断葡萄胎、异位妊娠，判断前置胎盘、胎盘早剥、多胎妊娠等；测量胎头双顶径，估计胎儿体重；探查有无宫内节育器及是否带器妊娠。在妇科方面，可诊断子宫肌瘤、子宫腺肌病和腺肌瘤、盆腔炎，监测卵泡发育，鉴别卵巢肿瘤为囊性或实性，鉴别巨大卵巢囊肿等。

3. 宫颈活检为低级别鳞状上皮内病变（LSIL）及以下者，为排除高级别鳞状上皮内病变（HSIL）及以上等情况者；宫颈活检为原位癌或镜下早期浸润癌，而临床可疑为浸润癌，为明确病变累及程度及决定手术范围者；宫颈活检证实有高级别鳞状上皮内病变者。

六、论述题

1. 雌激素的临床应用：①判断闭经原因：雌激素水平符合正常周期变化，表明卵泡发育正常，应考虑为子宫性闭经。雌激素水平偏低，闭经可能因原发性或继发性卵巢功能低下或受药物影响抑制卵巢功能；也可见于下丘脑-垂体功能失调；高催乳素血症等。②诊断无排卵：雌激素无周期性变化，常见于无排卵型异常子宫出血、多囊卵巢综合征、某些绝经后子宫出血。③监测卵泡发育：应用药物诱导排卵时，测定血中雌二醇作为监测卵泡发育、成熟的指标之一，用以指导 HCG 用药及确定取卵时间。④诊断女性性早熟：临床多以 8 岁以前出现第二性征发育，体内雌激素水平高于同期正常水平诊断性早熟。⑤检测胎儿-胎盘单位功能：妊娠期雌三醇主要由胎儿-胎盘单位产生，测定孕妇尿雌三醇含量可反映胎儿-胎盘功能状态。

2. 孕激素的临床应用：①监测排卵，血孕酮＞15.9nmol/L，提示有排卵。②黄体期孕酮水平低于生理值，提示黄体功能不足；月经来潮 4～5 日血孕酮仍高于生理水平，提示黄体萎缩不全。③了解妊娠状态。排卵后，若卵子受精，黄体继续分泌孕酮。自妊娠第 7 周开始，胎盘分泌孕酮在数量上超过卵巢黄体。妊娠期胎盘功能减退时，血中孕酮水平下降。异位妊娠时孕酮水平较低。先兆流产时，孕酮值若有下降趋势，有发生流产的可能。

第十九章　计划生育 ▷▷▷

第一节　避　孕

一、单项选择题

（一）A1 型题：每道试题下面有 A、B、C、D、E 五个备选答案。请从中选择一个最佳答案。

1. 宫内节育器的避孕原理一般不包括（　　）
   A. 干扰着床　　　　　　B. 影响受精卵的发育　　　　C. 改变宫腔内环境
   D. 抑制排卵　　　　　　E. 吞噬精子，影响精子获能

2. 目前我国应用最广泛的宫内节育器是（　　）
   A. 惰性宫内节育器　　　B. 带铜宫内节育器　　　　　C. 曼月乐
   D. 含吲哚美辛的宫内节育器　　　　　　　　　　　E. 以上都不对

3. 下列属于非激素避孕法的是（　　）
   A. 皮下埋植剂　　　　　B. 复方短效口服避孕药　　　C. 缓释阴道避孕环
   D. 安全期避孕　　　　　E. 避孕贴片

4. 具有防止性传播疾病作用的避孕方法是（　　）
   A. 宫内节育器　　　　　B. 复方短效口服避孕药　　　C. 阴茎套
   D. 体外排精　　　　　　E. 外用杀精剂

5. 以下避孕方法中，避孕效果最差的是（　　）
   A. 宫内节育器　　　　　B. 复方短效口服避孕药　　　C. 阴茎套
   D. 自然避孕　　　　　　E. 紧急避孕药

6. 哺乳期女性宫内节育器放置术前，首先需进行的检查项目是（　　）
   A. 白带常规　　　　　　B. 双合诊检查　　　　　　　C. 妇科超声
   D. 妊娠试验　　　　　　E. 肝功能

（二）B1 型题：以下每组试题共用 A、B、C、D、E 五个备选答案，备选答案在上，题干在下。请从中选择一个最佳答案，每个备选答案可能被选择一次、多次或不被选择。

   A. 宫内节育器　　　　　B. 复方短效口服避孕药　　　C. 男用避孕套

D. 安全期避孕　　　　　　E. 阴道杀精剂

1. 43 岁女性，已婚，G3P2。尖锐湿疣治疗后 3 个月，优先考虑的避孕措施是（　　）

2. 26 岁女性，已婚，G1P1。乙肝小三阳患者，禁止采用的避孕措施是（　　）

A. 改变宫腔内环境，妨碍受精卵着床　　　　　　B. 杀灭精子

C. 阻断精子进入宫腔　　　D. 改变宫颈黏液性状，不利于精子穿透

E. 抑制排卵

3. 带铜宫内节育器的主要避孕原理是（　　）

4. 短效避孕药的主要避孕原理是（　　）

二、多项选择题

每题由一个题干与 5 个备选答案组成，可从备选答案中选择多项与问题有关的答案，须全部选准方可计分。

1. 关于宫内节育器放置时间的说法正确的是（　　）

A. 月经干净后不同房 3～7 日

B. 哺乳期月经未复潮前

C. 人流后立即放置　　　D. 药物流产后 2 次正常月经后　　　E. 性交 1 周内

2. 下列属于口服激素避孕药物使用禁忌的是（　　）

A. 严重的高血压、冠心病　　　　　　B. 既往静脉血栓病史

C. 慢性肝炎或肾炎　　　D. 哺乳期　　　　　　E. 月经欠规律

3. 下列属于激素避孕药物不良反应的是（　　）

A. 痤疮　　　　　　B. 类早孕反应　　　　　　C. 突破性出血

D. 闭经　　　　　　E. 体重增加

4. 出现下列哪些情况可取出宫内节育器（　　）

A. 放置后反复经量增多伴经期延长　　　　　　B. 有再生育要求者

C. 带环妊娠　　　　　　D. 已达放置年限　　　　　　E. 节育器异位

三、填空题

1. 目前我国宫内节育器主要分为_____和_____。

2. 当女性发生无防护性生活或避孕失败后几日内，为避免非意愿妊娠而采取的补救措施，称_____，分为_____和_____。

四、名词解释

避孕

五、简答题

简述甾体激素避孕的禁忌证。

六、论述题

试述育龄期女性不同年龄或婚育阶段避孕措施的选择原则。

参考答案

一、单项选择题

（一）A1 型题

1. D　激素避孕主要通过抑制排卵达到避孕目的。

2. B　带铜宫内节育器是我国目前应用最广泛的宫内节育器。

3. D　安全期避孕，又称自然避孕，不属于激素避孕法。

4. C　阴茎套具有防止性传播疾病的作用。

5. D　自然避孕法即安全期避孕法，主要通过既往月经周期规律性推算下一周期排卵日，进而有意识避孕，该法波动性大，失败率高，不宜推广。

6. D　哺乳期女性在放置宫内节育器前应首先排除妊娠状态。

（二）B1 型题

1. C　该女性邻近绝经年龄，又有尖锐湿疣感染病史，优先考虑男用避孕套防治性传播疾病。

2. B　急、慢性肝炎属于激素避孕的禁忌证。

3. A　带铜宫内节育器的主要避孕原理是改变宫腔内环境，妨碍受精卵着床。

4. E　激素避孕主要避孕原理是抑制排卵。

二、多项选择题

1. ACD　哺乳期放置宫内节育器首先应排除妊娠，无论有无月经复潮；宫内节育器作为紧急避孕措施之一放置时间应为无保护性生活后 5 日内。

2. ABCD　激素避孕的禁忌证包括严重的心血管疾病、血液病或血栓性疾病；急、慢性肝炎或肾炎；内分泌疾病如糖尿病、甲亢等；部分恶性肿瘤、癌前病变；哺乳期不宜应用复方口服避孕药；年龄＞35 岁吸烟者，不宜长期服用；精神病不能自理者；严重偏头痛，反复发作者。

3. BCDE　口服激素避孕药物的不良反应有类早孕反应、突破性出血、闭经、体重增加、色素沉着，以及头痛、乳房胀痛、性欲减退等其他症状，不包括痤疮。

4. ABCDE　宫内节育器的取器指征包括因副反应治疗无效及并发症需取器者；改

用其他避孕措施或要求绝育者；计划再生育或不需避孕者；已达放置年限需更换者；围绝经期停经 1 年内或月经紊乱者；带器妊娠者，包括宫内和宫外妊娠。

三、填空题

1. 惰性宫内节育器；活性宫内节育器
2. 紧急避孕；使紧急避孕药；紧急放置带铜宫内节育器

四、名词解释

避孕是指采用科学的方法，使妇女暂时不受孕。主要通过以下 3 个环节达到目的：①抑制精子或卵子的产生。②阻止精子和卵子结合。③改变宫内环境，使之不利于精子获能、生存，干扰受精卵着床和发育。

五、简答题

甾体激素避孕的禁忌证：①严重的心血管疾病、血液病或血栓性疾病。②急、慢性肝炎或肾炎。③内分泌疾病如糖尿病、甲亢等。④部分恶性肿瘤、癌前病变。⑤哺乳期不宜应用复方口服避孕药。⑥年龄＞35 岁吸烟者，不宜长期服用。⑦精神病不能自理者。⑧严重偏头痛，反复发作者。

六、论述题

女性因年龄及婚育需求不同，避孕措施有影响变化。具体：①新婚期避孕原则：宜使用方便、不影响生育的避孕措施，如女性服用复方短效口服避孕药，男用避孕套等。②哺乳期避孕原则：安全性高、不影响乳汁质量及婴儿健康，如宫内节育器、男用避孕套、单孕激素长效避孕针等。③已生育妇女避孕原则：宜长效、安全、可靠的避孕方法，如宫内节育器、皮下埋植剂、复方口服避孕药、避孕针、阴茎套等，并根据个人身体状况进行选择。④围绝经期妇女：此期仍有排卵可能，可采用阴茎套，若已用宫内节育器者，无不良反应可继续使用，至绝经 1 年内取出。

第二节 绝 育

一、单项选择题

（一）A1 型题：每道试题下面有 A、B、C、D、E 五个备选答案。请从中选择一个最佳答案。

1. 下列不属于经腹腔镜输卵管绝育术禁忌证的是（　　）
   A. 慢性盆腔炎　　　　　　B. 膈疝　　　　　　C. 严重的神经官能症
   D. 心肺功能不全　　　　　E. 子宫肌瘤

2. 目前经腹结扎输卵管最常用的方法是（　　）

　　A. 抽芯包埋法　　　　　B. 输卵管银夹法　　　C. 输卵管折叠结扎切除法

　　D. 输卵管峡部放置弹簧夹　　　　　　　E. 电凝烧灼输卵管峡部

3. 非孕女性行经腹输卵管结扎术，适宜的手术时间是（　　）

　　A. 月经期　　　　　　B. 月经干净后 2 周　　　C. 月经干净后 3～4 日

　　D. 月经干净后 7～10 日　E. 以上均可

二、多项选择题

每题由一个题干与 5 个备选答案组成，可从备选答案中选择多项与问题有关的答案，须全部选准方可计分。

1. 关于经腹输卵管结扎术说法正确的是（　　）

　　A. 非孕妇女在月经干净后 3～4 日为宜

　　B. 剖宫产后 2～3 周　　　C. 哺乳期妇女应排除妊娠

　　D. 24 小时内体温 2 次≥37.5℃禁止手术

　　E. 目前多采用抽芯包埋法结扎输卵管伞端

2. 下列各项中符合实施经腹输卵管结扎术手术时间的是（　　）

　　A. 哺乳期　　　　　　B. 人工流产术后 48 小时内

　　C. 剖宫产手术时　　　D. 非孕女性月经干净后 3～4 日

　　E. 顺产后 48 小时内

三、填空题

临床常用的输卵管绝育术有＿＿＿＿＿＿与＿＿＿＿＿＿。

四、名词解释

输卵管绝育术

五、简答题

简述经腹输卵管结扎术的禁忌证。

参考答案

一、单项选择题

（一）A1 型题

1. E　经腹腔镜输卵管绝育术禁忌证除腹腔粘连、心肺功能不全、膈疝外，还包括经腹输卵管结扎术的禁忌证，如严重的神经官能症，含慢性盆腔炎在内的感染因素等。

2．A　抽芯包埋法是目前经腹结扎输卵管最常用的方法。

3．C　非妊娠期女性宜选择在月经干净后 3～4 日进行经腹输卵管结扎术。

二、多项选择题

1．ACD　剖宫产手术时可同时进行输卵管结扎，目前多采用抽芯包埋法结扎输卵管峡部，故 BE 错误。

2．BCDE　经腹输卵管结扎术的手术时间：非妊娠期以月经干净后 3～4 日为宜；人流或分娩后 48 小时内；剖宫产及其他腹部手术同时进行；哺乳期或闭经女性应排除妊娠后施行。

三、填空题

经腹输卵管结扎术；经腹腔镜输卵管绝育术

四、名词解释

输卵管绝育术是通过手术将输卵管结扎或用药物粘连堵塞输卵管管腔，使精子与卵子不能相遇而达到绝育目的，是一种安全、永久性节育措施。目前常用的方法有经腹输卵管结扎术与经腹腔镜输卵管绝育术。

五、简答题

经腹输卵管结扎术的禁忌证：①24 小时内 2 次体温高于 37.5℃。②全身情况不良不能胜任手术者。③严重的神经官能症或对绝育手术有顾虑者。④感染，如全身性急性感染性疾病、急慢性盆腔炎、腹壁皮肤感染等。

第三节　避孕失败的补救措施

一、单项选择题

（一）**A1 型题**：每道试题下面有 A、B、C、D、E 五个备选答案。请从中选择一个最佳答案。

1．人工流产负压吸引术适用于宫内妊娠（　　）
　　A. 10 周以内者　　　　B. 12 周以内者　　　　C. 13 周以内者
　　D. 14 周以内者　　　　E. 16 周以内者

2．药物流产常规用于（　　）以内的宫内妊娠
　　A. 6 周　　　　　　　B. 7 周　　　　　　　C. 8 周
　　D. 10 周　　　　　　 E. 12 周

3．下列属于手术流产禁忌的是（　　）

A. 药流失败   B. 甲状腺功能减退   C. 慢性胃炎

D. 术前 2 次体温为 37℃   E. 外阴阴道假丝酵母菌病

4. 药物流产术中米非司酮的主要作用机制是（   ）

A. 兴奋子宫   B. 软化宫颈   C. 扩张宫颈

D. 抗孕激素   E. 囊胚毒性

（二）**B1 型题**：以下每组试题共用 A、B、C、D、E 五个备选答案，备选答案在上，题干在下。请从中选择一个最佳答案，每个备选答案可能被选择一次、多次或不被选择。

A. 6 周以内   B. 7 周以内   C. 10 周以内

D. 10～14 周   E. 14 周以上

1. 人工流产负压吸引术适用于终止（   ）宫内妊娠

2. 人工流产钳刮术适用于终止（   ）宫内妊娠

A. 吸宫不全   B. 子宫穿孔   C. 失血性休克

D. 羊水栓塞   E. 人工流产综合反应

3. 手术流产过程中，受术者突然出现胸闷、恶心、呕吐、心动过缓、冷汗不止等异常。此时最可能发生的是（   ）

4. 手术流产术中突感阻力消失、无宫底感；受术者出现剧烈腹痛、面色苍白、血压下降等表现。此时最可能发生的是（   ）

二、多项选择题

每题由一个题干与 **5** 个备选答案组成，可从备选答案中选择多项与问题有关的答案，须全部选准方可计分。

1. 属于手术流产短期并发症的是（   ）

A. 子宫穿孔   B. 出血、感染   C. 羊水栓塞

D. 继发性不孕   E. 吸宫不全

2. 下列各项属于药物流产术禁忌证的是（   ）

A. 慢性肾功能不全   B. 高血压   C. 癫痫

D. 哮喘   E. 哺乳期

三、填空题

1. 早孕手术流产包括_____和_____。

2. 目前临床常用的药物流产方案是_____配伍_____。

四、名词解释

人工流产

五、简答题

1. 简述手术流产的常见并发症。
2. 简述临床常用药物流产的用药方法。

参考答案

一、单项选择题

（一）A1 型题

1. A　人工流产负压吸引术适用于妊娠 10 周内要求终止妊娠而无禁忌证者或妊娠 10 周内因患某种疾病不宜继续妊娠者。

2. B　药物流产常规限于孕龄 7 周以内的正常宫内妊娠，本人自愿，18～40 岁的健康育龄。

3. E　手术流产术禁忌证：生殖道炎症；各种疾病的急性期，严重的全身性疾病不能耐受手术者；术前 2 次体温在 37.5℃以上。外阴阴道假丝酵母菌病属生殖道炎症，故属手术流产禁忌。

4. D　药物流产常用方案为米非司酮配伍米索前列醇，其中米非司酮的主要作用机制是拮抗孕激素及抗糖皮质激素。

（二）B1 型题

1. C　人工流产负压吸引术适用于终止 10 周以内的宫内妊娠。

2. D　人工流产钳刮术适用于终止 10～14 周的宫内妊娠。

3. E　手术流产过程中或结束时，受术者出现恶心呕吐、心动过缓、心律失常、面色苍白、出冷汗、头晕、胸闷，甚至血压下降、晕厥或抽搐等迷走神经兴奋症状时，属于手术流产并发症之人工流产综合反应。

4. B　施术者在手术流产过程中突然感到阻力消失，无宫底感，考虑子宫穿孔可能性大，应立即停止手术；同时受术者可因子宫穿孔出现剧烈腹痛、面色苍白、血压下降等失血表现。

二、多项选择题

1. ABCE　手术流产短期并发症包括出血、子宫穿孔、人工流产综合反应、漏吸或空吸、吸宫不全、感染、羊水栓塞等，继发性不孕属远期并发症。

2. ABCD　药物流产术禁忌证包括使用米非司酮药物禁忌证，如肝肾功能异常，以及使用前列腺素药物禁忌证，如心血管疾病、哮喘、癫痫等；哺乳期属手术流产高危范畴。

三、填空题

1. 负压吸引术；钳刮术
2. 米非司酮；米索前列醇

四、名词解释

人工流产是指采用人工的方法终止妊娠，是避孕失败的补救措施。终止早期妊娠的人工流产方法包括手术流产和药物流产。

五、简答题

1. 手术流产的并发症有术中出血、子宫穿孔、人工流产综合反应、漏吸或空吸、吸宫不全、羊水栓塞、感染等近期并发症，以及宫颈粘连、宫腔粘连、慢性盆腔炎、月经失调、继发性不孕等远期并发症。

2. 目前药物流产的常用方案为米非司酮配伍米索前列醇。服用方法：米非司酮分顿服法和分服法。顿服法于用药第 1 日顿服米非司酮 200mg；分服法即将 150mg 米非司酮分次口服，服药第 1 日晨服 50mg，8～12 小时再服 25mg，用药第 2 日早晚各服米非司酮 25mg，第 3 日上午 7 时再服 25mg，注意每次服药前后至少空腹 1 小时。两种方法均于服药第 3 日早上口服米索前列醇片 0.6mg，前后空腹 1 小时。

附：知识点贯穿题 ▷▷▷▷

1. 请论述"四诊合参"在妇科疾病诊断中的体现。

答：妇科疾病的诊法主要是望、闻、问、切四诊，诊断疾病时应四诊合参。问诊包括：问年龄、问主诉、问现病史、问月经史、问带下、问婚产史、问既往史、问家族史、问个人史。望诊包括：望形神、望面色、望唇舌、望毛发、望月经、望带下、望恶露、望乳房和乳汁、望阴户和阴道。闻诊包括：听声音、嗅气味。切诊包括：切脉、按诊（按胸腹、肌肤、四肢）及盆腔检查。

2. 若腹部疼痛的女性患者前来就诊，请应用四诊方法，简述诊断要点。

答：妇科痛证以小腹痛为主，有急性痛证和慢性痛证两种类型。通过问诊，可以了解病情急、缓，发病经过，分析腹痛的原因。若有停经史，考虑与妊娠有关的疾病，如异位妊娠破裂或流产、孕痈等。有子宫肌瘤病史者，应考虑肌瘤红色变性。若有卵巢肿瘤或囊肿病史，考虑可能卵巢肿瘤或卵巢囊肿蒂扭转、破裂。有黄体囊肿病史，考虑黄体囊肿破裂。伴有发热或寒战，应考虑急性盆腔炎、子宫内膜炎或输卵管卵巢脓肿等。周期性慢性痛证与月经关系密切的，考虑原发性痛经、子宫内膜异位症、子宫腺肌病、宫颈狭窄或盆腔炎。人工流产术后出现周期性下腹痛的多因术后宫颈管或部分宫腔粘连。通过望诊了解以上情况、疼痛剧烈程度和患者精神状态。通过切诊，了解具体疼痛位置，帮助诊断，还能排除因先天性生殖道畸形引起的周期性下腹痛。非周期性慢性痛证可见于盆腔炎性疾病后遗症、子宫内膜异位症、盆腔静脉淤血综合征、下腹部手术后组织粘连及晚期妇科肿瘤等。闻诊在急性盆腔炎伴有阴道炎，带下异味时有助于诊断。

3. 若阴道出血的女性患者前来就诊，请应用四诊方法，简述诊断要点。

答：妇科血证以阴道流血为主，临证时首先应分辨出血的部位。通过问诊，了解发病的经过，分析出血的原因，与月经期、量有关，考虑为月经病血证；在妊娠期出血，考虑妊娠病血证；发生在产后，考虑产后病血证；有其他基础疾病影响出凝血的，考虑全身性疾病所致之妇科血证。通过望诊、切诊，可明确出血来自阴户、阴道、子宫颈或宫腔。望见阴户、阴道创伤所致之血证；切诊扣及阴道、宫颈、子宫、盆腔包块的，考虑癥瘕之血证。通过闻诊，嗅到恶臭味，多考虑恶性肿瘤可能。

4. 哪些月经病可导致月经出现周期异常？

答：(1) 月经先期：月经周期提前 7 天以上，甚至 10 余天一行，连续 2 个周期以上者。

(2) 月经后期：月经周期延长 7 天以上，甚至 3～5 月一行，连续出现 2 个周期以上者。

（3）月经先后无定期：月经周期时或提前、时或延后 7 天以上，交替不定且连续 3 个周期以上者。

（4）崩漏：经血非时暴下不止或淋漓不尽，前者称为"崩中"，后者称为"漏下"，由于二者常相互转化，故概称为"崩漏"，是月经周期、经期、经量严重紊乱的疾病。

（5）闭经：表现为无月经或月经停止。根据既往有无月经来潮，分为原发性闭经和继发性闭经两类。原发性闭经是指年龄超过 14 岁，第二性征未发育；或年龄超过 16 岁，第二性征已发育，月经还未来潮。继发性闭经是指月经来潮后停止 6 个月或 3 个周期以上。

（6）经断前后诸证：妇女在经断前后出现烘热汗出，烦躁易怒，潮热面红，失眠健忘，精神倦怠，头晕目眩，耳鸣心悸，腰背酸痛，手足心热，或伴月经紊乱等与绝经有关的症状。

（7）经水早断：女性 40 岁之前出现月经停止 3 个周期以上或 6 个月以上，伴潮热汗出、性欲低下、性交痛、心烦失眠、不孕等症状。

5. 血热证见于哪些月经病？简述其各治法及选方。

答：（1）月经先期：①阳盛血热证，治宜清热凉血调经，方选清经散。②阴虚血热证，治宜养阴清热调经，方选两地汤。③肝郁血热证，治宜疏肝清热，凉血调经，方选丹栀逍遥散。

（2）月经过多：血热证，治宜清热凉血，固冲止血，方选保阴煎加地榆、茜草、马齿苋。

（3）经期延长：阴虚血热证，治宜养阴清热，凉血调经，方选两地汤合二至丸。

（4）崩漏（出血期）：①实热证，治宜清热凉血，止血调经，方选清热固经汤。②虚热证，治宜养阴清热，止血调经，方选上下相资汤。

（5）经断复来：血热证，治宜清热凉血，固冲止血，方选益阴煎酌加生牡蛎、茜根、地榆。

6. 血瘀证见于哪些月经病？简述其各治法及选方。

答：（1）月经过多：血瘀证，治宜活血化瘀止血，方选失笑散加益母草、三七、茜草。

（2）月经过少：血瘀证，治宜活血化瘀调经，方选桃红四物汤。

（3）经期延长：血瘀证，治宜活血祛瘀，理冲止血，方选桃红四物汤合失笑散。

（4）经间期出血：血瘀证，治宜化瘀止血，方选逐瘀止血汤。

（5）崩漏：血瘀证，治宜活血化瘀，止血调经，方选四草汤加三七、蒲黄。

（6）闭经：①气滞血瘀证，治宜行气活血，祛瘀通经，方选膈下逐瘀汤。②寒凝血瘀证，治宜温经散寒，活血通经，方选温经汤。

（7）痛经：①寒凝血瘀证，治宜温经散寒，化瘀止痛，方选少腹逐瘀汤。②气滞血瘀证，治宜行气活血，化瘀止痛，方选膈下逐瘀汤。

（8）经行头痛：血瘀证，治宜活血化瘀，通窍止痛，方选通窍活血汤。

（9）经水早断：肾虚血瘀证，治宜补肾益气，活血调经，方选肾气丸合失笑散。

（10）经断复来：血瘀证，治宜活血化瘀，固冲止血，方选当归丸。

7. 长时间经间期出血不治疗，可能会发展为哪些疾病？请列举 2 个并简要说明。

答：长时间经间期出血不治疗，可引起月经周期紊乱，月经淋漓不尽，甚或出现崩漏、不孕症等。经间期出血反复发生，当影响到月经周期、经期、经量，并出现严重紊乱时则发展为了崩漏。孕育需要择"的候"而合阴阳，此期重阴必阳，阴阳转化顺利，才能促进排卵的顺利。长期经间期出血影响排卵的过程，可导致排卵障碍性不孕症的发生。

8. 请结合胞宫的生理特性及其与脏腑的关系，谈谈崩漏的病因病机及治疗。

答：胞宫是亦泻亦藏，藏泻分明，各依其时，月经生理是胞宫这一功能特性的充分体现。胞宫的生理功能是由脏腑的滋养实现的。

肾肝脾的功能及特性对胞宫藏泻功能的正常发挥起了非常重要的作用。肾主生殖，主藏精；肝主藏血，又主疏泄；二者同居下焦。脾司中气的主要功能在于"生血"和"统血"，脾所生所统之血，直接为胞宫的行经提供物质基础；同时胞宫为心肾接续之关；胞宫的定期藏泻是建立在心肾交济基础之上的。

崩漏的病因较为复杂，虽可概括为热、虚、瘀 3 个方面。但其主要发病机理是脏腑损伤，血海蓄溢失常，冲任二脉不能约制经血，以致经血非时而下，发病常非单一原因所致。如肝郁化火之实热，既有火热扰血，迫经妄行的病机，又有肝失疏泄，血海蓄溢失常的病机；如肝气乘脾，或肝肾亏虚，可有脾失统摄、肾失封藏而致冲任不固的病机夹杂其中；又如阴虚阳搏，病起于肾，而肾阴亏虚不能济心涵木，以致心火亢盛，肝肾之相火夹心火之势亦从而相煽，而成为心、脾、肝、肾同病的崩漏证。

治疗崩漏重点均在恢复胞宫功能，治崩三法的核心是调整胞宫的藏泻关系恢复其正常藏泻功能。其施治之法不外乎健脾、补肾、疏肝，目的是通过调整脏腑功能，最终恢复子宫正常藏泻，从而经血定期施泻，经候如常。

9. 试述闭经与不孕症共性病机及共有的证型，并分别写出各个证型的主要证候、治法、首选方药。

答：（1）闭经与不孕症的共性病机：

1）肾虚：素禀肾虚；或年逾五七；或早婚多产，房事不节；或久病、惊恐伤肾，导致肾虚。肾阴亏血少，肾气虚推动乏力，肾阳虚血失温煦，导致冲任虚衰，血海不能满盈，则月经停闭，胞宫失养，则难以受孕。

2）痰湿阻滞：素体肥胖，痰湿偏盛；或饮食劳倦，或肝郁克脾，脾失健运，内生痰湿，下注冲任，壅遏闭塞胞脉，经血不得下行，致月经停闭；痰湿阻滞胞宫胞脉，致难以受孕。

（2）共有的证型：肾气虚证、肾阴虚证、肾阳虚证、痰湿阻滞证。

闭经：

1）肾气虚证。证候：月经初潮来迟，或月经后期量少，渐至闭经；头晕耳鸣，腰膝酸软，小便频数，性欲降低；舌淡红，苔薄白，脉沉细。治法：补肾益气，养血调经。首选方：大补元煎加丹参、牛膝。

2）肾阴虚证。证候：月经初潮来迟，或月经后期量少，渐至闭经；头晕耳鸣，腰膝酸软，或足跟痛，手足心热，甚则潮热盗汗，心烦少寐，颧红唇赤；舌红，苔少或无苔，脉沉细数。治法：滋肾益阴，养血调经。首选方：左归丸。

3）肾阳虚证。证候：月经初潮来迟，或月经后期量少，渐至闭经；头晕耳鸣，腰痛如折，畏寒肢冷，小便清长，夜尿多，大便溏薄，面色晦暗，或目眶暗黑；舌淡，苔白，脉沉弱。治法：温肾助阳，养血调经。首选方：十补丸加佛手、川芎。

4）痰湿阻滞证。证候：月经停闭数月，带下量多，色白质稠；形体肥胖，胸脘满闷，神疲肢倦，头晕目眩；舌淡胖，苔白腻，脉滑。治法：豁痰除湿，活血通经。首选方：丹溪治湿痰方。

不孕症：

1）肾气虚证。证候：婚久不孕，月经不调或停闭，量多或少，色淡暗质稀；腰酸膝软，头晕耳鸣，精神疲倦，小便清长；舌淡，苔薄白，脉沉细，两尺尤甚。治法：补益肾气，调补冲任。首选方：毓麟珠。

2）肾阴虚证。证候：婚久不孕，月经先期、量少，色红质稠，甚或闭经，或带下量少，阴中干涩；腰酸膝软，头晕耳鸣，形体消瘦，五心烦热，失眠多梦；舌淡或舌红，少苔，脉细或细数。治法：滋肾养血，调补冲任。首选方：养精种玉汤。

3）肾阳虚证。证候：婚久不孕，初潮延迟，月经后期，量少，色淡质稀，甚至停闭，带下量多，清稀如水；腰膝酸冷，性欲淡漠，面色晦暗，大便溏薄，小便清长；舌淡，苔白，脉沉迟。治法：温肾助阳，调补冲任。首选方：温胞饮。

4）痰湿内阻证。证候：婚久不孕，月经后期，甚或闭经，带下良多，色白质黏；形体肥胖，胸闷呕恶，心悸头晕；舌淡胖，苔白腻，脉滑。治法：燥湿化痰，理气调经。首选方：苍附导痰丸。

10. **经行前后诸病的病因病机是什么？其包含的疾病有哪些？治疗方案是什么？**

答：病因病机：本病的发生与经期的生理变化、患者情志因素和体质因素有密切关系。肝、脾、肾功能失调，气血失和是经行前后诸病的主要病机。

包含疾病：经行乳房胀痛、经行头痛、经行眩晕、经行浮肿、经行泄泻、经行情志异常等。

治疗方案：根据治疗重在补肾、健脾、疏肝、调理气血。治疗分两步，经前、经期重在辨证基础上控制症状，平时辨证论治以治本。采用中医辨证方剂治疗＋中成药治疗＋针灸治疗（体针、耳针、头针）的综合疗法。

11. **试述血府逐瘀汤、膈下逐瘀汤、少腹逐瘀汤在妇科疾病中的应用。**

答：血府逐瘀汤、膈下逐瘀汤、少腹逐瘀汤均有活血化瘀之功效，可用于治疗气血瘀滞引起的多种妇科疾病。血府逐瘀汤由桃仁、红花、当归、生地黄、牛膝、川芎、桔梗、赤芍、枳壳、甘草、柴胡组成，具有活血行气、祛瘀通络、通痹止痛的功效，可用于治疗外伤致阴肿。膈下逐瘀汤由五灵脂、当归、川芎、桃仁、丹皮、赤芍、乌药、元胡、甘草、香附、红花、枳壳组成，具有活血化瘀、理气行滞、调经止痛之功效，可用于气滞血瘀证之痛经、子宫内膜异位症、闭经等疾病，主要表现为经前或经期小腹胀痛拒按，经血量少，行而不畅，血色紫暗有块，块下痛减，乳房胀痛，胸闷，舌质紫暗或有瘀点，脉弦，或月经停闭，胸胁乳房胀痛等证者。少腹逐瘀汤由小茴香、干姜、延胡索、没药、当归、川芎、官桂、赤芍、蒲黄、五灵脂组成，具有温经散寒，化瘀止痛之功效，用于寒凝血瘀之痛经、癥瘕、不孕症或妇人腹痛等证，主要表现为经前或经期小腹冷痛拒按，得热痛减，月经推后，量少，经色暗有瘀块，面色青白，肢冷畏寒，舌暗苔白，脉沉紧，或下腹包块质硬，伴小腹冷痛，或婚久不孕或妇人小腹冷痛等证者。

12.《金匮要略》温经汤与《妇人良方大全》温经汤的对比。

答：（1）组成：两方相同药物有当归、川芎、芍药、桂枝（桂心）、人参、牡丹皮、甘草七味。

除上述七味药外，《金匮要略》温经汤组成有吴茱萸、阿胶、半夏、麦冬、生姜；《妇人良方大全》温经汤组成有川芎、牛膝、莪术。

（2）病因病机：寒凝、血虚、血瘀是其共同病机，故皆取名温经汤。

其不同在于《金匮要略》温经汤寒多虚多瘀少兼虚热；《妇人大全良方》温经汤偏于瘀重虚少兼有寒。

（3）主治功效对比：《金匮要略》温经汤能温经散寒，养血祛瘀，扶正祛邪。《妇人大全良方》温经汤能温经散寒，活血调经。两方相同之处均为治疗月经不调，证属冲任虚寒、瘀血阻滞的常用方剂，都有温经散寒、活血调经之效。

两者的不同点是，《金匮要略》温经汤适用于寒盛虚多瘀少兼虚热为主的月经不调、痛经、闭经、女性不孕症等，而《妇人良方大全》中的温经汤行滞祛瘀之力较强，适宜瘀血阻滞较重者服用。

13. 生化汤属产后常用方剂，请结合其方药组成试述此方主治产后何种疾病？其临证治疗的异同点如何。

答：生化汤收录于《傅青主女科》，原方重用全当归养血活血，化瘀生新为君药，川芎、桃仁理气行瘀为臣药，炮姜色黑性温入血分，温经止痛为佐药，炙甘草补中缓急、调和诸药为使药，黄酒煎药助以温经化瘀，童便化瘀、引败血下行。诸药相合共奏养血祛瘀，温经止痛之功效，且兼有祛邪而不伤正、补血而不留瘀特点，因此适用于"多虚多瘀"所致产后病，如产后发热、产后腹痛、产后恶露不绝，即所谓异病同治。相同点：主治证型均为血瘀证，均有活血祛瘀之功效。不同点：血瘀证产后发热，主症为发热，因瘀血阻滞，营卫不通，阴阳失和，治疗除活血祛瘀外，尚需和营除热，原方加牡丹皮、丹参、益母草化瘀除热；血瘀证产后腹痛，主症为小腹疼痛，因产后瘀阻冲任，胞脉不通所致，治疗在活血化瘀的同时注意温经止痛，原方加乌药、延胡索、川楝子增强化瘀止痛之功效；血瘀证产后恶露不绝，主症为产后恶露过期不止，因瘀血阻滞冲任，新血不得归经，治疗强调在活血化瘀的基础上理血归经，原方加益母草、茜草、三七、蒲黄以增化瘀止血之功。

14. 若育龄女性腹痛，应考虑哪些疾病，进行哪些检查，如何鉴别？

答：若育龄期女性出现腹痛，应特别谨慎患者是否处于妊娠状态。详细询问患者病史，平素月经是否规律，一旦出现停经超过 10 天以上，并处于非哺乳期或未服用影响月经相关的药物，我们需谨慎考虑是否妊娠；可通过尿妊娠试验、血 βHCG 进行快速鉴别，若尿妊娠试验出现两条红线呈阳性，或血 βHCG$>5\mu g/L$，则表明患者受孕可能性大。

若为妊娠状态，主要考虑流产、异位妊娠等疾病。

若为非妊娠状态，则考虑：①妇科相关疾病，如急性盆腔炎、子宫内膜囊肿破裂（如巧克力囊肿破裂）、卵巢肿瘤蒂扭转等疾病。②非妇科相关疾病，如急性阑尾炎等疾病。临床主要通过患者症状、体征、血常规、超声等进行鉴别，具体如下：

	流产	异位妊娠	急性盆腔炎	卵巢囊肿蒂扭转	卵巢囊肿破裂	急性阑尾炎
腹痛	下腹中央阵发性剧痛	撕裂样疼痛，自下腹一侧开始向全腹扩散	下腹持续性疼痛	下腹一侧突发性剧痛	下腹一侧突发性剧痛	持续性疼痛，从上腹部开始由脐周转右下腹
阴道流血	开始量少后增多，可伴有绒毛排出	量少，色暗红，可有蜕膜排出	无	无	无	无
停经史	有	多有	无	无	无	无
其他重要病史	可伴有早孕反应	可伴有晕厥、休克	可有宫腔操作、感染等病史	既往有卵巢肿瘤史；可有剧烈运动史或体位改变；幼女或无性生活史女性多考虑；可伴呕吐、休克等症状	可有剧烈运动史	有饮食不洁史，可伴发热
腹部压痛	无或宫体轻压痛	有	有	有	有	右下腹压痛
反跳痛	无	有	有	有	有	有
宫颈举痛	无	有	有	有	有	无
子宫增大	有	无	无	无	无	无
附件肿块	无	可有肿块	可有肿块	有	有	无
后穹隆穿刺术	阴性	可抽出不凝血	可抽出渗出液或脓液	阴性	可抽出囊液	阴性
血 βHCG 测定	阳性	阳性	阴性	阴性	阴性	阴性
白细胞增高	正常	正常或升高	升高	正常或略高	正常或略高	升高
超声检查	宫内妊娠	宫内无妊娠囊，宫外可有	附件区可有不规则肿块	附件区有肿块	附件区有肿块	阑尾区域可有肿块

15. 带下过多和月经过多的发病机制有无相同点。

答：月经和带下同属于女性特殊生理现象，反映了生殖功能盛衰。二者的异常同样是生殖功能异常的表现。月经过多的发病机制属于冲任不固，可以由虚和热引起，而虚和热同样可以引起任带不固，带下过多。

（1）脾虚既可以导致统血无力引起冲任不固月经过多，也可以脾虚气陷，任脉不固，带下失约，出现带下过多。

（2）肾气虚封藏失职，既可以引起冲任不固，月经过多，肾阳气亏虚，封藏失职，也可以导致任脉不固，带脉失约，出现肾阳虚带下过多。

（3）热可迫血妄行，使冲任不固，月经过多，也可以与湿相合或湿毒蕴结，任带失固，带下过多。

16. 带下过少和月经过少的发病有无共同之处。

答：月经和带下同属于女性特殊生理现象，反映了生殖功能盛衰。二者的异常同样是生殖功能低下的表现。月经过少的发病机制属于冲任不足，可以由精血亏虚和瘀血阻滞引起，而虚和瘀同样可以引起任带不足，带下过少。

17. 妊娠出血性疾病主要与哪些妇科疾病相鉴别。

答：具体见下表。

异位妊娠	病史：有停经史。 症状：阴道不规则出血，或有急性腹痛史，甚至晕厥或休克。 妇科检查：后穹隆饱满；宫颈举痛；子宫略小于孕月；宫旁可扪及痛性包块。 妊娠试验：HCG 阳性或弱阳性。 超声检查：宫内未见妊娠囊；后穹隆穿刺可见暗红色不凝血
胎盘剥离而滞留	子宫底上升，倾向右侧，阴道流血，多少不定，牵引脐带或压迫宫底均不见胎盘娩出。处理时导尿排空膀胱，按摩子宫底使子宫收缩后，将拇指放在子宫体前，其余四指放在子宫后方，沿产轴方向向下推压子宫，即可将胎盘送出，并可据此明确诊断
胎盘嵌顿	很少见，因子宫局部有收缩环，使已剥离的胎盘或部分剥离的胎盘阻于环的上部。行阴道检查时发现脐带进入一孔内，可容1或2指，有时紧裹脐带。处理时用药（如阿托品 0.5mg，或肾上腺素 1mg，皮下注射）并等待收缩环缓解后立即取出胎盘
胎盘粘连	由于子宫内膜炎或蜕膜组织发育不良致胎盘完全粘连或部分粘连，部分粘连时常可发生严重出血，这是常见的一型。处理时可行徒手剥离胎盘术
植入胎盘	很少见，当徒手剥离有困难时，应考虑到植入胎盘。处理原则为施行子宫切除术，无出血者也可考虑保守治疗
胎死不下	病史：有早孕史。 症状：可伴少量阴道流血，孕中期不见小腹增大，未觉胎动；已觉胎动者胎动消失。 妇科检查：子宫小于妊娠月份，宫口未扩张。 妊娠试验：阳性或阴性。 超声检查：无胎心、胎动，或胎头不规则变形
堕胎小产	病史：有妊娠史。 症状：阴道流血量渐多，阵发性下腹痛加剧，或阴道流液（胎膜破裂）；或胚胎或胎儿部分或全部自然殒堕；或妊娠物全部排出，腹痛逐渐消失，阴道流血逐渐停止。 妇科检查：宫颈口已扩张，或见胚胎组织或胎膜囊堵塞于宫口；或部分妊娠物排出宫腔，部分嵌顿于宫颈口；子宫基本与孕月相符或略小。 妊娠试验：HCG 阳性或阴性。 超声检查：可见宫腔内妊娠囊下脱，或未见妊娠囊，或蜕膜残留，或宫颈口闭合，子宫接近孕前大小，超声提示宫内无妊娠物

鬼胎	病史：有停经史。 症状：多早孕反应较重，阴道流血色暗红可伴水泡样物，或伴阵发性下腹痛。 妇科检查：子宫多大于孕月。 妊娠试验：血（尿）HCG阳性。 超声检查：宫内未见妊娠囊或胎心搏动，见"落雪状"或"蜂窝状"回声
胎动不安	病史：有停经史。 症状：早孕反应，仅有腰酸腹痛、小腹坠胀，或伴少量阴道流血。 妇科检查：子宫增大符合妊娠月份。 妊娠试验：阳性。 超声检查：提示宫内妊娠，可见完整妊娠囊，或有原始心管搏动，或有胎心音，胎动存在
胎漏	病史：有停经史。 症状：早孕反应，阴道流血量少。 妇科检查：子宫增大符合妊娠月份。 妊娠试验：阳性。 超声检查：提示宫内妊娠，可见完整妊娠囊，或有原始心管搏动，或有胎心音，胎动存在
宫颈出血	本病之阴道流血还要与各种原因所致的宫颈出血相鉴别。 若经保胎治疗仍流血难止者，应在常规消毒下行妇科检查，查看宫颈有无宫颈息肉或其他宫颈占位引起的出血
崩漏	多发生在青春期和绝经前，亦可发生在育龄期。 症状：可表现为停经数月后出现不规则子宫出血，往往无腹痛。 妊娠试验：阴性。 超声检查：宫内宫外均未见妊娠囊

18. **妇科血证的临证辨证要点有哪些？**

答：妇科血证以阴道流血为主要症状，大量阴道流血亡血厥脱，甚至危及生命，是妇科常见的急症与危重症。

辨证要点：临证之际，首先应分辨出血的部位。一般通过阴户、阴道的望诊，结合妇科检查，可以明确出血来自子宫腔、子宫颈或阴道。通过问诊，了解发病经过，分析出血原因，进行鉴别诊断，尤其需要区分月经来潮与非月经之阴道流血。其次须辨别引起出血的病证，如月经病之月经过多、崩漏；妊娠病之堕胎、小产；产后病之产后血晕、恶露不绝；杂病之癥瘕下血；外伤出血等。此外，还有虚、瘀、寒、热之别辨证。

19. **子肿、子晕、子痫三者在病因病机上有何不同？在疾病演变上有何内在的相互联系？**

答：妊娠中晚期，肢体、面目发生肿胀者，称为"子肿"。若出现头目晕眩，状若眩冒，甚者眩晕欲厥者，则称为"子晕"。若妊娠晚期、临产时，或新产后，突然发生眩晕倒仆，昏不知人，两目上视，牙关紧闭，四肢抽搐，全身强直，须臾醒，醒后复发，甚或昏迷不醒者，称为"子痫"。

子肿、子晕、子痫虽为不同病证，但三者在病因病机及疾病演变上有相互内在的联系和不同。三者的基本病机具有相同点，即三者的发病均以脏腑虚损，阴血不足为本，风、火、湿、痰为标，主要涉及脾肾肝三脏，伴有气机运行阻滞。但是三者的病因病机又具有各自的特点：子肿以脾虚、肾虚或气滞导致水湿痰聚为特点；子晕以阴虚阳亢，或痰浊上扰为特点；而子痫则是以肝风内动，痰火上扰为特征。

一般而言，子肿以"肿胀"为主要特点，是孕妇多发病，若及时治疗，则预后较好；子晕以"眩晕"为主要特点，多伴有肿胀，在治疗时除辨证论治，还要注意平肝潜阳，以防疾病传变；子痫以"昏仆不知人""抽搐"为主要症状，多为子肿、子晕失治或误治，病情进一步发展而来，也是该类病中最严重的阶段，病情发展迅速，病势危重，危及母子生命。因此，在该类疾病诊疗过程中要严格把握子肿、子晕、子痫不同病变时期的根本病机特点，进行及时有效的针对性治疗，并要树立防微杜渐的观念，考虑疾病的传变规律，及时准确进行治疗，以保证母胎安全。

20. 在妊娠病中哪些疾病可以继续妊娠？哪些需要堕胎益母？请各列举 2 个，并简要说明。

答：在妊娠病中妊娠恶阻轻症、胎漏、胎动不安、滑胎、胎萎不长早期、子肿、子晕、胎水肿满轻症、胎气上逆轻症、妊娠小便不通、子淋、子嗽可以继续妊娠（任选 2 个即可）。胎漏是妊娠期阴道少量流血，时出时止，或淋漓不断，而无腰酸、腹痛、小腹坠胀者。胎动不安是妊娠期间出现腰酸、腹痛、小腹下坠，或伴有阴道少量流血者。胎漏和胎动不安经积极保胎治疗多可继续正常妊娠，分娩健康胎儿。若安胎失败，应从速下胎益母。

在妊娠病中堕胎、小产、胎死不下、鬼胎、子痫，以及妊娠恶阻重症、胎水肿满因胎儿畸形所致、胎气上逆合并有心力衰竭需要堕胎益母（任选 2 个即可）。堕胎、小产分别是指妊娠 12 周内，胚胎自然殒堕，以及妊娠 12～28 周内，胎儿已成形而自然殒堕。两者的临床主症是出血与腹痛，均为胎殒难留，所以治疗以下胎益母为主。胎死不下是指胎死胞中，历时过久，不能自行产出者。一经确认，应遵"速去其胎，以救其母"的治疗原则。

21. 试述产后子痫、产后痉证、产后血晕的病因病机、临床表现有何异同？

答：产后子痫、产后痉证、产后血晕均属产后危急重症。

子痫是指妊娠晚期、临产时或新产后，突发眩晕倒仆，昏不知人，两目上视，牙关紧闭，四肢抽搐，全身强直，须臾醒，醒复发，甚或昏迷不醒者；由子肿、子晕进一步发展而来。其病因病机为素体肝肾阴虚，孕后血聚养胎更虚，肝阴不足，肝阳上亢，肝风内动发为子痫抽搐；或因素体脾肾虚弱，水停湿盛，聚液成痰，或阴虚热盛，炼液成痰，痰火交炽，上蒙清窍，发为子痫。产后子痫多发生于产后 24 小时内，以抽搐、昏迷为主要症状，妊娠中晚期多有子肿、子晕（高血压、水肿、蛋白尿）史，治不及时，常反复发作，严重时患者昏迷不醒，甚至危及生命。

产后痉证是指产褥期内，产妇突然发生四肢抽搐，项背强直，甚则口噤不开，角弓反张。病因病机为素禀阴血不足，因产重虚，失血伤津，营阴耗损，津液虚竭，筋脉失养，阴虚风动，而致发痉；或产时接生不慎，产创护理不洁，邪毒乘虚而入，损伤脉络，直窜筋脉，以致发痉。表现：产后手足拘挛，严重者突然口角㖆动，四肢抽搐，项背强直，牙关紧闭，角弓反张，面色苍白；或呈苦笑面容，发热恶寒。虽有抽搐，但神志清楚，与产后子痫抽搐不同，也无高血压、水肿、蛋白尿。

产后血晕是指产妇分娩后突然头晕眼花，不能起坐，或心胸满闷，恶心呕吐，痰涌气急，心烦不安，甚则神昏口噤，不省人事。相当于西医学的产后出血和羊水栓塞。素体气血虚弱产时失血过多，营阴下夺，气随血脱，心神失守，或产后百脉空虚，感受风寒，情志不遂，血为寒凝，瘀滞不行，血瘀气逆，上扰神明，发为产后血晕。临床表现：新产之后数小时内，突然头晕目眩，不能起坐，神昏口噤，或晕厥，甚则昏迷不省人事。无抽搐，这与产后子痫、产后痉证均可出现抽搐不同，可有血压下降，也无高血压、水肿、蛋白尿。

22. 试述生化汤的组成特点及功效，可用于治疗哪些妇产科疾病？

答：生化汤出自《傅青主女科》，主要组成为当归、川芎、桃仁、炮姜、炙甘草。功效为化瘀生新，温经止痛。方中重用当归，补血活血，化瘀生新为君药；川芎行气活血，桃仁活血化瘀，共为臣药；君臣相配，共建活血祛瘀之功；炮姜入血散寒，温经止血、温中止痛，为佐药；炙甘草和中缓急，调和诸药为使药。如此温、补、通三法并用，共奏化瘀血、生新血、散寒凝、止腹痛之功。

因其组方特点与产后多虚多瘀之病理特点合拍，是产后血瘀证的代表方，故可用于产后腹痛、产后发热、产后恶露不绝辨证为瘀血内阻者。

23. 妇科血瘀证可导致哪些妇科病证？各自的病机特点是什么？

答：女子经期、产后余血未尽，离经之血留滞冲任、胞宫；或感受邪气，邪气与血相搏结，瘀阻胞中；或情志所伤，气机郁结，气滞血瘀；或气虚运血无力而成瘀，或手术留瘀。以上皆为妇科血瘀证的病因特点，因此，当瘀血阻滞冲任，留滞于胞宫或蓄积于胞中，使气血运行不畅，甚或阻塞不通，则易导致痛经、闭经、异位妊娠、胎死不下、产后腹痛、产后发热、不孕等；若瘀阻冲任，使新血不得归经，则可导致月经过多、经期延长、崩漏、胎动不安、产后恶露不绝等；若瘀积日久，可结成癥瘕。

其各自的病机特点：

（1）月经病：①月经过多：主要病机是冲任不固，经血失于制约而致经血量多。月经过多血瘀证常因气滞而致血瘀，或经期产后余血未尽，感受外邪，或不禁房事，瘀血内停，瘀阻冲任，血不归经，遂致经行量多。②月经过少：主要病机为精亏血少，冲任气血不足，或寒凝瘀阻，冲任气血不畅，血海满溢不多。而月经过少血瘀证主要因为经期产后，余血未净之际，七情内伤，气滞血瘀，或感受邪气，邪与血结，瘀滞冲任，气血运行不畅，血海满溢不多，致经行量少。③经期延长：主要病机是冲任不固，经血失于制约。而经期延长血瘀证主因素体抑郁，或大怒伤肝，肝气郁结，气滞血瘀；或经期交合阴阳，以致外邪客于胞内，邪与血相搏成瘀，瘀阻冲任，经血妄行。④经间期出血：经期产后，余血内留，离经之血内蓄为瘀，或情志内伤，气郁血结，久而成瘀，瘀阻冲任，于缊缊之时，阳气内动，引动瘀血，血不循经；瘀随血泄，冲任暂宁，出血停止，下次周期，又再复发。⑤崩漏：主要病机为冲任不固，不能制约经血，血海蓄溢失常，以致经血非时而下。而经期、产后余血未净，或过食生冷之品，或外感寒、热之邪,致热灼伤阴或寒凝血瘀,或情志抑郁,气滞血瘀,瘀阻冲任,血不循经,则经血非时而下,随致崩漏。⑥闭经:多为气滞血瘀,寒凝血瘀,或痰湿阻滞,使血流不畅,冲任阻滞,血海阻隔,经血不得下行而发为闭经。⑦痛经:素性抑郁,肝气不舒,气滞血瘀,瘀阻冲任,不通则痛;经期产后,感受寒邪,或过食寒凉生冷,寒邪客于冲任、胞宫,气血运行不畅,经前、经期气血下注冲任,子宫气血更加壅滞,不通则痛。⑧经行头痛:主要因为情志不畅,肝气郁滞,气机不畅,血行受阻而为瘀,或经期产后,感受外邪,余血内留而为瘀,行经时瘀血随冲任之气上逆,阻滞脑络,不通则痛。⑨经行身痛:瘀滞经脉,经前气血欲下注冲任、胞宫而脉络阻滞,不通则痛,故经未行而身先痛;经行时气血下注冲任,因寒凝血瘀,经脉阻滞,以致气血不通而身痛。

(2)妊娠病:①异位妊娠:主要病机为冲任不畅,少腹血瘀。②妊娠腹痛:妊娠腹痛血瘀证的主要病机是胞脉阻滞,气血运行不畅,不通则痛。③胎漏与胎动不安:癥瘕占据子宫,或孕后不慎跌仆闪挫,或孕期手术创伤,均可导致气血失和,瘀阻胞宫、胞脉,胎失所养,胎元失固,导致胎漏、胎动不安。④胎死不下:瘀血、湿浊阻滞气机,碍胎排出。⑤滑胎:妇人素有癥疾,瘀血阻滞胞宫,胎元不固,则屡孕屡堕。

(3)产后病:①产后发热:主要病机为产后情志不遂,或为寒邪所客,瘀阻冲任,恶露不下,败血停滞,阻碍气机,营卫不通,而致发热。②产后恶露不绝:主要病机为产后胞宫、胞脉空虚,寒邪乘虚而入,血为寒凝,结而成瘀;或七情内伤,气滞而血瘀,瘀阻冲任,血不归经,以致恶露淋漓不尽。③产后身痛:主要病机为产伤血瘀,或产后余血未净,瘀血留滞经络、筋骨之间,气血运行受阻,以致产后身痛。④产后小便不通:多因滞产,膀胱受压过久,血瘀内伤,或产后恶露不下,败血停滞,气血运行不畅,膀胱气化不利,而致小便不通,瘀久化热,瘀热互结,影响膀胱气化功能,亦可导致小便不通。⑤产后情志异常:主要病机为产后元气亏虚,复因劳倦耗气,气虚无力运血,血滞成瘀,或产时、产后感寒,寒凝血瘀,或产后胞宫瘀血停滞,败血上攻,扰乱心神,神明失常,而致产后情志异常。⑥产后血晕:产后血晕血瘀证的主要病机是产后胞脉空虚,因产感寒,血为寒凝;或情志不遂,气滞血瘀,瘀滞冲任;或产后元气亏虚,运血无力,滞而成瘀,以致恶露涩少,血瘀气逆,上扰神明,而致血晕。⑦产后腹痛:主要病机有产后情志不畅,肝气郁结,疏泄失常,气滞则血瘀,瘀血内停,阻滞冲任、子宫,"不通则痛";素体阳虚,阴寒内生,因产重虚,胞脉失于温煦,气血运行不畅,或因产后起居不慎,感受寒邪,风寒乘虚而入,血为寒凝,胞脉受阻,发生腹痛。

(4)妇科杂病:①癥瘕:主要病机为机体正气不足,风寒湿热之邪内侵或七情、房室、饮食所伤,脏腑机能失调,致体内气机阻滞,形成气滞、瘀血、痰湿、湿热等病理产物停滞于小腹,聚结于冲任胞宫胞脉,日积月累聚以成癥瘕。②盆腔炎性疾病后遗症:常见病因为湿热瘀结、气滞血瘀、寒湿凝滞、气虚血瘀和肾虚血瘀。湿热瘀结:湿热之邪内侵,余邪未尽,正气未复,气血受阻,湿热瘀血内结,滞于胞宫、胞脉,不通则痛。气滞血瘀:湿热余毒未清,留滞于胞宫胞脉,碍其气机,血行不畅;或素多抑郁,肝气郁结,气滞则血瘀,停于冲任、胞宫,脉络不通,不通则痛。素体阳虚:下焦失于温煦，水湿不化；或素有湿邪，湿从寒化，则寒湿内结，阻滞气机，寒凝瘀滞胞宫、胞脉，不通则痛。气虚血瘀：素体气虚，或久病不愈，正气受损，余邪滞留，或外邪乘虚侵入，与血相搏，滞于冲任胞宫，不通则痛。肾虚血瘀：肾虚冲任失调，气血失和，瘀滞而为肾虚血瘀；或瘀血日久，化精乏源，亦可成肾虚血瘀，瘀血阻滞冲任、胞宫，不通则痛。③不孕症：经期产后，摄生不慎，感受病邪，邪入胞宫而致瘀，气血失和和（或）气虚推动无力亦可致瘀，瘀滞冲任，胞宫、胞脉阻滞不通导致不孕。

24. 简述能引起女性精神情志异常的中医妇科疾病。

答：能引起女性精神情志异常的中医妇科疾病主要包括：经行情志异常、经断前后诸证、产后情志异常及妇人脏躁。

（1）经行情志异常：女性每值经前或经期出现烦躁易怒，或情志抑郁，悲伤欲哭，坐卧不宁，经后又复如常人者。本病经前或行经期出现情志异常改变，经后消失，随月经周期而呈规律性发作，属西医学"经前期紧张综合征"范畴。

（2）经断前后诸证：妇女在绝经前后出现烦躁易怒、情绪不稳、阵发性烘热汗出、五心烦热、头晕耳鸣、心悸失眠、面浮肢肿或皮肤蚁走样感等症状。上述证候常参差出现，发作次数和时间无规律性，病程长短不一，短者数月，长者可迁延数年以至十数年不等，因此本病也会出现情志异常的表现。本病相当于西医学"围绝经期综合征"又称"更年期综合征"。

（3）产后情志异常：产妇在产褥期出现精神抑郁，沉默寡言，情绪低落，或心烦不安，失眠多梦，或神志错乱，狂言妄语等症者，通常在产后2周内出现症状。本病属于西医学"产褥期抑郁症"。

（4）妇人脏躁：妇女精神忧郁，烦躁不宁，无故悲泣，哭笑无常，喜怒无定，呵欠频作，不能自控者。本病是以精神情志异常为主的病证，可发生于妇女各个时期。若发生于妊娠期，称"孕悲"；发生在产后，可称"产后脏躁"。

25. 闭经及不孕症均可由痰湿所致，试分析其证治异同。

答：痰湿证闭经与不孕症证治相同点：

（1）主证：月经停闭，带下量多，色白质稠，形体肥胖，胸闷神疲，头晕目眩，舌淡胖，苔白腻，脉滑。

（2）病机：素体肥胖，痰湿偏盛，或饮食劳倦，脾失健运，内生痰湿下注冲任，壅遏闭塞胞脉，经血不得下行，遂致闭经、不孕。

（3）治法：燥湿化痰调经。

痰湿证闭经与不孕症证治不同点：

（1）病证类型：闭经属月经病，以持续性月经停闭为特征；不孕症为妇科杂病，以生育障碍为特征，不属经带胎产疾病范畴。

（2）治疗目的：闭经以恢复月经周期为要，实者泻而通之，疏通冲任经脉，祛痰行滞；不孕症以助孕种子为治疗目的，而"求子之道，莫如调经"，故痰湿证不孕患者，种子亦必先调经。

（3）治疗注意：痰湿证闭经治疗偏重于活血通经，但攻中有养，注意不可一味滥用攻破，以犯"虚虚实实"之戒；痰湿证不孕症注重理气调经，临证宜择"的候"而合阴阳，以利于受孕。

（4）选方用药：痰湿证闭经治以丹溪治湿痰方，痰湿证不孕症治以苍附导痰丸，两首方剂组成均包含苍术、半夏燥湿化痰，茯苓健脾渗湿，香附理气行滞。丹溪治湿痰方侧重于入血分，另以当归、川芎养血活血，白术健脾祛湿，滑石利湿通窍，使痰湿除而经血通；苍附导痰丸侧重于入气分，另以陈皮、枳壳理气行滞，南星燥湿化痰，神曲、生姜健脾和胃，以达行气调经种子之效。

26. 中医妇科学中常见的痛证有哪些？请简述其中医病因病机及治疗原则有何异同？（不少于 4 种）

答：中医妇科学常见的痛证有痛经、产后腹痛、妇人腹痛、异位妊娠、胎动不安、堕胎、小产等。

（1）非妊娠所致痛证的共同病机是不荣则痛或不通则痛。治疗原则以通调冲任气血为主。

痛经：若素体肝肾亏损，气血虚弱，经期前后，血海由满盈而溢泄，气血由盈实骤虚，冲任、胞宫失养，故"不荣则痛"；若由于肝郁气滞、寒邪凝滞、湿热郁结等因素导致瘀血阻络，客于胞宫，损伤冲任，气血运行不畅，故"不通而痛"。痛经的治疗，应根据证候在气、在血，寒热、虚实的不同，以止痛为核心，以调理胞宫、冲任气血为主，或补气，或活血，或散寒，或清热，或补虚，或泻实。具体治法分两步：经期重在调血止痛以治标，及时缓解，控制疼痛；平素辨证求因以治本。标本缓急，主次有序，分阶段治疗。

产后腹痛：常因血虚、血瘀和热结所致，主要病机为不荣则痛或不通则痛。治疗重在调畅气血。虚者补而调之，实者通而调之，促使气充血畅，胞脉流通则腹痛自除。根据产后多虚多瘀的特点，药贵平和，补虚不可碍实，泻实不可伤正，忌用攻下破血之品。

妇人腹痛：常因肾阳虚衰、血虚失荣、感染邪毒、湿热瘀结、气滞血瘀所致，主要机制为冲任虚衰，胞脉失养，"不荣则痛"，以及冲任阻滞，胞脉失畅，"不通则痛"。治疗原则以通调冲任气血为主。对于发病急、重者，必要时可采用中西医结合方法治疗。

（2）妊娠期间发生的各痛证病位在于冲任、胎元，病因病机有所不同，治疗原则有所不同。

异位妊娠：主要病机是冲任不畅，孕卵异位着床。先天肾气不足，后天脾气虚弱，运卵无力，不能按时到达子宫体腔，或少腹宿有瘀滞，冲任不畅，运卵受阻，不能到达子宫体腔，在输卵管内着床生长而致本病发生。本病的治疗强调早期确诊，并争取保守治疗成功，要注意动态观察病情的发展，根据病情变化，及时采取适当的治疗措施。中医治疗初始以杀胚消癥、活血止痛为主，中期以活血止血、杀胚消癥为主；最后以活血化瘀消癥为主。

　　胎动不安：主要发病机制是冲任气血失调，胎元不固。常由肾虚、气虚、血虚、血热、外伤和癥瘕伤胎所致。本病以补肾固冲为治疗大法。但治疗过程中若有他病，应遵循治病与安胎并举的原则。若发展为胎堕难留应下胎益母。

　　堕胎、小产：发病机理主要是冲任损伤，胎元受损或胎结不实，而致胚胎、胎儿自然殒堕，离宫而下。其病因与胎动不安基本相同。治疗原则以下胎益母为主。临证中一经确诊，应尽快终止妊娠，速去其胎。